盆腔外科手术与图谱

（普及版）

THE PRACTICE AND ATLAS OF
PELVIC SURGERY

主编 王天宝 王 劲 周建华 沈慧敏

SPM 南方出版传媒
广东科技出版社 | 全国优秀出版社
· 广 州 ·

图书在版编目（CIP）数据

盆腔外科手术与图谱：普及版 / 王天宝等主编. —广州：广东科技出版社，2018.7
ISBN 978-7-5359-6984-2

Ⅰ.①盆… Ⅱ.①王… Ⅲ.①骨盆—骨疾病—外科手术——图谱 Ⅳ.①R681.6-64

中国版本图书馆CIP数据核字（2018）第143095号

责任编辑：周 良 丁嘉凌
封面设计：林少娟
责任校对：陈 静
责任技编：彭海波
出版发行：广东科技出版社
（广州市环市东路水荫路11号 邮政编码：510075）
http：//www.gdstp.com.cn
E-mail：gdkjyxb@gdstp.com.cn（营销）
E-mail：gdkjzbb@gdstp.com.cn（编务室）
经 销：广东新华发行集团股份有限公司
印 刷：广州一龙印刷有限公司
（广州市增城区荔新九路43号1幢自编101房 邮政编码：511340）
规 格：889mm×1 194mm 1/16 印张29.75 字数800千
版 次：2018年7月第1版
2018年7月第1次印刷
定 价：258.00元

如发现因印装质量问题影响阅读，请与承印厂联系调换。

主编简介

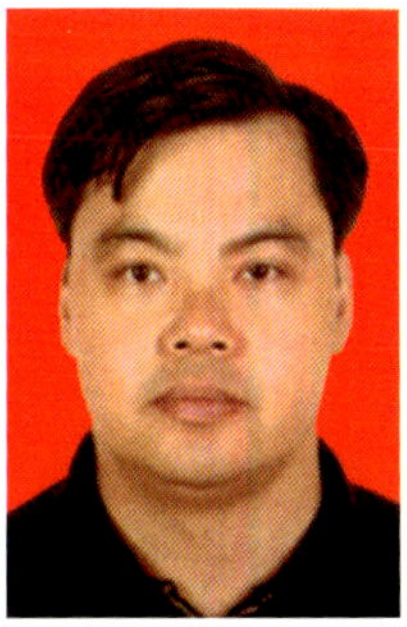

第一主编　王天宝，山东省人，中山大学附属第一医院外科学副教授，副主任医师，医学博士学位，博士后研究员，硕士研究生导师。1994年7月获青岛医学院医学学士学位，1999年7月获青岛大学外科学硕士学位，2002年7月获山东大学医学博士学位，2002年9月至2004年10月于中山大学附属第一医院胃肠外科从事博士后研究工作。现为广东省医学会肠内与肠外营养学会委员、代谢外科学组组长，广东省康复医学会性功能障碍康复专业委员会常务委员。牢记恩师李兆亭教授"下定决心，当好一名品德高尚、医德和技术令人敬仰之合格医生"的谆谆教导，秉承仁心仁术、与时偕行与自强不息的行为理念。主要研究胃肠道及腹膜后恶性肿瘤的诊治，擅长胃癌根治术、结肠癌根治性切除术、扩大直肠癌切除术、低位直肠癌保肛术以及腹膜后肿瘤根治性切除术等。现主持教育部、卫生部及省部级课题6项。以第一作者发表SCI论文5篇，中华医学杂志等核心杂志论著50余篇，参与编写《直肠癌保肛手术》及《围手术期病理生理与临床》。

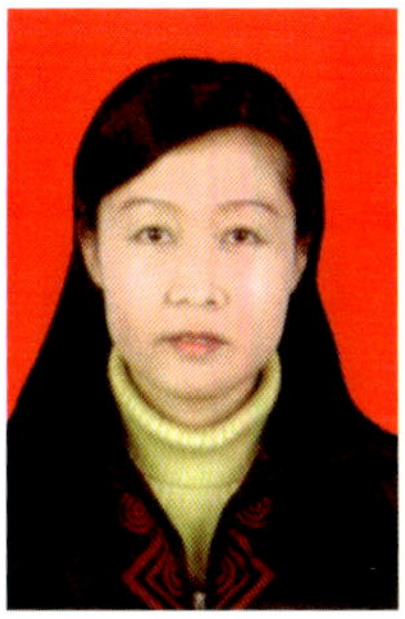

第二主编　王劲，1993年毕业于新疆石河子医学院临床医疗系，获医学学士学位。2001年获第一军医大学生物医学工程专业硕士学位，2004年获第一军医大学影像医学与核医学博士学位，师从张雪林教授。现为中山大学附属第三医院放射科副主任，影像诊断专科主任，副教授，副主任医师，硕士研究生导师，广东省放射学会委员，广东省肝脏病学会影像诊断专业委员会常委，广东省中西医结合学会影像专业委员会常委，广东省抗癌协会肿瘤影像与介入诊治委员会委员，《分子影，像学杂志》、《中国CT和MRI杂志》和《中国介入影像和治疗学杂志》编委。长期从事CT、MRI·临床影像诊断和分子影像学研究；目前在肝脏疾病领域主持及承担6项省级、国家级科研项目。近年来以第一作者及通讯作者在专业杂志上发表学术论文23篇。以主要参与者获得广东省科学技术奖一等奖1项。副主编及参编专著5部。

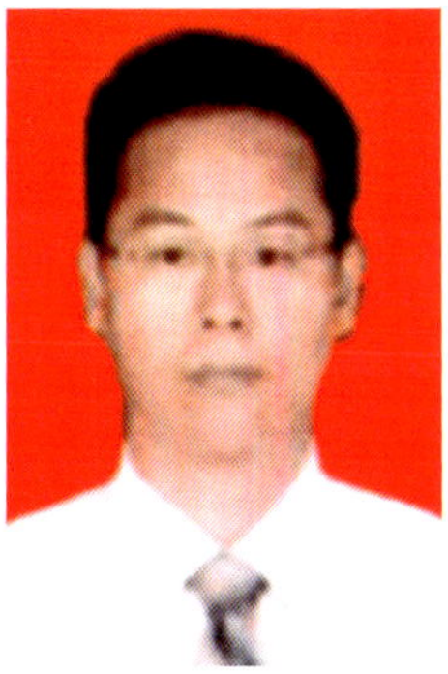

第三主编　周建华，副主任医师，医学博士。深圳市龙岗区人民医院泌尿外科主任，1989年临床医学本科毕业，中山医科大学附属三院泌尿外科博士毕业，师从泌尿外科高新教授。已从事泌尿外科临床及科研工作20余年，擅长微创手术，对腹腔镜、腔镜微创治疗泌尿系统疾病的临床诊治及研究、泌尿外科腹腔镜与腔镜培训等方面具有颇高的造诣。主要方向为运用腹腔镜、经皮肾镜、输尿管镜等技术微创治疗泌尿系结石；经尿道前列腺电切术；肾肿瘤、肾上腺肿瘤、膀胱肿瘤、前列腺肿瘤的腹腔镜治疗；率先在当地开展单孔经后腹膜腔途径腹腔镜技术治疗泌尿外科疾病。参与省、科委以上课题3项，发表SCI论文2篇，在省级以上刊物发表核心论文20多篇，参篇著作多部。

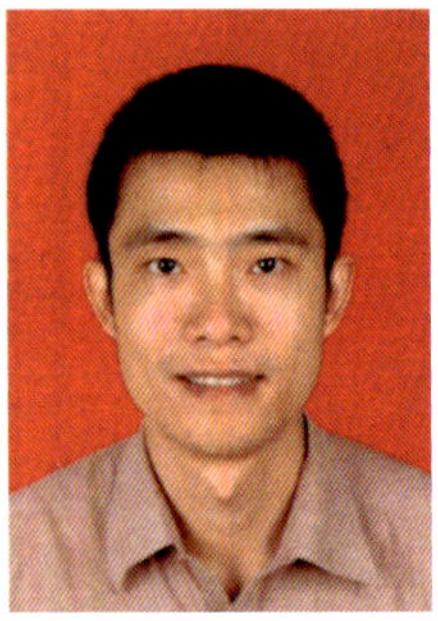

第四主编 沈慧敏，中山大学附属第三医院妇科副教授，硕士研究生导师。现任广东省医学会妇产科学分会妇科内镜学组委员。在利用腹腔镜、宫腔镜技术诊治妇科疾病方面具有较丰富的临床经验。擅长不孕症、子宫肌瘤及良性卵巢肿瘤的微创手术治疗，以及妇科恶性肿瘤的手术与综合治疗。主编《实用妇产科处方用药手册》、《15分钟临床诊疗手册系列丛书——妇产科临床手册》；担任副主编出版专著《实用妇产科症状鉴别诊断》，参编《异位妊娠与妇科急症》、《住院医师三基训练手册——妇科分册》、《子宫恶性肿瘤》等妇产科专著10余部。发表论文20余篇。获省级科研项目2项。

编写委员会名单

主　　编　王天宝　王　劲　周建华　沈慧敏

名誉主编　董文广

编　　委　（按姓氏笔画排列）

王天宝（中山大学附属第一医院）
王　劲（中山大学附属第三医院）
王　昆（中山大学附属第三医院）
王三锋（佛山市妇幼保健院）
江　婷（中山大学附属第三医院）
沈慧敏（中山大学附属第三医院）
李梦熊（中山大学附属第三医院）
吴　晖（中山大学附属第一医院）
吴志喜（东莞市人民医院）
张　炎（中山大学附属第三医院）
张　波（中山大学附属第三医院）
罗　琳（中山大学附属第三医院）
金　亦（中山大学附属第三医院）
周建华（深圳市龙岗区人民医院）
周　静（中山大学附属第三医院）
唐录英（中山大学附属第三医院）
郭月飞（中山大学附属第三医院）
曾　春（中山大学附属第三医院）
曾海涛（中山大学附属第三医院）
谢斯栋（中山大学附属第三医院）
檀谊洪（广东省南海市人民医院）

绘　　图　张　炎　吴　晖

序　　言

随着外科分工越来越细，其他专业的临床知识逐渐淡化。临床实践中常常由于病灶侵犯相邻器官而必须行联合切除术。临床工作中，手术损伤其他脏器也时有发生。相关科室专家协助处理固然重要，主管医生对相关专业亦应比较熟悉，方能更好地处理病人，帮助患者尽快康复。肿瘤病理学对指导治疗、判断预后具有重要意义，但病理学是医学生入学后不久大课学习的，从事临床后，鲜有再系统学习病理学者，造成结果是只知其名，不知其面，不能不说是个小遗憾。影像学诊断对指导医生临床实践的作用不言而喻，而外科医生手头往往缺少实用简洁的工具书。盆腔是直肠肛门、妇科及泌尿器官集中之地，虽有解剖间隙，但更多的是休戚相关，大多不能独善其身，特别是罹患恶性肿瘤疾病之时。为更好地诊治盆腔脏器疾病，盆腔外科应运而生，有关文献逐渐增多，但尚未见一本详细的盆腔手术学专著。

《盆腔外科手术与图谱》是由中山大学附属医院的王天宝、王劲、周建华及沈慧敏4位青年专家主编的我国第一本详细讲解盆腔手术的专著。该书从影像诊断、病理特点、直肠肛门手术、妇科手术、泌尿外科手术、联合脏器切除及功能重建等各个方面系统讲解盆腔疾病诊治的方法。除常规开腹手术外，作者们一并讲解微创腹腔镜手术，为广大读者提供难得的相对全面的参考作用。该书还详细阐述术中应急处理及术后并发症防治的有关措施，对减少副损伤，促进患者康复颇有裨益。

该书图文并茂，叙述平实，内容全面，对盆腔疾病外科的发展具有一定的促进意义。我高兴地向广大的从事直肠肛门、妇科及泌尿外科专业的中青年医生推荐此书。

李兆亭
山东大学齐鲁医院

前　言

随着我国人均寿命的延长以及生活水平的不断提高，直肠肛门、妇科及泌尿疾患逐渐增加。某些疾病，特别是恶性肿瘤，往往由于局部进展而侵犯临近脏器，联合脏器切除是获得根治性治疗效果的唯一手段。术中损伤相邻器官在临床工作中时有发生，对临床外科医生提出更高的要求。盆腔虽小，但重要器官颇多，需外科处理的疾病应接不暇。目前的实际情况是，直肠肛门、妇科及泌尿外科专业的医生各自为战，对其他专业的知识日趋淡忘。为更好地诊治盆腔脏器疾病，将盆腔内的直肠肛门、生殖以及泌尿器官作为一个整体看待具有一定的合理性。盆腔外科正逐步为人们所接受和重视，然而，全面系统地讲解盆腔外科手术的专著尚未面世。

为了更好地介绍盆腔外科手术，笔者组织病理学、影像学、直肠肛门外科、妇科以及泌尿外科等有关专家合著此书以飨读者。本书共计7篇，49章，900多幅插图，约90万字，涉及盆腔脏器的绝大多数常见手术，一些少见的手术方式本书亦有阐述。该书具有以下显著特点：提供实用的病理及影像学诊断图谱；详实阐述盆腔脏器开腹及微创腹腔镜手术操作；全面的术中应急处理及并发症防治策略。

本书出版得到广东科技出版社的大力支持，在此深表感谢！由于作者专业不同，水平所限，行文难以统一，书中不足在所难免，敬请广大读者批评指正。

王天宝　王　劲　周建华　沈慧敏于中山大学

目　录

第一篇　盆腔外科解剖与影像诊断

第一章　盆部局部解剖

第一节　盆壁、盆膈和盆筋膜局部解剖

一、盆壁

（一）骨盆

由两侧的髋骨和后方的骶、尾骨借关节、韧带等连结而成。骨盆借界线分为大骨盆和小骨盆。小骨盆有上口和下口，两者之间为骨盆腔。小骨盆上口即界线；小骨盆下口则由耻骨联合下缘、耻骨下支、坐骨支、坐骨结节、骶结节韧带和尾骨尖所围成。

大骨盆又称假骨盆，属于腹腔的一部分；小骨盆又称真骨盆，其前壁是耻骨及耻骨联合，后壁为骶骨、尾骨和骶尾联合，侧壁为髂骨、坐骨、骶结节韧带和骶棘韧带，后两条韧带与坐骨大、小切迹围成坐骨大孔和坐骨小孔。骨盆的侧壁前部有闭孔，由闭孔膜封闭，但其上缘与耻骨上支之间形成闭膜管。

（二）盆壁肌

闭孔内肌参与构成盆侧壁，其上缘参与形成闭膜管。梨状肌参与构成盆后壁。

二、盆膈

又称盆底。由肛提肌和尾骨肌及覆盖肌上面和下面的盆膈上筋膜和盆膈下筋膜构成。它封闭小骨盆下口大部分，仅前部留有一窄隙称盆膈裂孔，此孔由尿生殖膈封闭，男性有尿道通过，女性有尿道和阴道通过。盆膈后部有肛管通过。

三、盆筋膜

可分为盆壁筋膜、盆脏筋膜和盆膈筋膜。

（一）盆壁筋膜

覆盖于盆腔前、后及两侧壁的盆面。从耻骨联合后面至坐骨棘之间的筋膜显著增厚，形成肛提肌腱弓。盆壁筋膜按其不同部位有不同名称。

（二）盆脏筋膜

是介于盆腔筋膜之外、盆膈之上和盆壁之内的结缔组织膜。包裹盆腔内脏器及神经、血管的表面，有些形成该脏器的鞘或包膜。

（三）盆膈筋膜

为覆盖于盆膈肌上、下面的盆筋膜，分别称盆膈上筋膜和盆膈下筋膜，盆膈上筋膜为盆壁筋膜向下的延续，并向盆内脏器周围移行成为盆脏筋膜，盆膈下筋膜是臀筋膜向会阴的直接延续，并构成坐骨肛门窝的内侧壁。

第二节　盆腔主要脏器局部解剖

一、输尿管盆部和壁内部

（一）盆部

在骨盆上口处，左侧输尿管越过左髂总动脉末端的前方；右侧输尿管越过右髂外动脉起始部的前方；入骨盆腔后，沿盆侧壁行经髂内血管、腰骶干、骶髂关节前方，继而在脐动脉起始段和闭孔血管、神经的内侧经过，至坐骨棘附近，转向前内，走向膀胱底。

（二）壁内部

输尿管到达膀胱底后外侧角处，向内下斜穿膀胱壁，以输尿管口开口于膀胱。此部长约1.5cm，是输尿管最狭窄处，也是常见的结石滞留的部位。

二、膀胱、前列腺、输精管盆段、射精管及精囊

（一）膀胱

为贮存尿液的囊状肌性器官，其形状、大小、位置及壁的厚度随尿的多少而变化。膀胱的容量：一般成人为300 ~500mL，最大可达800mL，新生儿膀胱的容量约为成人的1/10。老年人由于膀胱肌紧张力降低，其容量增大。男性膀胱容量较女性为大。膀胱空虚时位于小骨盆腔内、耻骨联合及耻骨支的后方；充盈时则上升至耻骨联合上缘以上。膀胱空虚时呈锥体状，可分为尖、体、底、颈4部，各部之间无明显界线。膀胱的前面与耻骨联合、耻骨支接触，其间为耻骨后隙，间隙内充填有疏松结缔组织及脂肪，并有阴部静脉丛。膀胱下外侧面与肛提肌、闭孔内肌及其筋膜相邻，其间充满结缔组织，称膀胱组织，其中有至膀胱的动脉、神经丛，以及输尿管盆部穿行。男性膀胱上面与小肠袢相邻，女性则与子宫为邻。膀胱由膀胱上、下动脉供血。膀胱静脉丛汇成膀胱静脉，注入髂内静脉。膀胱淋巴注入髂内、外淋巴结。膀胱的神经有交感、副交感神经、阴部神经。

（二）前列腺

由腺组织、肌组织和结缔组织构成的实质性器官。其分泌物是精液的主要成分。前列腺呈前后略扁的栗子形，质硬，色稍灰红。上端宽大称前列腺底，与膀胱颈邻接，其前部有尿道穿入，后部则有双侧射精管向前下穿入；下端尖细称前列腺尖，向下与尿生殖膈上面接触，两侧有前列腺提肌绕过，尿道从尖穿出。底与尖之间为前列腺体，前面有耻骨前列腺韧带使前列腺筋膜与耻骨后面相连；后面借直肠膀胱隔与直肠壶腹相隔。前列腺分为前、中、后及两侧叶，共5个叶。前列腺主要由膀胱下动脉、输精管动脉、直肠下动脉、髂内动脉的前干以及脐动脉等供血。

1. 输精管盆段　由腹壁下血管外侧转向内下，越髂外血管前方而入盆腔。沿盆侧壁至膀胱外侧，跨输尿管盆部至膀胱底。

2. 射精管　由输精管壶腹末端变细与精囊排泄管汇合而成，长约2cm，向前下穿经前列腺中叶和后叶之间，开口于尿道前列腺部。

3. 精囊　为一对长椭圆形腺体，主要由迂曲的腺管构成，位于前列腺上方、输精管壶腹的外侧及膀胱底与直肠之间。

三、卵巢、输卵管、子宫和阴道

（一）卵巢

为腹膜内位器官，左、右各一，呈扁椭圆形，其大小、形状、位置随年龄、发育及是否妊娠而异。它分上、下两端、前、后两缘和内、外两面。上端被输卵管围绕；下端以卵巢固有韧带连与子宫角；前缘借卵巢系膜连与子宫阔韧带腹膜后层，中份因有血管、淋巴管、神经出入，称卵巢门；后缘游离。卵巢位于盆侧壁的卵巢窝内，此窝在髂内、外动脉起始部之间，前界为脐内侧韧带，后界为髂内动脉和输尿管。

（二）输卵管

是一对细长而弯曲的喇叭状肌性管道，全长 10 ~ 12cm，直径约 5mm。输卵管位于子宫底的两侧，子宫阔韧带上缘内，输卵管外侧端游离，以输卵管腹腔口开口于腹膜腔；内侧端开口于子宫腔。由内向外分为以下 4 部：①输卵管子宫部，穿行于子宫壁内；②输卵管峡部，短而细直，水平向外；③输卵管壶腹部，弯曲而长，腔较宽大；④输卵管漏斗部，呈漏斗状。输卵管主要由卵巢动脉、子宫动脉分支供血。输卵管的静脉汇入卵巢静脉及子宫静脉。

（三）子宫

为壁厚、腔小的肌性器官。成年的子宫，似倒置的梨形，长 7 ~ 8cm，厚 2 ~ 3cm，最大宽径线约 4cm。子宫分前、后两面，左、右两缘。子宫上端圆凸的部分称子宫底，位于两侧输卵管子宫口水平以上。子宫下端长而狭细的部分为子宫颈。底与颈之间的大部分为子宫体。子宫前面隔膀胱子宫陷凹与膀胱上面为邻，子宫颈阴道上部的前面则借膀胱阴道隔与膀胱底相邻。子宫颈阴道部借尿道阴道隔与尿道相邻。子宫后面为直肠子宫陷凹，子宫颈和阴道穹隆后部隔此陷凹与直肠相邻。子宫两侧有输卵管、子宫阔韧带、卵巢固有韧带；子宫颈外侧，在阴道穹隆侧上方有子宫主韧带。子宫阔韧带基底部有子宫血管。子宫韧带有子宫阔韧带、子宫主韧带、子宫圆韧带，骶子宫韧带、耻骨子宫韧带。子宫主要由子宫动脉供血。子宫静脉汇入髂内静脉。子宫的淋巴主要注入腰淋巴结、腹股沟浅淋巴结、髂内淋巴结、髂外淋巴结、骶淋巴结、髂总淋巴结。子宫神经主要发自盆丛中的子宫阴道丛。

（四）阴道

位于盆腔中央，平时为前、后壁相贴的肌性管道；富于伸展性，上端包绕子宫颈阴道部，下端开口于阴道前庭。其长轴斜向前下，与子宫长轴相交，形成向前开放的直角。阴道前、后壁不等长，前壁较短。阴道环绕子宫颈的部分与子宫颈形成一环形而深浅不一的阴道穹隆，按其部位分为前部、后部和两个侧部。

四、直肠、肛管

（一）直肠

长 10 ~ 14cm，位于盆腔内。在 S_3 椎前方接乙状结肠，沿骶、尾骨前方下行，穿盆膈逐渐移行为肛管。人体的直肠在矢状位上可见两个弯曲，其上段在骶骨前方形成骶曲，凸向后；下段绕过尾骨尖形成会阴曲，凸向前。在冠状位上有 3 个凸向侧方的弯曲。其中以中间的左曲较明显。直肠后面借疏松结缔组织与骶、尾骨和梨状肌相邻，其间有直肠上血管、骶丛和盆内脏神经、盆交感干等结构。直肠两侧借直肠侧韧带连于盆侧壁，韧带内有直肠下血管和盆内脏神经等结构；韧带后方有盆丛及髂血管的分支。男性直肠前面隔着直肠膀胱陷凹与膀胱底上部、精囊、输精管壶腹毗邻，凹中有回肠、大网膜等。凹底腹膜反折线以下则有膀胱底下部、精囊、输精管壶腹、前列腺、输尿管盆段，它们与直肠之间隔着直肠膀胱隔。女性直肠前方隔着直肠子宫陷凹与子宫、阴道穹后部相邻，凹内也有腹腔脏器，凹底腹膜反折线以下，直肠前面与阴道之间有直肠阴道隔分隔。直肠主要由直肠上、下动脉及骶正中动脉供血。

（二）肛管

长约 4cm，上端在盆膈平面续直肠，下端终于会阴部的肛门。肛管上段黏膜形成 6 ~10 条纵行的黏膜皱襞称肛柱。在相邻肛柱下端连结有半月形的黏膜皱襞称肛瓣。相邻肛柱下端与肛瓣共同围成向上开口的小隐窝称肛窦。肛柱下端与各肛瓣边缘共同围成锯齿状的环形线称齿状线。在齿状线稍下方有一宽约 1cm 的环状区域称肛梳，其下缘有一环形线称白线。肛管下端借肛门通外界。

第三节　会阴局部解剖

会阴是指盆膈以下封闭骨盆下口的全部软组织，即广义会阴。临床上，狭义的男性会阴系指阴茎根与肛门之间的部分；女性会阴系指阴道前庭后端与肛门之间的部分，称产科会阴。通过左、右两侧坐骨结节间的连线，将会阴分为前、后两个三角区，前方为尿生殖区，后方为肛区。

一、肛区

肛区称为肛门三角，有肛管、坐骨肛门窝及其经过的神经和血管、肛门内括约肌、肛门外括约肌。

二、尿生殖区

（一）男性尿生殖区

1. 会阴筋膜　男性尿生殖区的会阴浅筋膜深层称浅会阴筋膜，向前与阴囊肉膜、阴茎浅筋膜及腹壁浅筋膜深层相续。会阴深筋膜分为尿生殖膈下筋膜和尿生殖膈上筋膜。浅会阴筋膜与尿生殖膈上、下筋膜的侧缘均附着于耻骨弓，并在尿生殖膈后缘处互相连。

2. 会阴浅隙　位于浅会阴筋膜与尿生殖膈下筋膜之间，此隙向前上方开放，与阴囊肉膜下间隙和阴茎浅筋膜下间隙相续，浅隙内有会阴浅横肌、阴茎脚和坐骨海绵体肌、尿道球和尿道海绵体肌以及球海绵体肌、阴部神经、阴部内血管。

3. 会阴深隙　位于尿生殖膈上、下筋膜之间，此隙封闭。深隙内有尿道球腺、尿道膜部、尿道括约肌和会阴深横肌以及阴部神经、阴部内血管。

4. 尿生殖膈　由尿生殖膈上、下筋膜和会阴深横肌、尿道括约肌共同构成，其前份形成会阴横韧带。

5. 会阴中心腱　亦称会阴体，它由尿生殖膈后缘正中与肛门内括约肌前端结合而成，为上续直肠膀胱隔下缘的膜性结构。有会阴诸肌附着于其浅面，共同对盆底起支撑作用。

（二）女性尿生殖膈

基本与男性相仿，但女性有阴道通过。主要不同点如下：

1. 会阴浅隙　两侧有阴蒂脚和坐骨海绵体肌，内侧有前庭球和前庭大腺、阴道括约肌。

2. 会阴深隙　有尿道和阴道通过，并有围绕其周围的尿道阴道括约肌。

3. 会阴中心腱　较男性发育好，富弹性，上续直肠阴道隔下缘。

参考文献

［1］张东铭．盆底解剖［M］//张东铭．盆底与肛门病学．贵阳：贵州科技出版社，1999：3－116.
［2］徐恩多，徐国成，韩秋生，等．局部解剖学彩色图谱［M］．武汉：湖北科技出版社，1993：103－109.
［3］李瑞祥．实用人体解剖学彩色图谱［M］．北京：人民卫生出版社，2003：135－152.
［4］张武，刘树伟．男性盆部［M］//刘树伟．断层解剖学．北京：人民卫生出版社，1999：156－173.
［5］韩卉．女性盆部［M］//刘树伟．断层解剖学．北京：人民卫生出版社，1999：174－187.
［6］陈家强，李勇，王金勇，等．女性盆腔解剖标本的制作［J］．郧阳医学院学报，2006，25（2）：114－115.
［7］王东升，仲蓓，姜艳，等．骨盆断层解剖在直肠癌手术中的应用［J］．青岛大学医学院学报，2006，26（2），

117－119.

[8] Medearis AL, Shields JR. Normal fetal and pelvic anatomy: a cross-section review [J]. Clin Obstet Gynecol, 1984, 27 (2): 276－285.

（中山大学附属第三医院　王　劲　郭月飞）

第二章　盆部横断解剖及影像学诊断

第一节　盆腔横断解剖

一、前列腺的断面表现

（一）出现平面

前列腺上界出现平面可以是耻骨联合上部平面，也可以是耻骨联合中部平面，正常前列腺不应超过耻骨联合上方10mm。前列腺下界消失平面可以是耻骨联合下缘下方5mm处，即耻骨弓处，也可以是耻骨联合下缘。

（二）断面毗邻

前方为耻骨联合和耻骨弓，后方为直肠膀胱陷窝、精囊腺、输精管或直肠。

（三）断面识别

1. 前列腺上部层面　经膀胱底、耻骨联合上部、坐骨切迹和股骨大转子平面。断面形态为栗子形或半球状。前列腺边界清楚，表面光滑，两侧对称，前外侧壁呈弧形凸起，后壁较为平坦，尿道穿经前列腺体偏前部。断面结构由前叶、中叶与侧叶所构成。

2. 前列腺中部层面　经过耻骨联合中部与尾骨尖的平面。断面形态整体如板栗状，侧面隆凸，后壁平凹，尿道前列腺部位置仍然是偏前，在尿道后壁可见突向腔内的尿道嵴，嵴后方为前列腺小囊，囊的两侧有时可见射精管斜穿前列腺实质。断面结构由前叶、中叶、侧叶和后叶所构成。

3. 前列腺下部层面　经过前列腺尖、耻骨弓与坐骨结节的平面。断面形态状如三角形或新月形，两侧稍凸，紧贴肛提肌，后方凹陷为后正中沟，约有1/2的例数可以见到尿道海绵体的起始部。断面结构主要由两侧叶所构成。

二、精囊的断面表现

（一）出现平面

精囊腺上界出现平面可以是耻骨联合上缘上方10mm处（经股骨头中部平面）或耻骨联合上缘（经股骨头下部层面）。精囊腺下界消失平面可以是耻骨联合上部平面或耻骨联合中部平面。

（二）断面识别

精囊腺是居于膀胱与直肠之间，两侧对称或非对称的卵圆形、管状或圆形的囊样腺体，长约30mm。在精囊腺内侧与输精管汇合处，有脂肪组织与膀胱隔开，使之与膀胱之间形成一夹角，此即膀胱精囊角，正常时为锐角，它的消失或固定对膀胱癌外扩的诊断是一重要证据。

三、子宫的断面表现

（一）出现平面

正常子宫的大小、形态与年龄、子宫功能状况、生育史等有关。通常在S_2～S_4与髋关节中份平面（经过股骨头凹的平面为中份，经过股骨头顶的层面为上份，经过股骨头与大转子的平面为下份），子宫各部均可显现。一般认为在未出现髋关节层面中的子宫部分为子宫体（底），出现髋关节层面中的子宫部分则为子宫颈。

（二）断面识别

子宫位于盆腔近中央，或偏左或偏右，其断面形态可呈圆形、近三角形或纺锤形的厚壁肌性器官，其壁明显地分为两层，即外层的肌层与内层的内膜。子宫前缘较短而稍平，而后缘则较长，而且极为光滑并明显后凸，两侧向外则延入子宫阔韧带内。断面分部，子宫各部也可在断面上进行区分。当子宫断面为出现内腔时，此部分子宫为子宫底；在髋关节平面以上的子宫断面中，出现有狭窄的横行裂隙，此即为子宫体腔，出现子宫体腔的子宫部分为子宫体；在髋关节平面以下的子宫明显变细，即子宫颈，其中央的狭小腔隙为子宫颈管。当子宫颈后方出现阴道后穹隆时，该平面的子宫颈则为子宫颈阴道部，而该平面以上的子宫颈，就是子宫颈阴道上部。

四、卵巢的断面表现

（一）出现平面

正常卵巢通常位于子宫体的外上方，但在子宫后倾位时，卵巢则位于子宫底的上方。一般在 S_2 平面绝大多数卵巢可以显现，该断面的骨性特征是：椎体前缘平直或稍凹，骶髂关节腔较深。

（二）断面形态

卵巢断面多呈卵圆形，有时呈条状，可见卵巢外层皮质中有大小不等的卵泡断面，卵巢后缘游离，前缘有系膜附着。

（三）辨认标志

卵巢位于子宫体两侧的卵巢窝内，窝前外方为髂外血管，后方则为输尿管和髂内血管，在 CT 和 MRI 图像中，上述血管及其分支等的管状结构布于卵巢周围，因此，它们是寻找卵巢的重要解剖学标志。

五、阴道的断面表现

阴道腔在断面上呈横行塌陷的裂隙状，在断层上可以明显的分为上、中、下三个部分。

（一）阴道上份

阴道上份的解剖标志性结构是子宫颈阴道部，在子宫颈阴道部的后方，出现阴道后穹，它是包绕子宫颈后方的软组织（即阴道后壁的一部分），其与子宫颈阴道部之间围成半环形间隙。通常在经过髋关节中份平面中显示。

（二）阴道中份

阴道中份的解剖标志性结构是膀胱，此时子宫颈已消失，而尿道尚未出现。通常在经过髋关节下份平面中显示。

（三）阴道下份

阴道下份的解剖标志性结构是尿道，在出现尿道以后的断面中的阴道即为阴道下份。通常在经过闭孔中份的平面（闭孔外肌出现）显示。

第二节　盆腔脏器正常影像学表现

一、膀胱

膀胱为一肌性脏器，壁为肌肉组织，内为一空腔，充以尿液。膀胱壁，CT 平扫断面可见其为一环形软组织等密度影，CT 值为 30～50Hu，增强扫描可见其呈中度均匀强化，CT 值上升 20～40Hu；MR 平扫断面

可见其为一环形等 T_1 等 T_2 软组织信号影，增强扫描中度强化。膀胱腔，CT 平扫呈水样低密度影，CT 值为 0～20Hu，密度高低与尿液成分有关，增强扫描动脉期及静脉期无强化，延迟期可见高密度对比剂填充；MR 平扫呈长 T_1 长 T_2 水样信号，增强扫描表现同 CT。由于 MR 软组织分辨力高，因此在膀胱疾病的诊断中 MR 扫描优于 CT 扫描。

二、子宫

子宫分为内膜、肌层及浆膜层三层，内膜及肌层厚度随月经周期改变。MR 表现：T_1WI 上子宫呈中等或稍低信号，内部结构层次显示不清，T_2WI 对于显示子宫内部各层次结构最为优越，特别是冠状位及矢状位脂肪抑制 T_2WI 序列，能很好观察子宫的各层解剖结构。T_2WI 中，子宫体可显示 4 层结构，由内至外分别为：内膜层、结合带层、肌层、浆膜层。中央高信号层为子宫腔及内膜，内膜厚度平均约 5mm，月经周期中分泌中期最厚，月经后及增生早期最薄，内膜厚度可为 1～3mm，服避孕药者无周期变化，绝经后妇女内膜厚度不超过 3mm；内膜层的外方为低信号的结合带层，为子宫肌层的内三分之一，平均厚度约 5mm；再外层为等信号子宫肌层，厚度 15～20mm，分泌期血流及液体含量增加，信号增高，绝经后雌激素下降，肌层萎缩，信号减低，结合带层与肌层间分界不清；最外层为一线状低信号浆膜层。T_2WI 中，子宫颈可显示 3 层结构，由内至外分别为黏液及黏膜层、致密弹力纤维层、平滑肌层，后两层均为肌纤维间质，采用与宫颈管垂直的宫颈横断面能最好的显示这三层结构。中央为高信号的黏液及黏膜层，向外为低信号的致密弹力纤维层，最外层为稍高信号的平滑肌层。CT 表现：CT 平扫子宫体及子宫颈均可见 2 层结构，中央为稍低密度的子宫腔及内膜层，周围为等密度的肌层，肌层密度均匀，CT 值为 30～50Hu，此层由于血供丰富，增强扫描明显强化，与子宫腔及内膜层分界更为清楚。

由于 MR 可清楚显示子宫内部各层结构，解剖关系清楚，软组织分辨力高，因此在子宫病变的检查中，明显优于 CT，MR 检查在子宫病变的诊断中为首选检查手段。

三、卵巢

卵巢位于卵巢窝内，正常成人卵巢不易显示，部分可见多个大小不一囊状卵泡，MR 平扫呈长 T_1 长 T_2 水样信号，边界清楚，增强扫描可见囊壁明显强化，囊内容物无明显强化，呈低信号，CT 平扫呈等密度软组织影，增强扫描同 MR。

由于 MR 可多层面成像，多序列成像，特别是脂肪抑制 T_2WI 序列对于卵巢的显示率较高，解剖结构显示清晰，因此卵巢病变的诊断中 MR 检查也为首选检查手段，优于 CT。

四、前列腺

成年人前列腺前后径均约为 2.3cm，横径及上下径均约为 3cm；老年人前列腺前后径均约为 4.3cm，横径及上下径均约为 5cm。

1. MR 表现　T_1WI 中前列腺呈等信号，内部各带结构显示不清。T_2WI 则能清楚显示其内部各带结构。T_2WI 中可见清楚显示 4 带结构，分别为中央带、周围带、包膜、前肌纤维带。中央部分为等信号的中央带，为肌肉组织；向外为高信号的周围带，为腺体，含液体成分较多，因此 T_2WI 为高信号，高于中央带；最外层为低信号的包膜；尿道前方为低信号的前肌纤维带，厚约 1mm，纤维组织成分较多，此带在 T_1WI 亦呈低信号。

2. CT 表现　CT 扫描无法显示出前列腺各带解剖结构。CT 平扫呈均匀软组织密度影，偶可见斑点状钙化，增强扫描较明显强化，因中央带血供较周围带略高，因此中央部分强化程度略高于周围部分，但不明显。可见，MR 为前列腺疾病诊断的首选检查，优于 CT。

五、精囊腺

精囊腺因其含液体量较多，因此在 T_1WI 中呈稍低信号，在 T_2WI 中呈高信号，管壁呈等信号，增强扫描可见管壁中度强化，管腔内容物无强化，CT 扫描无法显示出管壁结构，平扫呈软组织等密度影，增强扫描中度强化。精囊腺边缘清楚，与膀胱之间脂肪间隙清晰可见。MR 软组织分辨力高，在精囊腺疾病的诊断中优于 CT。

男性 CT、MR 影像解剖注释见图 1－2－1 至图 1－2－5。

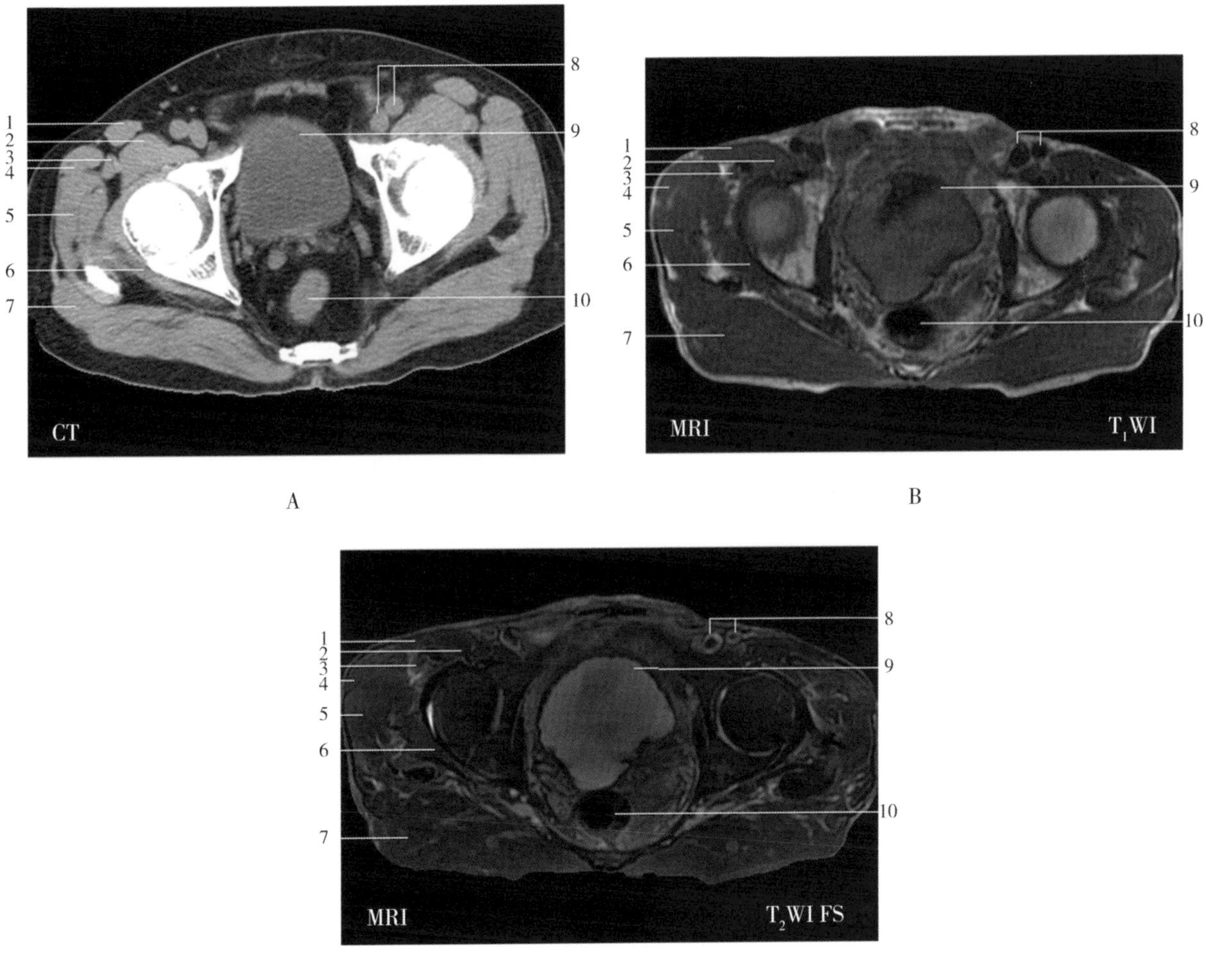

图 1－2－1　髋关节中份 CT、MRI 影像

A. CT 平扫：1. 缝匠肌　2. 髂腰肌　3. 股直肌　4. 阔筋膜张肌　5. 臀中肌　6. 臀小肌　7. 臀大肌　8. 股动静脉　9. 膀胱　10. 直肠；B. MRI T_1WI：1. 缝匠肌　2. 髂腰肌　3. 股直肌　4. 阔筋膜张肌　5. 臀中肌　6. 臀小肌　7. 臀大肌　8. 股动静脉　9. 膀胱　10. 直肠；C. MRI T_2WI：1. 缝匠肌　2. 髂腰肌　3. 股直肌　4. 阔筋膜张肌　5. 臀中肌　6. 臀小肌　7. 臀大肌　8. 股动静脉　9. 膀胱　10. 直肠

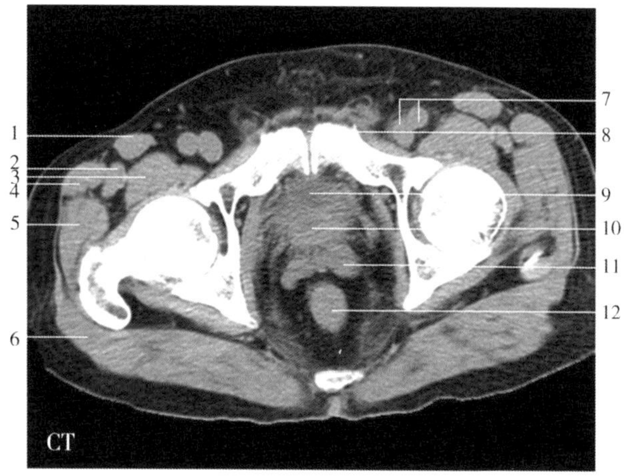

A

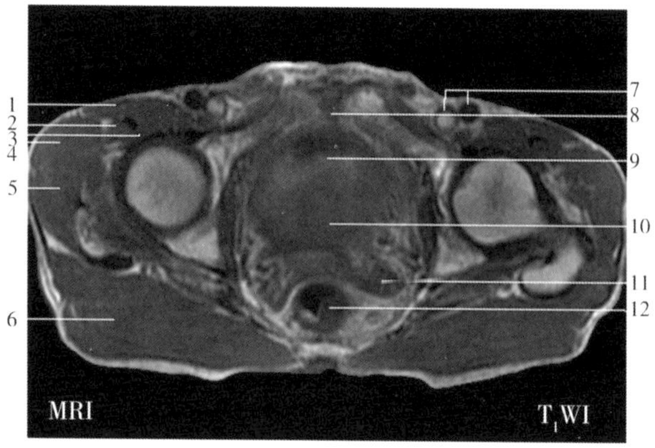

B

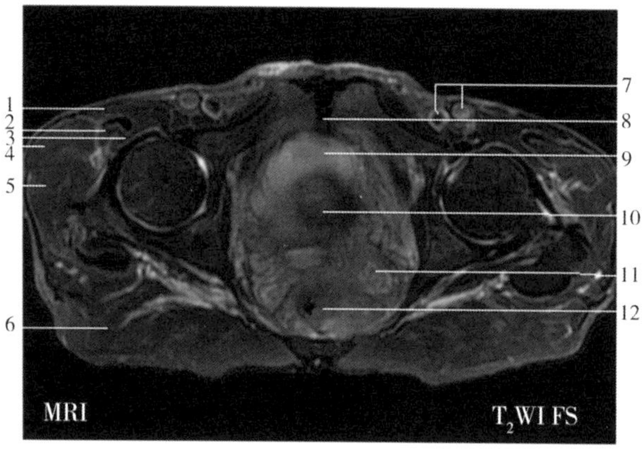

C

图 1－2－2　髋关节下份 CT、MRI 影像

A. CT 平扫：1. 缝匠肌　2. 股直肌　3. 髂腰肌　4. 阔筋膜张肌　5. 臀中肌　6. 臀大肌　7. 股动静脉　8. 耻骨联合　9. 膀胱　10. 前列腺　11. 精囊腺　12. 直肠；B. MRI T_1WI：1. 缝匠肌　2. 股直肌　3. 髂腰肌　4. 阔筋膜张肌　5. 臀中肌　6. 臀大肌　7. 股动静脉　8. 耻骨联合　9. 膀胱　10. 前列腺　11. 精囊腺　12. 直肠；C. MRI T_2WI：1. 缝匠肌　2. 股直肌　3. 髂腰肌　4. 阔筋膜张肌　5. 臀中肌　6. 臀大肌　7. 股动静脉　8. 耻骨联合　9. 膀胱　10. 前列腺　11. 精囊腺　12. 直肠

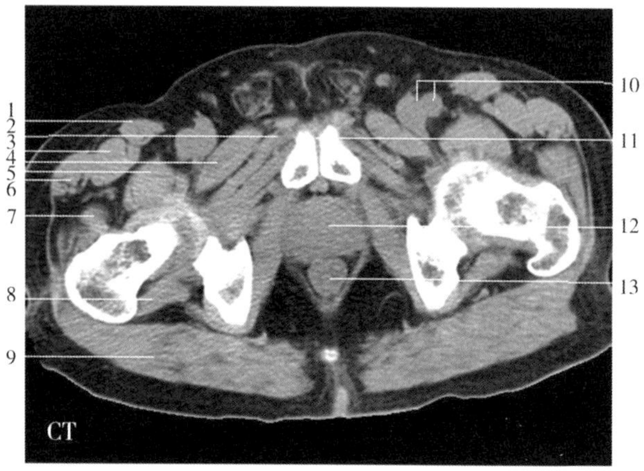

A

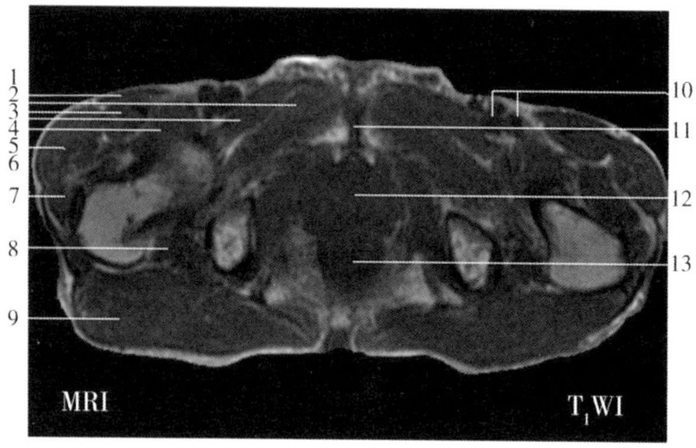

B

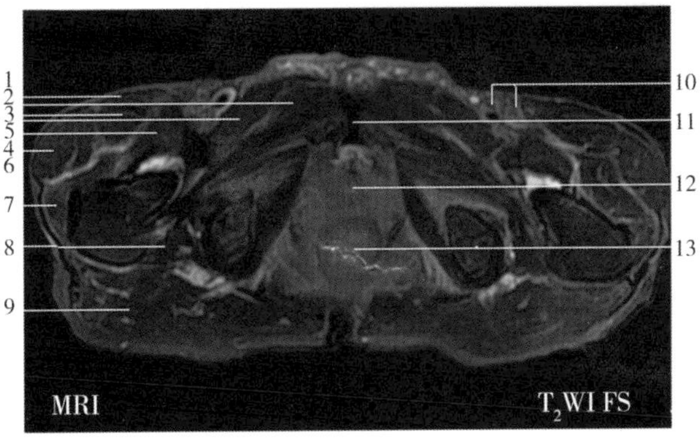

C

图1-2-3　耻骨联合层面 CT、MRI 影像

A. CT 平扫：1. 缝匠肌　2. 大收肌　3. 股直肌　4. 耻骨肌　5. 髂腰肌　6. 阔筋膜张肌　7. 股外侧肌　8. 股方肌　9. 臀大肌　10. 股动静脉　11. 耻骨联合　12. 前列腺　13. 直肠；B. MRI T_1WI：1. 缝匠肌　2. 大收肌　3. 股直肌　4. 耻骨肌　5. 髂腰肌　6. 阔筋膜张肌　7. 股外侧肌　8. 股方肌　9. 臀大肌　10. 股动静脉　11. 耻骨联合　12. 前列腺　13. 直肠；C. MRI T_2WI：1. 缝匠肌　2. 大收肌　3. 股直肌　4. 耻骨肌　5. 髂腰肌　6. 阔筋膜张肌　7. 股外侧肌　8. 股方肌　9. 臀大肌　10. 股动静脉　11. 耻骨联合　12. 前列腺　13. 直肠

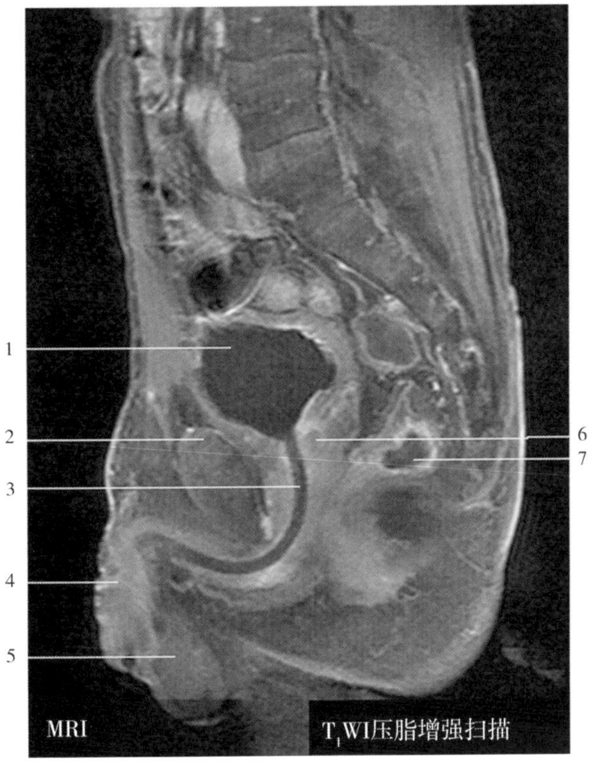

A

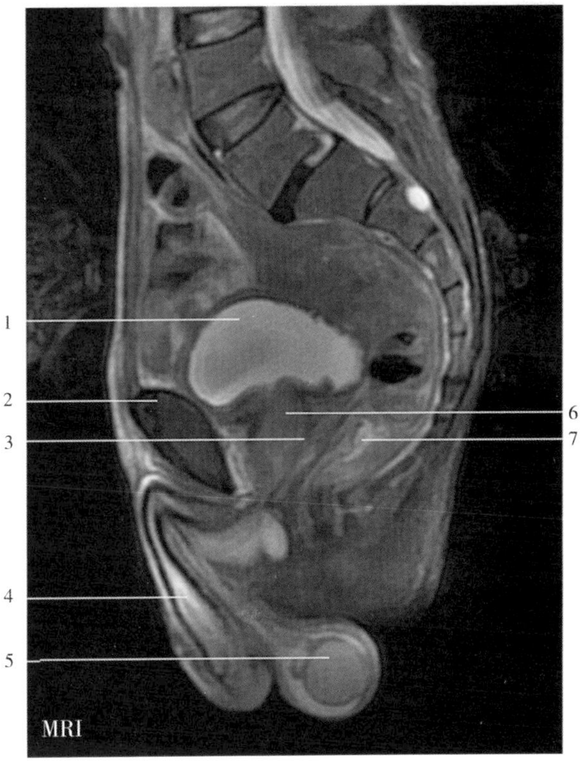

B

图1-2-4　正中矢状面盆腔 MRI 影像

A. MRI 压脂 T_1WI 增强扫描序列：1. 膀胱　2. 耻骨上支　3. 尿道　4. 阴茎　5. 睾丸　6. 前列腺　7. 直肠；B. MRI T_2WIFS：1. 膀胱　2. 耻骨上支　3. 尿道　4. 阴茎　5. 睾丸　6. 前列腺　7. 直肠

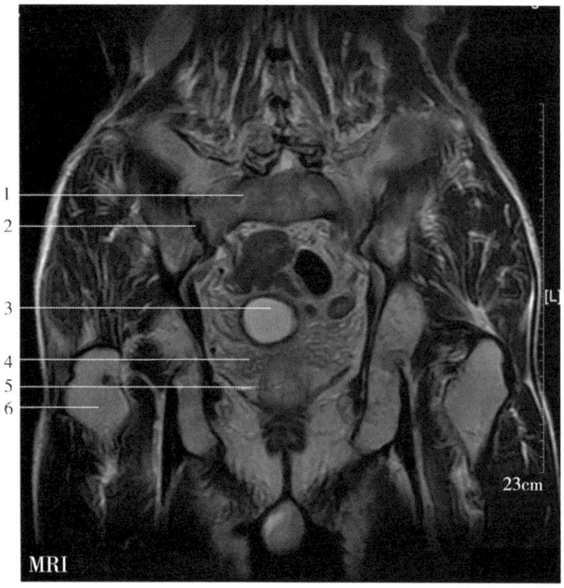

图 1－2－5　冠状面 MRI 影像

MRI T_2WI FS：1. 骶骨　2. 骶髂关节　3. 膀胱　4. 精囊腺　5. 前列腺　6. 股骨大转子

女性 CT、MR 解剖注释见图 1－2－6 至图 1－2－10。

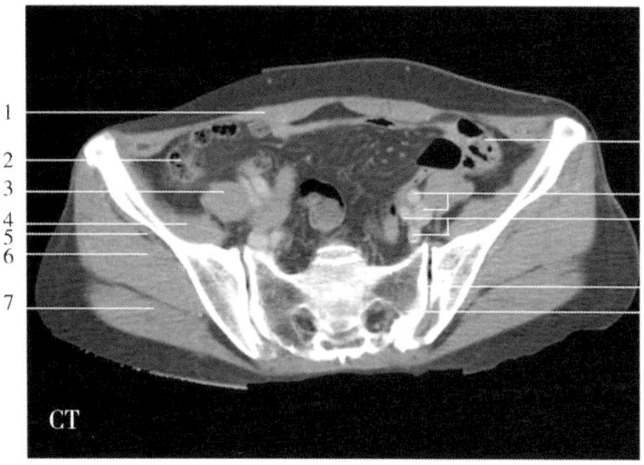

A

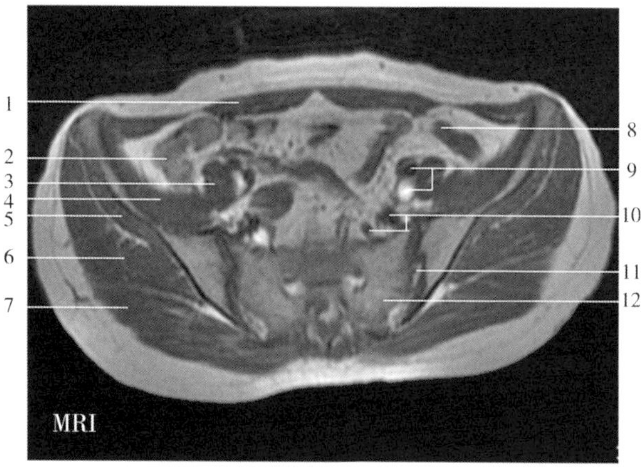

B

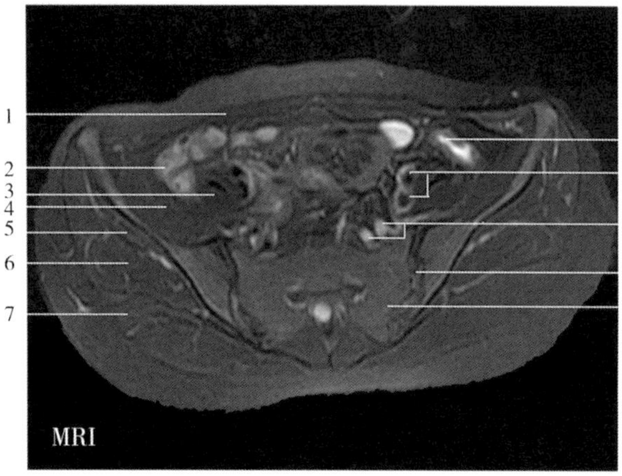

C

图 1－2－6　骶髂关节层面 CT、MRI 影像

A. CT 平扫：1. 腹直肌　2. 回盲部　3. 腰大肌　4. 髂肌　5. 臀小肌　6. 臀中肌　7. 臀大肌　8. 乙状结肠　9. 髂外动静脉　10. 髂内动静脉　11. 骶髂关节　12. 骶骨；B. MRI T_1WI：1. 腹直肌　2. 回盲部　3. 腰大肌　4. 髂肌　5. 臀小肌　6. 臀中肌　7. 臀大肌　8. 乙状结肠　9. 髂外动静脉　10. 髂内动静脉　11. 骶髂关节　12. 骶骨；C. MRI T_2WI：1. 腹直肌　2. 回盲部　3. 腰大肌　4. 髂肌　5. 臀小肌　6. 臀中肌　7. 臀大肌　8. 乙状结肠　9. 髂外动静脉　10. 髂内动静脉　11. 骶髂关节　12. 骶骨

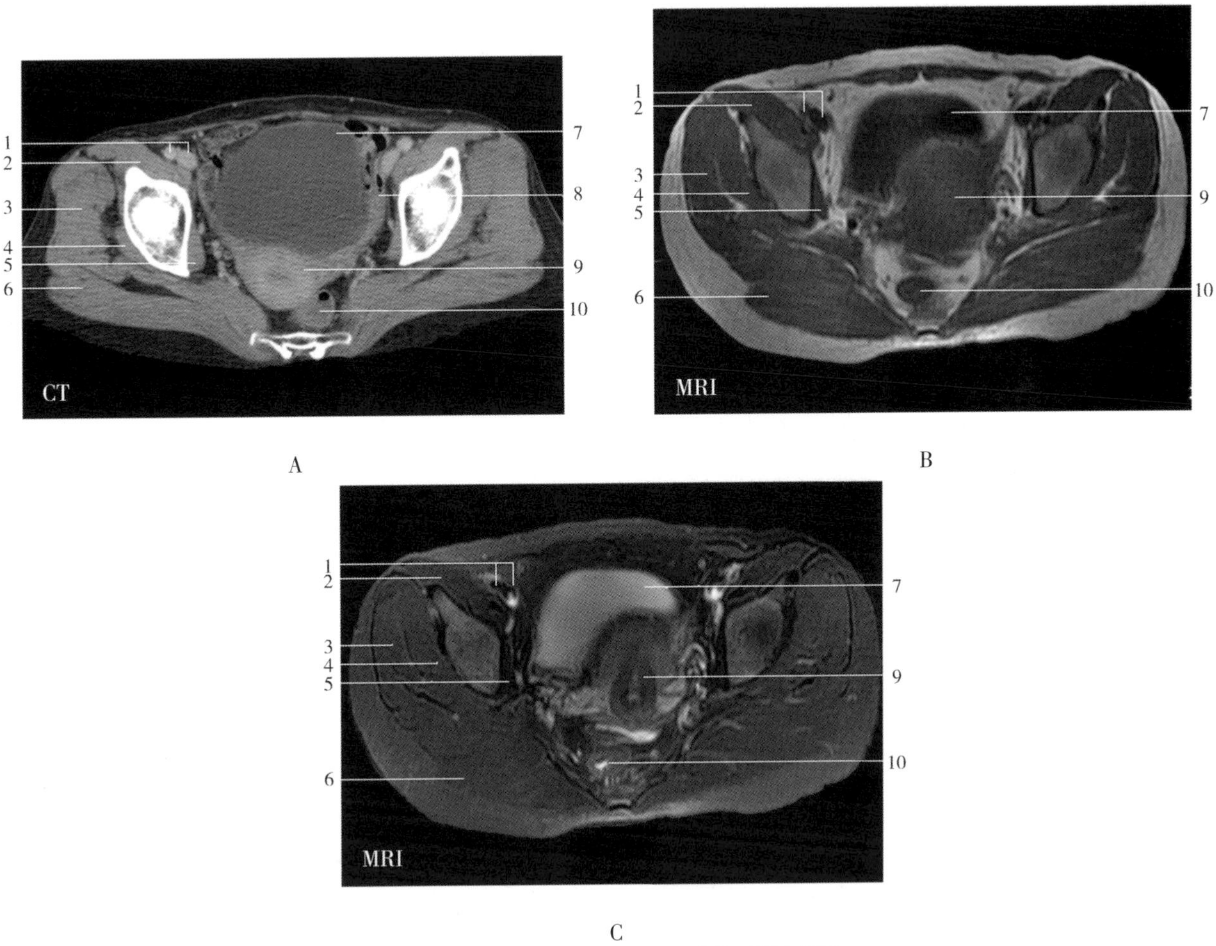

图1－2－7　髋关节上份层面CT、MRI影像

1. CT平扫：1. 髂外动、静脉　2. 髂腰肌　3. 臀中肌　4. 臀小肌　5. 闭孔内肌　6. 臀大肌　7. 膀胱　8. 乙状结肠　9. 子宫　10. 直肠；B. MRI T_1WI：1. 髂外动、静脉　2. 髂腰肌　3. 臀中肌　4. 臀小肌　5. 闭孔内肌　6. 臀大肌　7 膀胱　8. 乙状结肠　9. 子宫　10. 直肠；C. MRI T_2WI：1. 髂外动、静脉　2. 髂腰肌　3. 臀中肌　4. 臀小肌　5. 闭孔内肌　6. 臀大肌　7. 膀胱　8. 乙状结肠　9. 子宫　10. 直肠

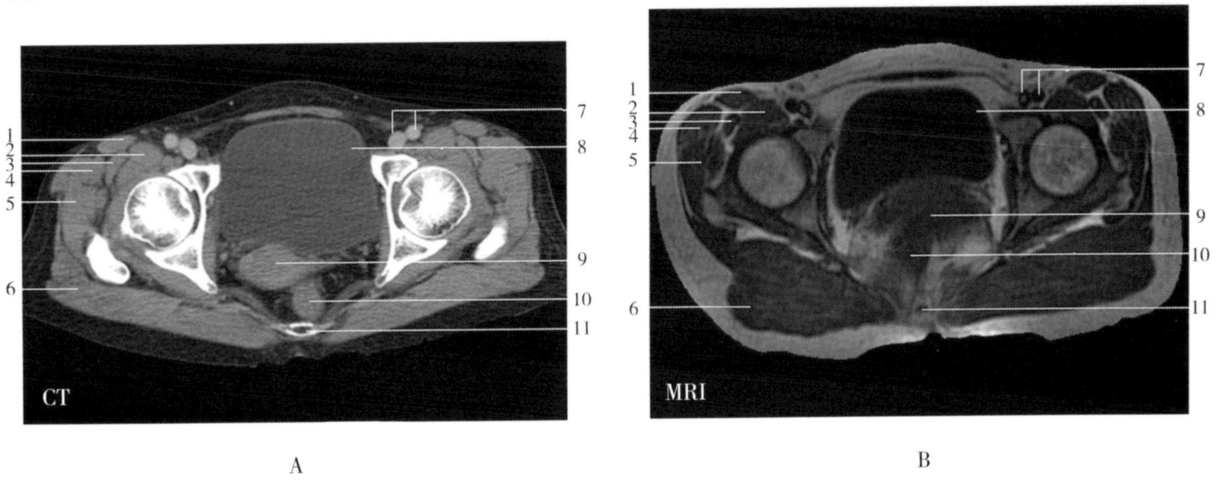

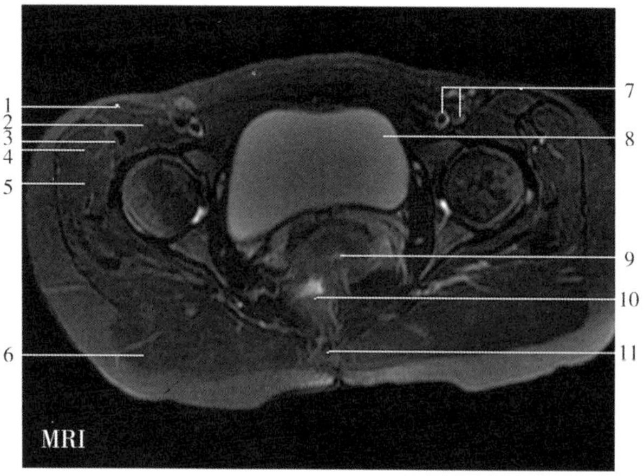

C

图 1-2-8 髋关节中份层面 CT、MRI 影像

A. CT 平扫：1. 缝匠肌 2. 髂腰肌 3. 股直肌 4. 阔筋膜张肌 5. 臀中肌 6. 臀大肌 7. 股动静脉 8. 膀胱 9. 子宫颈管 10. 直肠 11. 尾骨；B. MRI T_1WI：1. 缝匠肌 2. 髂腰肌 3. 股直肌 4. 阔筋膜张肌 5. 臀中肌 6. 臀大肌 7. 股动静脉 8. 膀胱 9. 子宫颈管 10. 直肠 11. 尾骨；C. MRI T_2WI：1. 缝匠肌 2. 髂腰肌 3. 股直肌 4. 阔筋膜张肌 5. 臀中肌 6. 臀大肌 7. 股动静脉 8. 膀胱 9. 子宫颈管 10. 直肠 11. 尾骨

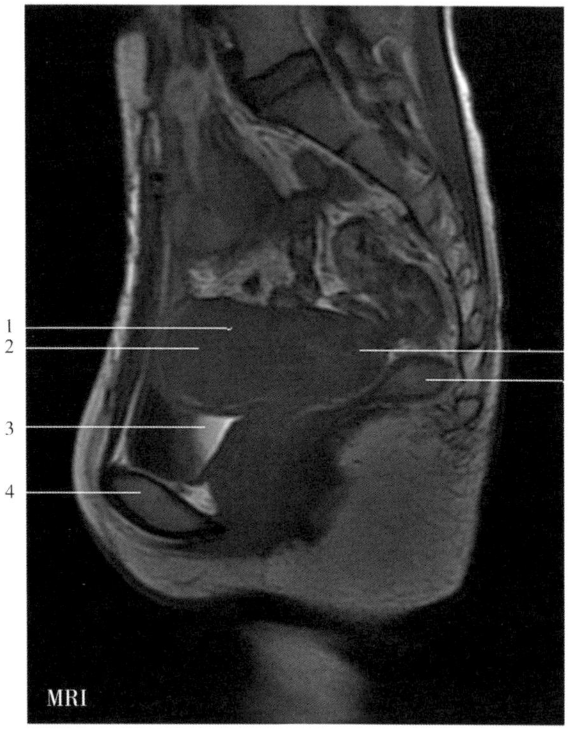

A

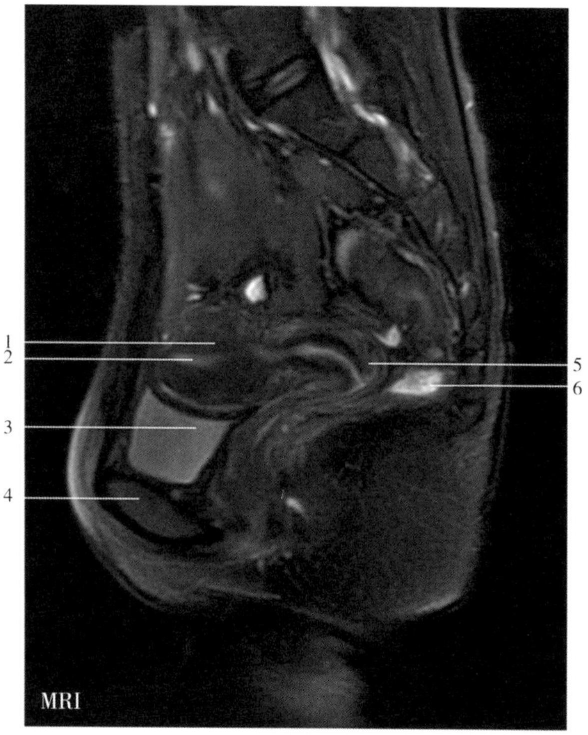

B

图 1-2-9 正中矢状面盆腔 MRI 影像

A. MRI T_1WI：1. 子宫体 2. 子宫腔 3. 膀胱 4. 耻骨上支 5. 子宫颈 6. 直肠；B. MRI T_2WI：1. 子宫体 2. 子宫腔 3. 膀胱 4. 耻骨上支 5. 子宫颈 6. 直肠

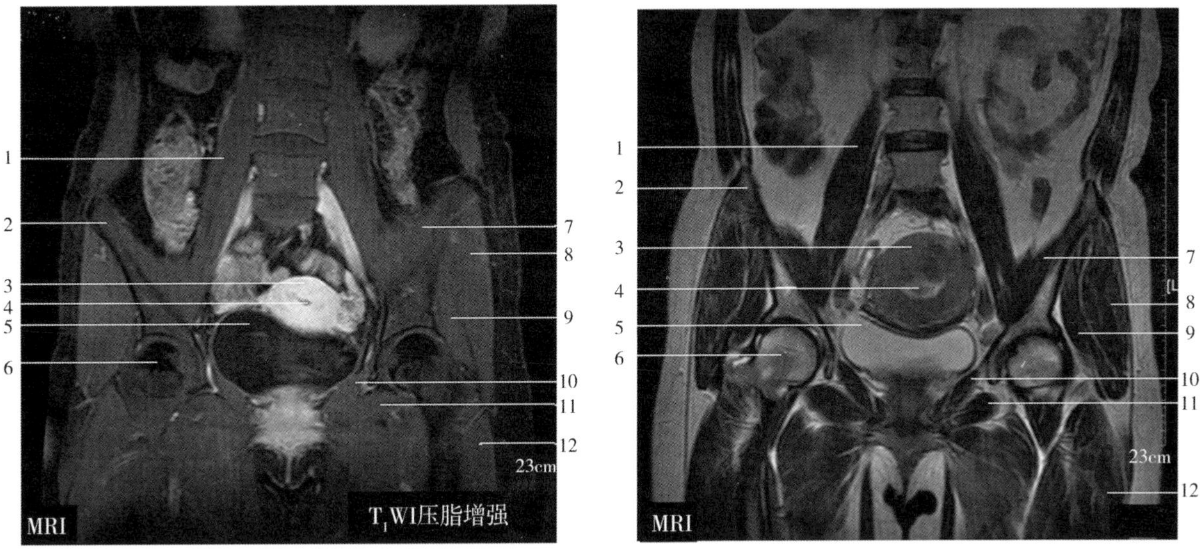

A　　　　　　　　B

图 1-2-10　冠状面盆腔 MRI 影像

A. MRI 压抑 T_1WI 增强扫描：1. 腰大肌　2. 髂骨　3. 子宫体　4. 子宫腔　5. 膀胱　6. 股骨头　7. 髂肌　8. 臀中肌　9. 臀小肌　10. 闭孔内肌　11. 闭孔外肌　12. 股外侧肌；B. MRI T_2WI：1. 腰大肌　2. 髂骨　3. 子宫体　4. 子宫腔　5. 膀胱　6. 股骨头　7. 髂肌　8. 臀中肌　9. 臀小肌　10. 闭孔内肌　11. 闭孔外肌　12. 股外侧肌

参考文献

[1] 王霄英，译. 结肠和直肠［M］//拉姆齐·瓦兰斯，金龙，等译. 消化系统疾病影像诊断图谱. 南京：江苏科技出版社，2002：170-245.

[2] 张晓鹏，孙应实. CT 与 MRI 在直肠癌分期诊断中的应用［J］. 中国实用外科杂志，2010，30（10）：831-834.

[3] 关晶，张国民，冯发文，等. 阴道斜隔综合征的影像学诊断价值［J］. 临床放射学杂志，2010，29（1）：69-73.

[4] 叶素贞，李汉文，梁月屏，等. 16 层螺旋 CT 多平面重建在诊断前列腺癌中的应用［J］. 重庆医学，2009，38（14）：1790-1792.

[5] 张晓鹏，孙应实. 中低位直肠癌诊断和综合治疗［J］. 中国实用外科杂志，2009，29（4）：296-299.

[6] 单锦露，张绍祥，刘正津，等. 中国可视人体数据子宫及附件薄层断层解剖学观测［J］. 第三军医大学学报，2004，26（5）：396-398.

[7] 周正扬，朱斌，俞海平，等. 盆腔间质磁共振淋巴造影的技术方法研究［J］. 临床放射学杂志，2009，28（7）：1006-1009.

[8] 邵志红，王培军，郑少强，等. 卵巢的多层螺旋 CT 解剖及其临床意义［J］. 临床放射学杂志，2007，26（5）：481-483.

[9] Beyersdorff D，Schiemann T，Taupitz M，et al. Sectional depiction of the pelvic floor by CT，MR imaging and sheet plastination：computer-aided correlation and 3D model［J］. Eur Radiol，2001，11（4）：659-664.

[10] Shiraiwa M，Joja I，Asakawa T，et al. Cervical carcinoma：efficacy of thin-section oblique axial T_2-weighted images for evaluating parametrial invasion［J］. Abdom Imaging，1999，24（5）：514-519.

（中山大学附属第三医院　王　劲　郭月飞）

第三章　直肠与肛管疾病影像学诊断

第一节　影像学检查方法

一、X 线检查

直肠 X 线检查的目的：发现病变，明确诊断；对临床或内镜已确诊的病例，钡剂灌肠检查有助于了解病变范围、数目，以协助临床分期；了解有无合并其他结肠疾患。目前，多采用直肠气钡双重对比造影检查。

（一）直肠气钡双重对比造影

直肠气钡双重造影安全，可靠，简便，能清晰显示结肠微小病变，提供直肠病变的形态、类型、大小及部位，并能更好地显示黏膜，大大提高了直肠病变的检出率及诊断水平，是诊断直肠病变的首选方法。

1. 肠道准备　肠道准备对直肠双对比检查非常重要，肠道的清洁与否是直肠双对比造影能否成功的关键因素之一。只有肠内无粪便残渣，无大量肠液，才能保证钡剂在肠壁上涂布均匀，显示黏膜的细微结构，清晰显示微小病变。肠道清洁方法很多，常用方法是：①检查前 2 天开始低纤维素、少渣饮食。②检查前 1 天下午将番泻叶 10g 泡水饮用，并大量饮水；或下午 6 时口服 33% 硫酸镁 40mL；或晚上 9 时口服果导片 2 片。③检查前 2 ~ 3h 肛内置开塞露 1 个，尽量排尽大便。采用这种低纤维素饮食、服用泻药及多量饮水的综合方法简便易行，安全、有效，通常受检者均可达到肠道清洁。

2. 低张药物　低张药物能缓解功能性痉挛，使肠道充分舒张，减轻患者因灌肠时所引起的腹胀、腹痛等不适感，使钡剂容易涂布，除青光眼、前列腺肥大、心脏病患者外，应常规使用低张药物［山莨菪碱（654 - 2）10 ~ 20mg，或丁溴东莨菪碱 20mg］静脉注射或肌肉注射。

3. 检查技术　造影检查时患者取俯卧头低足高位，灌入钡剂浓度为 50% ~ 60%（W/V），透视下观察钡剂首端达到结肠脾曲或横结肠左侧即停止，注入适量空气，嘱患者在床上转动体位，使钡剂在肠壁涂布均匀，与注入的空气形成双重对比，摄取仰卧位、俯卧位、侧位以及双斜位片显示病变。

（二）传统钡剂灌肠检查

造影前两天开始行清洁肠道准备，方法与双对比造影相同。造影前准备 40%（W/V）浓度的钡剂 800 ~ 1 000mL，使直肠至盲肠全部充盈钡剂后拍摄全结肠充盈相，再变动病人体位，使重叠肠曲展开，根据适当情况摄取点片和加压片。传统钡灌肠法已较少应用。

二、CT 检查

CT 的密度分辨力高，配合对比剂的应用，能清晰地显示直肠管壁的断面，正确判断管壁的厚度和病变的形态，同时也能清楚地显示管壁外的情况；因而 CT 扫描对原发肿瘤能提供病变侵犯肠壁情况，向壁外蔓延的范围，局部淋巴结有否肿大，以及有无远处转移等有价值的信息，从而有助于做出直肠癌术前分期的诊断，为选择合适的治疗方案提供依据。

CT 扫描对手术后患者的随诊也有重要作用，有助于：①观察有无术后合并症；②检查有无复发及其范围；③检出有无淋巴结及肝、肺、脑、骨等远处转移；④对已发现复发的患者，进一步检查有无他处转移，以决定治疗方案；⑤对无法定性的肿块，可在 CT 引导下行针吸活检；⑥治疗后观察疗效。

1. 清洁肠道　扫描前认真充分地清洁肠道是获得良好图像的前提；残存的粪渣可能会被误诊为息肉或肿块；残存的肠液可能遮盖病变。肠道准备方法基本与气钡双重对比造影的准备方法相同。肠道准备后经肛门插管注入腔内对比剂（一般用生理盐水）300～500mL，亦可在CT检查前6～12h口服清水600～1 000mL。并于检查前1h喝水300～500mL，使患者膀胱充盈，女性患者应在阴道内放置阴道栓。

2. 检查方法　常规采用仰卧位扫描，扫描范围从坐骨结节至骨盆入口，直肠癌术后者采用从骶骨岬至耻骨联合。层厚5mm，层间距5mm。增强扫描采用团注法以高压注射器经肘部浅静脉注射100mL非离子型对比剂，注射速率3mL/s，最好做双期增强扫描。盆腔受呼吸影响较少，一般均能获得良好的诊断图像。

3. 图像后处理　将容积扫描数据传输至工作站，可进行如下三种形式的图像后处理：①多平面重建（MPR）：以直肠各段为中心进行冠状、矢状及横断位二维重组，必要时可采用曲面重建沿局部肠腔走行方向重建图像，以更好地显示病变段肠管。②三维表面覆盖成像（3D－SSD）：应用3D技术对结肠分布区域进行表面覆盖成像，得到似结肠充盈对比剂的图像，可初步显示病变部位。再利用切割软件适当切除附近遮挡病变的肠管，使病变肠管充分显示。③CT仿真结肠镜（CTVC）：利用四维容积重建获得四维图像，再利用“导航者”软件调节阈值及透过度，模拟结肠镜观察直肠内腔，并附以伪彩，以得到类似结肠镜的图像。CT仿真结肠镜对腔内病灶和肠腔梗阻患者近段肠壁的显示能力较强、立体感强、显示病变直观，可用作纤维结肠镜的补充手段。

三、MRI检查

MRI具有多参数成像的特点及良好的软组织分辨率，并能同时行冠状、矢状和横断位成像，对直肠肿瘤的分期有较大的帮助。MRI在显示肿瘤侵犯肌肉、神经、骨骼等方面优于CT。在发现肿大的淋巴结方面，MRI与CT相仿，但二者均难以鉴别淋巴结的良性增生性肿大或转移；对于<10mm的淋巴结，由于空间分辨力高，CT优于MRI。另外，由于口服对比剂的应用，CT较MRI能更好地显示消化道管腔的外形，并且检查时间较MRI短。但是MRI检查也克服了钡灌肠检查的不适和操作者的依赖性，以及CT检查的较大辐射量和碘过敏反应的不足。

（一）检查准备

结直肠属空腔器官，MRI检查前充足的准备是保证图像质量和病灶显示的必要条件。①肠道准备：常规清洁肠道（同气钡双重对比造影）；检查前5～10min注射丁溴东莨菪碱20mg，使肠道处于低张状态；病人取俯卧位，向直肠内注入适量温水使其扩张，量为300～1 000mL，采用常规灌肠器依靠静水压灌入，灌水量以患者承受能力为限，以多为优。这样就可以避免粪便的干扰，同时使肠腔充分同质性膨胀，有利于病变的显示。②训练患者屏气：因为结直肠位于腹盆腔四周，易受呼吸运动的影响，造成呼吸伪影使图像质量下降而影响诊断。

（二）检查方法

病人取仰卧位，常规行轴面、矢状和冠状3个平面平扫及增强扫描，根据需要加用SPIR脂肪抑制技术，特别是行T_2WI和T_1WI增强扫描时。常规使用体部线圈，FOV 50mm，使用呼吸门控技术。轴面平扫T_1WI采用SE序列和扰相梯度回波（SPGR）序列1次屏气17～28s；T_2WI采用快速自旋回波（FSE）序列；增强扫描采用SPGR序列，对比剂为钆喷替酸葡甲胺（Gd-DTPA，0.1mmol/kg），手推团注后立即行MRI扫描。为进一步显示肠壁本身结构，可采用直肠内线圈，提高直肠病变诊断的准确性。

第二节　先天性直肠肛管畸形

（一）概述

先天性直肠肛管畸形（congenital ano-rectal malformation）是胚胎时期后肠发育障碍所致的消化道畸形，是小儿肛肠外科的常见病，占先天性消化道畸形的首位。其发病率1∶1 500～1∶5 000，男性明显多于女性，男性发病较早，瘘道合并较少，女性瘘道合并较多，就诊较晚。约70%的病例有瘘道与泌尿生殖器官或会阴部沟通，接近40%病例伴有其他畸形，其中包括脊椎、气管、食管、肾等。

根据1984年Wingspread分类，直肠肛门畸形分为高、中、低三类（表1－3－1），这种分类是根据直肠盲端与肛提肌的关系进行的，肛提肌之上为高位，肛提肌水平为中位，穿过肛提肌位于其下方则为低位。

表1－3－1　直肠肛管畸形Wingspread分类（1984年）

畸形部位	女　性	男　性
高位	直肠肛管发育不全伴有直肠阴道瘘	直肠肛管发育不全伴有直肠尿道前列腺部瘘
	直肠肛管发育不全不伴瘘管	直肠肛管发育不全不伴瘘管
	直肠闭锁	直肠闭锁
中位	直肠前庭瘘	直肠尿道球部瘘
	直肠阴道瘘	
	肛管发育不全不伴瘘管	肛管发育不全不伴瘘管
低位	肛管前庭瘘	
	肛管皮肤瘘	肛管皮肤瘘
	肛门狭窄	肛门狭窄
一穴肛	少见	少见

（二）临床表现

绝大多数直肠肛管畸形患者，在正常位置没有肛门，易于发现。不伴有瘘管的直肠肛管畸形在出生后不久即表现为无胎粪排出，腹胀、呕吐；瘘口狭小不能排出胎粪或仅能排出少量胎粪时，病儿喂奶后呕吐，以后可吐粪样物，逐渐腹胀；瘘口较大，在生后一段时间可不出现肠梗阻症状，而在几周至数年逐渐出现排便困难。

（三）影像学表现

对于先天性直肠肛管畸形患儿，准确了解畸形的程度、类型及瘘管的类型非常重要。影像学检查对直肠肛管畸形的诊断治疗具有极其重要的意义，外科术前一般必须了解以下四方面内容：①畸形的类型与程度；②瘘管的类型；③括约肌复合体的发育状况；④是否合并其他畸形。常用的影像学检查包括X线、瘘管造影、B超、CT、MRI，X线、造影、B超不能显示括约肌复合体，CT仅能行轴面成像，MRI能行三维成像且更加清晰。

1. X线　无瘘道者如直肠闭锁、直肠肛管发育不全、肛门狭窄，最常采用的初步检查方法是摄取腹部倒立侧位片。要求至少等到出生12h以后摄片，在病儿肛穴部皮肤上粘贴一金属标志，并在倒立5min后摄片，以保证直肠内有足够量的气体，并且充盈起最远端。在此片可测量直肠盲端距闭锁处的距离。为进一步判断闭锁部位的高低，通常由耻骨联合上缘至骶尾骨交界处画一连线（PC线），作为耻骨直肠肌位置的标志，以经坐骨最低点画与PC线相平行的线作为I线。测量直肠盲端空气阴影与PC线的距离，位于PC线以上者为高位畸形，位于PC线与I线之间为中间位畸形，在I线以下者为低位畸形。

有瘘道者，最常采用的初步检查方法是经瘘道造影。若怀疑直肠前庭瘘、直肠阴道瘘、直肠皮肤瘘，如果开口处达到足够大小，可在肛穴放置金属标志后，直接从瘘道口插入导管进行瘘道造影，以测定直肠盲端的高低、管径粗细及肛穴间的距离，并观察瘘管位置、长短、粗细等。

若考虑直肠尿道瘘或直肠膀胱瘘，做尿道或膀胱造影能显示较粗的瘘道；若瘘道较细或其中堵有粪便，尿道造影往往不能显示瘘道。此时可通过导管注射对比剂充分充盈膀胱，然后抽出导管，在透视监视下做排泄性膀胱尿道造影并于侧位摄取点片。对于已做结肠造瘘，可经造瘘口直接将导管深插入结肠远端，在透视监视下适当加压注入对比剂摄取侧位点片。只要能超过瘘道内压力，此两种方法通常都能显示瘘道形象。

女性的一穴肛（或称泄殖腔残存）是由于泄殖腔中隔未向尾侧下降所引起的一种较罕见的肛门直肠畸形。临床上表现为会阴处有个单一的孔向外排粪、排尿而无肛穴，胎粪使尿变色。向此孔内注射造影剂，则见开口于此孔的单一管道直接与阴道、膀胱及直肠沟通。

2. CT　CT 检查可以直接观察盆底肌肉的位置和发育状态，但对闭锁水平、瘘管的显示受到限制。正常人耻骨直肠肌 CT 上表现为一软组织团，前附于耻骨，后附于直肠后侧壁，肛管括约肌为一口形软组织团，内外括约肌难以区分。

直肠闭锁有完整的肛门括约肌、耻骨直肠肌，位于直肠闭锁下缘，双侧肌束间为脂肪组织；低位直肠闭锁合并直肠阴道瘘患者，耻骨直肠肌发育良好，包绕直肠盲端，位置前置；低位直肠闭锁合并直肠尿道瘘患者，耻骨直肠肌和肛管括约肌在 CT 上可显示，耻骨直肠肌附着于尿道及直肠远端盲袋周围，肛管括约肌为会阴下替代性组织团块，矢状面行直肠尿道瘘重建可显示肛管外括约肌，浅部为肛尾韧带延至尾骨后，而深部为肛窝上尿道旁角的团块组织。直肠膀胱瘘或一穴肛患者，CT 显示括约肌系统几乎缺如，肛管外括约肌仅如线样结构。直肠会阴瘘患者，耻骨直肠肌发育状态在 CT 上表现与正常人差不多，肛管括约肌发育良好，但其位置位于瘘口之后。

3. MRI　因多平面成像性能及良好的软组织对比性，MRI 能直观清晰地显示直肠盲端及相关肌肉系统，从而能准确地判定畸形的程度和类型。

在显示肌肉方面，常规 T_1WI 和 T_2WI 显示良好，均为中等信号，其中 FSE 的 T_2WI 解剖层次显示更为丰富，对新生儿或肌肉发育不良患儿，若扫描图像模糊，可采用 STIR 序列，该系列脂肪信号被抑制，肌肉的形态和边界显示更清。新生儿直肠盲袋内的胎粪含有大量的黏液脂质混合成分，可作为 MRI 良好的对比剂，在 T_1WI、T_2WI 图像上均为高信号强度，与周围组织形成强烈的对比。T_2WI 时直肠肛管黏膜的高强度信号使其与括约肌复合体及会阴部组织形成对比而得到更好显像。

矢状位主要观察肛门闭锁水平、腰骶脊髓、脊柱等的发育情况，测量耻骨直肠肌（puborectalis，PR）、外括约肌（external anal sphincter，EAS）长度。冠状位主要观察各肌肉之间及与直肠肛管的关系，并测量 PR、EAS 的宽度；横断位在 PC 平面和 I 平面上主要显示并测量 PR、EAS 的宽度及直肠肛管闭锁水平的直接征象。

对于直肠肛管闭锁，在直肠盲端与肛穴间充满大量脂肪组织，在不抑脂序列表现为高信号。对于合并瘘管的患儿，T_2WI 抑脂序列能较好地显示瘘管，表现为在 T_2WI 矢状位和横断位上条带状高信号影连接于直肠肛门与阴道前庭部、膀胱、尿道之间，较具有特征性。但显示瘘管进入泌尿道入口的准确位置有时很困难。

此外，MRI 的另一优点就是检查其联合畸形的优势，尤其是脊髓、脊柱及泌尿生殖系畸形。

（四）诊断与鉴别诊断

直肠肛管畸形主要靠临床表现，生后无胎粪排出，检查无肛门，诊断即可成立。直肠闭锁肛管正常时，直肠指检亦可确定。阴道流粪，表明有阴道瘘；尿道口不随排尿动作而排气、排粪为尿道瘘；全程排尿均有胎粪，尿液呈绿色为膀胱瘘。结合影像学检查可明确直肠肛管畸形的类型。

第三节　直肠间质瘤

（一）概述

胃肠道间质瘤（gastrointestinal stromal tumor，GIST）是最常见的胃肠道间叶源性肿瘤，其发病率极低，为 1/10 万至 2/10 万，好发于胃和小肠，而直肠间质瘤（rectal stromal tumors，RST）则更为罕见，常见于中老年病人，男性多见。直肠间质瘤中恶性占 81%，比例大，较胃间质瘤恶性度高，RST 术后 5 年生存率为 35% ~65%。术前影像学检查对肿瘤的定位、定性和累及范围的判断具有一定价值。

（二）病理

GIST 是一类具有自身形态学特点、特定的免疫表型和遗传学特征的肿瘤。在光镜下主要由梭形细胞构成，有时伴有上皮样细胞构成；梭形细胞形态的 GIST 与其他梭形细胞类肿瘤如平滑肌瘤、平滑肌肉瘤、神经鞘瘤、血管肿瘤等在光镜下很难鉴别，因此仅常规的 HE 染色远远不能确定肿瘤的类型，必须借助免疫组化染色，尤其是对 GIST 诊断和鉴别有决定性意义的 CD117 免疫组化染色。直肠间质瘤相对于其他部位的间质瘤有以下特征：①细胞形态以梭形细胞为主，罕见上皮细胞型。②CD117 及 CD34 高表达率。

（三）临床表现

因肿瘤倾向于向肠壁外生长，其症状出现相对较晚，发现时肿瘤大多已生长较大。最常见的临床表现为便血和便秘、腹泻交替出现，其次为肛门或骶前疼痛，肛门有肿物脱出，排尿困难，大便变细。

（四）影像学表现

CT 与 MRI 具有良好的软组织分辨率，对直肠间质瘤术前部位、大小及与周围脏器关系的评价具有明显优势。

1. CT　平扫显示直肠壁内圆形或分叶状肿块，大多数边界清晰，有外生性倾向，可在直肠旁形成巨大肿块，对周围脏器以推移改变为主；其内密度不均，偶有钙化，可有液化坏死囊变，增强扫描病灶血供丰富，均匀或不均匀明显强化。根据瘤体与直肠壁的关系分为 3 型：①黏膜下型：肿瘤从黏膜下突向腔内生长，与肠壁基底有蒂相连；②肌壁间型：肿瘤同时向腔内外生长；③浆膜下型：肿瘤从浆膜下向肠腔外生长。黏膜下型及肌壁间型肿块边界光整，不伴有黏膜破坏，术前不难作出正确诊断；浆膜下型在直肠周围间隙生长，形成巨大肿块时难以与其他发生于盆腔的肿瘤鉴别，如软组织肉瘤、神经源性肿瘤以及阔韧带平滑肌瘤等，但仔细观察会发现肿瘤部分层面与直肠关系密切，若临床出现便血或大便习惯改变时，对鉴别诊断有帮助。

直肠间质瘤趋向于中危到高危，当肿瘤直径 >5cm、有明显出血坏死、肿瘤与周围脏器分界不清的征象时往往提示肿瘤侵袭性增加。文献报道高危 GIST 常伴有肝、腹膜及肺转移。直肠间质瘤术后复发部位主要包括原位复发及腹膜、肝脏转移，其次是肺和骨转移，极少出现淋巴结转移。

2. MRI　直肠间质瘤的 MRI 表现与 CT 相似，病灶边界清晰，圆形或分叶状，外生性倾向，T_1WI 呈低信号，T_2WI 为高信号，液化坏死区呈长 T_1 长 T_2 信号；增强后实质部分均匀或不均匀明显强化。通过三维成像，直观反映病变与周围脏器的关系，对病灶的定位及范围判断亦优于 CT。

（五）诊断与鉴别诊断

本病常需与直肠癌相鉴别，后者常表现为边界不清，形态不规则，呈浸润性生长，而直肠间质瘤生物学行为上多数呈低度恶性，为圆形或类圆形，边界一般清楚、光滑，强化明显。直肠间质瘤患者血便相对少见及肿瘤标记物正常，肛门指诊及结肠镜检表现为黏膜下病变，均有助于与直肠癌的鉴别。

第四节　直肠、肛管恶性肿瘤

一、直肠癌

（一）概述

直肠癌（carcinoma of rectum）是乙状结肠直肠交界处至齿状线之间的癌，是消化道常见的恶性肿瘤，我国目前发病率达到 36.1/10 万，是继胃癌之后占消化道癌的第二位。原发性直肠癌主要靠潜血检查、肛门指检、直肠乙状结肠镜及活检诊断。直肠癌的预后取决于病变的大小、形态，以及包括局部受侵范围和有无淋巴结受侵、远处转移等的分期，而影像学检查对于肿瘤的定位、定性、范围、肿瘤分期及术后复发等均具有重要意义。

直肠癌的分期常用 Ducks 分期法，癌仅限于肠壁内为 Dukes A 期；穿透肠壁侵入浆膜或/及浆膜外，但无淋巴结转移者为 B 期；有淋巴结转移者为 C 期，其中淋巴结转移仅限于癌肿附近如结肠壁及结肠旁淋巴结者为 C_1 期，转移至系膜和系膜根部淋巴结者为 C_2 期。已有远处转移或腹腔转移，或广泛侵及邻近脏器无法切除者为 D 期。

（二）临床表现

直肠癌早期无明显症状，癌肿破溃形成溃疡或感染时才出现症状。常见症状有排便习惯、大便形状改变，如便血、便频、便细、黏液便等，肿瘤侵犯前列腺、膀胱时，可出现尿频、尿痛、血尿。侵犯骶前神经可出现骶尾部激烈持续的疼痛。

（三）影像学表现

1. 钡灌肠　单对比钡灌肠对直肠病变的诊断价值有限，而双对比钡灌肠技术则有了明显的进步，被认为是直肠癌普查的一种方法。直肠气钡双重造影优点是费用低，简便易行，易为病人接受。早期通过观察黏膜改变即可确诊。同时，多体位摄片可充分暴露病变，能较准确地测定病变的长度，因此可用于直肠疾病普查。但是其缺点也比较明显，肠道准备不佳会明显影响病变的观察及判断，直肠乙状结肠走行迂曲，肠管重叠，加上直肠本身粗细不均，伴有直肠横襞及侧弯曲，插管深时致直肠近端不易充钡，均不利于观察，导致漏诊或误诊。另外，气钡双重造影密度分辨率低于 CT，肠壁与周围组织对比差，不能充分反映病变的外侵程度，只能通过病变区的僵硬度大致判定病变的侵犯深度。

钡灌肠检查主要是通过间接征象诊断直肠病变，包括黏膜的破坏、紊乱、肠腔内的充盈缺损、肠壁的僵硬、管腔狭窄以及不规则龛影等（图 1－3－1）。对于早期直肠癌，排钡后适量注入气体，在气体钡剂衬托下可显示较小的肿瘤轮廓，边缘光整或不光整，局部肠壁凹陷。

应注意直肠癌与直肠息肉相鉴别，后者常表现为类圆形的充盈缺损影，表面光滑，窄基底，蒂细长且能自由弯曲移动，附着处管壁多较柔软，有时可因息肉牵拉而轻度凹入。前者基底较宽，蒂粗短且移动性差，形态不规则，管壁常较僵硬，出现肠壁凹入及皱缩现象较多。

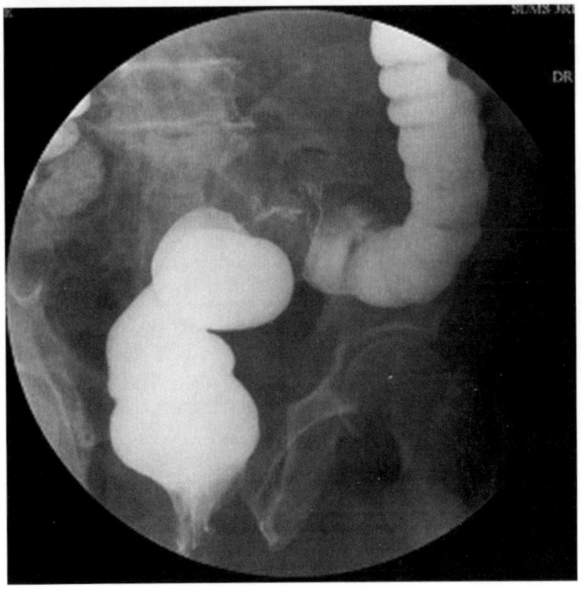

图 1－3－1　直肠乙状结肠交界癌钡灌肠

2. CT　CT 对于直肠癌术前手术方式的制定、肿瘤分期及术后复发的诊断提供较好的直接证据。直肠癌 CT 表现主要为癌肿本身、局部转移、远处转移及术后复发 4 个方面。

癌肿本身的 CT 征象主要为肠腔内团块状或息肉状软组织密度影，肠壁不规则增厚和肠腔狭窄，边界不清，增强扫描为中度均匀或不均匀强化等。根据 CT 影像上肿瘤侵犯肠壁范围和形态可分为 4 种类型：①息肉型：肿块呈息肉状突入腔内，广基附着于肠壁与肠壁；②局部浸润型：肿瘤向肠壁内局限性隆起，隆起在 1cm 以内，绕肠壁小于 1/2 圈；③广泛浸润型：肿瘤侵犯肠壁，厚度大于 1cm，肿瘤表面呈分叶状，绕肠腔 1/2 以上，肠腔不同程度狭窄；④团块型：肿瘤占据整个肠腔，广泛侵犯邻近器官并融合成团，团块影内有不规则坏死灶。正常直肠壁厚度为2～3mm，其变化与肠壁的扩张程度、肠道准备有关。对于一些肠壁无增厚的早期直肠癌，CT难以与正常肠壁鉴别，也不能显示早期肿瘤在肠壁内浸润的程度，这是CT漏诊的主要原因。

在显示直肠肿瘤与周围脏器关系及远处转移方面，CT具有明显优势。CT能够通过大范围薄层扫描结合增强扫描，观察有无肝脏转移、淋巴结远处转移及腹膜腔肿瘤种植。肿瘤向周围扩展，侵犯直肠周围间隙时，表现为肿块外缘不整或呈毛刺状，周围脂肪密度增高。如见直径大于1cm的软组织影应考虑为直肠周围肿大淋巴结。此外CT尚可显示肿瘤侵犯盆壁肌肉。

CT是了解直肠癌术后复发与否的主要手段之一，局部复发CT平扫主要表现为吻合口肠壁增厚，多数为不规则、不对称性增厚，局部可形成不规则软组织肿块，增强扫描肿块多明显强化。

不同分化程度的直肠癌CT表现见图1-3-2、图1-3-3。

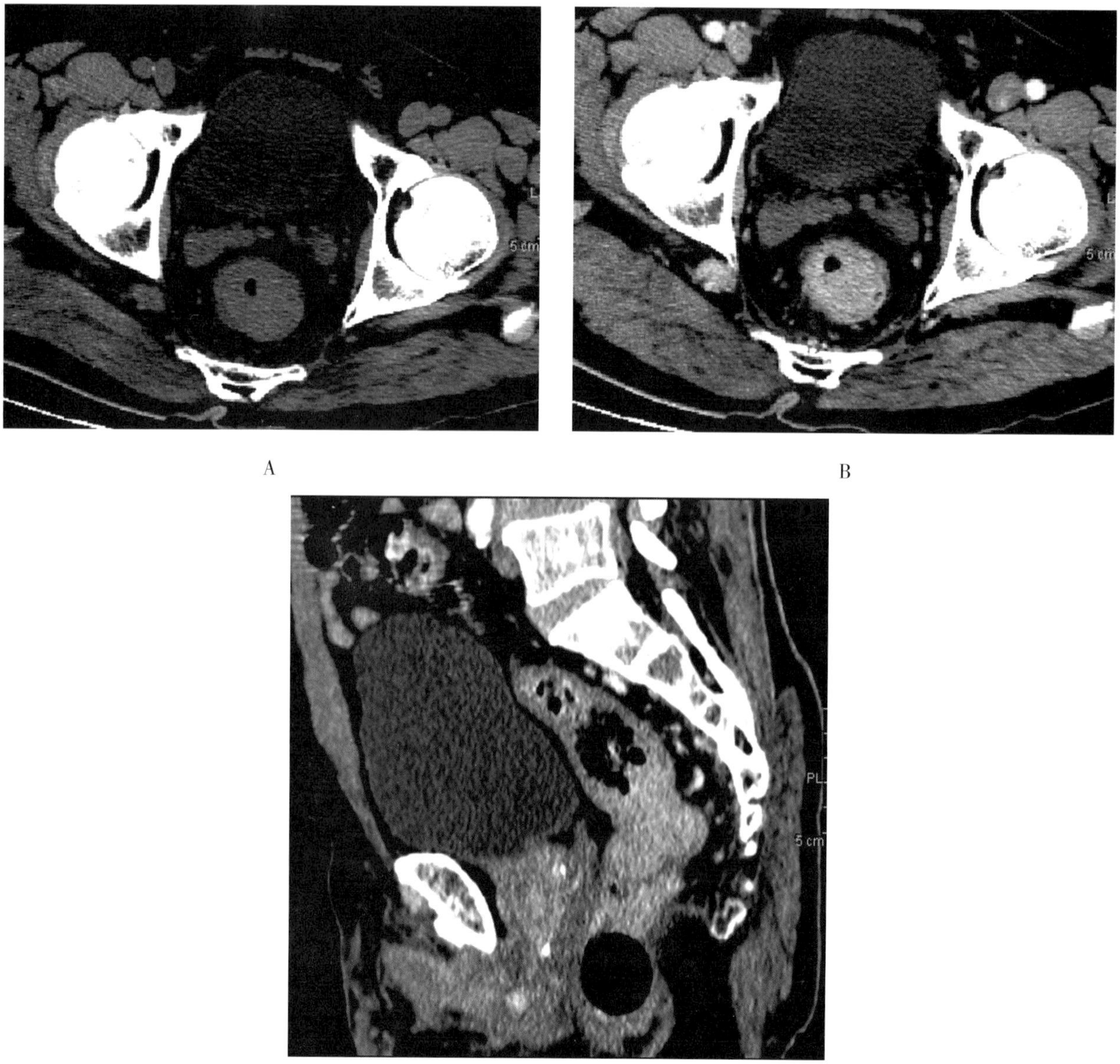

A　　B

C

图1-3-2　直肠高中分化腺癌

CT平扫（A）示直肠壁明显增厚，呈等密度软组织肿块突向腔内，管腔基本闭塞；增强扫描（B）示瘤灶明显强化，矢状位重建（C）示肿块向腔外局部隆起

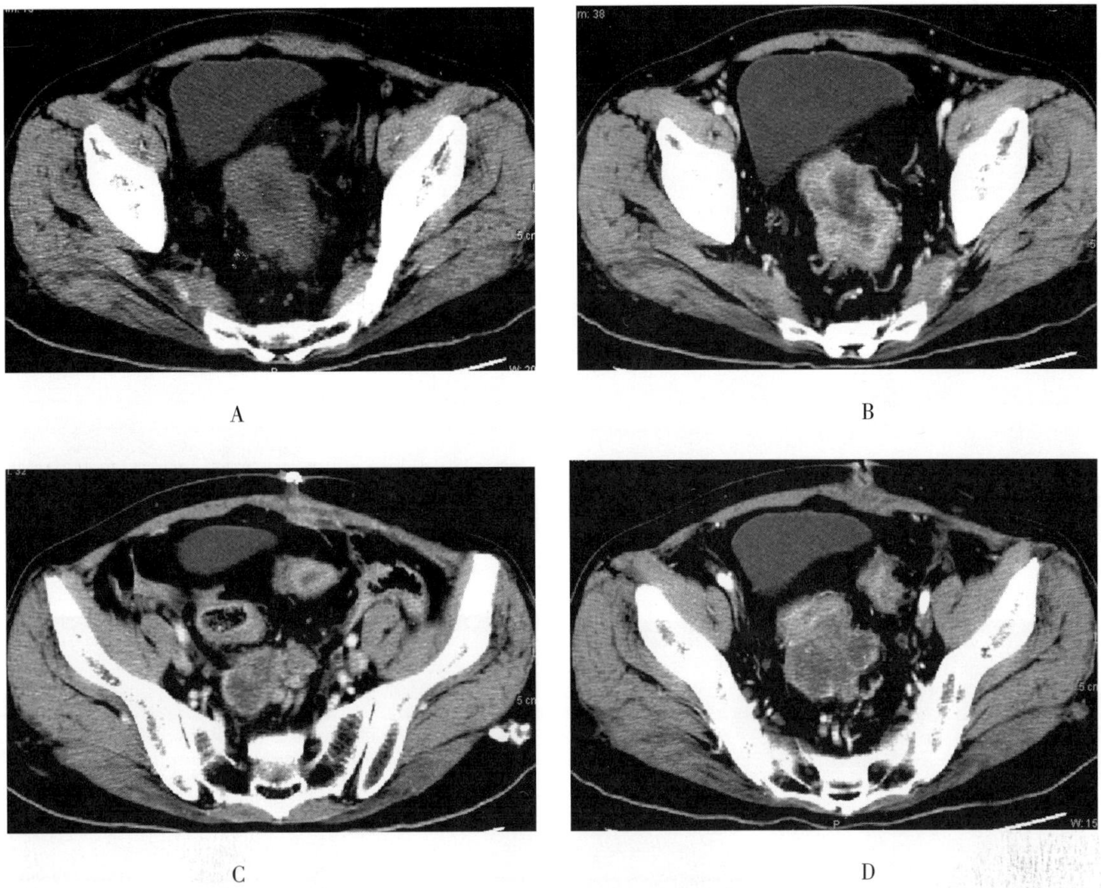

图 1-3-3　直肠中低分化黏液腺癌

CT 平扫（A）示：直肠壁不规则增厚，呈不均匀低密度灶，局部管腔变窄，周围脂肪密度增高，边界不清；增强扫描（B、C、D）瘤灶呈不均匀强化，盆腔内直肠肿块周围可见多发肿大的淋巴结，部分融合成团，内可见大片液化坏死，呈环形强化

3. MRI　MRI 不仅能帮助临床明确结直肠癌的诊断，更重要在于明确肿瘤分期以及转移复发等，因此对临床制订治疗方案、手术计划及术后疗效观察有重要的应用价值。

MRI 软组织分辨力高，能行轴位、冠状位和矢状位成像，并且直肠相对固定，因此对直肠癌的显示效果较好。直肠癌在 MRI 上表现为腔内软组织肿块和肠壁的局限性或弥散性增厚，肠腔不规则狭窄，T_1WI 呈等信号或略低信号，T_2WI 呈高低混杂信号。直肠黏液腺癌组织由于分泌大量黏液形成黏液湖，在 T_2WI 上呈明显高信号。Gd-DTPA 增强扫描，癌灶呈均匀或不均匀明显强化，其外缘光滑或呈结节状向外突出。MRI 较 CT 能够更好地显示肿瘤侵犯的深度以及与肌肉、神经、骨骼等的关系，对于淋巴结转移的诊断准确性与 CT 相仿。

MRI 在评价术后复发与否时，优于 CT 与超声。尤其在鉴别复发与纤维瘢痕时具有优势，术后 3 个月，复发肿块呈圆形或椭圆形，呈膨胀性改变，T_1WI 呈低信号，T_2WI 呈高信号，增强扫描病灶强化，而纤维瘢痕形态不规则，向内收缩，T_1WI、T_2WI 均为低信号，因血供较少，强化不明显。

4. B 超　直肠癌二维超声多表现为肠壁不规则增厚，形成肿块时表现为局限性、实质性低回声，内部回声不均匀，形态、边缘不规则，向肠壁有不同程度浸润，形成“假肾征”。肠壁全周或部分管壁增厚，超声表现为肠壁低回声改变（相当于肾实质），中央部气体的表现为强回声反射（相当于集合系统），状似肾脏回声改变，称为“假肾征”，反映的形态学改变为肠壁增厚。

彩色多普勒血流成像（color Doppler flow imaging，CDFI）显示肿块内血流信号呈点状、短棒状、迂曲样等。恶性程度越高、浸润深度越深，血流越丰富。不同大小的淋巴结均有可能发生转移，淋巴结越大，转移发生率越高，5mm 以下的淋巴结转移发生率较低，但仍存在转移的可能性。

直肠癌的超声表现如图 1－3－4 至图 1－3－6。

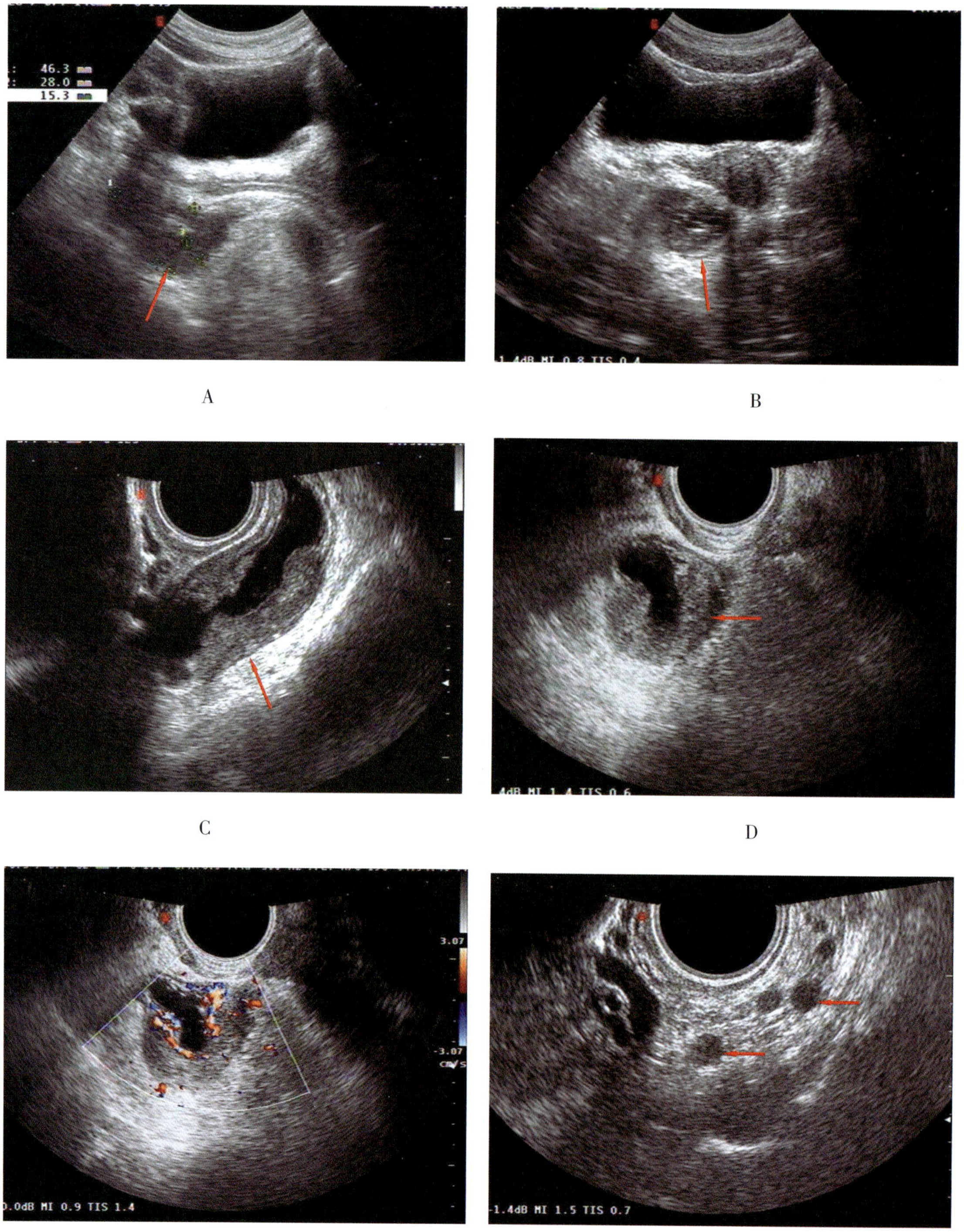

图 1－3－4　直肠癌

女性，24 岁。经腹壁（A、B）及经阴道（C～F）超声检查：直肠管壁不规则增厚，以前、后壁及右侧壁明显，最大厚度约 11mm，累及范围最大约 41mm×28mm×15mm，最长约 41mm（箭头），边界欠清，肠管壁正常结构消失，部分管壁浆膜层回声欠连续，肠腔内可见局限性积液。彩超：增厚的肠壁可见丰富的血流信号（E）。直肠左后间隙可见多个低回声光团，最大：10mm×6mm，边界尚清，内部回声不均匀（F，箭头）

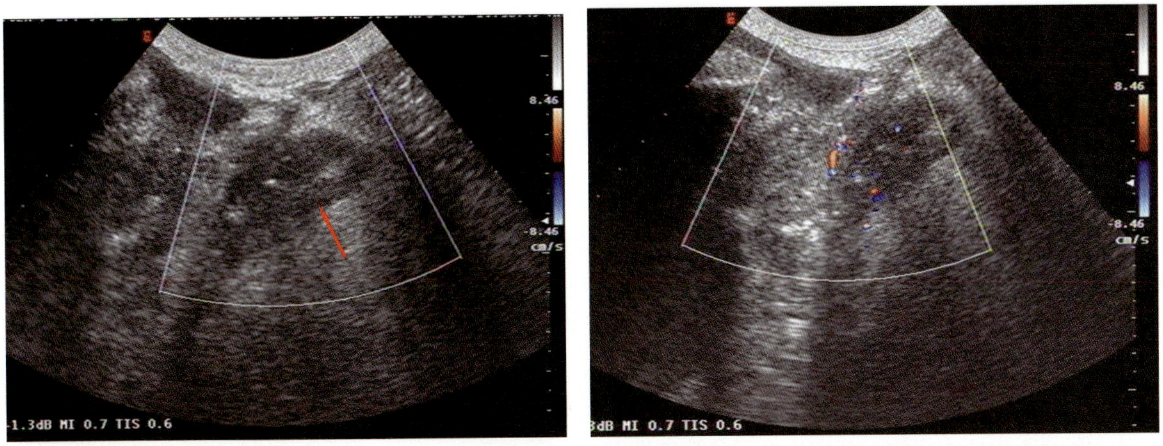

A　　B

图 1－3－5　直肠癌

男性，57 岁。经腹壁超声检查：直肠肠壁不对称性增厚，见一不均质低回声光团，以后壁为主，大小约 45mm × 25mm（A，箭头），彩超：增厚的肠壁可见点状血流信号（B）

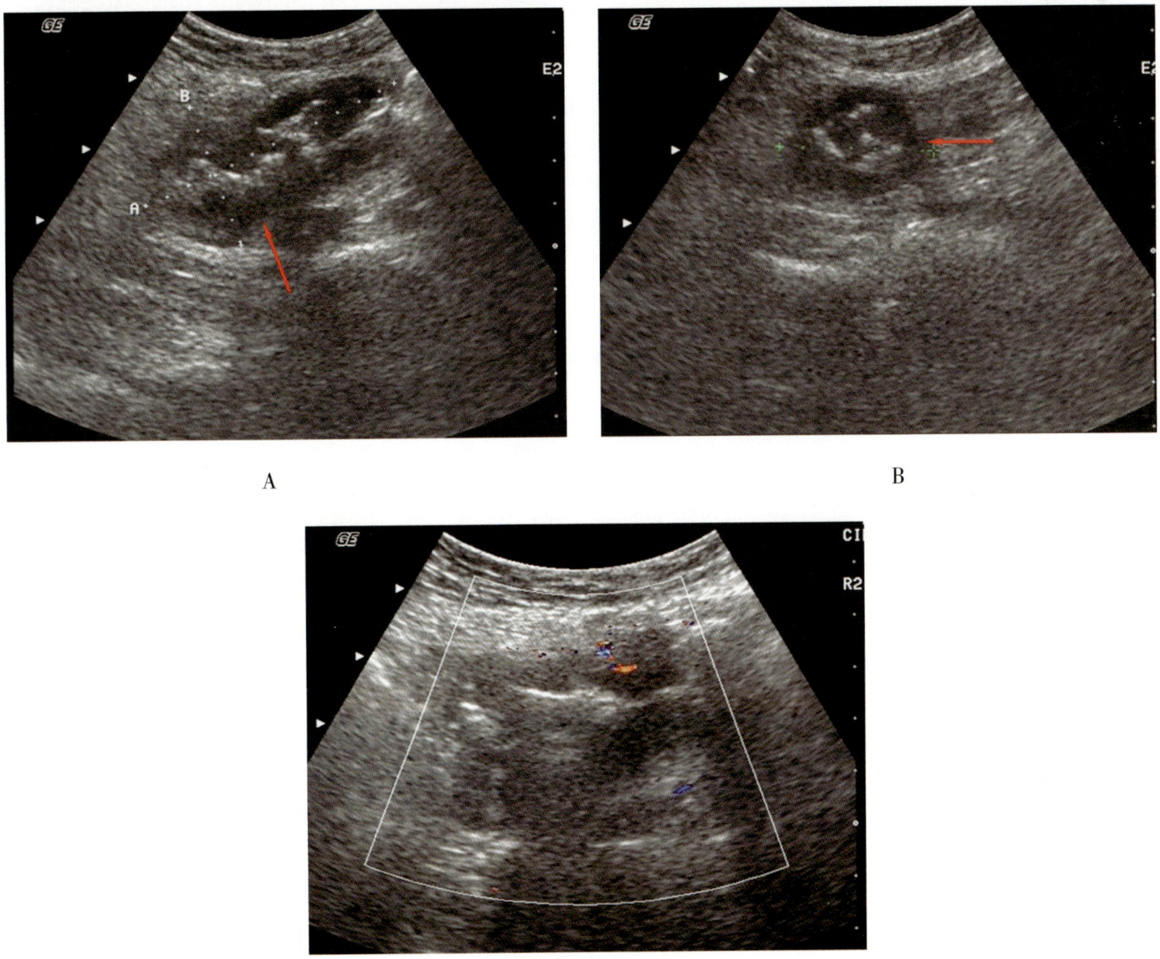

A　　B

C

图 1－3－6　直肠癌

女性，45 岁。下腹部、相当于直肠近乙状结肠位置可见一大小约 65mm × 34mm 的低回声光团，位置固定，形状呈椭圆形，境界清楚，中心为强回声周围为低回声，呈“假肾征”，肠壁局限性不规则增厚，厚度约 11mm，向腔内突起，层次结构紊乱不清，管腔狭窄变形明显（A、B，箭头）。彩超：增厚的肠壁可见点状血流信号（C）

二、恶性淋巴瘤

（一）概述

结肠和直肠的恶性淋巴瘤少见，仅占该部恶性肿瘤的0.5%，在胃肠道淋巴瘤中约占10%，尤以直肠淋巴瘤更为少见。直肠恶性淋巴瘤分为原发性和继发性两类，而大多数属原发性非霍奇金淋巴瘤。本病好发于中、老年人群，男性多于女性（2：1）。目前临床上仍沿用Dawson的诊断标准来诊断消化道原发性恶性淋巴瘤，即：①全身无病理性浅表淋巴结肿大。②胸部X线检查：纵隔内无肿大淋巴结。③末梢血白细胞总数分类正常。④以消化道病变为主或仅局限所属区域淋巴结。⑤肝脾未受侵。影像学检查，特别是CT和MRI在显示管壁增厚的程度、形态、范围，浆膜面的改变，肠外器官的侵犯，淋巴结增大等方面提供更详细的影像学资料，有利于病变的定性、分期，确定治疗方案和治疗后的疗效评价。

（二）临床表现

临床症状无特异性，直肠受累所产生的症状各种各样，主要取决于肿瘤是否有溃疡形成。在病变早期，黏膜完整，有下坠感或感到直肠胀满，伴有直肠刺激症以及下背部的疼痛。当黏膜层有溃疡形成时，可能发生出血和黏液便；晚期，如果肿瘤生长并侵犯到肛管，可以出现疼痛以及剧痛，发生转移时腹股沟区可触及肿大的淋巴结。直肠指检常触及肿块，并可见指套染血。

（三）影像学表现

1. 钡灌肠　表现为直肠腔内息肉状肿块或肠道局部狭窄为主，前者肿块边缘光滑或呈浅分叶状，黏膜破坏和肠壁浸润较轻，与病灶范围不成比例，残余黏膜粗大或呈网格状。而环形狭窄者其内黏膜破坏，病变与正常肠段分界清楚，范围较局限。

2. CT　无论是原发或继发的直肠淋巴瘤，其影像学表现相仿，病变首先发生在黏膜固有层中的淋巴组织，继而侵及肠壁全层，表现为肠壁局部或全周性增厚，单发或多发的结节或肿块，轮廓光滑，与周围脂肪间隙分界清楚，CT平扫呈均匀的软组织密度，一般无液化、坏死，增强扫描呈不均匀轻中度强化。晚期，邻近或腹腔或盆腔可见多发肿大的淋巴结，可融合成团，强化形式与直肠病变相似。

3. MRI　MRI对于腹部淋巴瘤敏感性高于CT，直肠恶性淋巴瘤的MRI征象与CT大致相似。MRI可以任意方位成像，分辨率高，对于肠道黏膜结构显示较CT清晰，且对于骨骼的早期受累敏感。

（四）诊断与鉴别诊断

本病主要与直肠癌相鉴别，前者直肠病变常呈扁平状隆起，与直肠癌病变较厚有所不同。肿瘤很少外侵，轮廓较光滑，很少有毛刺向周围脂肪浸润的表现，也较少直接侵犯临近器官，也与直肠癌有所不同。多发的淋巴瘤病变可呈多发息肉状，但往往有一个较大的病变。直肠癌常可伴病变周围淋巴结增大，多小于2cm，而淋巴瘤往往不是局部的淋巴结肿大，而是腹腔或盆腔多发淋巴结受累，有时可融合成团。但是有时单纯根据影像表现无法鉴别淋巴瘤与直肠癌，最终靠病理活检确诊。

三、肛管癌

（一）概述

肛管癌，也叫直肠下段癌，是一种少见的肠道恶性肿瘤，约占直肠、肛管恶性肿瘤的1%～4%，其中85%为肛管鳞状细胞癌。本病女性多发，约为男性的2～5倍。其病因不明，可能与乳头状瘤病毒感染有关。虽然直肠与肛管解剖部位邻近，但肿瘤的生物学行为却大不相同。肛管鳞癌早期易广泛浸润周围组织及区域淋巴结，因此预后较差。肛管癌的诊断主要依靠肛管、直肠指检及活检，而影像学检查仅作为了解病变大小、浸润情况及有无淋巴结、其他部位的转移，从而为确定临床分期提供证据，进而有助于手术方式的制定。

（二）临床表现

肛管癌早期多无明显症状，早期表现为肛道隆起结节，以后形成溃疡或癌肿浸润至直肠下端时才出现便血、黏液便、大便次数增多及里急后重等直肠刺激症状。这些症状与其他肛门直肠疾病如痔、肠炎等症状类似，当上述症状出现时，常误认为是上述良性疾患的表现，而未能及时就诊，延误诊断。

（三）影像学表现

1. 钡灌肠　X线检查发现者较少，文献报道也不多，其主要原因是此种病例往往通过肛门指诊、直肠镜和取活检即可诊断，很少再进行X线检查，即使进行钡剂灌肠X线检查，也常因灌肠时插入肛管过深大量钡剂掩盖，难于仔细观察病变段而造成漏诊或误诊为内痔。因此，检查时肛管不可插入太深，最好采用导尿管注射稀钡做检查，并摄取充盈相和排钡后黏膜相。

肛管癌钡灌肠主要表现为腔内不规则充盈缺损，黏膜皱襞破坏和正常纵行皱襞消失，下段肠壁失去光整的轮廓，病变同正常段分界清楚。肛管癌要和内痔进行鉴别，因内痔亦可形成充盈缺损、肠壁黏膜不光整甚至中断，但仔细观察可发现内痔具有管壁柔软无僵硬、无黏膜皱襞破坏、充盈缺损形态可变等特点。

2. CT　平扫表现为肛管处管壁不规则环形增厚，或见团状、块状软组织密度影，密度均匀或不均，边界不清，增强后大部分均匀强化，肿瘤突破肛壁向外周生长时，表现为周围脂肪间隙模糊或消失。当有盆腔淋巴结转移时，表现为盆腔内、腹股沟区、腹膜后多发肿大的淋巴结，可融合成团（图1-3-7）。

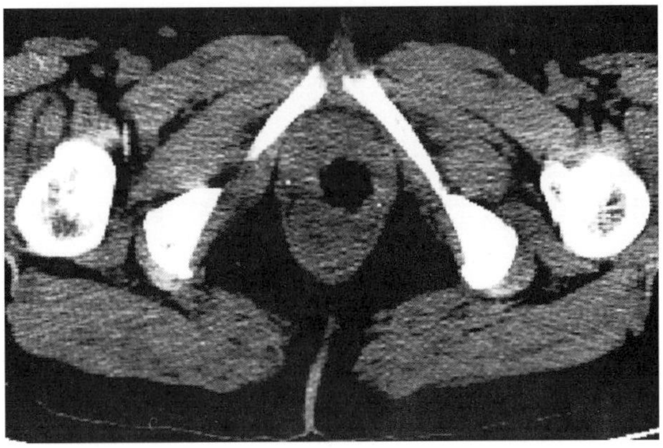

A

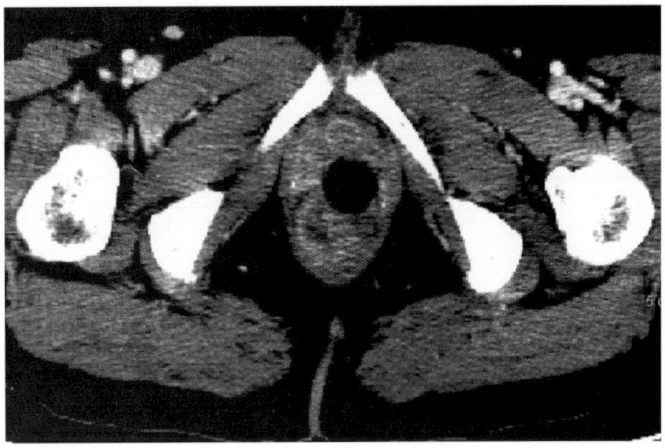

B

图1-3-7　肛管腺癌

CT平扫（A）示肛管壁不均匀明显增厚，密度不均，内可见斑点状钙化；增强扫描（B）呈环形不均匀强化

3. MRI　肛管癌在MRI上表现为肛管处软组织肿块和肠壁的局限性或弥散性增厚，肠腔不规则狭窄，T_1WI呈等信号或略低信号，T_2WI呈高低混杂信号。Gd-DTPA增强扫描，癌灶呈均匀或不均匀明显强化，其外缘模糊或呈结节状向外突出。MRI较CT能够更好地显示肿瘤侵犯的深度以及与肌肉、神经、骨骼等的关系，对于淋巴结转移的诊断准确性与CT相仿。

参考文献

[1] 王霄英，译. 结肠和直肠［M］//拉姆齐·瓦兰斯. 金龙，等译. 消化系统疾病影像诊断图谱. 南京：江苏科技出版社，2002：170-245.

[2] 李松年，潘恩源. 结肠疾病，消化道畸形及小儿胃肠道常见疾病［M］// 陈炽贤. 实用放射学（第2版）. 北京：人民卫生出版社，1998：487-535.

[3] 李风华，尚乃舰，龙莉玲，等. 大肠疾病［M］// 吴恩惠. 医学影像诊断学. 北京：人民卫生出版社，2001：637-653.

[4] 郑国梁. 直肠和乙状结肠［M］//李果珍. 临床CT诊断学. 北京：中国科学技术出版社，1999：612.

[5] 彭卫军，蒋朝霞，师英强，等. CT与MRI对直肠间质瘤的诊断价值［J］. 中国实用外科杂志，2006，26（8）：

610 - 612.
[6] 汤绍涛，阮庆兰．先天性直肠肛门畸形影像学检查的研究进展［J］．临床小儿外科杂志，2005，4（2）：118 - 121.
[7] 苏向前，崔明，冷家骅，等．直肠间质瘤的诊断和治疗［J］．中国实用外科杂志，2006，26（8）：605 - 606.
[8] 万远廉，汤坚强，柳萍，等．直肠间质瘤16例临床病理分析［J］．中华外科杂志，2004，42（15）：897 - 900.
[9] 饶圣祥，曾蒙苏．结直肠癌的MRI诊断及其分期的临床应用研究和意义［J］．临床放射学杂志，2005，24（7）：647 - 650.
[10] 贾守强，李传福．直肠癌的影像学诊断［J］．中国误诊学杂志，2007，7（10）：2194 - 2195.
[11] 高玲，余波，黄书亮．直肠癌CT诊断与分期［J］．中国医学影像学杂志，2006，14（5）：364 - 367.
[12] 管祥林，刘林，梁英萍，等．肠道恶性淋巴瘤CT和MRI诊断［J］．现代临床医学生物工程学杂志，2006，12（1）：19 - 22.
[13] 胡薇，喻德洪．原发性结直肠恶性淋巴瘤的诊治［J］．结直肠肛门外科，2006，12（3）：197 - 200.
[14] 苏伟，黄美雄．肛管鳞癌的诊断与治疗（附15例分析）［J］．中国实用外科杂志，2006，26（9）：679 - 680.
[15] 王东民，徐文怀．肛管癌的诊疗现状［J］．普外临床，1996，11（3）：164 - 167.
[16] 周纯武，李静．结肠、直肠癌［M］//石木兰．肿瘤影像学．北京：科学出版社，2003：487 - 514.
[17] 廖盛日，戴莹，范智慧，等．经直肠超声对直肠癌肠周淋巴结检出率分析［J］．中国肿瘤临床，2006，33（19）：1085 - 1087.
[18] 成涛，袁众，赵华生，等．直肠腔内超声对直肠癌浸润深度分期的探讨［J］．临床超声医学杂志，2007，9（11）：694 - 695.
[19] 汪建平．结、直肠与肛管疾病［M］//吴在德，吴肇汉．外科学（6版）．北京：人民卫生出版社，2003：499 - 533.

（中山大学附属第三医院　王　劲　谢斯栋　江　婷　张　波）

第四章　卵巢和输卵管恶性肿瘤影像学诊断

第一节　影像学检查方法

（一）X 线检查

普通 X 线检查，对卵巢和输卵管病变提供的信息较少，目前已经基本被 B 超、CT、MRI 等影像学检查替代。

1. 腹部平片　盆腔或腹部平片可以显示肿物内大片状钙化，如果畸胎瘤内有骨骼、牙齿、大钙化时，可根据平片诊断。

2. 消化道造影　卵巢恶性肿瘤往往瘤体较大或发生盆腔内种植转移，压迫或侵蚀肠管引起症状。钡剂灌肠有助于观察盆腔内肠管有无受侵。全消化道造影有助于观察胃及小肠有无受侵。卵巢转移瘤的原发肿瘤常来源于消化道，因此对于年轻妇女及卵巢肿瘤内实性成分较多时，应做消化道造影，以排除消化道的原发肿瘤。

（二）CT 检查

CT 扫描已广泛应用于卵巢肿瘤的检查，是目前主要的卵巢及输卵管肿瘤诊断和分期的影像学检查手段之一。CT 检查的目的是诊断、鉴别诊断和确定病变范围，为患者提供全面的肿瘤分期信息，以便临床医师在治疗前后制定有效的治疗计划。

1. 扫描前准备　①阴道内放置阴道栓。②口服对比剂（1.5% ~2%泛影葡胺），尽可能使全部肠管充盈对比剂，以便与实性的软组织结构如淋巴结、肿物鉴别；上床前喝清水 300 ~400mL 使胃充盈，目的是减少对比剂对肝脏造成的伪影。

2. 扫描技术　①常规采用仰卧位扫描，扫描范围自耻骨联合至髂嵴，如怀疑病变延伸至骨盆以外，应向上包括整个腹腔（自膈顶至耻骨联合下缘）。②增强扫描，有助于显示肿瘤内部结构，也有助于显示小的腹膜种植转移灶。静脉注射对比剂使血管、输尿管、膀胱充盈，使子宫肌强化，显示宫腔、子宫与肿瘤的关系。增强扫描的对比剂剂量、注射速度以及扫描延迟时间是获得增强扫描最佳密度分辨率的保障，薄层扫描是提高空间分辨率的保障，应特别加以重视。常规螺旋 CT 采用压力注射器以 2 ~3mL/s 速度自静脉注射非离子型或离子型造影剂 100mL，延迟 25 ~30s，扫描范围自膈顶向下至耻骨联合。多层螺旋 CT 扫描速度更快，其延迟时间等扫描技术有待进一步研究，以便更好地显示肿瘤与正常组织的密度差，又能兼顾观察肝脏及腹膜的转移病灶，为诊断提供最佳信息。

（三）MRI 检查

MRI 检查在检出及诊断卵巢肿瘤的优势在于清晰显示瘤内结构和提供某些肿瘤特异征象以及对肿瘤分期的判断。其诊断卵巢病变的优势是：多方位成像，软组织分辨率高，以及多种成像序列。MRI 能够清晰显示卵巢肿瘤与子宫、肠管关系，能确定、鉴别及显示脂肪组织或出血。

1. 扫描前准备　①为了减少由肠蠕动引起的伪影，可于扫描前 10 ~15s 肌肉注射 10 ~20mg 解痉灵。②口服对比剂使肠道信号下降，有助于鉴别正常肠管与盆腔肿物。③女性患者是否放置阴道栓，各家观点不一。一些笔者认为不使用阴道栓可更好地观察阴道结构及病变，也有的笔者仍沿用放置阴道栓的检查程序。④过去认为膀胱处于充盈状态时进行扫描可使子宫及子宫旁组织结构显示清楚。近年来一些笔者认为膀胱充盈可使子宫位置发生变化，对病变的显示未必有利。而且 MRI 扫描时间较长，膀胱过分充盈引起患者不适，难以坚持扫描或引起运动伪影，影响图像质量，故不主张嘱患者扫描前大量喝水充盈膀胱。

2. 扫描技术　患者取仰卧位，使用体部线圈，层厚 7 ~10mm，常规行轴面、矢状和冠状 3 个平面平扫及增强扫描。T_1WI 采用自旋回波（SE）序列，T_2WI 采用快速自旋回波（FSE）序列，同时采用弥散加权成像序列（DWI），根据需要加用SPIR脂肪抑制技术，特别是行 T_2WI 和 T_1WI 增强扫描时。增强扫描对比剂为钆剂（Gd-DTPA，0.1mmol/kg），经肘静脉推注后大约10s立即采集，动态无间隔连续4次行轴面扫描，再延迟行轴面、矢状、冠状扫描。

第二节　卵巢和输卵管恶性肿瘤

一、卵巢恶性肿瘤

（一）概述

卵巢恶性肿瘤的发病率在女性生殖器官恶性肿瘤中，仅次于宫颈癌，接近于宫体癌，居第三位，占所有妇科恶性肿瘤的15%左右，是女性生殖器官恶性肿瘤死因的第一位。卵巢恶性肿瘤的85%～90%来源于上皮，即卵巢癌，其中浆液性囊腺癌（serous cystadenocarcinoma）约占42%；黏液性囊腺癌（mucous cystadenocarcinoma）约占12%，子宫内膜样癌（endometrioid carcinoma）约占15%；未分化癌（undifferentiated carcinoma）亦称实性癌、髓样癌、间变性癌等，约占17%；透明细胞癌（clear-cell carcinoma）约占6%。还有一部分来源于生殖细胞，如无性细胞瘤（dysgerminoma）、卵黄囊瘤（yolk sac tumor）亦称内胚窦瘤，还有胚胎癌（embryonal carcinoma），以及来源于间质的颗粒细胞瘤（granular cell tumor）等。早期常无症状，仅因其他原因做妇科检查偶然发现。一旦出现症状常表现为腹胀、腹部肿块及腹水等。症状轻重决定于：①肿瘤的大小、位置、侵犯邻近器官的程度；②肿瘤的组织学类型；③有无并发症。肿瘤若向周围组织浸润或压迫神经，可引起腹痛、腰痛或下肢疼痛；若压迫盆腔静脉，出现下肢浮肿；若为功能性肿瘤，产生相应的雌激素或雄激素过多症状。晚期时表现为消瘦、严重贫血等恶病质征象。三合诊检查在阴道后穹隆触及盆腔内散在质硬结节，肿块多为双侧，实性或半实性，表面高低不平，固定不动，常伴有腹水。有时在腹股沟、腋下或锁骨上可触及肿大的淋巴结。

原发性卵巢恶性肿瘤的分期见表1-4-1。

表1-4-1　原发性卵巢恶性肿瘤的分期（FIGO，1985）

Ⅰ期	肿瘤限于卵巢
Ⅰa	肿瘤限于一侧卵巢，无腹水，表面无肿瘤，无腹水
Ⅰb	肿瘤限于两侧卵巢，无腹水，表面无肿瘤，无腹水
Ⅰc	Ⅰa或Ⅰb期肿瘤，但一侧或双侧卵巢表面有肿瘤；或包膜破裂；或腹水含恶性细胞；或腹腔洗液阳性
Ⅱ期	一侧或双侧卵巢肿瘤，伴盆腔内扩散
Ⅱa	蔓延和（或）转移到子宫和（或）输卵管
Ⅱb	蔓延到其他盆腔组织
Ⅱc	Ⅱa或Ⅱb期肿瘤，但一侧或双侧卵巢表面有种植；或包膜破裂；或出现腹水含恶性细胞；或腹腔洗液阳性
Ⅲ期	一侧或双侧卵巢肿瘤，盆腔外有腹膜种植和（或）后腹膜或腹股沟淋巴结阳性。肝表面转移定为Ⅲ期
Ⅲa	肿瘤肉眼所见限于真骨盆，淋巴结阴性，但组织学证实腹膜表面有显微镜下种植。
Ⅲb	一侧或双侧卵巢肿瘤，有组织学证实的腹膜表面种植，其直径<2cm，淋巴结阴性
Ⅲc	腹膜表面种植>2cm和（或）后腹膜或腹股沟淋巴结阳性
Ⅳ期	一侧或双侧卵巢肿瘤有远处转移。胸水有癌细胞，肝实质转移

注：Ⅰc及Ⅱc如细胞学阳性，应注明是腹水还是腹腔冲洗液；如包膜破裂，应注明是自然破裂或手术操作时破裂。

（二）卵巢浆液性囊腺癌与黏液性囊腺癌

1. 影像学表现

（1）CT：平扫表现为盆腹腔内较大肿块，内有多发大小不等、形态不规则的低密度囊性部分，其间隔和囊壁厚薄不均，有明显呈软组织密度的实体部分。肿块边缘多不规则，与子宫分界不清。增强检查，肿瘤的间隔、囊壁和实体部分显著强化。约30%病例可出现腹水。

肿瘤进展时，可出现直接蔓延、种植转移、淋巴转移和血行转移。肿瘤可直接蔓延至盆腔邻近组织及器官，包括子宫、输卵管、对侧卵巢、膀胱、直肠等，如侵犯子宫时，造成宫旁脂肪密度增高，子宫增大而形态不规则；输尿管受累时，则发生肾积水。

种植转移是卵巢囊腺癌的主要转移方式，常伴有大量腹水。肿瘤发生腹膜腔转移时，表现为横结肠与前腹壁间相当于大网膜部位有扁平如饼状的软组织肿块，密度不均，边缘不规则、界限不清，称为网膜饼；也有时形成团块状肿块。腹膜腔转移也可在腹膜表面形成多发小的结节，可见于腹腔的各个部位，如子宫直肠窝、右下腹部肠系膜根部的下端、结肠旁沟、胃脾之间、肝外缘，甚至右膈下；其中最易显示的部位是肝表面附近壁层腹膜的转移，特别是合并有肝周腹水时，表现为软组织密度的小结节影，常为多发。黏液性囊腺癌发生种植性转移时，可形成腹腔假性黏液瘤，表现为盆腔及下腹部低密度肿块，密度均匀，CT值接近于水，有明显的分隔和不同厚度的囊壁。亦可表现为上腹部肝脏外侧有分隔的囊性病变，致肝表面形成多个扇形压迹。

淋巴转移是卵巢囊腺癌的第二常见转移方式。CT检查表现为盆腔或腹主动脉周围、腹股沟 >1.0cm 的结节。心膈组淋巴结是腹膜的主要引流部位，其输入道来自前胸、腹膜及横膈的淋巴管，卵巢囊腺癌膈下腹膜转移非常常见，因此常出现心膈组淋巴结的转移，需注意观察。在判断是否有淋巴结转移时，仅凭大小作为淋巴结转移的诊断指标必然有假阳性或假阴性。淋巴结内密度不均匀或有钙化时诊断转移较为可靠。

血行转移，卵巢囊腺癌发生血行转移者较其他器官肿瘤罕见，最多见的远处器官转移为肝转移，发生率占5%～10%，其次为肺转移 <5%，骨及脑转移 <1%。其中肝转移CT平扫表现为肝内类圆形的低密度区，一般边缘清楚但不锐利，多发或单发，增强CT扫描示肿块呈环形强化。

（2）MRI：肿瘤的形态学表现类似CT检查所见，通常表现为不规则的囊实性肿块，囊液视其内容而在 T_1WI 上表现为低至高信号，而 T_2WI 上均显示为高信号。囊内隔和囊壁形态不规则，增强检查可见强化，而其内囊液无强化。

MRI检查同样能发现腹水、腹膜的种植转移、淋巴结转移、肝内转移和邻近结构的直接侵犯。当侵犯大网膜时，在 T_1WI 上显示最清楚，可见盆腔及大网膜脂肪组织正常的 T_1WI 上高信号被软组织肿块所取代，肿块在 T_1WI 上为中等信号，在 T_2WI 上为中等或稍高信号。肿瘤侵犯周围器官时，肿块在 T_2WI 上呈高信号，与周围组织对比明显，如宫旁组织、子宫、直肠、盆壁等，信号强度可高于或低于膀胱。此外腹水常与盆腔播散病灶同时存在，所以在腹水中常可见子宫、盆底、阔韧带、大网膜等处的软组织肿块影。

（3）B超：卵巢癌按声像图特征一般分为囊性、囊实性和实质性三大类。这种分类不能代替组织学的分类与诊断，但可初步筛选卵巢肿瘤的良恶性，做出超声分类诊断，给临床提供有价值的信息。卵巢癌多为实性或混合性，瘤壁厚薄不均、不清、不规则，或看不到壁，瘤内回声较复杂，可有实性、混合性，分隔厚且厚薄不均，多房，可见大乳头及实性区。多伴腹水。彩超：瘤壁及实性成分血供较丰富，多为动脉血流信号。在诊断卵巢癌时应注意与良性肿瘤鉴别。良性卵巢肿瘤大多数为囊性，壁薄，清晰，较整齐，内部回声较单纯，囊内分隔均匀而薄，内壁可有少数乳头，其余为无回声区，多数无腹水。

2. 鉴别诊断　卵巢囊腺癌注意与卵巢囊腺瘤相鉴别，前者主要表现为盆腹腔内较大的囊实性肿块，囊壁和分隔厚薄不均，CT/MRI检查病灶密度/信号不均，边界不清；后者主要表现为盆腔内较大的分房性囊性肿块，壁和内隔薄而均一，其内呈液体密度/信号。此外，浆液性囊腺瘤可有乳头状壁结节，黏液性囊腺瘤壁较厚，CT上囊内密度较高和MRI的 T_1WI 上呈高信号，这些表现还有可能进一步提示囊腺瘤的性质。但是由于某些病变不典型，卵巢囊腺癌与囊腺瘤鉴别困难。然而，当发现病变同时有直接延伸或转移征象时，可诊为卵巢囊腺癌。

浆液性囊腺癌与黏液性囊腺癌在影像学上鉴别较困难，主要依靠病理确诊。

卵巢癌的 CT 表现如图 1－4－1、图 1－4－2。

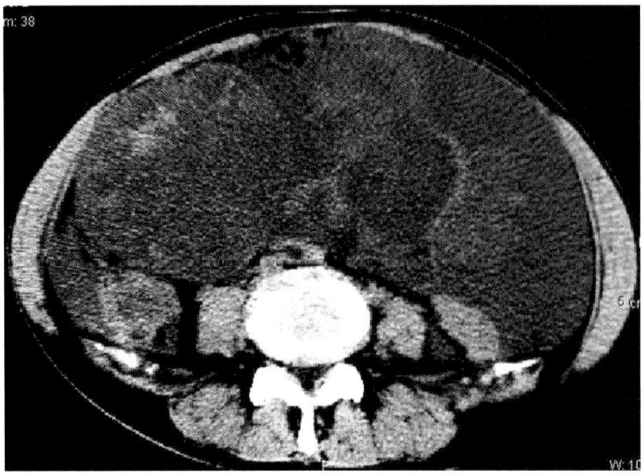

A

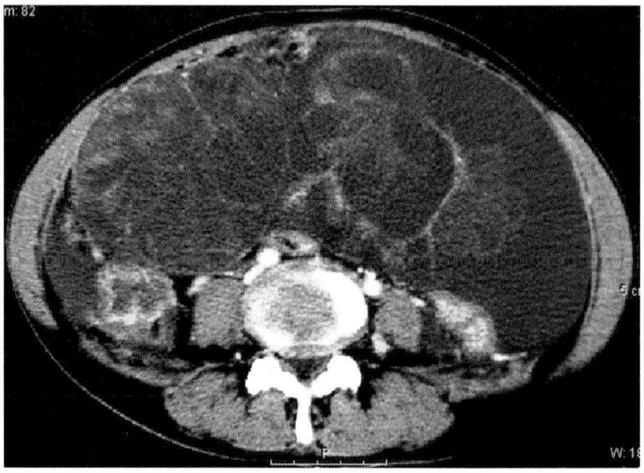

B

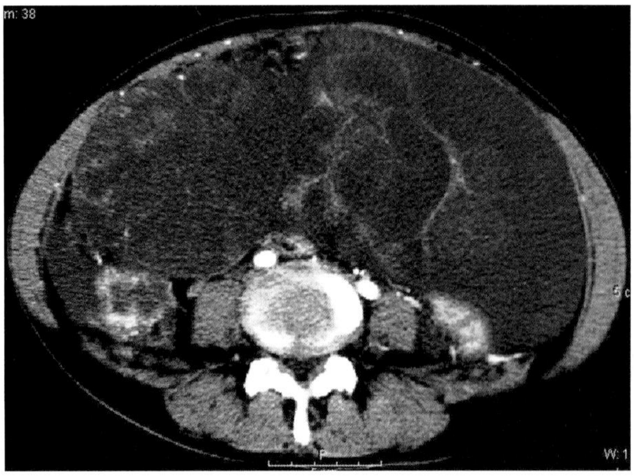

C

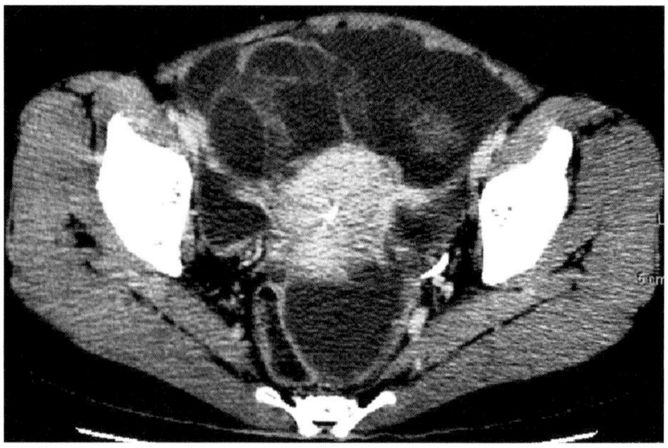

D

图 1－4－1　右侧卵巢黏液性乳头状囊腺癌

CT 平扫（A）示下腹部、盆腔内可见巨大囊实性病灶，实性区呈不均匀略低密度灶，内见不规则分隔，囊壁、分隔厚薄不一；增强扫描（B、C、D）示实性部分、囊壁及分隔明显强化，囊内密度不均，未见强化，瘤灶与子宫、肠管分界不清，腹腔内大量腹水

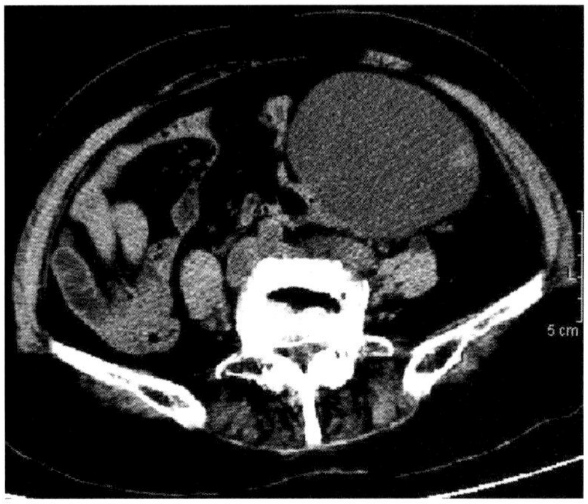

A

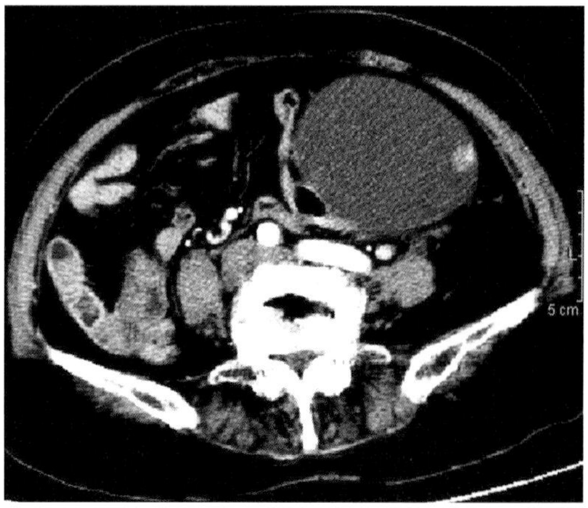

B

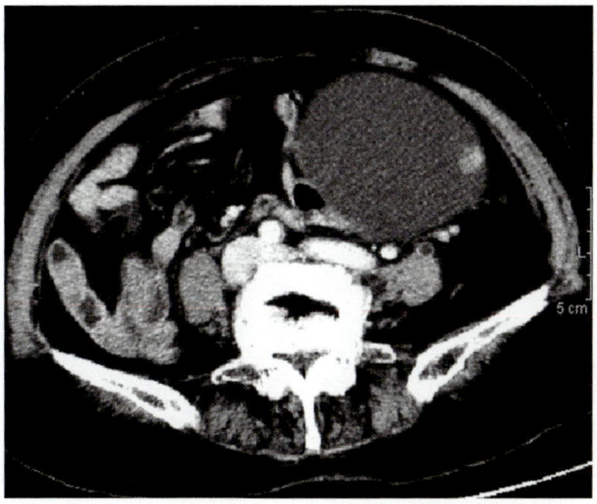

C

图 1－4－2　左侧卵巢浆液性囊腺癌

CT 平扫（A）示盆腔左侧可见一类圆形囊性病灶，边界较清楚，囊壁厚薄不均，囊内见一壁结节；增强扫描（B、C）示囊内密度较均匀，囊壁、壁结节及囊内间隔呈不均匀强化，瘤灶与肠管界限尚清

卵巢癌的超声表现如图 1－4－3 至图 1－4－5。

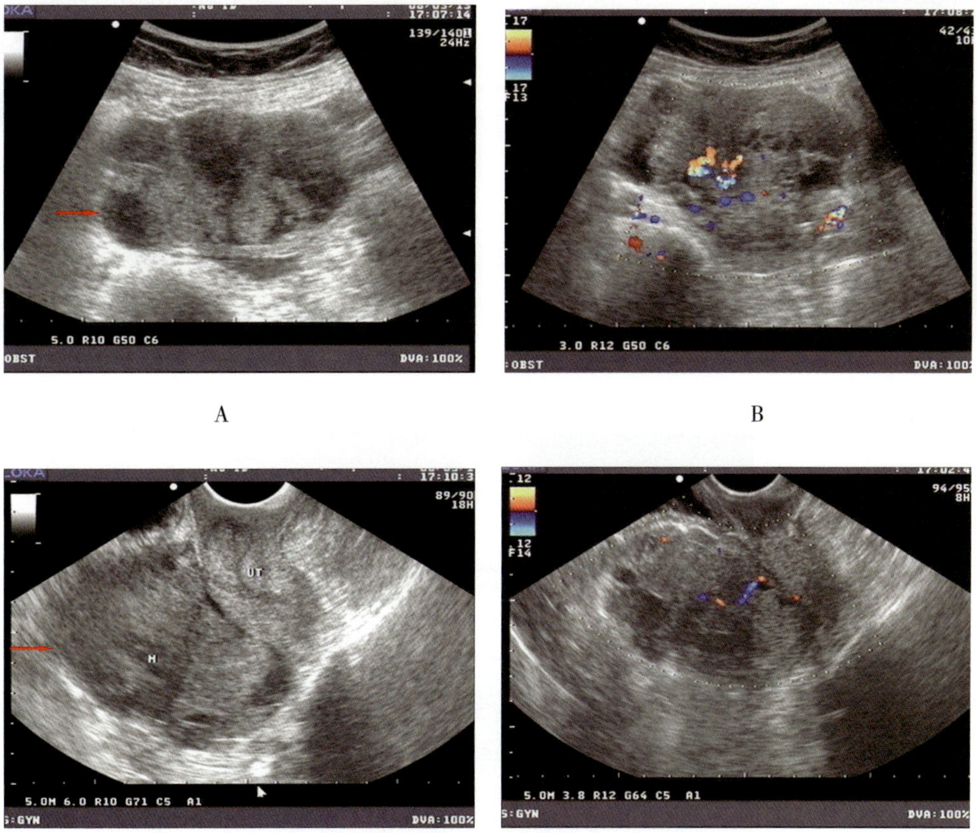

A　　B

C　　D

图 1－4－3　卵巢癌

女性，61 岁。经腹壁（A、B）及经阴道（C、D）超声检查：右侧附件区见一个不规则形混合回声团（箭头），大小约 90mm×71mm，边界尚清，呈半囊实性，内部回声杂乱，在实性回声中间有大小不一、不规则形的无回声区，囊性部分可见带状分隔。彩超：实性部分可见较丰富血流信号（B、D）

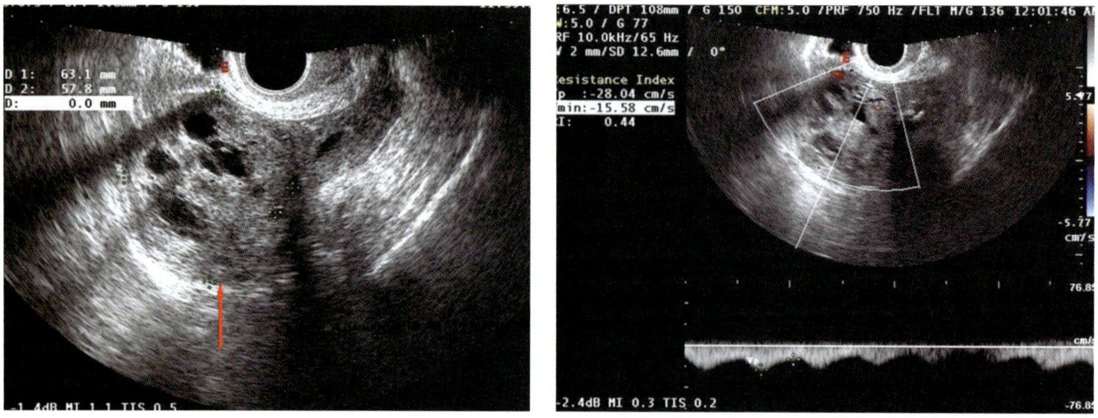

A B

图1－4－4 卵巢癌

女性，78 岁。经阴道超声检查：右侧附件区见一个类圆形混合回声团，大小 63mm × 58mm，边界尚清，内部回声杂乱，在实性回声中间有大小不一、不规则形的无回声区，后方回声增强（A，箭头）。彩超：肿块囊壁、囊内间隔及实性区可见较丰富血流信号，为低阻力动脉血流频谱（B）

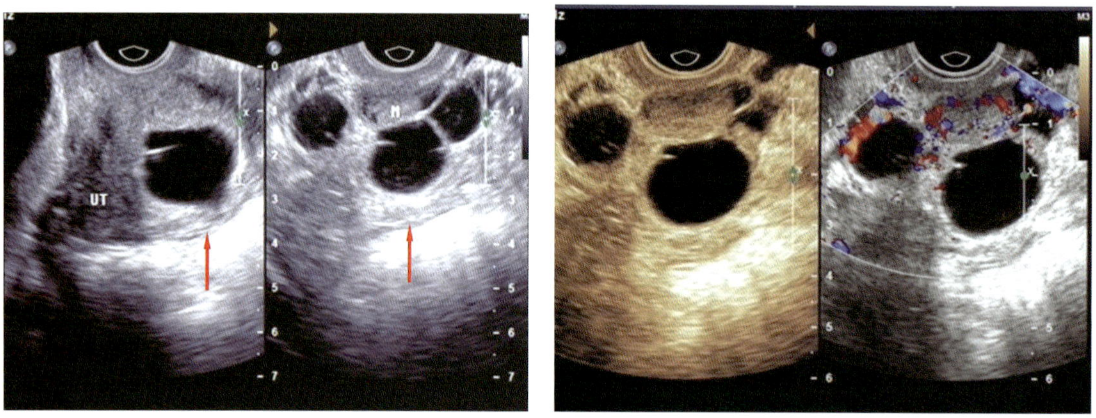

A B

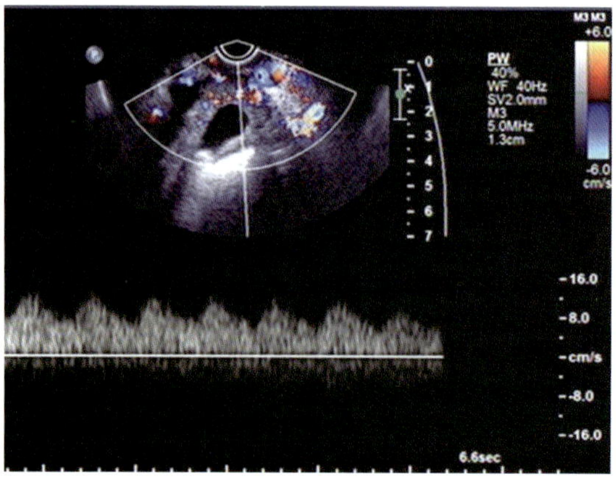

C

图1－4－5 卵巢癌

女性，77 岁。经阴道超声检查：子宫后方见不规则形混合回声光团，范围约 51mm × 34mm，部分囊性，内壁可见乳头状突起；部分为实性，包块与子宫及直肠分界不清（A，箭头）。彩超：囊性部分囊壁上可见条状血流信号，实性部分内部见较丰富血流信号（B），探及低阻动脉血流频谱（C）

（三）颗粒细胞瘤

1. 概述　颗粒细胞瘤（granular cell tumor）起源于原始性腺中的性索间质组织，约占卵巢肿瘤的3% ~ 6%，占性索间质肿瘤的80%左右，属低度恶性肿瘤，预后良好，5年成活率达80%以上，但有远期复发倾向。病灶多为单侧，双侧极少。可发生于任何年龄，发病高峰年龄为45 ~ 55岁，本病可分为成人型及幼年型，成人型发病占95%，而幼年型占5%。

2. 临床表现　颗粒细胞瘤能分泌雌激素，从而引发一系列内分泌紊乱。青春期患者可出现阴道少量流血，乳房早期发育等，生育年龄患者出现月经紊乱，易合并子宫肌瘤，严重者阴道不规则出血，绝经期后患者有不规则阴道流血。

3. 影像学表现

（1）CT：以实性肿块内多发囊变最常见。表现为盆腔内圆形、卵圆形的软组织肿块，表面光滑，边界清晰，内常可见多发大小不等囊变区，囊变区大小不一，单个囊最大直径可达8cm，最小约1cm，囊壁光滑，囊内为液体或出血，囊与囊之间可见分隔，分隔厚薄不均，增强后动脉期与门脉期囊壁及囊内实性部分持续明显强化，囊性部分未见强化（图1-4-6）。

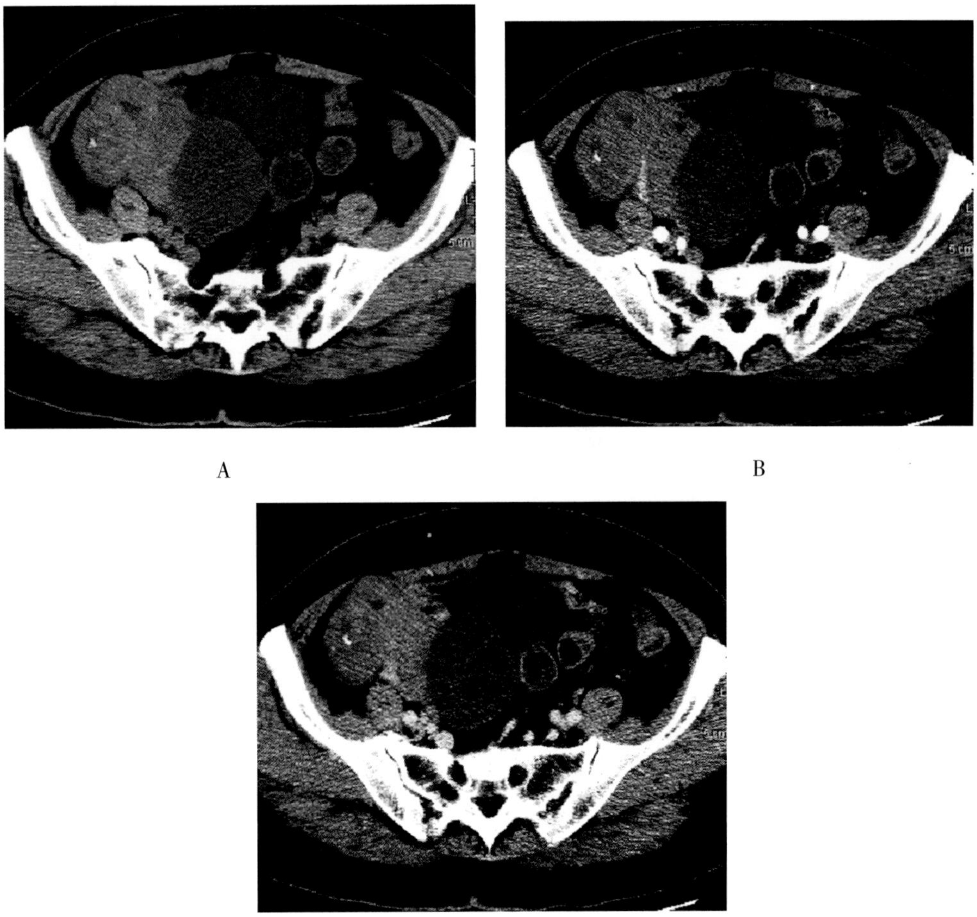

A　B　C

图1-4-6　右侧卵巢颗粒细胞瘤

CT平扫（A）示右侧附件区可见不规则囊实性肿块，囊性部分呈类圆形，边界尚清，呈水样密度，实性部分呈分叶状，密度不均，内可见钙化灶及坏死区；增强扫描动脉期（B）及静脉期（C）示实性区呈轻度不均匀强化，可见强化的供血血管影，囊性区无强化

少数卵巢颗粒细胞瘤呈单一较大囊性病灶，局部可有少量软组织成分，增强亦明显强化。卵巢颗粒细胞

瘤表现为实性肿块比较少见，呈类圆形或分叶状，边界光整，密度较高，增强后动脉期与门脉期都明显强化。多数学者认为肿瘤早期较小时以实性肿块为主，后期肿瘤体积较大，并出现多发囊变，此时以囊实性肿块为主。

（2）MRI：肿瘤的形态学表现类似 CT 检查所见，MRI 表现为肿块呈圆形、卵圆形，表面光滑、锐利，其内多发大小不等的囊性变，囊内壁光滑、锐利，其内容物 T_1WI 呈等低混杂信号，T_2WI 呈混杂高信号，囊与囊间有分隔，分隔厚薄不一，多为较厚分隔，实性部分、囊壁、分隔 T_1WI 呈等、稍低信号，T_2WI 呈稍高信号，均高于肌肉信号，增强后动脉期与门脉期都明显强化。

4. 诊断与鉴别诊断　颗粒细胞瘤影像学表现无明显特征性，最后诊断常需依赖病理结果。颗粒细胞瘤需与囊腺癌相鉴别。囊腺癌形态不规则，囊壁及囊内分隔不规则，毛糙，常有软组织结节伸入腔内；而颗粒细胞瘤轮廓多规整，囊壁及囊内分隔光滑，内壁通常无软组织结节伸入腔内，囊内常有出血。实性颗粒细胞瘤易与子宫浆膜下肌瘤混淆，但卵巢颗粒细胞瘤因含脂质成分较多，T_1WI 和 T_2WI 信号常高于骨骼肌，而肌瘤含有致密的平滑肌组织，其 T_1WI 和 T_2WI 呈低信号，类似骨骼肌，同时结合颗粒细胞瘤雌激素水平高的表现，不难鉴别。

（四）无性细胞瘤

1. 概述　无性细胞瘤（dysgerminoma）起源于原始生殖细胞，为中等恶性的实性肿瘤，约占卵巢恶性肿瘤的5%。好发于青春期及生育期妇女，幼女及老年妇女少见。单侧居多，右侧多于左侧，少数为双侧。主要转移途径为淋巴结转移。本病对放疗特别敏感。

2. 临床表现　早期一般无症状，患者往往发现腹部包块或出现症状时，肿瘤已较大，甚至已属晚期。常见首发症状为腹块、腹胀、腹痛，另外有月经紊乱、原发性闭经、腹围增大、尿频、便秘等。

3. 影像学表现

（1）CT：卵巢无性细胞瘤多为实质性肿块，圆形或椭圆形，表面光滑或呈分叶状，位于下腹部及盆腔，右侧附件区多见，大小不一，可由数厘米至 50cm 大小，有包膜，边缘光滑，伴有不同程度的囊变、坏死、出血。CT 平扫呈混杂稍低密度，CT 值 37～44Hu，增强扫描实质部分不均匀强化，CT 值升高 20Hu 以上。患侧卵巢常受累显示不清，肿瘤可以侵犯同侧的盆壁肌肉或向上侵犯腰大肌，包绕髂血管，推移子宫及膀胱。肿瘤沿卵巢血管周围的淋巴转移，可以超越盆腔淋巴结，第一站即转移至肾门水平的腹膜后淋巴结，转移性淋巴结常很大。

（2）MRI：形态学表现类似 CT 检查所见，实质性肿块 T_1WI 与肌肉信号相似，T_2WI 呈混杂稍高信号，囊变、坏死时呈长 T_1 长 T_2 信号，出血时信号变化复杂，亚急性期为短 T_1 长 T_2 信号，增强扫描肿瘤实质呈轻度强化。肿块较大时，可见膀胱、子宫、肠管明显受压、移位。MRI 显示肿瘤侵犯邻近组织结构较 CT 清楚，显示盆腔、腹膜后淋巴结转移与 CT 一致。

（五）卵巢内胚窦瘤

1. 概述　卵巢内胚窦瘤（endodermal sinus tumor）又名卵黄囊瘤，来源于生殖细胞，是高度恶性的卵巢生殖细胞肿瘤，占卵巢肿瘤的1%，居我国各类恶性生殖细胞肿瘤之首，约占27%。肿瘤恶性程度高，生长迅速，易早期转移，预后差。多见于儿童及年轻女性。多为单侧。

2. 临床表现　本病以快速生长和广泛腹腔内播散为特征，盆腹腔肿块和腹痛是最常见的临床表现，由于生长迅速，有时因扭转或破裂而表现为急性腹痛。部分病人表现为腹胀，阴道流血，偶有闭经，常合并腹水。瘤细胞产生甲胎蛋白（AFP），其浓度与肿瘤消长相关，是诊断及治疗监测的重要标记物。

3. 影像学表现

（1）CT：表现为盆腹腔内实性或囊实性肿块，较大，直径约 10cm 左右，呈圆形、卵圆形或分叶状，边界清楚或不清，平扫其内密度不均，实性部分为等密度，囊性部分若有出血呈高密度，液化坏死区呈水样密度，囊壁欠规则，囊内可见粗大分隔及乳头。增强扫描肿瘤实性部分明显强化，出血或液化坏死区无强化。邻近组织器官如子宫、肠管等常受压、移位、变形，并可受侵犯。瘤体穿破包膜时可引起腹腔内广泛浸润、种植，表现为大网膜、腹膜内多发小结节影，常伴有腹水。伴有盆腔、腹股沟、腹膜后淋巴结转移时，其表现类似原发灶，淋巴结内常伴有液化坏死，实性部分明显强化。

（2）MRI：MRI 表现与 CT 征象类似，为明显强化的实质性为主的肿块，信号混杂，实性部分主要呈等 T_1 稍长 T_2 信号，囊性部分为长 T_1 长 T_2 信号，若有出血，根据出血时间的长短而信号不同。Gd-DTPA 增强扫描表现为实性部分明显强化，囊性部分无强化。若肠管受累，表现为肠管壁增厚，异常强化；子宫受累为子宫异常增大，不均匀强化；腹膜腔转移时，腹膜不规则增厚，可伴有散在小结节灶（图 1－4－7）。淋巴结转移时 MRI 表现与 CT 一致。总之，CT、MRI 均表现为卵巢实性肿块并坏死囊变的一般改变，虽无特异性，最终诊断有赖于病理结果，但因 CT 具有较高的空间、密度分辨率，MRI 具备多方位、多层面成像的能力，故术前在无创性地显示瘤体内部结构病理变化的同时，准确地判断肿块的起源以及肿块向盆腔、直肠浸润的情况，可为手术方案的制订及预后的判断提供可靠依据。

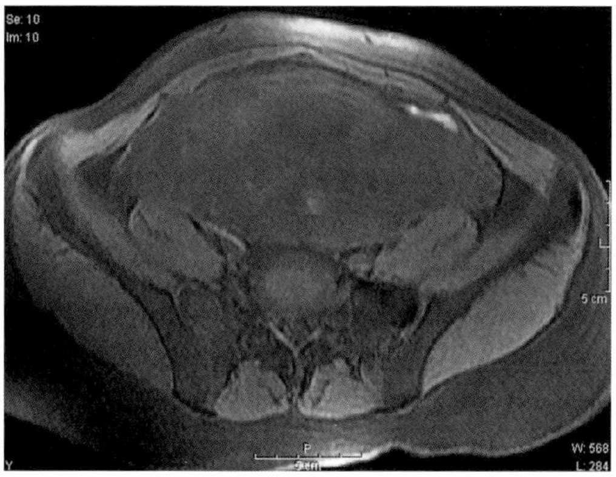

A

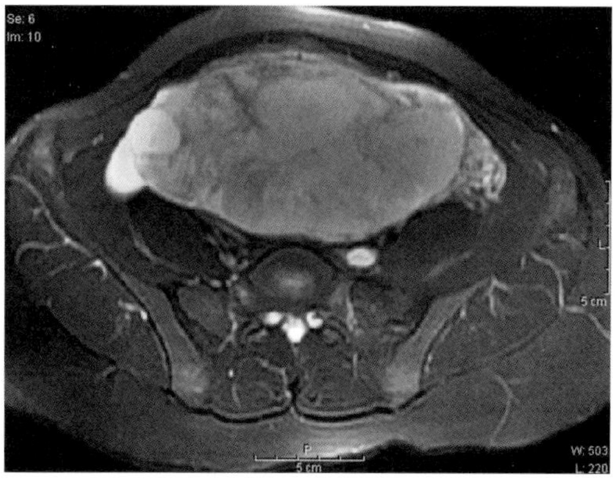

B

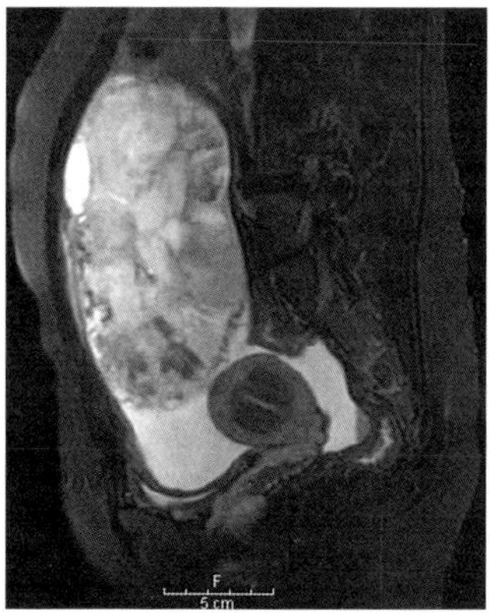

C

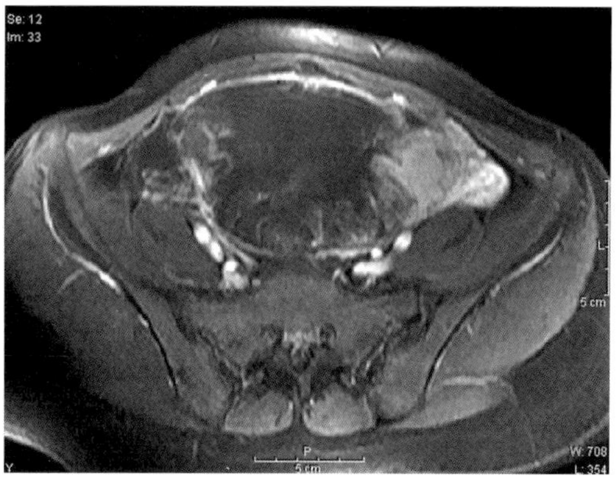

D

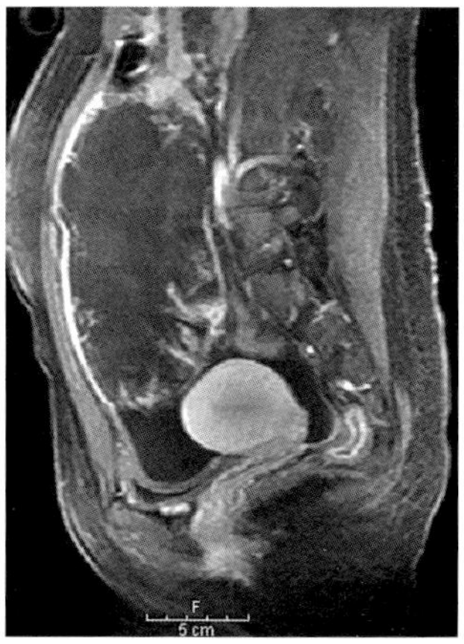

E

图 1－4－7　卵巢内胚窦瘤

女性，27 岁。MRI 检查示盆腹腔内巨大囊实性肿块，T_1WI 压脂平扫（A）为等、稍高混杂信号，T_2WI 平扫（B、C）呈不均匀高信号，并腹腔内大量积液；增强扫描（D、E）示肿瘤呈棉絮样、条索状明显强化，囊性部分无强化，子宫受压向下移位

（3）B超：卵巢内胚窦瘤多见于年轻女性，以盆腔肿块为主，该瘤直径10～25cm不等，呈结节状，包膜菲薄或破裂，与周围组织粘连。声像图表现为实性不规则团块状回声，如有出血及坏死灶时呈混合性回声（图1－4－8A）。彩色多普勒血流显像示血供丰富（图1－4－8B）。由于卵巢肿瘤种类繁多，肿块声像图特征与病理类型对应较差，诊断时应结合病史、症状、血清AFP及HCG的升高等综合诊断。

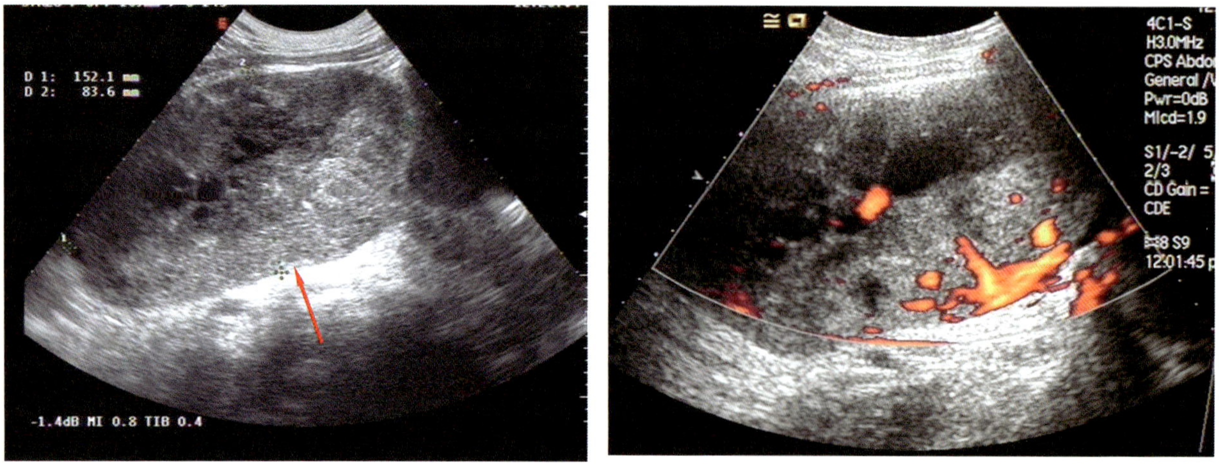

A　　　　B

图1－4－8　卵巢内胚窦瘤

女性，28岁。经腹壁超声检查：子宫左前方见类圆形混合回声区，大小152mm×80 mm，边界尚清，壁薄光滑，内部回声杂乱，在实性回声中间可见大小不一、不规则形的无回声区（A）。彩超：实性部分可见丰富血流信号（B）

（六）卵巢转移性肿瘤

1. 概述　卵巢是恶性肿瘤常见的转移部位，继肺、肝、骨之后居第四位，占全部卵巢肿瘤的5%～10%。体内任何部位原发性癌均可能转移到卵巢，最常见的原发肿瘤来自消化道、乳腺和生殖道。70%～90%累及双侧卵巢。卵巢转移性肿瘤患者年龄一般比原发卵巢癌为轻，多见于绝经前妇女，平均年龄在40～45岁之间。库肯勃瘤（Krukenberg tumor）是一种特殊的转移性腺癌，占卵巢转移瘤的15%～76%，原发部位为胃肠道，肿瘤为双侧性，中等大小，多保持卵巢原状或呈肾形。

2. 临床表现　临床常见症状为腹块、腹痛、腹胀、腹水，与消化道肿瘤相关的症状有食欲不振、恶心、黑便、排便困难等，有的患者有月经不规则或阴道不规则流血。

3. 影像学表现

（1）CT：表现为双侧卵巢实性或囊实性肿块，少数呈囊性，可伴有腹水。转移瘤与原发癌的区别在于卵巢往往仍保持其正常轮廓，与上皮性癌往往轮廓不清有所不同。表现为双侧卵巢均匀增大，呈肾形或椭圆形，表面光滑或结节状，外有完整的包膜，极少与周围组织粘连，但包膜十分脆易破裂。其内密度不均，病灶中央呈低密度坏死区，注入造影剂后肿瘤呈明显不均匀强化（图1－4－9）。转移性卵巢癌亦可同时发生腹盆腔转移。常见的腹膜转移部位为子宫直肠窝、大网膜、膈下间隙。Krukenberg瘤的典型表现是卵巢肿块中有囊性扩张、分隔及乳头状突起。CT表现为双侧卵巢区囊实性肿块影，边缘不规则，呈分叶状，增强扫描实质部分明显强化。若肿瘤实质部分占瘤体一半以上，伴有消化道症状，则Krukenberg瘤的可能性较大。

（2）MRI：表现类似CT检查所见，肿块为实性或囊实性，实性区在T_1WI和T_2WI上一般均表现为中等信号，囊变区T_2WI呈高信号，Gd-DTPA增强扫描肿瘤实性部分不均匀强化，囊壁明显强化，囊性部分显示更清楚，常伴有腹水，根据病史一般能够诊断。Krukenberg瘤实性成分在T_2WI上呈低信号，表示致密的结缔组织，这种表现在实性肿块内高度提示Krukenberg瘤。

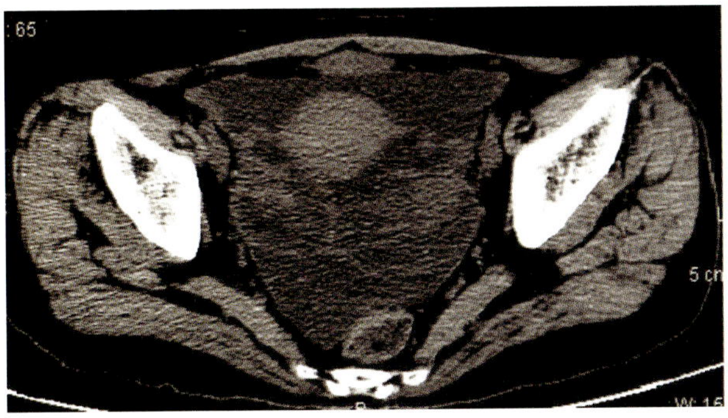

A

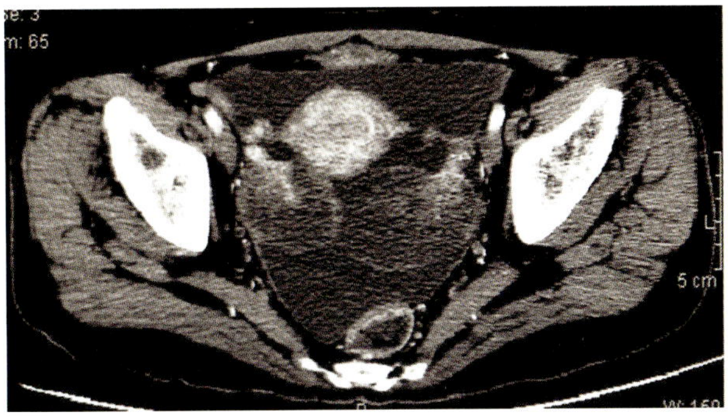

B

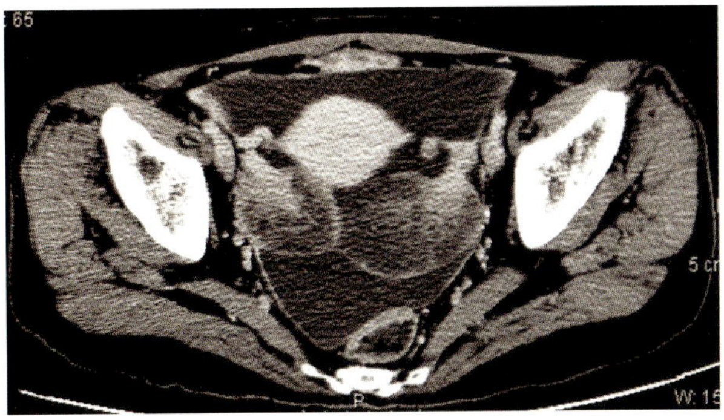

C

图1-4-9 双侧卵巢库肯勃瘤

女性，35岁。确诊胃癌。CT平扫（A）示双侧卵巢可见类圆形的囊实性肿块，边界尚清，密度不均，内可见分隔；增强动脉期（B）示实性部分及囊壁明显强化；静脉期（C）持续强化，边界显示清楚，盆腔内大量积液

（3）B超：卵巢转移瘤的声像图特征与其转移途径、生长方式有关。Krukenberg瘤的印戒细胞随血管、淋巴逆流进入卵巢，渗透卵巢髓质，癌细胞增生扩散至皮质破坏正常的皮髓质结构，形成肿瘤。肿瘤膨胀性的生长方式决定了Krukenberg瘤具有椭圆形的外形和完整包膜。随着肿瘤的增大，实性瘤体内出现囊腔，囊腔逐渐增大、增多，显示以囊性为主的多房样肿瘤，类似卵巢乳头状囊腺癌（图1-4-10A至C）。彩超：舒张期高灌注血流为卵巢恶性肿瘤的特点。Krukenberg瘤壁周围实性部分血流显示明显增多，为肿瘤滋养血管（图1-4-10D）。

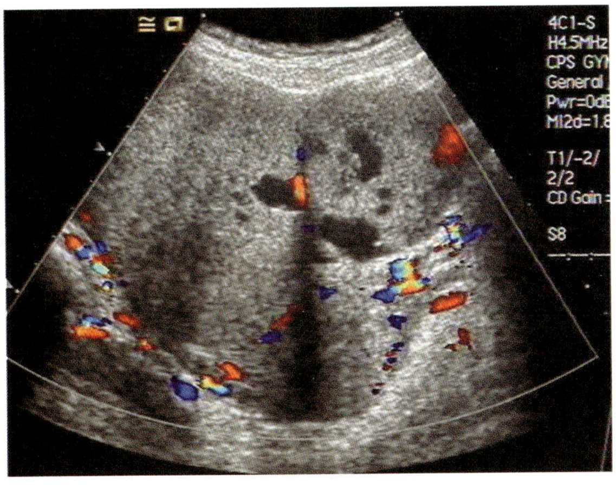

A

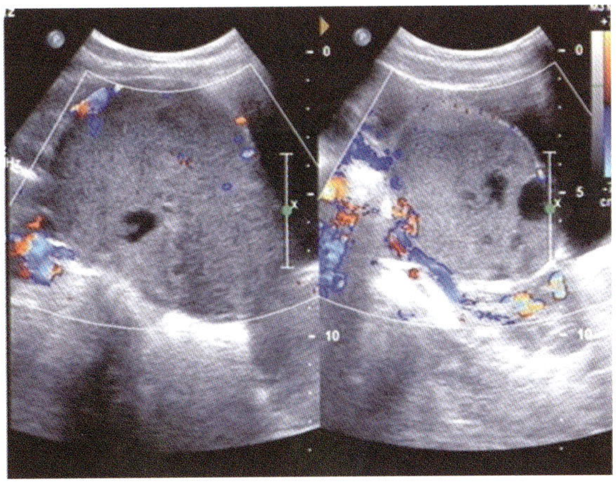

B

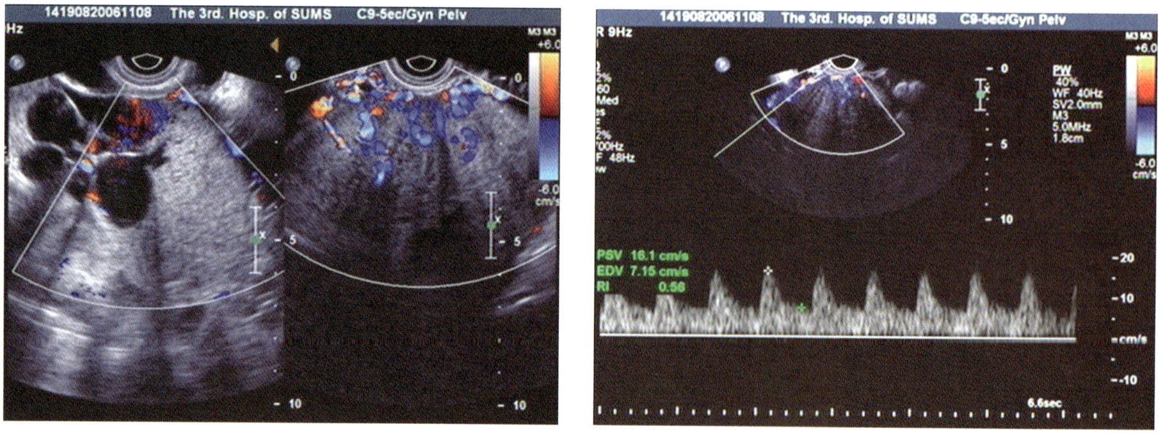

C　　D

图 1-4-10　卵巢转移瘤

女性，35 岁。经腹壁（A、B）及经阴道（C、D）超声检查：双侧附件区各见一个类圆形混合回声光团，左侧大小 78mm×55mm，右侧大小 98mm×78mm，边界尚清，内部回声杂乱，在实性回声中间有大小不一、不规则形的无回声区。彩超：肿块周边见包绕血流信号，实性部分可见稀疏血流信号，探及中等及低阻力动脉血流频谱及静脉频谱（D）

二、原发性输卵管癌

（一）概述

输卵管恶性肿瘤有原发和继发两种，绝大多数为继发性癌，占输卵管恶性肿瘤的 80%～90%，原发灶多位于子宫体、卵巢，少数由子宫颈癌、直肠癌或乳腺癌转移而来。原发性输卵管恶性肿瘤包括原发性输卵管腺癌（primary fallopian tube carcinoma）和恶性中胚叶混合瘤（malignant mixed mullierian tumor of the fallopian tube），是女性生殖系统癌瘤中较少见的恶性肿瘤，发生于具有高度分化多功能的副中肾管上皮，病因未明。输卵管癌占所有妇科恶性肿瘤的0.1%～0.5%，发病年龄与卵巢癌和子宫内膜癌相似，见于产次少的妇女，多发生于绝经后，平均年龄 55 岁，10%～15% 为双侧性，常为腺癌，组织学上类似卵巢浆液性腺癌。局部可累及卵巢、子宫、乙状结肠和其他盆腔结构，可致腹膜腔播散。淋巴转移率高，主要转移到腹主动脉旁及髂淋巴结。

（二）临床表现

输卵管癌经典的三联征为明显的阴道水样分泌物、盆腔疼痛、盆腔肿块，二联征为阴道水样分泌物、盆腔疼痛。而最多见的为盆腔肿块，占 86.47%。因典型的三联征所占比例很小，故无论具有三联征、二联征或盆腔肿块的患者均应考虑到输卵管癌的可能。

（三）影像学表现

1. CT　输卵管癌 CT 主要表现为附件区实质性或囊实性肿块，典型征象呈梭形、蛇形或腊肠形，早期肿瘤局限于输卵管，边缘常清楚、光滑，CT 平扫呈软组织密度，增强后强化低于子宫肌层。晚期肿瘤常突破浆膜，侵犯卵巢、子宫及盆腔其他脏器等，形态不规则，边缘不清楚，与周围种植灶融合。当伴盆腔外腹膜、大网膜转移时，与卵巢癌或其他的转移癌鉴别困难。另外，输卵管积水为本病最重要的间接征象，如果不伴输卵管积水，一般表现为附件较小的实质性肿块；当伴输卵管积水时，则表现为较大的混合囊实性肿块。

2. MRI　表现类似 CT 检查所见，T_1WI 上低信号，T_2WI 为均匀的相对高信号，与子宫肌层相似。Gd-DTPA 增强后，肿瘤均匀强化。合并输卵管积水时，为长 T_1 长 T_2 囊性信号，呈匍行状。另外常见的伴随征象有子宫内积液、瘤周腹水，可能与原发性输卵管肿瘤有产生大量浆液的倾向有关。

总之，影像学检查发现附件区小的梭形、蛇形分叶状实性或管状、腊肠形囊实性肿块，是输卵管癌较具特征的征象，对诊断有重要意义，特别是伴有输卵管积水和（或）宫腔积液时，对诊断有帮助。

（四）鉴别诊断

输卵管癌与卵巢癌部位邻近，鉴别十分重要，一般来说，输卵管癌以实性肿块为主，卵巢癌多为囊性肿块中有较多数量的实性成分，若盆腔内肿块呈腊肠形、条块状，并向两侧盆壁延伸，结合临床患者有不规则阴道排液，则多提示输卵管癌，而非卵巢癌。

参考文献

[1] 丰有吉. 卵巢肿瘤，输卵管肿瘤［M］//乐杰. 妇产科学（5版）. 北京：人民卫生出版社，2000：334－346.

[2] 颜小琼. 妇科疾病［M］//陈炽贤. 实用放射学（2版）. 北京：人民卫生出版社，1998：487－535.

[3] 田平，齐桐，管同伟. 女性生殖系统［M］//吴恩惠. 医学影像诊断学. 北京：人民卫生出版社，2001：766－788.

[4] 郑国梁. 卵巢和输卵管［M］//李果珍. 临床CT诊断学. 北京：中国科学技术出版社，1999：598－611.

[5] 石木兰，戴景蕊. 卵巢和输卵管肿瘤［M］//李松年. 现代全身CT诊断学. 北京：中国医药科技出版社，2001：1095－1108.

[6] 顾国华，金中高，祝跃明，等. 卵巢颗粒细胞瘤的CT表现［J］. 浙江实用医学，2007，12（5）：372－373.

[7] 刘波，魏光师，陈树良，等. 卵巢颗粒细胞瘤的MRI诊断［J］. 临床放射学杂志，2003，22（4）：295－297.

[8] 胡卫国，曹斌融. 卵巢颗粒细胞瘤72例临床分析［J］. 中国实用妇科与产科杂志，1999，15（8）：481－483.

[9] 陈洁，张志毅. 卵巢无性细胞瘤118例分析［J］. 中国实用妇科与产科杂志，1996，12（2）：89－90.

[10] 高玉颖，田焕，叶滨宾. 卵巢无性细胞瘤的影像学表现（附7例报告）［J］. 中国临床医学影像杂志，2004，15（5）：286－286.

[11] 邱乾德. 卵巢无性细胞瘤MRI表现一例［J］. 放射学实践，2007，22（5）：517.

[12] 王冬梅，王淑清. 影像学检查在卵巢恶性肿瘤分期中的应用［J］. 医学综述，2004，10（2）：126－127.

[13] 许玲辉，王玖华，沙炎，等. 转移性卵巢肿瘤的CT诊断［J］. 临床放射学杂志，2003，22（10）：852－855.

[14] 郭永梅，王永安，黄力. 原发性卵巢恶性肿瘤与卵巢转移瘤的CT诊断与鉴别诊断［J］. 实用放射学杂志，2005，21（3）：300－303.

[15] 卢俊英，管祥林，邓树芳. 原发性卵巢恶性肿瘤的CT诊断［J］. 放射学实践，2006，21（8）：805－806.

[16] 姚树新. 超声对卵巢内胚窦瘤的诊断价值［J］. 中国超声诊断杂志，2004，5（9）：667－669.

[17] 薛改琴，陈敏华，苗润琴，等. 超声对胃肠道恶性肿瘤继发卵巢转移癌的诊断价值［J］. 中国超声医学杂志，2002，18（12）：946－948.

[18] Taylor A，Nishimura H，Yakushii M，et al. Histomorphological studies of Krukenberg tumor on early ovarian metastatic lesion［J］. Acta Obstet Gynaecol Jpn，1990，42：353－359

（中山大学附属第三医院　王　劲　谢斯栋　江　婷　张　波）

第五章　子宫恶性肿瘤影像学诊断

第一节　影像学检查

（一）X 线检查

普通 X 线检查，对子宫病变提供的信息较少，目前已经基本被 B 超、CT、MRI 等影像学检查替代。

1. 腹部平片　盆腔或腹部平片可以显示肿物内大片状钙化，可显示肿块压迫或侵犯肠管造成的肠梗阻征象。

2. 消化道造影　子宫恶性肿瘤往往瘤体较大或发生盆腔内种植转移，压迫或侵蚀肠管引起症状。钡剂灌肠有助于观察盆腔内肠管有无受侵。全消化道造影有助于观察胃及小肠有无受侵。

（二）CT 检查

CT 扫描的优点是：扫描时间短，患者不会发生幽闭恐惧症；图像不易受肠蠕动等运动的影响；解剖图像清晰，易为临床医师接受。其缺点是：患者将接受放射线辐射；软组织分辨率低，平扫能提供的信息量少；必须行增强扫描，即使增强扫描，由于软组织分辨率低，评价原发肿瘤的大小以及宫旁组织有无侵犯仍有很大的局限性；有碘过敏反应或其他过敏反应史的患者只能做平扫；多排螺旋 CT 虽可进行多方位重建，但仍受到密度分辨率低的限制。为了尽量提高 CT 扫描区域的密度分辨率和空间分辨率，在检查时尽可能使盆腔内肠管充盈对比剂，以便与淋巴结肿物等鉴别。掌握好注射对比剂后的延迟扫描时间及适当的窗技术，均有利于提高图像的分辨率。

1. 扫描准备　①常规放置阴道栓。②分次口服对比剂（清水 300 ~ 400mL，总量 1 000 ~ 1 200mL）使肠道显影，上床前口服清水 300 ~ 450mL 使胃充盈。对疑有直肠、乙状结肠病变者可自肛门注气 200mL。

2. 扫描技术　采取仰卧位，静脉注射对比剂 100mL，流率 2mL/s，扫描层厚 5mm，螺距 1。在疑有腹膜后淋巴结转移或腹腔脏器转移以及观察有无肾盂积水者扫描范围应包括至膈顶。

（三）MRI 检查

MRI 可多层面成像，软组织对比分辨率高，并且盆腔组织器官受呼吸、肠蠕动引起的运动伪影较少，是观察子宫及附件病变的最佳选择。

1. 扫描准备　①4 ~ 6h 饮水 300 ~ 500mL，使膀胱适当充盈，但不宜过度充盈，一方面避免患者不适，另一方面避免过大的膀胱压迫子宫及卵巢，不利于观察病变。②扫描前 10min 注射丁溴东莨菪碱（解痉灵）10 ~ 20mg 以减少肠蠕动。③常规阴道放置阴道栓。

2. 扫描技术　采用仰卧位，呼吸门控技术，相控线圈，常规成像体位和参数包括 T_1 加权像的矢状位及横断位，T_2 加权像的矢状位、横断位及 T_2 加权像加脂肪抑制。

矢状位 T_2 加权像对显示子宫内膜、宫颈管上皮及宫颈间质的结构，判断肿瘤是否侵犯子宫内膜或阴道，观察宫颈间质受侵的深度，膀胱、直肠是否受侵十分重要，明显优于其他体位。横断位的 T_2 加权像和 T_2 加权像加脂肪抑制对判断宫颈间质的浸润深度，是否侵犯宫旁组织，膀胱或直肠，盆腔和腹主动脉旁淋巴结有无肿大转移等有重要的意义，并可观察卵巢及附件的病变。增强扫描有助于判断宫颈癌间质受侵深度和外侵范围、盆腔肿大淋巴结的性质以及肿瘤是否侵犯膀胱或直肠。

第二节　子宫恶性肿瘤

一、子宫颈癌

（一）概述

子宫颈癌也称宫颈癌（cervical carcinoma）是女性生殖系统最常见的恶性肿瘤，占58%～93%。患者年龄分布呈双峰状，35～39岁和60～64岁，平均年龄为52.2岁。目前认为其发病与早婚、性生活紊乱、过早性生活、早年分娩、密产、多产、经济状况、种族和地理环境等因素有关。由于宫颈癌有较长的癌前病变阶段，因此宫颈细胞学检查可使宫颈癌得到早期诊断与早期治疗。

（二）病理

宫颈癌组织类型有两种：①鳞状细胞癌，占90%～95%，常累及宫颈外面和阴道，倾向于形成外生性肿块，破坏宫颈，浸润阴道穹隆，肿瘤易破溃合并感染；②腺癌，占5%～10%，起源于宫颈管的上皮，倾向于侵犯宫颈与宫旁组织。

宫颈癌多发生于鳞状上皮与柱状上皮的移行带区，富于侵犯性，可破坏宫颈壁而侵犯宫旁组织，进而达盆壁，向下和向上延伸则侵犯阴道和子宫下段。病变晚期，输尿管、膀胱和直肠均可受累。宫颈癌主要沿淋巴管转移，首先至髂内、外淋巴结组，然后至髂总和腹主动脉旁淋巴结组。如肿瘤延伸到阴道下段，还可发生腹股沟淋巴结转移。血行转移少见，仅见于肿瘤后期，常发生在胸部。宫颈癌临床分期如表1－5－1。

表1－5－1　宫颈癌的临床分期（FIGO，1995）

期别	肿瘤范围
0期	原位癌（肿瘤局限于黏膜内）
Ⅰ期	癌灶局限在宫颈
Ⅰa	肉眼未见癌灶，仅在显微镜下可见浸润癌。间质浸润深度最深为5mm，宽度＜7mm
Ⅰa_1	间质浸润深度＜3mm，宽度＜7mm
Ⅰa_2	间质浸润深度最深为3～5mm，宽度＜7mm
Ⅰb	临床可见癌灶局限于宫颈，肉眼可见浅表的浸润癌，病灶范围超过Ⅰa期
Ⅰb_1	临床癌灶体积＜$4cm^3$
Ⅰb_2	临床癌灶体积＞$4cm^3$
Ⅱ期	癌灶已超出宫颈，但未达盆壁。癌累及阴道，但未达阴道下1/3
Ⅱa	癌累及阴道为主，无明显宫旁浸润
Ⅱb	癌累及宫旁为主，无明显阴道浸润
Ⅲ期	癌灶超越宫颈，阴道浸润已达下1/3，宫旁浸润已达盆壁，有肾盂积水或肾无功能者（非癌所致的肾盂积水或肾无功能者除外）
Ⅲa	癌累及阴道为主，已达下1/3
Ⅲb	癌累及宫旁为主，已达盆壁，或有肾盂积水或肾无功能者
Ⅳ期	癌播散超出真骨盆或癌浸润膀胱黏膜及直肠黏膜
Ⅳa	癌浸润膀胱黏膜及直肠黏膜
Ⅳb	癌浸润超出真骨盆，有远处转移

（三）临床表现

早期宫颈癌常无症状，也无明显体征，与慢性宫颈炎无明显区别；一旦出现症状，主要表现为接触性阴道流血，晚期则发生不规则阴道出血、阴道排液和白带增多。肿瘤侵犯盆腔神经可引起剧烈疼痛，侵犯膀胱和直肠则发生血尿和便血。妇科检查，可见宫颈糜烂及菜花或结节状肿物。

（四）影像学表现

临床上，宫颈癌诊断主要依据宫颈涂片和活检。影像学检查主要是确定肿瘤的范围。对于Ⅰ期较小肿瘤，无论CT、MRI或USG均不能发现异常，然而对于Ⅰ期较大肿瘤及Ⅱ～Ⅳ期肿瘤，CT、MRI和USG均可较准确显示病变范围，尤为MRI检查，其准确率要优于USG和CT。此外，MRI检查还有助于鉴别肿瘤复发与治疗后肿瘤纤维化。

1. CT　Ⅰ期肿瘤，当肿瘤较小时即为隐性癌或有宫颈基质轻度侵犯时，CT检查可无异常发现；肿瘤较大而明显侵犯宫颈基质时，表现为宫颈增大，直径大于3.5cm，边缘规整，其内由于坏死而有不规则略低密度灶；增强检查，肿瘤的强化程度要低于残存的宫颈组织；宫旁组织结构及密度均无异常。Ⅱ期肿瘤，增大宫颈的边缘不规则或模糊，宫旁脂肪组织密度增高，甚至出现与宫颈相连的软组织肿块；输尿管周围脂肪密度增高，或出现肿块。Ⅲ期肿瘤，肿瘤继续向外生长可侵犯盆壁，显示不规则条状软组织的侧方已达闭孔内肌，也可向后累及梨状肌；此外，还常可发现盆腔淋巴结增大。Ⅳ期肿瘤，当肿瘤侵犯膀胱和直肠时，表现为这些结构周围低密度脂肪间隙消失，膀胱或直肠壁增厚、甚至出现肿块；并可有腹膜后淋巴结增大或其他脏器转移表现。

宫颈癌的CT表现如图1－5－1。

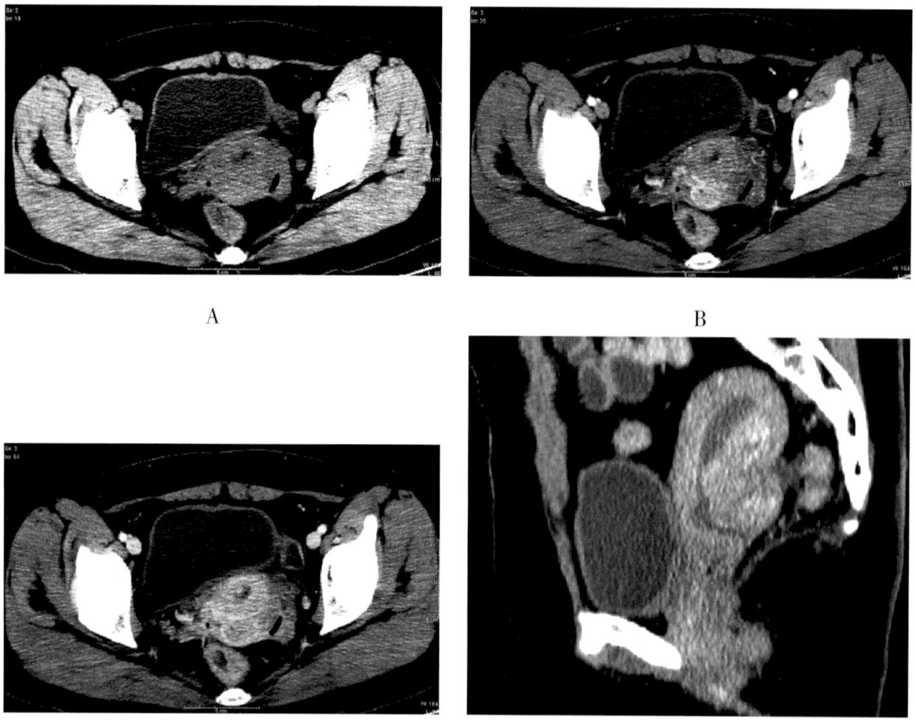

A　B　C　D

图1－5－1　子宫颈癌（Ⅱa期）

CT平扫（A）示子宫颈明显增大，右后穹隆部软组织肿块形成，边界欠清，突向腔外，邻近宫颈部增厚，宫颈外周脂肪密度增高，分界不清；增强扫描动脉期（B）示瘤灶呈明显强化；静脉期（C、D）强化减退

2. MRI　由于MRI检查可明确显示正常宫颈各带解剖与阴道的分界，因此对肿瘤范围的显示要优于CT检查。①Ⅰ期肿瘤，对于原位癌和微小肿瘤，MRI检查不能识别。然而，肿瘤明显侵犯宫颈基质时，T_2WI上表现为中等信号肿块，使宫颈管扩大或脱入阴道内，低信号的宫颈基质中断。但宫颈外缘光滑，宫旁组织结构和信号均无异常。②Ⅱ期肿瘤，显示宫颈增大，外缘不规则或不对称，宫旁出现肿块或宫旁脂肪组织内

出现异常信号的粗线状影。③Ⅲ期肿瘤，除上述异常表现外，还显示肿块向下侵犯阴道的下部，向外延伸至盆壁，或出现肾积水表现。④Ⅳ期肿瘤，表现为膀胱或直肠周围脂肪界面消失，正常膀胱壁或直肠壁的低信号中断，或这些器官的黏膜信号中断，出现膀胱壁或直肠壁的增厚或腔内肿块。宫颈癌治疗后可复发，常见复发部位为阴道上端，在 T_2WI 上呈显著高信号，而放疗后肿瘤纤维化则呈较低信号。

宫颈癌的 MRI 表现如图 1－5－2 至图 1－5－5。

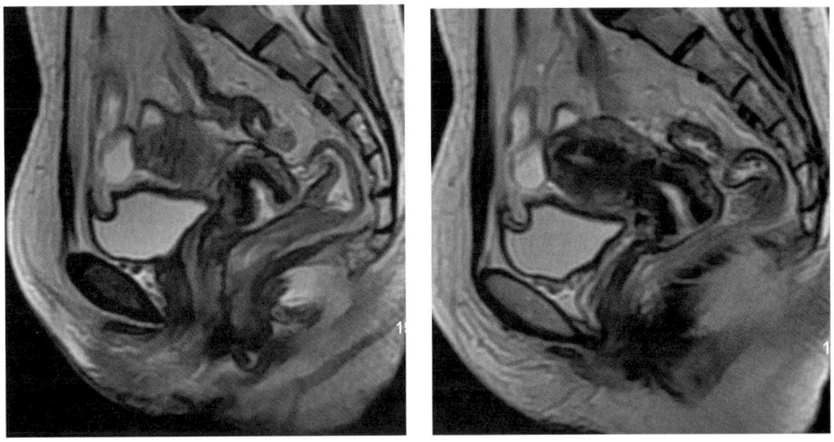

A　　B

图 1－5－2　子宫颈癌（Ⅰa 期）

女，47 岁，性生活后阴道流血半年。MRI T_2WI 平扫（A、B）示宫颈各层分界尚清楚，子宫颈黏膜层信号不均，边缘欠规则；术后病理示宫颈原位癌，累及腺体

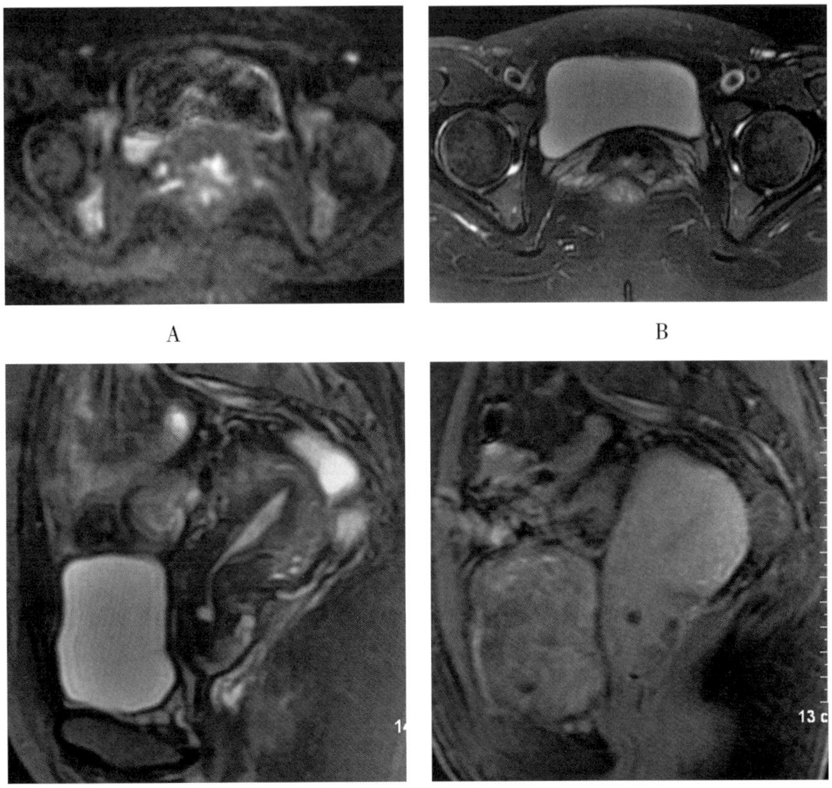

A　　B

C　　D

图 1－5－3　子宫颈癌（Ⅰb 期）

女，35 岁，同房后阴道出血 2 月余。MRI 横断面 DWI（A）示宫颈呈高信号，T_2WI 脂肪抑制横断面、矢状面（B、C）示宫颈呈斑片状高信号灶，增强扫描（D）呈不均匀强化，低于周围正常宫颈组织

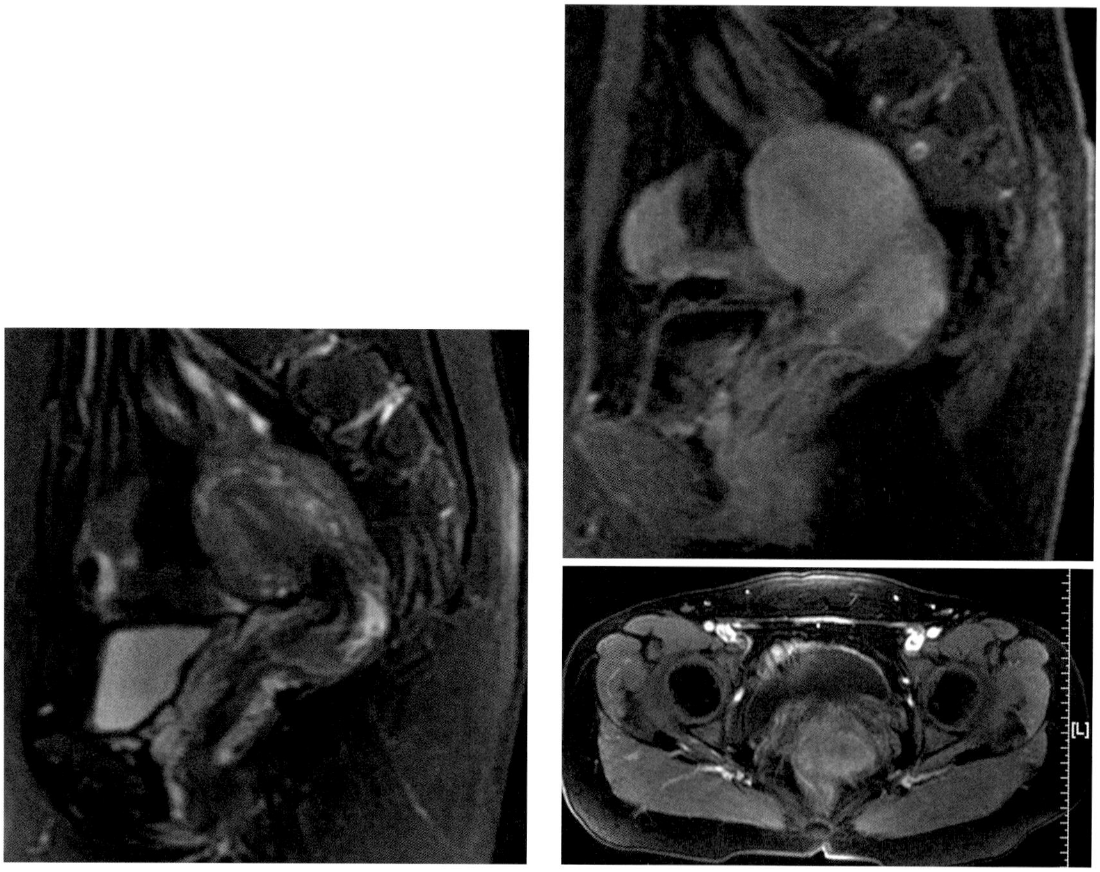

A　　　　　　　　　　B

图1-5-4　宫颈癌（Ⅱb期）

女，38岁，白带异常1周。MRI T_2WI矢状面（A）示宫颈后唇可见斑片状高信号，宫颈各层分界不清，邻近宫颈浆膜层毛糙，肿块与阴道后壁分界尚清；增强扫描（B）呈不均匀强化，明显低于周围正常宫颈组织

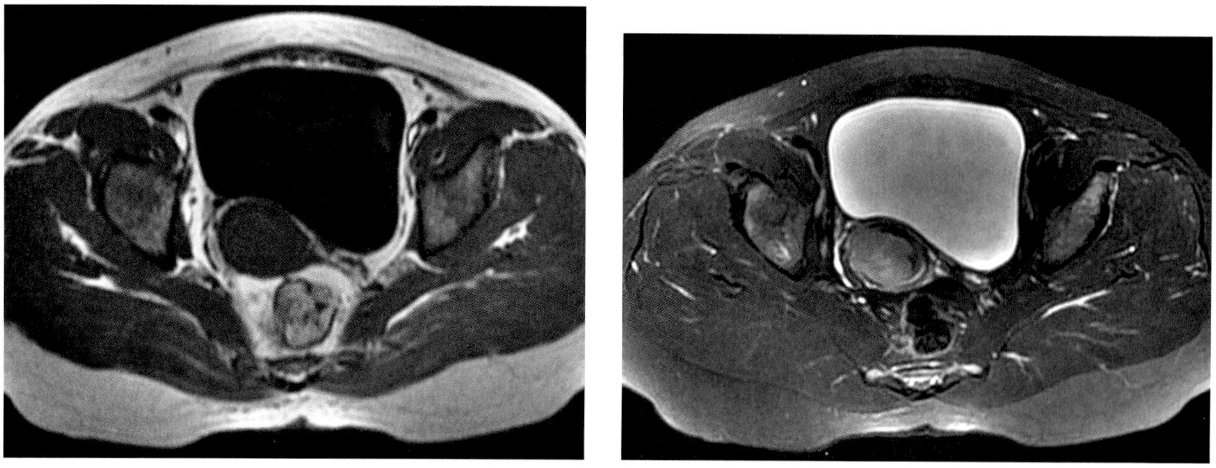

A　　　　　　　　　　B

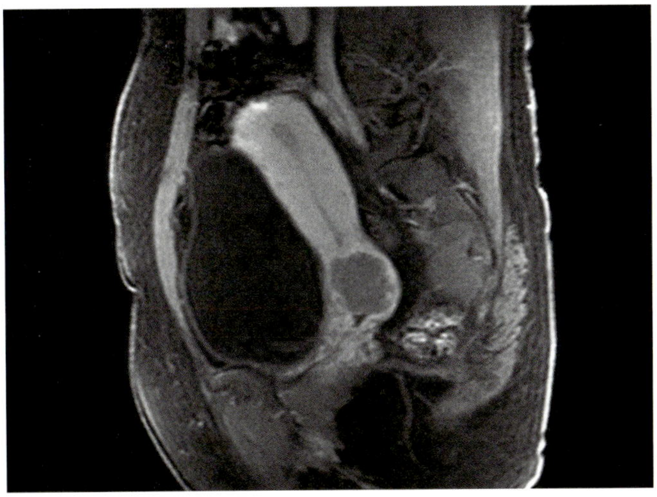

C

图 1－5－5 宫颈癌（Ⅱa 期）

女性，44 岁，不规则阴道流血半年余。MRI 检查示宫颈部右后壁肿块浸润子宫颈全层，T_1WI 平扫（A）呈均匀低信号灶；T_2WI 平扫（B）呈均匀稍高信号影，边界较清；矢状面 T_1WI 增强扫描（C）示瘤灶轻度强化，呈相对低信号灶，上达子宫峡部，向下达阴道后穹隆与膀胱后壁、直肠前壁分界尚清

3. B 超 宫颈肥大，形态不规则，宫颈前后壁对称性或不对称性增大，部分整个宫颈形似桶状，回声弥散性减低且不均匀，宫颈处低回声肿块。内膜线及宫颈管内线状液性暗区消失，为低回声肿块所破坏。宫颈癌的彩色血流动力学特点：经阴道彩色多普勒显示部分早期宫颈癌有血流信号稍增多现象；宫颈浸润性病灶内均可见丰富的彩色血流信号，大多为动脉频谱，呈网状走向，并且分布杂乱无章。

宫颈癌的超声表现如图 1－5－6 至图 1－5－8。

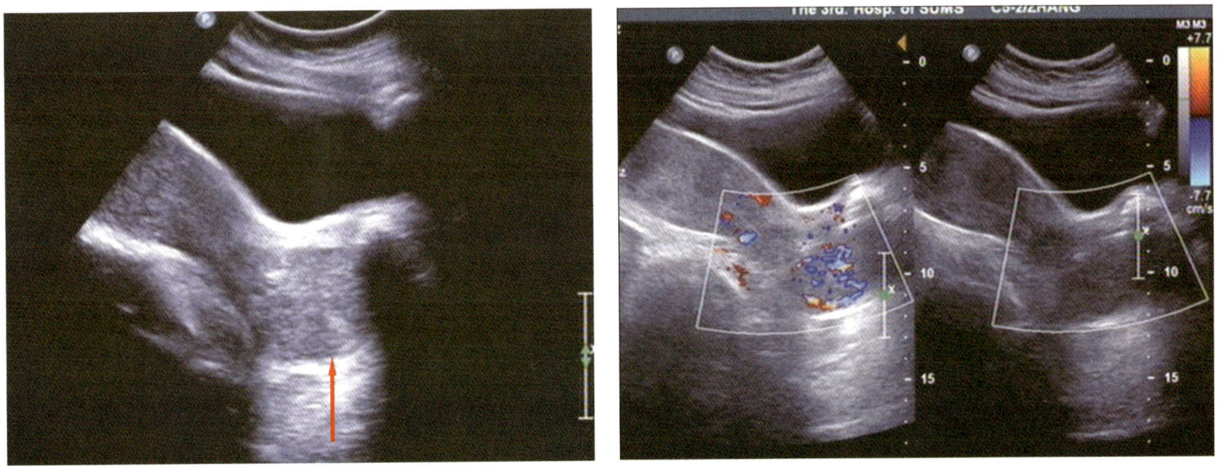

A B

图 1－5－6 宫颈癌

女性，46 岁。经腹部超声检查：宫颈形态不规则，宫颈后唇见实质性肿块回声，范围约 48mm×41mm，边界欠清，内部呈不均质中等回声（A，箭头）。彩超：宫颈肿块内部可见较丰富血流信号（B）

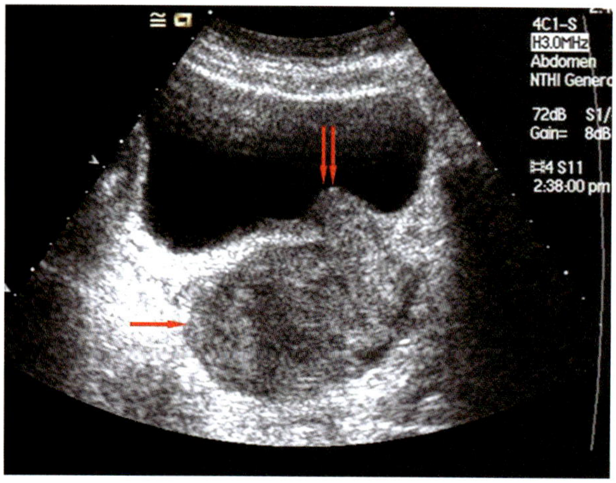

A

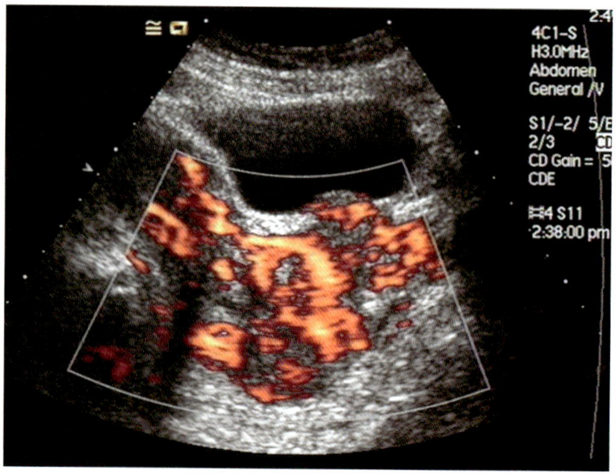

B

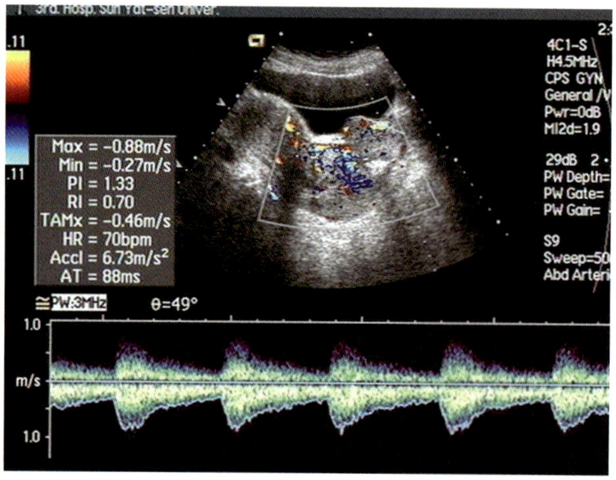

C

图 1－5－7　宫颈癌（Ⅳ期）

女性，47 岁。宫颈癌侵犯宫体下段、阴道及膀胱后壁。经腹部超声检查：宫颈明显增大，形态不规则，宫颈管结构消失，宫颈见实性肿块回声，范围约 68mm × 72mm（A，箭头），子宫下段肌层回声不均匀，与宫颈界限不清，膀胱后壁回声连续性中断，左后壁约 5 点钟处可见低回声肿块向膀胱内突出，大小约 17mm × 12mm（双箭头）。彩超：低回声肿块及宫颈肿块内部均可见异常丰富血流信号（B），探及低阻力动脉血流频谱（C）

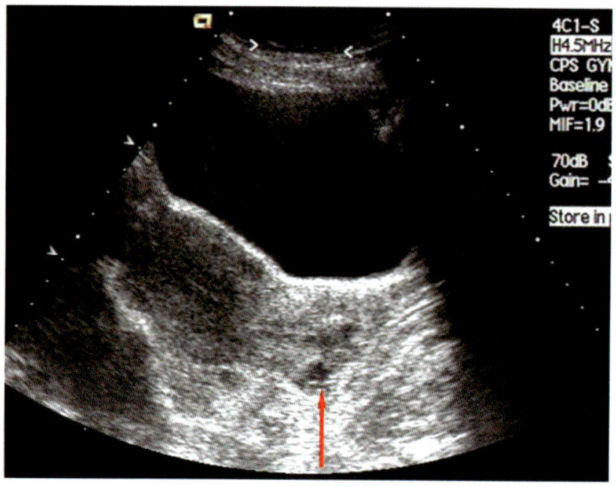

A

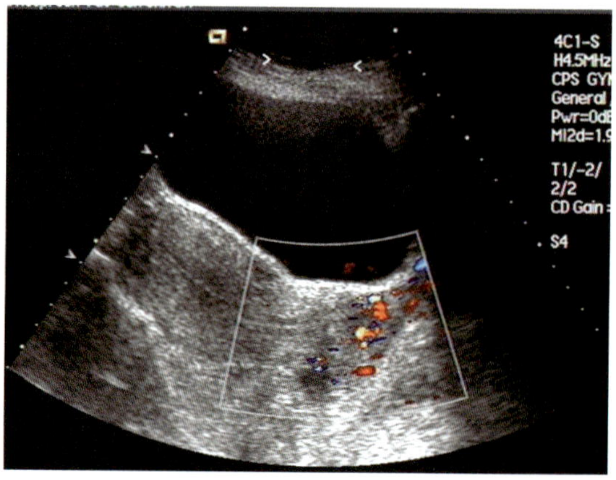

B

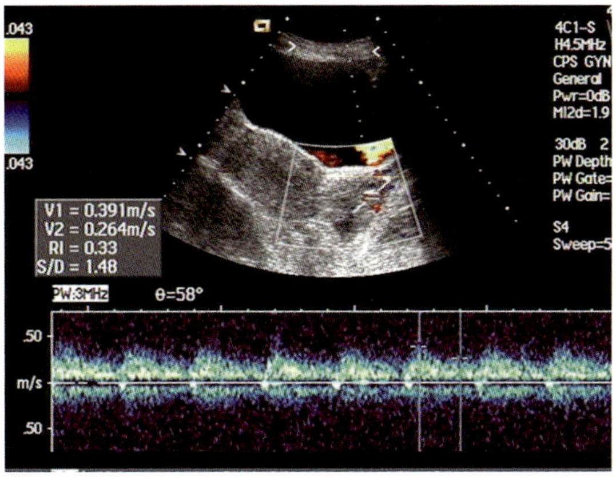

C

图 1－5－8　宫颈癌

女性，48 岁。经腹超声检查：宫颈增大，形态失常，以宫颈后唇增大明显，宫颈大小约：50mm×47mm。边界不清，内部回声不均匀（A，箭头）。彩超：宫颈可见丰富的血流信号（B），以动脉血流为主（C）

二、子宫内膜癌

（一）概述

子宫内膜癌（endometrial carcinoma）是指原发于子宫内膜的上皮性恶性肿瘤，又称为子宫体癌，绝大多数为腺癌，是女性生殖系统常见的恶性肿瘤，发病率仅次于宫颈癌，占生殖道恶性肿瘤的 20%～30%。子宫内膜癌是高龄妇女的疾病，多发生于绝经后，发病的峰值年龄为 55～65 岁。其发病危险因素有肥胖、未孕、晚绝经、糖尿病、高血压、多囊卵巢综合征、卵巢肿瘤（主要是产生雌激素的颗粒细胞瘤和卵泡膜瘤）以及外源性雌激素等。子宫内膜癌临床诊断主要依靠刮宫和细胞学检查，特别是在肿瘤早期，影像学检查的目的在于估价肿瘤侵犯子宫的深度、范围、淋巴结转移及远隔性转移，以便采取适当的治疗方案和估计预后。

（二）病理

子宫内膜癌的大体病理表现分为局限型和弥散型两种，以弥散型居多。弥散型肿瘤累及大部分或全部子宫内膜，呈多发息肉状或绒毛状，充填于子宫腔内。局限型是局灶的斑块、息肉或结节，多位于子宫底部或子宫角附近，有时多发。组织学类型以腺癌最多，占 80%～90%，其他少见的类型有乳头状浆液癌、腺角化癌、腺鳞癌和透明细胞癌等。

肿瘤最初位于子宫内膜，可发生溃疡和坏死，随后向外侵犯子宫肌层，并可向下延伸侵犯宫颈。当肿瘤穿破浆膜后，能直接累及宫旁组织、膀胱、邻近肠管。淋巴转移是常见的转移途径，首先累及髂内、外及闭孔等淋巴结组，其后至腹膜后淋巴结。然而，当肿瘤沿卵巢淋巴系转移时，则可仅有腹膜后淋巴结转移，而不伴有盆腔淋巴结转移。血行转移和腹膜直接种植均较少见，其中肺和上腹部腹膜是较为常见的转移部位。

国际抗癌联盟（UICC）和美国癌症联合会（AJCC）制定的子宫内膜癌 TNM 分类及分期（1997）与国际妇产科联盟（FIGO）制定的临床分期介绍如表 1－5－2。

表 1－5－2　TNM 分类与 FIGO 分期

TNM 分类	FIGO
T　原发肿瘤	
Tis　原位癌	
T_1　肿瘤局限于子宫体	Ⅰ期
T_1a　肿瘤局限于内膜	ⅠA 期

续上表

TNM 分类	FIGO
T_1b　肿瘤侵犯肌层内 1/2	Ⅰ B 期
T_1c　肿瘤侵犯达肌层外 1/2	Ⅰ C 期
T_2　肿瘤侵犯宫颈但未超越子宫	Ⅱ期
T_2a　宫颈内腺体受侵	Ⅱ A 期
T_2b　宫颈间质受侵	Ⅱ B 期
T_3　肿瘤侵犯浆膜，及（或）阴道，及（或）附件，及（或）腹水中有癌细胞	Ⅲ期
T_3a　肿瘤侵犯浆膜及（或）附件（直接侵犯或转移），及（或）腹水中有癌细胞	Ⅲ A 期
T_3b　阴道受侵（直接蔓延或转移）	Ⅲ B 期
T_4　肿瘤侵犯膀胱及（或）肠管黏膜（黏膜泡状水肿不属于 T4 期）	Ⅳ A 期
N　区域淋巴结	
N_0　无区域淋巴结转移	
N_1　有区域淋巴结转移	Ⅲ C 期
M　远处转移	
M_0　无远处转移	
M_1　有远处转移	Ⅳ B 期

注：①区域淋巴结指闭孔、髂内、髂外、髂总、宫旁、骶组及主动脉旁淋巴结。
②在 TNM 分类中 N_1 属Ⅲ C 期，FIGO 分期未包括评估淋巴结转移。

（三）临床表现

主要症状是阴道不规则出血，特别是绝经后女性，白带增多并血性和脓性分泌物。未绝经的妇女多表现为子宫出血、月经量增多、经期延长等。少数患者有下腹疼痛，可能是肿瘤较大，突入宫腔引起子宫挛缩有关。晚期发生疼痛，是由于盆腔神经丛受累或继发感染所致。临床检查可见子宫增大、宫旁组织增厚，若宫颈受累则出现硬结。

（四）影像学表现

1. CT　①Ⅰ期肿瘤，当瘤灶较小而局限于子宫内膜或较少侵犯肌层时，可表现正常；当肿瘤明显侵犯子宫肌时，子宫常呈对称性或分叶状增大，增强检查肿瘤强化程度低于邻近正常子宫肌而表现为较低密度肿块，边界多不清楚（图 1－5－9）。②Ⅱ期肿瘤侵犯宫颈时，示宫颈不规则增大，由于肿瘤常阻塞宫颈管，至宫腔增大，其内积水、积血或积脓，而呈液体密度。③Ⅲ期肿瘤，由于宫旁组织受累，正常脂肪性低密度表现消失，呈不规则软组织肿块影，可伴有盆腔淋巴结增大。④Ⅳ期肿瘤，当膀胱或直肠受累时，显示与子宫肿块相连的局部膀胱壁或直肠壁增厚或形成肿块，也可发现肝或上腹部腹膜的远隔性转移。

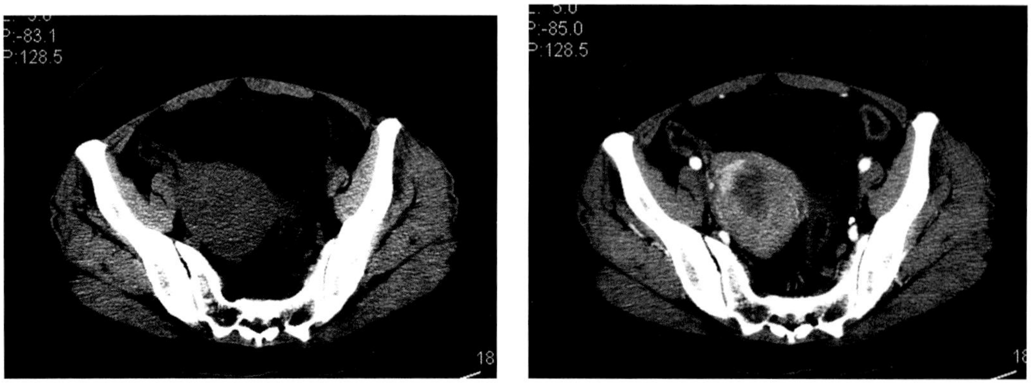

A　　　　B

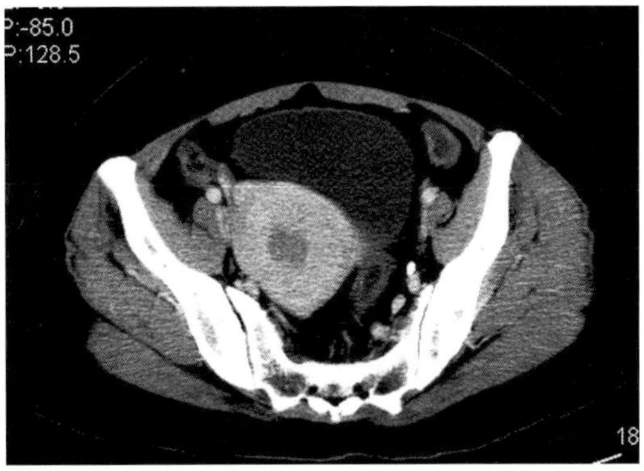

C

图 1-5-9　子宫内膜癌（Ⅰ期）

CT 平扫（A）示子宫体积增大，呈均匀略低密度灶，内膜与肌层分界不清；增强扫描动脉期（B）子宫内膜呈不均匀的片状强化；静脉期（C）呈不均匀等、低密度灶

2. MRI　①Ⅰ期肿瘤，在 T_2WI 像上能较为准确地测量出肿瘤侵犯子宫肌的深度，准确率为 75% ~ 95%。当病变局限于子宫内膜时，MRI 检查无论 T_1WI 或 T_2WI 像上，子宫可完全显示正常；当肿瘤侵犯子宫肌时，T_2WI 上可见中等信号的肿瘤破坏了子宫内膜与子宫肌界面，并侵入低信号结合带内；肿瘤继续侵犯，可中断低信号的结合带并侵入子宫肌外层。Gd-DTPA 增强扫描，子宫内膜癌的强化程度低于邻近的正常子宫肌，同样能较准确估价出肿瘤的范围和侵犯深度（图 1-5-10、图 1-5-11）。②Ⅱ期肿瘤，T_2WI 上示中等信号的肿块延伸至宫颈，并宫颈管扩张；肿瘤进一步向深部侵犯时，破坏和中断低信号的宫颈纤维基质带（图 1-5-12）。③Ⅲ期肿瘤，发生宫旁延伸时，子宫外形轮廓不规则，不完整，高信号的肿瘤占据中低信号的子宫肌全层；阴道受累时阴道壁的低信号部分消失，卵巢受累时则卵巢处出现中等信号肿块；区域淋巴结转移时显示淋巴结增大，一般以 >10mm 为异常淋巴结的诊断指征。④Ⅳ期肿瘤，膀胱或直肠壁受侵，与肿瘤分界不清，正常的低信号带中断或消失；出现骨质破坏或远处器官的转移；腹膜种植表现为 T_1WI 中等信号和 T_2WI 高信号的结节影。此外，MRI 复查还有助于观察治疗效果及判断肿瘤有否复发。

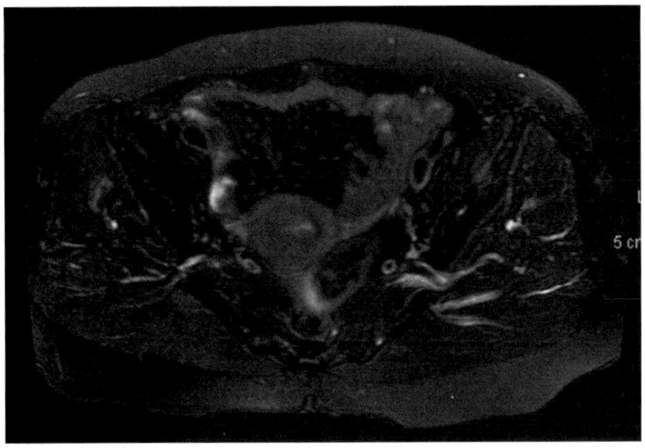

A

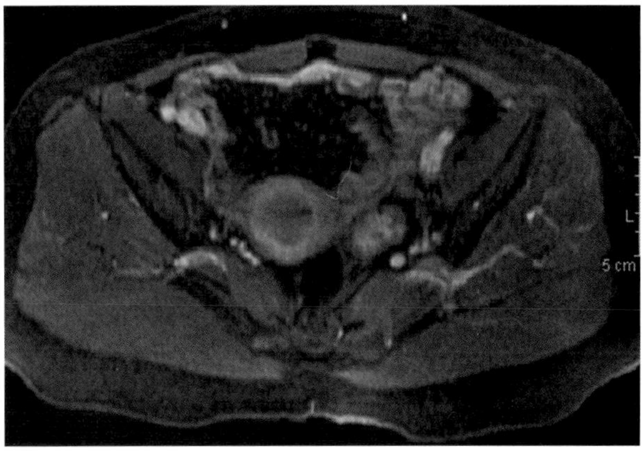

B

图 1-5-10　子宫内膜癌（Ⅰ期）

MRI T_2WI 压脂序列（A）示子宫体萎缩，子宫内膜信号减低，伴低信号的子宫体结合带中断、破坏，边界不清；T_1WI 增强扫描（B）瘤灶呈环形不均匀低强化灶。

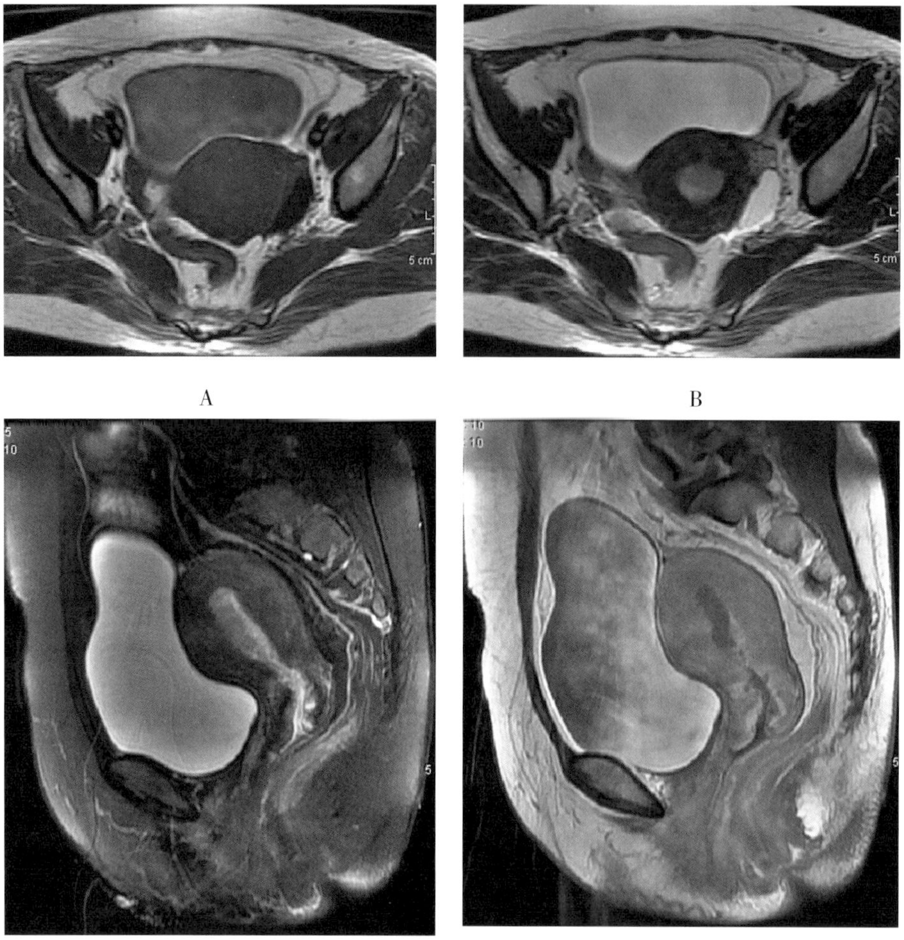

A　　B　　C　　D

图 1-5-11　子宫内膜癌侵及浅肌层（Ⅰ期）

MRI 检查示子宫内膜增厚，T_1WI（A）平扫呈均匀低信号影；T_2WI（B、C）平扫呈不均匀略低信号灶，边缘毛糙，与肌层分界不清；增强扫描（D）示瘤灶轻度强化，呈相对低信号灶

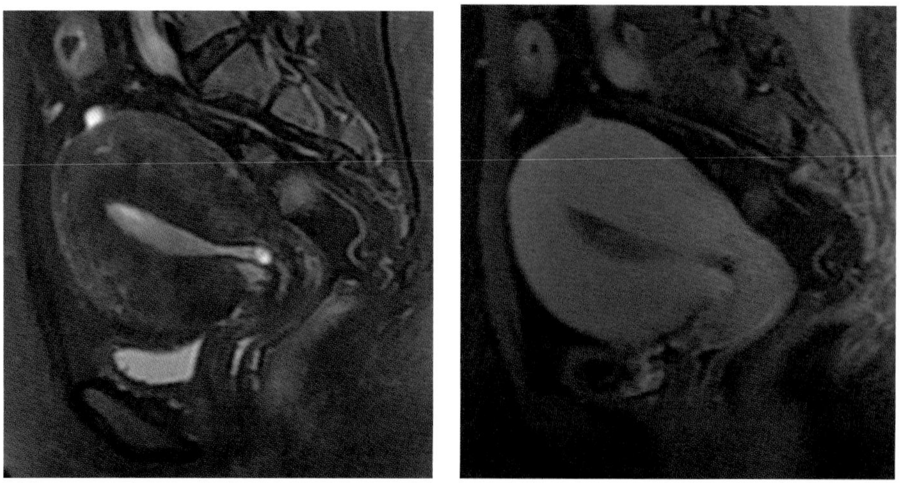

A　　B

图 1-5-12　子宫内膜癌侵及宫颈（Ⅱ期）

MRI 扫描示子宫内膜增厚，T_2WI 平扫（A）示宫腔内见略低异常信号影，边缘毛糙，与结合带分界不清，宫颈上段前壁见斑片状略高信号灶；矢状面增强扫描（B）示瘤灶强化欠均匀，呈斑片状略低信号灶

3. B 超　①弥散型：子宫体积增大或正常，轮廓规整、包膜光滑，其内光点分布欠均匀，内膜呈不均匀性增厚，可向下蔓延至宫颈管，边缘毛糙；②局限性：内膜呈团块回声，内部光点欠均匀，无完整包膜，后方无明显声衰弱，部分团块状病灶内可见不规则的无回声暗区。

子宫内膜癌的超声表现如图 1－5－13 至图 1－5－15。

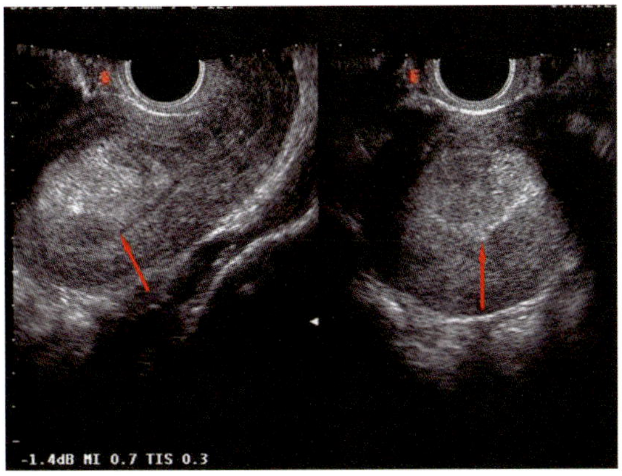

A

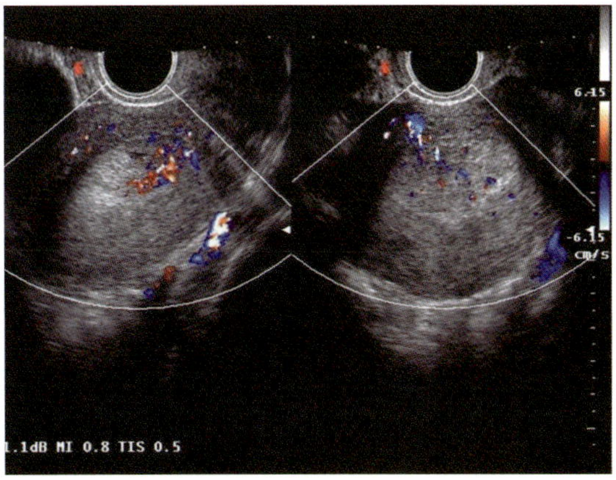

B

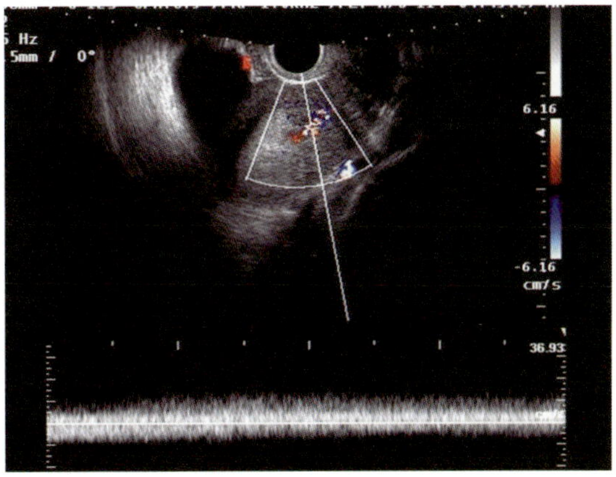

C

图 1－5－13　子宫内膜癌

42 岁。经阴道超声检查：子宫增大，子宫内膜明显增厚，厚度：27mm，呈不均匀高回声，内膜基底线部分消失，形态欠规则，与子宫肌层分界欠清（A，箭头）。彩超：内膜可见较丰富点条状彩色血流信号（B），以静脉血流为主（C）

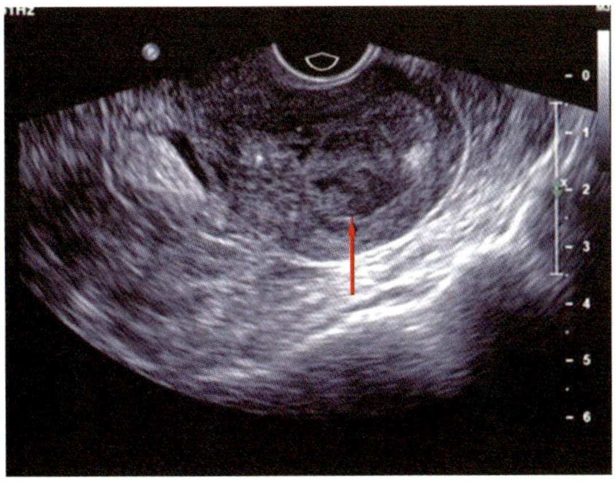

A

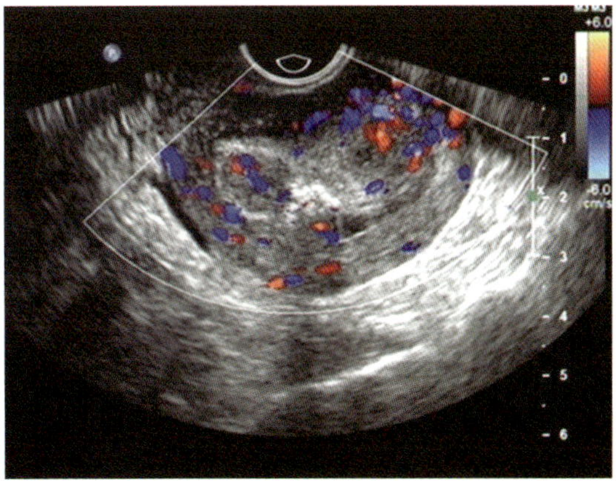

B

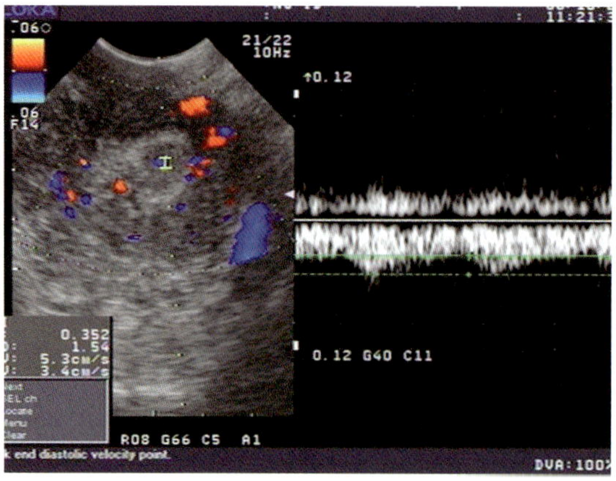

C

图 1-5-14　子宫内膜癌

75 岁。经阴道超声检查：绝经期子宫增大，子宫内膜明显增厚，厚度：13mm，呈不均质等回声，可见点状、小片状强回声，形态欠规则，与子宫肌层分界欠清（A，箭头）。彩超：内膜可见稀疏条状血流信号（B），探及低阻动脉血流频谱（C）

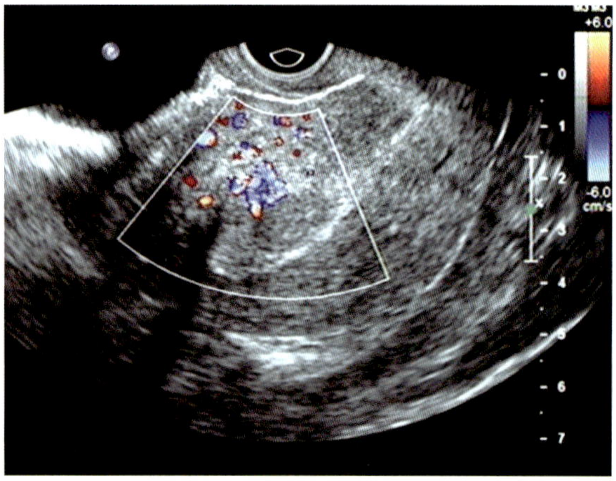

A

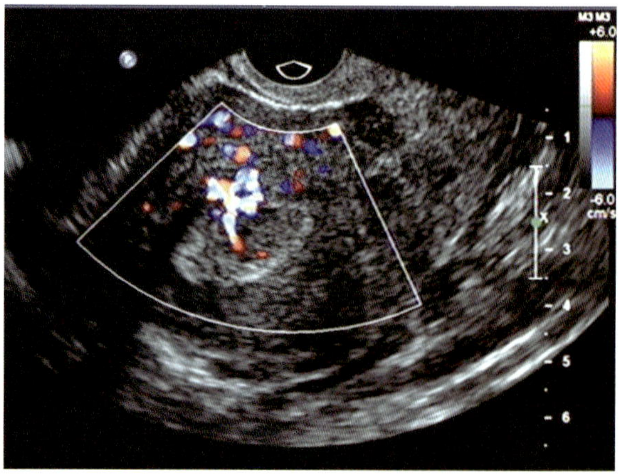

B

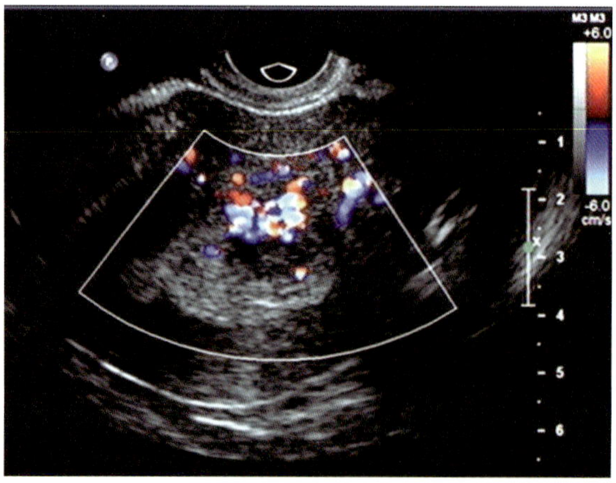

C

图 1-5-15　子宫内膜癌

46 岁。经阴道超声检查：子宫增大，内膜增厚约 16mm，回声不均匀，内见片状增强回声与低回声相间，内膜基底线部分消失，形态不规则，与肌层界限不清。彩超：肌层及内膜内可见丰富的血流信号，血流呈条状自前壁肌层向内膜延伸

三、子宫肉瘤

（一）概述

子宫肉瘤（sarcoma of uterus）是一种组织来源广泛，子宫平滑肌、内膜间质、结缔组织和上皮或非上皮成分混合性的恶性肿瘤，占子宫恶性肿瘤的2%～4%，其恶性程度高、病程短、易复发转移，预后不良。好发于围绝经期，高发年龄为50岁左右。由于子宫肉瘤临床表现不典型，故早期术前诊断有一定困难。诊刮是诊断子宫肉瘤的有效方法之一。

（二）病理

根据不同组织发生来源，主要有：

1. 平滑肌肉瘤　最多见，来自子宫肌层或子宫血管壁平滑肌纤维，也可由子宫肌瘤肉瘤变而成，有清楚的假包膜，也可弥散生长，常有出血坏死或囊性变。

2. 内膜间质肉瘤　来自子宫内膜间质细胞，呈息肉状或结节向宫腔内突或突向宫颈口外，肿瘤体积一般较息肉大，分为低度恶性和高度恶性。

3. 恶性苗勒管混合瘤　很少见，来自残留的胚胎细胞或间质细胞化生，由内膜长出，呈息肉状突入宫腔，有出血坏死或囊性变。肿瘤含肉瘤和癌两种成分，又称癌肉瘤。

子宫肉瘤的临床分期如表1－5－3。

表1－5－3　子宫肉瘤的临床分期（UICC）

期别	肿瘤范围
Ⅰ期	癌肿局限于宫体
Ⅱ期	癌已浸润至宫颈
Ⅲ期	癌肿已超出子宫范围，侵犯盆腔其他脏器及组织，但仍局限于盆腔
Ⅳ期	癌肿超出盆腔范围，侵犯上腹腔或已有远处转移

（三）临床表现

临床表现缺乏特异性，早期症状不明显，常见症状为阴道不规则流血排液、下腹痛及下腹生长迅速的包块。当肿瘤压迫膀胱、直肠时出现相关脏器压迫症状。妇检见子宫增大，表面不规则。宫口内见赘生物或从宫口向阴道脱出息肉样或葡萄状赘生物，质脆，触之易出血。

（四）影像学表现

1. CT　表现为子宫体积增大，表面不平，形态不规则，子宫内见类圆形的肿块，或呈息肉状突向宫腔，宫腔受压变形，包膜清晰或与子宫肌层界限不清；其内密度不均，可伴有出血、囊变、坏死。增强检查肿瘤强化程度低于邻近正常子宫肌而表现为较低密度肿块，边界多不清楚。肿瘤进一步进展时，可侵犯宫颈、宫旁组织，形成不规则的软组织肿块影，可伴盆腔淋巴结增大。晚期膀胱或直肠受累时，显示与子宫肿块相连的局部膀胱壁或直肠壁增厚或形成肿块，也可发现肝或上腹部腹膜的远隔性转移。

2. MRI　表现为子宫增大，见类圆形的肿块突入宫腔，体积一般较大，直径6～10cm，大多数位于内膜下或肌壁间，个别位于宫颈或浆膜下。肿块T_1WI呈低信号，T_2WI上呈中等、稍高混杂信号，与子宫肌层分界不清，宫腔受压变形，呈线状高信号；Gd-DTPA增强扫描，子宫肉瘤的强化程度低于正常子宫肌层，其内可见大片低信号无强化的液化坏死区（图1－5－16）。肿瘤进展时，累及宫颈、宫旁组织及远处器官转移基本同CT表现。

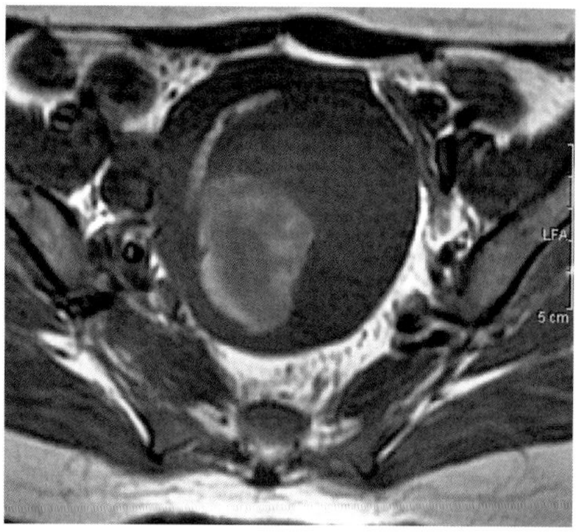

A

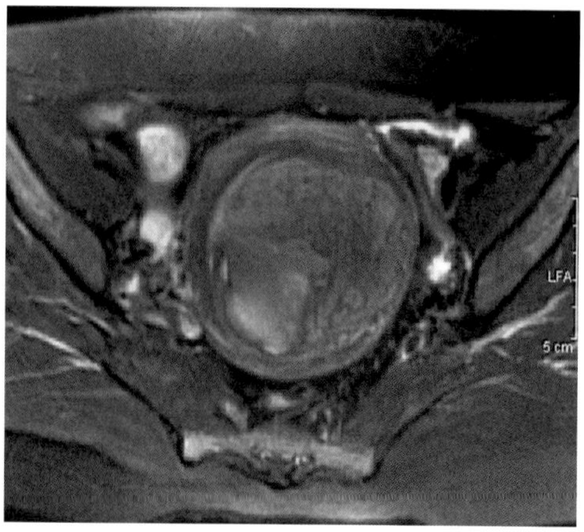

B

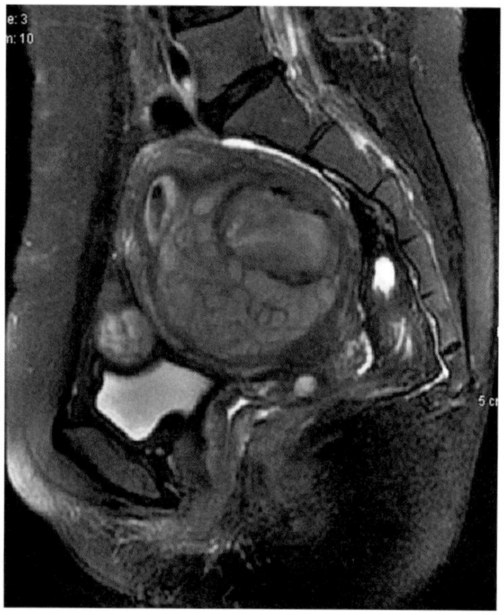

C

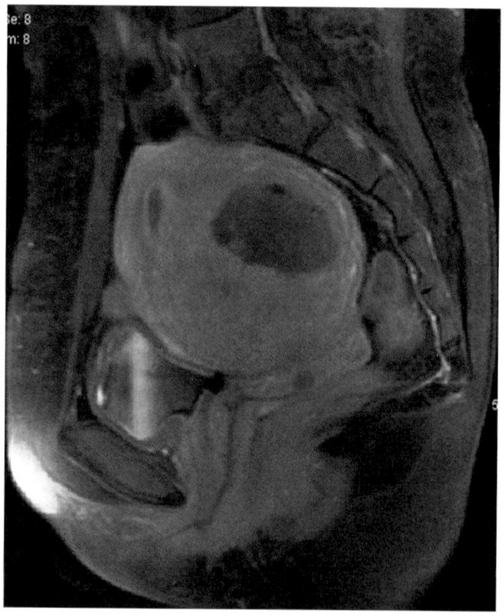

D

图 1－5－16　子宫内膜间质肉瘤合并出血

女性，42 岁。MRI 检查示子宫左后壁见 92.2mm×81.2mm 大小的实性肿块，边界欠清，宫腔狭长受压变扁；T_1WI 平扫（A）示瘤灶实性部分呈等信号；T_2WI（B、C）平扫呈高信号，内可见网格状低信号分隔影，瘤灶出血呈斑块状短 T_1 长 T_2 信号灶；矢状面增强扫描（D）示瘤灶实性部分明显强化，内见网格状低强化影（d）；子宫颈见纳氏囊肿，无强化

（五）鉴别诊断

影像学上需与子宫肉瘤鉴别的病变有子宫腺肌症、子宫内膜癌、变性和未变性的子宫肌瘤。这些病变在 MRI 上大多具有典型表现而易于鉴别：

1. 子宫腺肌瘤　常有月经过多、经期延迟、痛经病史，在 T_2WI 上表现为边界不清的低信号肿块，一般不大，有时可见代表异位腺体的高信号影，在 T_1WI、T_2WI 上其内可见多发、散在高信号出血点。

2. 子宫内膜癌　为起源于内膜的肿块，弥散累及内膜或表现为局灶性不规则肿块，呈等 T_1、稍长 T_2 信号，T_2WI 上高信号的内膜组织中断，侵及肌层时见低信号的结合带不规则中断或消失。

3. 未变性子宫肌瘤　表现为 T_2WI 上边界清楚的低信号肿块，T_1WI 上呈等信号而分辨不清，信号均匀，常多发，较长时间内变化不大。

4. 变性子宫肌瘤　MRI 表现与肌瘤的变性类型相关，肌瘤囊性变、黏液样变于肌瘤内可见大片长 T_2 信号，而肌瘤红色变则于肌瘤内可见短 T_1 信号，与肌瘤恶变的信号表现相似。有学者认为，当肌瘤内有大片出血、坏死和（或）肌瘤形态不规则、边界不清时，要警惕肌瘤恶变的可能。

四、滋养细胞肿瘤

滋养细胞疾病临床上分为妊娠性和非妊娠性，妊娠滋养细胞疾病（gestational trophoblastic disease，GTD）是一组来源于胎盘绒毛滋养细胞的疾病，包括葡萄胎、侵蚀性葡萄胎、绒毛膜癌（简称绒癌）和一类少见的胎盘部位滋养细胞肿瘤。妊娠滋养细胞肿瘤（gestational trophoblastic tumor，GTT）系指 GTD 中除葡萄胎以外的全部病变。葡萄胎多被认为是由于胚外组织发生变性，滋养层发育异常所致，故是一种良性的绒毛膜病变。下面分别介绍 3 种滋养细胞肿瘤：

（一）侵蚀性葡萄胎

1. 概述　侵蚀性葡萄胎（invasive mole）指葡萄胎组织侵入子宫肌局部，少数转移至子宫外，因具恶性肿瘤行为而命名。侵蚀性葡萄胎来自良性葡萄胎，多数在葡萄胎清除后 6 个月内发生，其发生率占葡萄胎的 5% ~20%。侵蚀性葡萄胎病因未明，其发病有关因素同葡萄胎。

2. 病理　大体可见水泡样物或血块，镜检时有绒毛结构，滋养细胞过度增生及不典型增生的程度不等，具有过度的侵蚀能力。侵蚀性葡萄胎的绒毛可侵入子宫肌层、血管或两者皆有，起初为局部蔓延，水泡样组织侵入子宫肌层深部，有时完全穿透子宫壁，并扩散进入阔韧带或腹腔，半数病例随血运转移至远处，主要部位为肺和阴道。预后较好。

3. 临床表现

（1）原发灶表现：最主要症状是阴道不规则流血，多数在葡萄胎清除后几个月开始出现，量多少不定。妇科子宫复旧延迟，葡萄胎排空后 4 ~6 周子宫未恢复正常大小，黄素化囊肿持续存在。若肿瘤组织穿破子宫，则表现为腹痛及腹腔内出血症状。有时触及宫旁转移性肿块。

（2）转移灶表现：最常见部位是肺，其次是阴道、宫旁，脑转移少见。在肺转移早期，胸片显示肺野外带单个或多个半透明小圆形阴影，晚期可出现咳嗽、血痰、咯血、胸痛等，阴道转移灶表现为紫蓝色结节，溃破后大量出血。脑转移可出现头痛、呕吐、抽搐、偏瘫及昏迷，一旦发生，致死率高。

4. 影像学表现

（1）X 线：X 线检查应用较普遍，早期有经腹壁羊膜腔穿刺与羊水造影相结合或子宫碘油造影，应用无害的、能吸收的、黏稠度适当、能清楚勾画出子宫轮廓的对比剂进行子宫输卵管造影术，在观察子宫和输卵管的内部形态，尤其对子宫的占位性病变，具有重要的诊断价值。对比剂注入后，围绕水泡弥散产生特有的蜂窝状图像，主要 X 线征象有：子宫腔充盈缺损，为宫腔内生长的肿瘤组织或残存的葡萄胎；龛影是由于对比剂渗入子宫肌层所致；对比剂渗入盆腔静脉丛，是由于滋养细胞侵犯破坏血管形成动静脉瘘，从而做出葡萄胎的诊断。但如果子宫肌层病灶不与子宫腔相通或病灶向浆膜外蔓延时，就不能反映葡萄胎的侵蚀程度，侵蚀性葡萄胎的诊断可呈假阴性，为此法不足之处，故目前此法已很少采用。

胸片示肺转移的 X 线影像有：两肺散布小结节状或棉球状阴影，呈圆形或类圆形，边缘模糊或清楚，大小不等，中间密度浓，周围较淡，很像“棉球”，此为较典型的征象；沿肺纹理有成串的小结节（串珠样）或肺野有密集的粟粒样阴影；云片状阴影，无一定形态，边界不清，散在分布于一侧或双侧肺野，可以仅呈一小片，也可以满布双肺，如不结合病史及 hCG 测定，很难和肺结核或其他炎症相鉴别，这种阴影常见于早期转移病例；气胸、胸腔积液可单侧或双侧同时存在，有时肺内转移灶与胸腔积液同时存在。侵蚀性葡萄胎如血行转移到肺部，胸部 X 线发现肺部转移灶有定性价值，但胸部 X 线对肺部结节灶定性诊断有时很困难，且小结节灶亦容易遗漏。

盆腔动脉造影术（PAG）：盆腔动脉造影术创伤小，操作简便，对良恶性葡萄胎的鉴别、病灶部位的定位、子宫肌层侵蚀程度及临床治疗有十分重要的意义。恶性葡萄胎极易侵蚀子宫肌层，造成肌壁坏死，并使子宫血运增多。盆腔动脉造影典型表现如下：子宫动脉扩张；血管多、分支多、走行乱；出现动-静脉瘘；出现肿瘤湖；对比剂呈头发团样潴留称肿瘤染色，卵巢静脉扩张，有蜂窝影出现。另外，盆腔动脉造影在判断肿瘤破裂致腹腔内出血和阴道转移结节破裂出血的诊断与治疗有其独到之处，可通过导管进行动脉栓塞，控制肿瘤破裂出血，使一些休克病人得到及时治疗。

动脉造影技术不仅可用于诊断，同时能进行子宫动脉局部灌注化疗及转移灶的灌注治疗，另外还可以选择性进行动脉栓塞以控制出血，这些是其他影像学诊断方法不可代替的。

（2）CT：CT 平扫表现为子宫体积明显增大，与停经期限不相符。子宫腔内可见多发大小不等的低密度囊泡影，其间可见厚薄不均的分隔及等密度软组织影，边界不清，有时可见条片状出血灶；宫腔轮廓线局部消失，子宫肌层不规则增厚且厚薄不均，其内亦可见低密度囊泡影，此为子宫肌层受侵的可靠征象。增强扫描显示等密度的软组织灶显著强化，部分呈小圆形低密度环形强化的葡萄征，部分融合成不规则 簇，形似“火焰山”，边缘模糊。增强后肌层侵犯处强化程度比正常肌层差，亦有比正常肌层更显著者。这是因为该肿瘤组织疏松，侵犯正常组织时既有致密的新生血管，也有引起出血坏死，所以受侵组织有不同程度的不均质强化。

CT 亦是诊断脑转移、肺转移及肝转移的重要手段。CT 能显示米粒大的病灶和胸膜的细微改变，这对恶性葡萄胎的早期转移观察，更优于普通 X 线片。肺转移可发生于左、右肺（图 1－5－17）。对肺尖、胸膜下、脊柱旁、心影后及纵隔内等处普通 X 线不易发现的病灶，CT 可明确显示其形态及大小，一般表现为肺内单发或多发大小不等的结节影，边缘清楚、光滑，多数位于肺野外周。

脑转移大多数病变在顶叶，50% 脑转移病灶表现为出血，继之血管被滋养细胞浸润，95% ～99% 脑转移灶 CT 显示高密度影。肝转移常发生于疾病晚期，腹部 CT 表现为肝区低密度影。

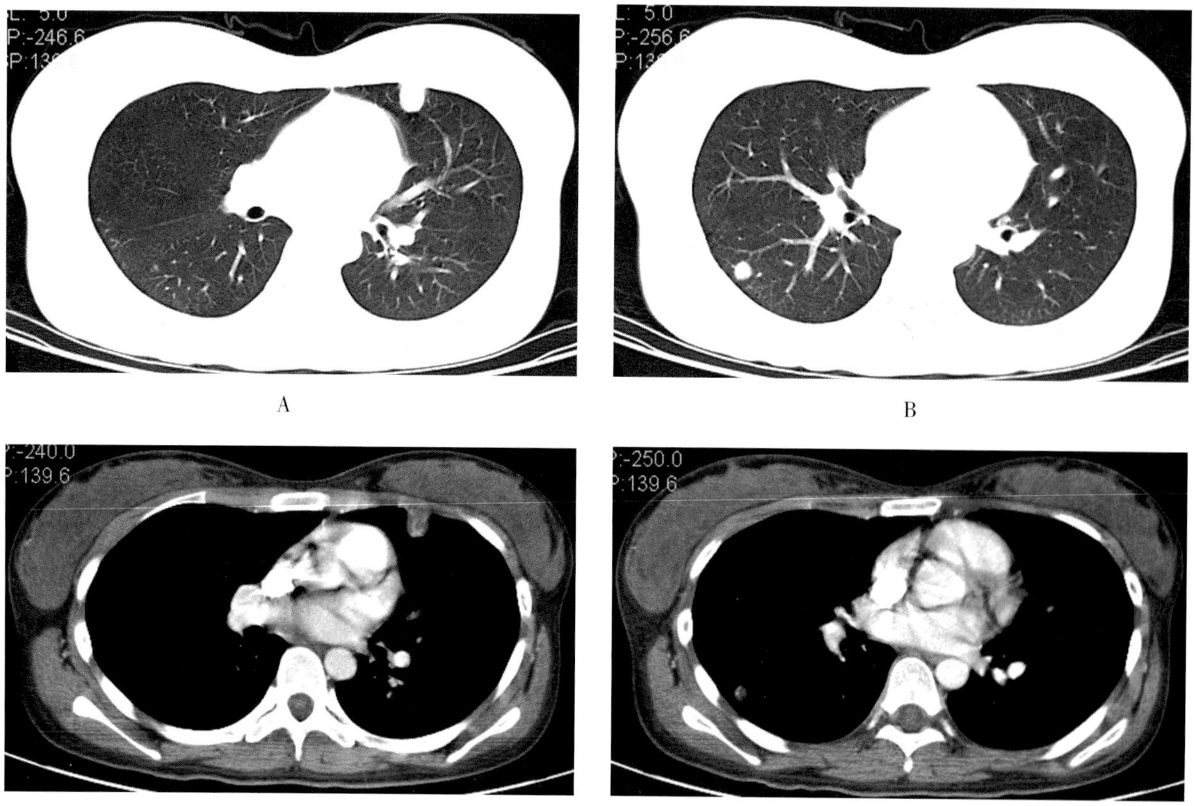

A　B　C　D

图 1－5－17　侵蚀性葡萄胎肺转移

CT 平扫肺窗（A、B）示左肺舌段、右肺下叶背段胸膜下分别见一小结节状高密度影，边缘光滑、清楚，增强扫描纵隔窗（C、D）示瘤灶呈不均匀轻度强化

（3）MRI：MRI 表现类似 CT 检查所见，表现为宫腔明显增大，内可见囊实性软组织肿块影，实性部分为等 T_1 稍长 T_2 信号，囊性部分为多发囊泡状长 T_1 长 T_2 信号。子宫肌层受侵时，T_2WI 序列可清晰显示，表现为正常子宫壁的三层结构信号中断、模糊不清。增强扫描肿块实性部分、囊壁分隔明显强化，囊内未见强化。

（二）绒毛膜癌

1．概述　绒毛膜癌（choriocarcinoma）为一种高度恶性肿瘤，约 50% 继发于葡萄胎（多在胎块清除后 1 年以上），发生于流产或足月分娩各占 25%，少数发生于异位妊娠后。早期可通过血行转移至全身，破坏组织及器官，引起出血坏死。本病对化疗敏感。

2．病理　绒癌多数发生在子宫，可形成单个或多个宫壁肿瘤，直径 2～10cm，肿瘤可侵犯宫壁、突入宫腔或突出于浆膜层。瘤灶表面呈紫色而切面为暗红色结节，质软脆，常伴出血、坏死及感染，宫旁静脉中往往可发现癌栓。卵巢也可形成黄素化囊肿。绒癌组织上无绒毛结构，没有一般癌肿所固有的结缔组织性间质细胞，也没有固有的血管。

绒癌主要经血行播散发生远处转移，转移早而广泛，最常见转移部位是肺（80%），依次为阴道（30%）、脑（10%）和肝（10%）。

3．临床表现

（1）流血：是最主要症状，由子宫病灶侵蚀血管或阴道转移结节破溃引起。表现为产后、流产后或葡萄胎清除后，出现阴道不规则流血，量多少不定。

（2）腹痛：因癌组织侵及子宫壁或子宫腔积血引起下腹胀痛，也可因癌组织穿破子宫或脏器转移灶破裂而致急性腹痛。

（3）盆腔肿块：因子宫内病灶、宫旁转移性肿块或卵巢黄素化囊肿，妇科检查时可触及肿块。

（4）转移灶表现：症状、体征随转移部位而异。

4．影像学表现　绒毛膜癌影像学检查（包括子宫输卵管造影、盆腔动脉造影、CT 及 MRI）表现与恶性葡萄胎基本相同，单靠影像学表现鉴别比较困难。X 线胸片作为肺转移的常规检查，肺转移灶均以结节状为主，其次为团块状、棉球状，绒癌直径一般偏大，恶葡偏小，密度一般呈等或稍高阴影，边界清楚或不清。

CT 用于诊断普通 X 线片难以发现的早期肺部转移灶。MRI 主要用于诊断脑转移。CT、MRI 检查子宫绒毛膜癌无明显特异性，目的在于评估肿瘤侵犯子宫的深度、范围、淋巴结转移及远隔性转移情况，以便采取适当的治疗方案和估计预后。

（三）胎盘部位滋养细胞肿瘤

1．概述　胎盘部位滋养细胞肿瘤（placental site trophoblastic tumor，PSTT）是指来源于胎盘种植部位的一种特殊类型的滋养细胞肿瘤，临床罕见，占滋养细胞肿瘤的 3.1‰，PSTT 与绒毛膜癌之比为 1∶138。其病理形态及生物学行为与其他滋养细胞肿瘤有诸多不同。大多数为良性病变，10%～15% 病例由于出现转移性病变而被称为恶性 PSTT。PSTT 主要见于育龄妇女，发病年龄 19～53 岁（平均 28 岁），多数病例发生于足月产或流产后，继发于葡萄胎的占 5%～14%。常见临床症状为与妊娠相关的闭经和（或）阴道不规则出血伴子宫增大。本病主要通过刮宫确诊，以手术治疗为主，近些年来颇受重视。

2．病理　PSTT 的大体病理病灶大小不一，形态多变，以宫腔内息肉样肿物或肌层内浸润性病灶为主要表现。镜下 PSTT 的肿瘤细胞以单一的种植型中间滋养细胞（IT）组成，有时含有少许合体滋养细胞成分，具有独特的形态学特征。因 IT 细胞分泌低水平的 HCG 和 HPL，故免疫组化证实瘤细胞内含有 HPL、HCG，典型病例 HPL 阳性更明显，提示 HPL 是胎盘部位滋养细胞肿瘤更敏感的肿瘤标志，对诊断及鉴别均有意义。

3．临床表现

（1）病史：一般继发于足月产、流产或葡萄胎后，发病时也可合并妊娠。

（2）症状：主要为不规则阴道出血或月经过多，有时闭经，常伴贫血、水肿。

（3）妇检：子宫增大如孕 8～16 周大小，呈不规则或均匀增大。

4．影像学表现　PSTT 的影像学诊断上以 B 超检查应用最广，但影像学缺乏特异性，与其他滋养细胞肿瘤无明显差别，一般显示子宫增大，腔内未见胚囊，肌层内多个囊性结构或类似子宫肌瘤的回声，或腔内见光点紊乱区。彩超显示子宫和病灶血流丰富，舒张期成分占优势的低阻抗血流图像是 PSTT 的一个特点。影像学检查主要是用于评估肿瘤侵犯子宫的深度、范围、淋巴结转移及远隔性转移情况，以便采取适当的治疗方案和估计预后。

五、恶性淋巴瘤

（一）概述

恶性淋巴瘤是淋巴结和结外部位淋巴组织的免疫细胞肿瘤，来源于淋巴细胞或组织的恶变。女性生殖系统原发性恶性淋巴瘤属结外型淋巴瘤，包括子宫、宫颈、卵巢、输卵管及阴道的 NHL（UNHL、CNHL、ONHL、FNHL、VNHL），几乎全部为非霍奇金淋巴瘤（non-hodgkin'slymphoma，NHL），其中以发生于子宫、卵巢的 NHL 为主。临床极为少见，国外曾有文献报道，在 1 467 例 NHL 中，发生于女性生殖器官的仅占 1%，而原发者更为少见。有文献报道生殖系统原发 NHL 仅占生殖系恶性肿瘤的 0.13%。发病年龄依原发部位不同有差异，ONHL 及 VNHL 的发病年龄以青少年为主；UNHL 和 CNHL 以围绝经期为主，与宫体癌和宫颈癌的年龄接近。临床表现无特异性，与其他恶性肿瘤很难鉴别，常需借助病理组织学研究得以确诊，目前本病的分期和治疗尚无统一标准。

（二）病理

病理特征：瘤组织多由未成熟型淋巴细胞构成，呈弥散性分布，免疫学检查以 B 细胞来源为主，其次为 Burkitt 淋巴瘤和滤泡性淋巴瘤。

本病的诊断尚无统一标准，Vang 等提出诊断须具备：①以生殖器官病变为主要表现，且为首发症状；②生殖器官是唯一的结外受累部位；③外周血及骨髓检查无任何异常；④以往无淋巴瘤病史；⑤若远方部位出现继发性淋巴瘤，必须与原发性恶性淋巴瘤相隔数月。

（三）临床表现

NHL 由于发病部位不同，临床表现亦呈多样化。ONHL 在早期可无症状，随病变发展程度可出现腹胀、腹痛、发热、消瘦、腹部包块等；UNHL 可表现分泌物增多，不规则阴道出血，突发性经量增多，或淋漓不断，常见于子宫内膜病变，亦可无异常出血症状，而以盆腔包块伴腹痛为主，多见于宫壁病变；CNHL 表现为接触性出血或无诱因阴道出血及阴道不规则少许出血，分泌物增多等；VNHL 则表现为性交困难、接触性出血或不规则出血；FNHL 与 ONHL 表现相同，并有分泌物增多现象。体征：阴道黏膜增厚变硬，结节状隆起，灰白色，表面溃疡；宫颈糜烂、肥大、息肉样增生；宫体可正常大小或异常增大；卵巢实性增大，可呈巨块状。

（四）影像学表现

1. CT　NHL 由于发病部位不同，影像学表现亦呈多样化。①原发性子宫恶性淋巴瘤：表现为子宫明显增大，呈软组织肿块影，失去正常形态及位置，可占据整个盆腔及下腹部，密度尚均匀，邻近器官如膀胱、直肠可被受压、移位。增强扫描肿块轻度强化，内可见片状无强化的低密度液化、坏死区；盆腔内可发现肿大的淋巴结，融合成团，轻度不均匀强化。②原发性卵巢恶性淋巴瘤：多数为双侧，平扫为相对均匀密度的肿块，圆形、轮廓清晰或呈分叶状，没有明显坏死、出血及钙化，相对乏血供。③原发性宫颈恶性淋巴瘤：表现为宫颈增大，内见圆形或卵圆形肿块突出，边界欠清，密度尚均匀，若合并坏死则呈稍低密度，增强后呈不均匀的轻度强化。

2. MRI　表现类似 CT 检查所见。①原发性子宫恶性淋巴瘤：表现为子宫明显增大，内见长 T_1 长 T_2 的肿块影，边界不清，T_2WI 结合带与宫颈基质的正常低信号消失，内见片状长 T_1 长 T_2 的坏死区，增强检查不均匀的轻度强化。②原发性卵巢恶性淋巴瘤：多为双侧卵巢实性肿块，T_1WI 呈低信号，T_2WI 呈等或稍高信号，增强后轻到中度强化。③原发性宫颈恶性淋巴瘤：表现为宫颈增大，内见软组织肿块突出，边界欠清，呈长 T_1 长 T_2 信号，若合并坏死则呈囊性信号，增强后呈不均匀的轻度强化（图 1－5－18）。

总之，原发性女性生殖系统恶性淋巴瘤的影像学检查无特异性，临床上较少见，若出现不同部位的恶性淋巴瘤，需与相应部分的良恶性肿瘤相鉴别，最终确诊有赖于病理诊断。如累及阴道，如上病例，尚需与阴道癌肉瘤相鉴别。阴道癌肉瘤表现为阴道不规则软组织肿块，边界不清，较大，信号不均，增强扫描呈明显不均匀强化，肿块内可见出血及坏死液化信号区，肿块向周围浸润生长，与周围组织结构分界不清，盆腔内可见肿大淋巴结影与盆腔积液（图 1－5－19）。

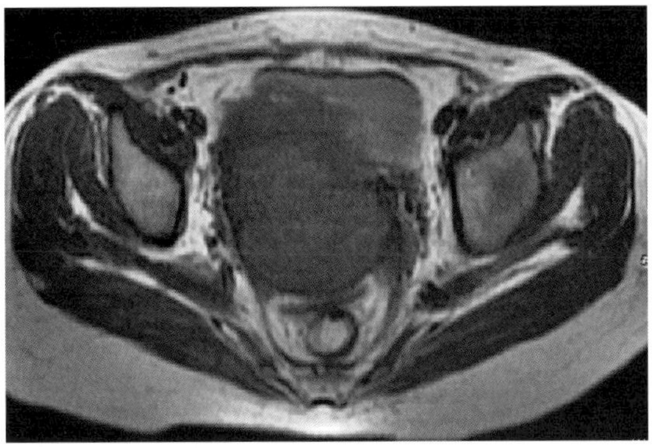

A

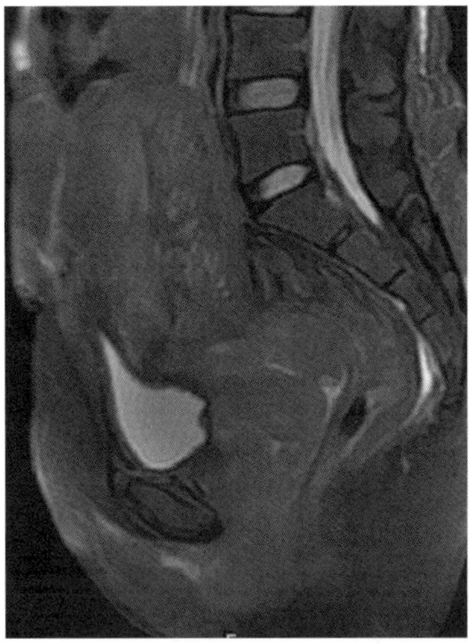

B

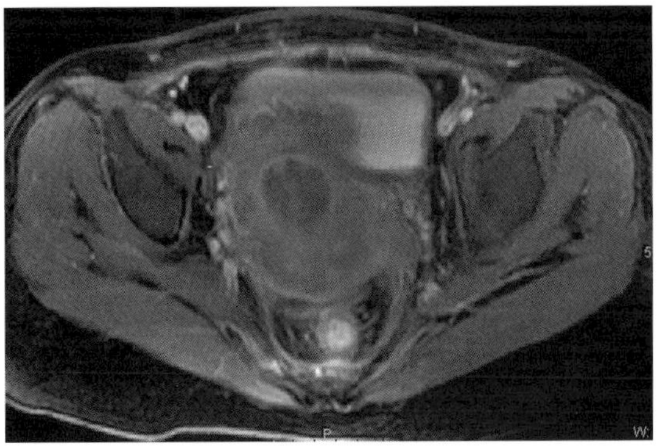

C

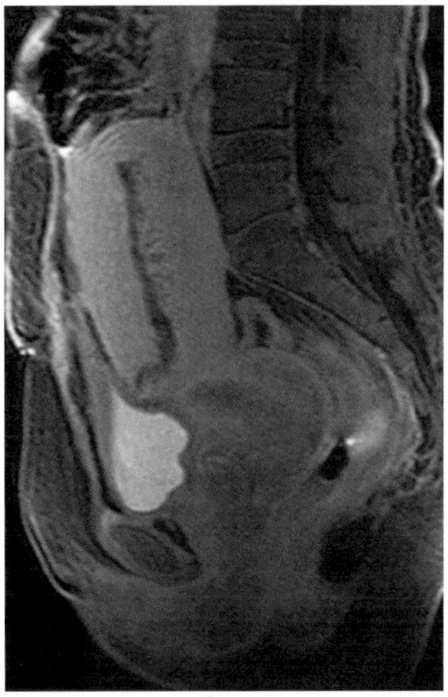

D

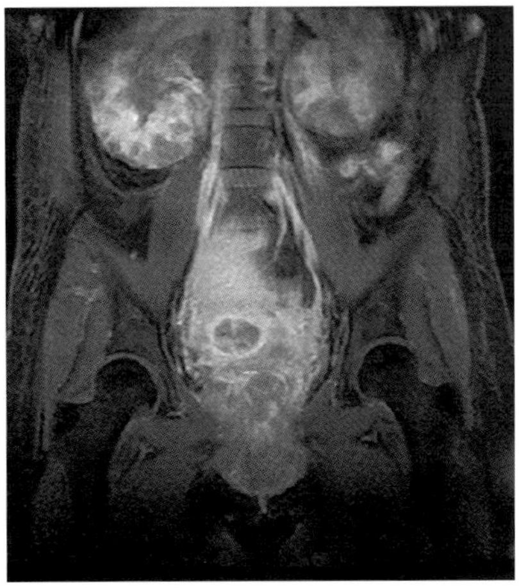

E

图 1－5－18　双肾、宫颈及阴道淋巴瘤

女，24 岁。子宫明显增大，呈剖宫产术后改变，MRI 扫描示子宫颈全周、阴道前后壁广泛性增厚，边界欠清；T_1WI 平扫（A）呈均匀低等信号影；T_2WI 平扫（B）呈不均匀稍高信号，向下累及外阴部，向后与直肠前壁分界不清；增强扫描（C、D）瘤灶不均匀强化，呈略低信号灶，内可见无强化的坏死区；冠状面增强扫描（E）双肾实质见类似小斑点状低强化灶

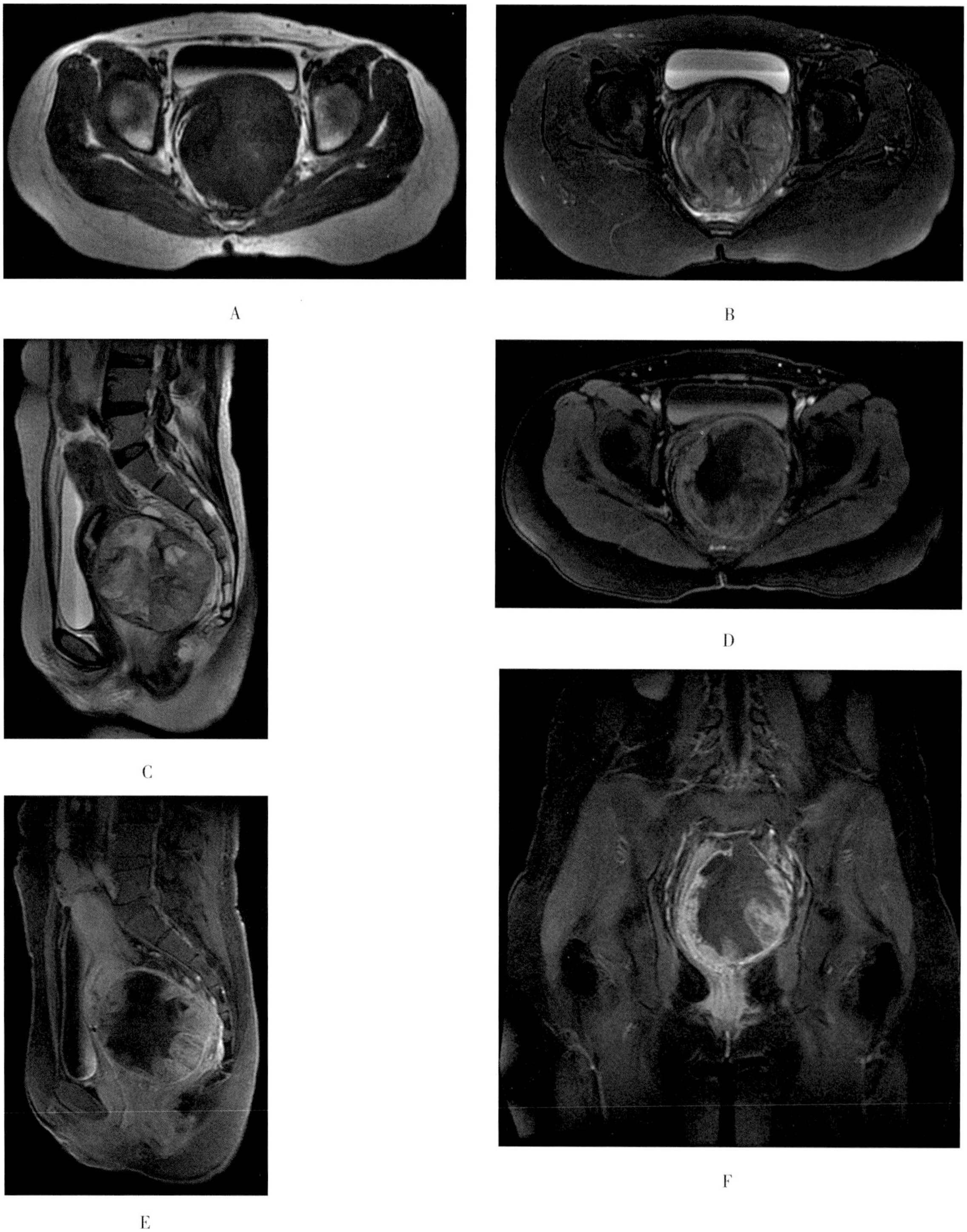

图1-5-19 阴道癌肉瘤

MRI 扫描示阴道可见一巨大不规则状软组织肿块，边界较清，可见假包膜，信号混杂；T_1WI 平扫（A）呈不均匀等低信号灶；T_2WI 平扫（B、C）呈不均匀高信号灶，内见不规则条形低信号灶及斑片状更高信号灶；增强扫描（D～F）瘤灶明显不均匀强化，中心不规则坏死及少许出血区未见强化

参考文献

［1］丰有吉，顾美皎．宫颈癌，子宫肿瘤，妊娠滋养细胞疾病［M］//乐杰．妇产科学（5版）．北京：人民卫生出版社，2000：314－332，348－358．

［2］颜小琼．妇科疾病［M］//陈炽贤．实用放射学（2版）．北京：人民卫生出版社，1998：487－535．

[3] 田平，齐桐，管同伟．女性生殖系统［M］//吴恩惠．医学影像诊断学．北京：人民卫生出版社，2001：766－788.

[4] 郑国梁．子宫，卵巢和输卵管［M］//李果珍．临床CT诊断学．北京：科学出版社，1999：598－611.

[5] 吴红珍，江新青，谢琦．MRI在宫颈癌中的临床应用价值及研究进展［J］．国外医学临床放射学分册，2007，30（5）：338－340.

[6] 单锦露，王阁，王东，等．CT和MRI在宫颈癌诊断与分期上的对比研究［J］．局解手术学杂志，2007，16（6）：382－385.

[7] 白萍，孙建衡，晁红霞，等．子宫肉瘤153例临床分析［J］．中华妇产科杂志，1997，32（3）：163－167.

[8] 李华淑，陈劲松，刘伏香．子宫肉瘤36例临床特征及诊断［J］．广东医学，2007，28（2）：337.

[9] 廖秦平．女性生殖道肉瘤的诊断和治疗［J］．当代医学，2002，8（4）：57－62.

[10] 潘少辉，王灏．恶性妊娠滋养细胞肿瘤的影像诊断［J］．中国CT和MRI杂志，2004，2（3）：59－61.

[11] 吕明权，蒋丽娜，李贤兴，等．侵袭性葡萄胎的CT诊断（附11例分析）［J］．中华放射学杂志，2000，34（12）：850－851.

[12] 邓姗，杨秀玉．胎盘部位滋养细胞肿瘤的诊治［J］．中国医学科学院学报，2002，24（8）：418－421.

[13] 查二南，吴丽华．早孕与葡萄胎的CT表现（附4例报告）［J］．临床放射学杂志，2001，20（6）：476－477.

[14] 吴小华，张志毅，张廷，等．原发性子宫体恶性淋巴瘤［J］．中华妇产科杂志，1996，31（2）：122－125.

[15] 韩玉，焦书竹．原发性女性生殖系统非何杰金氏瘤54例分析［J］．中国实用妇科与产科杂志，2001，17（8）：489－490.

[16] 高义军．原发性子宫体非霍奇金淋巴瘤1例［J］．临床放射学杂志，2007，26（9）：947.

[17] 马勇，宋敏．原发性子宫恶性淋巴瘤1例［J］．中华放射学杂志，2005，39（3）：327－328.

[18] 刘庆华，高小峰，蒋栋，等．宫颈癌的超声诊断［J］．中国超声诊断杂志，2001，2（2）：40.

[19] 罗红缨，张松涛，颜林琳，等．经直肠彩色多普勒超声诊断宫颈癌的临床价值［J］．湘南学院学报（医学版），2006，8（4）：37－38.

[20] 谭莉，姜玉新，潘凌亚，等．经阴道超声对术前诊断子宫内膜癌肌层浸润程度的价值［J］．中华超声影像学杂志，2002，11：345－347.

（中山大学附属第三医院　王　劲　郭月飞　谢斯栋　罗　琳　张　波）

第六章 膀胱恶性肿瘤影像学诊断

第一节 影像学检查

膀胱肿瘤的诊断主要采用膀胱镜检查。对只有血尿的患者或已明确诊断为膀胱癌的患者，应采用静脉尿路造影或逆行尿路造影，既可以了解上尿路有无与膀胱癌相关的肿瘤和梗阻，又能显示膀胱癌所致的充盈缺损。超声、CT 和 MRI 可用于膀胱癌的诊断，但更重要的是用于治疗前分期及治疗后随诊观察。

（一）X 线检查

1. 静脉尿路造影　静脉尿路造影是膀胱癌患者的基本影像学检查方法。其目的是：①了解肾盂、输尿管有无肿瘤。②了解膀胱肿瘤对肾功能的影响，肾盂（输尿管）积水或显影不良提示肿瘤侵犯输尿管远端出口。③观察膀胱肿瘤的大小、数目、形态及有无膀胱壁受侵。应注意使对比剂充分充盈膀胱，再摄膀胱的正位及双斜位片。静脉尿路造影诊断膀胱肿瘤的优点是检查方便，为非损伤性检查，可了解整个尿路的情况。其不足之处是无法控制膀胱的充盈程度、对比剂的浓度致使对比度过高或过低，肠道内的气影干扰膀胱的观察，也不能同时做双对比检查，不能显示直径在 1.5cm 以下及扁平的病变，膀胱肿瘤的检出率不到 60%。

2. 逆行膀胱造影　一般采用 10% ~30% 的泛影葡胺 150 ~ 300mL 充盈膀胱，或用空气 150mL 及泛影葡胺 100mL 做双重对比造影。此法能控制对比剂的浓度，消除对比剂过浓或注入太多掩盖肿瘤。双重对比造影有利于检出较小的病变。但其检出膀胱癌的敏感性低于膀胱镜；且亦只能观察腔内病变，无法显示肿瘤的外侵与转移，目前在临床上的应用已逐渐减少。

（二）CT 检查

CT 的密度分辨率高，解剖图像清楚，可显示膀胱肿瘤的大小、数目、形态及位置，明确肿瘤侵犯膀胱壁和周围结构的程度，判断有无淋巴结肿大转移，是目前最常用于膀胱癌分期的影像方法，并用于治疗后随诊复查。与超声及 MRI 相比，CT 判断肿瘤侵犯膀胱周围及盆壁较为准确，显示淋巴结肿大优于超声，但 CT 对肿瘤的分期欠准确，对表浅的癌肿因其与膀胱壁的密度相似，CT 不能分辨增厚的膀胱壁是表浅的肿瘤还是肿瘤已浸润肌层，其错误率高达 67%。CT 分期的准确率为 33% ~96%。对病理证实的已有膀胱肌层以上受侵者，CT 低估肿瘤分期达到 30%，高估 20%。对肿瘤分期的评估，CT 不及 MRI 及经尿道超声检查。

为充分发挥 CT 在膀胱癌的诊断、分期及随诊中的作用，在扫描时应重视如下问题：①膀胱内充分充盈尿液或合适浓度的对比剂。对比剂的充盈可逆行注入 10% 的泛影葡胺，有的采用静脉注射 60% 的泛影葡胺 20mL，半小时后对比剂充盈膀胱。也可注入空气与碘剂形成双对比检查。膀胱内充盈对比剂有助于提高带长蒂的小乳头状肿瘤检出率。②小肠充盈对比剂，一般在扫描前 2 ~3h，口服 1.5% ~2% 的泛影葡胺 300 ~ 600mL，于扫描前半小时再口服 300 ~ 600mL，以便充盈好各组小肠。③静脉团注 60% 泛影葡胺或非离子型碘对比剂 70 ~ 100mL，动态扫描或普通增强扫描，使膀胱癌强化，以便了解肿瘤的范围。血管强化以及肠内充盈对比剂有助于鉴别肠管、血管及淋巴结。应注意如采用增强扫描，膀胱内不应再用阳性对比剂充盈，而应嘱患者大量饮水，使尿液充盈膀胱，增加强化后膀胱壁的对比度。

CT 在膀胱癌的诊断与分期方面也存在明显局限性：①CT 不易显示膀胱的小肿瘤，特别是扁平的肿瘤。横断位扫描对膀胱顶部、底部及三角区的病变显示尤为困难。必要时可加用侧位或俯卧位扫描，三维重建的分辨率亦有限。②CT 不易鉴别 T_1 ~ T_3a 各期，对膀胱癌的肿瘤分期价值有限。诊断膀胱癌侵犯精囊亦存在假阳性的可能。③对膀胱小的隆起性病变难以定性诊断。

（三）MRI 检查

MRI 对膀胱肿瘤诊断与分期的主要优点是：①MRI 的软组织对比分辨率高，膀胱肿瘤与膀胱壁可呈现不同信号，特别是在 T_2 加权像上或 Gd-DTPA 动态增强早期（＜2min），表浅的肿瘤呈高信号，未受侵的膀胱壁肌层呈低信号线状影，有助于区分肿瘤是浅表性的还是已经侵犯深肌层。T_1WI 像盆腔脂肪呈高信号，肿瘤呈低信号，能清楚地显示肿瘤是否侵及膀胱周围组织。②MRI 可多平面成像，冠状位及矢状位成像有助于显示横断位成像不易观察到的膀胱顶和底部的肿瘤，显示病变与分期均优于 CT。MRI 分期的准确率为 72%～96%。但其准确率亦受技术因素，例如扫描序列及增强扫描的方式影响。一般采用 SET_1 WI、FS ET_2 WI 序列、动态增强扫描检查，其中 T_2 WI 像在膀胱癌的分期上有较高价值，动态增强扫描能提高分期准确性。同时应注意膀胱过度充盈或充盈不良时均会对肿瘤的准确分期造成影响。

MRI 的不足之处是：①价格昂贵，多数情况价格效益比相对较低。②化学位移伪影及呼吸运动伪影影响图像质量。③平扫 T_2 WI 像的空间分辨率与信噪比相对较低，显示肿瘤是否侵犯深肌层也有一定的误差。④MRI平扫不能显示小（＜1cm）而表浅的病变。

第二节　膀胱恶性肿瘤

膀胱肿瘤（tumor of urinary bladder）是泌尿外科中的常见病，为泌尿生殖系中最常见的肿瘤，易发生在 40 岁以上男性，有多种组织学类型，可为上皮性或非上皮性肿瘤。其中上皮性肿瘤约占所有膀胱肿瘤的 98%，而移行上皮癌又占上皮性肿瘤的 95%，良性乳头状瘤约占 2%。非上皮性肿瘤少见，可为平滑肌瘤、平滑肌肉瘤、横纹肌肉瘤、嗜铬细胞瘤、淋巴瘤等；极少数为良性肿瘤。

一、膀胱癌

（一）概述

膀胱癌（bladder carcinoma）多为移行细胞癌，少数为鳞癌和腺癌。多见于男性，占膀胱肿瘤的 90% 以上，男：女为 3：1～4：1，好发年龄为 50～70 岁。膀胱癌的病因主要是环境中致癌物质等。移行细胞癌常呈乳头状生长，故称乳头状癌，自膀胱壁突向腔内，并常侵犯肌层；部分移行细胞癌及鳞癌和腺癌呈浸润性生长，造成膀胱壁局限性增厚。膀胱癌易发生在膀胱三角区和两侧壁，表面常凹凸不平，可有溃疡，少数肿瘤尚可有钙化。晚期可侵犯膀胱周围组织及结构，主要转移途径是淋巴转移。

（二）临床表现

膀胱癌最主要的临床表现是非特异性、反复发作的肉眼血尿，可伴有尿急、尿痛，当肿瘤有溃疡形成时症状加重。晚期肿瘤浸润膀胱深层可出现膀胱区疼痛且排尿时加重，肿瘤累及膀胱颈时可出现排尿困难，肿瘤累及输尿管口时可引起肾盂输尿管积水扩张和泌尿系继发感染。

（三）影像学表现

1. 膀胱镜检查　同时做活检是及早发现膀胱肿瘤的最敏感、最可靠的方法，影像学检查可进行膀胱肿瘤的分期。

2. X 线　平片诊断价值不大，仅偶可发现肿瘤钙化，呈细小斑点状、结节状或小环状致密影。①膀胱造影检查：乳头状癌表现为自膀胱壁突向腔内的结节状或菜花状充盈缺损，基底部常较宽，表面多凹凸不平。肿瘤大小不等，小者仅隐约可见，大者可占据膀胱的大部。当肿瘤侵犯膀胱壁或为浸润性生长的非乳头状癌，局部膀胱壁表现僵硬，即改变膀胱充盈状态时，僵硬的膀胱壁形态无改变，不能扩张（图 1－6－1）。②盆腔动脉造影：可显示迂曲增粗的肿瘤血管，毛细血管期还可见肿瘤染色。

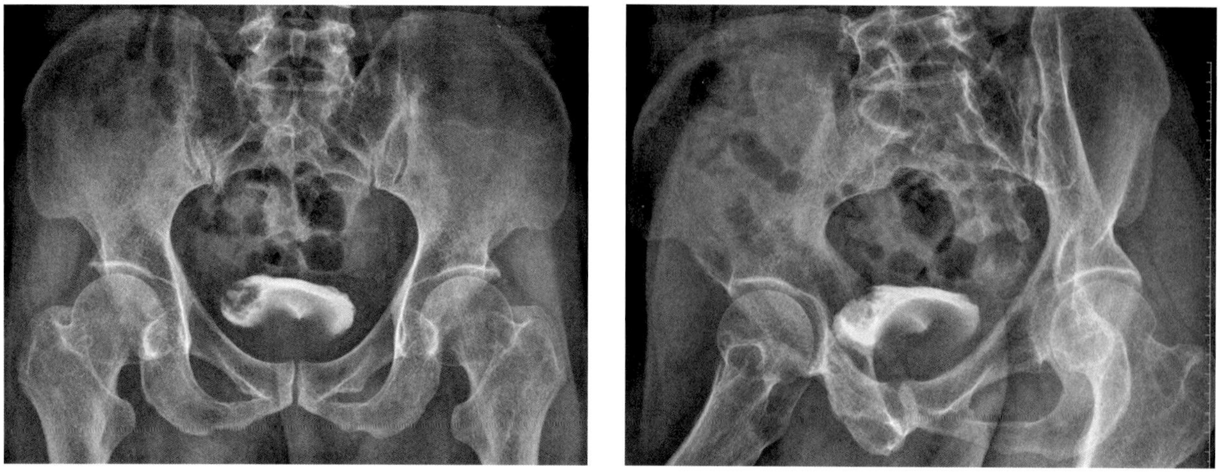

A　　　　B

图 1 -6 -1　膀胱右侧壁移行细胞癌

男，71 岁。静脉肾盂造影（IVP）正位片（A）、斜位片（B）示膀胱右侧壁呈不规则充盈缺损，边缘毛糙；膀胱下缘见弧形压迹，为前列腺增生压迫膀胱所致

3. CT　多表现为自膀胱壁突入腔内的软组织密度肿块，常位于膀胱侧壁或三角区。肿块大小不等，呈乳头状、结节、分叶或不规则状，其与壁相连的基底部多较宽，少数者较窄。肿块密度常均一，少数肿块表面可有点状或不规则钙化。部分膀胱无明确肿块，仅表现膀胱壁局部不规则增厚，表面常凹凸不平。增强检查：早期扫描肿块多为均一强化，偶见其内坏死性无强化低密度灶；延迟扫描，腔内充盈对比剂，肿块表现为低密度充盈缺损区（图 1 -6 -2、图 1 -6 -3）。

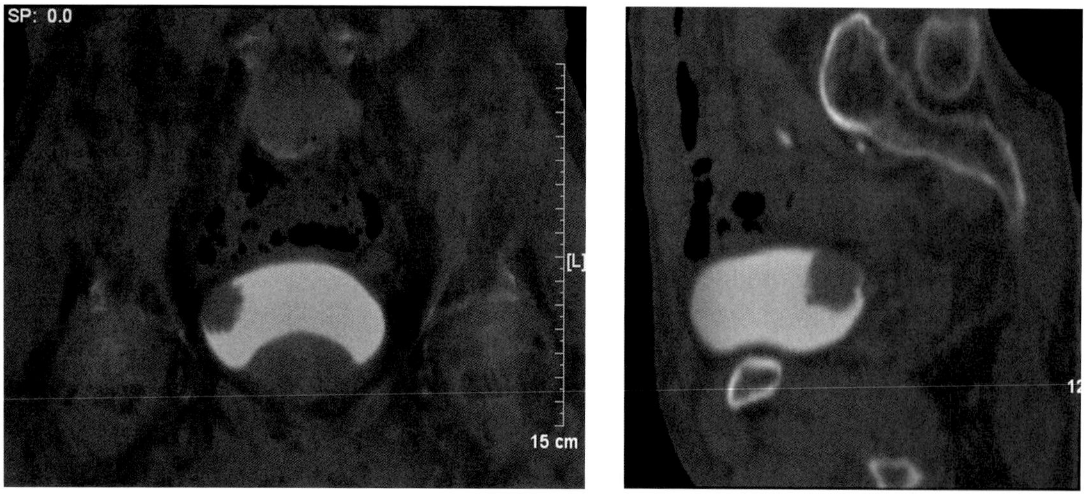

A　　　　B

图 1 -6 -2　膀胱右后壁移行细胞癌

同上病例，CTU 检查（A、B）示膀胱内充满高密度对比剂，膀胱右后壁可见一低密度宽基底菜花状肿块向腔内突出，局部呈不规则充盈缺损，边缘凹凸不平

当膀胱癌发生壁外侵犯时，表现为病变处膀胱壁外缘不清，周围脂肪密度增高，出现条索状软组织密度影乃至肿块影。肿瘤还可进一步侵犯周围器官；精囊受累时则精囊增大，精囊角消失；侵犯前列腺时使之增大、变形；当肿块部分或全部包绕子宫或直肠时，则提示这些器官已受累。淋巴转移是最主要的转移途径，主要转移到盆腔淋巴结，如闭孔、髂内、髂外及髂总淋巴结群，表现为盆腔和腹主动脉周围淋巴结增大，直径

大于 1cm。增强扫描有助于血管与淋巴结的鉴别。血行转移多在晚期，主要转移至肝、肺、骨和皮肤等处。

4. MRI　膀胱癌所产生的形态学表现与 CT 检查相仿，也表现为自膀胱壁突向腔内肿块和（或）膀胱壁局限性不规则增厚。在 T_1WI 上，肿瘤的信号强度类似正常膀胱壁；然而在 T_2WI 上，多为中等信号，信号强度要显著高于正常膀胱壁，因而能较为准确地显示肿瘤的范围和侵犯深度（图 1－6－4）。Gd-DTPA 增强检查，肿瘤迅速强化且强化程度高于正常膀胱壁，因此同样能准确显示肿瘤范围。MRI 检查也可确定膀胱癌对周围组织器官的侵犯及淋巴结转移。

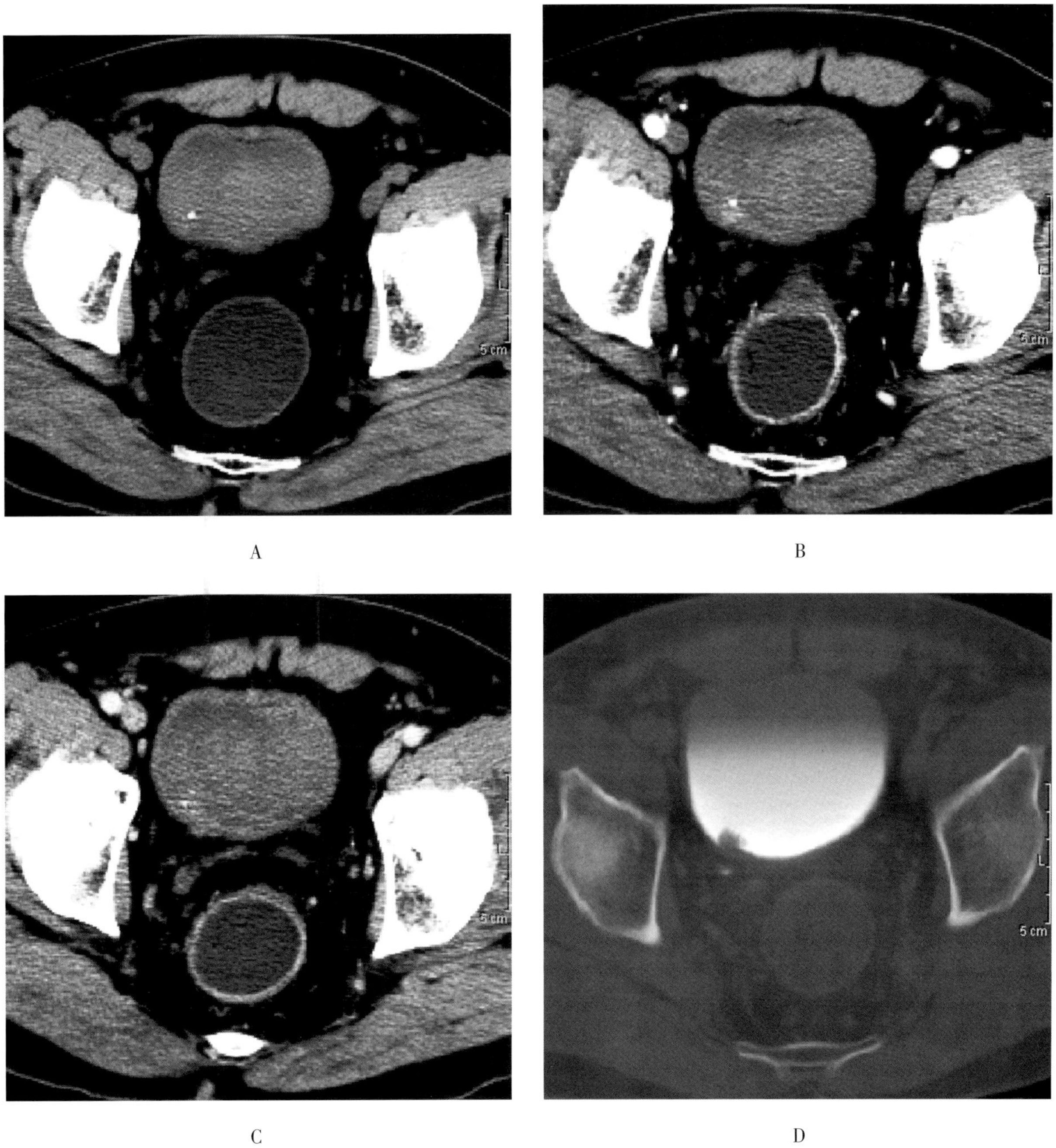

图 1－6－3　膀胱右后壁移行细胞癌并出血

男，59 岁。CT 平扫（A）示膀胱壁增厚，膀胱腔内似见分层样密度，下部密度较高，CT 值约 58Hu；膀胱右后壁一等密度小结节灶向腔内突出，内可见斑点状钙化灶；增强扫描动脉期（B）明显强化；静脉期（C）强化减退；延迟期 CTU 检查（D）示膀胱内对比剂充填，瘤灶呈边界不规则低密度充盈缺损灶，显示更加清楚

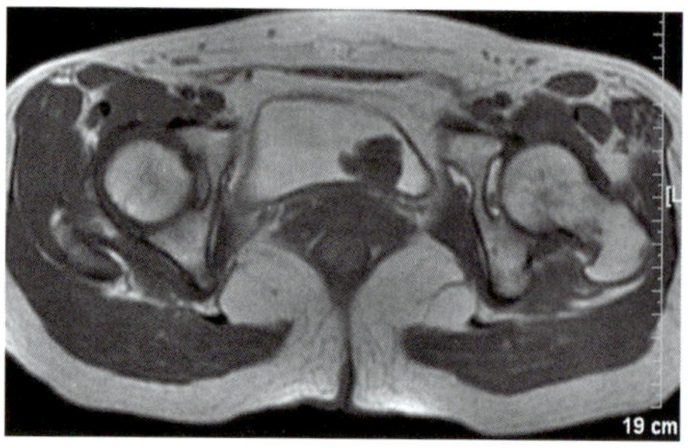

A

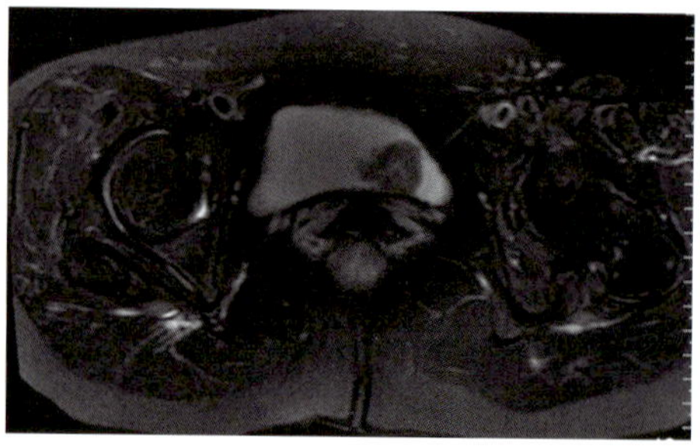

B

图 1-6-4 膀胱左后壁移行细胞癌

女性，48 岁。MRI 扫描示膀胱左后壁可见一窄基底菜花状肿块向腔内突出，边缘凹凸不平，T_1WI 平扫（A）呈均匀低信号；T_2WI 平扫（B）呈不均匀略高信号灶

5. B 超　膀胱癌二维超声表现为膀胱暗区内病灶呈乳头状或菜花样，自膀胱壁向腔内突起，呈中低回声，形态不规则，表面不光滑，内部回声不均匀，基底多较宽。肿瘤侵及肌层时，膀胱壁连续性中断。彩色多普勒声像图表现：较大的肿块内部血流丰富，可见血流信号从基底部膀胱壁向肿块内伸入，并呈条状、树枝状向周边延伸，血流丰富程度多与肿瘤大小成正比，较小病灶用能量图可显示内部短杆状血流信号，肿块内部血流多呈高速动脉血流频谱（图 1-6-5）。膀胱癌必须与膀胱内血块鉴别。后者随患者体位改变而移动，但有时因患者年老翻身有困难或体位改变不明显时，血块飘动不明显，单依靠这点很难作出鉴别。由于彩色多普勒超声能够敏感地显示肿瘤细小血流信号，可不同程度地提高膀胱癌的检出率。

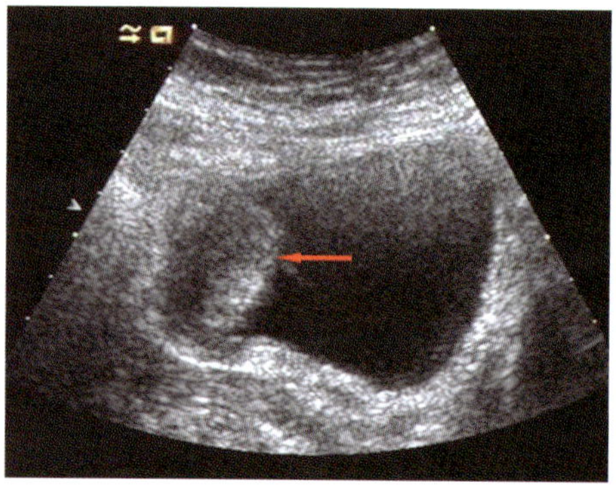

A

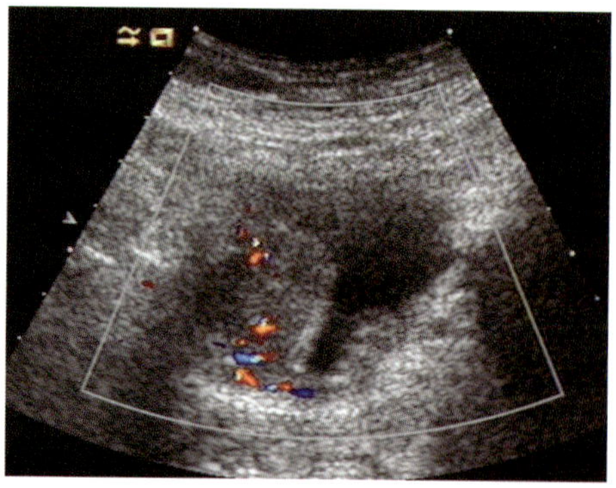

B

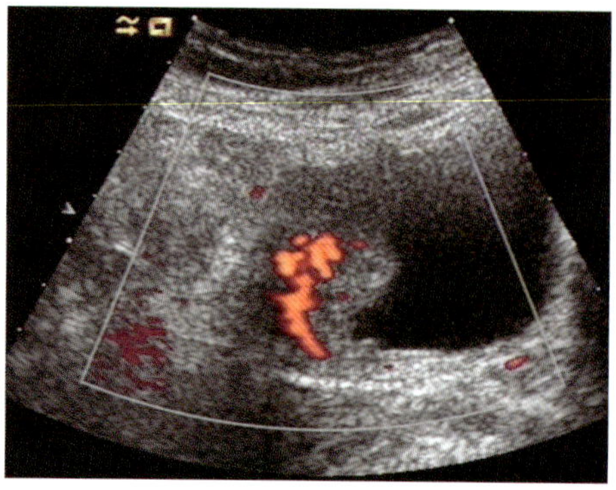

C

图 1-6-5 膀胱癌

女性，55 岁。膀胱右侧壁局限性增厚，相当于 7～10 点处可见一个结节样低回声光团，大小 38mm×23mm，基底宽广，与膀胱壁相连不移动，不伴声影，附着处膀胱壁局部回声中断（箭头）。彩超（B）和能量多普勒（C）：低回声光团内部血供丰富，呈分支状

（四）诊断与鉴别诊断

根据上述影像学表现，结合临床所见，多可提示膀胱癌的诊断。膀胱癌应与前列腺增生、前列腺癌和膀胱内阴性结石、血块、其他类型膀胱肿瘤及盆腔内肿瘤，如盆腔平滑肌瘤等鉴别。前列腺增生、前列腺癌肿块的最大径在前列腺的部位，突入膀胱时肿块位于膀胱颈周围，并与前列腺以宽基底相连。阴性结石和血块也可造成膀胱内充盈缺损，但变换体位检查两者多有位置变化。此外，还应与膀胱乳头状瘤鉴别，后者表现为结节状向膀胱腔内突起的充盈缺损，一般较小，表面光整，常有蒂，局部膀胱壁不增厚。但病变早期，乳头状瘤与膀胱癌难以鉴别。此时应行膀胱镜检查及活检。盆腔平滑肌瘤表现为盆腔内结节状及类圆形，边缘较清楚，平扫呈软组织中等密度，密度较均匀，增强扫描中度延迟强化，强化较均匀，与周围组织、结构分界清楚，无盆腔淋巴结肿大及盆腔积液（图1-6-6）。

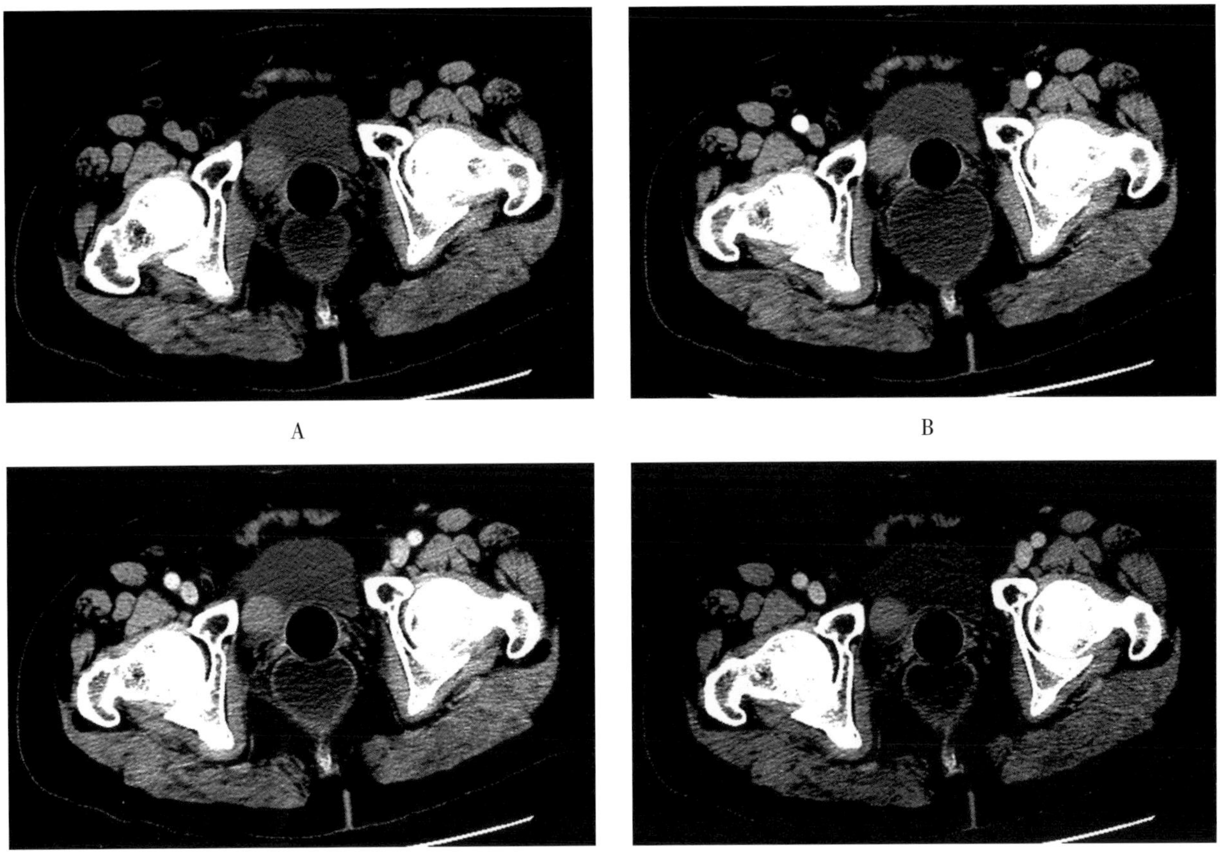

A　　B

C　　D

图1-6-6　盆腔平滑肌瘤

CT平扫（A）示盆腔可见一类圆形结节状软组织灶，呈均匀略低密度灶，边界清楚，与膀胱分界不清，增强扫描动脉期（B）、静脉期（C、D）呈中度均匀性延迟强化

二、脐尿管癌

（一）概述

脐尿管癌（urachus carcinoma）为少见的恶性肿瘤，1931年由Begg首次报道，有学者认为其占所有膀胱肿瘤的0.1%～0.7%和原发膀胱腺癌的20%～39%。脐尿管癌来源于脐尿管残存组织，并向膀胱及其周围组织浸润生长，由于部位特殊，给早期诊治带来一定困难。脐尿管癌发病年龄为50～60岁，多数为男性，早期常无明显临床表现，许多患者就诊时多为晚期。由于确定脐尿管癌的组织来源很困难，诊断标准并不一

致。Henly 等提出的诊断标准比较接近临床实际：只要肿瘤定位于膀胱顶部或前壁，膀胱黏膜无腺性膀胱炎及肠上皮化生，可见脐尿管残留结构，则脐尿管腺癌的诊断即可成立。

（二）病理

膀胱脐尿管癌的发生与脐尿管残留有关，脐尿管是位于膀胱顶部和脐之间的胚胎发育期结构。胚胎时期的脐尿管连接膀胱和尿囊，一般在出生后退化，残留者不罕见。脐尿管残留结构多呈囊状，囊内被覆移行上皮或柱状上皮。残留的脐尿管发生肿瘤罕见，其肿瘤亦多生长于膀胱黏膜下或肌壁内，因早期不累及膀胱黏膜，故症状一般不明显；偶见发生在脐和膀胱顶部之间的前腹壁腹膜下。脐尿管癌的常见组织学类型主要是黏液型腺癌，如胶样或印戒细胞癌，其次包括肠型腺癌、透明细胞腺癌、移行细胞癌及鳞状细胞癌等。

（三）临床表现

早期常无明显临床表现，晚期根据肿瘤在脐尿管中生长部位不同，患者具有不同的临床症状。位于脐尿管近端的腺癌，较早破溃后自脐流出黏液性或血性液体，溃烂出血有臭味，而鳞癌则呈外生性乳头样生长。位于脐尿管中段或侵犯腹壁的脐尿管肿瘤，可在下腹部触及肿块。位于脐尿管远端的肿瘤压迫膀胱，穿破膀胱后有血尿，感染后有膀胱刺激症状。

（四）影像学表现

CT 和 MRI 对判断肿瘤侵及的范围和淋巴结受累情况有较大价值，并对手术方案的确定有指导意义。

1. CT　表现为膀胱顶部软组织肿块影，沿腹中线或稍偏一侧，紧贴前腹壁后方向脐部延伸，但上端低于脐，下端与膀胱顶部相连；肿块形态可不规则，早期与膀胱分界尚清，晚期与膀胱分界不清，局部膀胱壁可增厚，亦可突入膀胱腔内生长；肿块大部分呈囊实性，囊壁厚薄不均，实性部分内可伴钙化或结石，结石多为单发，位于膀胱顶壁前上缘。增强扫描实性部分及囊壁明显强化，受侵膀胱壁亦强化（图 1-6-7）。

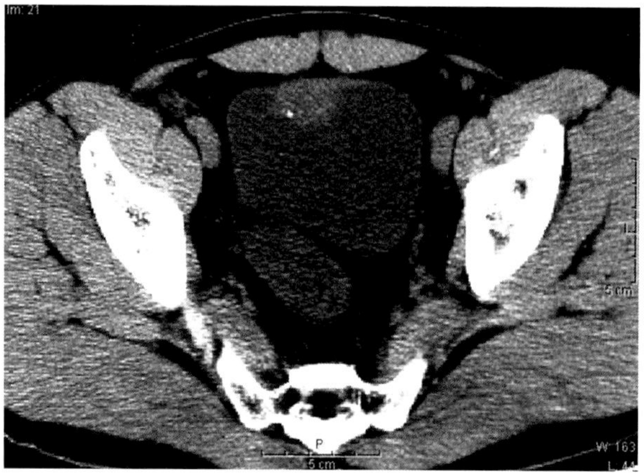

A

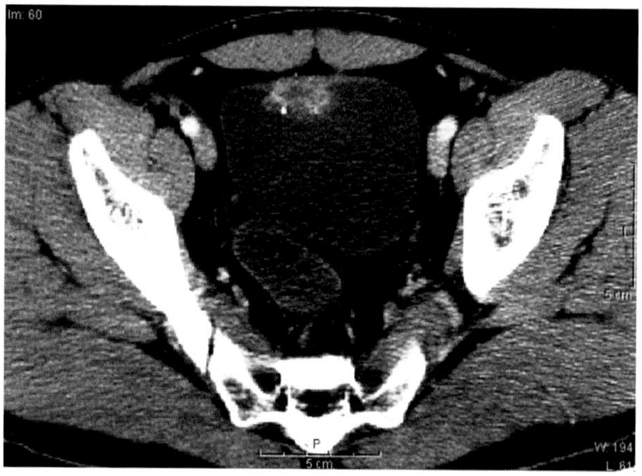

B

图 1-6-7　脐尿管癌

男性，31 岁。CT 平扫（A）膀胱前壁近中线区可见一不规则条状软组织肿块突入膀胱腔内，呈宽基地与膀胱壁相连，平扫呈不均匀略低密度灶，内可见点状钙化；增强扫描（B）呈不均匀环状强化

2. MRI　MRI 平扫表现为膀胱前壁与腹壁间见一不规则形软组织肿块，呈等 T_1、稍长 T_2 混杂信号，囊性部分呈长 T_1 长 T_2 信号，钙化或结石呈长 T_1 短 T_2 信号。肿块较小时，与膀胱前壁分界尚清，呈向内凹陷的切迹。大部分肿块与膀胱分界不清，局部膀胱壁不规则增厚。增强扫描，呈不均匀的强化，囊性部分无强化。MRI 的多方位成像及良好的软组织分辨率，可较好地显示肿瘤所在的具体部位及与周围组织的关系，有利于脐尿管癌的诊断、术前分期及手术方案的制订。

（五）诊断与鉴别诊断

本病诊断主要依靠临床表现、膀胱镜检查及影像学检查。需与以下疾病鉴别：

1. 脐尿管癌与膀胱癌　脐尿管癌局限于膀胱顶部前壁，而膀胱癌多发于膀胱三角区、膀胱侧后壁，以腔内肿块和膀胱壁改变为主，多呈实性，壁外改变较少。脐尿管恶性肿瘤多合并膀胱炎，肿瘤浸润膀胱壁肌层或穿透膀胱壁但与肿瘤邻近的黏膜多正常，脐尿管见有囊性或实性肿块，可直接侵犯邻近组织。

2. 脐尿管囊肿和脐尿管囊肿癌变　脐尿管囊肿壁薄，外缘光滑，囊肿合并感染时壁呈弥散性增厚而无壁结节。如病灶呈囊实性，壁厚而不规则，有壁结节且有明显对比强化，有邻近膀胱壁或（和）腹壁浸润者应考虑癌变。

参考文献

[1] 潘柏年．泌尿、男生殖系统肿瘤［M］//吴在德、吴肇汉．外科学（6 版）．北京：人民卫生出版社，2003：712－715.

[2] 田平，齐桐，管同伟．泌尿系统肿瘤与囊肿［M］//吴恩惠．医学影像诊断学．北京：人民卫生出版社，2001：749－759.

[3] 郑国梁．膀胱癌［M］//李果珍．临床 CT 诊断学．北京：科学出版社，1999：586－591.

[4] 赵斌，柳澄，连庆峰．膀胱病变［M］//李松年．现代全身 CT 诊断学．北京：中国医药科技出版社，2001：1055－1058.

[5] 欧阳可勋．膀胱癌的 CT 诊断与分期［J］．岭南现代临床外科，2004，4（1）：54－55.

[6] 莫友发，高代平，张礼鹃，等．膀胱癌的 MRI 诊断价值［J］．医学影像学杂志，2007，17（3）：227－230.

[7] 周科峰，王小宁，朱斌，等．膀胱脐尿管腺癌 8 例 CT 分析［J］．中国临床医学影像杂志，2005，16（10）：578－580.

[8] 王桂华，廖遇平，彭光春，等．脐尿管病变的影像学诊断［J］．实用放射学杂志，2006，22（10）：1251－1253.

[9] 陈奇，孙凯，王元天，等．脐尿管占位性病变的 CT 诊断及鉴别诊断［J］．现代泌尿外科杂志，2006，11（6）：351－352.

[10] 张大伟，刘洪，胡志强．磁共振诊断脐尿管癌 1 例［J］．中国医学影像技术，2003，19（10）：1428.

[11] 吴静．膀胱癌的彩色多普勒超声诊断［J］．临床超声医学杂志，2006，8（5）：292－293.

[12] 陈惠莉，许小云，杜联芳，等．二维及彩色多普勒超声对膀胱癌诊断的应用价值［J］．中国超声诊断杂志，2004，5（10）：759－760.

（中山大学附属第三医院　王　劲　谢斯栋　张　波）

第七章　前列腺恶性肿瘤影像学诊断

第一节　影像学检查

前列腺癌的诊断主要是通过血清 PSA 检测以及细针穿刺活检。血清 PSA >2.5ng/mL 的男性，针吸活检检出前列腺癌的概率 >20%；PSA >10ng/mL 者，半数患前列腺癌。有 30% 由 PSA 检出的前列腺癌已侵犯到前列腺包膜外。在血清 PSA 筛查发现异常后，一般采用经直肠超声成像及超声引导下穿刺活检。MRI 可作为进一步检查的手段，CT 扫描仅对晚期癌观察肿瘤外侵犯及转移有一定的帮助。

（一）MRI 检查

MRI 检查能较好地显示前列腺分区解剖，可多断面成像。采用高场强及相共振线圈或合并采用直肠腔内线圈，可获得高分辨率 MRI 图像，也有笔者认为体部线圈即可满足诊断要求。一般采用自旋回波（SE）序列 T_1 WI 像，快速自旋回波（FSE）序列 T_2 WI 像以及脂肪抑制成像。由于抑制了腹部脂肪在 T_2 WI 像的高信号，可获得更多有关组织以及病变的信号，以及减少伪影，改善图像质量。MRI 对发现周围带内的前列腺癌敏感，但特异性较低，假阳性较高，慢性前列腺炎、梗死、出血、纤维化的 MRI 表现均可与癌相仿。目前 MRI 图像检出包膜外侵犯的敏感性为 80% ~90%。采用相共振线圈及直肠腔内线圈所获得的图像较清晰，但患者较痛苦，对其能否提高前列腺癌的诊断价值各家褒贬不一，不同组别的敏感度为 51% ~89%，特异性为 67% ~100%，诊断准确率与阅片者的经验有关。

MR 波谱成像（MRS）有助于提高原发及复发肿瘤检出率，也有助于定位和分期。前列腺癌 MR 波谱中显示枸橼酸盐的峰值较其他如胆碱、肌酸的峰值低。MRS 操作技术要求严格，需用特殊软件以及有经验的医师操作及诊断，空间分辨率低，需与传统的 MR 解剖成像结合，是其局限性。

（二）CT 检查

CT 扫描密度分辨率低，无论平扫或增强扫描均不能显示前列腺各区，只能显示晚期前列腺癌的外侵以及转移表现。一般用于术后或化疗后复查。CT 检查准备与膀胱肿瘤的检查准备基本一致。

第二节　前列腺恶性肿瘤

一、前列腺癌

（一）概述

前列腺癌（prostate cancer）是老年人常见的恶性肿瘤，好发于 60 岁以上男性，其中 99% 是腺癌。肿瘤主要发生在前列腺的周围区，其生长可侵犯相邻区，并可发生淋巴及血行转移，以骨转移多见且常为成骨性转移。

诊断前列腺癌时，明确肿瘤分期有助于临床治疗，目前我国对前列腺癌多采用 ABCD 分期系统，分为 4 期：A（Ⅰ）期前列腺增生，手术标本中偶然发现的小病灶，多数分化良好。B（Ⅱ）期肿瘤局限在前列腺包膜内；C（Ⅲ）期肿瘤穿破包膜并侵犯邻近器官，如膀胱颈等；D（Ⅳ）期有盆腔淋巴结转移或远处转移。临床上区别 B、C 期相当重要，因 B 期可行前列腺根治术，C 期多行其他方法治疗。

（二）临床表现

前列腺癌的早期临床表现类似前列腺增生，即排尿困难，晚期出现膀胱和会阴部疼痛和转移体征。直肠指检检查可触及前列腺硬结，表面不规则。

血清前列腺特异性抗原（PSA）是临床筛选及早期发现前列腺癌（PCa）最有意义的瘤标。临床上总PSA（T-PSA）的临界值是≤4.0ng/mL，但良性前列腺增生（BPH）与PCa患者血清T-PSA水平存在重叠区域（灰区，即4ng/mL＜TPSA≤10ng/mL）。为提高PSA对PCa诊断的准确性，Christensson等提出了游离PSA与总PSA之比（F/T比值）的概念，并为多数学者所接受。

当总PSA为4～10ng/mL时，F/T值对鉴别前列腺病变良恶性、减少不必要的活检有重要意义：F/T值0.10～0.25时，应行穿刺活检；F/T比值＞0.25时，PCa的可能性＜10.0%；F/T比值＜0.10时，PCa的可能性＞80.0%，应行穿刺活检。F/T值的临界值尚存在一定的争议，一般选取0.15为临界值，可取得敏感性和特异性相对较为理想的结果。故对于T-PSA＜4ng/mL，当F/T＜0.15时，前列腺穿刺活检仍是必要的。F/T值对T-PSA＞10ng/mL的患者前列腺疾病良恶性的鉴别无意义。

（三）影像学表现

1. CT　对早期前列腺癌的诊断帮助不大，多仅显示前列腺增大，而密度无异常改变，即使增强检查，前列腺组织与肿瘤组织也发生类似强化，难以显示肿瘤结节，因而无助诊断局限于被膜内的肿瘤（Ⅰ期、Ⅱ期）。CT检查的价值在于能够显示肿瘤的被膜外侵犯（Ⅲ期、Ⅴ期），表现为正常前列腺形态消失，代之为较大的分叶状肿块。肿瘤易侵犯精囊，造成精囊不对称、精囊角消失和精囊增大。膀胱受累时，膀胱底壁增厚，以致出现突向膀胱腔内的分叶状肿块。肿瘤侵犯肛提肌时，使其增厚。CT检查也可发现盆腔淋巴结转移及远隔器官或骨的转移（图1－7－1）。前列腺癌属于亲骨性肿瘤，极易发生骨转移，成骨型多见。前列腺癌骨转移好发于红骨髓区和松质骨内，发病部位以骨盆最多，其次为胸腰椎、股骨、肋骨、胸骨、颈椎等，其他部位少见。成骨型表现为骨外形无改变的背景上出现圆形或片状棉絮样密度增高影，逐渐融合成大片状，以至累及大部分骨或整个骨，严重者呈大理石样。周围无软组织肿块形成。混合型表现为在成骨基础上少量虫蚀状或斑点、斑片状骨质破坏。此型容易合并其他脏器的转移。

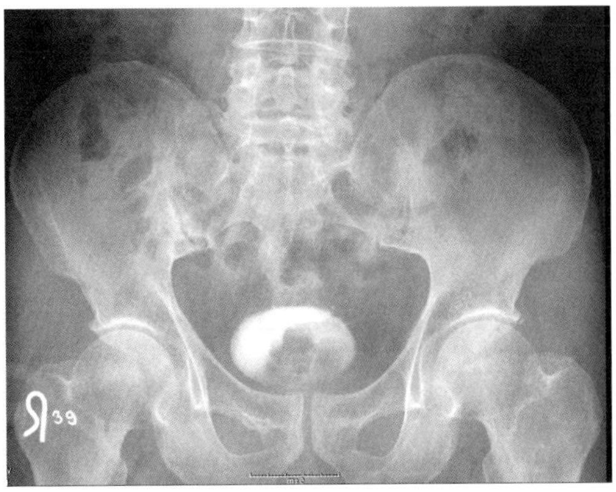

A

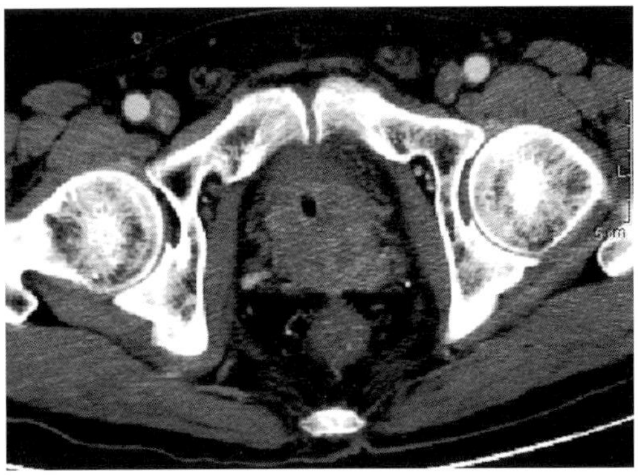

B

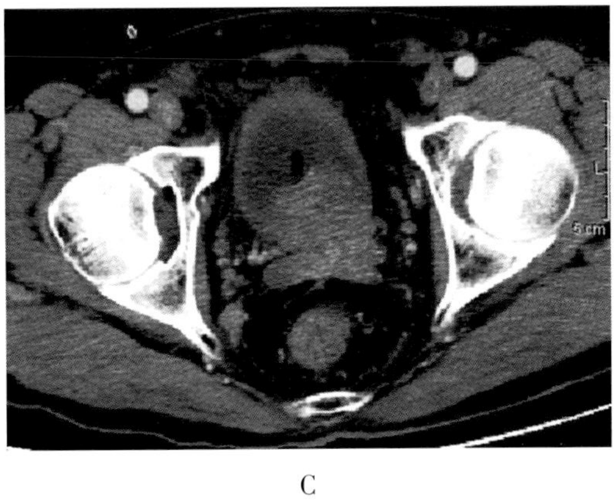

C

图1－7－1　前列腺癌（Ⅲ期）

静脉肾盂造影排泄期（A）示膀胱下缘见不规则充盈缺损灶；CT增强扫描动脉期（B、C）检查示前列腺体积增大，呈不规则肿块，边缘欠光滑，向前生长突入膀胱颈，肿块向后侵犯左侧精囊腺，左侧膀胱精囊角消失，盆腔右侧髂血管旁见肿大淋巴结

2. MRI　MRI 检查是确定前列腺癌的最佳影像检查方法，对于发现前列腺癌和确定其大小、范围均有较高价值。前列腺包膜有无破坏、突破对临床是否采取手术治疗和估价预后非常重要。应当注意，前列腺癌 MRI 检查应在活检术前进行，否则活检后的出血可造成诊断上的混淆和（或）干扰肿瘤的分期。

A（Ⅰ）期：MRI 受空间分辨率的限制，不易识别Ⅰ期肿瘤。

B（Ⅱ）期：肿瘤在 T_2WI 上，表现为正常较高信号的周围区内出现低信号结节影，前列腺包膜完整。动态增强扫描早期，多数肿瘤有强化，部分强化显著，边界较清楚，信号较均匀，增强中期病灶强化仍较明显，而中央带强化趋于弥散及正常组织强化增加，对比度下降，晚期部分病灶呈低信号（图 1－7－2）。

MRI 的一个限度是不能发现起于移行区的早期前列腺癌，因其信号强度类似于周围组织，除非肿瘤侵犯了周围区而在 T_2WI 上得显示。黏液性腺癌也属例外，此型肿瘤少见，其在 T_2WI 上呈较高信号，难与周围区前列腺组织鉴别。

C（Ⅲ）期：肿瘤穿破包膜向周围组织侵犯，表现为前列腺包膜连续性中断或局部病变组织外突，以 T_1WI 显示较佳；直肠前列腺间隙消失，前列腺周围脂肪内出现低信号影，前列腺周围的神经血管束发生移位且信号发生改变；增强后显示强化病灶占据包膜外脂肪、直肠前列腺角消失、局部不规则隆起、占据一侧周围静脉丛。精囊受侵时，受累侧精囊增大，T_2WI 上精囊腺管内出现低信号影或精囊腺管壁局灶性增厚，增强扫描精囊内出现局部强化灶或腺管壁增厚强化。肿瘤向两侧生长时，可累及肛提肌、闭孔内肌。

D（Ⅳ）期：MRI 可显示转移所致的盆腔淋巴结及其他部位淋巴结的增大，也易于发现其他器官和（或）骨转移（图 1－7－3）。前列腺癌的淋巴结转移首先累及闭孔和髂内动脉旁淋巴结，然后转移到髂外、髂总、腹主动脉旁淋巴结。MRI 在冠状位、矢状位 T_1 WI 上，在脂肪信号的衬托下，可清晰显示肿大的淋巴结。T_2 WI 脂肪抑制成像更能显示肿大的淋巴结成高信号（图 1－7－4）。事实上，以大小作为诊断指征有一定的假阳性（炎性淋巴结）和假阴性（微小转移）。发生骨转移时，骨骼在 T_1WI 表现为局灶性或弥散性低信号，在 T_2WI 上溶骨性转移瘤呈高信号，成骨性转移瘤呈低信号为主，或呈高、低混杂信号，相应部位可有软组织肿块影，T_1WI 呈等信号，T_2WI 呈高信号。

3. B 超　前列腺体积增大，向前突入膀胱和（或）向后压迫直肠，包膜隆起、破坏，边界不清楚，并累及包膜周围脂肪和血管神经丛，形状不规则，部分呈分叶状。病灶内部回声较低，不均匀，合并结石者表现为强回声，结石多聚集分布呈弧形，位于内外腺交界处。彩色多普勒声像图：病灶周围血流信号丰富，呈环状或团簇状。

前列腺癌的超声表现如图 1－7－5 至图 1－7－8。

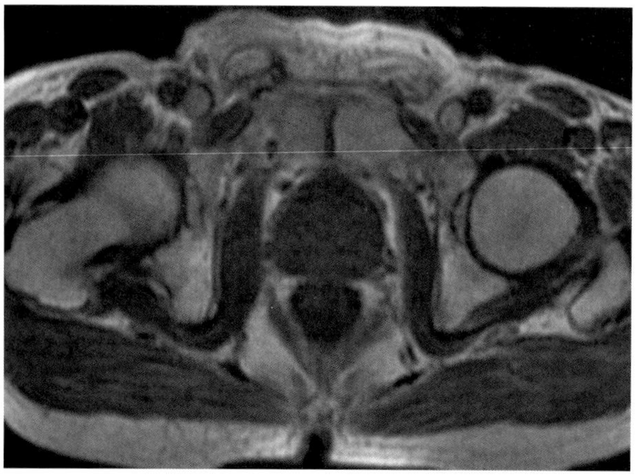

A

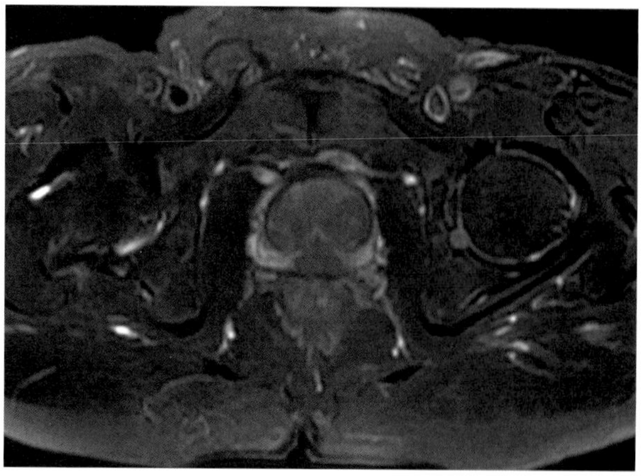

B

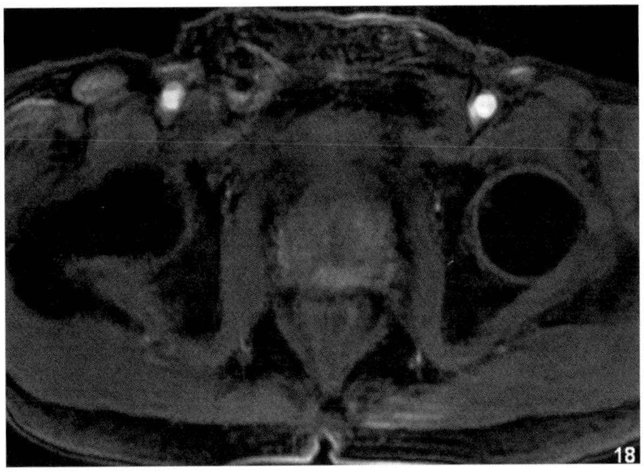

C

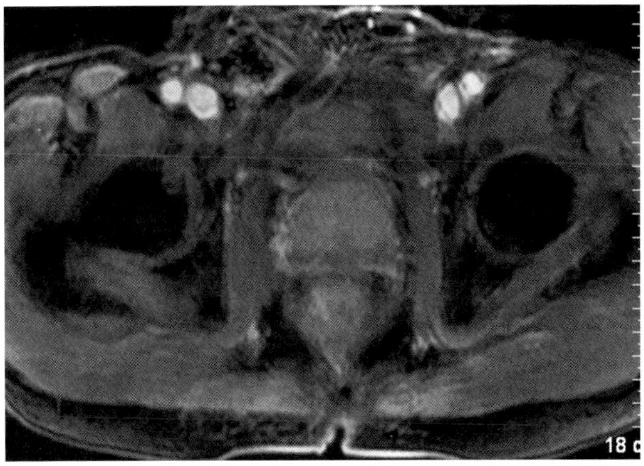

D

图 1－7－2　前列腺癌（Ⅱ期）

男，74 岁。MRI 扫描示前列腺体积增大，T_1WI 平扫（A）呈均匀低信号影；T_2WI 平扫（B）示中央带移行带呈结节状增生，呈不均匀略低信号灶，包膜完整；外周带后部可见斑片状略低信号影灶，局部前列腺包膜尚完整，增强扫描动脉期（C）外周带后部瘤灶呈不均匀明显强化；静脉期（D）瘤灶强化减退，呈相对稍低信号灶

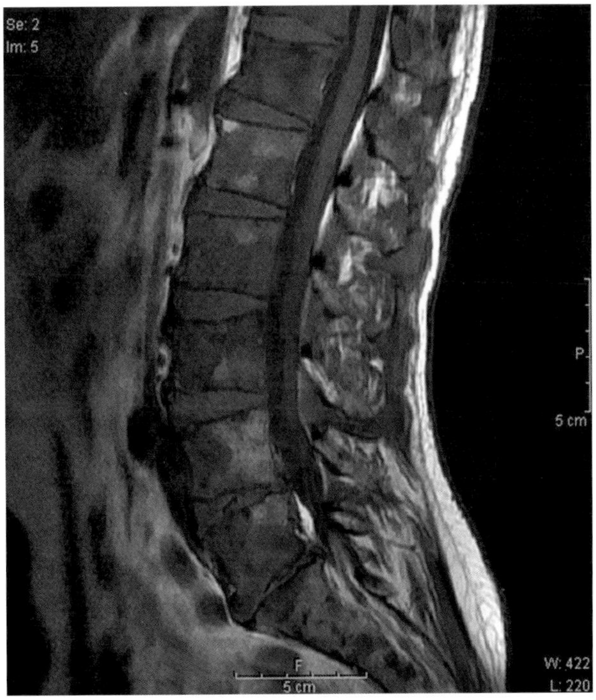

A

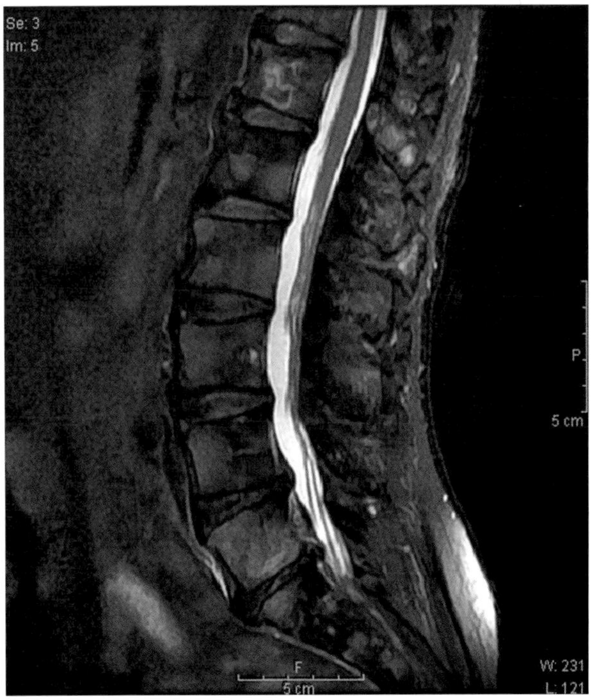

B

图 1－7－3　前列腺癌骨转移

MRI 扫描示腰椎、骶椎椎体及附件内可见散在小结节灶，T_1WI 平扫（A）呈低信号灶，边界尚清；T_2WI（B）平扫呈较均匀高信号灶

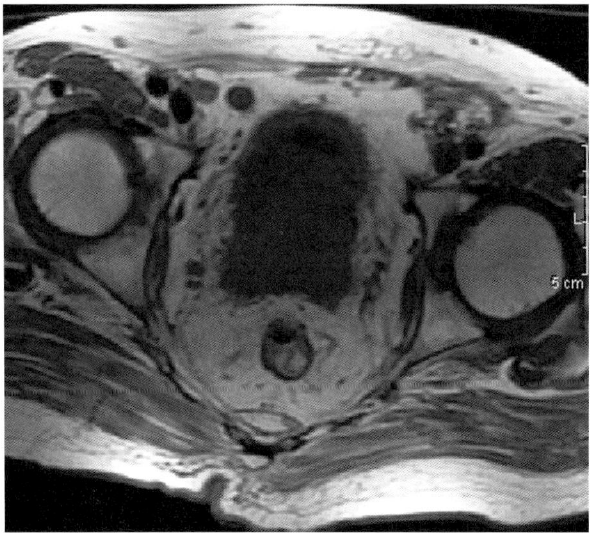

A

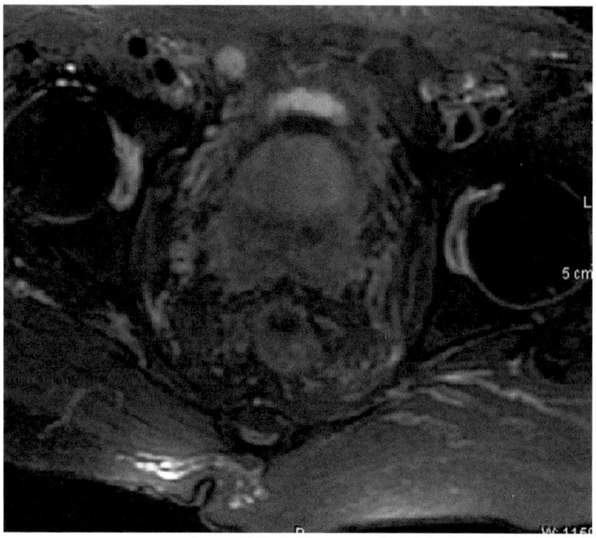

B

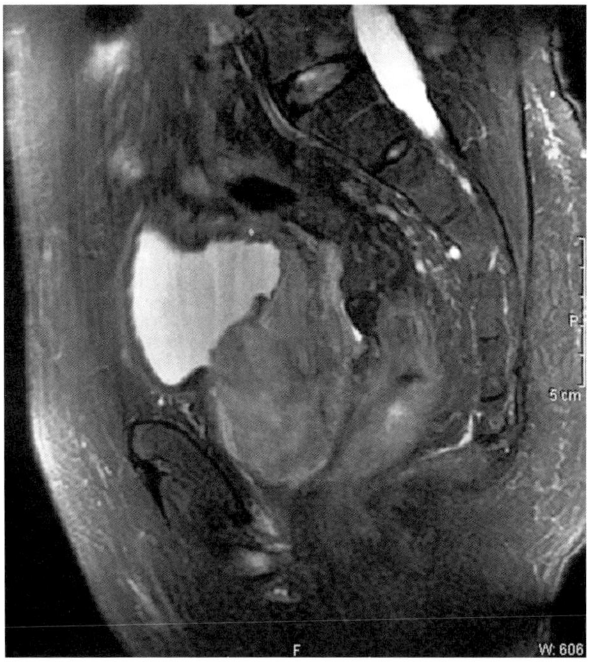

C

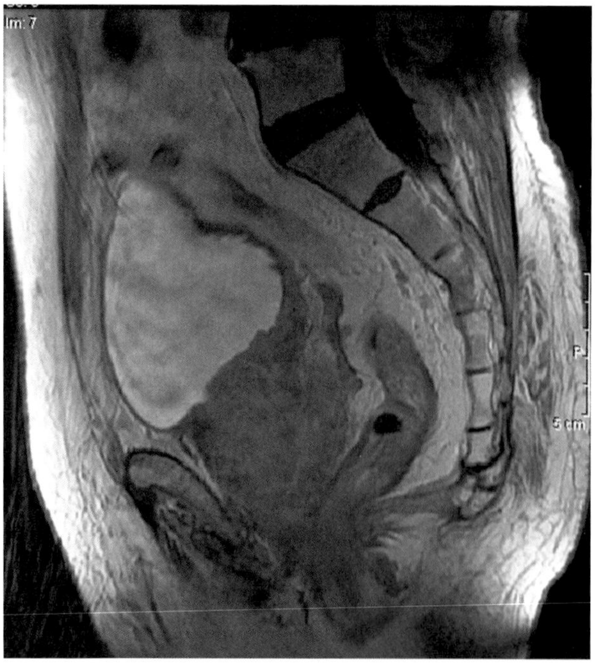

D

图 1-7-4　前列腺癌（Ⅳ期）

MRI 扫描示前列腺体积增大，呈不规则软组织肿块，T_1WI 平扫（A）呈均匀低信号灶，边界清楚；T_2WI 平扫（B、C）呈不均匀略高信号灶，包膜不完整，向前上突入膀胱颈内，并双侧前列腺精囊角消失；增强扫描（D）呈不均匀强化；右侧腹股沟见一肿大的淋巴结，呈等 T_1 长 T_2 信号（B）

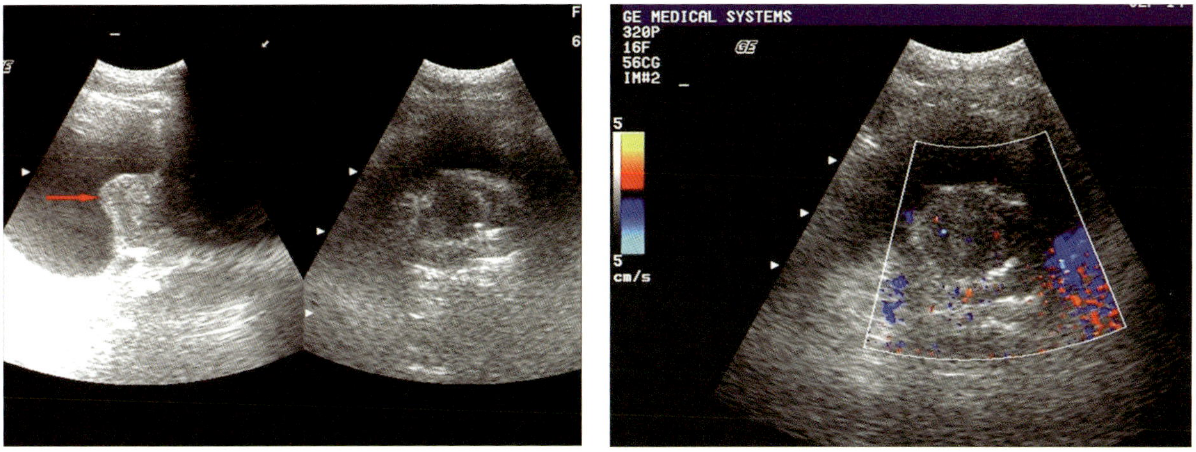

A　　　　B

图 1－7－5　前列腺癌

男，67 岁。经腹壁检查，前列腺增大，左右不对称，包膜欠光整，内部回声不均匀，前部可见一类圆形低回声团，向膀胱内突出，大小约 35mm×29mm×35mm，内部回声欠均匀（箭头，A）。CDFI：前列腺内可见点状血流信号（B）

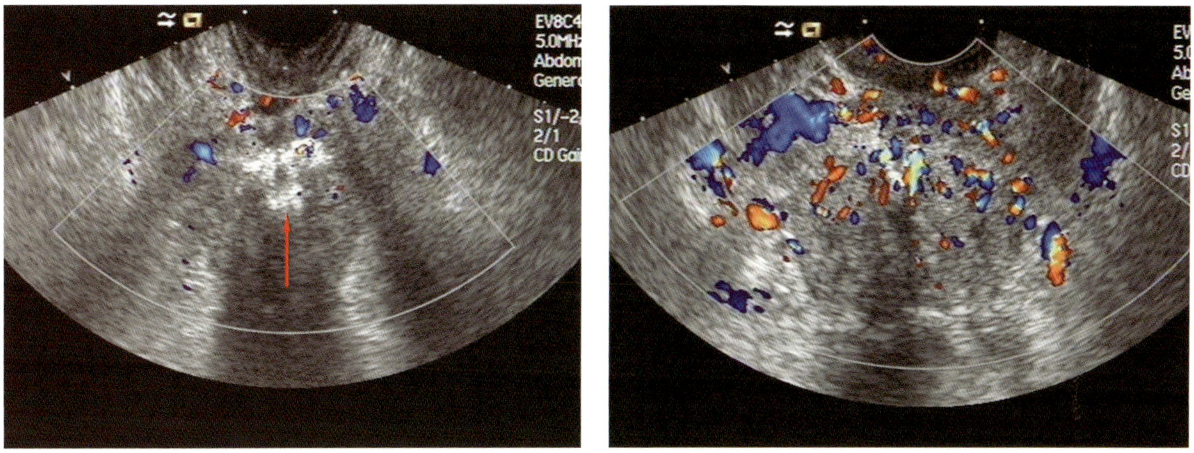

A　　　　B

图 1－7－6　前列腺癌

男，66 岁。经直肠检查：前列腺增大，形态失常，轮廓不规则，包膜凹凸不平，内部回声不均匀，前列腺内可见不规则片状及散在点状强回声，后方回声衰减（A，箭头）。CDFI：前列腺内血流信号丰富，以右侧外周带为明显（B）

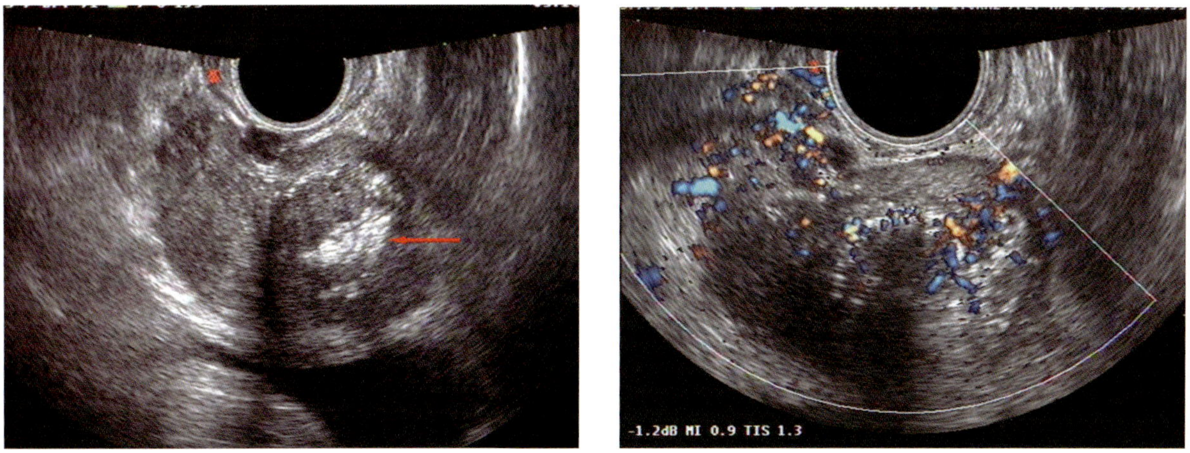

A　　　　B

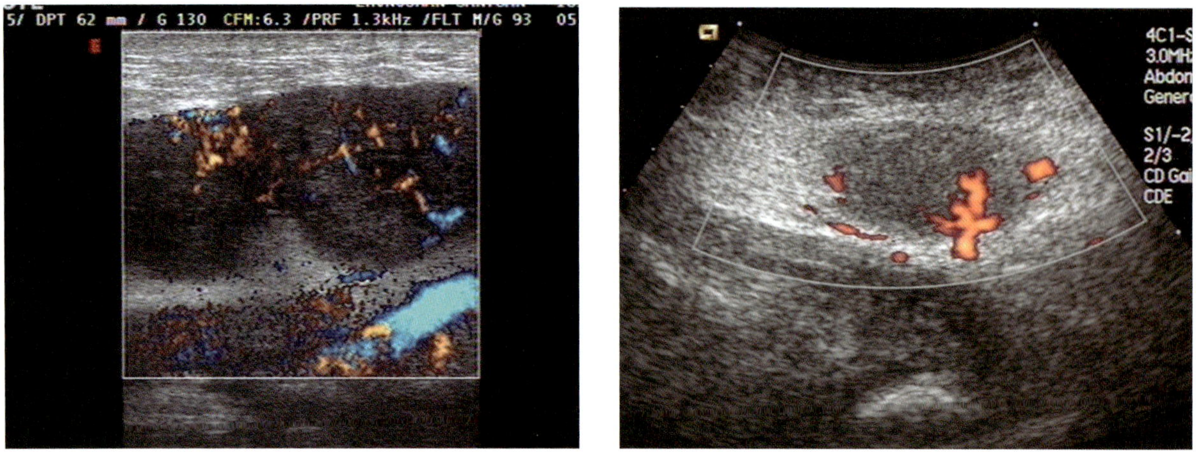

C　　　　D

图 1-7-7　前列腺癌并双侧腹股沟淋巴结转移

男，75 岁。经直肠检查，前列腺增大，形态失常，左右不对称，包膜凹凸不平，内部回声不均匀，内见散在强回声光点、光斑，左侧外腺见一个不规则混合回声光团向外突出，范围 19mm×15mm，边界不清，内部回声不均匀（箭头，A）。CDFI：可见丰富血流信号（B）。双侧腹股沟见多个类椭圆形、不规则形低回声光团，最大：38mm×24mm，边界清楚，内部回声欠均匀，内部血流信号丰富（C、D）

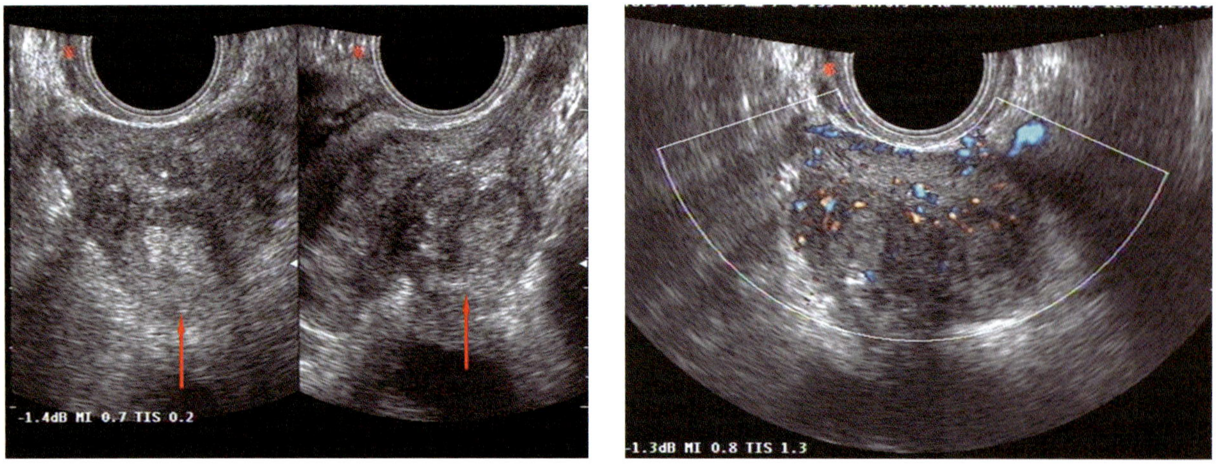

A　　　　B

图 1-7-8　前列腺癌

男，67 岁。经直肠检查，前列腺增大，形态失常，内部回声不均匀，内见多个回声不均的光团，最大为 12mm×13mm，边界欠清楚，边缘不规则（箭头，A）。CDFI：光团周边血管受压绕行，内部可见稀疏散在点状血流信号（B）

（四）鉴别诊断

前列腺癌需与前列腺增生相鉴别，MRI 检查具有较高的鉴别诊断价值，前列腺癌 T_2WI 上显示高信号的前列腺外周带内出现低信号的结节影，包膜不完整，增强后不均匀强化，延迟期强化减退。前列腺增生 T_2WI 上显示增大前列腺的周围区受压变薄，然而仍维持正常高信号，而中心区和移行区体积明显增大，呈结节状不均一高信号，或呈中等信号，增强扫描呈延迟期强化。

二、前列腺淋巴瘤

（一）概述

前列腺淋巴瘤非常少见，淋巴结未受累的原发性前列腺淋巴瘤更少见，多为继发浸润前列腺。前列腺原发性淋巴瘤，仅占恶性淋巴瘤的 0.1%，占前列腺恶性肿瘤的 0.09%，预后较差，目前文献报道不足百例，且绝大多数为个案报道。前列腺原发性淋巴瘤的诊断目前存在争议，Martin Plata 等所提的前列腺原发性淋巴瘤诊断标准为：①肿瘤局限于前列腺及其周围软组织；②淋巴结没有被肿瘤累及。影像学及直肠指检无特异性，表现为前列腺肿大，与前列腺癌难以鉴别，必须通过病理学检查才能区分。血中 PSA 水平有一定的参考价值，若 PSA 高可以排除恶性淋巴瘤。

（二）临床表现

早期症状与前列腺结节性增生无明显差异，表现为尿频、尿急、夜尿及排尿困难，晚期则有血尿，前列腺特异性抗原（PSA）一般无异常，抗炎治疗无效。

（三）影像学表现

前列腺淋巴瘤影像学检查无特异性，表现为前列腺增大，其内密度或信号不均，早期前列腺包膜尚完整，双侧精囊腺形态信号未见异常，盆腔淋巴结未见肿大；晚期包膜不完整，可有周围组织受侵犯，增强检查不均匀强化，表现类似前列腺癌，盆腔内、腹膜后、腹股沟区可见肿大的淋巴结（图 1－7－9）。

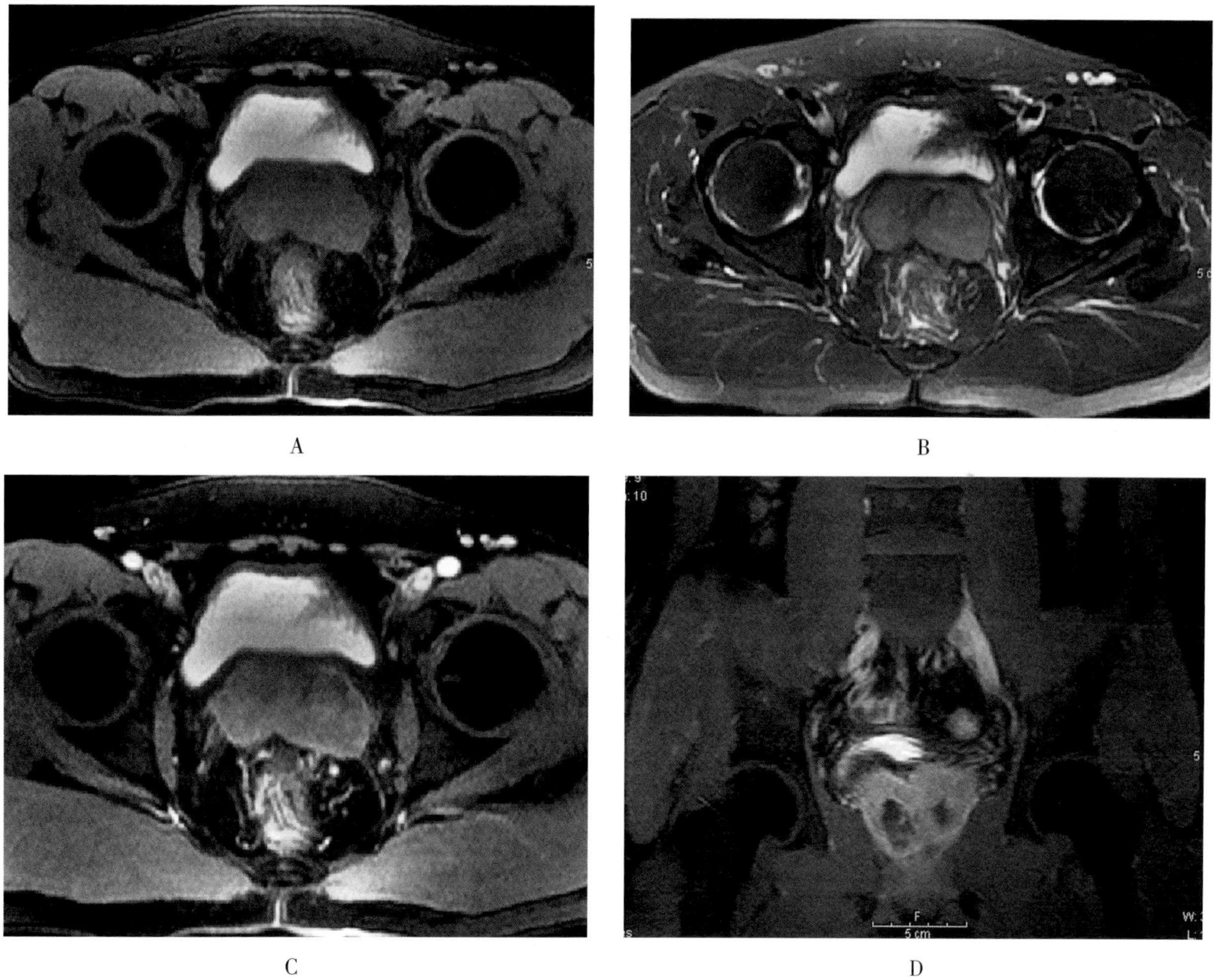

图 1－7－9　前列腺淋巴瘤

男性，45 岁。MRI 扫描示前列腺体积增大，T_1WI 压脂平扫序列（A）呈均匀等信号；T_2WI 平扫（B）呈不均匀稍高信号，向上突入膀胱内，并侵犯双侧精囊腺，正常形态消失，膀胱精囊角消失；增强扫描（C、D）呈轻度不均匀强化，内见不规则片状无强化坏死区

（四）诊断与鉴别诊断

尚有少见的前列腺恶性肿瘤，如前列腺神经内分泌癌，CT 可表现为：前列腺巨大肿块，不规则状，边

界不清，与膀胱分界不清，并凸入膀胱内，增强扫描明显不均匀强化（图 1－7－10）。本病诊断依靠病理组织学检查，特别需借助于免疫组化确诊。前列腺恶性肿瘤如大面积坏死液化、囊变者尚需与盆腔囊性肿瘤相鉴别，如盆腔尿生殖囊肿。尿生殖囊肿表现为盆腔囊状病灶，边缘清楚，多房。囊壁及分隔较薄，厚薄较均一，无壁结节。囊内容物信号欠均匀，增强扫描囊壁、囊内分隔中度均匀强化，囊内容物无明显强化，与周围组织、结构分界清楚，盆腔无明显肿大淋巴结及盆腔积液（图 1－7－11）。

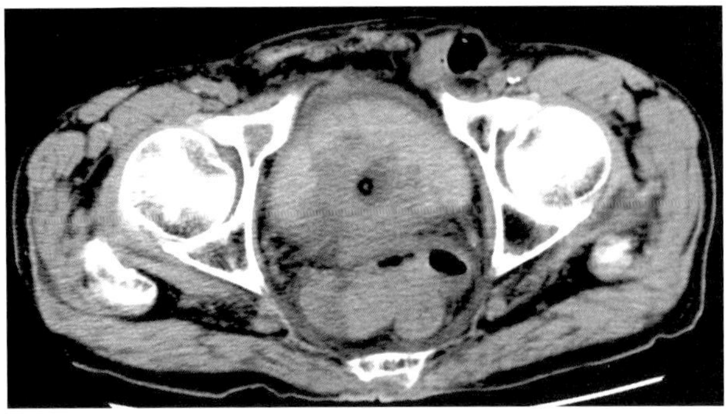

A

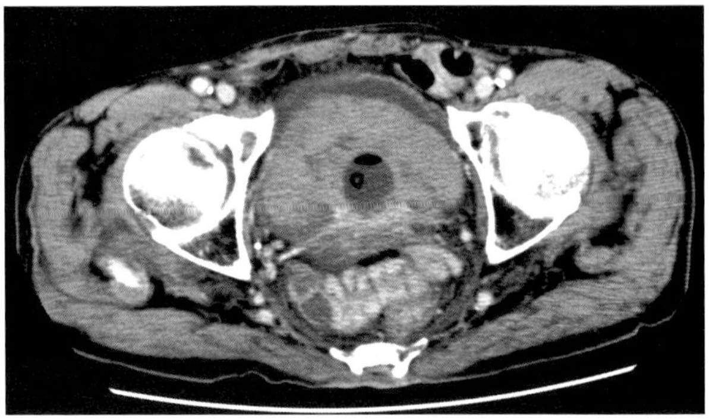

B

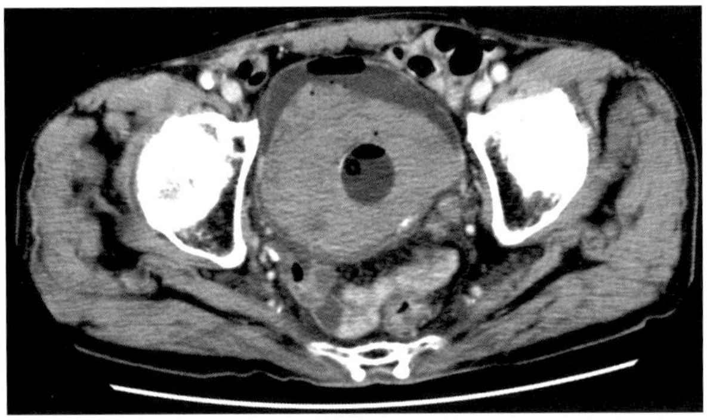

C

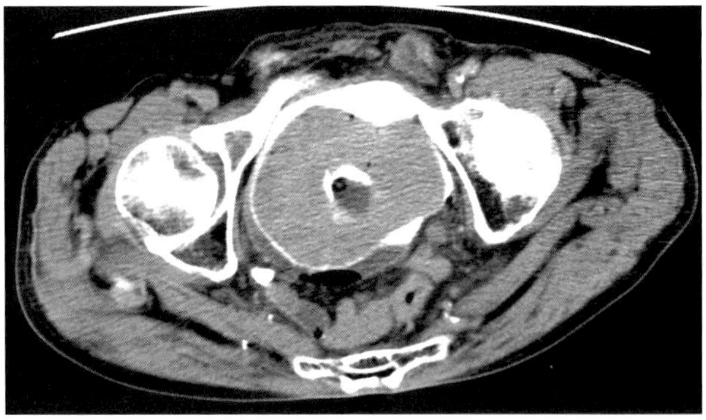

D

图 1－7－10 前列腺神经内分泌癌

80 岁，男性。间歇性右腰痛 5 个月，无痛血尿 5 天。CT 平扫（A）示前列腺呈一巨大类圆形肿块，呈不均匀等、略高密度灶，边界较清楚，向前凸入膀胱内；增强扫描（B、C）呈中度明显不均匀强化；排泄期 CTU 检查（D）示膀胱内对比剂充盈，瘤灶边缘显示更加清楚

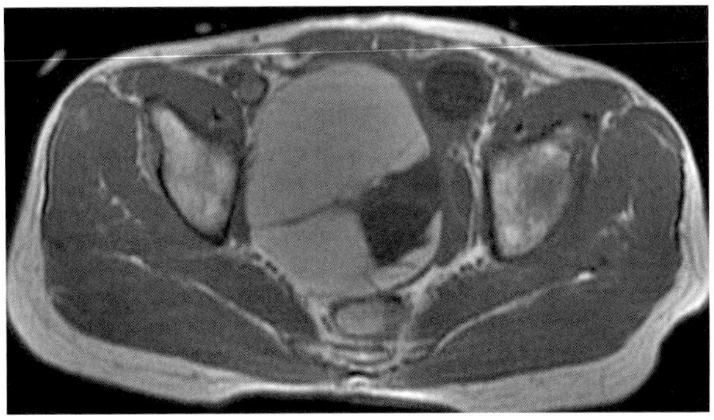

A

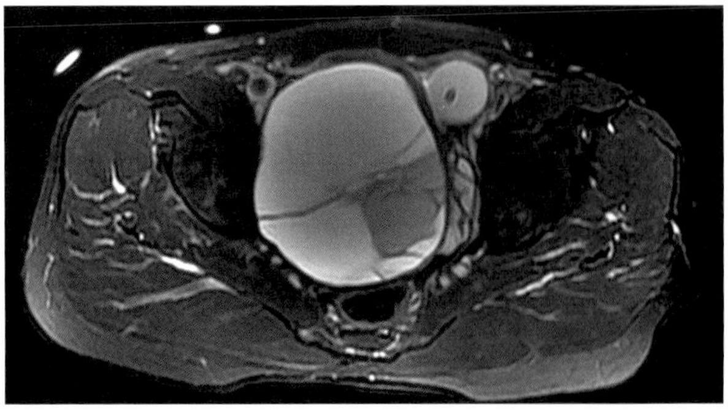

B

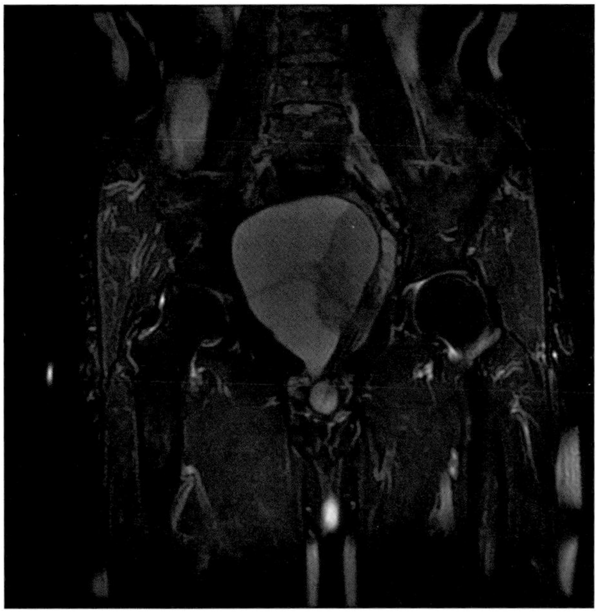

C

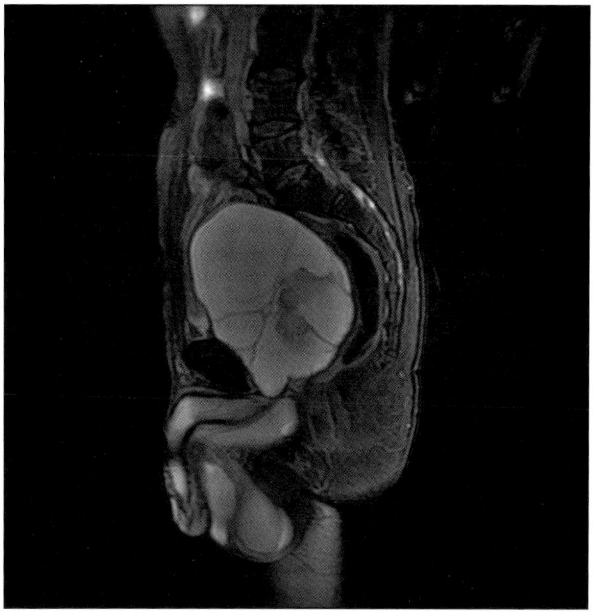

D

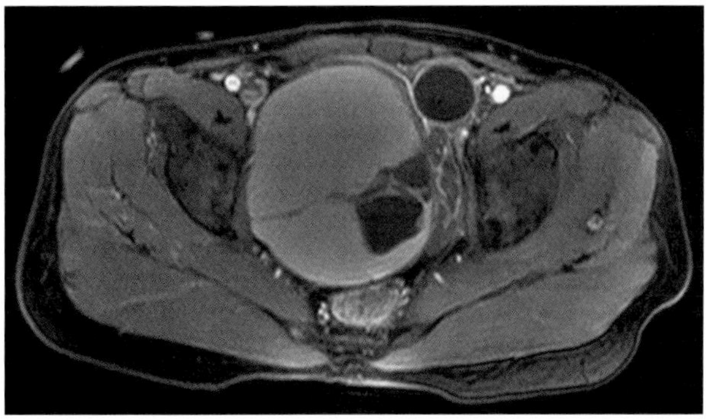

E

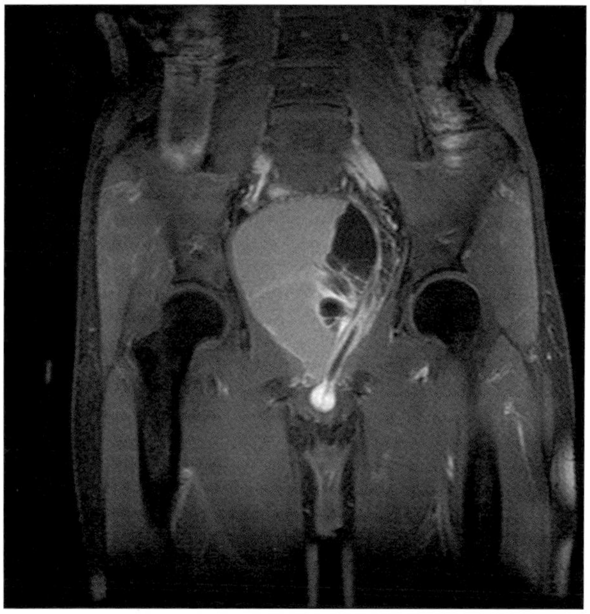

F

图 1-7-11　盆腔尿生殖囊肿

MRI 扫描示盆腔可见一类圆形多房囊性病灶，边界清楚，包膜完整，囊壁薄。多房囊腔 T_1WI 序列（A）呈均匀高、低信号影；T_2WI 平扫（B、C、D）呈均匀高、略低信号影，其内分隔线状呈长 T_1 短 T_2 信号影；增强扫描（E、F）囊壁及其分隔呈中度强化（C、E），未见壁结节；膀胱及精囊腺受压向左前方移位

参考文献

[1] 潘柏年. 前列腺癌［M］//吴在德、吴肇汉. 外科学（6 版）. 北京：人民卫生出版社，2003：715－716.

[2] 田平，齐桐，管同伟. 男性泌尿系统［M］//吴恩惠. 医学影像诊断学. 北京：人民卫生出版社，2001：761－766.

[3] 郑国梁. 前列腺恶性肿瘤［M］//李果珍. 临床 CT 诊断学. 北京：科学出版社，1999：593－595.

[4] 赵斌，柳澄，连庆峰. 前列腺恶性肿瘤［M］//李松年. 现代全身 CT 诊断学. 北京：中国医药科技出版社，2001：

1060 - 1062.
[5] 张兴伟，周康荣，陈祖望. 快速序列动态增强 MRI 对前列腺癌的诊断价值 [J]. 中华放射学杂志，2000 ，34 (6).
[6] 蓝博文，王颖，谭理连，等. 前列腺癌的 CT 诊断与鉴别诊断 [J]. 中华放射学杂志，2000，34 (12)：852 - 854.
[7] 陈秀法，朱丽英. 前列腺 T 细胞性淋巴瘤 1 例报道并文献复习 [J]. 浙江中医药大学学报，2007，31 (1)：92 - 93.
[8] 王海涛，刘润生，白炎. 原发性前列腺非霍奇金淋巴瘤 1 例报告 [J]. 中华泌尿外科杂志，1999，20 (6)：374.
[9] 沈晓健，郑晓钢. 前列腺原发性非霍奇金淋巴瘤 2 例报告与文献复习 [J]. 中华男科学杂志，2007，13 (10)：895 - 898.
[10] 方军初，陈明，金钰玛，等. 50 例前列腺癌经直肠彩色多普勒超声及临床分析 [J]. 苏州大学学报：医学版，2006，26 (4)：688 - 689.
[11] 吴敦苗，高东梅，宋军. 经腹部与经直肠彩色多普勒超声对前列腺癌的诊断价值 [J]. 中国老年学杂志，2007，27 (13)：1311 - 1312.

（中山大学附属第三医院　王　劲　谢斯栋　罗　琳　郭月飞　江　婷　张　波）

第八章　盆腔腹膜与腹膜后间隙肿瘤影像学诊断

第一节　影像学检查

（一）X 线检查

传统 X 线检查在腹膜及腹膜后肿瘤诊断中不能提供肿瘤的直接证据，仅可获得间接诊断依据。腹部平片能显示钙化性病变或伴有骨、牙齿的病变；显示邻近肠管受压移位改变。胃肠道钡剂造影，可排除胃肠道原发肿瘤，显示肠管推移或侵犯。排泄性尿路造影显示肾脏、尿路的位置及是否受侵，有助于定位及腹膜、腹膜后肿瘤的鉴别诊断。

（二）CT 检查

CT 扫描是检查诊断腹膜、腹膜后肿瘤最常见的方法，能较准确显示肿瘤的大小、范围、部位、内部结构（有无脂肪、骨骼等）及与周围组织器官的关系，扫描前必须充分充盈肠管及做增强扫描以便取得良好的对比。CT 扫描检出成熟脂肪、骨、牙齿等组织，有助于定性诊断。利用增强扫描还可显示肿瘤的血供情况，有利于肿瘤的定性诊断，明确肿瘤与大血管的关系，例如血供丰富的肿瘤提示可能为血管外皮细胞瘤、恶性纤维组织细胞瘤或神经内分泌肿瘤等。对于难定位的肿瘤，螺旋 CT 利用多平面重建方式，能清晰显示肿瘤的部位，提高定位的正确率及显示周围器官组织的关系。

（三）MRI 检查

MRI 能够多方位成像，可获得三维图像，在肿瘤定位方面有较大应用价值。不需用对比剂即能显示大血管。通过 T_1 WI、T_2 WI 像及采用不同的扫描序列，可明确提示某些组织的特点，如脂肪组织、出血等。但对于大多数肿瘤也不能提供组织学特性的信息。增强扫描有助于显示肿瘤血供情况。MRI 对于弥散性肿瘤的显示、诊断及对肠系膜小肿瘤的显示不如 CT 扫描。影像质量受多种因素影响及限制，如扫描时间长，肠蠕动产生较多的伪影；需服用对比剂以利于显示小肿瘤；费用昂贵等。

第二节　盆腔腹膜原发性肿瘤

腹膜腔肿瘤（peritoneal tumor）分原发性与继发性。原发性腹腔肿瘤比较罕见。它们包括腹膜间质瘤、假性黏液瘤、纤维瘤、纤维组织细胞瘤及脂肪瘤等。腹膜腔恶性肿瘤比较常见，但原发性很少，继发性比较常见，它们包括来自胃、结肠、胰腺、胆道、子宫及卵巢等癌肿的转移瘤。腹膜腔肿瘤的临床表现主要有腹胀、腹部肿块、腹腔积液及消化道功能障碍等。部分病人首发症状是不明原因的腹腔积液。继发性腹膜腔肿瘤均有原发性肿瘤的有关症状。

一、盆腔恶性间皮瘤

（一）概述

间皮瘤是一种非常少见，来源于中胚层间叶组织的肿瘤，大多数为恶性，可发生于胸膜、腹膜、心包膜和睾丸鞘膜，其中以胸膜间皮瘤为多。病因尚未完全明确，据国外报道，该病发生与接触石棉有关，从石棉接触到肿瘤发生一般为 20～40 年。盆腔恶性间皮瘤，基本为腹膜恶性间皮瘤。腹膜间皮瘤按形态可分为弥散性与局限性，以弥散性多见，按病理特点可为实性、囊实性或多囊性。腹膜间皮瘤罕见，国外报道总发病率在0.17/10万～17.0/10万；国内苏平等报道恶性腹膜间皮瘤占同期全部恶性肿瘤的0.067%。此病可发生在任何年龄，男性多于女性，年龄40～70岁多见。本病预后差，平均生存时间8～12个月。

（二）临床表现

此病起病隐匿，症状无特异性。当肿瘤长到一定大小，或累及胃肠道后才出现症状，常以腹痛、腹部包块为首发症状，腹胀伴有厌食、恶心、呕吐、便秘及体重下降。腹水常较顽固，腹部触诊可有板状腹感。晚期以发热、恶病质为突出表现。少数病例反复出现低血糖症或低钠血症和高钾血症，可能与肿瘤组织产生胰岛素样物质及异位加压素、ACTH有关。因腹膜间皮瘤患者中30%～60%合并有胸膜间皮瘤，可有胸痛、呼吸困难或咳嗽等症状。

（三）影像学表现

肿瘤广泛侵犯腹膜的脏层及壁层，并沿浆膜面匍匐样生长，可形成多发的肿瘤结节，也可增厚如胼胝样，有时互相融合成较大的瘤体。最常侵及消化道，瘤组织包绕肠袢形成一个整体的巨块，但很少向深部浸润累及黏膜面，所以肿瘤主要位于消化道以外，推挤压迫肠曲。肿瘤以上病理特性决定了其以下影像学改变。

1. X线钡餐　①肠曲受压移位改变，肠袢扭曲变形，间距增宽，外形不整。②肠曲分布异常，围绕肿瘤周缘拥挤分布。③如肿瘤压迫严重造成肠腔狭窄，可表现为不完全肠梗阻。④晚期聚集的肠曲可发生粘连固定，而黏膜皱襞却完好无损。上述表现均非特异性，仅能间接提示本病。

2. CT　①腹膜腔内可见较大的形态不规则的低密度为主、分布不均匀的肿块，表现为实性、囊性或囊实性，肿块与腹膜相连，但与脏器无关，尤其是多处见此征象时，应考虑本病（图1－8－1）。②腹膜、大网膜、肠系膜呈不规则增厚，并可见散在多发小结节，在腹水衬托下更明显。③腹水是最常见的表现。④肿瘤推压肠曲可致肠袢变形，间距增宽，肠曲分布异常，粘连固定或不完全肠梗阻等伴随征象，膀胱、子宫可受压移位，并使脏器变形、表面不光滑。⑤增强检查，肿块不均匀强化，以边缘性强化为主。⑥肿瘤直接侵犯浆膜下组织、脏器较少见，但晚期可发生血行转移，可出现肝内转移、腹膜后淋巴结转移等。部分病例由于原发病灶细小弥散，无上述典型表现而不易被检出。确诊后，超声与CT定期复查，对观察病变进展及疗效有重要价值。

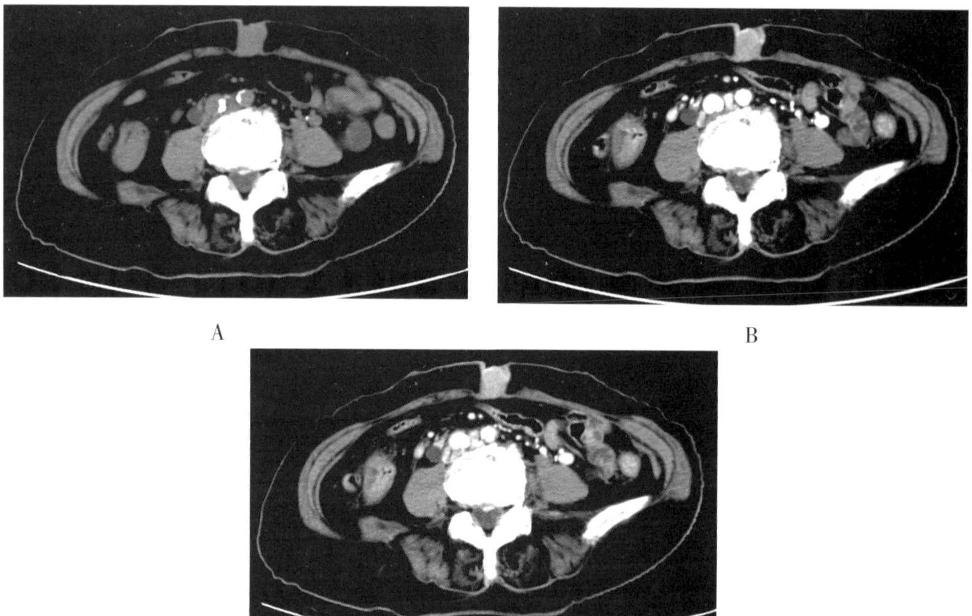

A　B　C

图1－8－1　肚脐恶性间皮瘤

78岁，女性。脐部溃烂、流脓伴消瘦2个月。CT平扫（A）检查示脐部可见一不规则结节状软组织肿块影，呈均匀略低密度灶，边界清楚；增强扫描（B、C）呈明显均匀强化

3. MRI　影像表现与CT检查类似，表现为盆腔内腹膜、大网膜、肠系膜呈不规则纸样、结节状增厚，可见不规则肿块，与腹膜关系密切，T_1WI呈中等信号，T_2WI呈稍高信号，增强扫描呈不均匀强化，同时显示腹水呈长T_1长T_2信号。由于MRI具有多方位成像、组织分辨率高的特点，可清楚地显示肿块具体位置及与腹膜、邻近器官的关系，局部肠管受压变形，膀胱、子宫受压移位或受包绕。

（四）诊断与鉴别诊断

由于该病起病隐匿，且无特征性表现，故早期往往难以发现。对具有下述表现的患者，应考虑本病的可能性：顽固性腹痛伴腹胀、顽固性血性腹水、腹部肿块、腹部触诊有板状腹感。可行血和腹水、透明质酸检测及超声波、CT、MRI检查，确诊需依赖于组织病理学和组织化学染色。本病需与以下疾病相鉴别：①结核性腹膜炎：一般为青壮年患者，有结核病史，常伴有其他器官结核病证据及结核病毒血症的全身表现。结核菌素皮肤试验常阳性。腹膜穿刺活检可发现肉芽肿。②腹膜转移瘤：确诊的关键在于找到原发瘤的证据和组织病理学及组织化学染色。

二、盆腔平滑肌肉瘤

（一）概述

平滑肌肉瘤（Leiomyosarcoma）是一种比较少见的软组织间叶细胞起源的恶性肿瘤，可发生消化系统、生殖系统、后腹膜及软组织，以发生于胃肠道、腹膜后间隙为主，而发生于盆腔腹膜比较罕见，相关的个案报道也很少。

（二）临床表现

主要表现为腹部肿块、腹痛，肿块侵犯或压迫邻近器官可出现相应症状，如压迫肠道出现恶心、呕吐、便秘、腹泻、大便带血等，压迫膀胱出现尿频、尿急等，常伴有腹水，出现腹胀不适。

（三）影像学表现

1. CT　表现为盆腹腔内大小不一等密度、稍高密度及混杂密度的肿块，呈类圆形、分叶状及不规则状，边界清楚，有完整包膜，肿块内常出现囊变、坏死，增强后多呈明显强化或边缘明显强化，CT值达60～80Hu，相邻胃肠道、膀胱、子宫受压推移，部分周围脂肪组织密度增高，转移以血行转移为主，常见于肝内转移（图1－8－2）。

2. MRI　表现与CT类似，盆腔内大小不等的软组织肿块，呈类圆形、分叶状或不规则形，边界清楚，T_1WI呈等、稍低信号，T_2WI呈稍高信号，肿块内出现囊变、坏死时为长T_1长T_2信号区，静注Gd-DTPA增强扫描肿瘤实质轻中度强化，囊变区无强化，显示更加清楚，邻近器官受压推移（图1－8－3）。

总之，CT、MRI表现无特异性，但CT对肿瘤的定位准确，可明确显示肿瘤的形态、大小、密度、内部结构及其与周围脏器关系，同时亦可显示淋巴结及其他脏器转移情况，对肿瘤的良恶性鉴别有很大价值。MRI由于多参数、多方位成像特点，在显示软组织肿瘤方面较CT优越，可以清楚显示肿块内部组织成分、与邻近脏器的关系等。

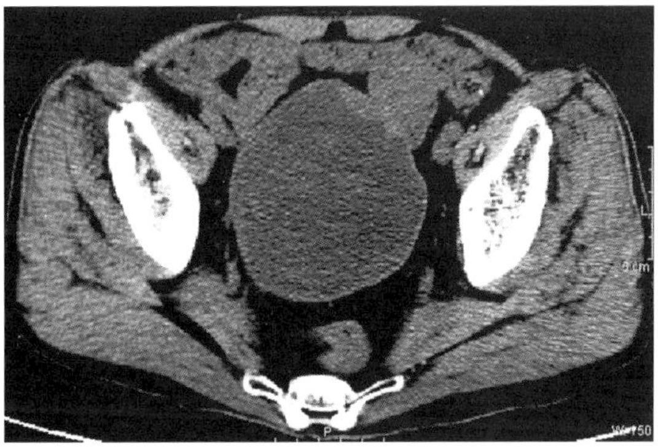

A

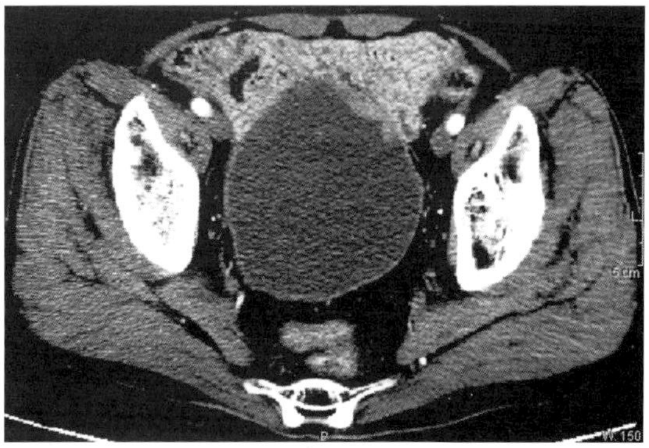

B

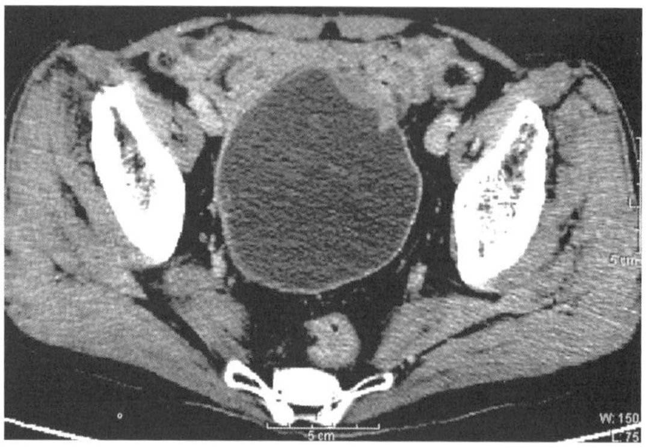

C

图 1－8－2　盆腔平滑肌肉瘤

男，69 岁。CT 平扫（A）示盆腔内见一类圆形的囊性肿块，边界清楚，其左前囊壁不规则增厚；增强扫描动脉期（B）、静脉期扫描（C）示瘤灶左前壁轻度强化；囊性区呈水样密度，未见强化

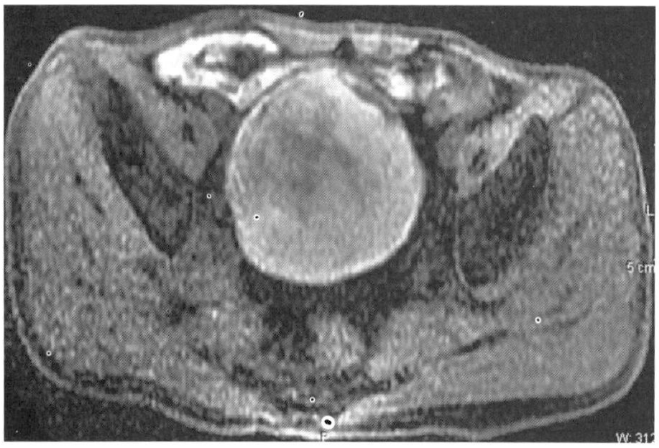

A

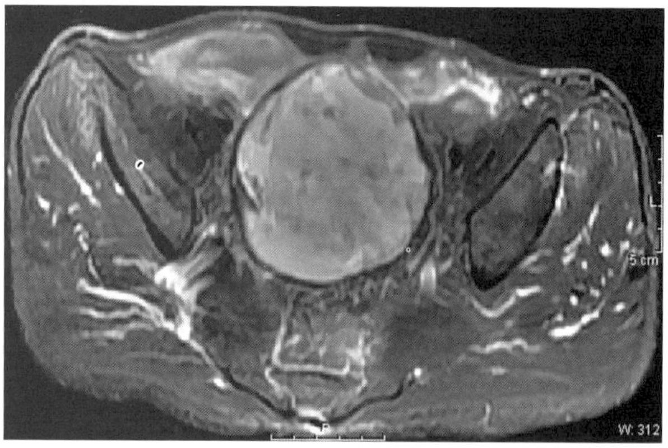

B

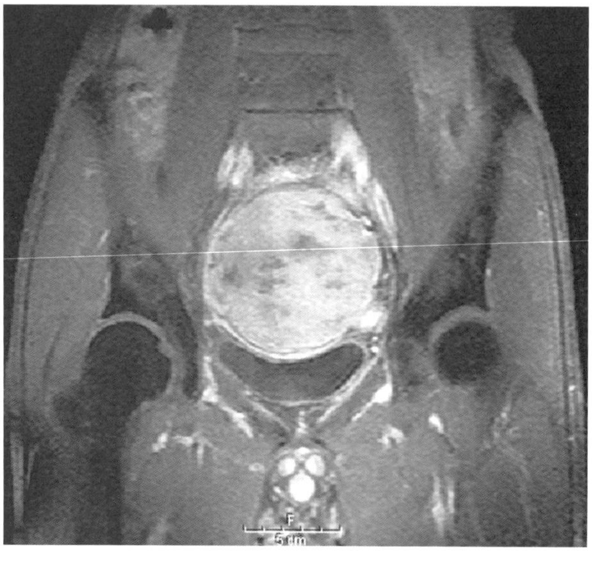

C

图 1－8－3　盆腔平滑肌肉瘤

男，69 岁。同上病例 MRI 检查，盆腔内类圆形的囊实性肿块，边界清楚，包膜完整，T_1WI 压脂（A）呈低、高混杂信号；T_2WI 压脂（B）呈不均匀性高信号，左前壁不规则增厚，增强扫描呈不均匀强化（C）

三、腹膜假性黏液瘤

（一）概述

腹膜假性黏液瘤（pseudomyxoma peritonei，PMP）又称 PMP 综合征，假性黏液性腹水或假性腹水，是一种以黏液外分泌性细胞在腹膜或网膜种植而导致腹腔内大量胶冻状黏液性腹水为特征的疾病。目前多数研究者认为本病有两个特点：黏液性腹水，黏液或腹膜种植中有肿瘤细胞，二者缺一不可。关于本病的病理学起源和恰当的治疗目前仍存在一定的争议，但一般认为，PMP 是一种肿瘤性疾病，良、恶性表现均有，并主要起源于阑尾原发肿瘤，在体内具有再分布的特征。临床比较少见，女性发病率为男性的 2～3 倍，好发年龄 40～60 岁。病程呈慢性经过，为 3 个月至 2 年，平均为 6.3 个月。其影像学表现具有一定的特征性，准确的术前诊断有利于手术切除和预后。

（二）病理

自从 1884 年 Werth 首次报道 1 例来源于阑尾囊腺瘤的 PMP 以来，以前对 PMP 病理来源主要倾向于阑尾或者卵巢的黏液性囊肿、囊腺瘤或囊腺癌的破裂，黏液外流，大量黏液及产生黏液的肿瘤细胞容易积聚于腹腔的流动部位，如腹水吸收的部位，网膜腹腔表面的孔道，或膈下开放的淋巴管，之后继续产生大量黏液积聚于盆腔、右侧腹股沟、肝后间隙或 Treitz 韧带处，还可由纤维结缔组织包裹形成大小不等的囊泡种植于腹膜、网膜及脏器的表面，形成大小不等的黏液胶冻状肿物，极少通过血行或淋巴管转移；另外一些文献还报道了来源于结肠、小肠、膀胱、直肠、肺、乳房、胰腺、胃、胆囊、胆管、面神经管等。近年来，除着免疫组织化学染色技术的日渐成熟和基因学方法的运用，且通过聚合酶链反应证实阑尾为主要来源，而卵巢来源的多为继发。Ronnett 等在对表现为 PMP 的 109 例患者的研究中，依据病理学的表现把他们分为 3 种类型：①腹膜腺黏液蛋白沉积病（disseminated peritoneal adenomucinosis，DPAM），特征表现为组织学低等级的腺瘤黏蛋白上皮，这种上皮同丰富的细胞外黏蛋白和纤维化关系密切，并通常伴有导致腹膜病变的可被识别的阑尾黏蛋白腺瘤；②腹膜黏液蛋白癌病（peritoneal mucinous carcinomatosis，PMCA），特征表现为腹膜病变，这种病变显示了与细胞外黏蛋白密切相关的黏蛋白腺癌的细胞学和生长结构的特征性，通常伴有可被识别的胃肠道的恶性黏蛋白腺癌；③中间型（peritoneal mucinous carcinomatosis with intermediate or discordant features，PMCA-I/D），兼有 DPAM 和 PMCA 病变的混合特征，更倾向于 PMCA 的恶性表现。

（三）临床表现

临床表现常无特异性，最常见的临床表现是腹痛、腹胀、腹部包块。腹膜假性黏液瘤可自行破裂，腹腔内充满胶冻状液体，导致腹水征阴性，抽出胶冻状腹水，以致腹围进行性长大。黏液肿瘤细胞种植其他脏器后可出现相应症状，如恶心、呕吐、消瘦、进行性体重下降、疲乏、尿路症状、阴囊包块、发热、便血、贫血、下肢肿大、阴道流血等。

（四）影像学表现

1. X 线　平片可了解是否存在胸腔积液或胸膜增厚、有否存在梗阻或穿孔。胃肠道造影可以排除消化道肿瘤。普通 X 线检查对 PMP 的直接诊断价值不大。

2. CT　腹、盆腔内囊样密度肿块，密度均匀，CT 值近似水或略高，边缘性强化；多囊，囊壁大多厚度一致；并可在脏器表面形成扇贝状压迹；此征象较为典型；可见斑点状钙化；大量黏液形成时形似大量腹水，但肠管不能到达前腹壁，改变体位无腹水流动现象（图 1－8－4）；还可显示原发灶及网膜、腹膜及肠系膜浸润改变、腹膜后淋巴结肿大。

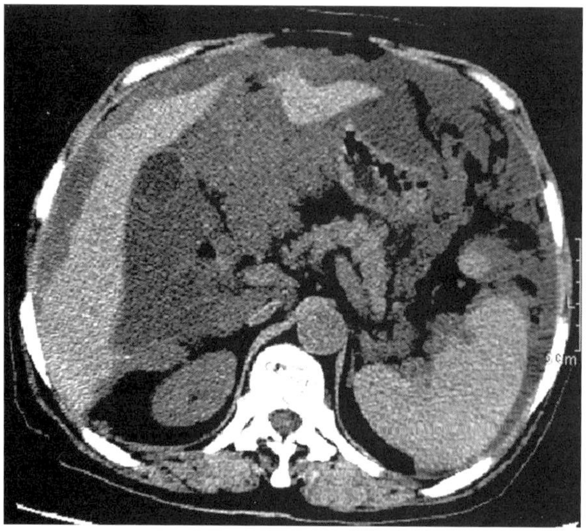

A

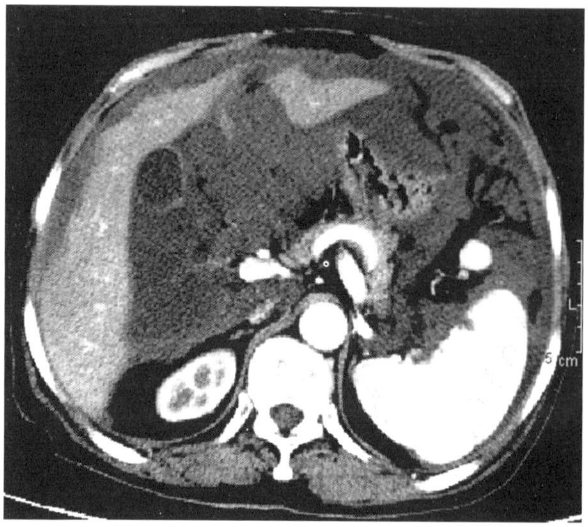

B

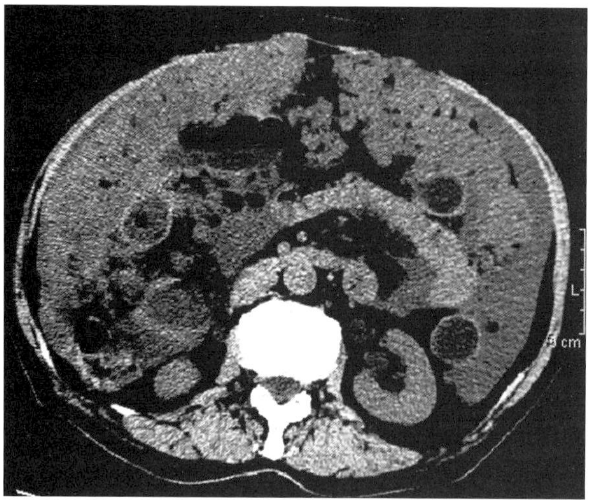

C

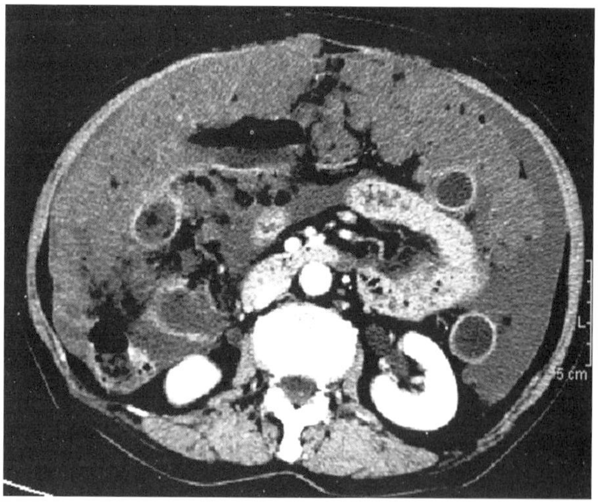

D

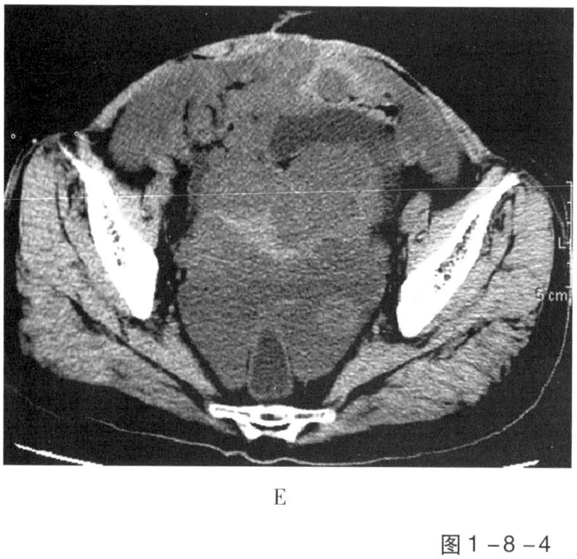

E

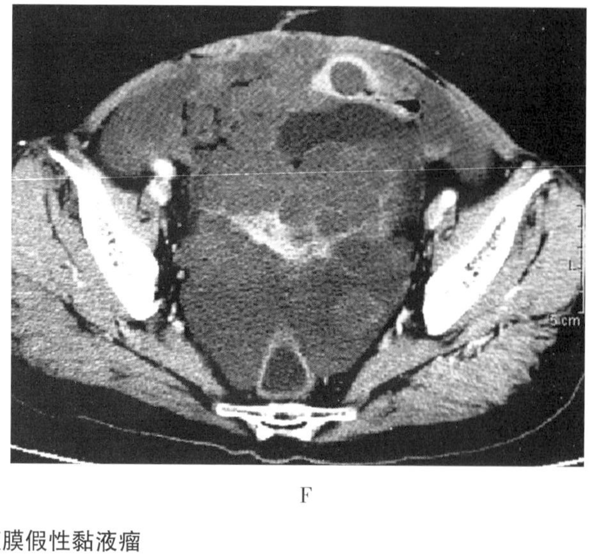

F

图1－8－4　腹膜假性黏液瘤

CT平扫（A、C、E）示肝脏、脾脏外周见“扇贝”形低密度压迹，脾脏实质内见低密度浸润灶；前腹壁大网膜呈低密度“网饼”状增厚。肠管肠受压内移，增强扫描（B、D、F）瘤灶呈轻度不均匀强化；中下腹部腹腔满布多个分房囊样肿块，边界不清，囊壁厚度不均，囊内密度均匀，CT值稍高于水，可见强化

3. MRI　磁共振检查由于腹水的信号在 T_1 WI 像上呈较低信号、T_2 WI 像上呈异常高信号，不如 CT 检查优势明显，仅有描述 T_2 WI 成像在病变与正常组织之间有良好的对比，但特异性不强。Low 等研究认为，口服稀钡餐和静脉内钆增强双对比 MRI 成像比 CT 和非增强 MRI 成像能显示更多、更小的腹膜肿瘤病灶，对 PMP 患者术前的评估和术后的效果评价有一定的参考作用，其他相关的报道较少。

总之，PMP 的影像学检查，以 CT 检查为首选，可以很好地显示病变的分布范围及形态征象，在 PMP 患者的术前诊断和评估中有重要价值，以 CT 征象为依据的良、恶性的鉴别分析，对 PMP 患者的早期治疗和生存时间的延长帮助比较大。

（五）诊断与鉴别诊断

本病诊断基本包括以下几点：①年龄约为 40 ~ 70 岁。②最常临床表现为：腹痛，腹胀，腹部包块。③腹水征（+），但腹水不易抽出或抽出胶冻状液体。④B 超、CT、腹腔镜对本病诊断有一定价值。最终本病的诊断，均需病理确诊。本病需与以下疾病鉴别：

1. 普通腹腔积液　PMP 一般有包膜，其内见细小分隔，CT 值略高于水，增强后出现边缘性强化；且由于肠管向中央聚拢或推压移位；改变体位时无腹水流动。而腹水无边界，呈水样密度，肠管向腹前壁漂浮，呈流动性；两者在 CT 上较易鉴别。

2. 结核性腹膜炎　结核性腹膜炎一般好发于青壮年，常继发于肺、肠结核，临床上以低热、盗汗等结核毒血症状为主诉；CT 上表现除腹水外，常见腹膜光滑增厚，呈线带状；腹膜见结节；增强后上述均有明显强化。而 PMP 一般好发于中老年，临床上腹痛、腹胀及腹部包块为主诉；PMP 主要表现为网膜、肠系膜浸润性改变，但 PMP 一般有原发瘤的显示，且增强后呈轻度边缘性强化或不强化与结核腹膜炎明显强化不符。

3. 囊性腹膜间皮瘤　好发于中年女性，一般有石棉接触史；CT 上间皮瘤一般以囊实性为主，完全囊变者少见；囊壁厚薄不均；增强后实性或囊内壁结节明显强化。

4. 囊性畸胎瘤及肠系膜囊肿　单发 PMP 与少见的只表现为水样密度囊性畸胎瘤及肠系膜囊肿较难鉴别，当单发的 PMP 与小肠紧密相连，且边界欠清时，易误诊为肠系膜囊肿，只能靠手术病理确诊。

5. 癌性腹膜炎　在病理上呈偏低度恶性，病程较长，腹膜呈普遍浸润性增厚。诊断上要结合原发病灶，若合并腹膜黏液团的可较好鉴别。

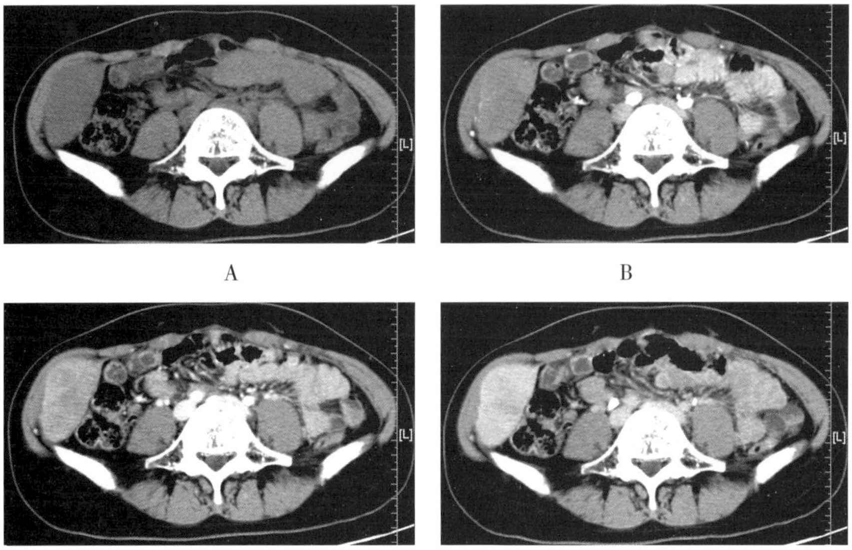

A　B　C　D

图 1-8-5（1）　盆腔韧带状纤维瘤病

31 岁，女性。CT 平扫（A）示：盆腔右侧可见一类椭圆形软组织肿块影，呈均匀略低密度灶，边界清楚，增强扫描动脉期（B、C）、静脉期（D）呈明显均匀性延迟强化

6. 尚有部分源于腹膜及腹壁的少见肿瘤，如腹壁、盆腔内韧带状纤维瘤病，CT 可表现为：腹壁半圆形软组织肿块，与腹壁分界不清，可凸入腹腔，密度较均匀，增强扫描强化较均匀，且呈明显延迟性强化（图 1－8－5）。

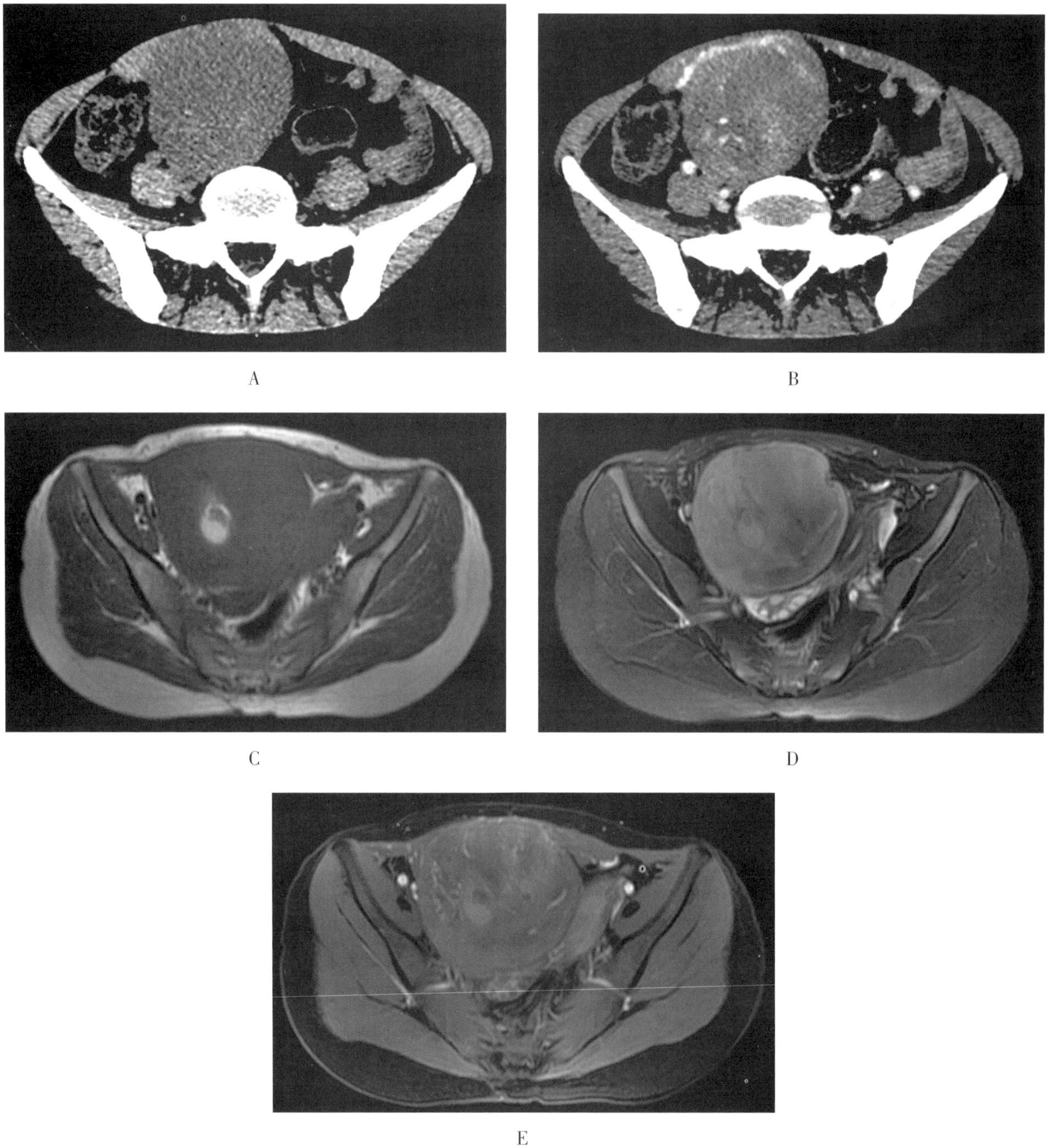

图 1－8－5（2） 盆腔韧带状纤维瘤病

盆腔可见一不规则状软组织肿块影，边界尚清，CT 平扫（A）呈等密度；增强扫描动脉期（B）呈不均匀强化，内见肿瘤血管影；MRI T_1WI 平扫（C）呈等信号，中心出血灶呈斑片状高信号灶；T_2WI 平扫（D）呈不均匀稍高信号；增强扫描（E）呈不均匀强化，内见大量肿瘤血管影

（中山大学附属第三医院 王 劲 谢斯栋 罗 琳）

第三节　盆腔腹膜后肿瘤

盆腔腹膜后肿瘤（pelvic retroperitoneal tumor）指原发于腹膜后间隙内非器官来源的各种组织肿瘤，包括原发性腹膜后肿瘤和转移瘤。从广义上讲，腹膜后肿瘤也包括腹膜后区淋巴结转移瘤和淋巴瘤，转移瘤是继发于身体其他部位的肿瘤，常发生于腹膜后区的淋巴结；淋巴瘤是淋巴组织的系统性肿瘤，这 2 种肿瘤在腹膜后区的发病率明显高于其他组织来源的原发肿瘤。

一、原发性腹膜后肿瘤

（一）概述

原发性腹膜后肿瘤比较罕见，占所有肿瘤的 0.2%，男女分布相同，其中以恶性者居多，约占 80% 左右。其组织类型繁多，以起自间叶组织（包括脂肪、平滑肌、横纹肌、纤维、血管及淋巴）的肿瘤较为多见（约占 47%），恶性者居多，占 72%；其次为神经组织（神经纤维、神经鞘、神经节细胞、神经母细胞及副神经节及异位嗜铬细胞等）肿瘤（占 40%），良性者居多，占 67%；胚胎残余组织（囊肿、性腺外生殖细胞肿瘤、脊索瘤等）肿瘤少见，不足 10%；另有极少数来源不明的肿瘤。大部分腹膜后肿瘤的影像学表现缺乏特异性，最终需穿刺活检或手术确诊，但影像学检查对腹膜后肿块的定位、定性、范围、疗效监测及肿瘤复发等的诊断具有重要意义。

（二）临床表现

临床上，腹膜后肿瘤由于解剖上的原因，肿瘤深在，位置隐蔽，早期一般无明显症状，仅有病变增大到一定程度才会压迫和影响邻近器官而出现相应症状，如胁部肿块、腹胀、腰胁部不适、疼痛、食欲下降、发热、消瘦等。体格检查发现肿瘤巨大，已侵犯周围结构。部分神经内分泌肿瘤如嗜铬细胞瘤可具有持续或阵发性高血压、心悸等症状，也有少数病例只在手术探查触压肿瘤才出现高血压症状。

（三）影像学表现

1. 间叶源性肿瘤

（1）脂肪肉瘤及脂肪瘤：脂肪肉瘤是腹膜后最常见的肿瘤，一般瘤体较大，大者达数十厘米，小者也多在 10cm 以上。肿瘤多呈分叶，常沿筋膜和组织器官间隙生长，肿瘤常推挤也可以侵犯邻近器官结构，可有菲薄的包膜，瘤体边缘常不清楚。瘤内常有粗细不等的条状、片状软组织间隔，也可含有软组织密度的块影。脂肪瘤有完整包膜，边缘清晰，密度均匀，可有少量细小、纤薄的分隔。肿瘤多发生在肾周间隙。脂肪瘤及分化好的脂肪肉瘤内含有成熟脂肪，在各种影像上均有典型的表现。脂肪组织在 CT 显示为低密度，CT 值在 -20HU 以下。MRI 在 T_1 WI、T_2 WI 像上均呈高或中高信号，在脂肪抑制序列的图像上高信号影可被抑制（图 1-8-6）。

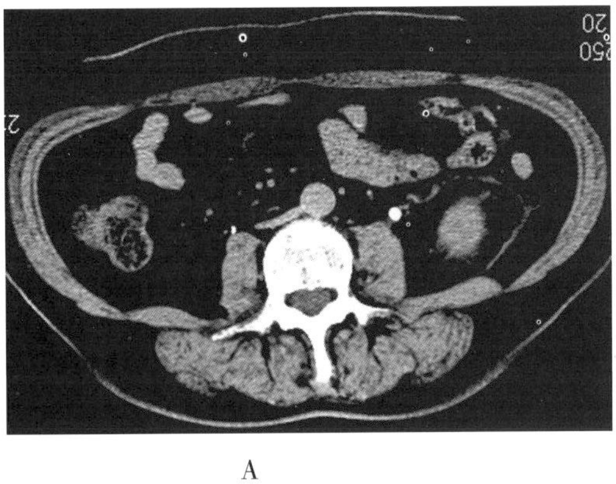
A

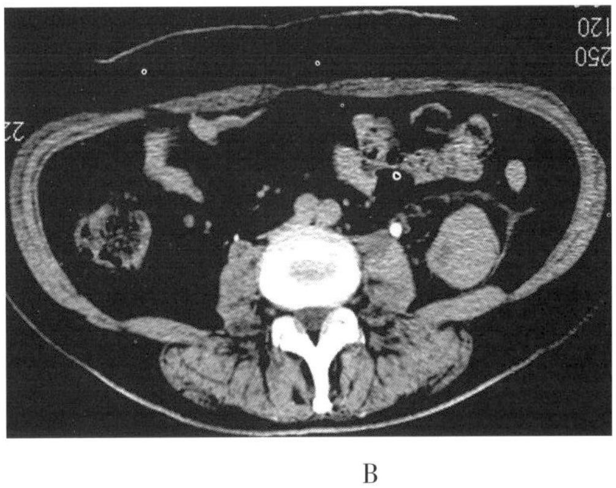
B

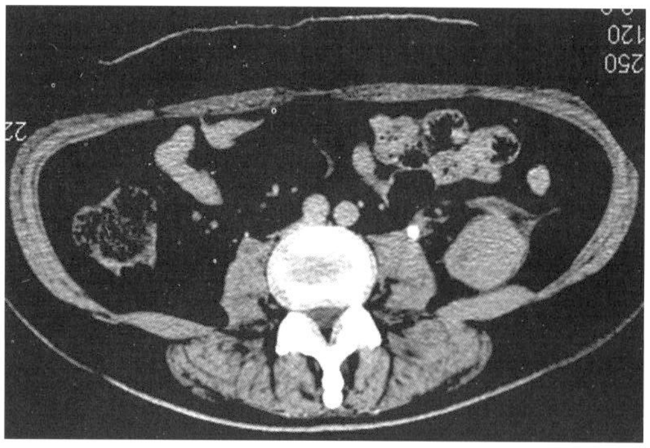

C

图1 8 6 左侧腹膜后脂肪肉瘤

CT 平扫（A、B、C）示左肾脂肪囊内可见类圆形软组织肿块，边界清楚，邻近肾周筋膜增厚

黏液型脂肪肉瘤呈软组织密度，CT 值 20Hu 左右，瘤内可伴有坏死及大片钙化。硬化型脂肪肉瘤属高分化脂肪肉瘤，肿瘤内有成熟脂肪细胞和致密纤维成分，呈软组织密度，其他分化差的脂肪肉瘤也多呈软组织密度，与其他肉瘤不能鉴别。脂肪肉瘤内可有多种亚型混合存在，密度不一，偶尔也可见瘤内出血。肿瘤常早期及多次复发。复发者组织学可向分化差的亚型转化。

（2）恶性纤维组织细胞瘤：可发生于任何年龄，以中老年多见。发病部位多见于四肢、腹膜后及躯干，影像学表现无特异性。腹膜后的肿瘤瘤体较小时，边缘光整，密度均匀；肿瘤增大后，形态不规则及分叶，常有大片不规则坏死（55%）及钙化（7% ~20%），少数肿瘤由于大片出血可呈囊状。CT 平扫肿瘤实性部分为软组织密度，增强后可呈中度至高度强化，密度多不均匀。MRI 的 T_1 WI 像、T_2 WI 像显示肿瘤信号不均匀。

（3）平滑肌肉瘤：好发于中老年人，约半数发生在腹膜后区。发生在腹膜后及肠系膜的肿瘤，瘤体常较大，形态不规则并向周围器官侵犯，瘤内的坏死区常较其他类型软组织肿瘤的坏死区大。CT 平扫为软组织密度，增强扫描肿瘤有明显或中等强化，无特异性。在 MRI 的 T_1 WI 像呈不均质低信号，T_2 WI 像呈不均匀高信号。肿瘤血供可很丰富，影像表现无特异性，取决于瘤内结构。

（4）淋巴管瘤：发生于纵隔、肠系膜及腹膜后者约占 5%。肿瘤为单房或多房的囊性肿物，边界清楚，分隔纤细，密度低而均匀，质软，具有沿缝隙生长的特性。CT 平扫呈水样密度，增强囊壁可强化。MRI 呈长 T_1 长 T_2 信号，内可见等信号的分隔影（图 1 – 8 – 7）。

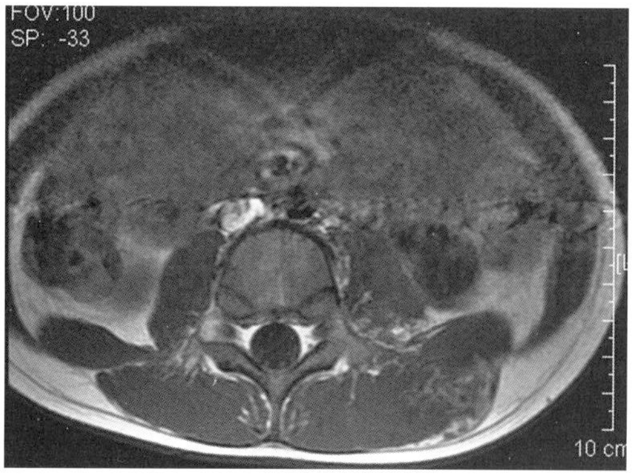

A

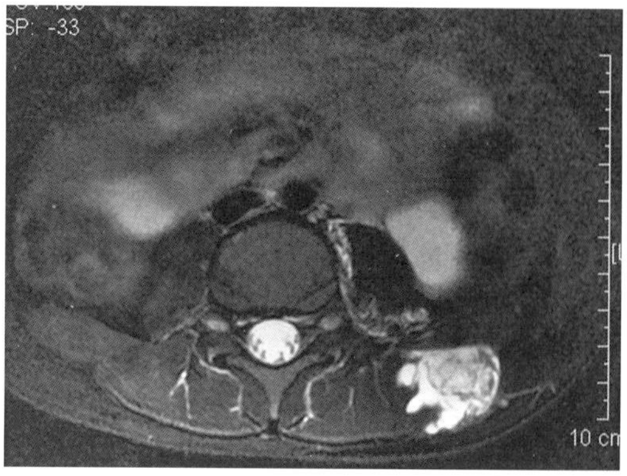

B

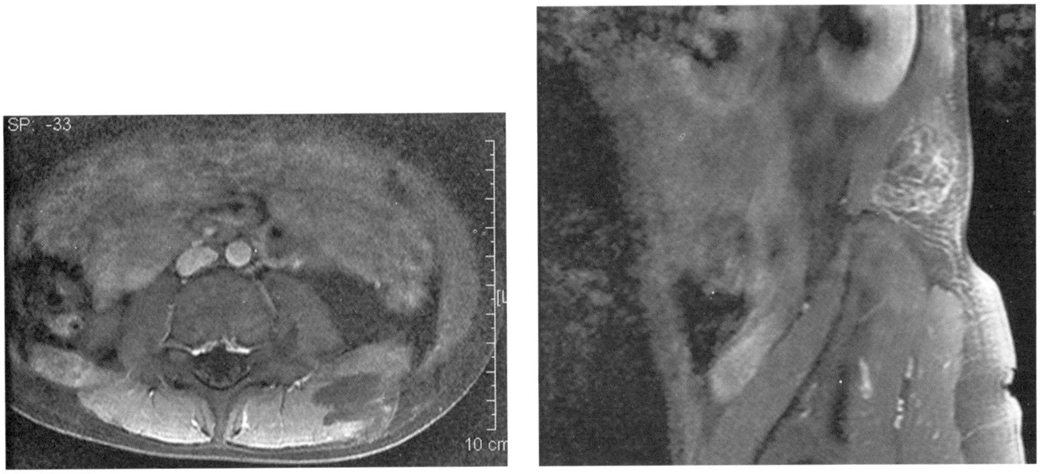

C　　D

图 1 -8 -7　淋巴管瘤

MRI 检查示左侧竖脊肌内可见不规则形囊性异常信号灶，边界清楚，T_1WI 平扫（A）呈等、高混杂信号；T_2WI 压脂（B）呈高信号，内可见等信号分隔影；增强动脉期（C）瘤灶未见强化；矢状位（D）延迟期扫描示病灶分隔呈明显延迟强化

2. 神经源性肿瘤　神经组织起源的肿瘤以良性居多，发病率仅次于间叶组织肿瘤，以良性居多，在腹膜后良性肿瘤中占第一位。好发于脊柱或腰大肌附近。

（1）脊神经肿瘤：常位于脊柱周围肾脏水平及骶髂部，包括神经鞘瘤和神经纤维瘤，以神经鞘瘤多见。

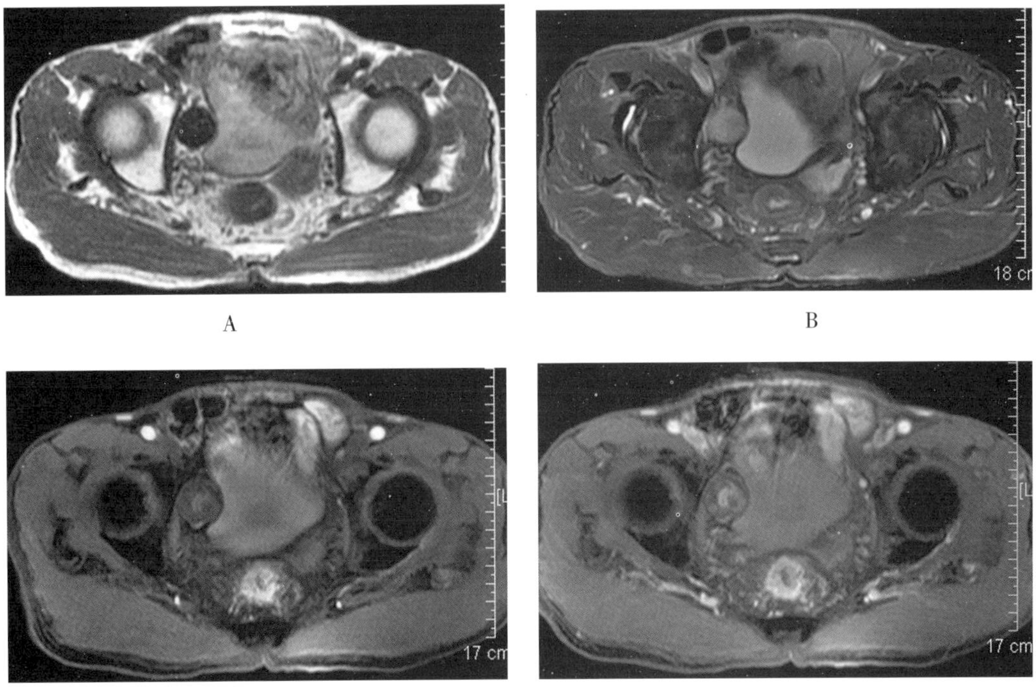

A　　B

C　　D

图 1 -8 -8　右侧盆腔壁神经鞘瘤

MRI 检查示右侧盆腔壁腹膜后可见类圆形病灶，边界清楚、光滑；T_1WI 平扫（A）呈均匀低信号影；T_2WI 平扫（B）呈均匀高信号影，包膜呈环形低信号影；增强扫描动脉期（C）病灶中心不均匀强化；延迟期（D）瘤灶持续强化，邻近膀胱右侧壁受压内移

肿瘤多呈圆形或椭圆形，边界清楚，CT 平扫肿瘤呈软组织密度，密度均匀或不均匀，其密度较其他组织类型肿瘤的密度低。大的神经鞘瘤常伴有出血、囊性变，肿瘤囊变区的形态往往规则及光整，可呈厚壁囊肿样改变，增强后肿瘤可有轻度强化（图 1－8－8）。

神经纤维瘤为交织成束状或波浪状的长形细胞及丰富的胶原所构成，偶有囊性变，可在椎管内外呈哑铃状生长，局部骨呈膨胀性或压迫性破坏，CT 上肿瘤呈软组织密度，密度低且均匀，边缘光整。腹膜后丛状神经纤维瘤罕见。CT 示双侧大致对称、沿腰大肌内走行的长形或圆柱形肿物。有时如盘蛇状或发辫状。恶性者大小明显不对称，密度不均，边界不清。

（2）副神经节细胞瘤：腹膜后区的副神经节细胞瘤可见于肾上腺外腹膜后区的任何部位，但多位于腹主动脉周围，肾动脉至主动脉分叉水平的 Zucker-kandl 组织及肠系膜根部。分为有功能和无功能两种。有功能的副神经节细胞瘤属肾上腺外嗜铬细胞瘤，临床表现阵发性高血压、心悸等。影像表现肿瘤的形态多不规则，瘤内可出现不规则的低密度区，也可有钙化。肿瘤血供丰富，增强扫描后多有明显强化（图 1－8－9），不能根据影像表现及镜下表现确定良性或恶性，只有当肿瘤出现转移及浸润邻近器官时才能确诊为恶性。影像学表现也无法鉴别副神经节细胞瘤或 MFH 及其他间叶起源的肿瘤，但肿瘤与主动脉距离很大者，多可排除副神经节细胞瘤。

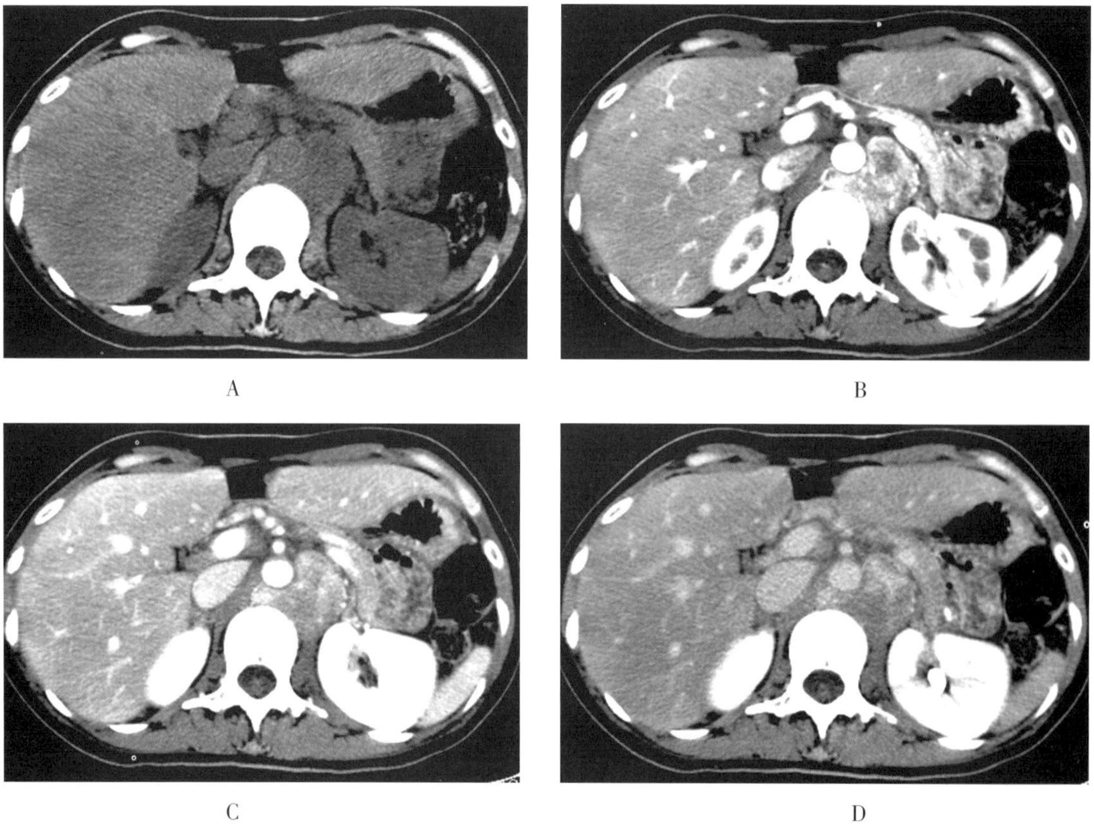

图 1－8－9　左侧主动脉旁异位嗜铬细胞瘤

CT 平扫（A）示左侧腹膜后腹主动脉旁可见不规则肿块，呈均匀低密度灶，瘤灶包绕腹主动脉壁，边界尚清；增强动脉期（B）呈不均匀明显强化；静脉期（C）、延迟期（D）示瘤灶强化减退，呈不均匀等、略高密度灶

（3）交感神经起源肿瘤：起源自始基神经嵴细胞，自脊髓的外套层移行至交感神经节、肾上腺髓质及其他部位，包括神经母细胞瘤、节神经母细胞瘤及节神经细胞瘤，反映了一个成熟及分化的过程。神经母细胞瘤多见于小儿，常伴有钙化。神经母细胞瘤及节神经母细胞瘤呈恶性肿瘤的影像表现，无特异性，增强扫描往往有明显不规则强化。节细胞神经瘤分化好，CT 平扫示密度低于肌肉，偶有钙化。增强扫描示全部或

大部分肿瘤的密度仍明显低于肌肉，为特征性表现，大的肿物内可有不均匀强化，肿瘤轮廓清楚有薄的包膜，但质地较软，常楔入邻近器官结构之间，并可见血管穿行其中。

3. 胚胎残留组织肿瘤　胚胎残余组织的肿瘤主要来源于泌尿、生殖嵴胚胎残留组织，包括囊肿及性腺外生殖细胞肿瘤，如畸胎类肿瘤、卵黄囊瘤、内胚窦瘤及精原细胞瘤等。脊索瘤也是来自胚胎残余组织，多位于骶尾部。

（1）原发腹膜后生殖细胞肿瘤：罕见，在生殖细胞肿瘤中占1%～2.5%，包括精原细胞瘤、胚胎性癌、内胚窦瘤及畸胎瘤等亚型。

（2）畸胎类肿瘤：多位于盆腔骶骨、尾骨前方，也可位于腹膜后区。含有各胚层来源的组织，当含有典型脂肪和骨组织密度时，各种影像检查均能做出明确诊断。肿瘤为恶性时，可有腹腔内转移，转移瘤的影像表现与原发肿瘤相似。皮样囊肿表现为厚壁囊肿，囊液含有脂肪，有时可见脂-液平面。

（3）内胚窦瘤：又称卵黄囊瘤，是一种少见的高度恶性生殖细胞肿瘤，有10%～15%发生于性腺以外，多位于胚胎发育过程中生殖细胞自卵黄囊向性腺移行的路径上，即身体中线或中线附近，原发腹膜后区者极为少见。肿瘤生长迅速，瘤体较大，常有出血坏死。影像学检查示富血供的实性大肿物，其内因有出血、坏死及囊变而形成多发低密度不均质区，但并非特异性表现。内胚窦瘤可经淋巴及血行转移，以血行转移至肺多见。

（4）原发精原细胞瘤：罕见，首先要详细检查睾丸是否有隐匿病变或瘢痕，以排除转移病变。肿瘤多位于脊柱周围的中下部，形态多不规则，边缘不清，密度均匀或不均匀。

（5）PNET：少见，起源于神经嵴的恶性小圆细胞肿瘤。儿童和青少年多见。可腹膜后及腹腔多发，表现为密度不均软组织肿块，可囊变及钙化，增强扫描明显不均匀强化（图1－8－10）。

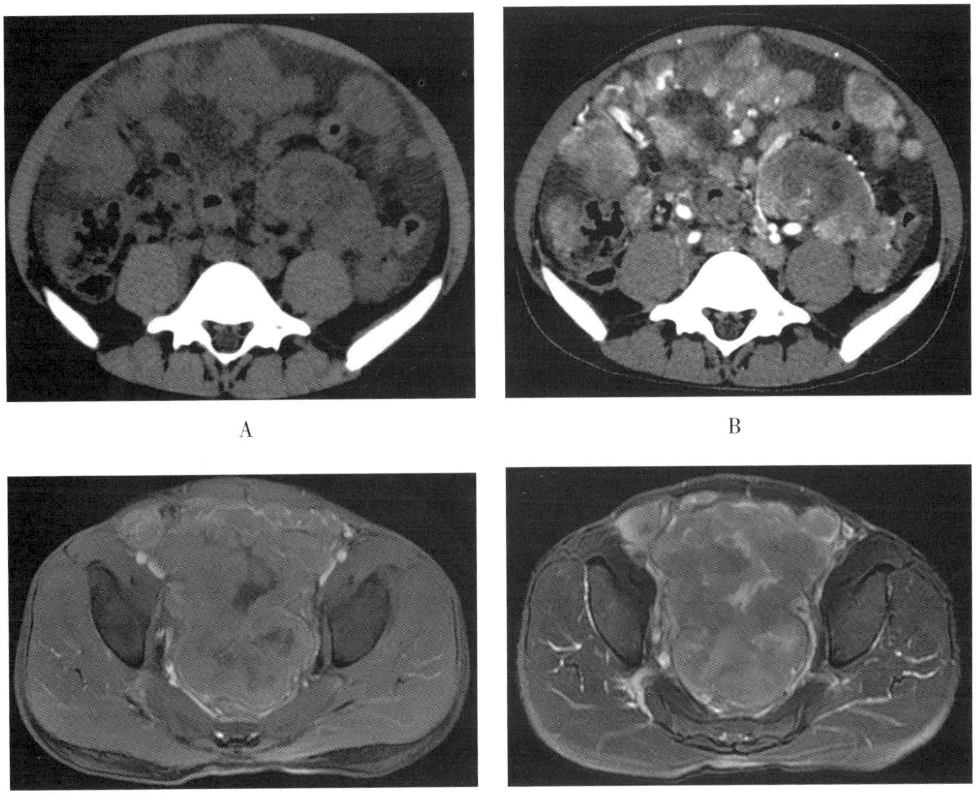

图1－8－10　盆腔、腹腔、腹膜后PNET

28岁，男性。发现腹部包块1个月余。CT平扫（A）示盆、腹腔、腹膜后可见多个大小不等的结节状、不规则状软组织灶，边界不清，呈均匀、不均匀低密度灶；增强扫描（B）呈均匀、不均匀明显强化；MRI增强扫描（C、D）呈明显不均匀强化

4. 泌尿系胚胎残留囊肿或脉管起源的囊肿　多沿泌尿生殖嵴部位（腰大肌前方）发生，女性多见，呈典型囊肿表现，推压肾及输尿管移位。

（四）诊断与鉴别诊断

1. 腹膜后肿瘤的定位诊断　腹膜后肿瘤位于腹膜后间隙及盆腔腹膜外间隙，分布于脊柱旁、肾周、结肠外后方及骶前区域，与后腹壁、腰大肌、腹主动脉、下腔静脉、脾静脉、肾、输尿管、胰头、十二指肠、升结肠、降结肠相邻，推压或包绕这些器官结构；巨大的肿瘤可向前延伸甚至达到前腹壁的后方；右上腹肿瘤推移右肾、下腔静脉、胰头或十二指肠前移，可突入到肝内而似肝肿瘤。脾静脉是左上腹肿瘤定位腹腔或腹膜后的重要标志，腹膜后肿瘤位于脾静脉后方，将其向前推移。反之亦然。CT 平扫在鉴别腹膜后或腹腔起源上存在较大困难，但多层螺旋 CT 的 MPR 多平面、三维重建提供的立体信息对定位诊断有帮助，同时使用宽窗技术有助于显示后腹膜。MRI 具有多方位成像、良好的软组织分辨率等特点，对腹膜后肿块的定位价值更大。一般而言，间叶组织起源的肿瘤多发生于肾周间隙及肾旁前、后间隙。神经源肿瘤、淋巴结及其相关肿瘤或瘤样病变邻近脊椎或腰大肌，腹膜后纤维变多围绕大动脉生长。

2. 腹膜后肿瘤的定性诊断

（1）良性肿瘤：瘤体多较小，形态规则，边缘清楚或锐利，密度、信号均匀或不均匀，取决于肿瘤内组织成分。囊肿多壁薄而光整，肿瘤囊变、坏死时则可壁厚，且稍不规则。

（2）恶性肿瘤：瘤体多较大，形态不规则，边缘模糊、不清晰或向周围组织、器官侵犯，密度、信号不均匀，瘤内常有形态不规则的出血或坏死形成的低密度、低信号区。

3. 腹膜后肿瘤的鉴别诊断

（1）淋巴瘤：淋巴瘤可以侵犯身体的任何部位。常表现为腹、盆腔淋巴结受侵，散在分布或融合成团，边缘较清楚，密度常较均匀，也可见坏死囊变。增强后肿大的淋巴结呈轻度强化，坏死区无强化。

（2）转移瘤：腹膜后淋巴结转移主要来自消化道、泌尿生殖系的恶性肿瘤，也可以来自肺癌、鼻咽癌等。肾门水平以上的转移瘤多来自上消化道及肺；肾门水平及以下者多来自泌尿生殖系的恶性肿瘤。影像表现为腹主动脉、下腔静脉周围，多结节状，可孤立存在也可以融合成团，病灶密度可均匀或不均匀强化，内可有坏死。子宫颈鳞癌的腹膜后转移淋巴结常可呈大的低密度囊性病灶。

（3）巨大淋巴结增生：罕见，仅 4% 发生在腹膜后及盆腔。多发生在肾门周围，影像表现呈边缘光整、密度均匀的软组织肿物，偶有钙化，增强后肿物明显强化、均匀，有时可与血管的密度相似。偶尔在病变内和（或）周围见粗大迂曲的供血血管。

（4）特发性腹膜后纤维化：原因不明，可能与服用麦角类药物有关，也可能是动脉硬化斑块溢出刺激所致。病变好发在大血管周围，可局限或广泛，自肾门水平到盆腔（髂动脉周围）。肿瘤前后径及横径小，上下范围长，呈帆状、盘状或块状，一般沿腹主动脉前方及两侧分布，其下方甚至达髂总动脉周围，很少向主动脉后方延伸。肿块与腹主动脉紧密相连，并包绕下腔静脉、输尿管，可引起单侧或双侧肾盂积水。8% ~10% 为恶性，常由乳腺癌、肺癌、甲状腺癌、胃肠道癌转移刺激纤维增生所致。特发性腹膜后纤维变的肿物较大，轮廓清楚，而恶性者轮廓不清楚，常呈斑片状，增强扫描可有强化。

总之，影像学检查可对盆腔腹膜后肿瘤进行定位诊断、定性诊断、肿物侵犯范围的估计及肿瘤复发的监测等，在外科诊治中具有重要意义，B 超、CT、MRI、血管造影已成为腹膜后软组织肿瘤最主要的影像学检查方法。

第四节　盆腔恶性间质瘤

（一）概述

盆腔恶性间质瘤主要包括恶性的来源于盆腔结、直肠的胃肠道间质瘤（GIST）及胃肠道外间质瘤（EGIST）。GIST 是一类独立的来源于胃肠道管壁间充质细胞的非定向分化的肿瘤，部分可伴有平滑肌或

（和）神经成分的不完全分化。绝大多数 GIST 位于胃肠道壁，发生于胃肠外，如肠系膜、网膜、腹膜后间隙和盆腔等部位的 EGIST 较少见。

（二）临床表现

GIST 及 EGIST 均有盆腔肿块、腹痛、腹胀等临床表现，其中 GIST 常见消化道出血和梗阻症状，而 EGIST 则无消化道出血和梗阻症状。

（三）影像学表现

1. 钡灌肠表现　肠道黏膜受压移位，局部黏膜破坏、溃疡，气钡进入可形成气液平，局部肠腔狭窄、充盈缺损。

2. CT 及 MR 表现　肿块较大，边界较清，分叶状；密度及信号不均，中央易坏死、囊变和出血，实性部分呈稍长 T_1 稍长 T_2 信号，坏死液化部分呈混杂长 T_1 长 T_2 信号，出血灶 T_1WI 呈高信号；肿块与肠道相通，可出现气液平，钙化少见；增强扫描实性部分呈中度不均匀强化，以静脉期为著，液化、坏死区无强化；可见远处脏器转移，淋巴结转移少见（图 1－8－11）。

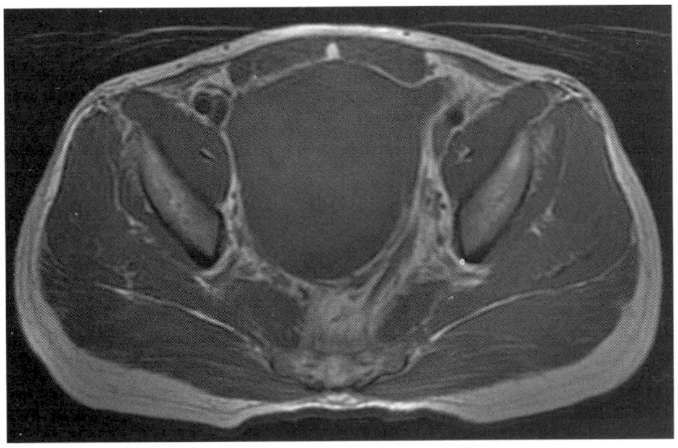

A

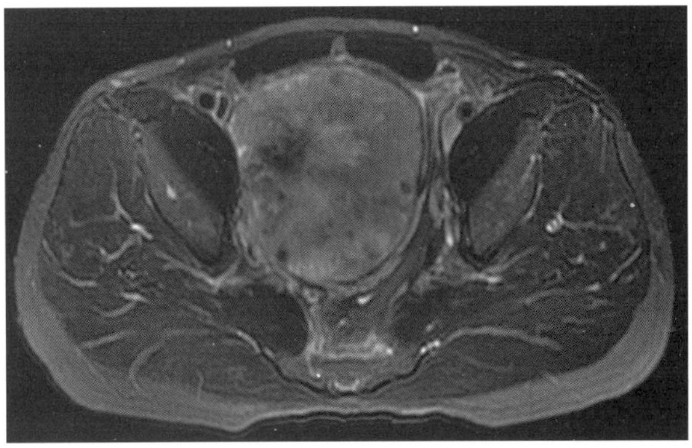

B

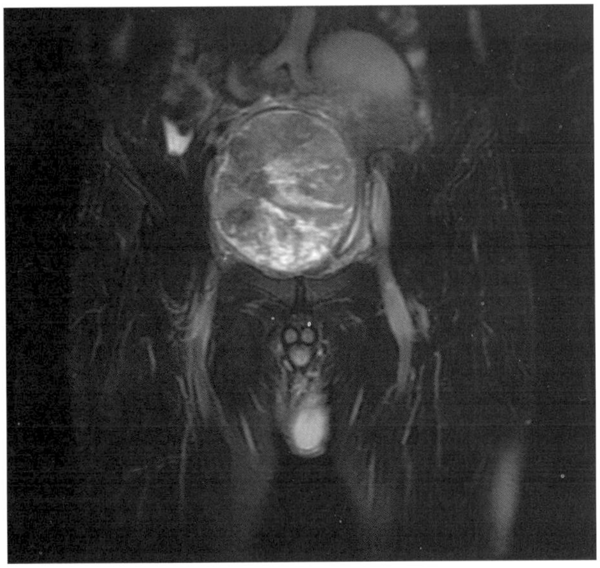

C

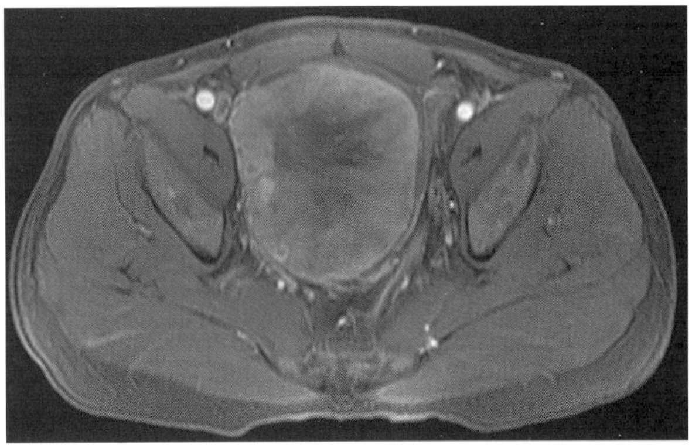

D

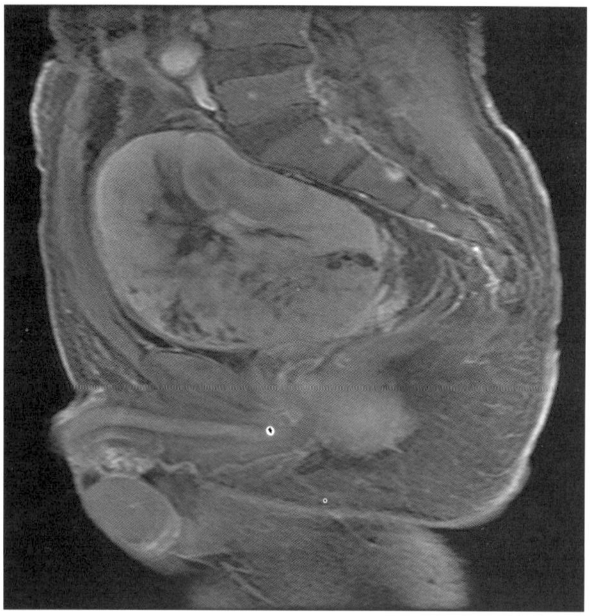

E

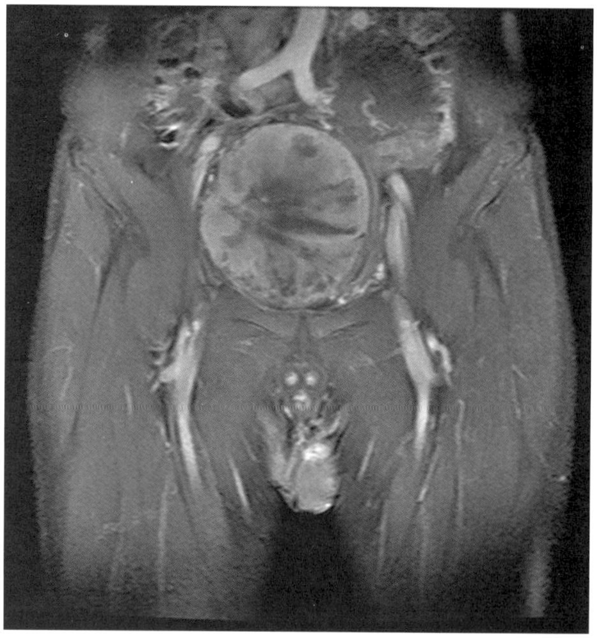

F

图 1－8－11　盆腔恶性间质瘤

MRI 检查示盆腔可见一类圆形软组织瘤灶；T_1WI 平扫（A）呈均匀低信号灶；T_2WI 平扫（B、C）呈不均匀混杂高信号，内见斑片状、斑点状不均匀低信号灶，边界清楚；增强扫描（D、E、F）呈明显不均匀强化

参 考 文 献

[1] 朱预. 原发性腹膜后肿瘤［M］//吴阶平、裘法祖. 黄家驷外科学（5 版）. 北京：人民卫生出版社，1992：1043－1044，1051－1053.

[2] 田平，齐桐，管同伟. 腹膜后肿瘤［M］//吴恩惠. 医学影像诊断学. 北京：人民卫生出版社，2001：807－814.

[3] 闵鹏秋. 腹膜肿瘤、腹膜后间隙肿瘤［M］//李松年. 现代全身 CT 诊断学. 北京：中国医药科技出版社，2001：657－658，661－663.

[4] 张忠国，郝希山. 恶性腹膜间皮瘤 41 例诊治体会［J］. 中华肿瘤杂志，2004，26（10）：631－633.

[5] 张茹. 腹膜恶性间皮瘤. 医学综述，2001，7（9）：526－527.

[6] 郑祥武，吴恩福，殷微微，等. 恶性局限性腹膜间皮瘤的 CT 诊断与病理基础［J］. 中华放射学杂志，2001，35（1）：60－63.

[7] 张涛，严洪珍，张铁梁，等. 腹膜间皮瘤的 CT 表现. 中华放射学杂志，1995，29（8）：547－550.

[8] 韦嘉湖，欧阳汉. 腹膜后肿瘤的 MRI 诊断［J］. 临床医学影像杂志，1998，9（1）：6－8.

[9] 陈卫霞，杨志刚，闵鹏秋，等. 盆部原发肿瘤 CT 表现特征及其解剖学基础［J］. 中华放射学杂志，2004，38（6）：611－614.

[10] 张善华，吕桃珍，王培军. 盆腔器官外软组织肿瘤的 CT 诊断［J］. 临床放射学杂志，2001，20（10）：781－784.

[11] 谭国强，吴标，兰勇，等. 腹膜假性黏液瘤的 CT 诊断与鉴别诊断［J］. 中国 CT 和 MRI 杂志，2007，5（2）：37－39

[12] 陈焕文，程中. 腹膜假性黏液瘤的现在认识［J］. 华西医学，2003，18（1）：121－122.

[13] 戴景蕊，石木兰. 原发腹膜后肿瘤的 CT 诊断［J］. 放射学实践，2003，18（1）：63－67.

[14] 罗成华，唐建军，李荣，等. 盆部腹膜外软组织肿瘤 B 超、CT、MRI 表现与手术对照研究之外科意义［J］. 中国医学影像学杂志，2004，12（2）：90－93.

[15] Ronnett BM，Kurman RJ，Zahn CM，et al. Pseudomyxoma peritonei in women：a clinicopathologic analysis of 30 case

with emphasis on site of origin, prognosis, and relationship to ovarian mucinous tumors of low malignant potential [J]. Hum Pathol, 1995, 26: 509－524.

[16] Ronnett BM, Yan H, Kurman RJ, et al. Patients with pseudomyxoma peritonei associated with disseminated peritoneal adenomucinosis have a significantly more favorable prognosis than patients with peritoneal mucinous carcinomatosis [J]. Cancer, 2001, 92 (1): 85－91.

[17] Low RN, Barone RM, Lacey C, et al. Peritoneal tumor: MR imaging with dilute oral barium and intravenous gadolinium containing contrast agents compared with unenhanced MR imaging and CT [J]. Radiology, 1997, 204 (2): 513－520.

（中山大学附属第三医院　王　劲　谢斯栋　郭月飞）

第九章　阑尾恶性肿瘤影像学诊断

第一节　影像学检查

一、X 线检查

X 线检查的目的：①发现病变，明确诊断；②对临床或内镜已确诊的病例，钡剂灌肠检查有助于了解病变范围、数目，以协助临床分期；③了解有无合并其他回肠、结肠疾患。目前，多采用阑尾造影及钡灌肠造影检查。

（一）阑尾造影

阑尾造影安全，可靠，简便，能清晰提供阑尾病变的形态、类型、大小及部位，是诊断阑尾病变的方法之一，但是特异性较差，存在阑尾不显影等缺点。

1. 肠道准备　肠道清洁方法很多，常用方法是：①检查前 2 天开始低纤维素、少渣饮食；②检查前 1 天下午将番泻叶 10g 泡水饮用，并嘱大量饮水；晚 6 点口服 33% 硫酸镁 40mL，晚 9 点口服果导片 2 片。③检查前 2 ~ 3h 肛内置开塞露 1 个，尽量排尽大便。采用这种低纤维素饮食、服用泻药及多量饮水的综合方法简便易行，安全、有效，通常受检者均可达到肠道清洁。

2. 低张药物　低张药物能缓解功能性痉挛，使阑尾充分舒张，增加阑尾显影的概率，使钡剂容易涂布，除青光眼、前列腺肥大、心脏病患者外，应常规使用低张药物［山莨菪碱（654 - 2）10 ~ 20mg，或丁溴东莨菪碱 20mg］静脉注射或肌肉注射。

3. 检查技术　配制钡剂浓度为 40% ~ 50%（W/V），嘱患者饮入约 500mL 后 2. 5h 左右开始观察，一般阑尾均会显影，若未显影可根据情况延迟 0. 5 ~ 1h 再观察。采用仰卧位，嘱患者在床上转动体位，使阑尾充分显影，并观察阑尾与回肠末端、盲肠的关系，分别摄取仰卧位、俯卧位以及双斜位片显示病变。

（二）钡灌肠检查

造影前 2 天开始行清洁肠道准备，方法与直肠气钡双重对比造影相同（详见第三章第一节）。造影前 10min 肌注低张药物，使回盲瓣口松弛，以便钡剂通过回盲瓣达小肠充盈显影。灌入钡剂浓度为 40%（W/V），透视下观察钡剂使盲肠、阑尾、回肠末端显影后停止。拍摄肠管充盈相，再变动病人体位，使重叠肠曲展开，根据适当情况摄取点片和加压片。目前钡灌肠法已较少应用。

二、CT 检查

CT 的密度分辨率高，配合对比剂的应用，能清晰地显示阑尾管壁的断面，正确判断管壁的厚度和病变的形态，同时也能清楚地显示管壁外的情况及与盲肠、回肠末端的关系；因而 CT 扫描对原发肿瘤能提供病变侵犯肠壁的情况，向壁外蔓延的范围，局部淋巴结有否肿大，以及有无远处转移等有价值的信息，从而有助于做出阑尾恶性肿瘤术前分期的诊断，为选择合适的治疗方案提供依据。

CT 扫描对手术后患者的随诊也有重要作用，有助于：观察有无术后合并症；检查有无复发及其范围；检出有无淋巴结及肝、肺、脑、骨等远处转移；对已发现复发的患者，进一步检查有无他处转移，以决定治疗方案；对无法定性的肿块，可在 CT 引导下行针吸活检；治疗后观察疗效。

1. 肠道准备　①清洁肠道：扫描前认真充分地清洁肠道是获得良好图像的前提，残存的粪渣可能会被误诊为息肉或肿块，残存的肠液可能遮盖病变。肠道准备方法基本与气钡双重对比造影的准备方法相同。

②肠道准备后经肛门插管注入腔内对比剂（一般用生理盐水）300～500mL，亦可在CT检查前6～12h口服对比剂600～1 000mL。并于检查前1h喝水300～500mL，使患者膀胱充盈。

2. 检查方法　常规采用仰卧位中下腹部扫描，若怀疑有肝转移时，扫描范围可从膈顶至盆底。层厚5mm，层间距5mm，若病变较小，可采用薄层扫描（层厚2mm，层间距3mm）。增强扫描采用团注法以高压注射器经肘部浅静脉注射100mL非离子型对比剂，注射速率3mL/s，最好做双期增强。盆腔受呼吸影响较少，一般均能获得良好的诊断图像。

3. 图像后处理　将容积扫描数据传输至工作站，可进行如下三种形式的图像后处理：①多平面重建（MPR）：以阑尾病变为中心进行冠状、矢状及横断面二维重组，充分显示肿瘤本身及与周围的情况。②三维表面覆盖成像（3D-SSD）：应用3D技术对病变分布区域进行表面覆盖成像，得到似阑尾充盈对比剂的图像，可初步显示病变部位。再利用切割软件适当切除附近遮挡病变的肠管，使病变肠管充分显示。③CT仿真结肠镜（CTVC）：利用四维容积重建获得四维图像，再利用"导航者"软件调节阈值及透过度，模拟结肠镜观察阑尾内腔，并赋以伪彩，以得到类似结肠镜的图像。

三、MRI检查

MRI具有多参数成像的特点及良好的软组织分辨率，并能同时行冠状、矢状和横断位成像，对阑尾肿瘤的诊断及分期有较大的帮助。MRI在显示肿瘤侵犯肌肉、神经、骨骼等方面优于CT。同时MR检查也克服了钡灌肠检查的不适和操作者的依赖性，以及CT检查的较大辐射量和碘过敏反应的不足。

1. 检查准备　①肠道准备：常规清洁肠道（同气钡双重对比造影）；检查前5～10min注射丁溴东莨菪碱20mg，使肠道处于低张状态；病人取俯卧位，向直肠内注入适量温水使其扩张，量约300～1 000mL，采用常规灌肠器依靠静水压灌入，灌水量以患者承受能力为限，以多为优。这样就可以避免粪便的干扰，同时使肠腔充分同质性膨胀，有利于病变的显示。②训练患者屏气：因为阑尾位于盆腹腔周围，易受呼吸运动的影响，造成呼吸伪影使图像质量下降而影响诊断。

2. 检查方法　病人取仰卧位，常规行轴面、矢状和冠状3个平面平扫及增强扫描，根据需要加用SPIR脂肪抑制技术，特别是行T_2WI和T_1WI增强扫描时。常规使用体部线圈，使用呼吸门控技术。轴面平扫T_1WI采用SE序列和扰相梯度回波（SPGR）序列；T_2WI采用快速自旋回波（FSE）序列；增强扫描采用SPGR序列，对比剂为钆剂（Gd-DTPA，0.1mmol/kg），手推团注后立即行MRI扫描。

第二节　阑尾恶性肿瘤

一、阑尾腺癌

（一）概述

原发性阑尾肿瘤比较少见，而阑尾腺癌更为罕见，其发生率占切除阑尾标本的0.007%～0.08%，占阑尾恶性肿瘤的38.5%～48.6%。阑尾腺癌男略多于女，发病年龄差距非常大，国外以50～60岁最多见，国内以30～50岁多见。阑尾腺癌好发于阑尾根部，恶性程度高，易向回盲部及结肠浸润而形成肿块。

（二）临床表现

阑尾腺癌的临床表现大多为非特异性，很难早期诊断。该病多表现为急性阑尾炎的症状和体征，如出现右下腹疼痛和腹部不适，右下腹肌紧张、麦氏点压痛、反跳痛，有些病例表现为腹部或盆腔肿块，少数病例以局部浸润或远处转移的症状为最初表现。

（三）影像学表现

X线检查对诊断有一定帮助，CT、MRI检查对病变的诊断、手术方式的制定、预后具有重要意义。

1. X 线钡餐　表现为盲肠内侧壁偏后有不规则充盈缺损或见回肠内侧壁有充盈缺损，其基底部狭窄以致充盈缺损的基底部与盲肠壁形成锐角。阑尾近端显影良好，远端管腔扩大，其内有不规则的充盈缺损或狭窄。

2. CT　近年来，CT 已成为阑尾病变的重要诊断方法，其敏感性和特异性均在 90% 以上，术前的准确诊断对治疗方案的确定和预后的评估具有重要意义。主要表现为阑尾肿块、阑尾腔囊状扩张、阑尾直径大于 15mm 和壁厚超过 5mm。CT 见右下腹部实质性肿物或右下腹阑尾区低密度囊性肿块影或回盲部密度增大。肿瘤增大时，侵犯盲肠或回肠壁，形成不规则肿块，肠壁增厚，肠管受压、变窄。晚期盆壁受侵，腹膜增厚，可见腹水，盆腔、腹膜后可发现肿大的淋巴结影（图 1－9－1）。

3. MRI　影像学表现与 CT 检查类似（图 1－9－2）。

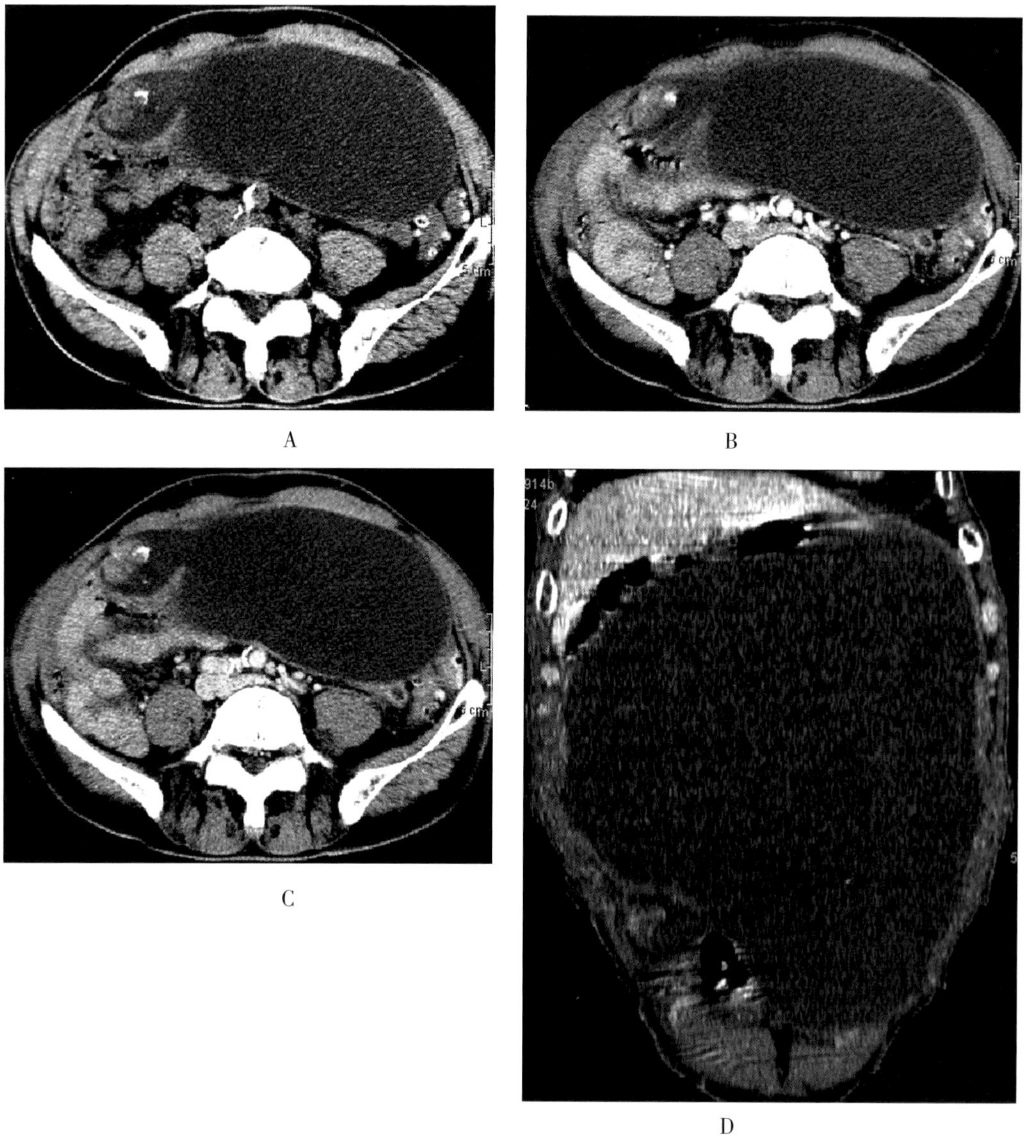

图 1－9－1　阑尾黏液腺癌

CT 平扫示（A）腹腔左侧可见巨大囊实性肿块，与邻近肠管分界不清，实性部分位于肿块右下缘，呈不均匀的软组织密度，内见少许斑点状钙化灶，大部分囊壁厚薄均匀，囊性部分为水样密度；增强扫描（B、C、D）实性区及囊壁呈轻度不均匀强化

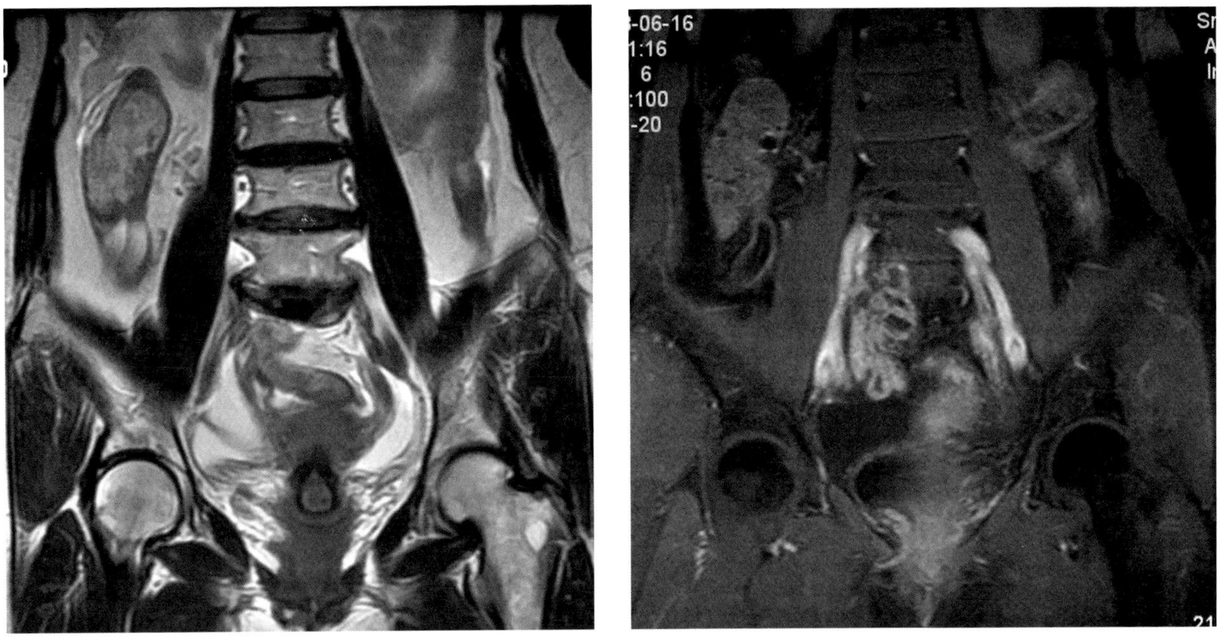

A　　　　　　　　　　　　　　B

图1－9－2　阑尾黏液腺癌并腹腔假性黏液瘤形成

女性，62岁，因“肛门坠胀感1年多”入院。MRI T_2WI 平扫（A）示阑尾呈腊肠状增粗，壁尚光滑，腔内呈较均匀高信号影，腹腔内充满大量水样信号影；冠状面增强扫描（B）阑尾壁明显强化，腔内未见强化。手术所见：腹腔内可见大量胶冻样黏液，阑尾增粗，表面可见胶冻样物质

（四）诊断与鉴别诊断

根据文献报道，阑尾腺癌诊断条件为：①没有典型急性阑尾炎病史的反复右下腹隐痛，尤其是40岁以上患者；②右下腹肿块经消炎治疗不能完全消失或一度消失后又复发者；③术中见阑尾缩短、壁增厚、腔闭塞或触及坚硬肿块者；④X线钡剂灌肠造影提示末端回肠或盲肠受压者；⑤B超提示腹腔内肠腔间或整个腹腔分隔为多发无回声或低回声团块者；⑥血清CEA检查升高者。

阑尾腺癌需与阑尾类癌相鉴别，阑尾类癌是最常见的阑尾肿瘤，占阑尾恶性肿瘤的88%，男女比例为1∶3，多呈良性特征，病变多局限于阑尾头或体部，生长缓慢，转移率低，罕见类癌综合征。

二、阑尾淋巴瘤

（一）概述

阑尾恶性淋巴瘤发病率低，且常为肠道恶性淋巴瘤的部分病变，少数病例可由阑尾单独发生。其发生于黏膜腺体中的淋巴细胞呈浸润性生长，生长快、恶性程度高，早期一般无特殊临床症状，常因阑尾炎或其他腹腔手术时发现，切除经病理检查而确诊。

（二）临床表现

同其他阑尾肿瘤表现大致相同，多数表现为急性阑尾炎的症状和体征，如出现右下腹疼痛和腹部不适，右下腹肌紧张、麦氏点压痛、反跳痛，有些病例表现为腹部或盆腔肿块，少数病例以局部浸润或远处转移的症状为最初表现。

（三）影像学表现

1. X线钡餐　早期表现为阑尾腔内充盈缺损；晚期阑尾未显影，盲肠内侧壁偏后有不规则充盈缺损或见回肠内侧壁有充盈缺损，其内有不规则的充盈缺损或狭窄。

2. CT　早期表现为阑尾增粗、增大、变形。随肿瘤增大，形成右下腹部实质性肿物或右下腹阑尾区低密度囊性肿块影，并可侵犯盲肠或回肠壁，肠管受压、变窄。晚期盆壁受侵，腹膜增厚，可见腹水，盆腔、腹膜后可发现肿大的淋巴结影。

3. MRI　影像学表现与CT检查类似，可清楚显示肿瘤位置、与周围组织器官的关系。

（四）诊断与鉴别诊断

本病最终靠病理检查确诊。诊断主要根据Dawson关于胃肠道原发性恶性淋巴瘤的诊断标准：①全身浅表淋巴结不肿大；②外周细胞计数与分类正常；③无纵隔淋巴结肿大；④肝脾正常；⑤原发病灶位于胃肠道或伴局部淋巴结受累。

参考文献

[1] 戴显伟. 阑尾肿瘤［M］//吴在德、吴肇汉. 外科学（6版）. 北京：人民卫生出版社，2003：498.
[2] 费力民. 阑尾肿瘤［M］//吴阶平、裘法祖. 黄家驷外科学（5版）. 北京：人民卫生出版社，1992：1239－1242.
[3] 孙屹岩，刘增胜，丁月云，等. 原发性阑尾肿瘤的CT诊断［J］. 实用医学影像杂志，2005，6（2）：78－80.
[4] 陆伟方，龙景培，徐德征. 阑尾腺癌的诊断与治疗［J］. 中国综合临床，2000，16（6）：447－448.
[5] 苏亦斌，吴伟岗，张祖案. 原发性阑尾肿瘤临床诊治分析［J］. 中国肿瘤临床与康复，2001，8（2）：81－82.
[6] 许玉冰. 阑尾原发性恶性淋巴瘤5例诊治分析［J］. 中国现代医生，2007，45（13）：47.
[7] 尉继伟. 阑尾非何杰金淋巴瘤2例［J］. 中华普通外科杂志，2003，18（10）：615.

（中山大学附属第三医院　王　劲　谢斯栋　江　婷）

第二篇　盆腔恶性肿瘤病理诊断学

第一章　阑尾、直肠、肛门恶性肿瘤病理诊断

第一节　阑尾恶性肿瘤

阑尾虽然是盆腔一个很小器官，但它也可以发生多种肿瘤，如良性肿瘤的腺瘤及恶性肿瘤的类癌、腺癌。阑尾是类癌（即存在内分泌分化的肿瘤）最常发生的部位，有多种形态学变化。阑尾腺癌肉眼和镜下形态变化多样，可以与常见的结、直肠腺癌相似，也可与类癌相似，还可以表现似黏液腺瘤而又在腹腔内广泛扩散的黏液性肿瘤。当在盆腔腹膜发现广泛的假黏液瘤病变时要想到可能是由原发性阑尾肿瘤转移所致。

一、阑尾腺癌

许多阑尾腺癌（adenocarcinoma of the appendix）患者的临床症状与急性阑尾炎相似，其余大部分病例表现为腹部肿块，扩散至腹腔可产生大量黏液，形成腹膜假黏液瘤，有时引起腹部的膨隆。

1. 大体所见

（1）阑尾原发性腺癌：原发性腺癌的患者阑尾可能增粗、变形或完全破坏。呈现3种主要类型：①息肉状或乳头状型，肿块呈息肉状或乳头状突入阑尾腔；②溃疡型，局部阑尾壁增厚隆起，表面有溃疡形成；③浸润型，阑尾壁弥散增厚，各层均有癌组织浸润，几乎累及整个阑尾。

切面灰白或有灶性出血、坏死，质硬、脆，有黏液，部分有黏液湖形成。与之不同的是，淋巴瘤、平滑肌肉瘤等肉瘤切面为灰红色、质嫩。高分化腺癌常囊性变，可称之为囊腺癌。阑尾管腔内有大量黏液积聚时整个阑尾看起来似水肿，可称之为黏液囊肿，但这只是描述性诊断，而非病理诊断。

（2）腹膜假黏液瘤：腹膜假黏液瘤是指腹膜表面存在黏液性物。外科医师在盆腔手术中常常会见到这种情况，此时一定要想到有可能是由原发性阑尾肿瘤转移而来。腹膜假黏液瘤本身不是一个完整的组织学诊断，预后主要是看引发病变的本质。腹膜假黏液瘤常用于表示高分化腺癌造成的一种临床肉眼所见的状况。黏液腺癌细胞在腹膜腔内生长而导致缓慢但又无节制的黏液聚集，黏液物中的癌细胞很少。

高分化腺癌的特点依其在腹部分布情况和程度不同而不同。肠管腹膜表面趋于不受损害，而大网膜、右半膈下、右肝后腔隙、右腹股沟及盆腔中可发现大量黏液样病变。这些病例，肿瘤可在腹腔内保持局限性生长许多年。偶尔脾内可发生黏液性囊肿。

有人提出，阑尾腺瘤可导致广泛性的腹膜假黏液瘤，最终造成致命的后果，但大部分人考虑这些病例更可能是高分化腺癌所致。

尽管大部分腹膜假黏液瘤病例是由阑尾原发性癌扩散所致，但也有源自其他部位黏液腺癌转移而来，包括胆囊、胃、结直肠、胰腺等。

卵巢虽然也被认为是一个常见的原发部位，但免疫组化和分子遗传学的证据提示并非如此，大部分卵巢和阑尾存在低度恶性黏液性肿瘤并伴有腹膜假黏液瘤的病例可能是由原发性阑尾肿瘤转移而致。

2. 组织病理学　与结肠腺癌的结构相似，可呈高、中、低不同程度的分化，但多为分化较好的腺癌。有的可呈乳头状腺癌结构（图2-1-1）。

部分病例形成黏液腺癌，或形成黏液囊腺癌。如果肿瘤中印戒细胞占肿瘤>50%，就适合应用“印戒细胞癌”的名称（图2-1-2）。

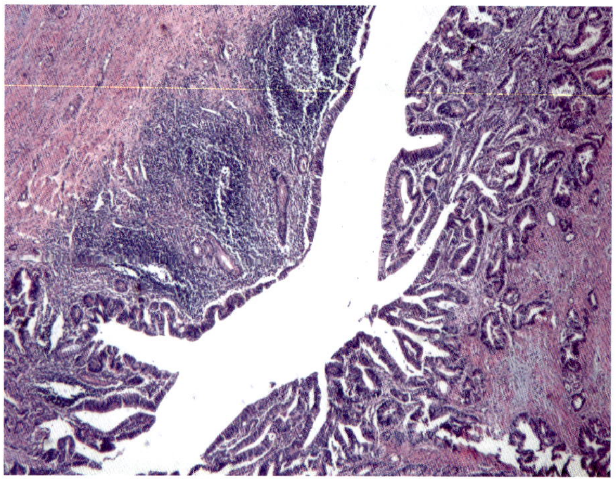

图2-1-1　阑尾高分化腺癌呈乳头状和腺管状结构

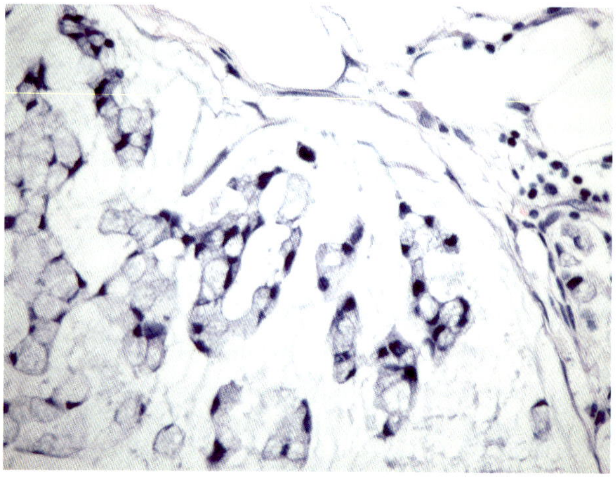

图2-1-2　阑尾低分化黏液性腺癌，以印戒细胞癌为主

诊断腺癌的基本标准：肿瘤有浸润并超过黏膜肌层，此标准与大肠的肿瘤诊断标准相同。具有腺癌形态学特点的病变如果局限在上皮或仅侵及固有层，但未浸润黏膜肌层进入黏膜下层，那么事实上肿瘤就无转移的危险性。因此“高级别上皮内肿瘤”也比起“原位癌”来说是一个更合适的名词，“黏膜内肿瘤”也比“黏膜内腺癌”更合适。用这些推荐用词可避免治疗过度。

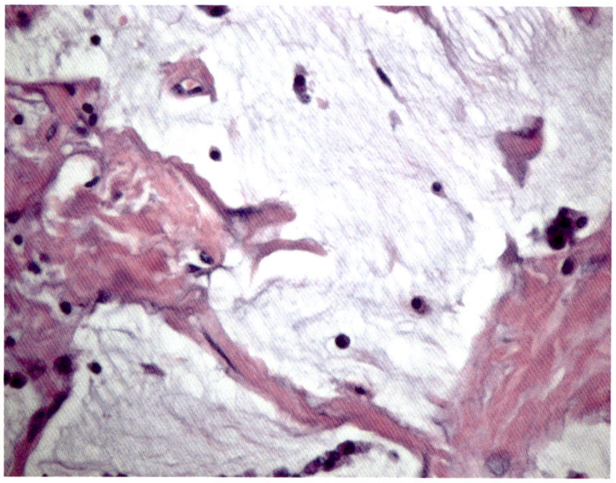

图2-1-3　阑尾黏液性腺瘤，形成大量细胞外黏液湖，浸润阑尾壁肌层，黏液湖内未见肿瘤细胞

然而在实际工作中很难判断浸润范围，因为阑尾高分化腺癌可以类似腺瘤只侵犯黏膜肌边界，而不向下浸润。相反，在一些腺瘤中，无细胞性黏液在整个管壁中四散（图2-1-3），就像浸润一样，如果存在炎症，这些特点更为突出。如果阑尾壁中存在无细胞黏液，同时黏膜肌层是完整的，就应当诊断为腺瘤，因为“腺瘤”一词表示病变可通过完整切除而治愈。对于组织学特点不能区分病变是良性（腺瘤）还是有导致转移潜能（腺癌）时，适合应用“具有不确定恶性潜能的黏液肿瘤”一词。“低度黏液性囊性肿瘤”一词也被用于表示在组织学上没有明确恶性表现的病变。

3. 肿瘤的扩散　高分化黏液腺癌一般生长缓慢，在临床上表现为典型的腹膜假黏液瘤。较晚发生淋巴结转移。少数情况下肿瘤生长在腹膜后，产生“腹膜后假黏液瘤”。非黏液性癌的表现同结肠癌相似。可浸润周围组织，并常浸润淋巴管，转移至局部淋巴结。发生血行转移者少见。腹膜假黏液瘤有特殊本质，此种肿瘤的恶性细胞很分散，但无细胞的黏液比恶性细胞更分散。

4. 预后　SEER资料库显示，局限性无黏液腺癌的5年生存率为95%，黏液腺癌或囊腺癌的5年生存率为80%。阑尾腺癌预后差的特点包括：进展期、高级别以及非黏液性。黏液播散超过右下腹的1/4（无论其内有无细胞）是一个独立的预后变量。当存在腹膜假黏液瘤，腹部扩散，体重减轻、高组织学级别的形态学证据均是不良预后的影响因素。反之，完整切除肿瘤就可以使生存期延长。

二、阑尾内分泌肿瘤

阑尾内分泌肿瘤（endocrine tumors of the appendix）是发生于阑尾伴有内分泌分化的肿瘤。在阑尾肿瘤中较为常见。占所有阑尾肿瘤的50% ~77%。类癌中有大约19%的病例位于阑尾。出现症状的平均年龄为37.5岁（6~80岁）。管状类癌的发病年龄明显早于杯状细胞类癌（29岁：53岁）。阑尾类癌极少引发类癌综合征，部分病例伴有广泛的转移，常转移至肝和腹膜后。

1. 大体所见　阑尾类癌好发于远端，呈小结节状，实性灰白色，直径<1cm。直径>2cm的肿瘤非常罕见。阑尾的杯状细胞类癌和混合性内分泌-外分泌癌可发生在阑尾任何部位。病变呈灰白色，有时呈黏液样硬化，但无管腔扩张。杯状细胞类癌具有弥散浸润的本质，且易远处转移。笔者所在医院有1例40岁患者，男性，为杯状细胞类癌，肿瘤浸润到盲肠系膜、盆腔腹膜，并转移到睾丸。

2. 组织病理学

（1）一般形态学：显著特征是瘤细胞呈明显的一致性，多呈实体巢状排列，巢间由纤维组织分隔。瘤细胞大小一致，近圆形，边界不清。核多呈圆形或椭圆形，大小相似，不见或偶见核分裂像。胞浆呈颗粒状，嗜伊红染。有时瘤细胞排列呈条索状，腺样结构（图2-1-4A）。瘤细胞通常位于黏膜下层，有时可浸润肌层、浆膜、阑尾系膜，并发现不少浆膜下淋巴管浸润。

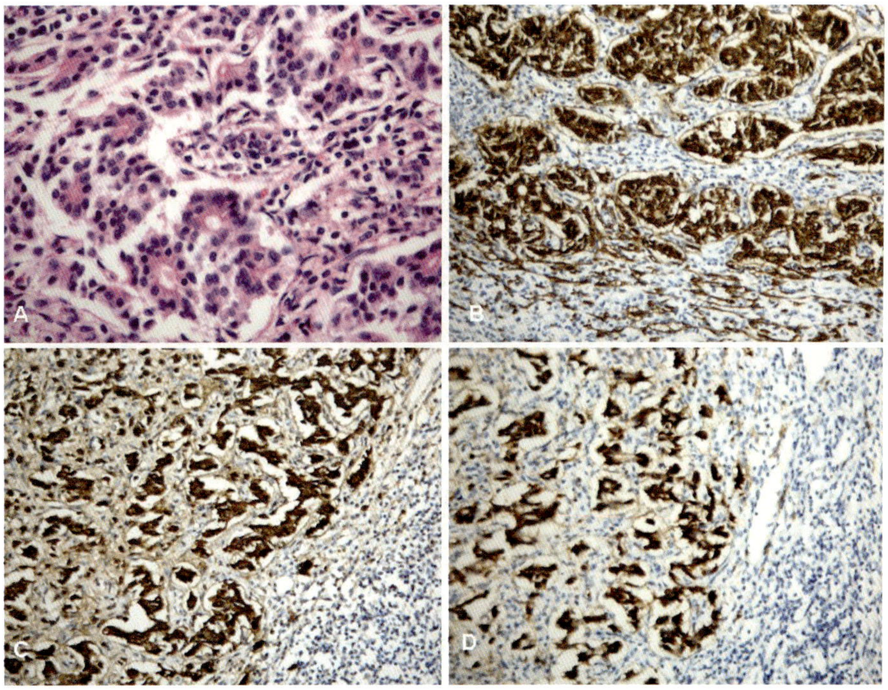

图2-1-4　阑尾类癌

A. 癌细胞大小一致，异型性不明显，排列呈腺样或菊形团样结构，免疫组化染色癌细胞；B. CD56+；C. CgA+；D. Syn+

（2）分类：阑尾类癌根据肿瘤细胞分泌的物质分为分泌5-羟色胺类癌、分泌胰高血糖素样肽类癌、混合性内分泌-外分泌肿瘤。混合性内分泌-外分泌肿瘤的形态学上，可同时表现为腺样结构和内分泌分化，即杯状细胞类癌、管状类癌和混合性类癌-腺癌。

①杯状细胞类癌：此癌的特点是主要位于黏膜下生长。以典型的向心性生长方式侵蚀阑尾管壁，肿瘤界

限不清。黏膜通常不受损害，但个别病例少部分区域见肿瘤细胞巢团与隐窝基底部连接。肿瘤由印戒细胞样细胞排列成小的圆形巢，这些细胞除了细胞核受压外均类似正常的肠上皮杯状细胞（图2－1－5）。

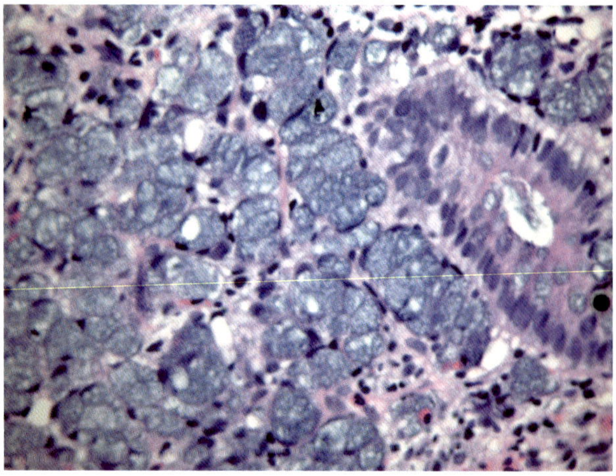

图2－1－5　阑尾杯状细胞类癌

癌细胞由印戒样细胞排列成小的圆形巢，这些细胞除了细胞核受压外，均类似正常的肠上皮杯状细胞

②管状类癌：此肿瘤常被误认是转移性腺癌，因为它不像典型类癌，肿瘤很少与黏膜相连。它由小的、不连续的管状结构组成，有时管腔中还有浓缩的黏液。常可见小的梁索状结构，缺乏实性巢状结构。诊断此肿瘤的有价值标准是肿瘤起源于隐窝基底部，管腔黏膜完整，排列整齐，缺乏细胞异型性和核分裂像。免疫组化染色可协助诊断。

③混合性类癌－腺癌：此名称被提议要指明阑尾的杯状细胞类癌发生在前，阑尾腺癌发生在后。这些癌发生于缺乏明显肿瘤性变化的黏膜上皮。

3. 免疫组化　阑尾类癌表达全内分泌标记Syn、CgA、CD56（见图2－1－4B、C、D）、NSE以及很多肽类。杯状细胞类癌还表达CEA（图2－1－6）。有点例外的是阑尾病变中存在S－100阳性的支持细胞围绕在肿瘤细胞巢周围。在此方面，内分泌细胞类癌类似上皮下神经内分泌复合体而不是上皮内分泌细胞。而回肠和结肠内分泌细胞肿瘤中缺乏支持细胞，因为这些肿瘤起源于隐窝黏膜中的内分泌细胞。

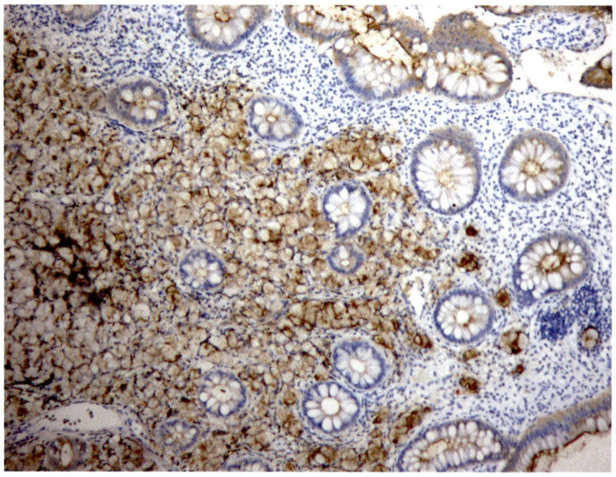

图2－1－6　阑尾杯状细胞类癌，免疫组化染色CEA＋

4. 预后　大部分阑尾内分泌肿瘤患者的预后非常好。临床上表现为无功能、无血管浸润且仅局限于阑尾管壁、直径＞2cm的肿瘤可行局部完整切除治愈，如果阑尾系膜受累或超出此范围有远处转移，则说明病变具有侵袭性。病变仅局限阑尾管壁，但存在血管浸润或肿瘤＞2cm，则病变具有不确定的恶性潜能。

位于阑尾根部并浸润盲肠的肿瘤预后不好，至少需要行部分盲肠切除术，避免肿瘤复发。杯状细胞类癌的侵袭性强于传统类癌，但又不如阑尾腺癌的恶性程度高。一项研究统计发现，死于杯状细胞类癌的患者为12.5％。相反，管状类癌的临床表现为良性。

三、阑尾淋巴瘤

在阑尾肉瘤中，大部分（约3/4）病例为阑尾淋巴瘤（malignant lymphoma）。在阑尾恶性淋巴瘤中，绝大多数属非霍奇金淋巴瘤，且为肠道淋巴瘤的部分病变，原发性阑尾淋巴瘤罕见。大体可见阑尾呈局限性或弥散性增大，管腔变小或完全闭塞。切面灰红、质嫩。组织病理学与肠道部位恶性淋巴瘤相似。预后远较消化道其他部位的淋巴瘤差。

四、继发性肿瘤

不常发生于阑尾，原发部位包括胃肠道和泌尿生殖道、乳腺、肺和胆囊发生的癌。也有转移性胸腺瘤和黑色素瘤的报道。常见方式是浆膜受累，阑尾腔正常黏膜腺体与从浆膜外浸润过来的癌性腺体未见过渡组织像。

第二节　直肠恶性肿瘤

一、直肠恶性上皮性肿瘤（直肠癌）

1. 定义　直肠癌（carcinoma of rectum）是肿瘤侵过黏膜肌层进入黏膜下层。诊断腺癌的基本标准同阑尾。

2. 大体所见　肿瘤可分为：①外生性/蕈样，呈明显的腔内生长；②内生性/溃疡型，呈明显的管壁内生长；③弥散性浸润/皮革样，呈不明显的内生性；肿瘤沿直肠壁环状生长可导致管腔狭窄。这些类型可混合存在（图2－1－7）。肿瘤切面灰白或有灶性出血、坏死，质硬、脆，有黏液，部分有黏液湖形成。

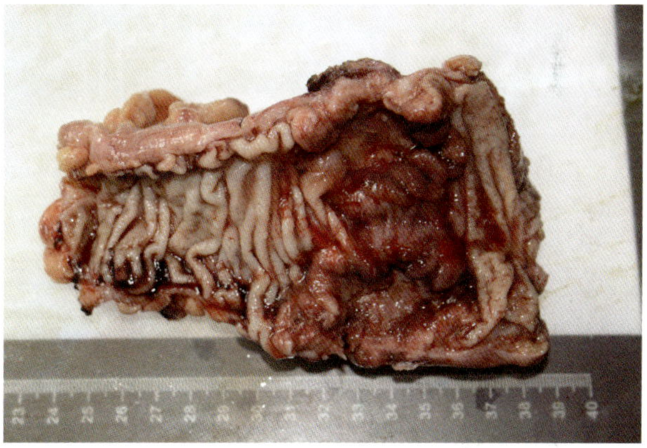

图2－1－7　直肠癌肿物呈外生性生长，向腔内突起伴溃疡形成

3. 组织病理学　直肠癌大部分为腺癌，另外根据癌肿的组成及形态学特点分为黏液腺癌、印戒细胞癌、腺鳞癌、髓样癌、未分化癌、癌肉瘤及其他亚型。

（1）腺癌：肿瘤依据分化程度不同，腺体结构的大小和形态有差异，分化好的腺癌，大部分为腺样结构，分化差的腺癌只有腺样结构的趋势。

（2）黏液腺癌：肿瘤＞50%成分由黏液组成，它的特点是细胞外黏液池中有腺样的、条索的或单个的恶性上皮细胞（图2－1－8）。

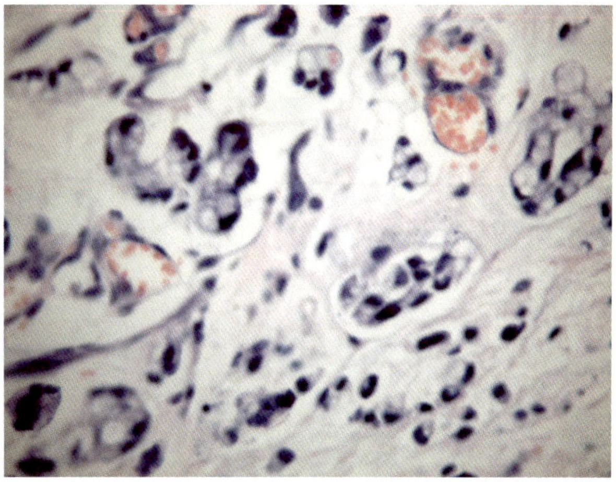

图2－1－8　直肠低分化黏液腺癌

癌细胞呈巢状“漂浮”于黏液湖内，癌细胞胞质呈空泡状，有细胞内黏液

（3）印戒细胞癌：＞50%肿瘤细胞有细胞内黏液，典型的印戒细胞癌癌细胞胞质内有大黏液泡，把核挤压于一侧，如印戒状。印戒细胞可出现在黏液腺癌的黏液池内，也可呈弥散性浸润，仅有少量的细胞外黏液。

（4）腺鳞癌：少见，它的特点既有鳞状细胞癌的特点，又有腺癌的特点，两者分开或混合存在。如果病灶内只有小灶状鳞状上皮分化不属于此诊断。

（5）髓样癌：非常罕见，它的特点如下：肿瘤细胞呈串状分布，有明显的核仁及丰富粉染的胞质，癌组织内有多少不等的淋巴细胞浸润。与其他低分化或未分化的直肠癌相比，预后较好。

（6）未分化癌：是指分化极低的直肠癌，不形成腺样结构。癌细胞较小，可呈实体的条索状或团块状排列，故又称实体癌或单纯癌。其分化最低者，癌细胞甚至不形成明显的巢状，有时难与淋巴瘤鉴别，免疫组化可协助诊断，如癌细胞 LCA－、CK＋；淋巴瘤 LCA＋、CK－。

（7）癌肉瘤：即包括癌又包括异常的间质成分的恶性肿瘤。

（8）其他亚型：梭形细胞癌以梭形细胞为主的癌，又称肉瘤样癌。其他罕见的癌有多形性癌（巨细胞癌）、绒癌、色素沉着性癌、透明细胞癌等。

4. 分级　腺癌分为4级：高分化（1级，腺样结构成分＞95%）（图2－1－9）、中分化（2级，腺癌存在50%～95%的腺体）（图2－1－10）、低分化（3级，腺癌有5%～50%的腺体）（见图2－1－8）、未分化（4级，癌内＜5%的腺样结构）；或分为低度恶性（相当于高分化和中分化腺癌）及高级别恶性（包括低分化和未分化癌）。当癌存在不同的分化，应根据最差分化的成分来分级，但不应包括肿瘤浸润最前端的成分。

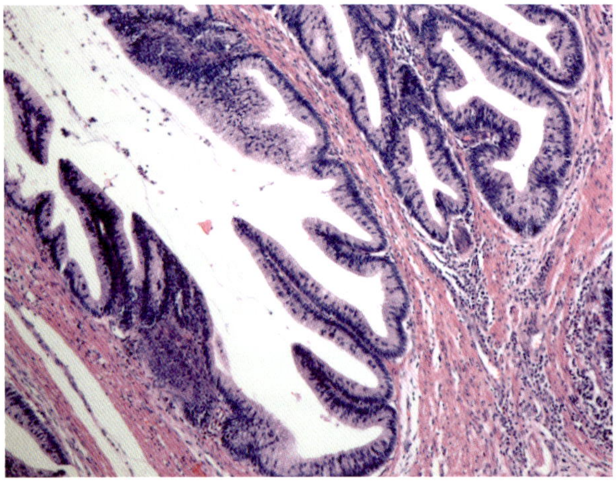

图2－1－9　直肠高分化腺癌

分化较好的腺体浸润肠壁肌间

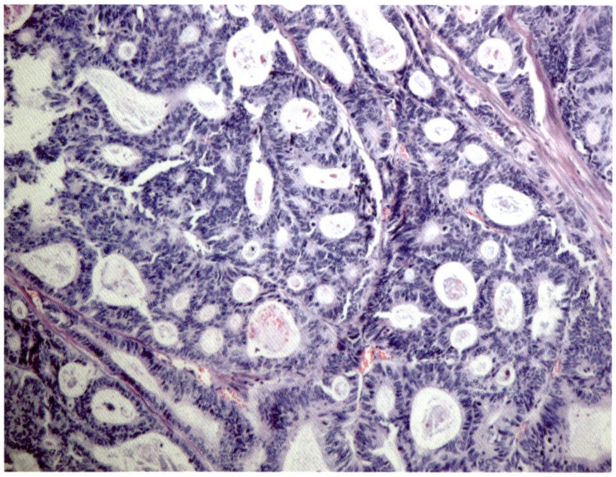

图2－1－10　直肠中分化腺癌

腺体结构异常呈背靠背、共壁，细胞异型性明显

5. 免疫组化　癌细胞 CK＋、CEA＋、CK20＋、vim－

6. 鉴别诊断　直肠癌需与淋巴瘤、间质瘤及转移癌等鉴别。前者镜下见直肠黏膜上皮不典型增生过渡到癌的特点，当直肠癌浸润到浆膜、腹膜时，要与卵巢癌、膀胱癌等鉴别，尽量在癌与直肠黏膜交界处多取材，看是否有过渡，免疫组化也有帮助。低分化癌与淋巴瘤有时难以鉴别，癌切面灰白色，质脆，淋巴瘤切面灰红色，质嫩；直肠癌免疫组化 CK＋、CK20＋、CEA＋、VIM－、LCA－，淋巴瘤则相反。间质瘤一般呈膨胀性生长，边界清，切面质嫩或质韧，免疫组化 CD117＋、CD34＋、SMA＋或－，而 CK－、CK20－、CEA－。

7. 扩散　直肠癌通常以下几种途径扩散：①直接连续扩展，主要侵入淋巴管或血管而转移；②穿破浆膜向腹腔播散；③偶有在手术创面、创口缝合缘及切除部边缘发生种植性扩散。其中最常见扩散途径为癌细胞侵入淋巴管而引起的淋巴结转移。

8. 预后　只有当肿瘤穿透黏膜肌层至黏膜下层才考虑为癌，说明直肠癌早期治疗非常重要。直肠癌预后与分级、淋巴结转移有关，分化低或有淋巴结转移预后差。

二、直肠内分泌肿瘤

1. 定义　直肠内分泌肿瘤（endocrine tumours of the rectum）分为类癌（弥散性内分泌系统的高分化肿瘤）、类似于肺的小细胞癌（低分化内分泌肿瘤）、恶性大细胞神经内分泌癌。

2. 临床特点　内分泌肿瘤在直肠中最常见（54%），依次为盲肠（20%）、乙状结肠（7.5%）、直乙状结肠连接部（5.5%）及升结肠（5%）。典型的临床症状有直肠出血、疼痛或便秘，小于5%的患者出现类癌综合征，实际上直肠类癌基本上不出现类癌综合征。小细胞癌是侵袭性肿瘤，可因局部病变或广泛转移而出现症状。

3. 大体所见　直肠类癌一般多为＜2cm的小结节，略带弹性，切面灰色或带黄色。一般位于黏膜下。较大的肿块可突入肠腔，并可发生溃疡。

4. 组织病理学

(1) 类癌－高分化内分泌肿瘤：肿瘤无包膜，并往往见到向邻近组织浸润现象。本瘤通常由许多实体的细胞巢所构成。在这些实体的细胞巢中可见到一些管腔或菊形团样结构，实体的细胞巢边缘的瘤细胞多呈栅栏状排列。瘤细胞核较小，圆形或卵圆形，居中，染色质呈细点状或稍粗的颗粒状，无或很少核分裂像，胞浆中等，轻度嗜酸性或嗜碱性，细胞边界不清（图2－1－11）。免疫组化可表达NSE、Syn、CgA、CD56，前列腺酸性磷酸酶免疫反应也可阳性。

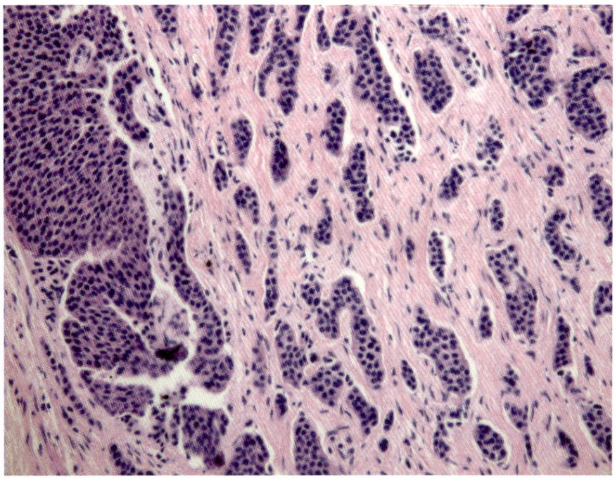

图2－1－11　直肠类癌

由许多实体的细胞巢所构成，浸润肠壁肌层，细胞异型性不明

(2) 小细胞癌（低分化神经内分泌肿瘤）：本瘤与肺的小细胞在形态上相同。免疫组化表达典型的神经内分泌标记物（CgA、Syn、NSE、CD56）。患者预后差，多在初次手术时就已肝转移了。

(3) 大细胞神经内分泌癌：是一种恶性肿瘤，在胃肠道发病率低。由大细胞排列成器官样、巢状、小梁状、玫瑰花样和栅栏状，这些提示了肿瘤的内分泌分化，并通过免疫组化和电镜证实。与小细胞癌相比，肿瘤细胞胞浆更丰富，核空泡化更明显，核仁更突出。

5. 预后　直肠内分泌肿瘤均为恶性，其恶性程度随类型、大小、浸润深度、组织学不典型的不同而异，小细胞癌预后最差。有研究认为肿瘤＞2cm，浸润至肌层，组织学有不典型，核分裂＞2个/10HPF，预后不佳。如果肿瘤≤1cm，那么预后非常好。

三、直肠淋巴瘤

1. 定义　直肠淋巴瘤（lymphoma of the rectum）定义为发生于直肠的结外淋巴瘤，可见邻近淋巴结受累以及远处扩散，但病变主体在直肠及原发部位是直肠。

2. 流行病学　原发性胃肠道淋巴瘤多为B细胞性黏膜相关性淋巴样组织（mucosa-associated lymphoid tissue，MALT）淋巴瘤，且多位于胃，肠道B细胞性MALT淋巴瘤大多发生于小肠，在大肠较少见。套细胞淋巴瘤（mantal cell lymphoma，MCL）在肠道发病率稍低，但与小肠相比，它在结肠、直肠原发性淋巴瘤中占很高比例，常表现为多发性淋巴瘤样息肉病的形式。

大部分直肠淋巴瘤发生于老年患者，无明显的性别差异，在有免疫能力的人中，直肠发生Burkitt淋巴瘤罕见，在获得性免疫缺陷综合征（AIDS）患者，发生的淋巴瘤多为Burkitt样淋巴瘤，发病的平均年龄低，且多位于男性同性恋，直肠部位多见。

3. 大体所见　肉眼形态可表现局限隆起型生长，边界清；也可呈浸润型生长；有的可呈孤立性或多发性淋巴瘤样息肉病变如MCL。切面灰红色，质地非常嫩。

4. 组织病理学

(1) MALT淋巴瘤：它的结构与正常的MALT相似，细胞的形态学及免疫表型在本质上属于边缘区B细胞。肿瘤由形态多样的 B 细胞组成，其中包括边缘带细胞（中心细胞样细胞）、单核样细胞、小淋巴样细胞，也可见到散在的免疫母细胞和中心母细胞样细胞，部分细胞还有浆细胞样分化。肿瘤细胞最初浸润反应性滤泡周围，然后扩散到滤泡套区，在边缘区扩散，形成融合的区域，取代部分或全部滤泡。直肠腺体常常受累和破坏，形成所谓的淋巴上皮病变（图 2－1－12）。

（2）套细胞淋巴瘤（MCL）：它是一种 B 细胞淋巴瘤，由形态单一的小至中等大小淋巴样细胞构成，伴有不太清晰的结节、弥散或套区增宽的改变。极少见到真正的滤泡结构。细胞核形轻微至明显不规则，核仁不明显。透明变性的小血管常见，很多病例存在散在的单一的上皮样组织细胞。

（3）弥散性大 B 细胞淋巴瘤：这种淋巴瘤在形态上与原发于淋巴结的弥散性大 B 细胞淋巴瘤一样。肿瘤细胞完全破坏了直肠的腺体结构。由大的或多形性瘤细胞弥散排列，核呈空泡状。核仁明显（图 2－1－13）。

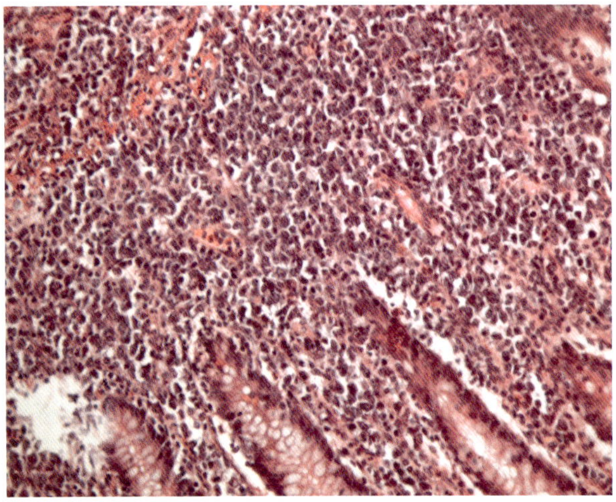

图 2－1－12　直肠黏膜相关性淋巴样组织（MALT）淋巴瘤

由大量小到中等大小的瘤细胞浸润肠黏膜腺体之间，并破坏腺体即有“亲上皮性”

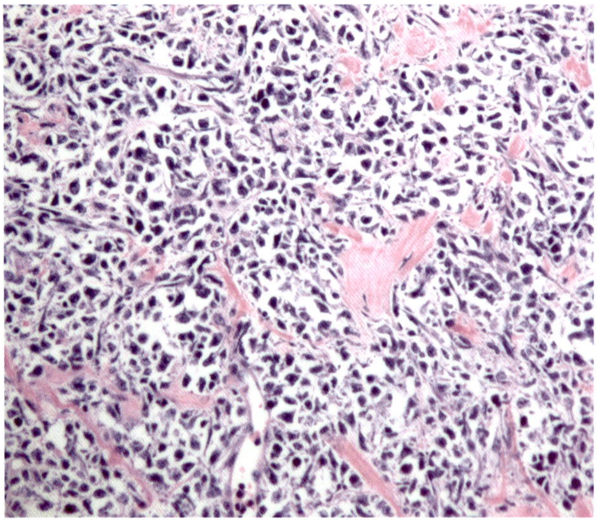

图 2－1－13　弥散性大 B 细胞性淋巴瘤

由大的、多形性瘤细胞弥散排列，浸润肠壁肌间

（4）T 细胞淋巴瘤及霍奇金病：原发直肠部位非常少见。

5. 免疫组化

（1）MALT 淋巴瘤：瘤细胞呈 CD20（图 2－1－14）和 CD79a＋，CD5－、CD10－、CD23－，CD43＋/－。瘤细胞还表达边缘细胞相关抗原 CD21、CD35。

（2）套细胞淋巴瘤（MCL）：CD5＋、cyclinD1＋，CD10－、BCL6－，CD5－病例少见。

（3）弥散性大 B 细胞淋巴瘤（DLBCL）：可表达多种 B 细胞抗原，如 CD19、CD20（图 2－1－15）、CD22、CD79a，也可表达 CD30、CD38、CD138。

6. 鉴别诊断

（1）需要与 MALT 淋巴瘤鉴别的疾病：①反应性病变：淋巴组织增生明显的直肠炎，与反应性病变不同的是 MALT 淋巴瘤由边缘带 B 细胞组成，对组织造成破坏性浸润。免疫组化 T 细胞、B 细胞抗原同时表达，说明增生的细胞为多克隆。②小 B 细胞淋巴瘤：FL（滤泡性淋巴瘤）、MCL、SLL（小细胞性淋巴瘤），CD5－可排除 MCL、SLL；cyclinD1－可排除 MCL；CD10－可排除 FL。

（2）需要与 MCL 鉴别的如 MALT 淋巴瘤、FL 等，免疫组化同上。

（3）需要与弥散性大 B 细胞淋巴瘤鉴别：如低分化癌、恶性黑色素瘤等，需结合形态学及免疫组化结果综合考虑。

7. 预后　直肠淋巴瘤的预后与淋巴瘤的类型密切相关，MALT 淋巴瘤具有惰性的临床过程，缓慢扩散，

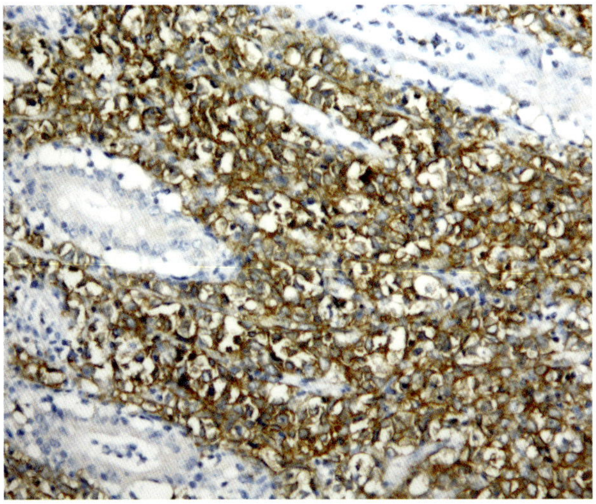

图2－1－14　直肠黏膜相关性淋巴样组织（MALT）淋巴瘤瘤细胞 CD20 +，腺上皮 CD20 －

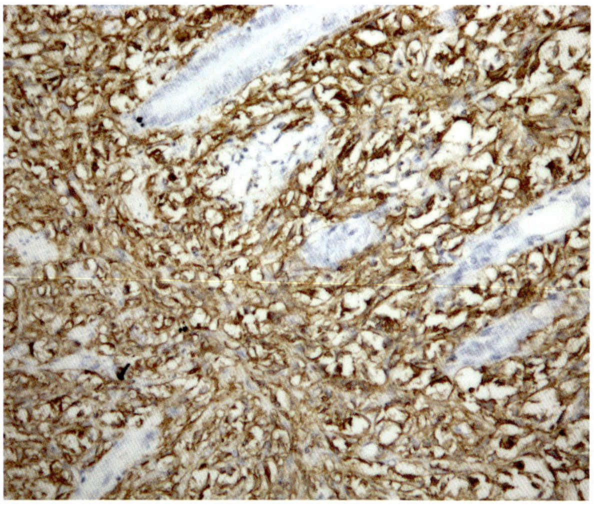

图2－1－15　弥散性大 B 细胞性淋巴瘤瘤细胞 CD20 +，腺上皮 CD20 －

该瘤对放疗敏感，局部治疗后，效果好。该瘤有可能发生大 B 细胞淋巴瘤转化。套细胞淋巴瘤（MCL）是一种侵袭性淋巴瘤，特征性表现于进展期，常常累及肠系膜和肠系膜旁淋巴结、脾、骨髓和外周血。平均生存期是 3～4 年，多数患者是不能治愈的。DLBCL 也属于侵袭性淋巴瘤，但采用联合化疗有治愈的可能性。

四、直肠恶性间叶性肿瘤

原发于直肠的直肠恶性间叶性肿瘤（malignant mesenchymal tumours of the recrum）主要是间质瘤，其他有平滑肌肉瘤及血管肉瘤等。

1. 直肠间质瘤　胃肠间质瘤（gastrointestinal stromal tumour，GIST）最常见于胃，其次为小肠，发生于结肠、直肠较少见，也可原发于网膜和肠系膜。此类肿瘤可能来自胃肠道多功能间叶细胞。肿瘤细胞具有部分的或不完全的平滑肌细胞、施万（Schwann）细胞或自主神经分化，致使其与平滑肌瘤、神经鞘瘤及自主神经肿瘤的鉴别诊断发生困难，需借助免疫组化等方法来解决。

（1）大体所见：肿瘤较小时，仅位于直肠黏膜下层或肌层或浆膜层，为边界清楚的肿块；较大的肿瘤突入腔内或突出于浆膜侧，有时肠外的成分巨大，从而掩盖了肿瘤由肠起源的真相。腔内肿瘤常披覆完整的黏膜，但 20%～30% 的病例伴有溃疡形成。可见直接浸润到周围的盆腔的脏器。肿瘤切面质地从稍韧到软，黄褐色常伴有灶性出血。大的肿瘤可有大片出血和坏死及囊性变，只剩下狭窄的边缘囊壁。可多结节状腹膜种植。

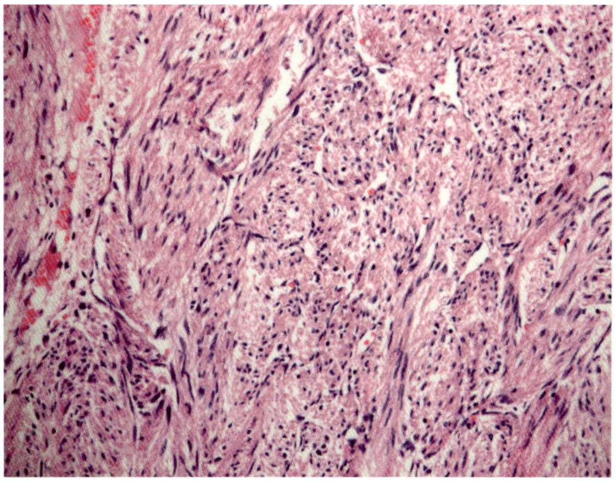

图2－1－16　直肠间质瘤

大部分肿瘤细胞为梭形细胞，组织形态多样，弥散性排列

（2）组织病理学：GIST 在组织学上似平滑肌瘤，大部分肿瘤细胞为梭形细胞，组织形态多样；有的细胞呈栅栏状排列似神经鞘瘤；有的表现为上皮样细胞似上皮样平滑肌肉瘤（图 2－1－16）。

（3）免疫组化：大部分 GIST 的 CD117 +（图 2－1－16），这也许是唯一最具诊断性的特性，可表现为细胞膜、胞质弥散阳性或核旁浓染，70% ~80% CD34 + （图 2 –1 –18）（以胞膜阳性为主），30% ~40% 呈灶性或弥散性 a-SMA +，少数病例 desmin + （<5%）及 S –100 + （<5%），且为弱阳性。

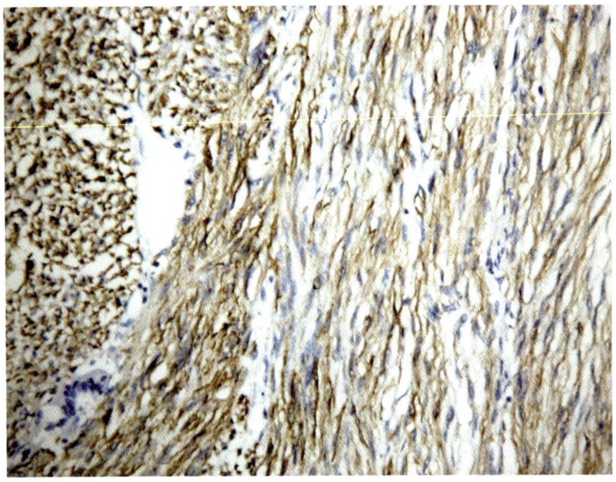

图 2 –1 –17　直肠间质瘤瘤细胞 CD117 +

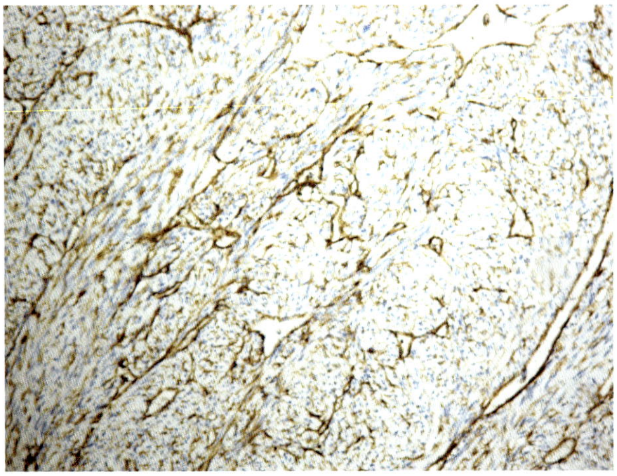

图 2 –1 –18　直肠间质瘤瘤细胞 CD34

（4）恶性程度及分级判定：恶性程度的组织学评估必须要基于核分裂的数量及病变的大小（表 2 –1 –1）。

表 2 –1 –1　GIST 恶性程度分级

恶性程度	肿瘤大小（cm）	核分裂数（/50HPF）
很低	<2	<5
低	≥2 <5	<5
中等	≤5	≥5 <10
	>5 <10	≤5
高	>5	>5
	≥10	不计
	不计	≥10

（见 Hum Pathol 2002 33：459）

（5）鉴别诊断：要与 GIST 鉴别的肿瘤如梭形细胞癌、恶性纤维组织细胞瘤（未分化多形性肉瘤）、纤维瘤病等。梭形细胞癌以明显的上皮分化区域和细胞角蛋白免疫反应阳性为特征。恶性纤维组织细胞瘤形态学可能类似高度恶性的 GIST，但以席纹状结构和大量胶原为特征（三色染色可以显示）。纤维瘤病以梭形细胞带状有序增生为特征，常常缺乏典型平滑肌肿瘤的束状排列。

（6）预后：GIST 的预后很大程度上依赖核分裂素、肿瘤大小、浸润深度以及是否存在转移。应用抗基因突变药物格列卫（glivee，甲磺酸伊马替尼）治疗 GIST 有较好的疗效。

2. 平滑肌肉瘤　经证实为平滑肌肉瘤并不多，形态学上与间质瘤很相似，但免疫组化可鉴别，平滑肌肉瘤 desmin +、a – SMA +，而 CD34 – 和 CD117 –。常发生于老年人，当核分裂 >10HPF 时应定为高级别恶性。

3. 血管肉瘤　直肠血管肉瘤非常少见，多见于皮肤、腹膜后等部位（详见腹膜后肿瘤）。

第三节　肛管及肛门恶性肿瘤

肛管及肛门恶性肿瘤（malignant tumour of the anal canal and anus）有鳞状细胞癌、基底细胞癌、腺癌、神经内分泌肿瘤、恶性黑色素瘤、间叶性肿瘤、淋巴瘤等。鳞状细胞癌、腺癌多见，其他很少见。

一、肛管及肛门鳞状细胞癌

鳞状细胞癌（squamous cell carcinoma）为最常见的肛管及肛门恶性上皮性肿瘤，常常伴有慢性 HPV 感染。此癌特征性发生于 60～70 岁患者，也可发生于年轻患者，尤其是有免疫缺陷的患者。女性居多，男女之比约 1∶2，但男同性恋者构成高风险的群体，比普通男性高 11～34 倍。

1. 大体所见　肿瘤可呈小溃疡状，斑块状或结节状，少数呈菜花状，可出血和坏死，切面灰白色，质地脆。

2. 组织病理学　分为肛管鳞状细胞癌和肛门边缘鳞状细胞癌，有时很难区分。肛管鳞状细胞癌分化较差，角化较少，恶性程度高，常沿肠淋巴管向上侵及直肠四周及肠系膜内淋巴结，易转移，而且预后不良。肛门边缘鳞状细胞癌分化较好，角化多（图 2－1－19），恶性低，转移少见，手术后预后良好。

另两种罕见的组织学亚型为伴黏液微囊的鳞状细胞癌、小细胞（间变性）癌，预后均不佳。疣状癌被看成是湿疣和鳞状细胞癌的中间状态，预后较好，镜下肿瘤为棘皮症和乳头瘤样改变，鳞状上皮排列整齐，基底层完整但不规则，细胞异型性少见，核分裂少见，且仅限于基底层。HPV 染色常阳性。

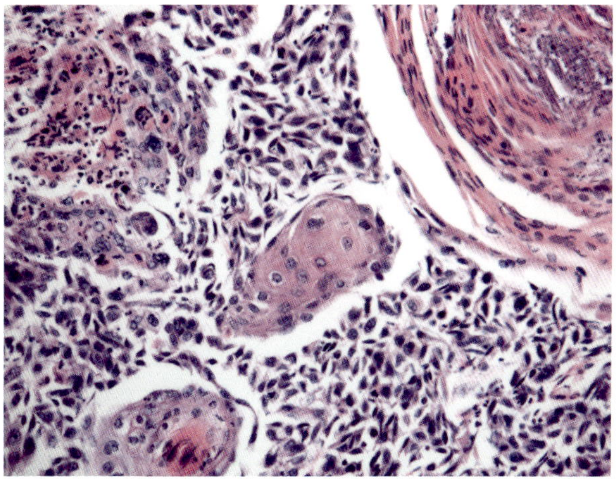

图 2－1－19　肛门高分化鳞状细胞癌

癌细胞呈巢状浸润，细胞异型性不明显，有角化珠形成

3. 肿瘤扩散　最多见的为直接蔓延至肛门四周组织及括约肌，晚期以后侵犯膀胱及前列腺；淋巴结转移者常先侵犯闭孔及髂内淋巴结，然后侵犯腹股沟淋巴结，有的可先有腹股沟淋巴结。

二、肛管及肛门腺癌

肛管及肛门腺癌（adenocarcinoma of the anal canal and anus）是一种起源于肛管上皮的腺癌，包括表面黏膜、肛门腺及瘘管内层发生的腺癌。

1. 大体所见及组织病理学　肿瘤跟直肠的腺癌相似，呈隆起或溃疡或弥散浸润状。组织病理很难区分出腺癌的起源，只有通过发现肛管表面黏膜、肛门腺及瘘管内层与肿瘤之间存在连续性，才能确定它的起源，镜下所见与直肠癌相似（图 2－1－20）。

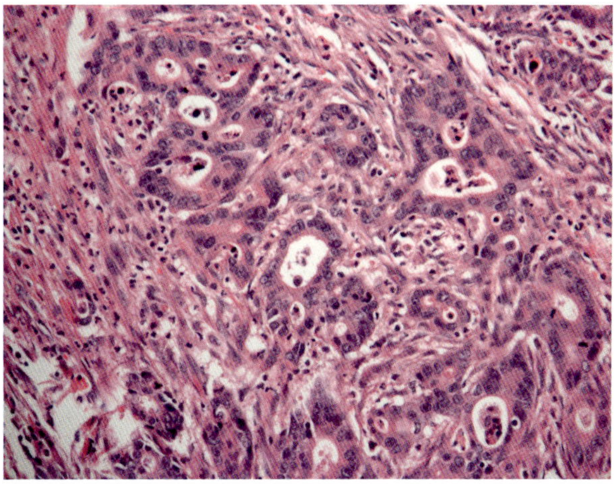

图 2－1－20　肛管中分化腺癌

癌细胞排列呈腺样、筛状，浸润肛管肌间，细胞异型性明显

2. 预后　肛管及肛门腺癌预后似乎仅同肿瘤诊断时的分期有关，其预后要比鳞状细胞癌差。

三、肛门部恶性黑色素瘤

1. 定义　肛门部恶性黑色素瘤（malignant melanoma）可发生于肛管齿状线以下区域或肛门外缘由鳞状上皮覆盖的部位，由黑色素母细胞增生所导致的恶性肿瘤。

2. 大体所见　病变位于肛门口，可呈斑块样肥厚或息肉样，瘤表面可呈不明显的分叶状并有溃疡，表面及切面为黑色，质中（图 2－1－21A）。

3. 组织病理学　其特点类似皮肤恶性黑色素瘤。大部分区域显示与肛门皮肤基底细胞有过渡现象，这支持原发于肛门的恶性黑色素瘤，而非转移而来。肿瘤细胞有 1/3 的病例含少量黑色素或缺乏黑色素（图 2－1－21B、C、D）。

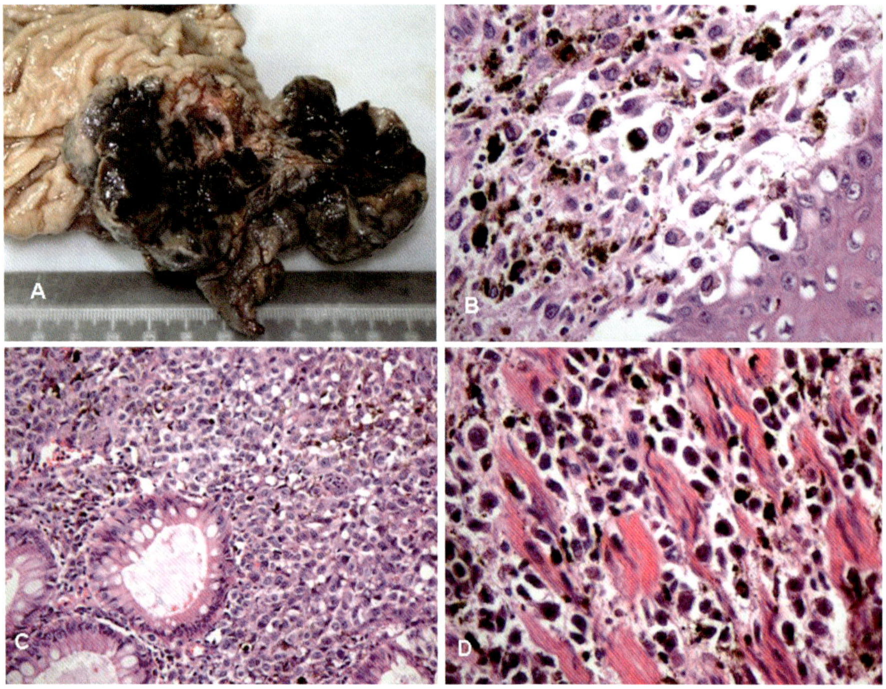

图 2－1－21　肛门恶性黑色素瘤

A. 肉眼所见呈结节状突向肛管及肛门，切面为黑色；B. 示肿瘤与肛门鳞状上皮基底细胞有过渡；C、D 分别为恶性黑色素瘤浸润肛管黏膜腺体及肌肉

4. 免疫组化　瘤细胞对 vimentin、HMB－45、S－100、MART－1 阳性，这些免疫标记均可作为恶性黑色素瘤诊断标志物。

5. 鉴别诊断　不要把脱出肛门外缘的息肉样黑色素瘤误诊为痔核；与癌的鉴别可通过形态学及免疫组化来鉴别。癌 CK＋、而 vimentin、HMB－45、S－100、MELAN-A、Pan 均为阴性。

6. 预后　肛门恶性黑色素瘤由淋巴管转移至区域淋巴结，并经血路传播至肝，然后到其他器官。常在出现症状时已发生转移，患者的预后很差。5 年生存率 10%。如果病变很小，那么生存时间就会较长。

参 考 文 献

[1] Tang LH. Epithelial neoplasms of the appendix [J]. Arch Pathol Lab Med, 2010, 134 (11): 1612－1620.

[2] Sieren LM, Collins JN, Weireter LJ, et al. The incidence of benign and malignant neoplasia presenting as acute appendicitis [J]. Am Surg, 2010, 76 (8): 808－811.

[3] Shields CJ, Tiret E, Winter DC, et al. Carcinoid tumors of the rectum: a multi-institutional international collaboration [J]. Ann Surg, 2010, 252 (5): 750 – 755.

[4] Amarapurkar DN, Juneja MP, Patel ND, et al. A retrospective clinico-pathological analysis of neuroendocrine tumors of the gastrointestinal tract [J]. Trop Gastroenterol, 2010, 31 (2): 101 – 104.

[5] Stanley R, Harmilton, Lauri AA. WHO Classification of Tumours Pathology and Genetics of Tumours of the Digestive System [M]. IARC Press: lyon, 2000: 103 – 147.

（中山大学附属第三医院　唐录英　金　亦　周　静）

第二章　膀胱、前列腺恶性肿瘤病理诊断

第一节　膀胱恶性肿瘤

膀胱恶性肿瘤包括膀胱癌、膀胱肉瘤。膀胱癌有尿路上皮癌、鳞状上皮细胞癌、腺癌、透明细胞癌、神经内分泌肿瘤；肉瘤有横纹肌肉瘤、平滑肌肉瘤等。

一、尿路上皮癌

尿路上皮癌（urothelial carcinoma）归类于尿路上皮肿瘤。尿路上皮肿瘤包括尿路上皮乳头状瘤、低度恶性潜能的乳头状尿路上皮肿瘤、尿路上皮原位癌、非浸润性乳头状尿路上皮癌（高级别、低级别）、浸润性尿路上皮癌（移行细胞癌）、鳞状细胞癌、腺癌、透明细胞癌、神经内分泌肿瘤等。

（一）低度恶性潜能的乳头状尿路上皮肿瘤（papillary urothelial neoplasm of low malignant potential，PUNLMP）

1. 定义　是指类似于外生性尿路上皮乳头状肿瘤，但细胞增生更显著，超过正常上皮厚度。临床多出现血尿。

2. 大体所见　肿瘤多见于邻近输尿管口的膀胱后壁及侧壁。膀胱镜见肿物1～2cm大小。似漂浮在大海中的海草。

3. 组织病理学　由相互不融合的纤细的乳头组成，细胞从正常到轻度异型性，排列多层，与正常相比，细胞密度明显增加，但极性尚保存。底层细胞排列呈栅栏状，伞细胞保存完好，核分裂像少见，且位于底层（图2－2－1）。

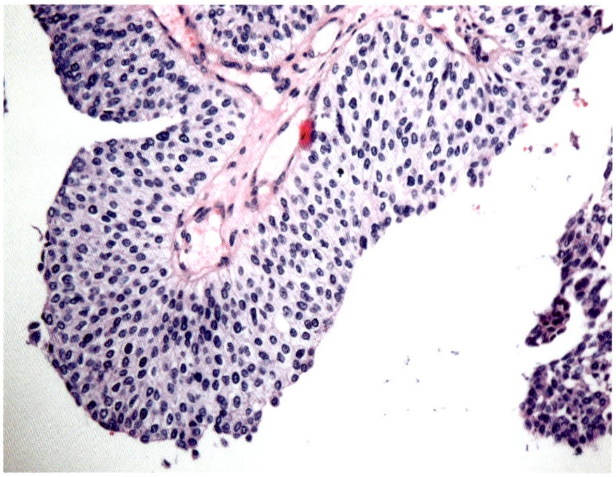

图2－2－1　膀胱低度恶性潜能乳头状尿路上皮肿瘤
由相互不融合的纤细的乳头组成，细胞轻度异型性，排列多层，与正常相比，细胞密度明显增加

4. 鉴别诊断　主要与尿路上皮乳头状瘤鉴别，两者的临床表现和发生部位相似。仅镜下有所差别，尿路上皮乳头状瘤是肿瘤组织内见稀疏的乳头状叶片，无乳头融合，细胞无不典型性改变。Ki67细胞增值率低。

5. 预后　预后好，肿瘤复发率很低，明显低于非浸润性乳头状尿路上皮癌，复发率仅为25%。极少病例在初诊数年后出现恶性变。

（二）尿路上皮原位癌（urothelial carcinoma in situ，CIS）

尿路上皮原位癌是一种非乳头状（如扁平）的病变，被覆上皮内呈恶性改变。也称高级别上皮内肿瘤。多见于50～60岁的中年人，可无症状或出现尿路刺激症，甚至血尿。

1. 大体所见　肉眼一般无特殊改变或充血、水肿，也可出现黏膜糜烂。

2. 组织病理学　绝大多数属于移行细胞原位癌，少数为鳞状上皮原位癌。从表面到基底层的全层上皮细胞缺乏分化，主要表现核的异型性，如核大、深染，染色质粗、核仁明显，核分裂像多见，细胞极性混乱，可累及全层，表面的伞细胞可存在。但癌细胞尚未穿破基底膜向下浸润。

3. 免疫组化 CK20、NMP-2在CIS中可异常表达，P53、RB的异常表达与CIS的预后有关。

（三）非浸润性乳头状尿路上皮癌，低级别（non-invasive papillary urothelial carcinoma，low grade）

1. 组织病理学 肿瘤由纤细、多分支和微小融合的乳头组成，细胞核呈不规则增大，核仁不明显。分裂像少见，可出现在上皮全层，但以底层多见（图2-2-2）。最常见的症状是肉眼或镜下血尿，内镜改变类似PUNLMP，即肿物1~2cm大小。似漂浮在大海中的海草。

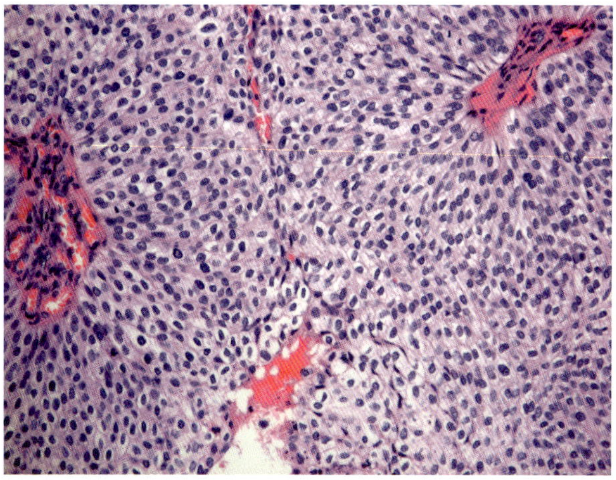

图2-2-2 非浸润性乳头状尿路上皮癌

低级别，肿瘤由纤细、多分支和微小融合的乳头组成，细胞核呈不规则增大

2. 免疫组化 CK20、CD44、P53、P63的表达介于PUNLMP与非浸润性乳头状尿路上皮癌（高级别）之间。

3. 预后 小于5%的病例进展为浸润性肿瘤，48%~71%的患者可出现肿瘤复发。

（四）非浸润性乳头状尿路上皮癌，高级别（non-invasive papillary urothelial carcinoma，high grade）

1. 组织病理学 膀胱镜见肿物从乳头状到结节状/实性，无蒂的病变不等，肿瘤为单发或多发。肿瘤由排列无序的具有中度至显著结构和细胞异型性的乳头状叶片组成。肿瘤有乳头状结构，但较多融合，排列明显无序，上皮不同程度增厚，细胞的异型性比低级别非浸润性乳头状尿路上皮癌更明显，核多形性，核仁明显，核分裂像常见，可有病理性核分裂，并可在上皮全层出现。

2. 免疫组化 CK20、P53、P63阳性比低级别更多见。

（五）浸润性尿路上皮癌（infiltrating urothelial carcinoma）

1. 定义 浸润至基底膜以下的一种尿路上皮肿瘤，即移行细胞癌。

2. 大体所见 分为向腔内突起生长（乳头状、息肉样、结节状）、溃疡型、弥散浸润生长等。

3. 组织病理学 肿瘤有的呈乳头状，互相融合呈实体状，条索状，细胞异型性明显，核多形性，染色质浓染，病理性核分裂多见，细胞排列极性消失。突破基底膜，向下浸润（图2-2-3）。评估尿路上皮癌的最重要指标是了解肿瘤有/无浸润及浸润的范围、深度。分为低级别和高级别两型。

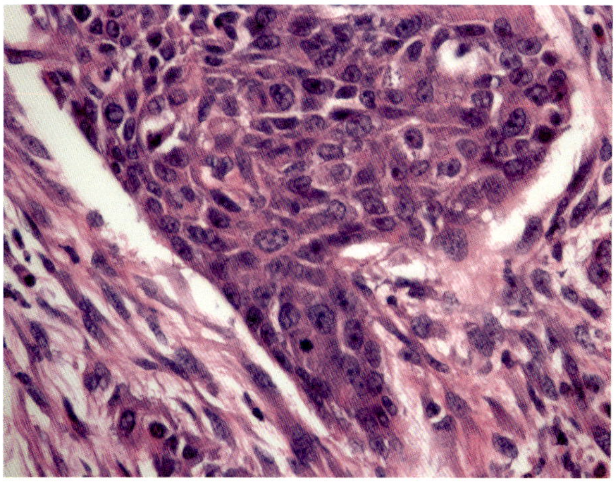

图2-2-3 浸润性尿路上皮癌

癌细胞异型性明显，浸润膀胱肌层内

4. 组织学亚型

（1）浸润性乳头状尿路上皮癌伴鳞状细胞分化：此癌具有不同比例的鳞状细胞成分。鳞状细胞癌的诊断被限定不包含尿路上皮成分（含尿路上皮原位癌）的单一病变，只要存在任何尿路上皮成分都被划为非浸润性乳头状尿路上皮癌伴鳞状细胞分化，同时应估算鳞状细胞成分的比例。鳞状细胞分化的临床意义仍不明，但认为是预后不良的指征。由于该病变与高级别肿瘤有关联，此类患者要行根治性膀胱切除术。对放、化疗不敏感。

（2）浸润性乳头状尿路上皮癌伴腺性分化：是指肿瘤内有真性腺性成分，少见。腺癌的诊断被限定为具有单一腺性成分的肿瘤。如有腺性和尿路上皮分化的混合性肿瘤则属于浸润性乳头状尿路上皮癌伴腺性分化，同时应估算腺性成分的比例。腺性分化的临床意义仍不明。

（3）巢状亚型：罕见，是一种侵袭性肿瘤，即具有类似布朗（Brunn）巢浸润固有层的“假良性”肿瘤，此肿瘤的深部间变性增加，常浸润肌层。70%的患者在诊断后4~40个月内死亡。

（4）微囊亚型：罕见，尿路上皮癌可出现明显的囊状结构，囊的大小不等，囊腔内衬上皮可缺乏，或为扁平状或为尿路上皮。临床意义不明。

（5）微乳头状亚型：微乳头状膀胱癌是一种类似卵巢浆液性乳头状腺癌的尿路上皮癌的独特亚型，它的乳头可表现为两种不同的形态学的特征：以血管为轴心的纤细乳头和纤维状结构常出现在肿瘤的表面。典型的浸润性部分由瘤细胞构成小巢或纤细的乳头状，包含在类似于淋巴间隙的组织收缩裂隙中。属于高级别尿路上皮癌，具有很高的转移率和复发率。

（6）淋巴上皮样癌：少见，类似鼻咽部的淋巴上皮样癌。肿瘤由巢状、片状及条索状具有大的多形性核及突出的核仁的未分化细胞组成，胞质分界不清，呈合体样，背景具有显著的淋巴样间质。具有较好的预后。

（7）肉瘤样亚型（伴或不伴异源性成分）：尿路上皮癌肉瘤样亚型被用于诊断形态学或（和）免疫组化证实具有向上皮和间叶组织双向分化的恶性肿瘤。肉眼所见：“肉瘤样外观”。切面暗灰色，质韧，边缘呈浸润状。镜下肿瘤由具有不同分化程度的尿路上皮、腺管或小细胞成分组成，少数肿瘤有肉瘤样间质，如平滑肌肉瘤、骨肉瘤、血管肉瘤等，多为单一肉瘤成分，也可多种肉瘤混合存在（图2-2-4）。免疫组化上皮成分CK+，间叶成分vimentin或与不同分化相对应的特异性标记物阳性。预后差，常见淋巴结和远处脏器转移，70%的患者在诊断后1~48个月内死亡。

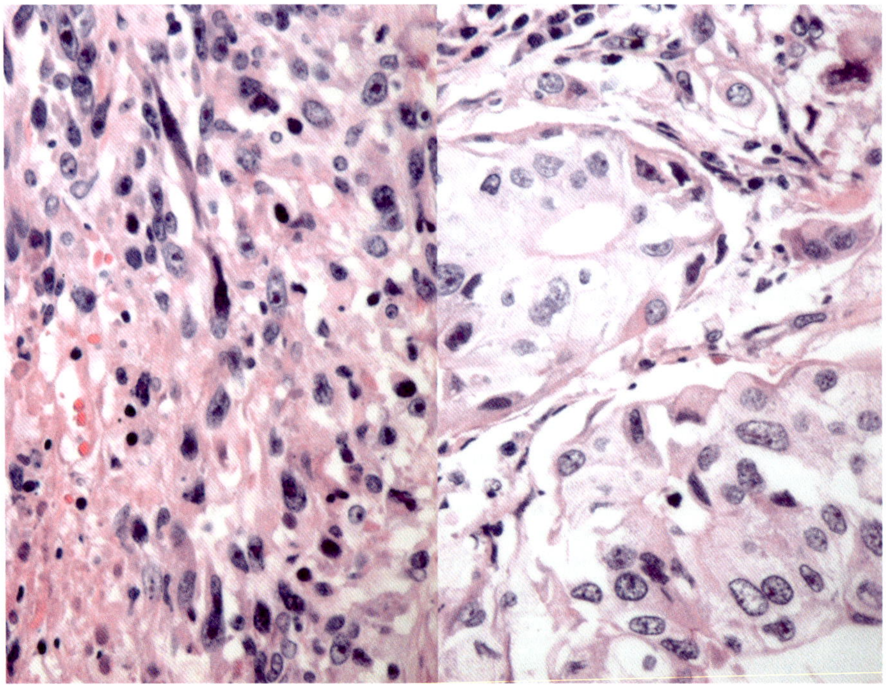

图2-2-4 浸润性尿路上皮癌 肉瘤样亚型

A. 肉瘤成分；B. 浸润性尿路上皮癌成分

（8）未分化癌：分化很差，不能被分类的肿瘤，罕见，预后差。

5. 免疫组化 尿路上皮癌可表达各型CK，如CK7+、CK20+，vimentin-，P63+、P53+、Ki67+表达越强，可能预后越差。

6. 鉴别诊断 要与膀胱肉瘤如横纹肌肉瘤、平滑肌肉瘤、淋巴瘤等鉴别。膀胱原发性癌是从膀胱黏膜开始，逐渐向浆膜面浸润，切面灰白色，质脆，免疫组化 CK +、vinmentin -；而肉瘤切面灰红色，质嫩，免疫组化与癌相反即 CK -、vinmentin +。转移癌一般为多发性，肿瘤与膀胱黏膜上皮增生无过渡现象。

7. 预后及影响因素　影响肿瘤预后的因素为多方面的，肿瘤浸润的深度及范围是判断肿瘤预后的参数，浸润越深，范围越广，预后越差；呈蟹足样生长比推挤式生长预后要差。分子生物标记也是影响预后的重要因素如 TP53 +、P21 +、P27 +、HER2 +、EGFR +，均显示肿瘤预后差的可能。

二、膀胱鳞状细胞癌

鳞状细胞癌（squamous cell carcinoma）起源于尿路上皮的恶性肿瘤，其组织学为单一的鳞状细胞癌。少见，少于5%，肉眼上多呈结节状，镜下所见与其他部位发生的鳞状细胞癌大致相同，癌巢中常可见棘细胞和角化现象。比浸润性乳头状尿路上皮癌伴鳞状细胞分化预后要好。

三、膀胱腺癌

膀胱腺癌（adenocarcinoma of the bladder）很少见，占膀胱癌1% ~2%，可来源异位于膀胱的后尿道腺或前列腺的腺体，脐尿管残余。肉眼所见肿瘤呈外生性、乳头状、溃疡状或浸润性外观。镜下所见其结构与其他部位发生的腺癌相似。预后与肿瘤分级及浸润深度相关。

四、神经内分泌肿瘤

膀胱神经内分泌肿瘤（neuroendocrine tumours）包括小细胞癌、类癌等。

（一）小细胞癌（small cell carcinoma）

是一种起源于尿路上皮的恶性神经内分泌肿瘤，组织学类似于肺的小细胞癌。

1. 大体所见　绝大多数的尿路小细胞癌都发生于膀胱，肿瘤表现为大的实性结节状或溃疡状或广泛浸润膀胱壁，多位于膀胱侧壁及顶部。

2. 组织病理学　肿瘤由形态一致的小细胞构成，核大小一致，含细颗粒状的染色质，核仁不明显，病理性核分裂多见，细胞胞浆稀少。肿瘤易坏死及变形。常伴有尿路上皮癌或鳞癌或腺癌，这些不同成分的存在与小细胞癌的诊断并不矛盾。所有肿瘤在发现时已转移。

3. 免疫组化　肿瘤有神经内分泌的表达如 NSE、Chro-A、SYN、CD56、CD57 可阳性，即使肿瘤不呈神经内分泌分化，也可依据形态学观察诊断小细胞癌。

4. 预后　该肿瘤具有侵袭性过程，存在早期血管和肌层的浸润，预后差。

（二）类癌（carcinoid）

是一种起源于尿路上皮的潜在恶性的神经内分泌肿瘤，组织学类似于其他部位类癌。

1. 组织病理学　肿瘤细胞由大小形态较一致的细胞构成，呈巢状、腺泡状、小梁状或假腺样排列，有器官样结构，间质有丰富的血管。细胞核染色质细颗粒状，核仁不明显，核分裂少见，胞浆丰富，双嗜色性。肿瘤缺乏坏死，变形不明显。

2. 免疫组化　显示神经内分泌分化，NSE、Chro-A、SYN、CD56、CD57、CK 可阳性。

3. 鉴别诊断　要与尿路上皮癌巢状亚型、副神经节瘤、转移性前列腺癌鉴别。

4. 预后　预后较好，但也有超过25%的患者有局部淋巴结或远处转移，多数可通过手术切除治愈。

五、恶性间叶肿瘤

恶性间叶肿瘤（malignant mesenchymal tumuors）包括横纹肌肉瘤、平滑肌肉瘤、骨肉瘤、恶性黑色素瘤、淋巴瘤等，其中以横纹肌肉瘤较多见。膀胱横纹肌肉瘤（rhabdomyosarcoma）是一种起源于膀胱的肉瘤，最常发生于儿童和青少年的膀胱肿瘤，而且以胚胎型横纹肌肉瘤为主，成人少见，且多为多形性横纹肌肉瘤。男比女发生率高2~4倍。肿瘤主要发生于膀胱三角区和后尿道，一般认为来源于中肾的间叶组织，其形态和分子学的主要特征为骨骼肌分化。

1. 大体所见　膀胱胚胎型横纹肌肉瘤有两种预后不同的基本生长方式：一种如葡萄状横纹肌肉瘤，呈息肉样或呈半透明的葡萄状，多为腔内肿瘤，预后好。另一种向膀胱深部浸润性生长，常累及整个膀胱壁及邻近脏器，预后差。

2. 组织病理学　葡萄状横纹肌肉瘤镜下常由未分化的间叶组织和不同程度分化的结缔组织、黏液组织、横纹肌、平滑肌组成，瘤细胞小、圆形，位于黏液样间质内（图2－2－5）。一些瘤细胞有经典的横纹肌母细胞样外观，具有丰富的嗜酸性胞浆和横纹。瘤细胞聚集在上皮下（新生层），位于深部的肿瘤细胞丰富，预后较好。另一种向深部浸润性生长的原发性肿瘤，通常分化差，与前列腺的胚胎型横纹肌肉瘤相似。

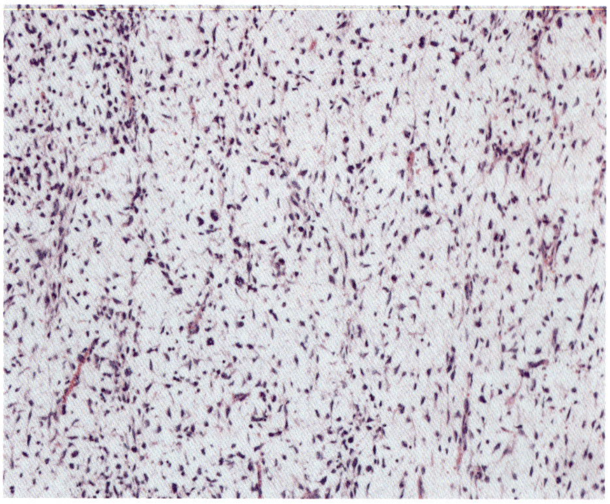

图2－2－5　膀胱胚胎型横纹肌肉瘤

以疏松的黏液样基质为背景，有散在的疏密不均的肌母细胞聚集

3. 免疫组化　myogenin、MyoD1示瘤细胞核阳性支持向骨骼肌分化，高分化横纹肌肉瘤可缺乏myogenin表达，在绝大多数肿瘤中，desmin和HHF35呈阳性，但缺乏特异性。

六、膀胱恶性淋巴瘤

膀胱恶性淋巴瘤（malignant lymphomas）少见，发生于膀胱的原发性或来自系统性病变的恶性淋巴系统肿瘤，发病的平均年龄为60岁，但各级年龄均可发生。

1. 大体所见　肿瘤常位于膀胱底部，常为圆形结节状肿块突入膀胱腔，肿块表面的被覆黏膜光滑，有时可发生浅表性溃疡。

2. 组织病理学　膀胱最最常发生低级别的MALT淋巴瘤，与其他部位发生的淋巴瘤的组织学病理学相似。

3. 预后　与淋巴瘤的类型有关，MALT淋巴瘤属于低级别，预后较好。膀胱非局限性和继发性淋巴瘤，预后差。

七、恶性黑色素瘤

恶性黑色素瘤（malignant melanoma）是一种发生于膀胱的原发或转移性（更多见）的恶性黑色素细胞肿瘤。

1. 大体所见　肿瘤大小1~8cm不等，大多数肿瘤切面呈黑色，质嫩。无黑色素性恶性黑色素瘤，切面不一定呈黑色。

2. 组织病理学　大多数肿瘤表现为经典型的恶性黑色素瘤，肿瘤细胞呈巢状或弥散排列，细胞异型性明显，细胞为梭形或多角形，胞浆丰富，可见色素颗粒，色素可多可少，甚至缺如，核分裂多见，核仁明显。

3. 免疫组化　S-100、HMB45、vimentin、MELAN—A、Pan、MART-1+。

4. 预后　预后差，2/3 的患者在诊断后 3 年内死亡。

八、膀胱转移性及继发扩散性肿瘤

膀胱转移性及继发性扩散性肿瘤（metastatic tumours and secondary extension in urinary bladder）起源于膀胱外的非尿路肿瘤，部位一般位于膀胱颈和三角区。膀胱转移瘤主要为转移癌，比膀胱原发性肉瘤多见，但比其原发性癌却少得多。转移来源有 3 种途径：①从子宫颈、前列腺、精囊、直肠和乙状结肠等处的原发癌直接扩散蔓延而来；②从肾盂和输尿管原发肿瘤通过尿路种植而起；③从远处器官，如胃肠、胆囊、肾上腺等的原发肿瘤经血路转移而来。

1. 大体所见　与原发性尿路上皮癌相似，表现为结节状，切面灰白色，质脆，如为淋巴瘤白血病，切面呈灰红色，质嫩。

2. 组织病理学　肿瘤一般为多灶性，与膀胱黏膜不相连、无过渡现象。与转移来的原肿瘤的形态学相似，肿瘤分化很低时，难以判断其组织来源，需结合免疫组化结果和病史综合考虑。

第二节　前列腺恶性肿瘤

一、前列腺恶性上皮性肿瘤

包括前列腺腺癌（腺泡腺癌）、梭形细胞分化型癌（癌肉瘤、肉瘤样癌）、导管腺癌、尿路上皮癌、鳞状细胞癌、基底细胞癌等。

（一）前列腺腺泡腺癌

1. 定义　是一种由分泌性细胞组成的侵袭性恶性上皮性肿瘤。

2. 临床特点　部分患者无症状，部分患者由于癌压迫尿道引起排尿困难，前列腺癌骨转移时，有骨痛。前列腺癌一般为多灶性，多位于外周区及移行区。血清总 PSA（前列腺特异性抗原）值大于 4.0ng/mL，但一些良性病变，如良性前列腺增生也可使血清 PSA 大于 4.0ng/mL。而血清 PSA 小于 4.0ng/mL 者，也可能有前列腺癌，这种情况多见于前列腺癌高危人群。

3. 大体所见　前列腺癌切面呈实性、坚硬，可为灰白色到橙黄各种颜色，橙黄色者表明其胞质内脂质含量高。与前列腺癌不同，周围良性的前列腺组织通常棕褐色或灰白色，多孔状（图 2-2-6）。前列腺左右、前后对称性破坏。

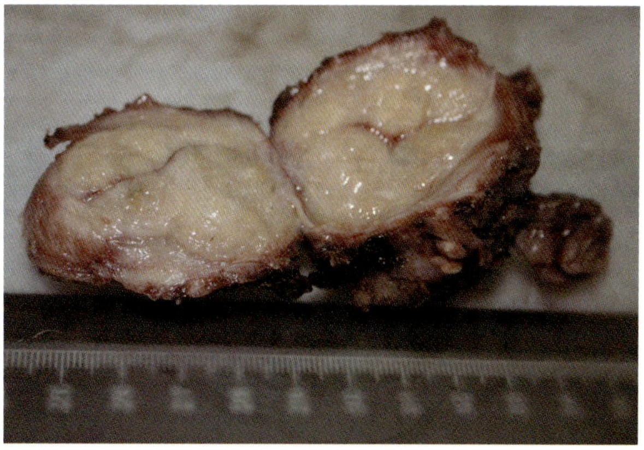

图 2-2-6　前列腺癌

切面呈实性、灰白色或灰黄色，部分结节融合，无增生前列腺的多孔状改变

4. 组织病理学　前列腺癌的表现范围很广，从间变性肿瘤到高度分化的肿瘤（图 2-2-7），高分化的肿瘤有时很难与正常增生的前列腺组织鉴别，需免疫组化来鉴别。几乎所有前列腺癌的共同特点是由单一类型的细胞构成，没有基底细胞层，而良性前列腺腺体则相反，在腺上皮的周围有基底细胞层。可从组织结构特征、细胞核特征、细胞质特征、腺腔内特征来描述加以认识。

（1）组织结构特征：可由大小腺体、小腺体、弥散单个细胞浸润、筛状型结构组成，可混合存在。肿瘤呈浸润性生长，浸润神经。

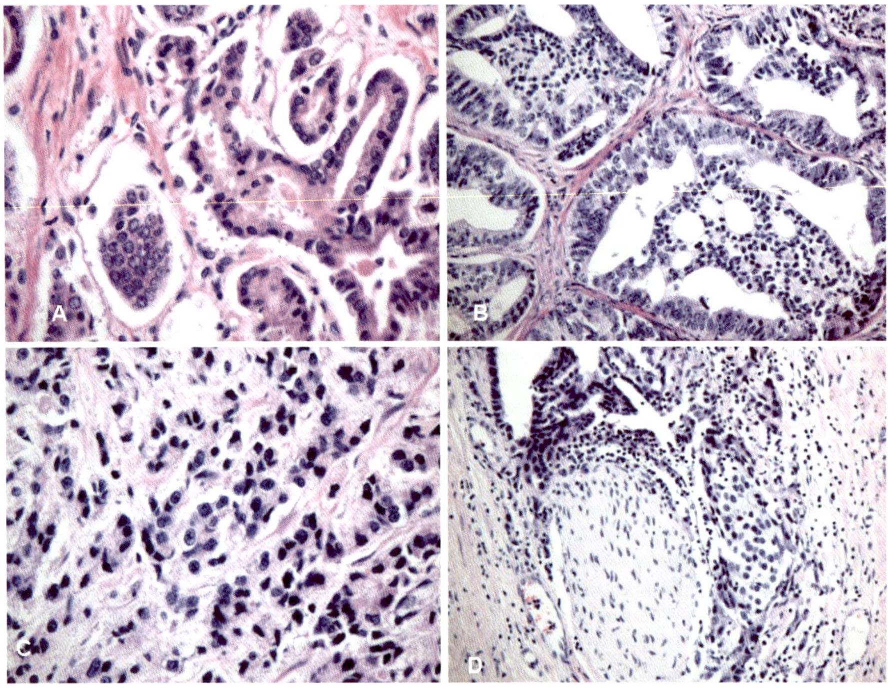

图2-2-7　前列腺癌

A. 高分化癌，由大小不一的腺体构成，细胞核增大、变圆，核仁明显，核大小形态较一致；B. 中分化癌呈筛状结构；C. 低分化癌，呈条索状排列；D. 浸润神经束周围

（2）细胞核的特征：前列腺癌的细胞核增大、变圆，核仁明显，核大小形态较一致。只有在高级别的癌有明显的多形性，核分裂多见。

（3）细胞质特征：腺腔边界清楚，彼此分离，腔面光滑，无凹凸不平的胞质起伏于腔面。胞质内缺乏脂褐素。

（4）腺腔内特征：低级别前列腺癌一个较常见特征是见前列腺类晶体，腔内还可见粉染分泌物或蓝染黏液性分泌物。高级别前列腺癌少见。

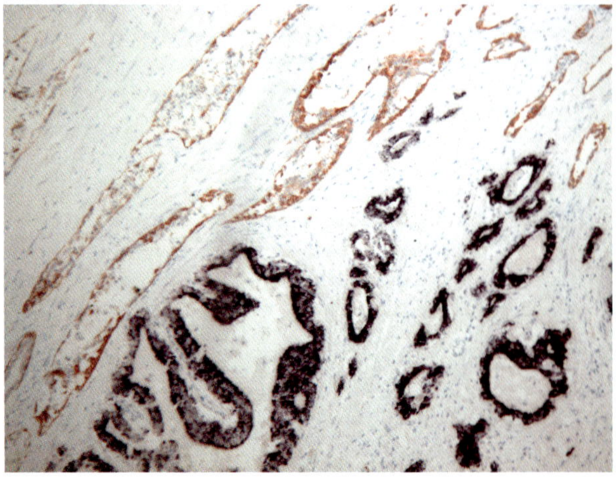

图2-2-8　前列腺三色染色

癌 P504s+（黑色），P63、34βE12-，周边增生的前列腺腺体基底细胞 P63、34βE12+（红色）

5. 免疫组化　前列腺三色（P63、34βE12、P504s）染色可协助鉴别诊断前列腺癌或良性前列腺增生。当 P63（肿瘤抑制基因的核蛋白）、34βE12（基底细胞特异性高分子角蛋白）显示腺体周围细胞阳性，而 P504s（α-甲酰-CoA-消旋酶）阴性时。为良性前列腺增生；当 P63、34βE12 显示腺体周围细胞阴性，而 P504s 阳性时，则为前列腺癌（图2-2-8）。在癌组织中 PSA（前列腺特异抗原）呈现阳性说明为前列腺原发癌；PSA 呈现阴性则为转移性癌。

6. 分级　1993 年 WHO 的一次全体会上推荐的 Gleason 分级系统是目前应用最普遍的前列腺癌分级系统。此系统根据腺体的结构进行分级，不考虑细胞核的非典型性。Gleason 分级系统划分了 5 种组织结构形式/分级，其分化程度递减。同一肿瘤中常可见一种以上的组织结构形式，其主要与次要（最占优势与次之者）组织结构形式/分级相加，得到 Gleason 评分/总分，并应将主要与次要评分同时报告，如 Gleason 评分 3+4=7。前列腺癌的 Gleason 镜下分级系统如下：

（1）Gleason 1 级：由密集排列的、彼此分离的腺体构成界限清楚的肿瘤结节，不侵犯周围的良性前列腺组织。腺体中等大小，腺体形态、大小基本相似。

（2）Gleason 2 级：由圆形或卵圆形腺体构成，边缘整齐。但有微小浸润，腺体排列较稀疏。腺体之间在大小及形态上差异比 Gleason 1 级前列腺癌明显，而小于 Gleason 3 级前列腺癌。肿瘤腺体中等大小，比 Gleason 3 级前列腺癌的腺体大，而腺体之间的分散程度要小于 Gleason 3 级前列腺癌。

（3）Gleason 3 级：最常见，浸润性更明显，腺体之间的距离不等程度大于 Gleason 1、2 级前列腺癌，腺体大小不等、形态各异。腺体较小，但也可见到大的、不规则的腺体，每个腺体均可见到腺腔。

（4）Gleason 4 级：表现为腺体融合、呈筛状，或无腺性结构，有较多大的筛状结构，大多数的筛状浸润性前列腺癌应诊断为 Gleason 4 级，而不应为 Gleason 3 级。

（5）Gleason5 级：腺腔结构几乎完全消失，仅偶尔见到腺腔。癌细胞排列实性片状或条索状，或呈单个细胞浸润在基质中。

7. 鉴别诊断　前列腺癌要与良性前列腺增生、邻近器官发生的腺癌累及前列腺、肉瘤如淋巴瘤等鉴别。

（1）良性前列腺增生：大体上，前列腺呈结节状增生，切面灰白色或棕褐色，多孔状；镜下有分叶状结构，腺体与腺体分布在基质中的距离相等，腺体形态、大小一致，且均匀分布在基质中。但腺体增生显著时，与高分化前列腺癌难鉴别，一方面注意形态学改变，另一方面需免疫组化协助诊断，如在腺体的周围有 P63＋、34βE12＋的细胞围绕，而 P504s－，则为良性前列腺增生，相反，无 P63、34βE12 呈阳性的细胞围绕，而 P504s＋，则为癌。

（2）邻近器官发生的腺癌累及前列腺的癌：除大体上及形态学与发生肿瘤的相应器官有关联及特征外，免疫组化前列腺原发癌 PSA＋，而转移癌 PSA－。

（3）淋巴瘤：当前列腺癌分化很低，无腺样结构，呈条索状浸润基质与淋巴瘤难鉴别，淋巴瘤切面灰红色，质嫩，免疫组化 LCA＋、CK－、PSA－；而前列腺癌切面灰白色，灰黄色，质脆，免疫组化 LCA－、CK＋、PSA＋。

8. 肿瘤扩散　有 3 种方式：直接浸润邻近器官如膀胱、精囊、直肠等；淋巴结转移主要为盆腔淋巴结转移；血路转移至盆骨及脊柱。

9. 预后　主要与 PSA、组织学分级（Gleason 评分）、TNM 分期及手术切缘情况等有关，Gleason 评分越高预后越差，PSA 是监测肿瘤复发的主要指标。

（二）前列腺导管腺癌

一种前列腺腺癌的亚型，由大的、被覆假复层高柱状上皮细胞的腺体构成，以前也称子宫内膜腺癌，现已不用。少见，导管腺癌常与典型的腺泡腺癌混合存在于前列腺外周区，也可位于前列腺尿道中心区。

1. 组织病理学　肿瘤细胞呈高柱状、胞质丰富、嗜双染性，细胞呈单层或假复层状排列，与子宫内膜癌相似。肿瘤细胞增生排列呈乳头状、腺样、筛状、单个腺体、实性型，常混合存在。大部分等同于 Gleason4 级或 Gleason5 级。

2. 免疫组化　PSA 呈强阳性，基底细胞特异性高分子角蛋白（34βE12）呈阴性。

3. 预后　导管腺癌具有侵袭性。预后不佳，5 年生存率低。

（三）尿路上皮癌

累及前列腺的尿路上皮癌，常位于近端前列腺导管内，少见。

1. 组织病理学　可有尿路上皮癌的所有组织类型和分级，大多数为高级别肿瘤，且伴有原位癌，低分化尿路上皮癌与前列腺低分化腺难鉴别，一般尿路上皮低分化癌异型性更明显。

2. 免疫组化　尿路上皮癌 PSA－，而 CK7＋、CK20＋，有一半的病例表达 34βE12 或 P63。

3. 预后　对于前列腺原发性或继发性尿路上皮癌，最重要的预后指标是肿瘤是否侵犯前列腺基质。未发生侵犯的尿路上皮癌的患者经根治性膀胱前列腺切除后存活率 100%，而基质侵犯或肿瘤侵犯到前列腺外的患者，预后差。

（四）基底细胞癌

基底细胞癌来源于前列腺基底细胞的肿瘤，患者年龄较大。

1. 组织病理学　肿瘤由基底样细胞成巢排列，周围细胞呈栅栏状排列伴有坏死，部分排列呈腺样，称腺样基底细胞癌。

2. 免疫组化　34βE12+、P63+ 证明与前列腺基底细胞有关。部分病例 S-100+，但 SMA-。有时基底细胞增生明显与基底细胞癌不易鉴别，基底细胞癌 BCL-2 及 Ki67 呈强阳性，可与基底细胞增生相鉴别。

3. 预后　前列腺基底细胞癌的预后还在研究随访中。

二、神经内分泌肿瘤

神经内分泌肿瘤（neuroendocrine turmours）包括普通的前列腺癌有神经内分泌分化，类癌，神经内分泌性小细胞癌（分化差的神经内分泌肿瘤）。

（一）前列腺腺癌中的局灶性神经内分泌分化（focal neuroendocrine differentiation in prostatic adenocarcinoma）

所有前列腺癌都具有局灶性神经内分泌，但其中大部分仅有少量或极少量单个神经内分泌细胞。在5%~10%的前列腺病例中可见大量单个或丛状排列的神经内分泌细胞形成的区域，如免疫组化染色嗜铬素（chromogranin）A、NSE、突触素（syn）、胃泌素均可阳性。有的研究显示这些肿瘤预后不佳，有些研究显示与预后无关。还有待于进一步研究。

（二）类癌（carcinoid tumours）

具有典型的类癌细胞学特征，并具有广泛的神经内分泌分化，即免疫组化染色嗜铬素（chromogranin）A、NSE、突触素（syn）阳性，其不应表达 PSA。发病率低，预后不明。

“类癌样瘤”用于指多种混合性肿瘤，其中大部分为普通的前列腺腺泡腺癌中具有器官样结构及局灶性神经内分泌分化。

（三）小细胞癌（small cell carcinoma）

1. 组织病理学　前列腺小细胞癌组织学特点与肺的小细胞癌相同，约50%的病例为前列腺小细胞癌与前列腺腺癌混合。个别小细胞癌中有神经内分泌颗粒，PSA 一般为阴性。要排除转移性肺小细胞癌，需结合临床及免疫组化甲状腺转录因子（TTF-1）协助诊断。

2. 预后　预后差，平均存活期<1年。纯小细胞癌与混有腺性成分的小细胞癌患者的预后相同。

三、前列腺间质肿瘤

前列腺间质肿瘤（mesenchymal tumours）包括前列腺特异性基质瘤、平滑肌肉瘤、横纹肌肉瘤等。

（一）前列腺特异性基质瘤（tumours of specialized prostatic stroma）

前列腺特异性基质瘤根据基质细胞成分的多少，核分裂像的多少、有/无坏死及基质过度生长的程度，分为恶性潜能未定的前列腺基质增生（STUMP）及前列腺基质肉瘤。

1. 前列腺基质肉瘤　肿瘤细胞呈叶状瘤样增生，围绕囊性扩张的整个腺体周围，腺体结构及细胞异型性不明显，而基质细胞成分及核分裂像增多，细胞多形性更明显，排列呈片状，无平滑肌肉瘤的束状生长（图2-2-9）。其生物学行为未完全阐明，可有远隔部位的转移。免疫组化染色腺上皮细胞 CK+（图2-2-10）、基质细胞 CD34+、PR+、少数 ER 可呈阳性，而 actin-，可与平滑肌肉瘤鉴别。

2. 恶性潜能未定的前列腺基质增生（STUMP）　有4种不同的形式：类似良性叶状瘤；基质细胞增多并具有散在的非典型细胞；基质细胞增生呈广泛过度生长；组织学表现为基质结节。此病变易浸润前列腺腺体，少数病例侵犯邻近组织，且经常复发，有少数病例可转变为基质肉瘤，所以归为恶性潜能未定的前列腺基质增生（STUMP）。免疫组化染色 CD34+、PR+、少数 ER 可阳性，actin 也为阳性，说明分化好的前列腺

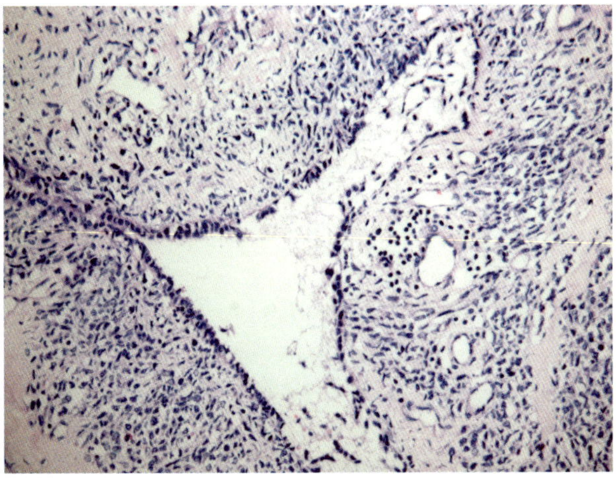

图2-2-9　前列腺特异性基质瘤

肿瘤细胞呈叶状瘤样增生，围绕囊性扩张的整个腺体周围，腺体结构及细胞异型性不明显，而基质细胞成分及核分裂像增多，排列呈片状

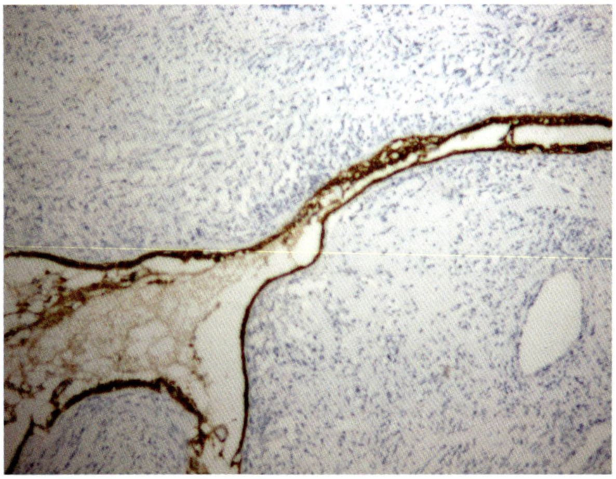

图2-2-10　前列腺特异性基质瘤腺体CK+，间质细胞阴性

基质细胞有向肌源性分化。

（二）平滑肌肉瘤（leiomyosarcoma）

平滑肌肉瘤是成人前列腺肉瘤中最常见的，大多患者为40~70岁，有学者研究发现发生于年轻患者的平滑肌肉瘤高达20%。此肉瘤易复发和转移，平均生存年龄为3.5年。

1. 组织学特点　与其他部位的平滑肌肉瘤一样。免疫组化染色肌源性标记为阳性，细胞角蛋白也可为阳性。

2. 鉴别诊断　平滑肌肉瘤要与前列腺手术后梭形细胞结节鉴别。平滑肌肉瘤由丰富的梭形细胞呈束状排列，无手术病史，免疫组化染色CK-、actin+、EMA-。前列腺手术后梭形细胞结节：近几个月有手术病史，病变表面似肉芽组织，其下有丰富的梭形细胞，核分裂活跃似平滑肌肉瘤。免疫组化CK+、actin+、EMA-。

（三）横纹肌肉瘤（rhabdomyosarcoma）

此瘤是儿童最常见的前列腺间质肿瘤，一般发生于幼儿期至成年早期，平均年龄为5岁。

1. 组织学特点　大多数前列腺横纹肌肉瘤为胚胎型横纹肌肉瘤，有少数的为腺泡状横纹肌肉瘤。

2. 免疫组化　myogenin、MyoD1示瘤细胞核阳性支持向骨骼肌分化，高分化横纹肌肉瘤可缺乏myogenin表达，在绝大多数肿瘤中，desmin和HHF35阳性，但缺乏特异性。

3. 预后　预后差。

（四）淋巴造血系统肿瘤（haematolymphoid tumours）

原发于前列腺的淋巴造血系统肿瘤少见。与发生身体其他部位的淋巴造血系统肿瘤病理学特征相似。

参 考 文 献

[1] Paner GP, Zehnder P, Amin AM, et al. Urothelial neoplasms of the urinary bladder occurring in young adult and pediatric patients: a comprehensive review of literature with implications for patient management [J]. Adv Anat Pathol, 2011, 18 (1): 79-89.

[2] Compérat E, Roupret M, Yaxley J, et al. Micropapillary urothelial carcinoma of the urinary bladder: a clinicopathologicalanalysis of 72 cases [J]. Pathology. 2010, 42 (7): 650-654.

[3] Nicolas MM, Jagirdar JS, Arisco AM, et al. Micropapillary carcinoma of the urinary bladder: Report of a case and review

of its cytologic features [J]. Diagn Cytopathol, 2010, 26.

[4] Oliva IV, Smith SL, Chen Z, et al. Urothelial carcinoma of the bladder with transmural and direct prostatic stromal invasion: does extent of stromal invasion significantly impact patient outcome [J]. Hum Pathol, 2011, 42 (1): 51 -56.

[5] Tokuda Y, Carlino LJ, Gopalan A, et al. Prostate cancer topography and patterns of lymph node metastasis [J]. Am J Surg Pathol, 2010, 34 (12): 1862 -1867.

[6] Morgan TM, Welty CJ, Vakar-Lopez F, et al. Ductal adenocarcinoma of the prostate: increased mortality risk and decreased serum prostate specific antigen [J]. J Urol, 2010, 184 (6): 2303 -2307.

[7] Dickinson SI. Premalignant and malignant prostate lesions: pathologic review [J]. Cancer Control, 2010, 17 (4): 214 -222.

[8] John NEe, Guido S, Jonathan I, et al. WHO Classification of Tumours Pathology and Genetics of Tumours of the Urinary System and Male Genital Organs [M]. IARC Press: lyon, 2004: 89 -214.

(中山大学附属第三医院　唐录英　金　亦　周　静)

第三章　女性生殖系统恶性肿瘤病理诊断

第一节　子宫体恶性肿瘤

子宫体恶性肿瘤包括上皮来源的恶性肿瘤；间叶性恶性肿瘤；混合型上皮和间叶恶性肿瘤；滋养细胞恶性肿瘤；其他一些如生殖细胞及淋巴造血系统恶性肿瘤。

一、上皮性恶性肿瘤

上皮性恶性肿瘤包括子宫内膜样腺癌、黏液性腺癌、浆液性腺癌、透明细胞腺癌、混合细胞腺癌、鳞状细胞癌、移行细胞癌、小细胞癌、未分化癌。

子宫内膜癌是女性生殖系统最常见的恶性肿瘤，雌激素依赖性肿瘤占80% ~85%，非激素依赖性肿瘤占15% ~20%。雌激素依赖性肿瘤级别低，即：肿瘤是高分化或中分化，并且主要是子宫内膜样型。非雌激素依赖性的子宫内膜癌发生在年龄较大的绝经后妇女，肿瘤为高级别性。组织学上是浆液性、透明细胞性及具有高级别核特征的肿瘤。

（一）子宫内膜样腺癌（endometriod carcinoma）

原发子宫内膜腺癌由相似于正常子宫内膜的腺体组成。是最常见的子宫内膜癌类型，好发于50 ~65 岁，一般晚于子宫颈癌约10 年。它是由子宫内膜非典型增生进一步发展而来。

1. 大体所见　子宫内膜样腺癌大体上一般表现为增大的子宫腔内显著的单个肿块。肿瘤呈外生性生长，表面粗糙，常形成溃疡，肿瘤组织向子宫浅层或深肌层浸润生长（图2 -3 -1）。晚期患者肿瘤可以浸润子宫浆膜层或向宫颈扩展。偶尔没有肉眼可见的肿瘤，而仅在组织学检查中发现。

2. 组织病理学　子宫内膜样腺癌呈现一系列组织学分化，由具有与非典型复杂性增生难以鉴别的高分

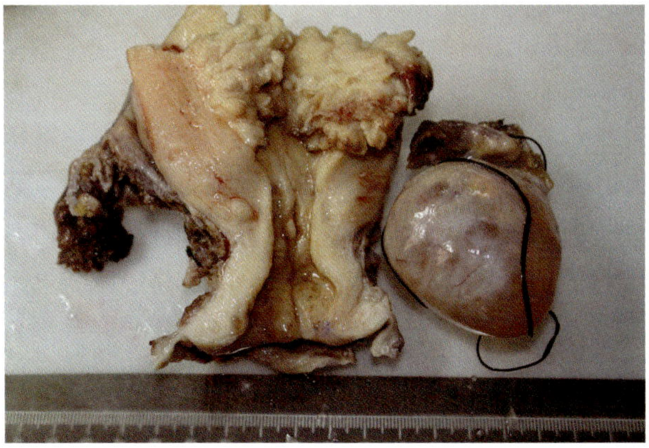

图2 -3 -1　子宫内膜腺癌

子宫腔内呈菜花样生长，灰白色，质软

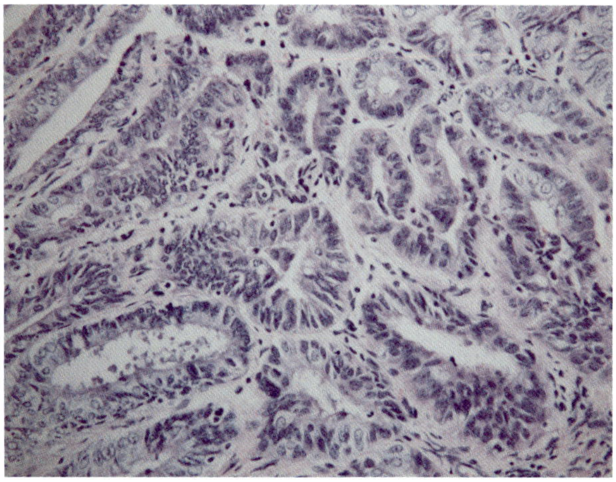

图2 -3 -2　子宫高分化子宫内膜样腺癌

子宫内膜腺体表现为腺体背靠背、复杂的乳头和间质消失。肿瘤腺体被覆柱状上皮细胞，核相对一致，核呈轻度异型性

化腺癌到可能与未分化癌及各种肉瘤混淆的只有轻度分化的肿瘤。子宫内膜样腺癌可以出现一些腺或绒毛腺型结构。腺体由单层或假复层柱状细胞被覆，并以其长轴垂直排列于基底膜上（图 2－3－2，图 2－3－3，图 2－3－4）。

子宫内膜样腺癌可伴有不同类型上皮样分化，如鳞状分化（图 2－3－5）、黏液、纤毛、透明或嗜酸细胞等。当其在癌组织中占有主要成分时，肿瘤被命名为特殊类型。包括子宫内膜样腺癌伴鳞状分化、绒毛腺型、分泌型以及纤毛细胞类型。

3. 免疫组化　子宫内膜样腺癌表达 ER（图 2－3－6）、PR、CK、P53、vimentin，但 CEA－表达。

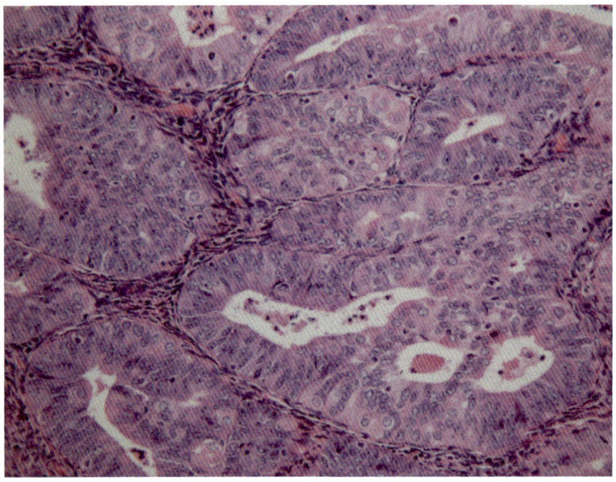

图 2－3－3　子宫中分化宫内膜样腺癌

腺体明显呈融合性生长而取代间质，癌细胞呈重度异型性

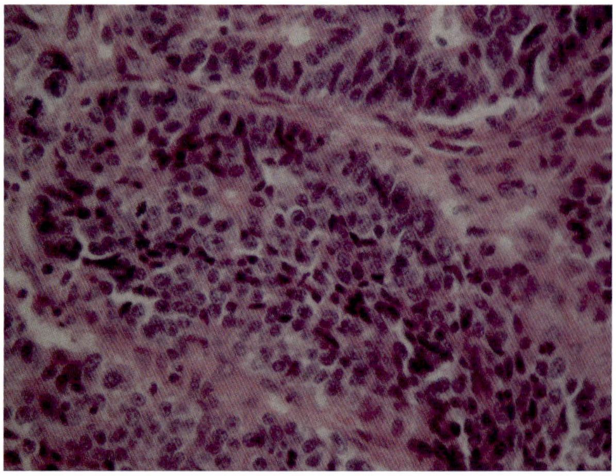

图 2－3－4　子宫低分化子宫内膜样腺癌

癌组织基本上全部形成实性结构，癌细胞呈重度异型性，核分裂像易见

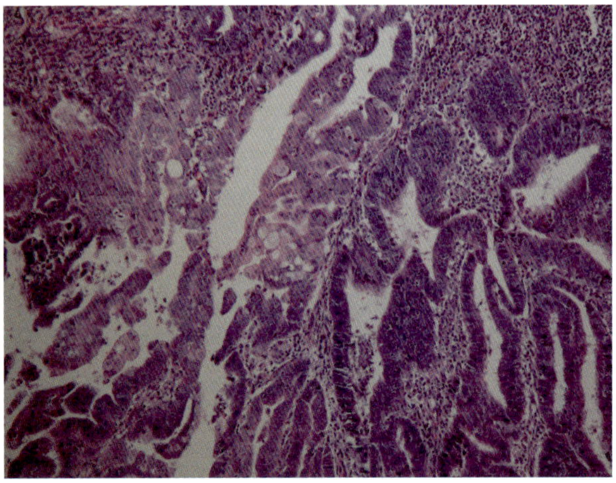

图 2－3－5　子宫内膜样腺癌伴鳞状分化

在腺癌组织中见鳞状细胞化生

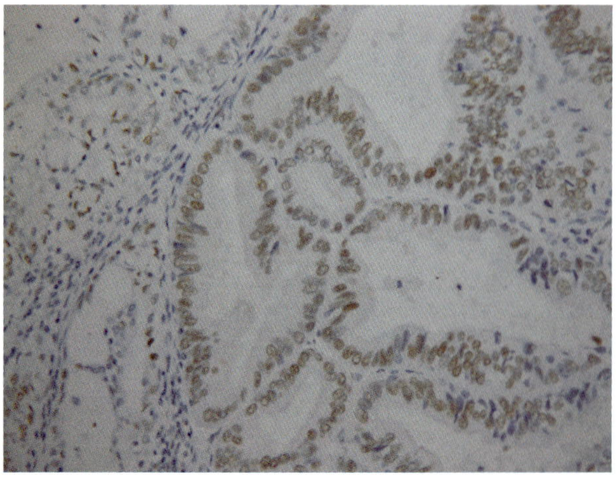

图 2－3－6　子宫高分化子宫内膜样腺癌

癌细胞 ER 呈阳性表达

4. 鉴别诊断　主要与子宫内膜重度非典型增生相鉴别。子宫内膜重度非典型增生仅在腺瘤样增生的基础上，腺上皮有重度异型性，基底膜完整，腺体之间仍有正常间质；高分化腺癌腺体融合成筛，或出现绒毛腺体结构，间质促纤维性反应明显，并可见肿瘤坏死，基底膜不完整。癌细胞呈浸润性生长，出现间质泡沫细胞，并有较多浆细胞浸润。

5. 预后　预后与肌层浸润程度、临床分期、分级密切相关。5 年生存率为 60%～70%。

（二）黏液腺癌（mucinous adenocarcinoma）

黏液腺癌是原发性子宫内膜癌，其中大部分肿瘤细胞含有明显的细胞内黏液。黏液腺癌占所有Ⅰ期子宫内膜腺癌病例的9%，它是一型相对少见的子宫内膜癌。

1. 大体所见　同“子宫内膜样腺癌”。

2. 组织病理学　子宫内膜样和透明细胞腺癌可以有大量的腺腔内黏液，仅黏液腺癌含有细胞内黏液。通常黏液成分在HE切片上容易辨认，但也可以经黏液卡红或其他黏液染色证实。一些黏液腺癌具有微腺体结构，活检标本很难与宫颈内膜的微腺体增生区分，为微腺体癌。少数情况下子宫内膜黏液腺癌可以呈现肠化，含有多量杯状细胞。

3. 免疫组化　vimentin和雌激素受体阳性，CEA阴性。

4. 鉴别诊断　子宫内膜黏液腺癌主要应与原发于子宫颈内膜的黏液腺癌进行鉴别诊断。子宫内膜黏液腺癌vimentin和雌激素受体阳性，CEA阴性，宫颈癌相反。

5. 预后　预后相似于其他低级别子宫内膜腺癌，因此一般预后较好。

（三）浆液性腺癌（serous adenocarcinoma）

浆液性腺癌是子宫内膜原发腺癌，以伴有细胞簇的复杂乳头结构为特征，常见沙砾体。浆液性腺癌为Ⅱ型子宫内膜癌，它不同于Ⅰ型，缺少与雌激素水平升高之间的联系，也缺少与子宫内膜增生症之间的关系，并且肿瘤进展快。

1. 大体所见　同子宫内膜样腺癌。

2. 组织病理学　浆液性腺癌一般是以形成宽纤维血管轴心的2级甚至3级乳头为特征。肿瘤细胞核一般为圆形，缺少与基底膜垂直的极向，常位于顶部而不是基底，可见大的嗜酸性核仁，核分裂像易见，并常见奇异型核、多核瘤巨细胞。30%病例可见沙砾体。当肿瘤呈腺型生长时，腺体结构一般复杂并呈迷宫样。浆液性癌被认为是高级别癌，因此不再分级。

3. 免疫组化　肿瘤细胞CK、EMA阳性表达。

4. 鉴别诊断　主要和子宫内膜样腺癌鉴别。镜下形态学改变可以鉴别。

5. 预后　肿瘤的子宫外播散常见，结果导致复发和死亡。

（四）透明细胞腺癌（clear cell adenocarcinoma）

主要由透明细胞或鞋钉细胞组成的腺癌，肿瘤细胞排列呈实性、管囊状、乳头状或这些组织形态共同存在。透明细胞腺癌是另一种常见的Ⅱ型子宫内膜癌，较浆液性腺癌少见，占所有子宫内膜癌的1%～5%，主要见于老年患者。

1. 大体所见　同“子宫内膜样腺癌”。

2. 组织病理学　肿瘤组织结构可以表现有管状、乳头状、管囊状或实性，由两种或两种以上组织结构混合组成十分常见。单个突向腔内的鞋钉细胞以及乳头腔隙组成了透明细胞癌的典型特征。肿瘤细胞胞质透明，富于糖原。细胞核大，明显异型，常形成奇异形核和多核。

3. 免疫组化　肿瘤细胞表达CK、EMA。

4. 鉴别诊断　主要与富于糖原的分泌型子宫内膜样腺癌鉴别，镜下形态学改变可以鉴别。

5. 预后　透明细胞腺癌患者诊断时常处于临床晚期，因此预后差。

二、间叶性恶性肿瘤

间叶性恶性肿瘤包括子宫内膜间质肉瘤（低级别）、未分化子宫内膜肉瘤、平滑肌肉瘤等。

（一）子宫内膜间质肉瘤（低级别）[endometrial stromal sarcoma（low grade）]

子宫内膜间质发生的恶性肿瘤。低级别子宫内膜间质肉瘤是子宫少见的肿瘤，仅占所有生殖道恶性肿瘤的0.2%，发病年龄较轻，为42～58岁，10%～25%的患者为绝经前妇女。

1. 大体所见　肿瘤呈结节状、息肉状，或界限不清的肿块，质地软。切面鱼肉样，灰白色或黄色，有

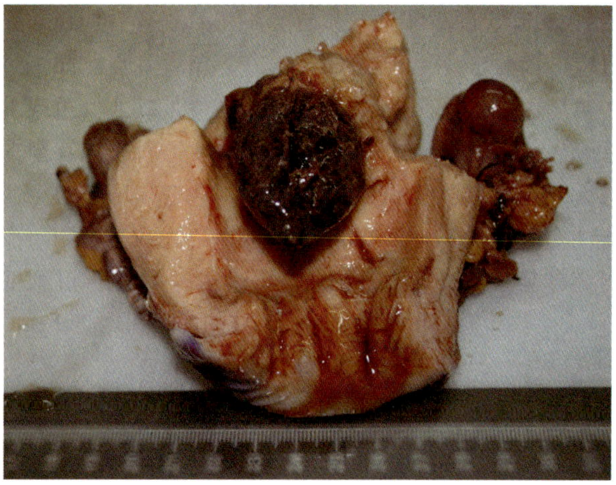

图 2-3-7　子宫内膜间质肉瘤

子宫腔内的圆形结节，灰红色，质软

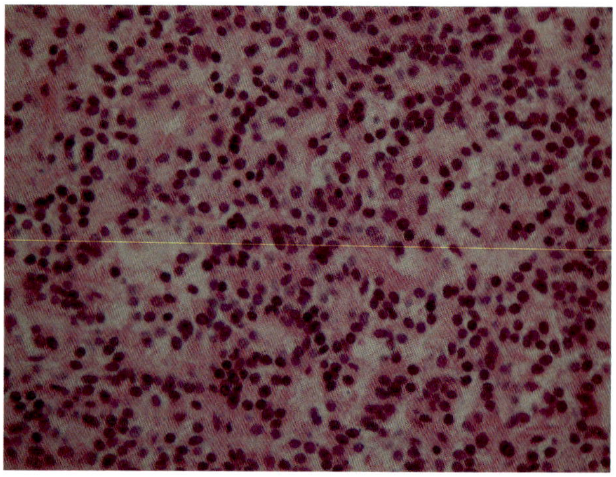

图 2-3-8　子宫内膜间质肉瘤

瘤细胞为均匀一致的小细胞，胞质少，呈巢状分布

的伴有出血、坏死及囊性变。肿瘤位于子宫壁内，常广泛穿透肌层，约 1/2 的病例可扩展到浆膜（图 2-3-7）。

2. 组织病理学　低级别子宫内膜间质肉瘤由一致的、子宫内膜间质型的卵圆到梭形细胞组成，但病变中不能出现明显的非典型性和多形性；多数肿瘤核分裂像较少，但也可见到 10 个/10HPF 或更多。在有些病例中出现血管周的玻璃样变及玻璃样变的星状结构，肿瘤一般不出现坏死或坏死不明显（图 2-3-8，图 2-3-9）。在子宫内膜间质肿瘤中可能发生局灶的平滑肌分化（梭形或上皮样），或细胞具有间质和平滑肌之间不明确的分化，这些区域应少于肿瘤的 30%，当平滑肌成分占到肿瘤的 30% 或更多时，这一病变则命名为混合性子宫内膜间质和平滑肌肿瘤。

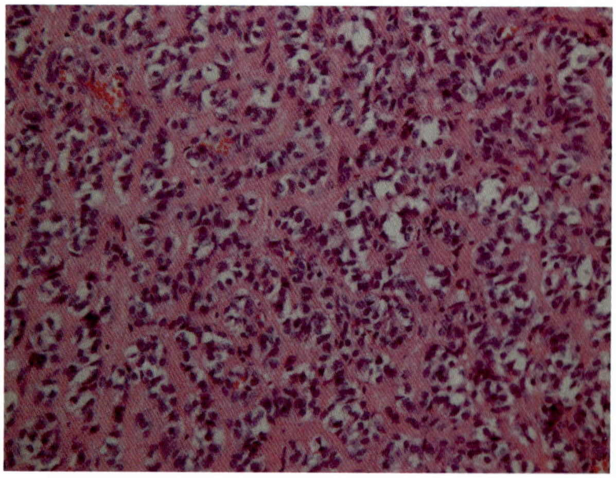

图 2-3-9　子宫内膜间质肉瘤，低度恶性，伴性索分化

增生的缺乏非典型性的瘤细胞围绕着螺旋小动脉样的血管分布，并伴性索分化

3. 免疫组化　肿瘤细胞对 vimentin、CD10、α-SMA、ER、PR、desmin 呈阳性表达。显示性索结构区域 α-inhibin、CD99 呈阳性表达。

4. 鉴别诊断　鉴别诊断包括间质结节、静脉内平滑肌瘤病、腺体稀少的腺肌瘤病及腺肉瘤、未分化子宫内膜肉瘤。在活检或刮出标本中经常不能将低级别子宫内膜间质肉瘤与间质结节、非肿瘤性间质增生或高度富于细胞的平滑肌瘤相区别，免疫组化可帮助鉴别。

5. 预后　低级别子宫内膜间质肉瘤的 5 年生存率为 67%～100%，可伴有晚期转移，尽管肿瘤播散，仍能具有相当长的生存期。

（二）未分化子宫内膜肉瘤（undifferentiated endometrial sarcoma）

高度恶性子宫内膜肉瘤，肿瘤缺乏特异性分化并且不具有类似子宫内膜间质的组织学表现。该瘤少见，大多见于中年妇女，腹痛和阴道不规则出血为其最常见的临床表现。

1. 大体所见　未分化子宫肉瘤以一个或多个息肉样、肉质感、灰色到黄色的子宫内膜肿块为特征，并且肿瘤中经常出现明显的出血和坏死。

2. 组织病理学　未分化子宫内膜肉瘤显示明显的细胞非典型性并且有丰富的核分裂像。它们缺乏典型的生长方式及低级别子宫内膜间质肉瘤的血管分布，与低级别子宫内膜间质肉瘤的浸润性方式不同。它们类似于癌肉瘤中的肉瘤成分。

3. 免疫组化　肿瘤细胞对 vimentin、CD10、α－SMA、desmin 呈阳性表达。肿瘤细胞对 ER、PR 呈阴性表达。

4. 鉴别诊断　需要与低级别子宫内膜间质肉瘤、间质结节、静脉内平滑肌瘤病、腺体稀少的腺肌瘤病及腺肉瘤鉴别。形态学改变及免疫组化可帮助鉴别。

5. 预后　肿瘤是进展性的，多数病例在子宫切除后 3 年内死于肿瘤的播散。

（三）平滑肌肉瘤（leiomyosarcoma）

由具有平滑肌分化的细胞组成的恶性肿瘤。平滑肌肉瘤是最常见的子宫肉瘤，占子宫恶性肿瘤的 1% 以上。平滑肌肉瘤一般发生在成年人。该瘤中位年龄为 50～55 岁，15% 的患者 $<$40 岁。

1. 大体所见　子宫壁内的孤立性肿块，通常不伴有平滑肌瘤。平滑肌肉瘤的平均直径 8.0cm，并且为边界不清的肉质感肿物。在灰黄色及粉色的切面中特征性的插入出血及坏死带。

2. 组织病理学　子宫平滑肌肉瘤是一个富于细胞的肿瘤，由具有丰富嗜酸性胞质突起的梭形细胞束组成，细胞核为纺锤形，两端圆形，染色深，带有粗染色质并且核仁明显。肿瘤坏死明显但并不一定出现。分裂像通常 $>$15 个/10HPE。$>$25% 的平滑肌肉瘤可以见血管侵犯。肿瘤组织中有时可出现类似破骨细胞的巨细胞。

（1）上皮样型：上皮样平滑肌肉瘤具有上皮样表现及普通恶性肿瘤的特征，即高度富于细胞、高核分裂率以及细胞坏死。上皮样分化的肿瘤细胞有圆形轮廓，胞质嗜酸到透明。

（2）黏液样型：黏液样平滑肌肉瘤为胶样肿瘤，平滑肌细胞被黏液样物质分隔开。多数黏液样平滑肌肉瘤的特点是细胞数少，细胞具有多形性，细胞核增大，核分裂像少见。肿瘤组织常浸润肌层。

3. 免疫组化　肿瘤细胞表达 vimentin、α－SMA、desmin，局灶表达 CD10，有时表达 CK。肿瘤细胞对 EMA 呈阴性表达。

4. 鉴别诊断

（1）纤维肉瘤：平滑肌肉瘤的瘤细胞核较肥胖，且两端较钝；而纤维肉瘤的瘤细胞核则两端较尖。Van Gieson 染色，平滑肌肉瘤显示黄色，而纤维肉瘤显示红色。

（2）恶性潜能未定的平滑肌瘤：需要结合核分裂像、坏死以及细胞异型性综合考虑鉴别诊断。

5. 预后　平滑肌肉瘤是高度恶性肿瘤，5 年生存率为 15%～25%，Ⅰ期和Ⅱ期肿瘤的 5 年生存率为 40%～70%。

三、混合型上皮和间叶恶性肿瘤

混合型上皮和间叶恶性肿瘤包括癌肉瘤、腺肉瘤。

（一）癌肉瘤（carcinosarcoma）

由恶性上皮及间叶成分混合组成的肿瘤。癌肉瘤通常发生在绝经后的老年妇女，偶尔可能发生在年轻妇女。癌肉瘤患者的中位年龄是 65 岁，不到 5% 的患者 $<$50 岁。

1. 大体所见　肿瘤多发生于子宫后壁，呈息肉状突入宫腔，或从宫颈外口脱出。多为单发，偶尔多发，或为分叶状。一般为数厘米大小。切面柔软，灰白色或黄色，有时部分区域质地硬，常见出血、坏死区。

2. 组织病理学　恶性上皮成分通常为腺性，肉瘤成分可以是同源性也可以是异源性。同源性肿瘤的间叶成分通常由未分化的肉瘤、平滑肌肉瘤或子宫内膜间质肉瘤组成，并且肿瘤通常是高度恶性的。异源性间叶成分最常由软骨肉瘤或由横纹肌母细胞形成的恶性骨骼肌成分组成。在常见的情况下，两种成分有明显的分界，但有些病例两种成分出现移行融合（图 2－3－10）。

3. 免疫组化　上皮成分对细胞角蛋白抗体呈阳性反应，间叶成分对 vimentin 呈阳性反应。上皮及间叶成分对 P53 呈阳性表达。vimentin、desmin、MyoD1 以及 myolobin 在横纹肌肉瘤样的间叶成分中呈阳性表达。

软骨成分通常 S－100 蛋白阳性。

4. 鉴别诊断

（1）腺肉瘤：上皮成分为良性，而间叶成分为恶性；癌肉瘤上皮及间叶成分都为恶性。

（2）单纯性异源性肉瘤：只有肉瘤一种恶性成分，而没有上皮成分。

（3）低分化癌：只有一种癌的成分，而没有肉瘤成分。

5. 预后　子宫癌肉瘤的临床过程一般是进展性的，总体预后不良，其预后较分化不好的子宫内膜癌差。

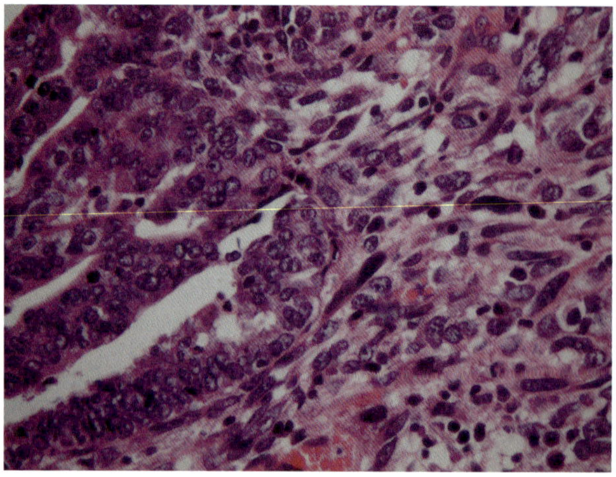

图 2－3－10　子宫癌肉瘤

图示左侧为腺癌组织，其余部分为间质肉瘤部分

（二）腺肉瘤（adenosarcoma）

含有良性上皮成分及肉瘤样间叶成分的双向分化的肿瘤。腺肉瘤发生在所有年龄段的妇女中，一般为 15～90 岁之间，中位年龄为 58 岁。

1. 大体所见　肿瘤多呈息肉状，表面光滑，灰白色，可脱出于宫颈口，肿瘤直径大小不等，平均为 5cm。切面呈海绵样，灰白色或棕红色，有多个小囊腔，内含黏液样物。

2. 组织病理学　低倍镜下呈分叶状结构，类似于乳腺的叶状肿瘤。单个的腺体经常呈扩张状，也可被压成薄的裂隙状，分散的间叶成分贯穿其中。腺体呈良性或局灶性非典型增生。围绕在腺体及裂隙周围的间质较为密集。多数间质系同源性成分，可为子宫内膜间质肉瘤样（图 2－3－11）。部分腺肉瘤中可以看到类似在子宫内膜间质肉瘤中出现的性索样成分；少数间质系异源性成分，可以是横纹肌肉瘤样、软骨肉瘤样、骨肉瘤样。

3. 免疫组化　上皮成分 CK 阳性表达，间叶成分通常对 CD10 阳性表达，不同程度 actin、desmin 以及 caldesmon 染色阳性。

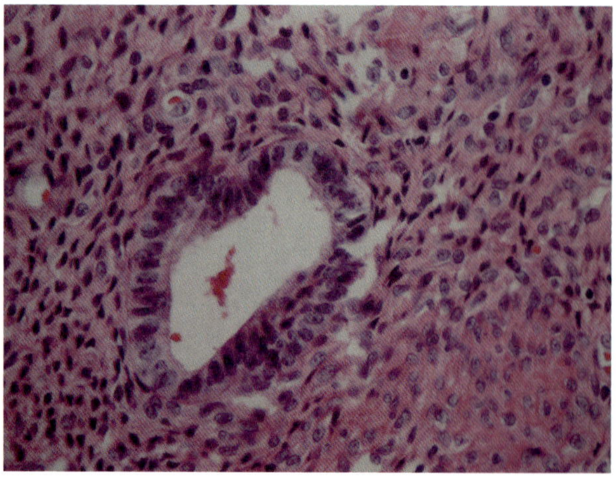

图 2－3－11　子宫腺肉瘤

图中见一个正常内膜腺体，其余为间质肉瘤

4. 鉴别诊断

（1）腺纤维瘤：腺纤维瘤的纤维成分为良性。腺肉瘤的间叶成分为恶性。

（2）癌肉瘤：癌肉瘤的上皮成分为恶性，而腺肉瘤的上皮成分为良性。

5. 预后　腺肉瘤被认为是低级别的肿瘤，有 25%～40% 的病例出现复发，多数患者死于疾病诊断后的 5 年以上。

四、滋养细胞恶性肿瘤

滋养细胞恶性肿瘤主要为绒毛膜癌（gestational choriocarcinoma），是一种恶性肿瘤，肿瘤由大片具有双向分化的具有明显非典型性的滋养细胞组成，肿瘤中没有绒毛。绒毛膜癌常血行转移，以肺部为多见，其次是阴道及脑。

1. 大体所见　子宫肌壁中可见数个大小不等的紫蓝色结节，质软，突出于宫腔者，表面可有溃烂。结节切面大部分为凝血块及坏死组织，其中散在有数量不等及大小不一的棕黄色区域。

2. 组织病理学　在子宫壁的结节中查不到胎盘绒毛，而是呈片状分布的、具有异型性的增生滋养叶细胞，其中包括合体滋养叶细胞、细胞滋养叶细胞和中间型滋养叶细胞，同时，结节中有出血及坏死（图 2－3－12，图 2－3－13）。

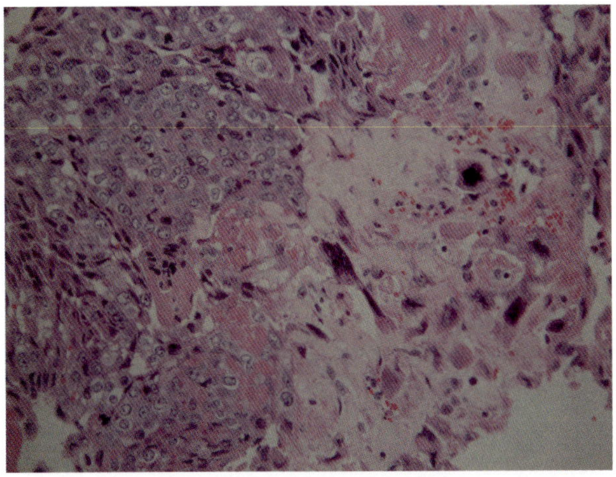

图 2－3－12　子宫绒毛膜癌

图中显示异型性明显的合体滋养叶细胞及细胞滋养叶细胞

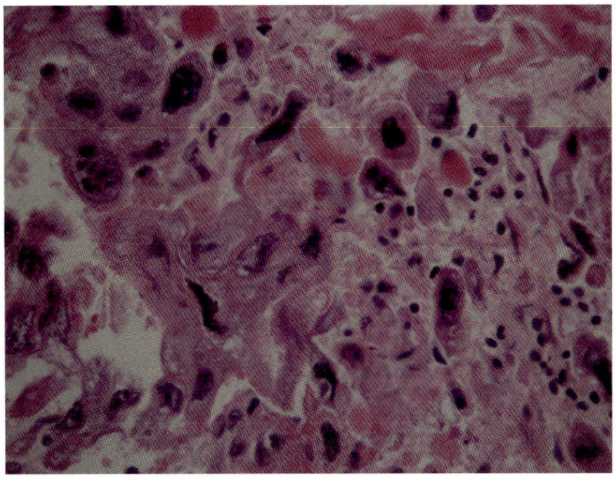

图 2－3－13　子宫绒毛膜癌

图中显示异型性明显的合体滋养叶细胞及细胞滋养叶细胞，高倍

3. 免疫组化　所有类型的滋养细胞对 CK、β-hCG 呈强阳性反应。对 hPL 呈弱阳性反应。中间滋养细胞显示相反的免疫反应。

4. 鉴别诊断

（1）葡萄胎：葡萄胎常见水肿绒毛，而绒癌不见绒毛。

（2）胎盘部位滋养细胞肿瘤：该肿瘤常见中间型滋养叶细胞及细胞滋养叶细胞，而不见合体滋养叶细胞。而绒癌相反。

5. 预后　经过化疗，绒毛膜癌死亡率由过去的 90% 以上，逐步下降到 20% 左右，经临床治愈后，仍要定期复查血 HCG 并至少随访 2 年。

第二节　子宫颈恶性肿瘤

子宫颈恶性肿瘤包括上皮来源的恶性肿瘤；间叶性恶性肿瘤；上皮和间叶混合性恶性肿瘤；黑色素细胞恶性肿瘤；其他一些如生殖细胞、淋巴造血系统恶性肿瘤及转移性恶性肿瘤。

一、上皮性恶性肿瘤

上皮性肿瘤包括鳞状细胞癌、早期浸润性鳞状细胞癌、原位腺癌、早期浸润性腺癌、腺癌、腺鳞癌、腺样囊性癌、腺样基底细胞癌及神经内分泌癌

（一）鳞状细胞癌（squamous cell carcinoma）

由不同分化程度的鳞状上皮细胞构成的浸润性癌。

1. 大体所见　子宫颈有粗糙发红或颗粒状区域，其表面略高起，触之易出血。肿瘤进一步增大则表现为两种生长方式：外生性生长或内生性生长。以外生性生长为主的肿瘤，呈乳头状、息肉状或蕈伞状，从表面突起（图 2－3－14）。以内生性生长为主的肿瘤，瘤组织向周围和深部浸润。如坏死明显，肿瘤表面可出

现溃疡，称溃疡浸润型；如坏死不明显，肿瘤表面可呈结节状，称结节浸润型。

2. 组织病理学　大多数浸润性鳞状细胞癌为微浸润性癌的进一步发展，癌组织向间质深部浸润，形成许多形状不规则的癌巢，互相吻合（图2－3－15）。较早期的浸润癌常可在表面或边缘见到宫颈鳞状上皮非典型增生（CIN）。

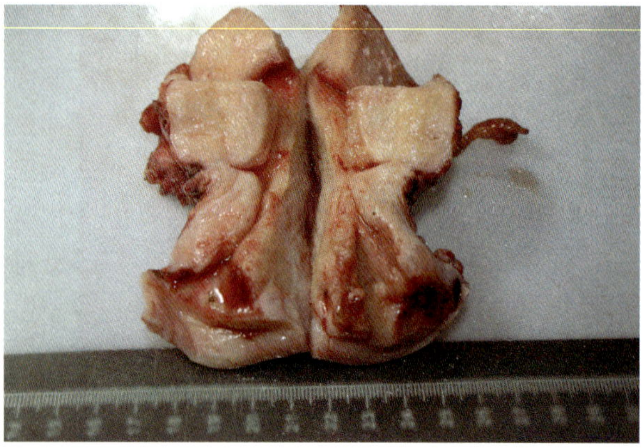

图2－3－14　宫颈鳞癌

宫颈粗糙，局部轻度隆起，灰白色

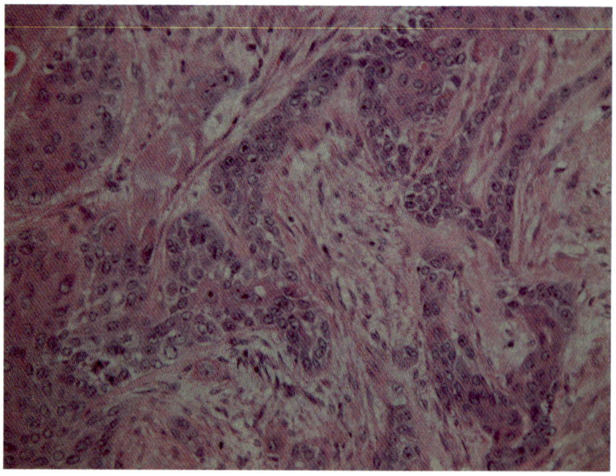

图2－3－15　子宫颈高－中分化鳞癌

癌组织呈巢状分布，细胞异型性明显，核分裂易见，局部可见角化珠形成

WHO将鳞癌分为：角化型、非角化型，此两型较多见，其他还包括疣状癌、湿疣样癌、乳头状癌、淋巴上皮瘤样癌、基底细胞样癌、鳞状移行细胞癌。

角化型鳞状细胞癌（keratinizing）由表皮样细胞组成，最显著的特征是有角化珠和角化细胞漩涡，可见细胞间桥，以及胞浆角化和透明角质颗粒等。癌细胞核通常大而深染，染色质粗，核分裂像易见。

非角化型鳞状细胞癌（non-keratinizing）癌细胞由多角形鳞状上皮细胞构成，无角化珠，角质形成且单个细胞角化也很少。癌细胞异型性较明显，癌细胞核分裂像较常见。

3. 少见的组织学类型

（1）疣状癌（verrucous carcinoma）：这是一种高分化鳞状细胞癌，镜下肿瘤由多个乳头状结构组成，乳头被覆分化很好的角化鳞状上皮，癌细胞胞浆丰富，基底层细胞异型性也轻微。间质中无鳞癌特有的孤立细胞巢。

（2）湿疣样癌（warty carcinoma）：这是一种外表呈湿疣状，并有HPV感染的细胞学特征的鳞状细胞癌，多发生于外阴，较少发生于子宫颈。

（3）乳头状癌（papillary carcinoma）：这种特殊类型的鳞状细胞癌外观也呈乳头状或疣状，癌细胞的核有中至重度的异型性。肿瘤通常浸润乳头轴心的间质和其下子宫颈壁的间质。

（4）淋巴上皮样癌（1ymphoepitheiiomalike carcinoma）：此型鳞状细胞癌镜下形态酷似鼻咽淋巴上皮癌。肿瘤由大的未分化癌细胞组成，癌细胞有丰富的淡嗜酸性或透明的胞浆，核形态一致，空泡状并有明显的核仁，间质中有致密的淋巴细胞浸润。

（5）基底细胞样癌（basaloid carcinoma）：基底细胞样鳞状细胞癌由不成熟的基底细胞型鳞状上皮细胞巢构成，胞质少，细胞巢中心可有一定程度角化现象，可有鳞状细胞分化，并有局灶性腺样分化，但很少形成角化珠。

（6）鳞状移行细胞癌（squamotransitional carcinoma）：宫颈鳞状移行细胞癌可见移行细胞癌结构，其内含有鳞状细胞癌成分。肿瘤为乳头状结构，有纤维血管轴心，表面为复层非典型上皮细胞，类似CIN3。

4. 免疫组化　鳞状细胞癌的癌细胞表达CK、CK7、P53、P16、Ki67。

5. 鉴别诊断　鳞状细胞癌分化较差，需要与肉瘤及恶性黑色素瘤鉴别，免疫组化可帮助鉴别；鳞状细胞癌还需要与宫颈上皮内瘤变鉴别。细胞的形态学改变及间质浸润可帮助鉴别。

6. 预后　Ⅰb～Ⅱa 期或者无淋巴结受累时，5 年生存率为 90.3%，而在宫旁发现转移及盆腔淋巴结受累，则生存率下降为 50%。

（二）早期浸润性鳞状细胞癌（early invasive squamous cell carcinoma）

发生早期间质浸润的鳞状细胞癌，一般浸润间质深度为不超过上皮基底下 5mm，水平宽度不超过 7mm。微小浸润性鳞状细胞癌几乎总是发生在 CIN 的部位，是由原位癌发展而来。

1. 大体所见　多呈糜烂状，一般肉眼不能判断，只能在显微镜下见有早期浸润。

2. 组织病理学　在原位癌病变基础上可见一个或数个癌细胞索，或表现为一境界清楚的浸润细胞组成的小芽。呈舌状穿过基底膜而伸入间质，深入间质的癌巢境界常不整齐，在浸润的部位，基底膜已破坏。进一步浸润时，小芽变为钉状、舌状和泪滴状等，浸润的癌细胞突破基底膜浸润间质，并可见间质反应。

3. 免疫组化　鳞状细胞癌的癌细胞表达 CK、CK7、P53、P16、Ki67。

4. 鉴别诊断　早期浸润性鳞状细胞癌还需要与宫颈上皮内瘤变鉴别。细胞的形态学改变、免疫组化及间质浸润可帮助鉴别。

5. 预后　早期浸润性鳞状细胞癌大多无血管瘤栓形成及淋巴结转移，治疗效果及预后很好。

（三）原位腺癌（adenocarcinoma in situ）

原位腺癌指局限于宫颈内膜上皮层及其隐窝范围内而未穿破基底膜向深部侵犯的腺癌，其腺体位置正常，但部分或全部上皮被恶性上皮取代。

1. 大体所见　肉眼观无明显改变或可见浅表糜烂。

2. 组织病理学　腺体轮廓正常或轻度异常，但腺管处仍有完整的基底膜包绕，无间质浸润，肿瘤性腺体位于正常宫颈腺体的位置，深度不超过最深处腺体隐窝。常见筛状结构。上皮一般为复层，细胞长轴与基底垂直。细胞核明显增大，深染，核浆比值增大，分裂像常见，位于腺腔一侧。

3. 免疫组化　肿瘤细胞表达 CK、CEA、EMA、CA125、Ki67。

4. 鉴别诊断　宫颈原位腺癌与非典型增生常很难鉴别，主要依据癌细胞的异型性，腺体轮廓形状、分布的密度和生长深度。

5. 预后　原位腺癌的预后较好。

（四）早期浸润性腺癌（early invasive adenocarcinoma）

早期浸润性腺癌即微小浸润性腺癌，指间质浸润灶非常微小的腺体肿瘤，发生局部淋巴结转移的风险可以忽略。

1. 大体所见　肉眼无明显改变或黏膜表面粗糙及浅表糜烂。

2. 组织病理学　微小浸润性腺癌必须要有间质浸润。腺体可以明显不规则，正常结构消失，肿瘤浸润深度超过最深部的正常腺体隐窝。可有筛状、乳头状和实性结构。间质可有水肿、慢性炎症细胞浸润或硬化。

3. 免疫组化　肿瘤细胞表达 CK、CEA、EMA、Ki67。

4. 鉴别诊断　主要与宫颈原位腺癌鉴别。细胞形态学改变及癌细胞浸润间质的深度有助于鉴别。

5. 预后　早期浸润性腺癌预后好，预后和微小浸润性鳞癌基本相同。

（五）腺癌（adenocarcinoma）

腺癌是指有腺体分化的癌。

1. 肉眼所见　肿物呈结节状、菜花状、息肉状、或溃疡状。少数患者仅宫颈肥大，扩张，或剖开颈管时见有大量破碎的癌组织。

2. 组织病理学　癌组织形成明显的分支腺管样结构，形状不规则，大小不等，有时呈小囊状，细胞层次不等，胞质含不同程度的黏液。按其分化程度分为：高分化、中分化及低分化腺癌，表面上皮呈乳头状结构的乳头状腺癌，其乳头呈分支状，间质表面被覆单层或多层异型性柱状细胞，黏液较少。低分化腺癌常排列成实体癌巢，宫腔形成不明显，癌细胞分化程度低，常呈多形性，核异型性明显。具体包括以下组织学类型：

（1）黏液腺癌（mucinous adenocarcinoma）：至少有些细胞的胞质内含有中等量至大量黏液的腺癌。按组织形态学分宫颈管型、肠型、印戒细胞型、微小偏离型、绒毛管状型。

① 宫颈管型：大多数为高分化或中分化腺癌，肿瘤细胞类似宫颈管上皮细胞，腺体结构复杂，一般为多层，细胞异型性明显，细胞核位于基底，细胞核有明显非典型性，核分裂像易见，核仁明显；胞质内有黏液；间质可有硬化表现。肿瘤细胞黏液染色阳性（图2－3－16）。

② 肠型：此型肿瘤与大肠腺癌相似，常含有杯状细胞，有时有分泌细胞和潘氏细胞。

③ 印戒细胞型：一般为低分化黏液腺癌和腺鳞癌，有局灶印戒细胞癌的表现。

④ 微小偏离型：腺体杂乱排列，浸润深度超过正常宫颈腺体的深度。腺体呈角形，腺体的细胞核有中度非典型性，细胞核位于基底，偶尔有核分裂像，间质有硬化（图2－3－17、图2－3－18）。

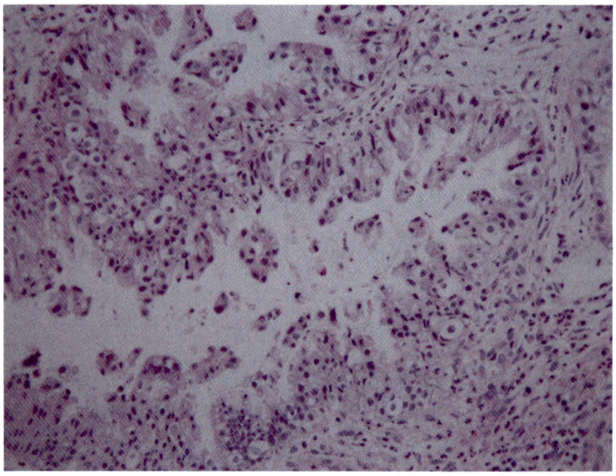

图2－3－16　宫颈中分化黏液腺癌

癌细胞呈腺管状排列，癌细胞内有黏液，核被挤向一侧，间质内有黏液积聚

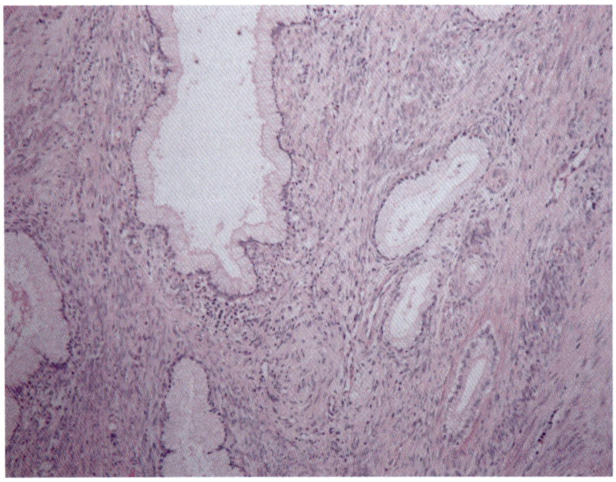

图2－3－17　宫颈高分化腺癌（微偏癌）

宫颈深部见不规则分支状腺体，其数量多而分布紊乱，其分支末端呈尖角突出而伸向内膜间质

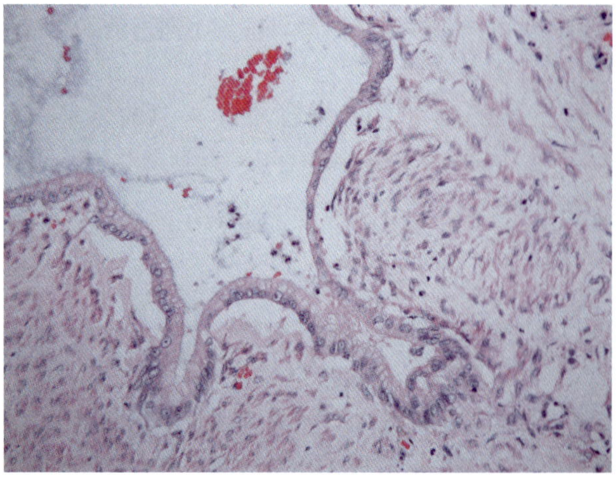

图2－3－18　宫颈高分化腺癌（微偏癌）

单层高柱状黏液腺呈不规则分支状，如蟹爪状突起，高倍

⑤ 绒毛管状型：此类肿瘤一般发生于年轻女性，可能与口服避孕药有关。肿瘤呈树枝状结构，类似结肠绒毛管状腺瘤，乳头表面或腺体被覆单层或多层细胞，细胞有异型性，有散在的核分裂，部分细胞内有黏液。如无细胞内黏液，应认为宫内膜样腺癌。基底无浸润或有微小浸润，即为原位乳头状腺癌；但少数肿瘤可有深部浸润，浸润部分一般为乳头状腺癌，淋巴结转移少见。

（2）子宫内膜样腺癌（endometriod carcinoma）：组织学特点同发生在子宫内膜的子宫内膜样腺癌相似。肿瘤常排列成紧密的腺腔，也可见乳头状和筛状结构，部分区域可呈实性，肿瘤细胞复层，细胞核垂直于基底膜呈栅栏状排列，极少有胞质内黏液，有些细胞可以有纤毛（图2－3－19，图2－3－20）。

（3）透明细胞腺癌（clear cell adenocarcinoma）：主要由透明细胞或图钉状细胞构成，排列成实性片状、

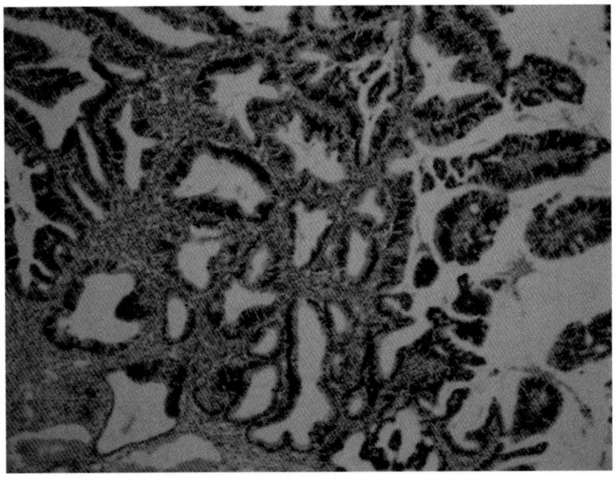

图2-3-19 宫颈高分化宫内膜样腺癌

癌组织呈管腔样结构，癌细胞多层，细胞有异型性，核深染，间质减少

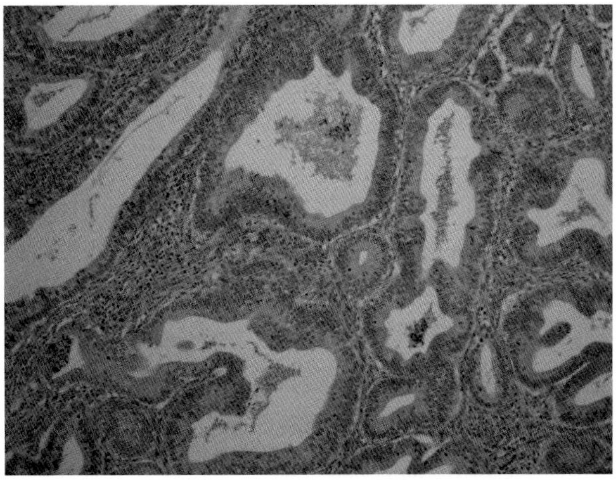

图2-3-20 宫颈高分化宫内膜样腺癌

高倍

小管囊性、乳头状或混合性结构。此种肿瘤的组织学表现与发生在卵巢、子宫内膜和阴道这些更常见部位的透明细胞腺癌类似。

（4）浆液性腺癌（serous adenocarcinoma）：浆液性腺癌的特点是复杂的乳头状结构、细胞芽生、并常有沙砾体。

（5）中肾管腺癌（mesonephric adenocarcinoma）：不含黏液的立方形上皮构成小管状腺体，高分化区域或较大腺体的腺腔内含有嗜酸性分泌物，提示为宫内膜样分化；其他结构可有实性、乳头状、导管状和网状。

3．免疫组化 癌细胞 CK、CEA、CK1、CK7、EMA 呈阳性表达，ER、PR 呈阴性表达，Ki-67 增殖指数中等或很高。

4．鉴别诊断 宫颈的腺癌需要与子宫的内膜样腺癌鉴别。宫颈的腺癌 ER、vimentin 呈阴性表达，CEA 呈阳性表达；子宫的子宫内膜样癌则 ER、vimentin 呈阳性表达，CEA 呈阴性表达。

5．预后 同宫颈浸润性鳞癌，本癌对放疗不敏感，与临床分期有关，预后不良。

（六）腺鳞癌（adenosquamous carcinoma）

由恶性腺体和鳞状上皮成分混合构成的癌。

1．大体所见 多呈息肉状或蘑菇状。

2．组织病理学 鳞状细胞癌巢与腺样癌巢互相混合，并见互相移行现象。两者间可见移行过渡区，其腺癌可呈柱状细胞腺癌或印戒细胞癌，黏液卡红染色呈阳性反应。其鳞癌可为角化鳞癌或非角化大细胞鳞癌。

腺鳞癌还包括一种毛玻璃细胞癌亚型，它是一种分化极差的腺鳞癌，肿瘤常无明显鳞状细胞及腺样分化，间质中常见大量浆细胞与嗜酸性白细胞浸润。癌细胞境界清楚，细胞较大，多边形，紧密镶嵌成片；胞浆丰富，呈均一的毛玻璃样或细颗粒状，核大呈圆形或卵圆形，核仁明显，PAS 染色胞浆阴性。

3．免疫组化 CK、CK1、CK7、CEA、EMA 呈阳性表达。

4．鉴别诊断 鉴于毛玻璃细胞癌的癌细胞大，分化低，要注意与非角化性大细胞性鳞癌鉴别。后者可见细胞间桥等鳞状细胞分化的特点；绝大多数癌细胞胞浆不全透明，无毛玻璃样特点；间质一般无明显嗜酸性细胞浸润；PAS 染色胞浆内阳性，胞膜不一定阳性。

5．预后 腺鳞癌的预后较单纯的鳞状细胞癌或腺癌差。

（七）腺样囊性癌（adenoid cystic carcinoma）

一种和涎腺来源的腺样囊性癌类似的宫颈癌。

1. 大体所见 呈小息肉状或外生型质脆肿块。

2. 组织病理学 子宫颈腺样囊性癌形态与唾液腺腺样囊性癌相似，癌细胞由大小一致似基底细胞样的小多边形腺上皮细胞组成，呈大小、形状不一的片状或小梁状分布，片块中有多少不等但大小较一致的圆孔（腺样小囊），颇似筛状结构，常见肌上皮细胞环绕片块和衬覆小囊壁，小囊腔内含伊红色透明样物质。

3. 免疫组化 大部分肿瘤 S-100 和 HHF35 染色阳性，提示为肌上皮分化。

4. 鉴别诊断 需要与小细胞癌、腺样基底细胞癌和非角化型鳞状细胞癌鉴别。

5. 预后 肿瘤经常局部复发或转移至远隔器官，预后差。

（八）腺样基底细胞癌（adenoid basal carcinoma）

由基底细胞样圆形细胞巢构成的宫颈癌，一般为高分化，局灶有腺体形成或者有时癌巢中心有鳞状细胞分化。腺样基底细胞癌是一种罕见肿瘤，患者一般 >50 岁。

1. 大体所见 类似于皮肤的基底细胞癌。

2. 组织病理学 由核深染的大小一致的圆形或椭圆形细胞构成细胞巢，巢中可见被覆立方或柱状上皮的微囊或小囊腔，巢周癌细胞呈栅栏状排列。癌细胞胞质少，核小而深染，核分裂像少见。靠近表面的细胞巢可见鳞状细胞分化。

3. 免疫组化 肿瘤细胞表达 CK、EMA。

4. 鉴别诊断

（1）腺鳞癌：腺样基底细胞癌的特点是实性细胞巢周见癌细胞呈特殊的栅栏状排列，核分裂像少见，且不浸润脉管；而腺鳞癌则缺乏这些特点。

（2）腺样囊性癌：癌细胞多形成筛孔样结构，筛孔内多见玻璃样小体；腺样基底细胞癌则不见筛孔样结构，且在很少形成的腔隙内不含分泌物及玻璃样小体。

5. 预后 低度恶性，很少转移。

（九）神经内分泌癌（neuroendocrine carcinoma）

神经内分泌细胞发生的恶性上皮性肿瘤。神经内分泌肿瘤组包括类癌、非典型类癌、大细胞神经内分泌癌和小细胞癌。

1. 大体所见 呈息肉样或向内浸润，并有表面溃疡形成。瘤体直径自 0.8～5cm，灰白色，质较硬。

2. 组织病理学 包括以下几种类型：

（1）类癌：与其他部位类癌一样具有特征性的器官样结构。鉴别典型类癌和非典型类癌时，细胞核异型性程度和分裂活性有重要意义。

（2）非典型类癌：非典型类癌指具有细胞学异型性的类癌，分裂活性高（5～10 个/10HPF），有坏死灶。

（3）小细胞癌：癌细胞小而圆，成分单一，胞质少，边界不清，核染色质呈颗粒状，核仁不明显，核分裂像多见。可有鳞状上皮或腺体分化（图 2-3-21）。

（4）大细胞神经内分泌癌：此癌少见，局部常有腺癌分化。肿瘤细胞胞质丰富，核大，核仁明显，分裂像常见。

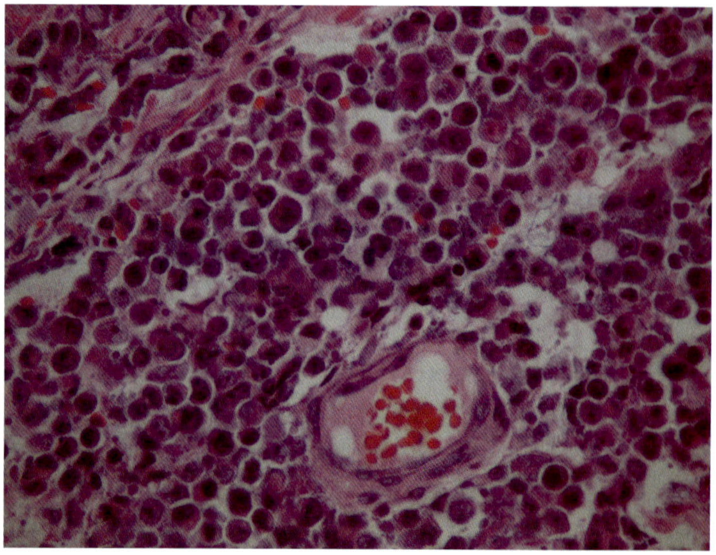

图 2-3-21 宫颈小细胞癌

细胞呈巢状分布，细胞较小，异型性明显，核分裂像易见

3. 免疫组化 癌细胞 CK、CgA、

EMA、CEA、NSE 及 Syn 呈阳性表达。

4. 鉴别诊断　小细胞癌的这些组织化学、免疫组化和超微结构特征，可在鉴别诊断中帮助与常规光镜形态易混淆的分化差的鳞癌、淋巴上皮样癌、腺样基底细胞癌、淋巴瘤和白血病、子宫内膜间质肉瘤和转移性小细胞癌等区别。

5. 预后　该瘤具有侵袭性，小细胞癌 5 年存活率 14% ~39%。

二、间叶性恶性肿瘤

间叶性恶性肿瘤包括平滑肌肉瘤、子宫内膜样间质肉瘤、葡萄状肉瘤、腺泡状软组织肉瘤。

（一）平滑肌肉瘤（leiomyosarcoma）

一种由平滑肌细胞构成的恶性肿瘤。

1. 大体所见　肿瘤质软、肉质感，常有坏死和出血区。少数黏液样平滑肌肉瘤呈典型的胶冻状。

2. 组织病理学　肿瘤组织细胞丰富，大的梭形或圆形细胞束状分布，部分细胞异型性明显，核分裂像易见，并可见病理性核分裂像，单个或多个明显核仁。肿瘤组织内部分区域见肿瘤性坏死。肿瘤可浸润性生长和血管浸润。

3. 免疫组化　肿瘤细胞表达 SMA 和 desmin。

4. 鉴别诊断　宫颈平滑肌肉瘤与平滑肌瘤的鉴别同“子宫体平滑肌性肿瘤”。3 个标准中（明显细胞核异型性、分裂像 >10/10HPF 和肿瘤性坏死）至少具备 2 个才能诊断平滑肌肉瘤。平滑肌肉瘤应与术后梭形细胞结节鉴别，后者核分裂活跃，可浸润周围组织，最主要根据近期同一部位有手术史。

5. 预后　病情进展快。对放疗不敏感，预后很差。

（二）子宫内膜样间质肉瘤，低度恶性（endometrioid stromal sarcoma，low grade）

低度恶性子宫内膜样间质肉瘤位于子宫底之外的部位，由类似子宫内膜间质的细胞构成。该肿瘤起源于子宫颈内膜间质，常发生于生殖年龄的晚期或绝经后（年龄范围 29 ~72 岁，平均 52 岁），临床表现以不规则阴道流血最为常见。

1. 大体所见　呈息肉状，或宫颈一侧增大，膨出。阴道出血、白带增多，伴有臭味。

2. 组织病理学　光镜下肿瘤由梭形到星形的低分化的间质细胞组成，瘤细胞核有不同程度的异型性，核深染，核分裂易见，>10/10HPF。在细胞分布较疏松区域则可见肉瘤细胞体积小，形成星芒状，胞质突起，互相连缀，状如胚胎性间叶组织。瘤细胞胞浆较少，排列为片状或束状，少数肿瘤中有漩涡状或席纹状排列（storiform）。瘤组织中常见水肿、出血、坏死和炎细胞浸润等继发改变图像。

3. 免疫组化　肿瘤细胞表达 CD10。

4. 鉴别诊断　肿瘤可能来源于宫颈子宫内膜异位，必须与子宫内膜间质异位和原发性子宫内膜间质肉瘤累及宫颈鉴别。形态学改变及免疫组化可帮助鉴别。

5. 预后　放疗效果优于平滑肌肉瘤，预后也差。

（三）葡萄状肉瘤（sarcoma botryoides）

葡萄状肉瘤，又称胚胎性横纹肌肉瘤，肿瘤细胞核小，圆形、椭圆形或梭形，某些细胞有横纹肌分化。在女性生殖道中，胚胎性横纹肌肉瘤最常累及婴幼儿的阴道。病人的年龄范围宽，包括婴儿和绝经后妇女，大多数病人为年轻妇女，平均年龄 18 岁。

1. 大体所见　胚胎性横纹肌肉瘤一般为息肉状生长，肿物的表面有光泽、半透明、质地软，有蒂或无蒂，大小 2 ~10cm。肿瘤切面黏液样，有小灶状出血。

2. 组织病理学　肿瘤表面常被覆正常黏膜上皮，其下有一层致密的未分化瘤细胞带，细胞排列成束状或网状结构，由核分裂活跃的未分化梭形细胞和小圆形细胞构成。梭形细胞细长，两端纤细。圆形细胞的核小深染，核膜和核仁不清楚，胞浆少。在圆形、卵圆形、梭形细胞中可夹杂着少数分化较好的横纹肌母细胞，呈圆形、带状或球拍状等，其胞浆丰富，呈明显的嗜酸性，并出现横纹。肿瘤组织内部分区域瘤细胞疏

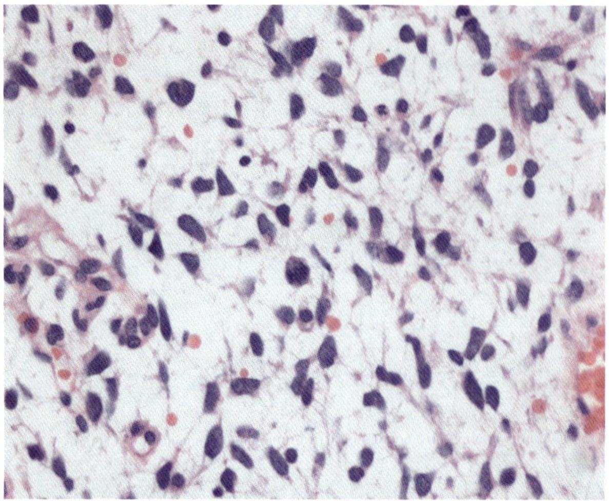

图2－3－22　宫颈葡萄状肉瘤

示幼稚的横纹肌细胞散布于黏液样肿瘤间质中，细胞异型性明显，胞浆红染，细胞核分裂像可见

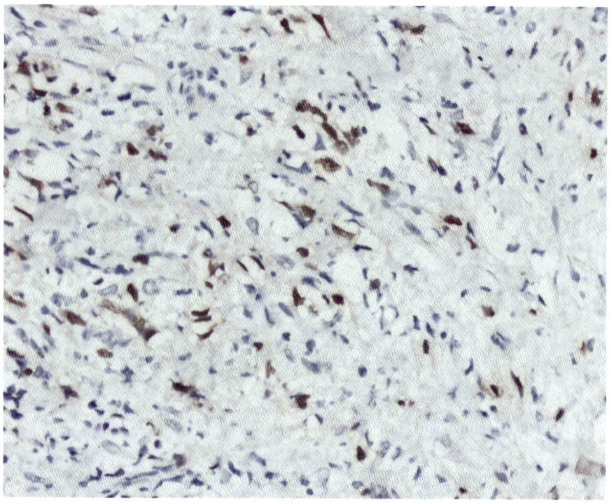

图2－3－23　宫颈葡萄状肉瘤

免疫组化肿瘤细胞 myogenin 呈阳性表达

松，似星形细胞，间质呈黏液样变（图2－3－22）。

3. 免疫组化　瘤细胞 MyoD1、myogenin、vimentin、desmin、HHF35 和肌球蛋白（myoglobin）等阳性表达（图 2－3－23、图 2－3－24）。

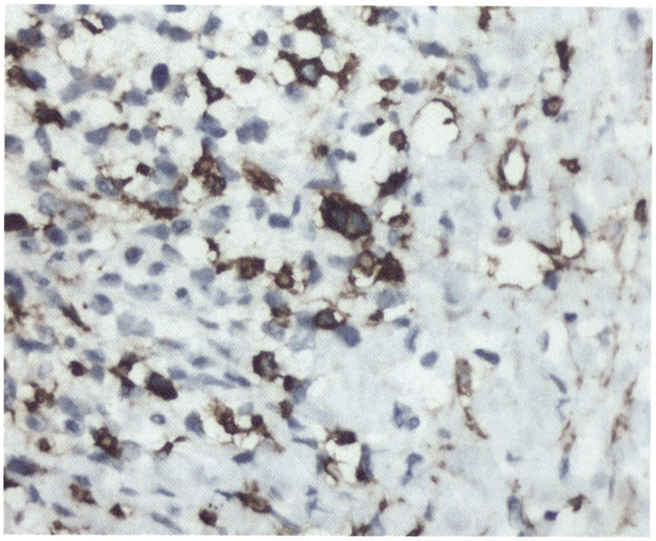

图2－3－24　宫颈葡萄状肉瘤

免疫组化肿瘤细胞 HHF35 呈阳性表达

4. 鉴别诊断　子宫颈胚胎性横纹肌肉瘤与子宫颈内膜间质肉瘤有如下一些区别：如病人多年轻，组织学上有形成层和横纹肌母细胞和间质疏松黏液变等，若在瘤组织中发现成熟的软骨结节有利于胚胎性横纹肌肉瘤的诊断。与腺肉瘤的不同之处为病人常较年轻，肿瘤组织中无腺体成分。

5. 预后　患者预后极差，多在短期内死亡。

（四）腺泡状软组织肉瘤（alveolar soft part sarcoma）

腺泡状软组织肉瘤是一种主要累及青少年和年轻人的罕见肿瘤。由含丰富嗜酸性颗粒状胞质的大的一致性上皮样细胞构成，肿瘤细胞排列成实性巢和腺泡状结构，细胞巢之间有薄的窦状血管分布。腺泡状软组织肉瘤发病率占所有软组织肉瘤的0.5%～0.9%。可发生于任何年龄，但以15～35岁最常见，5岁以下和50岁以上罕见。

1. 大体所见　息肉状或宫颈肌壁内结节，直径＜5cm，质脆或实性。

2. 组织病理学　组织学表现类似其他部位腺泡状软组织肉瘤。大多数肿瘤表现为腺泡状结构，肿瘤细胞巢中心的细胞无黏附性，巢周有薄壁窦状血管腔隙，也可有实性结构。肿瘤细胞有丰富的嗜酸性胞质，核大，核仁明显，胞质内有 PAS 阳性的抗淀粉酶棒状结晶。某些肿瘤以胞浆透明的肿瘤细胞为主，某些肿瘤细胞核可有明显异型性。

3. 免疫组化　部分病例 desmin、S－100、NSE 呈阳性，MyoD1 胞质呈阳性，而 myogenin 呈阴性。

4. 鉴别诊断　需要和腺癌鉴别，镜下形态学改变和免疫组化可以鉴别。

5. 预后　女性生殖道腺泡状软组织肉瘤的预后比生长在其他部位的肿瘤预后好。

三、上皮和间叶混合性恶性肿瘤

癌肉瘤（carcinosarcoma）由恶性上皮和恶性间叶成分混合构成。子宫颈癌肉瘤最常发生于老年绝经后女性，发病率明显低于子宫体癌肉瘤。

1. 大体所见　某些病例可能有突出于阴道口的质脆肿物，并常伴异常出血。

2. 组织病理学　组织学表现与子宫体癌肉瘤相似。但是，恶性上皮成分大多为非腺体性，包括鳞癌、腺样囊性癌、腺样基底细胞癌或未分化癌。周围鳞状上皮可有明显非典型增生。伴有恶性梭形细胞成分的宫颈中肾管腺癌也有报道。是宫颈癌肉瘤的一种少见亚型。在诊断宫颈癌肉瘤之前，应除外宫体原发性肿瘤蔓延至宫颈。

3. 免疫组化　癌的成分表达 CK、CEA、EMA。肉瘤成分表达 vimentin。

4. 鉴别诊断　需要与癌及腺肉瘤相鉴别，HE 形态及免疫组化可鉴别。

5. 预后　发生在宫颈的癌肉瘤与发生在宫体的癌肉瘤相比更常局限于子宫，因此可能预后较好。

四、黑色素细胞恶性肿瘤

恶性黑色素瘤（malignant melanoma）是黑色素细胞来源的恶性肿瘤。子宫颈恶性黑色素瘤恶性程度高，其发病往往隐袭，宫颈恶性黑色素瘤不如外阴和阴道黑色素瘤多见。

1. 大体所见　肿瘤可呈结节状，蕈状，菜花状生长，也可有溃疡形成。肿瘤颜色多呈杂色或比较单一的黑褐色、灰红色或灰白色。

2. 组织病理学　恶性黑色素瘤的组织学形态复杂多样，多呈巢状、条索状、腺泡状或弥散排列。瘤细胞形态可为上皮样、梭形、小痣细胞、气球样细胞和单核或多核瘤细胞等类型，其中以上皮样与梭形瘤细胞为主的恶性黑色素瘤最多见。前者黑色素瘤细胞体积大，富于色素，核仁大而明显，嗜酸性。少数恶性黑色素瘤的瘤组织中形成的黑色素非常稀少，常称之为无黑色素性恶性黑色素瘤。

3. 免疫组化　黑色素瘤细胞表达 vimentin、S-100、HMB45。HMB45 比 S-100 更为特异，对鉴别诊断尤为重要。

4. 鉴别诊断　需要与葡萄状肉瘤及低分化腺癌鉴别，形态学及免疫组化可提供鉴别诊断依据。

5. 预后　预后不好，只有 2 例存活时 >5 年的报道。

五、生殖细胞性恶性肿瘤

卵黄囊瘤（yolk sac tumour）是原始恶性生殖细胞肿瘤，以各种独特的组织结构为特征，有些结构类似正常卵黄囊的发育过程。宫颈是女性下生殖道卵黄囊肿瘤的第二个最常见的发病部位，最多见的发病部位是阴道。

1. 大体所见　一般见有息肉状、质脆肿物突出至阴道。

2. 组织病理学　组织学表现与阴道卵黄囊肿瘤相似。

3. 免疫组化　肿瘤细胞表达 AFP、CK、CD30。

4. 鉴别诊断　主要应和宫颈腺癌鉴别，镜下形态及免疫组化可以帮助鉴别。

5. 预后　采用现代化疗方法，宫颈卵黄囊瘤的预后较好。

六、淋巴组织恶性肿瘤

淋巴瘤（lymphoma）是淋巴组织增生性恶性肿瘤。宫颈的淋巴瘤很少为原发性病变，大多为全身系统性病变的一部分，宫颈病变无特殊症状。

1. 大体所见　宫颈肥大呈桶型，灰白色，质软，鱼肉状，有时可为息肉状或结节状。

2. 组织病理学　主要为非霍奇金淋巴瘤，霍奇金淋巴瘤更少见。组织学上由分化程度不一的异型淋巴细胞构成各型淋巴瘤，瘤细胞呈弥散分布，多呈圆形，核浆比例大，核有异型，广泛浸润于间质，但不破坏原有的腺体，据报道宫颈淋巴瘤多为 B 细胞型，其恶性程度与其类型有关。

3. 免疫组化　淋巴瘤的一系列免疫标记呈阳性表达。

4. 鉴别诊断　形态学及免疫组化可与癌及不同类型淋巴瘤相鉴别。

5. 预后　肿瘤分期早的患者比分期晚的患者无病存活期长。

七、转移性肿瘤

转移癌（secondary carcinoma）是宫颈以外的癌转移至宫颈。大部分宫颈转移性癌的原发部位是女性生殖系统，依次为子宫内膜、卵巢、阴道和输卵管。除原发于生殖道之外，其他原发部位有乳腺、胃和大肠。

1. 大体所见　一般无异常。偶尔，宫颈可增大，结节状或变形，肿瘤可突出至宫颈外口。

2. 组织病理学　子宫内膜癌转移至宫颈时可为表浅浸润，正常宫颈上皮被子宫内膜癌细胞取代，或者肿瘤侵及下方间质。宫颈病变与子宫内膜肿瘤主体连续或不连续。肿瘤细胞位于黏膜下方，但表面为正常宫颈上皮，应怀疑生殖道以外的原发性肿瘤转移至宫颈。广泛淋巴道播散同样提示肿瘤为转移性。转移至宫颈的乳腺小叶癌和弥散型胃癌与宫颈原发性腺癌有所不同，前者肿瘤细胞呈小巢状、索状及单个细胞浸润宫颈间质。

3. 免疫组化　同原发瘤的免疫组化表达结果。

4. 鉴别诊断　主要同宫颈原发癌鉴别。病史、镜下形态学改变及免疫组化可以帮助鉴别。

5. 预后　转移性恶性肿瘤预后差。

第三节　卵巢交界性及恶性肿瘤

卵巢恶性肿瘤包括上皮间质恶性肿瘤；性索间质恶性肿瘤；生殖细胞恶性肿瘤；生殖细胞性索间质恶性肿瘤；卵巢网恶性肿瘤；混合性（杂类）恶性肿瘤；淋巴造血系统恶性肿瘤以及继发性恶性肿瘤。

一、卵巢表面上皮间质交界性及恶性肿瘤

卵巢表面上皮间质交界性及恶性肿瘤包括交界性浆液性囊腺瘤、浆液性腺癌、黏液性交界性肿瘤、黏液性腺癌、子宫内膜样腺癌、恶性苗勒混合瘤、腺肉瘤、透明细胞腺癌、移行细胞癌、恶性 Brenner 瘤、鳞状细胞癌、未分化癌。

（一）浆液性交界性肿瘤（serous borderline tumor）

卵巢潜在的低度恶性浆液性肿瘤。形态介于良性和恶性之间。浆液性上皮细胞的非典型性比良性浆液性肿瘤明显，但无间质浸润。浆液性交界性肿瘤患者较浆液性腺癌患者年轻 10～15 岁。约 30%～50% 的浆液性交界性肿瘤为双侧性。

1. 大体所见　肿瘤呈囊性，囊内有数量不一的赘生物；或呈表面有乳头的实性包块；也可呈囊实性。

肿瘤一般不发生出血、坏死，囊内含浆液性液体。

2. 组织病理学　增生乳头分支较细，上皮可形成上皮芽样结构，上皮排列成复层，但不超过3层，瘤细胞体积较大，核大小形态不一致，细胞有轻度至中度异型性，排列紊乱，核浆比例增大，可见少数核分裂像，但缺乏间质浸润（图2－3－25）。

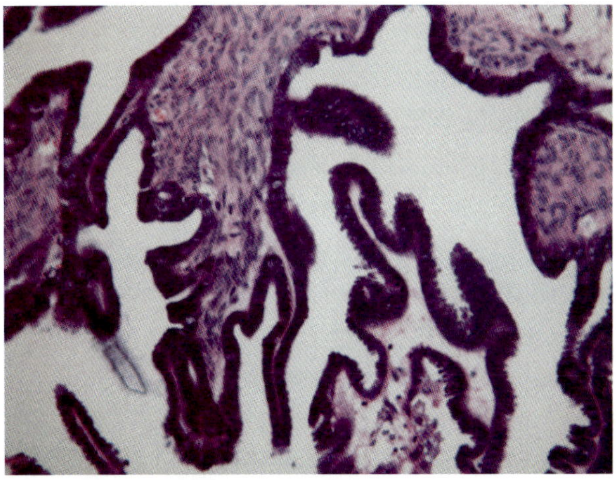

图2－3－25　卵巢交界性浆液性囊腺瘤

示部分上皮细胞呈复层排列，细胞具有中度异型性，无间质浸润

3. 免疫组化　肿瘤细胞CK、EMA、S－100呈阳性，CEA常阴性。

4. 鉴别诊断

（1）良性浆液性肿瘤：良性浆液性肿瘤被覆上皮为单层，囊内乳头稀少，瘤细胞类同正常输卵管型上皮或轻度异型，核分裂像稀少或缺如。

（2）恶性浆液性肿瘤：衬覆上皮可超过3层，囊内乳头密集或腺体内搭桥呈背靠背或筛状结构，上皮呈中至重度异型，间质内有浸润。

5. 预后　Ⅰ期浆液性交界性肿瘤5年生存率达99%，Ⅲ期5年生存率为55%～75%。

（二）浆液性腺癌（serous adenocarcinoma）

浆液性腺癌为卵巢浸润性上皮性肿瘤，分化好的肿瘤由类似于输卵管上皮的瘤细胞组成，而分化差的肿瘤由重度非典型的间变上皮细胞组成。与交界性浆液性肿瘤的区别在于有明显的间质浸润。本癌最常见，且大多由浆液性乳头状囊腺瘤恶变而来，也有开始即为恶性者。发病率占卵巢恶性肿瘤中的40%～61%，约半数为双侧发生。发病年龄常为40～60岁。

1. 大体所见　肿瘤呈囊性，部分为实体或乳头状结构，瘤块大小不一，肿瘤大小为5～15cm者。常出现坏死，囊内有混浊或血性液体，乳头状新生物，囊壁常与周围组织粘连，有时见囊外表面有乳头状物形成（图2－3－26）。

2. 组织病理学　癌细胞呈乳头状增生，乳头形成许多分支或丛状，乳头间质常不明显，部分癌细胞可排列成腺样结构；上皮为复层增生，层次可达4层以上，细胞立方形及矮柱状，排列紊乱，极向消失；细胞大小形态不一，核深染，核分裂多见。癌细胞常浸润间质，部分有钙化及沙砾体形成（图2－3－27）。

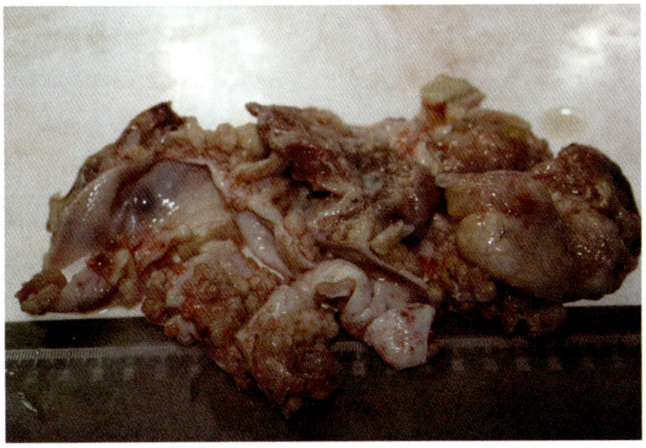

图2－3－26　卵巢浆液性乳头状囊腺癌

肿瘤在囊内呈乳头状生长，灰白色，质地较软，呈囊实性

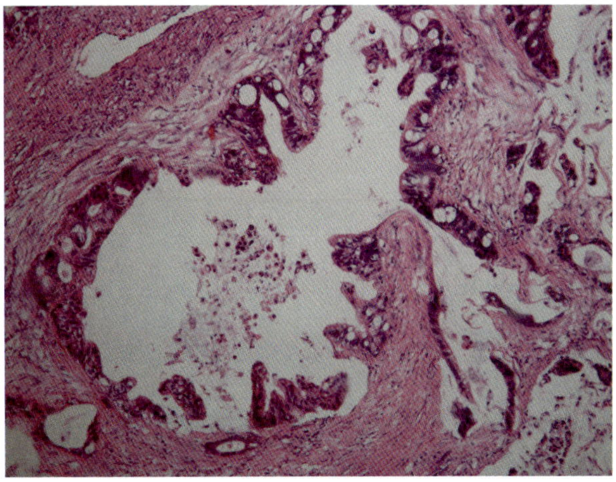

图2－3－27　卵巢浆液性乳头状囊腺癌

癌组织呈乳头状生长，细胞异型性明显，癌细胞侵入间质

3. 免疫组化　浆液性癌免疫组化呈 CK7、EMA、CAM5.2、AE1/AE3、B72.3、Leu M1 稳定阳性，而 CK20 阴性。85% 病例 CA125 阳性，但是钙网蛋白及其他间皮标记物均阴性。

4. 鉴别诊断

（1）卵巢宫内膜样癌：卵巢宫内膜样癌以腺管状、条索状及团块排列为主，常伴有鳞化，钙盐沉着较少。而浆液性腺癌以囊腔及乳头结构为主，缺乏鳞化，沙砾体发生率较高。CA125 阳性表达率远远高于前者。

（2）交界性浆液性肿瘤：瘤细胞以轻至中度异型为主，上皮一般不超过 3 层，间质内无浸润。CA125 阳性表达率低于浆液性腺癌。

5. 预后　浆液性腺癌患者总的 5 年生存率约为 40%，发生广泛转移者，5 年生存率为 10% ~20%，肿瘤仅局限于卵巢或盆腔者，5 年生存率为 80%。

（三）黏液性交界性上皮性肿瘤，肠型（mucinous borderline tumor intestinal type）

黏液性交界性肿瘤，肠型为卵巢潜在低度恶性上皮性肿瘤，瘤细胞为黏液性上皮细胞，异型性比良性者明显，但无明显的间质浸润。瘤细胞与肠上皮相似，几乎全部含有杯状细胞，并常有神经内分泌细胞，而潘氏细胞较少。肠型黏液性交界性肿瘤占全部交界性黏液性肿瘤的 85% ~90%，发病年龄 5 ~70 岁。

1. 大体所见　5% 的病例为双侧性、体积较大的、多结节或单结节囊性肿物，囊腔内含稀薄的水样液体或黏稠的黏液样物，并在囊内壁可见柔软的天鹅绒般的赘生物。偶尔可发生出血、坏死、实性或乳头状区域。

2. 组织病理学　黏液性肿瘤的部分区域可类似良性黏液性囊腺瘤，在交界性区域的囊腔内衬上皮细胞呈复层（3 层或更多），并形成有少量间质的细丝状乳头。细胞核增大，核分裂像比良性者多，可见到杯状细胞。总的组织学特点与结肠增生性或腺瘤性息肉相似。在部分或大部分肠型交界性黏液性肿瘤的囊腔内衬上皮细胞呈恶性，并形成实性细胞巢、乳头状或筛孔状结构，细胞呈复层，可达到 4 层或更多层。

3. 免疫组化　肿瘤细胞 CK、EMA 呈阳性表达。

4. 鉴别诊断

（1）良性黏液性肿瘤：良性黏液性肿瘤被覆上皮为单层，囊内乳头稀少，瘤细胞核分裂像稀少或缺如；黏液性交界性肿瘤，肠型上皮为 3 层或更多，囊内乳头较多，核分裂比良性黏液性肿瘤多。

（2）恶性黏液性肿瘤：衬覆上皮可超过 3 层，囊内乳头密集或腺体内搭桥呈背靠背或筛状结构，上皮呈中至重度异型，间质内有浸润。

5. 预后　肿瘤局限于卵巢时，患者预后好。当发生盆腔转移时，其预后与发生转移的黏液性卵巢癌相似。

（四）交界性黏液性肿瘤，宫颈内膜样（mucinous borderline tumor，endocervical-like）

交界性黏液性肿瘤，宫颈内膜样型，为卵巢潜在低度恶性黏液性肿瘤，黏液性瘤细胞增生较良性肿瘤明显，但无明显间质浸润。该肿瘤约占黏液性肿瘤的 15% ~19%。

1. 大体所见　交界性宫颈内膜样黏液性肿瘤，常为多结节或单结节囊性包块，囊腔内含稀薄的水样或黏稠的黏液样物质。可出现出血、坏死、实性或囊性区域。通常较肠型交界性黏液性肿瘤小，囊腔也较小。40% 为双侧性。

2. 组织病理学　此型交界性肿瘤乳头与交界性浆液性肿瘤相似，为宽大的球茎状。乳头表面衬覆的瘤细胞呈柱状或圆形，胞质嗜酸性，细胞核轻度非典型，瘤细胞排列呈复层、簇状。另一个特征为乳头或间质中大量急性炎细胞浸润（图 2 -3 -28、图 2 -3 -29）。

3. 免疫组化　肿瘤细胞 CK、EMA 呈阳性表达。

4. 鉴别诊断

（1）良性黏液性肿瘤：良性黏液性肿瘤被覆上皮为单层，囊内乳头稀少，瘤细胞核分裂像稀少或缺如；黏液性交界性肿瘤肠型上皮为 3 层或更多，囊内乳头较多，核分裂比良性黏液性肿瘤多。

（2）恶性黏液性肿瘤：衬覆上皮可超过 3 层，囊内乳头密集或腺体内搭桥呈背靠背或筛状结构，上皮呈中至重度异型，间质内有浸润。

5. 预后　可伴腹腔和盆腔种植，且部分为浸润性，其临床经过呈惰性。

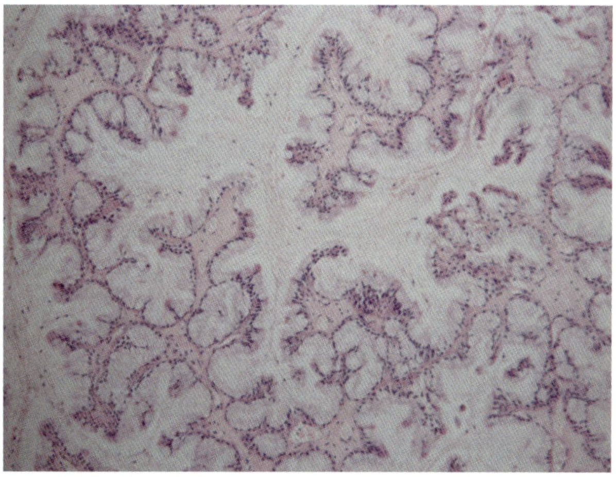

图 2－3－28　卵巢交界性黏液性乳头状囊腺瘤

肿瘤组织呈乳头状生长，腺腔被覆高柱状黏液上皮，上皮增生为 2～3 层，细胞具有轻度异型性，无间质浸润

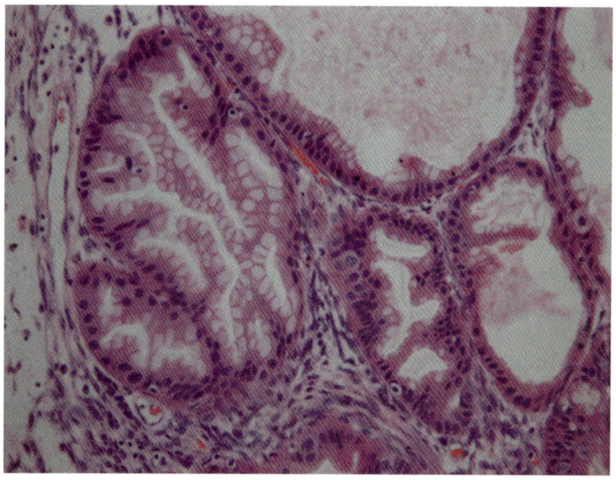

图 2－3－29　卵巢黏液性交界性乳头状囊腺瘤

肿瘤组织呈乳头状生长，腺腔被覆高柱状黏液上皮，上皮增生为 2～3 层，细胞具有轻度异型性，无间质浸润，高倍

（五）黏液性腺癌（mucinous adenocarcinoma）

卵巢的一种恶性上皮性肿瘤，分化好的区域的瘤细胞与小肠上皮或宫颈内膜上皮相似。本癌可以开始即为恶性，也可为黏液性囊腺瘤恶变而来。其发病率占卵巢恶性肿瘤的 3%。发病年龄大多数在 40～60 岁，5% 病例为双侧性。

1. 肉眼所见　肿瘤表面光滑，灰白色，肿瘤大者直径可达 50cm。切面，见大小不等的囊腔，囊腔内含稀薄的水样或黏稠的黏液样物质，其间隔为实性区域，并可见乳头状结构，质地较坚实，半透明灰白色，并见有出血及坏死（图 2－3－30）。

2. 组织病理学　黏液性腺癌有明显的间质浸润，当缺乏明显的间质浸润时腺体呈复杂的乳头状，或腺体排列密集、背靠背，间质很少或无间质。癌细胞形态柱状或高柱状，癌细胞异型性显著，核大小不一，浓染或淡染，核分裂像易见或多见，核仁明显。

3. 免疫组化　肿瘤细胞 CK、EMA 呈阳性表达。分化较好的可见黏液分泌，可形成黏液湖。

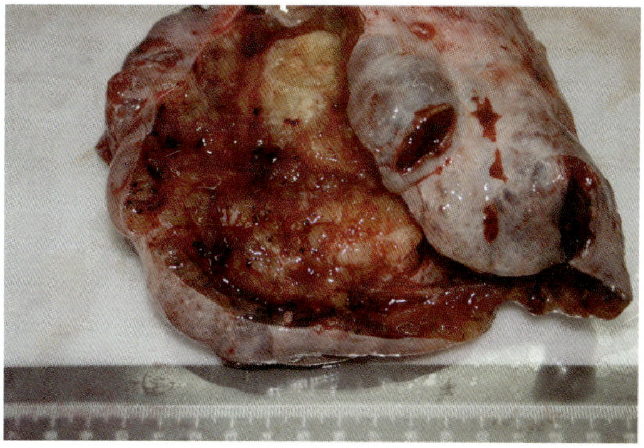

图 2－3－30　卵巢黏液性乳头状囊腺癌

肿瘤切面呈囊实性，呈灰红或灰黄色，并见有较多黏液

4. 鉴别诊断　卵巢黏液性腺癌最重要的鉴别诊断是与转移性黏液性癌鉴别。临床上，一些来源于大肠、阑尾、胃或子宫颈的转移性腺癌，可能与卵巢黏液性腺癌相似。支持卵巢原发性黏液性腺癌的特点是，膨胀性和分支复杂的乳头状结构。而转移性黏液腺癌以双侧卵巢受累，卵巢表面种植，多结节的生长方式为特点。组织学也以卵巢表面种植及血管周围间隙浸润为特点。

5. 预后　Ⅰ期黏液性卵巢癌预后较好，而有卵巢外转移者预后较差。

（六）子宫内膜样腺癌（endometriod carcinoma）

与发生在子宫体的子宫内膜样癌相似的恶性肿瘤。占卵巢上皮性肿瘤的 10%～20%，平均发病年龄为 50 岁左右。临床特点主要为腹胀、腹痛，腹部包块史，可合并腹水，约 25% 可合并子宫内膜腺癌，可出现绝经后阴道出血。

1. 大体所见　多见单侧，30%～50% 为双侧性。肿瘤多呈圆形或椭圆形，直径由 5～30cm 不等，切面囊实性，囊内由密集乳头或融合呈实性结节，质脆常伴出血坏死，囊内充盈稀薄或血性液体（图 2－3－31）。

2. 组织病理学 卵巢的子宫内膜样癌与子宫体内膜样癌非常相似。高分化者，形成圆形、卵圆形或管状腺体，腺体由复层非黏液上皮细胞构成，也可出现筛状或绒毛状结构。癌细胞为立方或柱状上皮，细胞核圆形或卵圆形，染色质深且粗，核分裂像活跃。分化好的腺癌间质细胞为梭形，较肥胖，胞质丰富，核多呈卵圆形，分化差的腺癌间质细胞相对较少，在肿瘤间质中偶见沙砾体样小体（图2-3-32）。30%～50%的病例在宫内膜样腺癌区域内出现鳞状细胞分化，常形成桑葚样结构，此时诊断应使用子宫内膜样癌伴鳞状上皮分化。有时，子宫内膜样癌含有管状、圆形腺体或小玫瑰结样的腺体（微腺体），称为微腺型内膜样癌（图2-3-33）。

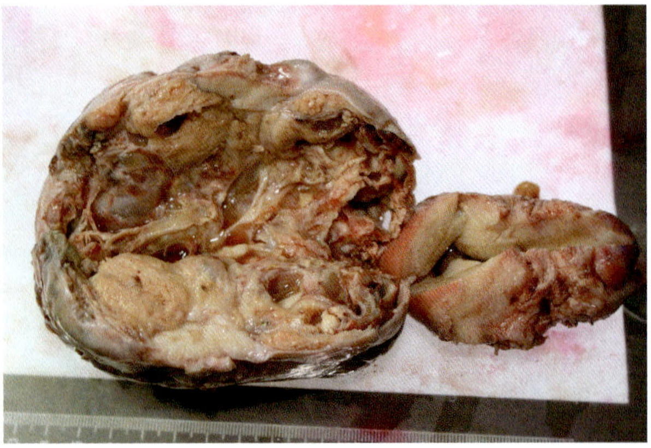

图2-3-31 卵巢腺癌

肿瘤切面呈囊实性，灰白或灰黄色，质脆

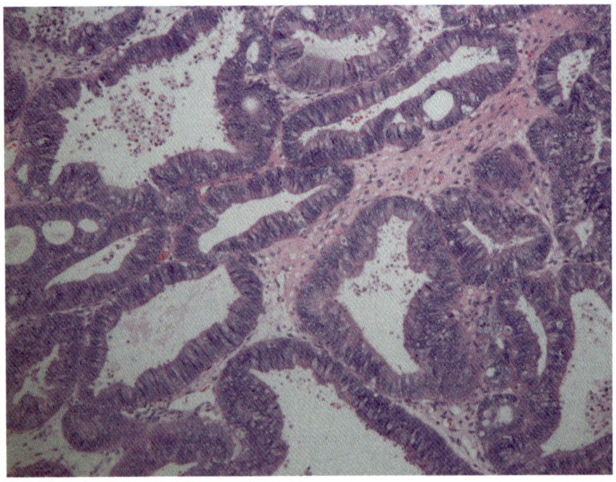

图2-3-32 卵巢高分化内膜样癌

癌细胞呈复层排列为腺腔样，并呈“背靠背”状，细胞明显异型性，间质较少

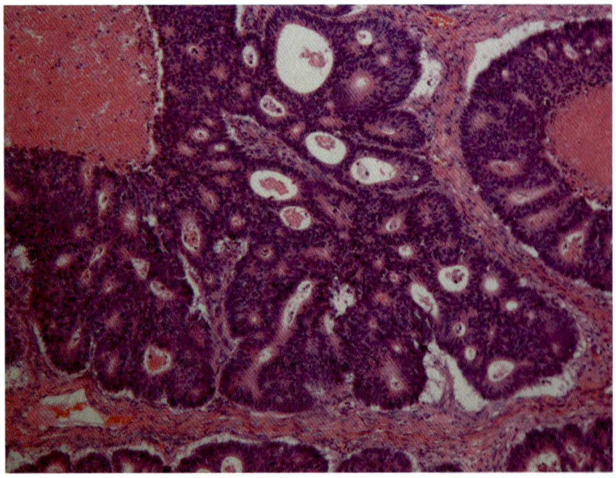

图2-3-33 卵巢微腺型内膜样癌

示癌组织排列成小的腺腔样结构，部分腺腔呈圆形及小玫瑰结样

子宫内膜样癌还包括一些少见的变异型，包括富含黏液者、分泌细胞型、透明细胞型（图2-3-34）、纤毛细胞型、嗜酸细胞型。

3. 免疫组化 免疫组化显示子宫内膜样癌中vimentin、CK、EMA、ER、PR、B72.3阳性，而α-inhibin阴性。

4. 鉴别诊断

（1）主要与浆液性囊腺癌鉴别：子宫内膜样腺癌形成的乳头钝圆而短，常可查见鳞状上皮化生区，透明细胞群；而浆液性囊腺癌之乳头分支细而长，多伴典型的沙砾体。

（2）成年型颗粒细胞瘤：偶尔，子宫内膜样癌含有管状、圆形腺体或小玫瑰结样的腺体（微腺体），与成年型颗粒细胞瘤相似，但与颗粒细胞瘤的

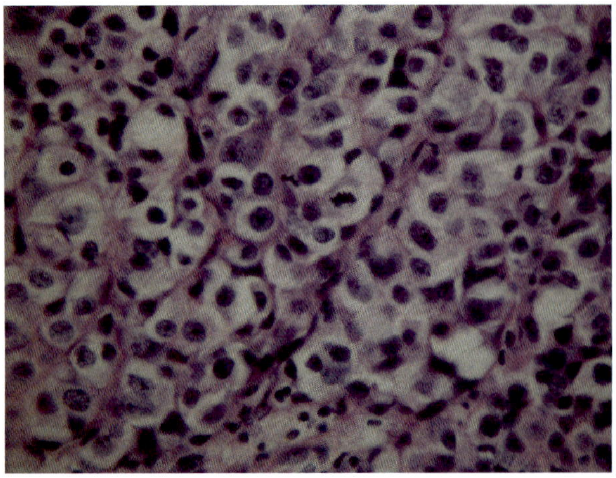

图2-3-34 卵巢子宫内膜样腺癌，透明细胞型

示癌细胞较大，异型性明显，胞浆呈空泡状，或透明，核分裂像易见

Call-Exner 小体不同。子宫内膜样癌的微腺体腺腔内含有黏液，且子宫内膜样癌细胞核呈圆形、染色深；而颗粒细胞瘤的瘤细胞核常为圆形、卵圆形或角状，染色浅，可见核沟。

5. 预后　子宫内膜样腺癌患者 5 年生存率不同，Ⅰ期 78%，Ⅱ期 63%，Ⅲ期为 24%。Ⅳ期为 6%。

（七）恶性苗勒混合瘤

恶性苗勒混合瘤是含有恶性上皮和间质成分的高侵袭性肿瘤。发生率不到卵巢恶性肿瘤的 1%。肿瘤大部分为双侧性，少部分为单侧。主要发生在低产次的绝经后妇女，中位年龄为 60 岁。

1. 大体所见　肿瘤体积较大，直径为 10～20cm，灰色或棕色，切面囊实性，少数呈实性，呈鱼肉状、质脆，可出现明显的骨和软骨，体积较大者可出现灶性出血、坏死。

2. 组织病理学　肿瘤主要由腺癌及肉瘤两部分组成；腺癌类似于宫内膜样腺癌，也可查见鳞状细胞癌、透明细胞癌或未分化癌；肉瘤部分类似于平滑肌样肉瘤或纤维样肉瘤，分布于腺癌之间，核呈圆形、卵圆形或梭形，异型性明显，核分裂像多见，此类肿瘤属同源性，称为癌肉瘤（图 2－3－35）。如果肉瘤部分为横纹肌、软骨、骨样组织等，此类肿瘤属异源性，称为恶性中胚叶混合瘤。

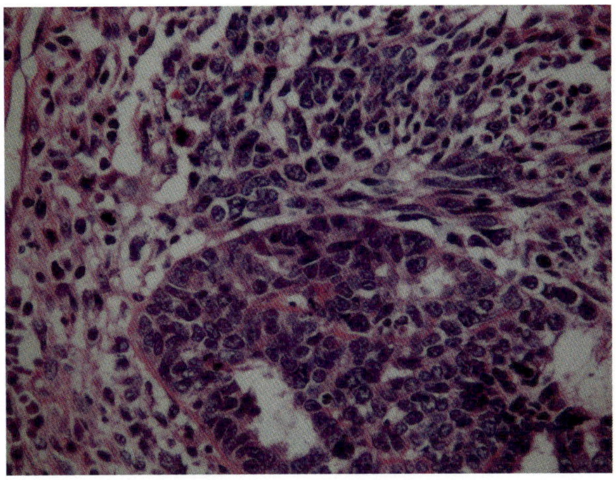

图 2－3－35　卵巢癌肉瘤

肿瘤由腺癌及肉瘤两种成分构成

3. 免疫组化　单克隆抗体以 CK 显示肿瘤内鳞状细胞成分、CA125 则显示浆液细胞成分。vimentin 则显示各种间质成分，desmin 则显示平滑肌成分，myoglobin则显示横纹肌成分，S－100 显示软骨成分。

4. 鉴别诊断

（1）卵巢未成熟畸胎瘤：多见于儿童及年轻妇女，为 3 个胚层衍化的肿瘤，除含中胚层衍化的各种成分外，尚含有内、外胚层衍化的组织，尤以神经外胚层成分颇为常见，故单克隆抗体 GFAP 呈阳性表达，而不同于本瘤。

（2）卵巢成熟畸胎瘤恶变：多数为囊性成熟畸胎瘤内的一种成分恶变，常见鳞癌变，罕见肉瘤变，瘤内常残存皮脂样物质及毛发，故不同于恶性苗勒混合瘤仅由苗勒管源中胚层衍化的组织成分。

5. 预后　恶性苗勒混合瘤患者 5 年生存率为 18%～27%，临床早期的患者生存的可能性较大，预后较好。

（八）腺肉瘤（adenosarcoma）

以增生的良性上皮和肉瘤样间质为特征的恶性肿瘤。上皮成分多为良性，偶尔呈现非典型性，上皮成分常包埋在肉瘤样间质中。目前报道的肿瘤多为单侧性，发病年龄为 40～50 岁。

1. 大体所见　肿瘤大小 5～10cm 不等，表面光滑或局部有乳头突起，切面呈海绵状及多发性微囊伴纤维间隔及局灶出血，囊内常充盈草黄色或血性液体。

2. 组织病理学　由良性苗勒管源上皮及肉瘤性间质成分组成。苗勒管源上皮向女性生殖道分化，可分化为增殖期宫内膜上皮、颈管黏液上皮及化生的鳞状上皮，各型上皮可混合出现（图 2－3－36）。

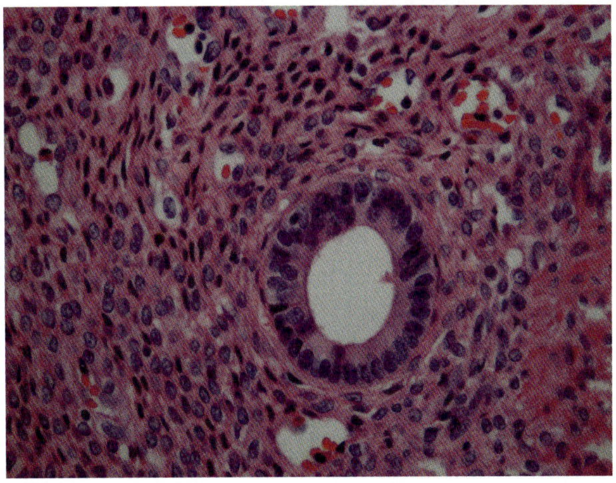

图 2－3－36　卵巢腺肉瘤

图中见一个正常良性腺体，其余为肉瘤成分

3. 免疫组化　肿瘤良性苗勒管源腺上皮表达

CK 或 EMA，肉瘤成分表达 vimentin、横纹肌肉瘤成分表达 myoglobin、软骨肉瘤成分表达 S－100 蛋白、平滑肌肉瘤成分则表达 desmin、α－SMA。

4．鉴别诊断

（1）恶性中胚叶（苗勒管）混合瘤：苗勒管源上皮成分，分别为腺癌、鳞癌及未分化癌等，故不同于本瘤良性腺上皮成分。

（2）卵巢增生性宫内膜样腺纤维瘤：此瘤腺上皮成分的异型性比腺肉瘤严重，而纤维间质成分缺乏肉瘤变。

5．预后　患者 5 年生存率为 64%，10 年生存率为 46%，15 年生存率为 30%。

（九）子宫内膜样间质肉瘤和卵巢未分化肉瘤（endometrioid stromal sarcoma and undifferentiated ovarian sarcoma）

了宫内膜样间质肉瘤以弥散增生的、类似于子宫内膜间质细胞的瘤细胞为特征的单相型肉瘤，多数为低度恶性。肿瘤边缘呈浸润型生长。该肿瘤 70% 为单侧性，年龄为 11～76 岁，多数发生于 50～60 岁患者。如果瘤细胞呈中－重度多形性，细胞核明显间变，有丰富的胞质，则应归为卵巢未分化肉瘤。

1．大体所见　多数肿瘤呈实性、质硬，切面呈黄白色或褐色，有时可看到灰色的纤维间隔，部分肿瘤含不同大小的囊腔，腔内充满黏液或血性液体。

2．组织病理学　肿瘤组织内瘤细胞散在分布或排列成类似纤维瘤样的平行片状结构，瘤细胞可被纤维组织分隔成大小不一的结节，有时可出现透明变区。瘤细胞也可排列成条索状或丛状，与卵巢的性索肿瘤相似。瘤组织内见有丰富的、较小的厚壁血管，这些血管与分泌期子宫内膜的螺旋动脉相似，血管周围常有瘤细胞围绕。瘤细胞体积较小、呈圆形或卵圆形、偶尔呈梭形，核呈圆形，核分裂像可见，一般＜10/10HPF（图 2－3－37）。瘤细胞内可见与泡沫细胞类似的脂滴。

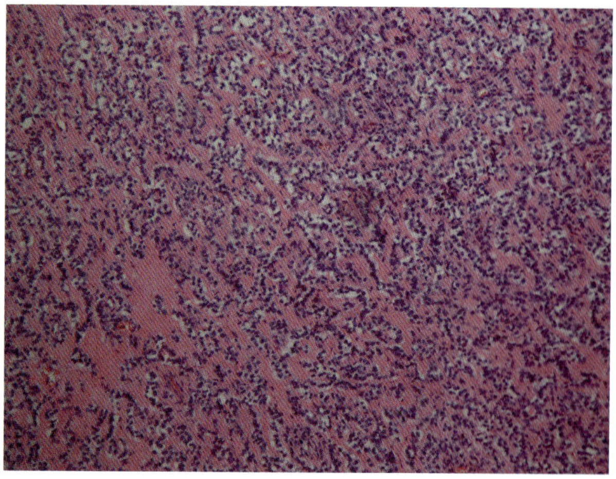

图 2－3－37　卵巢子宫内膜样间质肉瘤

瘤细胞为均匀一致的小细胞，胞质少，呈条索状分布

大约 10% 的病例为高度恶性，核分裂像＞10/10HPF，属于卵巢未分化肉瘤类。瘤细胞为显著多形性的间质细胞，大小和形态差异很大，核呈高度非典型性，可见明显核仁。极少数病例组织学形态与横纹肌肉瘤或纤维肉瘤相似。

3．免疫组化　免疫组化示卵巢子宫内膜样间质肉瘤表达 vimentin 和 CD10，肌源性的标记呈灶状阳性。不表达 α-inhibin。

4．鉴别诊断　卵巢子宫内膜样间质肉瘤必须与卵巢其他肿瘤鉴别，包括一些小细胞肿瘤、成年型颗粒细胞瘤、间质灶状增生、卵巢纤维瘤、卵巢卵泡膜细胞瘤。形态学及免疫组化可帮助鉴别。

5．预后　子宫内膜样间质肉瘤即使已蔓延到卵巢外，其预后也较好。复发者预后不好。卵巢未分化肉瘤临床经过迅速且预后差。

（十）透明细胞腺癌（clear cell adenocarcinoma）

以富含糖原的透明细胞和鞋钉样细胞为主的卵巢恶性肿瘤。

1．大体所见　透明细胞癌的平均直径为 15cm，肿瘤可为实性，灰白或灰黄色，表面较光滑。切面可为实性，也可见厚壁的单房性囊腔，黄色结节突向囊腔或为多房囊性，囊腔内含水样或黏液性液体（图 2－3－38）。

2．组织病理学　透明细胞肿瘤可为单纯的囊管状、乳头状或实性结构，也可以上述几种结构混合存在，偶尔为与卵黄囊瘤类似的网状结构。囊管状结构以不同大小的囊腔和腺管为特点。腺管和囊腔内衬立方到扁平的内皮细胞，偶尔为鞋钉样细胞。乳头状结构以粗细不一的、纤维或透明物质为轴心的乳头为特点。最常见的细胞类型为透明细胞和鞋钉样细胞。透明细胞排列成实性巢状，鞋钉样细胞衬于囊腔或囊管的内表面，或被覆于乳头表面。透明细胞为圆形，多角形，核偏位并常有明显的核仁。鞋钉样细胞胞质稀少，核染色深、球形，并突向腺腔（图 2-3-39）。

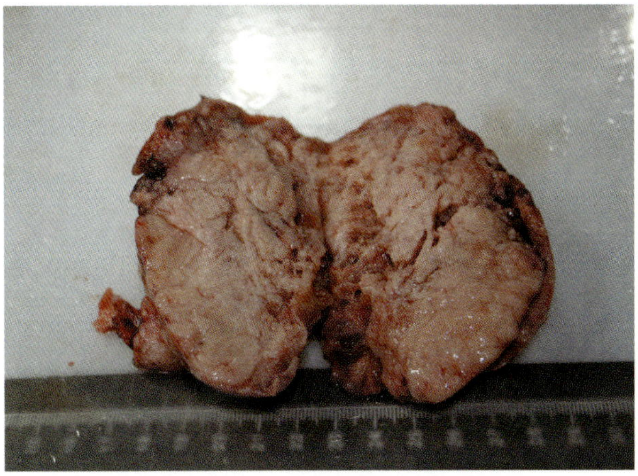

图 2-3-38　卵巢透明细胞癌

肿瘤呈实性，灰白色，质地较脆

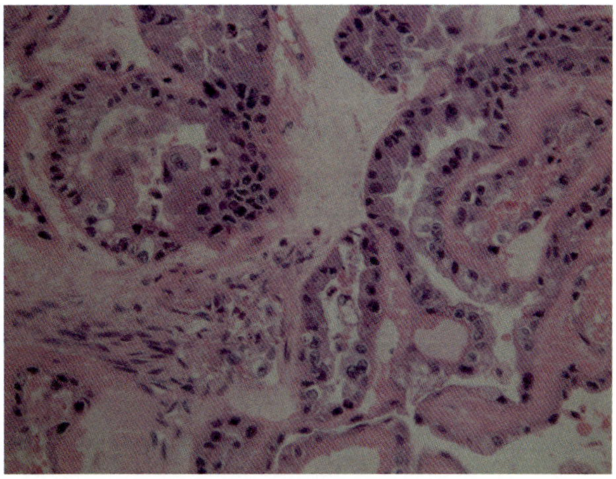

图 2-3-39　卵巢透明细胞癌

示透明细胞呈腺样排列，细胞较大，具有异型性，细胞胞质透明，可见核分裂像

3. 免疫组化　透明细胞腺癌对 Ker、EMA、Leu M1、B72.3 呈弥散强阳性，38% 为 CEA 阳性，50% 为 CA125 阳性。也有少量报道 AFP 阳性。

4. 鉴别诊断

（1）子宫内膜样腺癌：因子宫内膜样腺癌可见灶性透明细胞癌而易混淆，但透明细胞癌部分不应超过 50%，且鳞状上皮化生较透明细胞癌显著。

（2）浆液性乳头状囊腺癌：以浆液性上皮为主，罕见透明细胞及鞋钉细胞；透明细胞癌以片状、团块状或腺泡状为主，当两者均为乳头状结构时应特别注意鉴别。

（3）卵黄囊瘤：多发生于青少年，组织形态 S-D 小体、网状结构及玻璃样体为特征；而透明细胞癌多发生于老年妇女，乳头比卵黄囊的复杂，且有透明变性的轴心，组织形态以透明细胞及鞋钉细胞为特征。AFP 阴性可排除卵黄囊瘤，虽然少数透明细胞腺癌可呈 AFP 阳性。

（4）类固醇细胞瘤：相对于透明细胞癌，卵巢的类固醇细胞肿瘤的瘤细胞体积较小、界限清楚，核异型性小，α-inhibin 为强阳性。

5. 预后　透明细胞腺癌Ⅰ期患者 5 年生存率为 69%，Ⅱ期 55%，Ⅲ期为 14%。Ⅳ期为 5%。

（十一）移行细胞癌（transitional cell carcinoma）

移行细胞癌是癌细胞与恶性尿路上皮肿瘤相似的卵巢肿瘤，且不伴有良性或恶性 Brenner 瘤成分。移行细胞癌占卵巢癌的 6%，大部分患者年龄为 50～70 岁。

1. 大体所见　多为单侧，少数可为双侧，主要为实性，灰白色，平均直径 1～3cm。切面见散在微小囊腔，囊内为乳头状赘生物，偶尔见坏死灶。

2. 组织病理学　卵巢移行细胞癌与发生在尿路的相应肿瘤相似，且不伴良性或交界性 Brenner 瘤成分。典型的组织学表现为复层移行上皮排列呈乳头状结构，乳头突向囊腔、并有清楚的界限（乳头型）。与尿路上皮癌一样，可出现灶性的腺样结构和鳞状细胞分化。很常见移行细胞癌与其他类型上皮肿瘤混合存在，特别是浆液性腺癌。

3. 免疫组化　卵巢移行细胞癌的免疫组化表现与尿路移行细胞癌不同，而与卵巢表面上皮间质肿瘤相似。卵巢移行细胞癌 CK7 和 CA125 呈阳性表达，而 uroplakin、thrombomodulin、CK13 和 CK20 呈阴性表达。

4. 鉴别诊断

（1）卵巢恶性 Brenner 瘤：常见良性至恶性之组织像形态，并见钙化灶，缺乏间质浸润；而移行细胞癌无良性及交界性 Brenner 瘤过渡组织像，不见钙化灶，核分裂像比前者更多，常见间质浸润，并常有卵巢外扩散，预后也比前差。

（2）卵巢转移性膀胱移行细胞癌：两者单纯从组织像难以区分，当证实膀胱内有原发癌后，即可确诊为卵巢转移性膀胱移行细胞癌。如膀胱镜检无癌灶，无其他器官转移，则可将卵巢移行细胞癌视为原发癌。

5. 预后　移行细胞癌的 5 年总生存率为 35%。卵巢单纯的移行细胞癌对化疗药物更敏感，5 年生存率更高。

（十二）恶性 Brenner 瘤（malignant Brenner tumour）

由分布于纤维瘤样间质中的浸润性恶性移行细胞巢和良性移行细胞巢构成。卵巢大部分恶性 Brenner 瘤发生于 50～70 岁的女性。

1. 大体所见　典型的恶性 Brenner 瘤体积较大，平均直径可达 16～20cm。与良性 Brenner 瘤相似，多为实性或呈囊实性，有乳头或多个结节突向囊腔内。

2. 组织病理学　恶性 Brenner 瘤的组织学特点为伴良性或交界性 Brenner 瘤的间质浸润性癌。其浸润性成分常为高级别的移行细胞癌或鳞状细胞癌，有时浸润性成分也为排列紧密的、不规则的低级别移行细胞癌。恶性 Brenner 瘤也可能夹着腺样结构，但单纯的黏液性或浆液癌伴良性 Brenner 瘤者，不应诊断为恶性 Brenner 瘤。偶尔，肿瘤组织中出现灶性钙化。

3. 免疫组化　恶性 Brenner 瘤有部分的尿路上皮细胞分化，可表达 uroplakin，而不表达 thrombomodulin，且多数病例 CK20 阴性。恶性 Brenner 瘤也有神经内分泌分化，可表达 CgA 和 NSE。

4. 鉴别诊断

（1）卵巢移行细胞癌：缺乏 Brenner 细胞巢，间质的钙盐沉着较少，故不同于本瘤。

（2）卵巢良性、交界性 Brenner 瘤：不伴发浆液性、黏液性、宫内膜样、移行细胞及未分化癌成分，缺乏间质浸润，故不同于本瘤。

5. 预后　肿瘤局限于卵巢时，患者预后较好。Ⅰa 期患者 5 年生存率为 88%。与同期的移行细胞癌相比，恶性 Brenner 瘤的预后相对较好。

（十三）交界性 Brenner 瘤（borderline Brenner tumour）

潜在低度恶性卵巢移行细胞肿瘤，上皮细胞具有非典型性或恶性特征，但无明显的间质浸润。3%～5% 的 Brenner 瘤为交界性。发病年龄与恶性 Brenner 瘤相似。

1. 大体所见　典型的交界性 Brenner 瘤体积较大，直径为 16～20cm。与良性 Brenner 瘤相似，多为实性，可有囊腔乳头状或多结节突向囊腔内。

2. 组织病理学　典型的组织学表现为突向囊腔的被覆移行上皮的分支乳头，乳头中央为纤维血管轴心，移行上皮细胞和组织学特点与相应的尿路上皮肿瘤相似。肿瘤组织不浸润间质。核分裂像多少不一、可很活跃，常见灶性坏死，可出现明显的黏液化生。不浸润间质。

3. 免疫组化　与恶性 Brenner 瘤的免疫组化表现相似。

4. 鉴别诊断

（1）卵巢纤维瘤：卵巢纤维瘤大体检查缺乏微囊，镜检缺乏上皮巢。交界性 Brenner 瘤上皮巢稀少而纤维间质成分占优势时易和卵巢纤维瘤混淆，需多取材细观察，以防漏诊。

（2）卵巢粒层细胞瘤：两者瘤细胞均有核沟及形成微囊，肿瘤组织内微囊的瘤细胞缺损而属 Call-Exner 小体，缺乏衬覆上皮，免疫组化 CK 阴性，仅能表达 vimentin。而本瘤的微囊衬覆黏液性柱状上皮，网状纤维染色，瘤巢被嗜银纤维包绕，免疫组化 CK 呈阳性表达。

5. 预后　未见交界性 Brenner 瘤发生转移或引起患者死亡的报道。

（十四）鳞状细胞癌（squamous cell carcinoma）

由鳞状上皮细胞构成的卵巢恶性肿瘤，瘤细胞为非生殖细胞来源。

1. 大体所见　卵巢鳞状细胞癌直径由 6 ~ 35cm 不等，平均 19.9cm，灰白色。切面，肿物呈灰白色，实性，部分为囊实性或囊性，囊内常含多少不等的皮脂样物及毛发等皮样囊肿内容物。囊内也常见附壁结节，突向腔内伴局灶性出血坏死。

2. 组织病理学　癌细胞排列成不同的形式，包括乳头状、息肉状、囊性、岛状、弥散浸润性、疣状或肉瘤样。癌细胞大小不等，癌细胞异型性明显，核分裂像易见，核仁明显，部分区域有角化珠形成（图 2 - 3 - 40）。

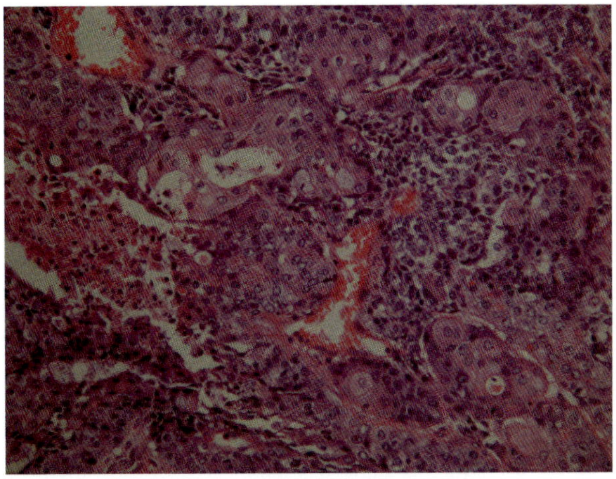

图 2 - 3 - 40　卵巢中分化鳞癌

癌组织呈巢状分布，细胞较大，核仁明显

3. 免疫组化　癌组织 CK、EMA、P53、Ki67 呈阳性表达。

4. 鉴别诊断

（1）恶性 Brenner 瘤：鳞状细胞癌的癌巢虽和恶性 Brenner 瘤中的鳞化相似，但缺乏良性 Brenner 细胞巢。

（2）卵巢宫内膜样腺鳞癌：鳞状细胞癌可以与宫内膜样腺鳞癌相似，但缺乏腺癌成分。

（3）卵巢移行细胞癌：移行细胞癌缺乏角化珠、细胞间桥等结构，可与鳞癌鉴别。

5. 预后　多数卵巢鳞状细胞癌患者在就诊时肿瘤已扩散至卵巢外，部分病例预后较差。

（十五）未分化癌（undifferentiated carcinoma）

未分化癌为未分化或仅有小灶性分化的卵巢癌。4% ~5% 的卵巢肿瘤为未分化癌。若定义肿瘤的实性区域 >50% 时为未分化癌，未分化癌的发病率为 4.1%。患者年龄在 39 ~ 72 岁，平均年龄 54 岁。

1. 大体所见　未分化癌无特异性。肿瘤多为实性，常有较广泛坏死。

2. 组织病理学　未分化癌由实性瘤细胞巢构成。瘤细胞显著非典型性，核分裂像多见，可见梭形细胞区、微囊及灶性血管周围浸润。常可见其他癌的成分，如高级别的浆液性腺癌、灶性移行细胞癌。

3. 免疫组化　卵巢的未分化癌无特异性免疫组化表现。癌组织一般表达 CK、EMA、CA125 或 B72.3。

4. 鉴别诊断

（1）成人颗粒细胞瘤：可为弥散性，并见梁状结构、Call-Exner 小体，显示性索来源的组织学表现；未分化癌间变明显，核分裂像多见，有助于二者的鉴别。

（2）移行细胞癌：也可出现未分化区，但可见梁状或大的乳头状结构。

（3）高钙血症型小细胞癌：常发生于年轻女性，含滤泡样结构。

5. 预后　卵巢未分化癌的 5 年生存率仅为 6%，比浆液性或移行细胞癌都差。

二、性索间质恶性肿瘤

性索间质恶性肿瘤主要包括成年颗粒细胞瘤、幼年型颗粒细胞瘤、Sertoli-Leydig 细胞肿瘤（男性母细胞瘤）。

（一）成年颗粒细胞瘤（granulosa cell tumor）

颗粒细胞瘤为单纯由或 >10% 的卵巢颗粒细胞构成的肿瘤，背景常为纤维黄体瘤样结构。可分为成年型和幼年型两种类型。颗粒细胞瘤占卵巢全部肿瘤的 1.5%，从新生儿到绝经妇女都可发生，约 5% 发生在青春期前，60% 发生在绝经期后。95% 的颗粒细胞瘤为成年型，主要发生在中年至绝经期后妇女。

1. 大体所见　大部分为单侧性，平均直径12.5cm，表面常光滑，分叶状。肿瘤切面呈黄色至褐色，可为囊实性。体积较大的肿瘤可发生出血、坏死。少数肿瘤完全为单房或多房的囊性。若一个实性肿瘤或者囊实性肿瘤，切面呈黄色伴出血高度提示为颗粒细胞瘤（图2-3-41）。

2. 组织病理学　颗粒细胞排列成多种形式，最常见的为含Call-Exner小体的微滤泡结构。瘤细胞还可排列成内衬颗粒细胞的巨滤泡结构、岛状、梁状、弥散浸润的、缎带样等形式。颗粒细胞增生，伴纤维母细胞性、卵泡膜细胞或黄素化卵泡细胞性的间质。颗粒细胞圆形或卵圆形，可见纵行核沟。核分裂像<1～2/10HPF。当发生黄素化时，瘤细胞含丰富的嗜酸性或空泡状胞质，核变成圆形，并失去特征性的核沟（图2-3-42）。

3. 免疫组化　颗粒细胞瘤免疫组化呈CD99（图2-3-43）、α-inhibin（图2-3-44）、vimentin、钙网蛋白、S-100及SMA阳性，CK灶性阳性，CK7和EMA阴性。

4. 鉴别诊断

（1）子宫内膜样癌：子宫内膜样癌可形成菊形团，与颗粒细胞瘤的Call-Exner小体类似，二者需要鉴别。但子宫内膜癌常有鳞状分化，且瘤细胞无核沟，可与颗粒细胞瘤鉴别。

（2）类癌：类癌细胞核圆形，无核沟，核染色质粗，免疫组化CgA阳性。另外，原发性类癌常伴有畸胎瘤的其他成分，而转移性类癌为多结节性，累及双侧卵巢，上述特点有助于与颗粒细胞瘤鉴别。

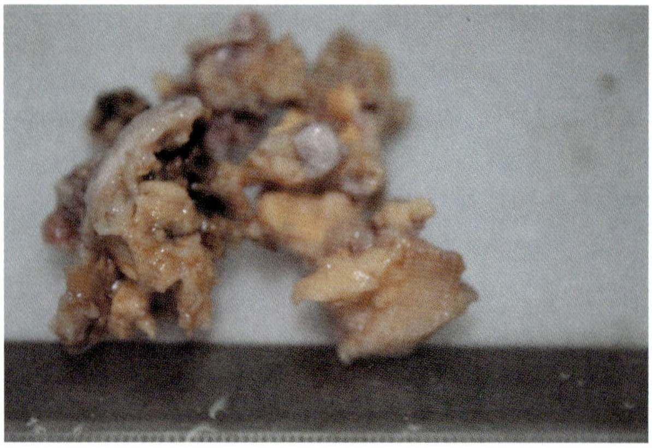

图2-3-41　卵巢成年型颗粒细胞瘤

肿瘤破碎，质地中等，较粗糙，实性，灰黄色

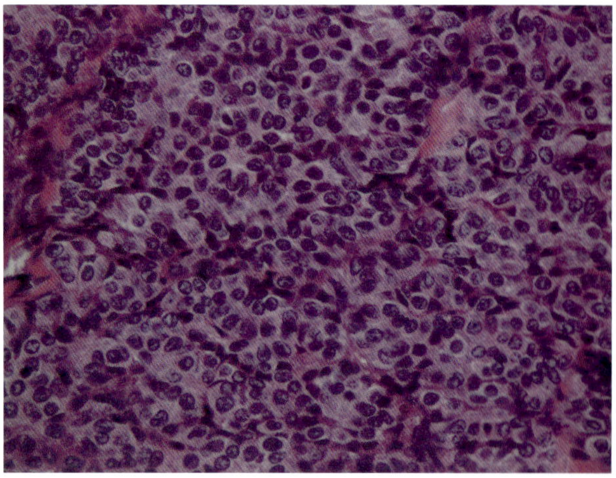

图2-3-42　卵巢成年性颗粒细胞瘤

瘤细胞呈圆形、多角形紧密排列，弥散分布，似肉瘤样，瘤细胞可见核纵沟

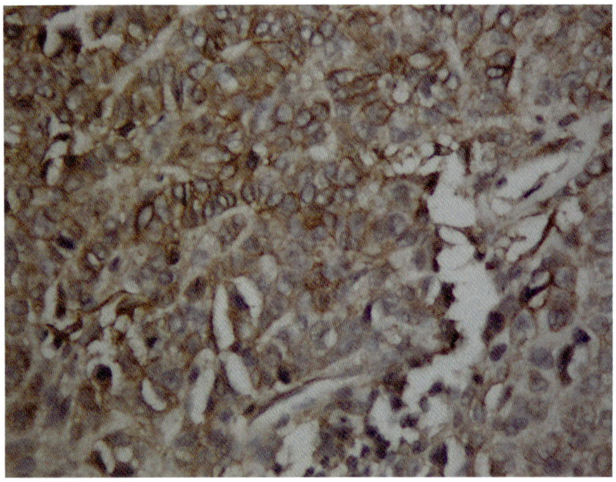

图2-3-43　卵巢颗粒细胞瘤

瘤细胞CD99呈阳性表达

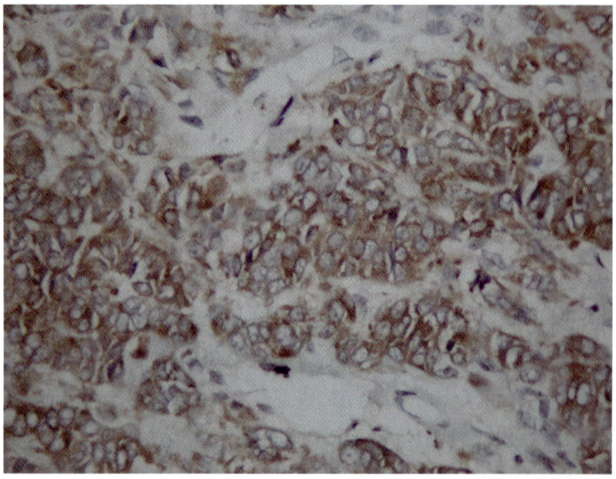

图2-3-44　卵巢颗粒细胞瘤

瘤细胞inhibin呈阳性表达

（3）卵泡膜细胞瘤：卵泡膜细胞瘤的每个瘤细胞周围都有丰富的网状纤维围绕，颗粒细胞瘤排列成片状，网状纤维分布在细胞巢周围，此点可与卵泡膜细胞瘤相鉴别。

5. 预后　最重要的预后因素是肿瘤的临床分期，90%的颗粒细胞瘤患者为临床Ⅰ期。

（二）幼年型颗粒细胞瘤（juvenile granulosa cell tumor）

幼年型颗粒细胞瘤占卵巢颗粒细胞瘤的5%，主要发生在30岁以前发生。

1. 大体所见　幼年型颗粒细胞瘤大体表现无特征性，与成年型相似。

2. 组织病理学　幼年型颗粒细胞瘤以瘤细胞结节样或弥散性生长为特征。并有灶状分布的不同大小、不同形状的巨滤泡。滤泡腔内含嗜酸性或嗜碱性液体。间质为纤维卵泡膜细胞，可伴不同程度的黄素化和水肿。颗粒细胞呈圆形、胞质丰富、嗜酸性，无明显的核沟，核分裂像多见。偶尔，可见巨核细胞、多核细胞及奇异形细胞。

3. 免疫组化　和成年型颗粒细胞瘤类似。

4. 鉴别诊断　与高钙血症型小细胞癌相鉴别。高钙血症型小细胞癌以高钙血症为主要临床表现，而幼年型颗粒细胞瘤有雌激素增高的表现。20%的小细胞癌在就诊时已发生卵巢外转移，幼年型颗粒细胞瘤转移少见。免疫组化颗粒细胞瘤 α-inhibin 阳性，而小细胞癌阴性。

5. 预后　尽管幼年型颗粒细胞瘤比较原始，但只有5%为侵袭性，并常在诊断后3年内复发。Ⅰa期幼年型颗粒细胞瘤预后较好，死亡率为1.5%，但Ⅱ期以上预后较差。

（三）Sertoli-Leydig 细胞肿瘤（Sertoli-Leydig cell tumour）

一种由不同比例的 Sertoli 细胞和 Leydig 细胞构成的肿瘤。在中分化和低分化者还可出现原始的性腺成分，偶尔伴异源性成分。Sertoli-Leydig 非常少见，约占全部卵巢肿瘤的0.5%，中分化者所占比例较大，可发生于2～75岁的患者，平均年龄为23～25岁。

1. 大体所见　97%的该瘤为单侧性，多为实性或囊实性包块，偶尔为囊性包块。肿瘤大小变异很大，可从无法检测到至直径为35cm（平均直径为13cm）；低分化的肿瘤体积较大。实性区域呈淡黄色、粉红色或灰色，有时也可见出血和坏死。

2. 组织病理学　根据 Sertoli 细胞形成的管状结构的分化程度和原始性腺间质成分的多少，可将 Sertoli-Leydig 细胞瘤分为高分化、中分化和低分化3级。随着分化程度的增高，Sertoli 细胞管状结构增加，而性腺间质成分减少。除高分化者外，可见异源性成分和网状结构。高分化 Sertoli-Leydig 细胞瘤，Sertoli 细胞排列呈开放或闭合的管状结构，细胞无明显非典型性、无核分裂像，纤维间隔中可见小簇 Leydig 细胞；中分化者，梭形细胞与排列呈条索状或低分化的小管状 Sertoli 细胞混合，部分 Sertoli 细胞有非典型性。核分裂像约为5个/10HPF；分化差的 Sertoli-Leydig 细胞瘤，以肉瘤样间质为主要特点，无中分化的小叶结构，偶尔可见细胞核呈奇异形。Sertoli 细胞和间质成分的核分裂像可达20个/10HPF（图2-3-45至图2-3-47）。

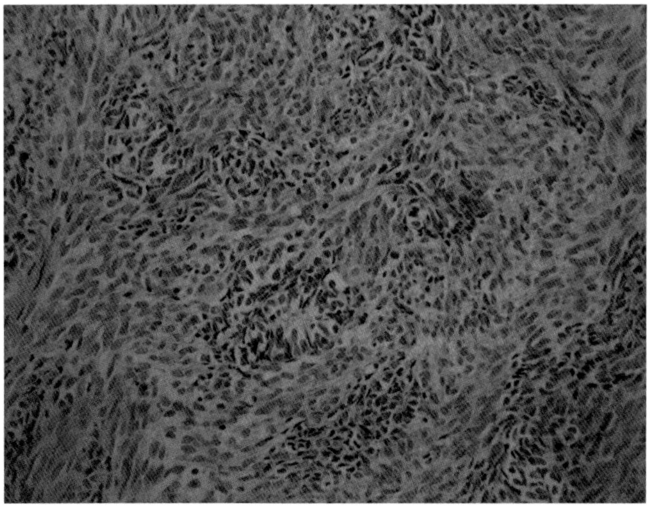

图2-3-45　Sertoli-Leydig 细胞肿瘤

巢状分布的 Sertoli 细胞和成簇状分布的 Leydig 细胞相互交错排列

3. 免疫组化　免疫组化示性索和间质呈不同程度 vimentin+、Ker+、α-inhibin+，偶尔，EMA+。

4. 鉴别诊断

（1）卵巢子宫内膜样癌：子宫内膜样癌多发年龄大者，无内分泌症状，镜下可见灶状鳞状化生及腔内

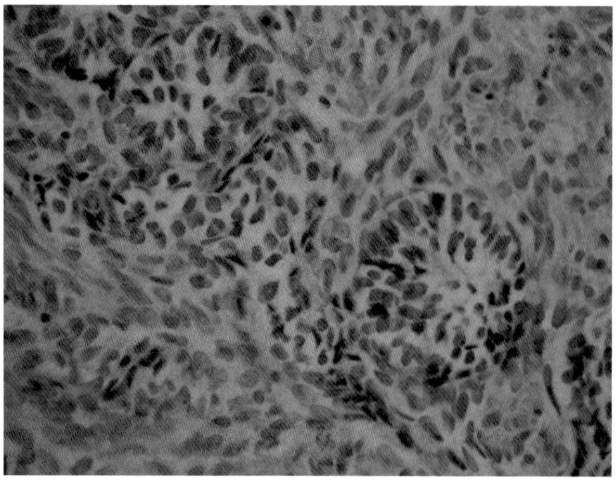

图 2－3－46　Sertoli-Leydig 细胞肿瘤
巢状分布的 Sertoli 细胞和成簇状分布的 Leydig 细胞相互交错排列，高倍

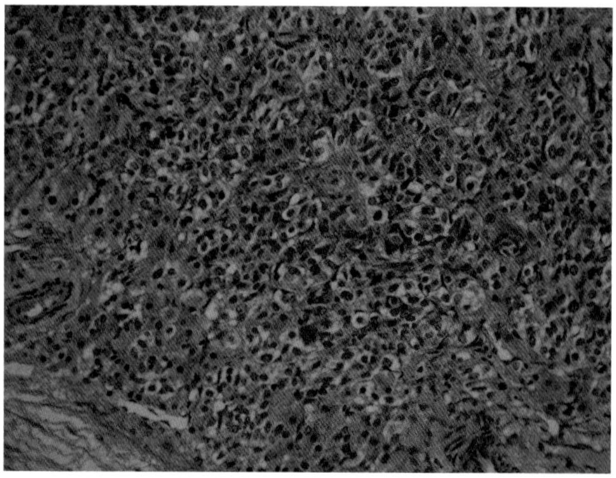

图 2－3－47　Sertoli-Leydig 细胞肿瘤
巢状分布的 Sertoli 细胞和成簇状分布的 Leydig 细胞相互交错排列，分化中等，伴异源胃肠上皮分化

黏液存在，腺癌上皮细胞分化程度不如高分化型支持细胞的小管状结构；而高分化型 Sertoli-Leydig 细胞瘤多发年轻者，多有内分泌症状，镜下不见鳞状上皮化生，细胞分化程度好，仅在异源性胃肠黏液上皮中见到黏液分泌现象。

（2）卵巢环状小管性索肿瘤：是由类似支持细胞样的瘤细胞组成的复杂小管，而伴有类脂质的高分化型支持细胞瘤是由单纯型结构组成。

（3）卵巢类癌：类癌发生于老年患者，镜下见癌细胞组成的条索呈长宽带状，并含有嗜银细胞，约70%可伴有畸胎瘤成分；而中分化型 Sertoli-Leydig 细胞瘤多发生在年轻患者，且有内分泌症状，组织病理学瘤细胞所组成的条索呈密集且短窄带状排列，在无异源性成分时嗜银细胞缺如。

（4）卵巢颗粒细胞瘤：颗粒细胞瘤各年龄组均可发生，但多数为老年妇女，颗粒细胞多为成熟性，能查见核沟；而中分化 Sertoli-Leydig 细胞瘤多见于年轻妇女，支持细胞多为不成熟性，多能查见睾丸间质细胞，部分病例能查见异源性成分。

5. 预后　支持间质细胞瘤作为一个整体，其死亡率较低，且主要限于中分化和低分化者。11%的中分化、59%的低分化者呈临床恶性经过。就诊时为Ⅱ期者临床预后较差。

三、生殖细胞恶性肿瘤

生殖细胞恶性肿瘤主要包括无性细胞瘤、卵黄囊瘤、胚胎性癌、未成熟型畸胎瘤伴发的类癌、神经外胚层肿瘤。

（一）无性细胞瘤（dysgerminoma）

由单一增生的原始生殖细胞构成的肿瘤。纤维结缔组织间隔中有数量不等的淋巴细胞和巨噬细胞浸润。偶尔可见合体滋养细胞分化和囊腔形成。该瘤占全部卵巢肿瘤的1%左右，占卵巢恶性肿瘤的1%～3%。高发年龄20～30岁，约5%发生于10岁以下，平均发病年龄为20岁。

1. 大体所见　肿瘤界限清楚，圆形、椭圆形，实性，表面灰白，包膜完整。90%为单侧，10%伴明显对侧卵巢受累。肿瘤最大平均直径为15cm，切面呈一致实性，可呈分叶状，乳白色或淡褐色，可出现不规则的凝固性坏死区，伴囊性变或大面积的钙化。然而，当出现细小的沙砾样钙化时提示伴性腺母细胞瘤的可能性。灶性坏死区提示其他生殖细胞成分的存在。

2. 组织病理学　瘤细胞聚集成条索或块状；有时瘤细胞间缺乏黏附性而形成假腺样的结构。瘤细胞巢间常为薄的含血管的纤维性间隔，但偶尔可为纤维丰富的间隔。增生的生殖细胞为单一的、多角形的、胞质淡染的、核相当一致的瘤细胞。瘤细胞界限清楚，核大圆形居中，胞质丰富，透亮。常有数量不等的淋巴细胞浸润（图2－3－48，图2－3－49）。

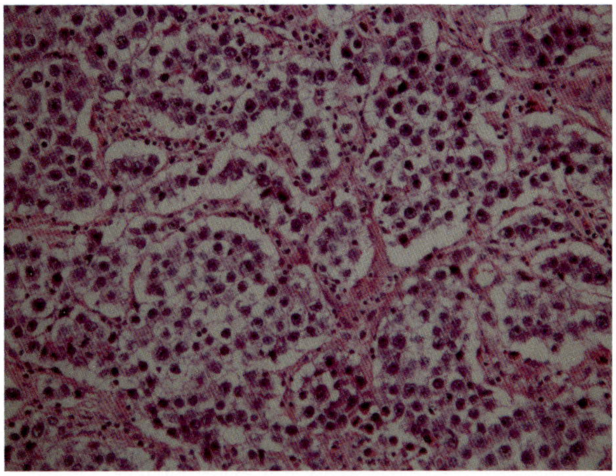

图2－3－48　卵巢无性细胞瘤

瘤组织呈巢状分布，瘤细胞较大，圆形，形态较一致，核大圆形居中，核分裂像易见，肿瘤间质内见有多少不等的淋巴细胞浸润

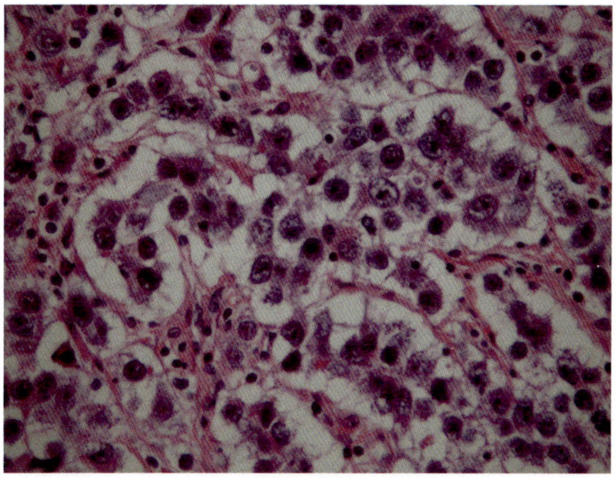

图2－3－49　卵巢无性细胞瘤

瘤组织呈巢状分布，瘤细胞较大，圆形，形态较一致，核大圆形居中，核分裂像易见，肿瘤间质内见有多少不等的淋巴细胞浸润，高倍

3. 免疫组化　多数无性细胞瘤 vimentin 和 PLAP 呈阳性，CK、desmin、GFAP、S－100、CEA 也可阳性；与精原细胞瘤一样，无性细胞瘤 CD117 呈阳性，支持其与睾丸精原细胞瘤一致。

4. 鉴别诊断

（1）卵巢淋巴瘤：淋巴瘤细胞弥散分布，但缺少纤维间隔，免疫组化淋巴瘤 LCA 阳性表达，而 PLAP 阴性；而无性细胞瘤瘤细胞呈大圆形，核居中央，有明显核仁，被纤维间质分隔成巢，间质中有小淋巴细胞浸润。无性细胞瘤 PLAP 呈阳性，而 LCA 呈阴性。

（2）卵巢性腺母细胞瘤：肿瘤内见大生殖细胞，但伴有支持或颗粒样细胞，排列呈滤泡状，腔隙内含有嗜酸性透明物质，似 Call-Exner 小体并查见典型的钙化灶；而无性细胞瘤则缺乏这些特征。

5. 预后　放疗和化疗对无性细胞瘤有疗效。肿瘤的临床分期可能是唯一，也是最重要的预后指标。

（二）卵黄囊瘤（yolk sac tumour）

形态学上呈异质性的原始畸胎瘤样的肿瘤，可分化成多种内胚层结构：原肠及其胚外衍生物；体细胞胚胎性成分，如小肠和肝脏。这类肿瘤含较多的上皮样成分，且 AFP 阳性。该瘤约占全部卵巢恶性肿瘤的1%，占恶性生殖细胞肿瘤的20%。绝大多数发生在青少年，平均好发年龄为19岁。

1. 大体所见　绝大多数为单侧肿瘤，圆形、椭圆形或分叶状，实性或囊实性，色灰白或灰褐色，肿瘤有明显包膜，平均直径可达15cm。切面质软、灰黄色、湿润、均细、质脆，常有出血、坏死和液化区。囊性变可产生蜂窝样外观（图2－3－50）。

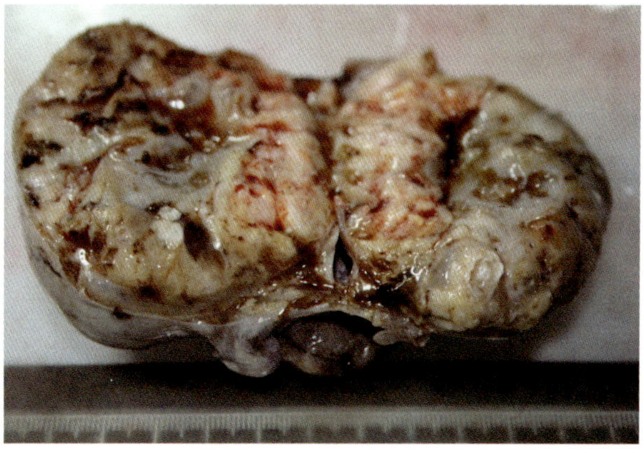

图2－3－50　卵黄囊瘤

肿瘤圆形，表面呈黄褐色或灰白色，切面灰白或灰褐色，呈实性，质地较脆，部分囊性变，并见有较多黏液

2. 组织病理学　由疏松的嗜碱性的黏液样基质、筛网状的微囊和迷宫样的裂隙构成特征性的网状结构。微囊和裂隙内衬扁平上皮。上皮细胞有不同程度非典型性，此外，细胞质含有 PAS 阳性的透

明小体，经常出现透明的不规则的基底膜样物质，透明小体和基底膜样物质是卵黄囊瘤组织学特征之一。部分病例可见表面被覆上皮细胞的纤维血管乳头状结构，即所谓的 Schiller-Duval 小体（简称 S-D 小体，图 2-3-51，图 2-3-52）。比较少见的组织学变异型包括：多囊性卵黄囊瘤、实性卵黄囊瘤、体壁卵黄囊瘤、腺样型卵黄囊瘤、肝样型卵黄囊瘤。实性卵黄囊瘤出现实性细胞区，瘤细胞含丰富的透明胞质和较多的透明小体。腺样型卵黄囊瘤以不同分化程度的内胚层腺体为特征，这种腺样结构以及核下空泡与分泌期子宫内膜及卵巢的子宫内膜样癌相似，称之为子宫内膜样变异型。另一腺样型卵黄囊瘤由典型的筛孔状小腺样结构构成，与早期分化的小肠相似，称为肠型卵黄囊瘤。广泛的肝组织分化是另一类型的卵黄囊瘤，可出现实性的肝组织结节，分化可非常好。瘤细胞排列成索状、间隔以血窦，甚至有造血功能。

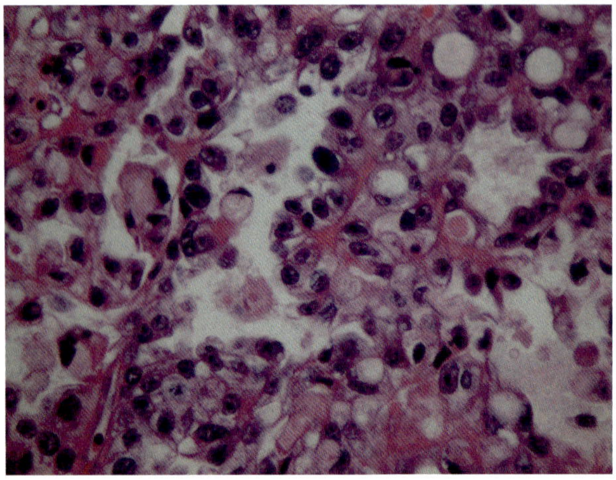

图 2-3-51　卵巢卵黄囊瘤

肿瘤组织排列呈腺腔样结构，细胞异型性明显，核大，深染。肿瘤组织内并见有透明小体

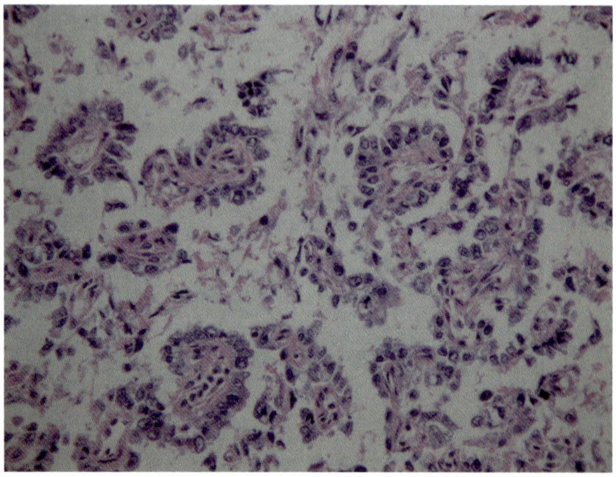

图 2-3-52　卵巢卵黄囊瘤

示肿瘤组织内见有 S-D 小体，并见有腺样结构

3. 免疫组化　AFP 位于卵黄囊瘤上皮细胞的胞质内，但并非特异性的（图 2-3-53）。卵黄囊瘤 CK 阳性（图 2-3-54），可将其与实性无性细胞瘤鉴别；CD30 在胚胎性癌为阳性，而在卵黄囊瘤为灶性阳性；LeuM1 在透明细胞癌为阳性，而在卵黄囊瘤为阴性；卵黄囊瘤雌激素、孕激素受体阴性，从而有助于和子宫内膜样癌鉴别。

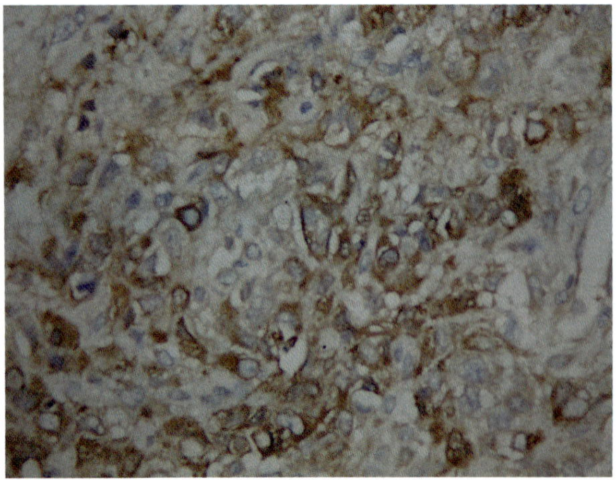

图 2-3-53　卵巢卵黄囊瘤

免疫组化肿瘤细胞 AFP 呈阳性表达

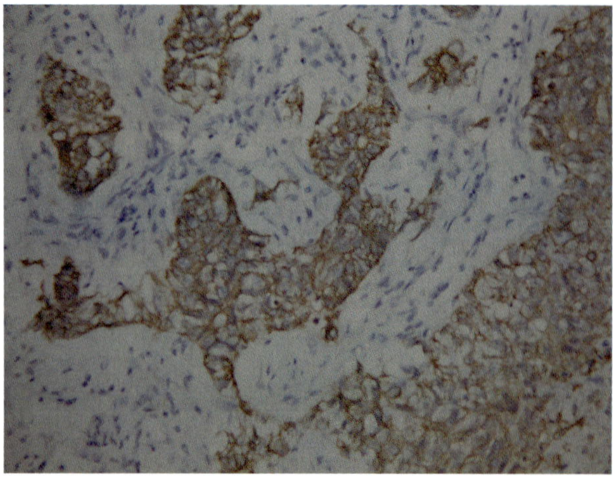

图 2-3-54　卵巢卵黄囊瘤

免疫组化肿瘤细胞 CK 呈阳性表达

4. 鉴别诊断

（1）胚胎癌：癌细胞以原始多形性大细胞为主，可伴嗜酸性透明球及滋养合体巨细胞，无S-D小体及多泡性卵黄囊结构。

（2）卵巢透明细胞癌：多发老年妇女，能查见透明细胞及鞋钉细胞，癌细胞呈腺管状、腺泡状及囊状结构排列，但缺乏S-D小体、网状结构及多泡性卵黄囊结构，免疫组化AFP阴性表达；而卵黄囊瘤多见于年轻人，并且免疫组化AFP呈阳性表达。

（3）卵巢未成熟型畸胎瘤：以神经上皮为主的3个胚层均能查见不同程度的幼稚组织，缺乏卵黄囊瘤所特有的S-D小体、网状结构及透明小体。

5. 预后　卵黄囊瘤对化疗有较好反应。含成熟的腺样结构卵黄囊瘤呈惰性临床经过，即使单纯手术切除，预后较好。

（三）胚胎性癌（embryonal carcinoma）

胚胎性癌是由与胚盘类似的和呈腺样、管状、乳头状或实性生长的上皮样细胞构成的肿瘤。其发病率远低于卵黄囊瘤，约占卵巢恶性生殖细胞肿瘤的5%以下。发病年龄范围为4～28岁，平均年龄15岁，近50%肿瘤发生于青春期前。

1. 大体所见　多为单侧，少见双侧，肿瘤一般较大，平均直径17cm，质实或囊实性，肿瘤表面光滑，有时不完整，呈分叶状、结节状或不规则形。切面灰白色、灰黄色，质韧，可见出血坏死灶，多见蜂房样囊性腔隙，囊内含有黏液性物质。

2. 组织病理学　肿瘤由实性成片或乳头状、裂隙状、腺泡状、小管状排列的大而原始的多形细胞组成，胞质有大小不等的空泡，包膜清晰，核圆，较大，居中，核染色质有小空泡形成，核仁明显，核分裂像多见。也可见畸胎瘤样分化的组织。在间质细胞致密区，核分裂像多见。本瘤常与其他生殖细胞瘤混合存在。

3. 免疫组化　肿瘤细胞AFP及CD30阳性。

4. 鉴别诊断

（1）卵黄囊瘤：卵黄囊瘤具备S-D小体、网状结构、多泡性卵黄囊结构，缺乏合体滋养细胞群；胚胎癌相反。

（2）无性细胞瘤：无性细胞瘤间质内可见纤维分隔肿瘤细胞，常有小淋巴细胞浸润；而胚胎癌可查见合体滋养细胞群，而无上述无性细胞瘤之改变。

（3）卵巢绒毛膜癌：由合体滋养细胞及细胞滋养细胞特殊排列组成，并常见出血坏死，而胚胎癌缺乏这些特征。

5. 预后　胚胎性癌为高度恶性肿瘤，很早发生浸润与转移，预后很差，60%胚胎性癌为临床Ⅰ期，Ⅰ期5年存活率为50%。

（四）未成熟型畸胎瘤（immature teratoma）

含有数量不等的未成熟的原始神经外胚层的畸胎瘤为未成熟畸胎瘤。该瘤占所有畸胎瘤的3%，所有卵巢癌的1%，卵巢恶性生殖细胞瘤的20%。可为单纯的畸胎瘤或作为混合性生殖细胞肿瘤的成分之一。主要发生在20岁以前的患者。

1. 大体所见　肿瘤为单侧性，体积较大，直径为6～35cm，平均18.5cm。切面为斑驳状、灰褐色，实性为主，可伴出血、坏死、囊性变。

2. 组织病理学　未成熟性畸胎瘤由数量不等的未成熟胚胎组织构成，多为神经外胚层菊形团或原始神经管，混合以不同比例的成熟组织。神经上皮菊形团内衬拥挤的嗜碱性细胞，核分裂像易见（图2-3-55，图2-3-56）。常可出现未成熟的间叶组织，为排列疏松的黏液样基质伴灶性未成熟软骨、脂肪、骨样组织和横纹肌组织。未成熟的内胚层结构包括肝组织、细胞基底部呈空泡状的小肠上皮，相对少见。

分级：根据未成熟神经上皮的数量，将原发性或转移性未成熟畸胎瘤分为1～3级：

（1）1级：肿瘤中罕见未成熟神经上皮组织，任何切片不超过一个低倍镜视野（40×）。

（2）2级：肿瘤中可出现未成熟神经上皮组织，但其比例在任何切片中占1～3个/LPF（40×）。

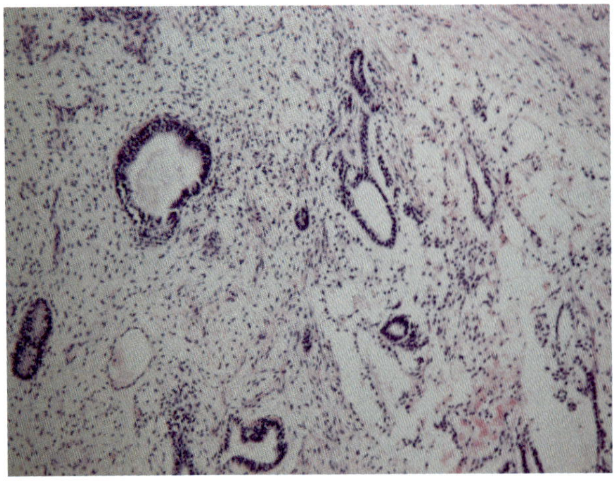

图2－3－55　卵巢未成熟畸胎瘤，一级

示未成熟神经上皮之原始神经管组织，其由神经母细胞、髓母细胞样细胞组成，围绕一空隙排列为复层

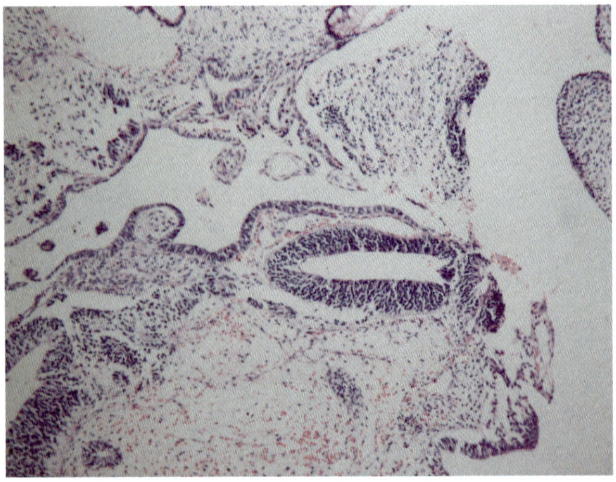

图2－3－56　卵巢未成熟畸胎瘤，二级

示肿瘤组织内有多个未成熟原始神经管，高倍

（3）3级：肿瘤中含大量未成熟神经上皮组织，但其比例在任何切片中 >3 个/LPF（40×）。

3. 免疫组化　原始神经管表达 nestin，S－100，CgA，Syn。

4. 鉴别诊断

（1）卵巢囊性畸胎瘤恶变：是囊性肿瘤，发病年龄为中老年，镜下能见到鳞癌、腺癌及肉瘤成分。而未成熟畸胎瘤是实性肿瘤，多见于年轻人，组织病理学以神经外胚层占优势，并见原始神经管结构。

（2）卵巢卵黄囊瘤：此瘤与未成熟型畸胎瘤均发生于年轻人，前者能查见典型的S-D小体、网状结构、多泡性卵黄囊结构及透明小体；而后者以神经外胚层为主，兼有各胚层的幼稚组织，能查见原始神经管结构。

5. 预后　原发瘤的分级和分期及转移瘤的分级是重要的预后影响因素，未进行化疗的患者，1～3级的生存率分别为82%，63%，30%。

（五）类癌（carcinoids）

含有大量分化好的神经内分泌细胞，且多数亚型与胃肠道类癌相似的卵巢肿瘤。可单独发生或与皮样囊肿、黏液性囊性肿瘤、Brenner瘤混和发生。卵巢类癌占所有类癌的0.5%～1.7%，年龄在14～79岁之间，平均为53岁。

1. 大体所见　原发性卵巢类癌30%～60%为单侧性，为突向皮样囊肿囊腔内的褐色结节（直径 < 5cm），或为有小囊腔的实性包块。切面质地均匀中等硬，褐色或黄色（图2－3－57）。

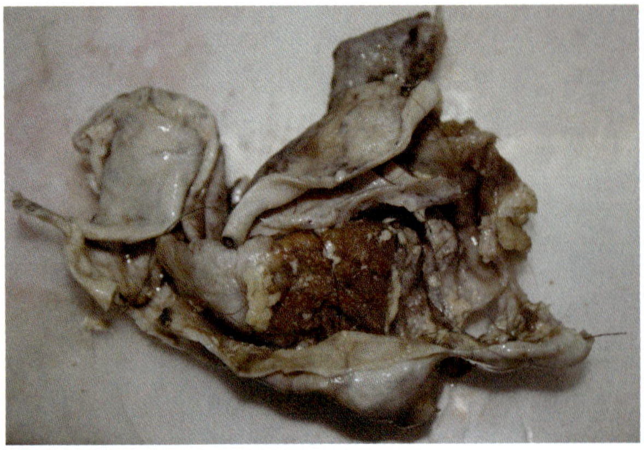

图2－3－57　卵巢成熟性畸胎瘤伴有微小类癌

肿瘤位于畸胎瘤的囊壁内，呈小的结节突出于囊壁内表面，肿瘤表面呈灰褐色

2. 组织病理学　岛状型类癌与中肠来源的类癌相似。由排列成癌巢的圆形细胞组成，细胞核一致，胞质丰富嗜酸性，巢周边的细胞胞质内可见红色的嗜银颗粒。有时瘤细胞形成腺泡状或筛网状的结构，腔内可见嗜酸性分泌物（图2－3－58）。

梁状型类癌与后肠或前肠来源的类癌相似。细胞排列成波浪状或互相吻合的带状结构。瘤细胞呈柱状，核卵圆形、长轴互相平行，核仁明显，胞质丰富，核两侧可见细小的橘红色的嗜银颗粒。

黏液型类癌与发生于阑尾的杯状细胞类癌相似。

高分化黏液性类癌由大量小腺体构成，瘤细胞为柱状或立方状，部分细胞含胞质内黏液或呈杯状细胞样，每个瘤细胞都含黏液和神经内分泌颗粒。腺体也可漂浮在黏液池内，黏液分隔周围的纤维性间质，且间质内可见散在的印戒细胞浸润。不典型黏液型类癌为排列拥挤的核和筛状结构，细胞非典型性明显，核分裂像多见，可见坏死。

甲状腺类癌由不同比例的甲状腺组织和类癌构成，后者多呈梁状结构，神经内分泌细胞逐渐浸润甲状腺组织并取代滤泡上皮细胞。腺体和囊腔内衬柱状上皮和杯状细胞。

混和性类癌（岛状型和梁状型）的分类是根据其主要组织结构的类型而定。

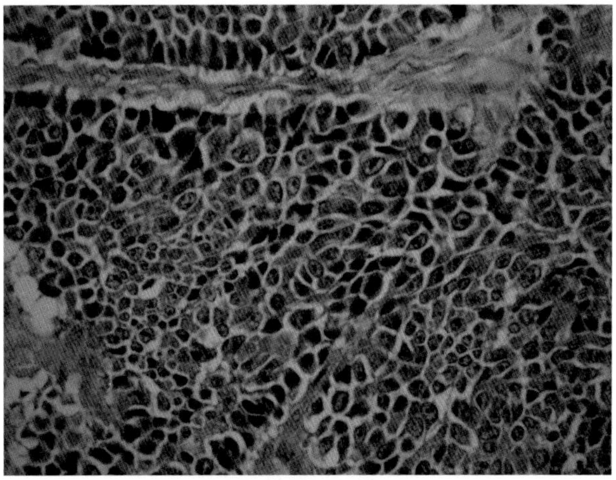

图2-3-58　卵巢类癌

癌组织形成岛状结构，细胞较圆，细胞具有一定程度的异型性，胞质嗜酸，核染色较深

3. 免疫组化　类癌至少有一种神经内分泌标记，如CgA、Syn、NSE、Leu 7，呈阳性表达，也可表达多种肽类激素，如胰多肽、胃泌素、血管活性肠肽和胰高血糖素。

4. 鉴别诊断　当同时发现卵巢外病变时，应排除转移性胃肠道类癌。若肿瘤为双侧性、多结节性、无卵巢畸胎瘤成分，并且在卵巢切除后仍有类癌综合征表现，则支持卵巢转移性类癌的诊断。

5. 预后　原发性梁状型类癌和甲状腺类癌均为临床Ⅰ期，预后很好。岛状型类癌的5年生存率为95%，10年生存率为88%。卵巢黏液性类癌更具侵袭性，并发生卵巢外播散和淋巴结转移。

（六）神经外胚层肿瘤（neuroectodermal tumours）

发生在卵巢的由神经上皮组织构成的肿瘤，与神经系统的相应肿瘤有类似的分化。该瘤发病年龄在6～69岁，平均28岁。

1. 大体所见　肿瘤为单侧性，直径为4～20cm，平均为14cm。肿瘤表面光滑，灰红色。肿瘤切面质脆，灰红色，实性，也可为囊性，囊腔内或表面可见乳头状赘生物。

2. 组织病理学　形态学与神经系统的相应肿瘤一致，可分为以下3种类型：①高分化型，如室管膜瘤；②低分化型，如原始神经外胚层肿瘤（PNET）和髓上皮瘤；③间变型，如多形性胶质母细胞瘤。

除室管膜瘤不伴畸胎瘤外，发生于卵巢的其他神经外胚层肿瘤可伴发成熟型和未成熟型畸胎瘤。

3. 免疫组化　室管膜瘤和间变性胶质瘤GFAP阳性。PNET呈特征性的vimentin、CD99阳性。而GFAP、CK、desmin、CgA、抑制素均为阴性。

4. 鉴别诊断　需要与小细胞癌及幼年型颗粒细胞瘤鉴别。形态学及免疫组化可帮助鉴别。

5. 预后　多数室管膜瘤即使多次复发，患者仍可生存。而PNET和间变型胶质瘤的预后较差。

四、生殖细胞性索间质恶性肿瘤

生殖细胞性索间质恶性肿瘤主要包括性腺母细胞瘤、混合性生殖细胞-性索-间质肿瘤。

（一）性腺母细胞瘤（gonadoblastoma）

由与无性细胞瘤或精原细胞瘤非常相似的瘤细胞和性索衍生物混合构成的肿瘤，如未成熟Sertoli细胞或颗粒细胞。有时，还含有间质的衍生物，如黄素化的间质细胞和缺乏Reinke结晶的Leydig细胞。典型的性腺母细胞瘤发生于儿童或年轻患者，1/3的病例发生于15岁之前。发生于右侧性腺的性腺母细胞瘤比左侧多见，38%为双侧。性腺母细胞瘤患者常为伴男性化的女性特征，少数为男性特征伴不同程度的女性化。

1. 大体所见　单纯性性腺母细胞瘤大小变化较大，从只有在显微镜下才能观察到至直径8cm之间，多数肿瘤较小，直径仅数厘米。当性腺母细胞瘤的成分是无性细胞瘤或其他的肿瘤性生殖细胞成分过度生长时，肿瘤的体积较大。

2. 组织病理学　性腺母细胞瘤细胞巢由生殖细胞和性索来源的细胞混和而成。生殖细胞呈圆形，体积较大，胞质透亮或为轻度颗粒样，细胞核大、圆形、空泡状，核仁明显，核分裂像可活跃。其组织学、超微结构及免疫组化与无性细胞瘤或精原细胞瘤的瘤细胞相似。未成熟 Sertoli 细胞和颗粒细胞体积较小，呈上皮细胞样。这些细胞呈圆形或卵圆形，核染色深、卵圆形，或为轻度梭形的胡萝卜样，无核分裂像。细胞巢内性索衍生物有 3 种典型的排列方式：①沿瘤细胞巢周围排列成花环样；②围绕在单个或几个生殖细胞的周围；③排列成小的圆形空腔，腔内为无定形透明的、嗜酸性、PAS 阳性的物质，与 Call-Exner 小体非常相似。

3. 免疫组化　该瘤的无性细胞瘤成分瘤细胞 vimentin、CD117 和 PLAP 呈阳性表达。性索间质成分免疫组化 α-inhibin、vimentin 呈阳性表达。

4. 鉴别诊断

（1）无性细胞瘤：性腺母细胞瘤所含生殖细胞酷似无性细胞瘤之瘤细胞，但前者细胞要稍大些，并常见多量钙化灶；而无性细胞瘤无钙化灶，在间质中常见多少不等的淋巴细胞浸润。

（2）两性母细胞瘤：具有典型的 Call-Exner 小体的颗粒细胞和管状结构的支持细胞，间质中见有 Leydig（间质细胞）或黄素化的卵泡膜细胞，但无生殖细胞及多量钙化灶。

（3）环状小管性索肿瘤：以支持或颗粒样细胞组成简单型或复杂型环状小管为特征，但无生殖细胞，常合并子宫内膜增殖症或 PJS 征。

5. 预后　发生于性腺母细胞瘤的无性细胞瘤，比单纯的无性细胞瘤转移少且较晚，且治愈的可能性较大。

（二）混合性生殖细胞－性索－间质肿瘤（mixed germ cell-sex cord-stromal tumour）

由生殖细胞和性索衍生物混合而成的肿瘤，组织学上不同于性腺母细胞瘤。混合性生殖细胞－性索－间质肿瘤发生于解剖结构、表型和基因型均正常的女性。混合性生殖细胞－性索－间质肿瘤常发生于婴儿或 < 10 岁的儿童，偶尔，也有发生于绝经期后妇女的报道。

1. 大体所见　与性腺母细胞瘤不同，这种肿瘤体积相对较大，直径为 7.5 ~ 18cm，质量为 100 ~ 1 050g。肿瘤常为圆形或卵圆形，有光滑的灰色或灰黄色包膜，多数病例为实性，仅少数为部分囊性，切面灰红色、黄色或淡褐色。

2. 组织病理学　肿瘤由生殖细胞和类似于未成熟 sertoli 或颗粒细胞的性索间质衍生物混合构成。瘤细胞形成以下几种不同的组织结构：①由狭长的、分支状的条索或小梁构成索状和梁状结构，其间有柱状或大圆形细胞聚集，周围围以纤维结缔组织间质，间质可致密、透明或疏松、水肿；②由实性小管构成管状结构，管状结构的周围为纤细的纤维结缔组织间隔，性索来源的小的上皮样细胞排列在周边，并围在生殖细胞周围；③生殖细胞呈圆形、体积较大，胞质透亮或细颗粒状，核大、空泡状，核分裂像可见，并有明显的核仁；④生殖细胞和性索源性的细胞随意排列，有时性索源性的细胞可相当丰富，核分裂像可见。

3. 免疫组化　该瘤的无性细胞瘤成分瘤细胞 vimentin、CD117 和 PLAP 呈阳性表达。性索间质成分免疫组化 α－抑制素、vimentin 呈阳性表达。

4. 鉴别诊断

（1）无性细胞瘤：该瘤所含生殖细胞酷似无性细胞瘤之瘤细胞，但前者细胞要稍大些，并常见多量钙化灶；而无性细胞瘤无钙化灶，在间质中常见多少不等的淋巴细胞浸润。

（2）性腺母细胞瘤：与性腺母细胞瘤不同，该肿瘤的性索源性细胞也出现核分裂像。该患者解剖结构、表型和基因型均正常。

5. 预后　预后较好。对于伴转移的病例，应进行更广泛的外科手术，并在手术后进行常规的化疗。

五、混合性（杂类）恶性肿瘤

混合性（杂类）恶性肿瘤小细胞癌，高钙血症型、肺型小细胞癌、大细胞神经内分泌癌、肝样癌等。

（一）小细胞癌，高钙血症型（small cell carcinoma，hypercalcaemic type）

主要由小细胞构成的伴有高钙血症的未分化癌。典型者发生于年轻女性．2/3 的患者伴旁分泌性高钙血症。

1．大体所见　肿瘤体积常较大、实性为主，色灰白，出血、坏死和囊性变常见。

2．组织病理学　瘤细胞弥散性生长，也可呈小岛状、梁状或条索状，瘤细胞常形成滤泡样的腔隙，腔内含嗜酸性液性物质，瘤细胞胞质丰富，有明显的核仁。10% ~15% 的病例出现灶性的良性或恶性黏液性上皮细胞，部分病例组织内可见嗜酸性的大细胞

3．免疫组化　小细胞癌常呈 EMA +、NSE +、CgA +、Leu7 +，α-inhibin -。并不同程度地表达 vimentin 和 CK。

4．鉴别诊断　因为患者较年轻，且出现滤泡样的结构，需要与幼年型颗粒细胞瘤鉴别。有时也需要与成年型颗粒细胞瘤、淋巴瘤和其他可累及卵巢的小细胞恶性肿瘤鉴别。小细胞癌不表达 CD99，有助于与原始神经外胚层肿瘤的鉴别。

5．预后　1/3 患者为临床Ⅰa 期，并且在随访中无瘤生存。高于Ⅰa 期的患者几乎全部死亡。

（二）肺型小细胞癌（small cell carcinoma，pulmonary type）

发生于卵巢的与肺的小细胞癌相似的神经内分泌癌。典型者发生于绝经期后妇女，表现为盆腔或腹部包块。

1．大体所见　典型者体积较大，为实性，局部呈囊性。

2．组织病理学　肺型小细胞癌与发生于肺的小细胞相似，并常伴有表面上皮 - 间质性肿瘤，多为子宫内膜样癌。癌细胞核的染色质呈细点彩状，无核仁，细胞质稀少，核分裂像多见。

3．免疫组化　NSE 特征性的阳性，少部分病例 CgA 呈阳性。

4．鉴别诊断

（1）幼年型颗粒细胞瘤：该瘤 α-inhibin，而小细胞癌阴性。

（2）淋巴瘤：免疫组化可帮助鉴别。

5．预后　肿瘤呈高度恶性，无论临床分期如何，均呈侵袭性临床经过。

六、淋巴造血系统恶性肿瘤

淋巴造血系统恶性肿瘤主要包括恶性淋巴瘤和白血病。

（一）恶性淋巴瘤（malignant lymphoma）

恶性淋巴细胞肿瘤性增生，可为原发性或继发性。卵巢恶性淋巴瘤虽然不常见，但在女性生殖系统中卵巢是最常被累及的器官，发病高峰为 40 ~ 50 岁，但任何年龄都可发病。

1．大体所见　肿瘤体积较大，典型者有完整包膜。切面呈白色、褐色或灰红色，偶尔有灶性出血、坏死（图 2 - 3 - 59）。

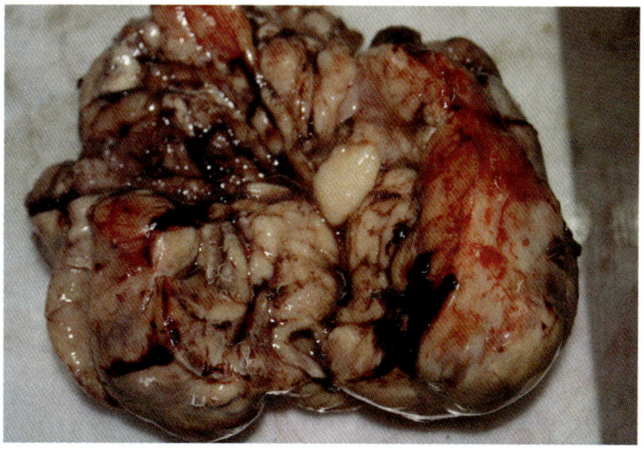

图 2 - 3 - 59　卵巢非霍奇金，弥散大 B 细胞型

肿瘤表面灰白色，较光滑，切面灰白色，质地较嫩

2．组织病理学　卵巢淋巴瘤与其他部位的淋巴瘤相似。肿瘤细胞更易于排列呈索状、岛状、偶尔形成滤泡样的结构并常有硬化性间质。部分病例卵巢的滤泡结构仍保留，而部分病例卵巢结构被完全破坏。

3．免疫组化　肿瘤细胞表达淋巴瘤的一系列相关标记。

4．鉴别诊断

无性细胞瘤：无性细胞瘤镜下形态有时和淋巴瘤相似，与淋巴瘤有时较难鉴别。仔细观察形态学特征和免疫组化淋巴瘤的标记及 PLAP 染色，是正确诊断的关键。其他可能与淋巴瘤混淆的肿瘤包括粒细胞肉瘤、未分化癌、高钙血症型小细胞癌及转移性乳腺癌。组织学特征和免疫组化淋巴瘤的标记可以鉴别这些肿瘤。

5. 预后　约 47% 的卵巢淋巴瘤患者在平均 5 年的随访中生存。

（二）白血病（leukaemia）

造血细胞发生的恶性肿瘤。卵巢白血病可为原发性或继发性，但后者更常见。

1. 大体所见　卵巢肿瘤较大，可为单侧或双侧性。典型者为实性、质地较软，呈白色、黄色或红棕色，偶尔为绿色，称之为绿色瘤。

2. 组织病理学　粒细胞肉瘤以弥散性生长方式为主，但有时瘤细胞局部可排列成假腺样或条索状。瘤细胞核染色质细、弥散，胞质丰富、强嗜酸性。若出现嗜酸性粒细胞则有助于诊断。

3. 免疫组化　肿瘤细胞 MPO、CD68、CD43、CD117 呈阳性。

4. 鉴别诊断　需要与淋巴瘤进行鉴别。淋巴瘤 LCA、CD20 或 CD3 呈阳性表达；白血病而免疫组化染色 MPO、CD68、CD43、CD117 呈阳性表达，二者可以鉴别。

5. 预后　预后较差。

七、继发性恶性肿瘤

（一）卵巢的转移性肿瘤（secondary tumours of the ovary）

卵巢外的原发瘤转移至卵巢的恶性肿瘤，包括邻近器官和组织直接蔓延到卵巢的肿瘤也属于同一范畴。然而，同时发生于子宫和卵巢的组织结构相似的肿瘤多数为独立发生。

1. 大体所见　70% 的卵巢肿瘤为双侧性，多为卵巢表面或卵巢实质内的实性结节，一般中等大小，多为肾形，表面灰白，较光滑。切面质实，灰白或灰红色，湿润，水肿，常见囊性变及出血坏死灶。卵巢可轻度增大至直径 >10cm。

2. 组织病理学　若发现卵巢表面有种植性、多结节肿瘤或血管内瘤栓时，有助于卵巢转移性肿瘤的诊断，可能通过腹腔或血路转移至卵巢。根据原发性肿瘤的部位不同，卵巢转移性肿瘤的组织学表现也不同（图 2-3-60）。

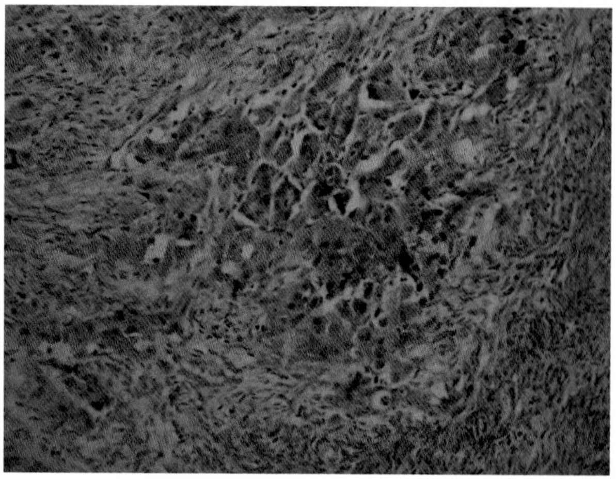

图 2-3-60　卵巢转移性低分化腺癌

卵巢间质内见有转移性低分化腺癌低分化腺癌细胞巢

3. 免疫组化　用于转移性肿瘤的免疫组化包括 CK、CEA、CK7、CK20、LCA 等。

4. 鉴别诊断　有时，转移性肿瘤与卵巢原发性肿瘤相似。转移性结肠腺癌与子宫内膜样癌的鉴别诊断，包括前者腺腔内出现坏死碎片及灶性腺体坏死，偶尔可出现杯状细胞，且无鳞状分化。转移性结肠腺癌细胞的非典型性比子宫内膜样癌明显。

转移性肿瘤也可与卵巢原发性黏液性肿瘤相似。支持转移性肿瘤的特点为双侧性、卵巢表面种植，瘤细胞在增生的纤维间质中不规则地浸润，呈单细胞、印戒细胞、血管浸润。

卵巢透明细胞腺癌可出现印戒细胞成分，与卵巢 Krukenberg 瘤相似，然而，若出现特征性的囊状结构、鞋钉样细胞、间质透明变性、嗜酸性分泌物都有助于卵巢透明细胞腺癌的诊断。

原发性或转移性黏液性类癌，可含有大量的印戒细胞。然而，在卵巢原发性黏液性类癌除类癌成分外常出现畸胎瘤成分。

5. 预后　卵巢的转移性肿瘤常为肿瘤播散的晚期阶段，并发现其他部位的转移瘤，因此，预后很差。

第四节　输卵管和阔韧带恶性肿瘤

输卵管恶性肿瘤包括恶性上皮性肿瘤、上皮间叶混合性恶性肿瘤、软组织恶性肿瘤、生殖细胞恶性肿瘤、滋养层细胞恶性肿瘤、淋巴组织和造血组织恶性肿瘤、转移性恶性肿瘤。

阔韧带恶性肿瘤包括恶性上皮性肿瘤、间叶性恶性肿瘤、转移性恶性肿瘤。

本节只论述输卵管恶性上皮性肿瘤及中肾管残件恶性肿瘤。

一、输卵管恶性上皮性肿瘤

输卵管上皮恶性肿瘤包括浆液性腺癌、黏液性腺癌、子宫内膜样腺癌、透明细胞腺癌、移行细胞癌、鳞状细胞癌、未分化癌。

输卵管癌（carcinoma of the fallopian tube）：输卵管黏膜的恶性上皮性肿瘤常有腺性分化。原发于输卵管上皮的癌必须位于输卵管内或伞端，并且子宫和卵巢无肿瘤或与输卵管肿瘤类型明显不同。原发于输卵管罕见，占生殖系统恶性病变的0.3%～1.1%，易患因素与卵巢癌相似。最常见的输卵管肿瘤是腺癌。

1. 大体所见　癌肿多数为单侧性，约1/3的病例为双侧性。肿块大小不一，最大可达10cm以上。受累输卵管外貌呈现弥散性肿胀或硬结状增粗，类似积水或积血。局部有明显肿物。位于输卵管远端的肿瘤可穿透伞端。切面观察，腺癌一般质软、灰红色、绒毛状或息肉状。

2. 组织病理学　最常见为浆液性腺癌，其他类型包括黏液性腺癌、子宫内膜样腺癌、透明细胞腺癌、移行细胞癌、未分化癌、分泌激素的癌。少数输卵管癌为不常见的肿瘤类型，包括鳞状细胞癌（图2－3－61）、腺鳞癌等。

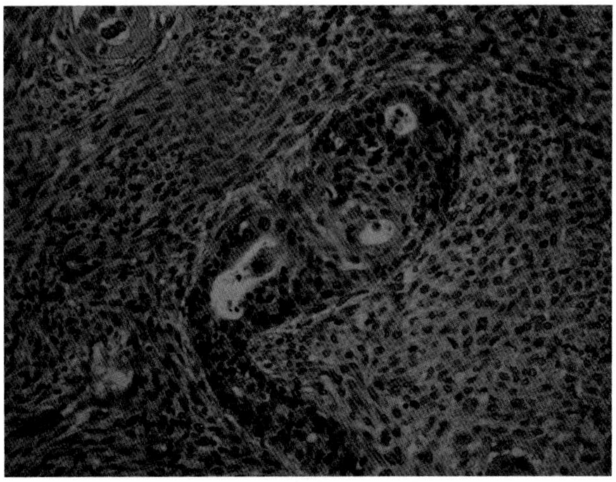

图2－3－61　输卵管中分化鳞状细胞癌

肿瘤组织内见有鳞状上皮细胞巢，细胞异型性明显

目前依据组织学分化程度将浆液性腺癌分为3级：

Ⅰ级：肿瘤分化较好，呈分支乳头状，乳头覆以单层或多层异型上皮，呈柱状，或立方状，细胞大小不等，核浓染，核分裂像少见。

Ⅱ级：分化程度较乳头型癌低，癌组织形成乳头和腺管状结构。癌细胞异型间变明显，核分裂像增多，常侵犯输卵管壁。

Ⅲ级：为分化程度最差的一型癌。癌细胞排列成实性条索或片块状，某些区域呈现腺泡状结构。癌细胞间变及异型性明显，可出现巨细胞，核分裂像易见，并可见病理性核分裂像。管壁浸润并常侵犯淋巴管。

3. 免疫组化　输卵管癌一般表达CK、EMA、CEA等。

4. 鉴别诊断

（1）输卵管上皮增生：慢性炎症或结核性输卵管炎，黏膜上皮可增生，有的呈乳头状或腺瘤样，可与高分化乳头状癌混淆。但这种增生细胞分化良好，无异型间变，也无核分裂像。结核性炎症，多能发现特殊的结核性病变。而浆液性腺癌，可见细胞异型性，并能见到肌层组织浸润。

（2）输卵管原发癌与继发癌鉴别：原发癌病灶多存在于输卵管腔内，继发癌主要位于浆膜层或肌层以及输卵管系膜内，黏膜上皮基本完整；原位癌早期病变可找到正常黏膜上皮到癌组织的移行过渡形态改变，大多数能看到乳头状结构，肌层病灶多为散在分布；而继发癌多由卵巢、宫内膜及胃肠道等处扩散而来，癌组织形态结构与原发部位的癌肿结构相似。根据形态特点，结合临床病史一般可查出原发癌。

5. 预后　外科分期是独立预后因素，决定了是否进行辅助治疗。位于输卵管伞端的Ⅰ期癌比位于非输卵管伞端的Ⅰ期癌预后差。

二、子宫韧带恶性肿瘤

阔韧带恶性肿瘤包括上皮性恶性肿瘤、其他恶性肿瘤中的中肾管残件恶性肿瘤、间叶性恶性肿瘤、转移性恶性肿瘤。

中肾管残件恶性肿瘤（wolffian adnexal tumour）可能来源于中肾管，有多种上皮结构的肿瘤。中肾管肿瘤主要发生在阔韧带内，也可为突出于阔韧带上的息肉状病变。患者年龄15～81岁，大多表现为单侧附件肿物。超声检查显示肿物界限不清。

1. 大体所见　肿瘤主要为实性，直径0.5～18cm，切面含有大小不等的囊腔，棕黄色至灰白色，质硬或韧，偶尔有出血坏死区。

2. 组织病理学　肿瘤由弥散实性和筛状囊性结构混合构成，大部分病例以实性结构为主。弥漫性实性区有紧密排列的椭圆形至梭形细胞增生，形成紧密排列的管状结构，管周有基底膜，有数量不等的纤维间质分隔或完全没有分隔。中空小管排列成网状或支持细胞样结构，细胞为立方形或低柱状，有少量嗜酸性胞质，细胞核为圆形或梭形，大小一致。筛状区含有大小不等的囊腔，构成囊腔的细胞为扁平形。大多数肿瘤细胞无异型性和核分裂像。

3. 免疫组化　肿瘤细胞大多数类型的角蛋白及vimentin、calretinin、α-inhibin和CD10经常阳性。

4. 鉴别诊断　主要应与支持细胞瘤、支持间质细胞瘤以及高分化子宫内膜样癌鉴别。有筛状结构，无间质细胞，支持为中肾管肿瘤，而不是上述肿瘤。ER和PR免疫组化阴性可以把中肾管肿瘤与高分化子宫内膜样癌区分开，因后者ER和PR阳性，但ER和PR阳性并不能完全排除中肾管肿瘤的可能性。

5. 预后　肿瘤分期、细胞异型性和分裂指数是提示肿瘤侵袭性的重要参数。必须对患者进行密切随访。大约10%病例复发或转移。

参考文献

[1] Teefey SA, Stahl JA, Middleton WD, et al. Local staging of endometrial carcinoma: comparison of transvaginal and intraoperative sonography and gross visual inspection [J]. AJR Am J Roentgenol, 1996, 166 (3): 547－552.

[2] Missaoui N, Trabelsi A, Landolsi H, et al. Cervical adenocarcinoma and squamous cell carcinoma incidence trends among Tunisian women [J]. Asian Pac J Cancer Prev, 2010, 11 (3): 777－780.

[3] Buranawattanachoke S, Leelahakorn S, Tangjitgamol S, et al. Comparison between clinical and surgical staging for endometrial cancer in Thailand [J]. Asian Pac J Cancer Prev, 2009, 10 (4): 685－690.

[4] D'Angelo E, Prat J. Classification of ovarian carcinomas based on pathology and molecular genetics [J]. Clin Transl Oncol, 2010, 12 (12): 783－787.

[5] Maeda D, Ota S, Takazawa Y, Ohashi K, et al. Mucosal carcinoma of the fallopian tube coexists with ovarian cancer of serous subtype only: a study of Japanese cases [J]. Virchows Arch, 2010, 457 (5): 597－608.

[6] Lengyel E. Ovarian cancer development and metastasis [J]. Am J Pathol, 2010, 177 (3): 1053－1064.

[7] Fattaneh A, Tavassoli, Peter D. Pathology & Genetics of Tumours of the Breast and Female Genital Organs [M]. IARC Press: lyon, 2003: 113－257.

（中山大学附属第三医院　唐录英　金　亦　周　静）

第四章 腹膜和腹膜后恶性肿瘤病理诊断

第一节 腹膜恶性肿瘤

一、恶性腹膜间皮瘤

腹膜间皮来源于中胚层，具有多潜能双向分化的特征，所以恶性腹膜间皮瘤（malignant peritoneal mesothelioma）形态多样。

1．大体所见 恶性腹膜间皮瘤的主要生长方式为沿着腹膜表面和间皮下的组织间隙增生扩展，一般为腹膜的弥散性增厚，常伴有大小不一的肿物，也可表现为散在腹膜壁层和输卵管、子宫等盆腔器官表面的灰白色小结节，切面灰白色或灰红色，质韧或质脆。

2．组织学类型 恶性腹膜间皮瘤有上皮样型、肉瘤样型和混合型。

（1）上皮样型：是恶性间皮瘤最常见类型。主要由大小不等腔隙及腺腔样、乳头样结构构成，腔隙内被覆单层扁平或立方上皮细胞。瘤细胞体积大，胞浆嗜酸性，核呈空泡状，有核仁，核分裂随着肿瘤分化程度而定，分化越低，核分裂越多（图2－4－1A、B）。上皮样型中一种特殊类型为未分化的小细胞恶性间皮瘤，由单一的小圆形、大小较一致的瘤细胞组成，成片、成巢排列，间质见有薄壁的血管及疏松的结缔组织。HE切片，很难与小细胞恶性肿瘤如神经母细胞瘤、淋巴瘤等鉴别。需免疫组化染色协助诊断。小细胞间皮肉瘤 CK＋、vimentin＋、NSE－、LCA－，而神经母细胞瘤 CK－、vimentin＋、NSE＋，淋巴瘤 CK－、vimentin＋、LCA＋。

（2）肉瘤样型：少见，主要由梭形细胞呈弥散排列，部分区域细胞稀疏，部分区域细胞致密，细胞异型性明显，似纤维肉瘤，部分有骨和软骨化生，多取材可找到上皮样分化的结构。

（3）混合型：由以上两种瘤组织即上皮样和类似纤维肉瘤的成分混杂组成。

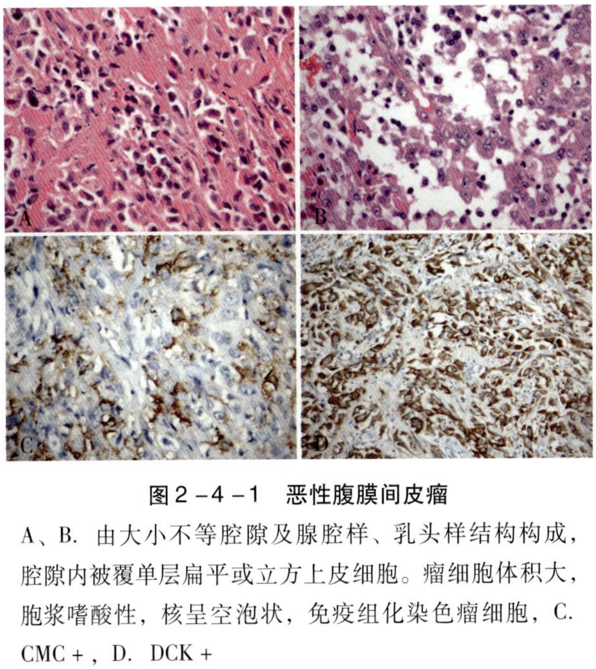

图2－4－1 恶性腹膜间皮瘤

A、B．由大小不等腔隙及腺腔样、乳头样结构构成，腔隙内被覆单层扁平或立方上皮细胞。瘤细胞体积大，胞浆嗜酸性，核呈空泡状，免疫组化染色瘤细胞，C．CMC＋，D．DCK＋

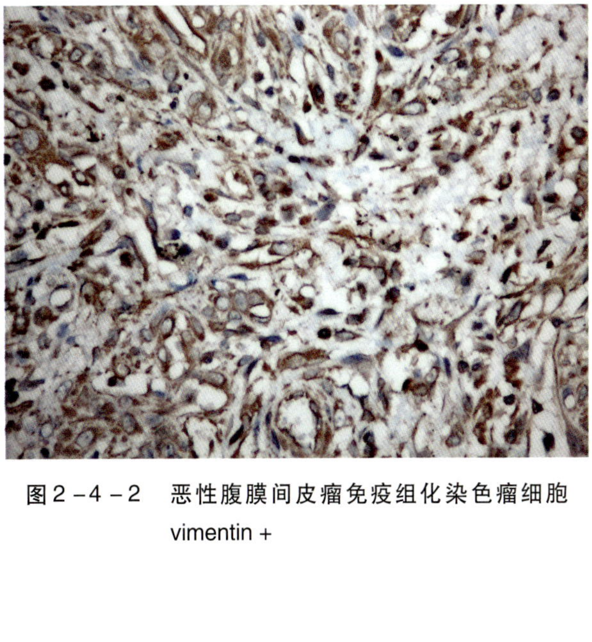

图2－4－2 恶性腹膜间皮瘤免疫组化染色瘤细胞 vimentin＋

3. 鉴别诊断及免疫组化　主要要与腹膜良性间皮瘤、转移的腺癌、纤维肉瘤等肉瘤鉴别。

（1）恶性间皮瘤与腺瘤、良性间皮瘤的鉴别：增生的细胞无异型性、缺乏双向性分化和浸润性生长的特点；恶性间皮瘤的瘤细胞具有双向分化，即有上皮样结构，又有梭形细胞肉瘤样结构，并见这两者之间有互相过渡现象；腺癌无此特点。免疫组化同时表达CK（图2－4－1D）、vimentin（图2－4－2），MOC－31（epithelial-related antigen）间皮瘤为阴性，而腺癌为阳性；calretinin（钙结合蛋白）表达于正常、增生间皮和间皮瘤细胞，间皮瘤细胞的上皮型及梭形细胞型均表达，但梭形细胞型表达较弱，而上皮细胞、腺癌细胞一般不表达；mesothelial cell（MC）仅对上皮型恶性间皮瘤或混合型间皮瘤中的上皮样成分呈阳性反应（见图2－4－1C），而对梭形细胞型间皮瘤呈阴性反应，MC对恶性间皮瘤（尤其是上皮型）的诊断有较高的敏感性和特异性。需要指出的是，MC对肺腺癌及转移性腺癌亦可呈阳性反应，但其阳性表达主要位于胞浆，少部分伴有胞膜阳性，间皮瘤多为胞膜阳性。MC的阳性定位对鉴别间皮瘤与腺癌具有重要的诊断价值。

（2）肉瘤样型的间皮瘤常与纤维肉瘤、恶性神经鞘瘤、滑膜肉瘤等鉴别。需结合形态学及免疫组化结果综合考虑。

4. 预后　预后不良。

二、腹膜原发性癌

过去因对腹膜原发性癌（primary tumors of the peritoneal）缺乏认识，多数病例都以“卵巢癌腹腔广泛转移”诊断而漏诊，近10多年来对本病有了一些认识，其发病率不似以前想象罕见，多发生于老年人。

1. 大体所见　腹腔内大量腹水，腹膜表面、内脏表面皆满布多发瘤结，呈颗粒、结节状，粟粒等，肝表面、膈面亦伴有粟粒样结节，但卵巢正常或浅表侵犯，大网膜可受累挛缩呈饼块状。

2. 组织病理学　多为浆液性乳头状囊腺癌，似来自卵巢上皮癌，含大量沙砾体，少数为透明细胞癌。最近美国妇科肿瘤组织（GOG）定出病理诊断标准如下：卵巢外之病灶体积必须大于双侧卵巢受累的病灶；镜下卵巢病变必须有以下所见之一：卵巢无病变存在或肿瘤仅限于卵巢表面，无间质浸润；卵巢表面受累及其间质受累者，必须在5mm×5mm以内。肿瘤组织学和细胞学特征必须是浆液性为主，与卵巢浆液性乳头状囊腺癌相同或相似，而分化程度不等。来源：尚有争议，目前有两种学说：①来源于胚胎性腺迁移路径上残留的卵巢组织恶变；②腹腔上皮与卵巢上皮源于同一间胚叶，均来自胚胎体腔上皮，具有苗勒管分化趋向的潜能，称为第二苗勒系统（SMS）。SMS日后受某种刺激而成癌。故而腹膜癌与卵巢上皮性癌很相似：发病年龄皆为老年妇女；症状如卵巢上皮性癌Ⅲ～Ⅳ期；肿瘤播散部位：腹盆腔腹膜、膈面及内脏表面等；组织学类型，浆液性乳头状囊腺癌最多见，含大量沙砾体；腹膜癌患者与卵巢癌一样，血清CA125阳性表达。

3. 免疫组化及鉴别诊断　腹膜原发性癌CEA多阳性，角蛋白阳性、vimentin阴性或弱阳性，证实为癌而不支持间皮肿瘤。在排除卵巢原发癌的转移的情况下，再需排除其他部位癌转移到盆腔。

三、腹膜转移性肿瘤

腹膜转移性肿瘤（metastatic tumour of the peritoneal）包括腹膜转移性癌、腹膜假黏液瘤和腹膜神经胶质瘤病（gliomatosis peritonei）。

1. 腹膜转移性癌　腹膜广泛癌转移结节的形成，大都由于腹腔器官的癌累及浆膜后，脱落的癌细胞直接种植腹膜结果，癌种植结节最多见于盆腔内腹膜，主要由卵巢囊腺癌、胃癌或结肠癌，少见的有子宫癌、膀胱癌、前列腺癌、肾癌等。

病理学特征：由大小、形态不一的灰白色结节所构成，镜下在纤维、脂肪组织中见成巢、索状癌细胞组成，有向腺样分化的趋势，分化低时很难区分其来源，免疫组化可协助诊断，有时结合原发部位来考虑。

2. 腹膜假黏液瘤　与“阑尾恶性肿瘤”中所述“腹膜假黏液瘤”相似，但细胞的异型性更明显，淋巴结转移更常见。

3. 腹膜神经胶质瘤病　罕见，为卵巢实性畸胎瘤合并神经胶质组织的腹膜种植现象。多见于年轻患者，原发性卵巢畸胎瘤体积大，实性，包膜不完整或已破裂，与邻近的脏器粘连。镜下所见：畸胎瘤含有3个胚层多种组织成分，未成熟组织以神经外胚层组织多见，可有原始神经上皮结构和胶质母细胞瘤或髓母细胞瘤样结构。腹膜种植结节为质硬、灰白色结节，粟米大小，弥散分布腹膜和脏器表面。结节由单一的神经胶质组织（星形细胞）构成，GFAP、S－100为阳性。预后比转移癌要好。

第二节　腹膜后恶性肿瘤

腹膜后原发性肿瘤非常少见，主要分为4种基本类型：间叶性肿瘤、尿生殖源性肿瘤、神经源性肿瘤、生殖细胞源性肿瘤。

一、间叶组织恶性肿瘤

（一）脂肪肉瘤

腹膜后脂肪肉瘤发病率仅次于大腿，年龄大于50岁，儿童少见，好发于肾周围，发生于盆腔罕见。

1. 大体所见　腹膜后的脂肪肉瘤由于发现比较晚，所以肿块较大，分叶状或结节状，也可为圆形或卵圆形。大部分有包膜，易剥离，但常浸润邻近组织。切面，因组织类型不同而变化，从灰黄色至灰白色，质嫩，黏液型，切面胶冻状。可伴有出血和坏死及囊性变。

2. 组织病理学　本瘤的细胞复杂多样，有不同分化程度的脂肪母细胞，分化成熟的脂肪细胞，以及未分化的间叶细胞。去分化脂肪肉瘤既有分化好的脂肪肉瘤，又有去分化的其他类型的肉瘤（图2－4－3）。类型分为分化良好型、黏液样型、圆形细胞型、多形性细胞型和混合型。详见软组织肿瘤的有关项下。

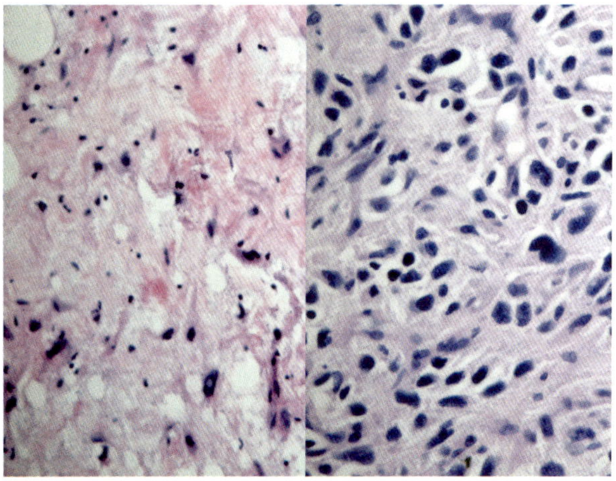

图2－4－3　腹膜后去分化脂肪肉瘤

A为分化好的脂肪肉瘤　B去分化的分化差肉瘤

3. 鉴别诊断　分化良好型的脂肪肉瘤分为脂肪瘤样型、硬化型和炎症性型，要与脂肪瘤等鉴别。

（1）脂肪瘤样型脂肪肉瘤要与脂肪瘤相鉴别：前者大体与脂肪瘤相似有包膜、分叶状，灰黄色、质软，但部分包膜不完整，易复发；镜下由大量成熟的脂肪细胞构成，并常被纤维结缔组织分隔成小叶状，在成熟的瘤细胞间和纤维间隔中有散在的灶性异型性的多空泡的或怪异的脂肪母细胞，可与脂肪瘤鉴别。

（2）黏液型脂肪肉瘤要与软骨样脂肪瘤鉴别：黏液型脂肪肉瘤由单一的梭形或星形细胞构成，其胞界不太清楚，似浸泡于丰富的黏液样基质中，核小、浓染，核分裂少见，基质中常见到丛状的毛细血管增生，为此瘤的显著特点；而软骨样脂肪瘤为假肉瘤样脂肪瘤，其中有软骨样灶，细胞有一定的异型性，但基质中无丛状的毛细血管增生。

（3）多形性脂肪肉瘤要与多形性脂肪瘤鉴别：前者肉眼灰黄色偏白，质嫩，呈浸润性生长，无包膜；镜下由成片多形性的怪异细胞构成，核大、深染、有较多的核分裂，瘤巨细胞较多见；多形性脂肪瘤包膜完整，质软、灰黄色，镜下细胞的异型性不如前者，无病理性核分裂。

4. 预后及转移　常转移于腹膜，形成大量的瘤结节，其次为肝、肺等，预后不佳，易复发。具体就组织分型不同预后也不同，脂肪瘤样型、黏液型及硬化型预后较好，而去分化型、圆形细胞型和多形性型预后差。

（二）横纹肌肉瘤

较少见，常为胚胎性和多形性横纹肌肉瘤，前者多见婴儿和儿童，后者多见于老年人。

1. 大体所见　由于肿瘤位于腹膜后，无明显症状，多不易早期发现，所以肿瘤较大，境界较清楚，但无明显包膜，呈浸润状态；切面，横纹肌肉瘤多为灰红色，部分为黏液样改变，有出血和坏死。

2. 组织病理学　胚胎性横纹肌肉瘤主要由原始小圆形细胞和不同分化的横纹肌母细胞以不同比例组成。此型十分相似于妊娠7~12周的胎儿骨骼肌的发育程度。瘤细胞分布疏密不均，富于细胞密集区与瘤细胞稀少的黏液样区相交替存在。

多形性横纹肌肉瘤是一种少见的主要发生于中老年人，在四肢尤其大腿多见，腹膜后罕见。肿瘤组织由各种不同分化程度的横纹肌母细胞组成，其中以发育后期的梭形肌母细胞为主要成分。多形性、异形性明显，排列紊乱。可见带状细胞、串珠状细胞、球拍状细胞等，胞浆内易见纵纹，而横纹少见，核分裂像易见。

3. 鉴别诊断　胚胎性横纹肌肉瘤应与黏液瘤、黏液肉瘤、黏液样型脂肪肉瘤、淋巴瘤或神经母细胞瘤相鉴别；多形性横纹肌肉瘤应与恶性纤维组织细胞瘤、多形性脂肪肉瘤等多形性肿瘤鉴别。横纹肌肉瘤的病理学特征如上所述，免疫组化 desmin +、MyoD1 +、myoglobin +、myogenin + 可协助诊断。

4. 预后　胚胎性横纹肌肉瘤早期病人5年生存率可达80%以上，晚期常发生血道转移，预后差。多形性横纹肌肉瘤恶性度高，术后易于复发和转移，预后差。

（三）恶性纤维组织细胞瘤/未分化多形性肉瘤

目前普遍认为恶性纤维组织细胞瘤形态结构可见于多种低分化恶性肿瘤，而且没有真性组织细胞分化的证据，2002年版WHO软组织肿瘤把它分为多形性恶性纤维组织细胞瘤/未分化高级别多形性肉瘤、巨细胞恶性纤维组织细胞瘤/伴有巨细胞的未分化多形性肉瘤、炎症性恶性纤维组织细胞瘤/伴有明显炎症反应的未分化多形性肉瘤3种类型。把原来的黏液型恶性纤维组织细胞瘤归为黏液性纤维肉瘤；血管瘤样恶性纤维组织细胞瘤归为具有低度恶性的血管瘤样纤维组织细胞瘤。

未分化高级别多形性肉瘤、伴有巨细胞的未分化多形性肉瘤最常发生于四肢、躯干等深部软组织。而伴有明显炎症反应的未分化多形性肉瘤最常发生部位是腹膜后。

1. 组织学病理学　未分化多形性肉瘤是经充分取材和谨慎使用各种辅助检查手段之后，作出一种排除性诊断。肿瘤细胞及细胞核有明显多形性，常伴有奇异肿瘤巨细胞，并混合有数量不等的梭形细胞和圆形组织样细胞，胞质可为泡沫状细胞，排列呈席纹状和车辐状，间质内有多少不等的炎症细胞（图2-4-4）。3种类型各种成分的比例不同，未分化高级别多形性肉瘤细胞的多形性明显；伴有巨细胞的未分化多形性肉瘤间质内有明显破骨细胞性巨细胞反应；伴有明显炎症反应的未分化多形性肉瘤含有片状黄色瘤样细胞和大量炎症细胞浸润。

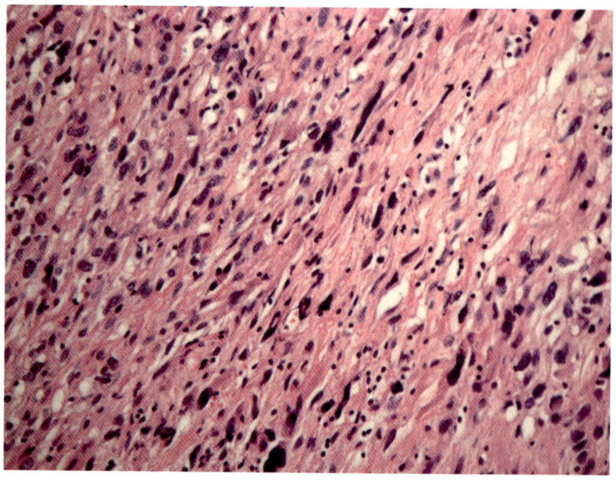

图2-4-4　腹膜后未分化多形性肉瘤

肿瘤细胞及细胞核有明显多形性，伴有奇异肿瘤巨细胞，弥散排列

2. 免疫组化　CD68、vinentin 可阳性，可阴性，当向平滑肌肉瘤分化，SMA +、desmin +，当去分化为去分化脂肪肉瘤时 S-100 +。

3. 鉴别诊断　排除性诊断，当肿瘤异型性明显，并向多种肿瘤方向分化，要考虑此肿瘤。

4. 预后　肿瘤易复发和转移，预后差。

（四）平滑肌肉瘤

软组织平滑肌肉瘤以发生于腹膜后（包括骨盆）为最多见，一般发生于中老年患者，也可见年轻人，甚至儿童。

1. 大体所见　位于腹膜后的平滑肌肉瘤一般比位于其他部位的大，一般为鱼肉状，灰红色或灰白色，可呈旋涡状。较大的病变常有出血和坏死、囊性变，边界清楚或浸润周围脏器。

2. 组织病理学　结构与平滑肌瘤相似，但核的异型性和多形性明显，核分裂多见，常见出血和坏死。偶尔肿瘤内除有典型的平滑肌肉瘤结构外，向有非特异性、低分化的肉瘤区，有时伴有骨肉瘤或横纹肌肉瘤，称去分化平滑肌肉瘤。

3. 免疫组化　平滑肌肉瘤表达 SMA、desmin、h-caldesmon，去分化区域 SMA、desmin -。

4. 鉴别诊断　要与平滑肌瘤、恶性神经鞘瘤、未分化多形性肉瘤等鉴别。平滑肌瘤细胞的异型性和核分裂不如平滑肌肉瘤明显，无出血和坏死。恶性神经鞘瘤与平滑肌肉瘤形态学相似，但免疫组化染色恶性神经鞘瘤不表达 SMA、desmin、h-caldesmon，而表达 S-100、髓碱性蛋白。未分化多形性肉瘤一般不表达 SMA、desmin、h-caldesmon。

（五）血管肉瘤

又称恶性血管内皮瘤，多发于下肢深层肌肉内，很大一部分发生于腹腔。

1. 组织病理学　病变为多结节性出血性肿块，直径约为 3cm 大小。镜下所见：在脂肪组织中散在大小不等的结节，细胞的形态从梭形至上皮样不等。因此血管肉瘤的一个极端可类似纤维肉瘤或 Kaposi 肉瘤，而另一个极端则类似于未分化癌。肿瘤内既有上皮样区又有梭形细胞去，上皮样区由大圆形细胞构成，核分级相对高，细胞排列呈片、小巢、条索或原始血管结构。这些肿瘤性血管形状不规则，通过血窦结构互相连通，并破坏浸润周围组织。有些区域的血管可衬覆单层变薄的肿瘤性内皮细胞，有些区域血管的肿瘤性内皮细胞过多，形成出芽、突起或乳头，肿瘤内存在着弥漫性出血，甚至呈慢性血肿样改变。

2. 免疫组化　为诊断的一种重要辅助手段，尤其对难以辨认的低分化的血管肉瘤。可表达 von willebrand 因子、CD31 和 CD34。目前主要用 CD31 和 CD34，CD31 有相对高的敏感性和特异性，对任何类型的血管肉瘤病例约有 90% 阳性，有 1/3 的血管肉瘤表达细胞角蛋白 CK，尤其是上皮样型血管肉瘤。

3. 鉴别诊断　血管肉瘤要与梭形细胞肉瘤、上皮样肿瘤如纤维肉瘤、胃肠道间质瘤、低分化癌等鉴别，还要与良性的血管内皮细胞瘤鉴别。血管肉瘤除了有自己形态学特点，免疫组化染色表达 CD31 和 CD34。纤维肉瘤不表达 CD31 和 CD34；胃肠道间质瘤表达 CD117 和 CD34，而 CD31 为阴性；低分化癌 CK 为阳性，但不表达 CD31 和 CD34。良性的血管内皮细胞瘤的细胞异型性不明显，核分裂少见，侵袭性不明显。

4. 预后　血管肉瘤具有高度的侵袭性，约 1/5 病例局部复发，约一半病例可能在诊断 1 年后死于转移，一般转移到肺、淋巴结、骨等。

（六）恶性间叶瘤

腹膜后恶性间叶瘤罕见，本瘤大多数不是由良性间叶瘤恶变而来，而是一开始就是为恶性。多见于成年人。

1. 大体所见　多形成较大的肿块，可有完全的包膜或部分包膜，切面和质地、色泽不一，可见灶性坏死及囊性变。

2. 组织病理学　是一种混合性肉瘤，由两种或两种以上互不相关的间叶组织肉瘤组成，其成分包括平滑肌肉瘤、骨肉瘤、软骨肉瘤、多形性未分化肉瘤或血管肉瘤等。由于纤维肉瘤、黏液肉瘤及血管外皮瘤成分常见于其他间叶性恶性肿瘤中，因此不算作此瘤的一部分，如含有血管外皮瘤样结构的间质瘤和含有黏液肉瘤样结构的脂肪肉瘤，不能称为恶性间叶瘤，应该多取材，全面观察肿瘤的结构。

3. 预后　本瘤生长迅速，术后常复发，并常发生转移，对放疗和化疗都不敏感。

二、尿生殖源性肿瘤

恶性混合性苗勒瘤（malignant mixed müllerian tumor）：本瘤罕见，多见于腹膜后，也可发生于盆腔间隙及大网膜等处。大多见于女性，偶见于男性。本瘤来自苗勒管残余。

1. 病理学特点　肿物可为囊性、囊实性及实性，部分囊内有大小不等的乳头状结构，在盆腔者，可形成葡萄状肉瘤样外观。镜下多呈癌肉瘤结构，即由癌和肉瘤呈不同比例混合而成。肿瘤上皮成分有多种，可有子宫内膜、宫颈黏膜腺体结构，及卵巢黏液性或浆液性腺瘤样结构，甚至可出现鳞状上皮。其恶性成分可有子宫内膜腺癌或乳头状腺癌结构，偶有透明细胞癌的结构。间质包括同源性成分，如结缔组织、平滑肌或异源性成分如骨、软骨及横纹肌等，表现为平滑肌肉瘤、骨肉瘤或横纹肌肉瘤。

2. 鉴别诊断　要与转移癌、未成熟畸胎瘤鉴别，转移癌通常只见恶性上皮成分，不见肉瘤成分，但与女性生殖道转移来的癌肉瘤较难鉴别。未成熟畸胎瘤含有 3 个胚层的衍生组织；而恶性混合性苗勒瘤瘤细胞具有多能性性质，可分化呈以上所述的癌及肉瘤样结构，有时较难区分。

三、神经源性肿瘤

腹膜后神经源性肿瘤较多见，恶性者包括恶性神经鞘瘤、交感神经母细胞瘤及纯形态学难定良恶性的副节瘤。

（一）恶性神经鞘瘤

恶性神经鞘瘤很少见，多发生在成人和老人，儿童和青少年少见。肢体躯干为其好发部位，其次为深部软组织、腹膜后及纵隔等。

1. 大体所见　肿瘤呈球形或梭形，有假包膜，质硬，常和大、中型神经有粘连，切面有坏死和出血。

2. 组织病理学　瘤细胞呈梭形，胞质丰富，红染，核卵圆或梭形，有明显异型性，有时见巨核或多核，核分裂像多见；排列成条索状，有时呈羽毛状，偶或呈栅栏状或网状结构，有时见致密区和疏松区，伴有出血和坏死灶。大约有少部分肿瘤内出现其他少见的组织形态，如上皮样、透明细胞、腺样、软骨、骨、肌肉、黏液、脂肪、神经内分泌和黑色素。分为：①上皮样恶性神经鞘瘤，瘤中出现上皮样或腺样细胞分化；②恶性腺型神经鞘瘤，瘤中出现腺体样结构，腺上皮内可出现分泌黏液的杯状细胞；③恶性蝾螈瘤，瘤中伴有较多量的横纹肌肉瘤成分，横纹肌细胞有典型横纹分化。

3. 免疫组化　大部分肿瘤细胞表达 S－100、nestin（一种中间丝状蛋白－神经巢蛋白，作为神经干细胞的特征性的生物学标记）。

4. 鉴别诊断　要与纤维肉瘤、平滑肌肉瘤鉴别。

纤维肉瘤常无包膜，较少出血和坏死，瘤细胞核两端稍尖，胞质和间质内胶原纤维较多，免疫组化染色不表达 S－100、nestin。

平滑肌肉瘤，瘤细胞内含有肌原纤维，对 PTAH 染成紫蓝色，三色染色着红色，不表达 S－100、nestin，而表达 SMA。

5. 预后　一般进展迅速，预后很差。

（二）交感神经母细胞瘤

又称神经母细胞瘤，多见于幼儿，发生于腹膜后的神经母细胞瘤仅次于肾上腺，居第二位。

1. 大体所见　肿瘤大小不一，部分有包膜，质软、灰棕褐色，常有出血。

2. 组织病理学　分 3 型即神经母细胞瘤；节细胞神经母细胞瘤，混合型；节细胞神经瘤。

（1）神经母细胞瘤型：又分未分化型、分化差型和分化型，主要由弥散分布的圆形或卵圆形瘤细胞组成，大小形状较一致，胞浆少，核深染，核分裂多见（图 2－4－5）。分化型者有丰富的 schwanni-

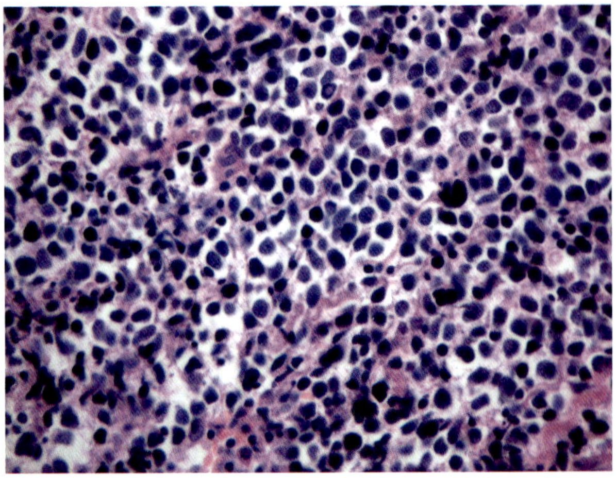

图 2－4－5　腹膜后神经母细胞瘤

由弥散分布的圆形或卵圆形瘤细胞组成，大小形状较一致，胞浆少，核深染，核分裂多见

an 的基质，不小于 5% 的母细胞向节细胞样细胞分化。

（2）节细胞神经母细胞瘤，混合型：巢状神经母细胞混合或随机地分布在节细胞神经瘤基质中。

（3）节细胞神经瘤：富于节细胞神经瘤基质内散在分布分化的神经母细胞和节细胞。

3. 免疫组化　瘤细胞表达 NSE、SYN、嗜铬粒蛋白。

4. 鉴别诊断　要与尤文肉瘤和淋巴瘤等小细胞肿瘤鉴别。从形态上及免疫组化方面来鉴别。

四、生殖细胞源性肿瘤

生殖腺外的生殖细胞源性肿瘤，比发生于生殖腺（卵巢和睾丸）者少见得多，大多见于前纵隔、腹膜后和骶尾部，偶尔可见于松果体、鼻咽、胸腺等处。腹膜后恶性生殖细胞源性肿瘤包括生殖细胞瘤、内胚窦瘤、绒毛膜上皮癌、恶性畸胎瘤等。

（一）生殖细胞瘤（germinoma）

原发于腹膜后的生殖细胞瘤即精原细胞瘤或无性细胞瘤，较少见。一般发生在 30～50 岁。

1. 大体所见　多为单个境界清楚的肿块，常有包膜，切面质实而脆，灰白色，常伴出血坏死，少数可见囊性变。

2. 组织病理学　肿瘤由大量大而一致的瘤细胞构成，细胞呈圆形、卵圆形或多角形，核大圆形居中，核仁明显，常见核分裂像，胞质丰富，透亮，界限清楚。瘤细胞排列成巢状或条索状。以纤维结缔组织分隔呈巢、片状，其中有数量不等的淋巴细胞和巨噬细胞浸润（图 2－4－6）。

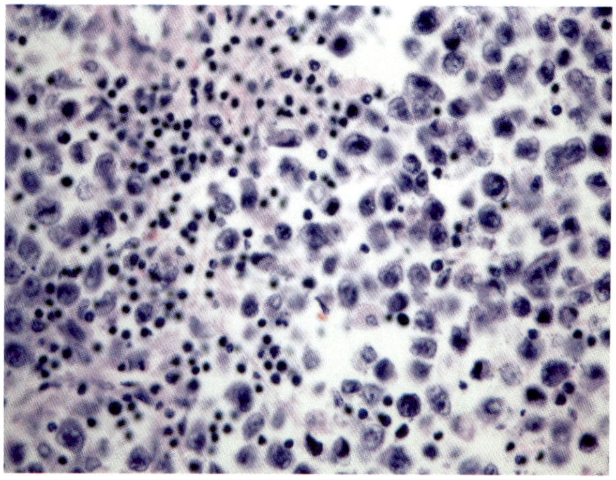

图 2－4－6　腹膜后生殖细胞瘤

肿瘤由大量大而一致的瘤细胞构成，细胞呈圆形、卵圆形或多角形，核大圆形居中，核仁明显，胞质丰富，透亮，界限清楚，其中有数量不等的淋巴细胞

3. 免疫组化　瘤细胞表达 vimentin、PLAP、CD117，而 CK、CD30 呈阴性。

4. 鉴别诊断　在诊断腹膜后原发性生殖细胞瘤，必须排除由生殖腺如睾丸和卵巢肿瘤转移而来的可能。还需要与转移性癌（如透明细胞性肾癌）、胚胎性癌、弥散性大 B 细胞恶性淋巴瘤等鉴别。

（1）透明细胞性肾癌：此肿瘤可出现胞浆透明、圆形或多角形细胞，排列呈巢状或腺管状，不似生殖细胞瘤松散排列，间质中也无散在的淋巴细胞浸润。免疫组化转移癌 CK +，而 PLAP、CD117 呈阴性。

（2）胚胎性癌：此癌细胞的异型性明显，不似生殖细胞瘤一致性，也无淋巴细胞浸润，免疫组化跟生殖细胞瘤相反 PLAP、CD117 呈阴性，而 CK、CD30 呈阳性。

（3）弥散性大 B 细胞恶性淋巴瘤：形态学易混淆，但免疫组化有很大的帮助，淋巴瘤 LCA +，而 PLAP、CD117 呈阴性。

（二）内胚窦瘤（endodermal sinustumour）

又称卵黄囊瘤，本瘤较少见，多发生于卵巢及睾丸，偶见腹膜后。

1. 大体所见　肿瘤无明显包膜，可浸润邻近的组织，切面质软、灰黄色，常有出血、坏死和液化区。囊性变可产生蜂窝样外观。

2. 组织病理学　由疏松的嗜碱性的黏液样基质、筛网状的微囊和迷宫样的裂隙构成特征性的网状结构，微囊和裂隙内衬扁平上皮（图 2－4－7）。细胞质含有 PAS 阳性的透明小体，也见有基底膜样物质，部分病例可见表面被覆上皮细胞的纤维血管乳头状结构，即所谓的 Schiller-Duval 小体。

3. 免疫组化　肿瘤细胞表达 AFP、CK、CD30。AFP 为卵巢囊瘤上皮性成分的特征性标记，但并非特异性，卵黄囊瘤 CK+，可将其与无性细胞瘤或精原细胞瘤鉴别，CD30 在卵黄囊瘤为灶性阳性，在胚胎性癌为弥散性阳性。

4. 鉴别诊断　卵黄囊瘤要与胚胎性癌、未成熟性畸胎瘤及转移性癌鉴别。

（1）胚胎癌：癌细胞以原始多形性大细胞为主，可伴嗜酸性透明球及滋养合体巨细胞，无 S-D 小体，多泡性卵黄囊结构，免疫组化 CD30、AFP 呈阳性，且 CD30 为弥散性阳性。

（2）卵巢未成熟型畸胎瘤：以神经上皮为主的 3 个胚层均能查见不同程度的幼稚组织，缺乏卵黄囊瘤所特有的 S-D 小体、网状结构及玻璃样体，肉眼为囊实性，有毛发、软骨等。

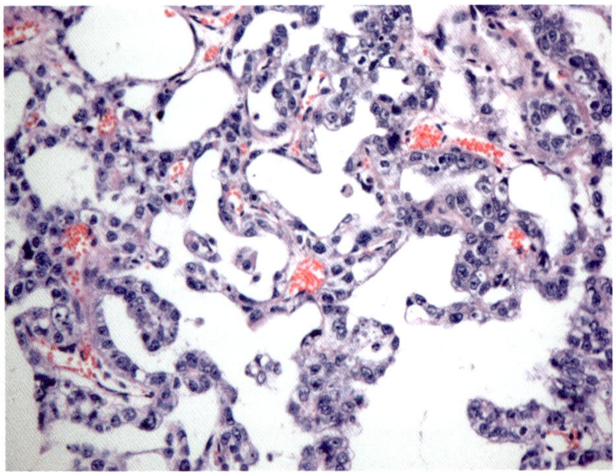

图 2-4-7　腹膜后内胚窦瘤

由疏松的黏液样基质、筛网状的微囊和迷宫样的裂隙构成特征性的网状结构。微囊和裂隙内衬扁平上皮

（三）未成熟畸胎瘤（immature teratoma）

未成熟畸胎瘤为含有数量不等的未成熟的胚胎性成分（通常为未成熟的原始神经外胚层）的畸胎瘤。

1. 大体所见　多为实性肿块，境界清楚，可有包膜，切面为斑驳状、灰褐色，可伴出血、坏死、囊性变。

2. 组织病理学　未成熟性畸胎瘤由数量不等的未成熟胚胎组织构成，多为神经外胚层菊形团或原始神经管，混合以不同比例的成熟组织。常可出现未成熟的间叶组织，为排列疏松的黏液样基质伴灶性未成熟软骨、脂肪、骨样组织和横纹肌组织。根据未成熟神经上皮的数量，将未成熟畸胎瘤分为 3 级。1 级：肿瘤中罕见未成熟神经上皮组织，任何切片不超过一个低倍镜视野（40×）；2 级：肿瘤中可出现未成熟神经上皮组织，但其比例在任何切片中占 1～3 个低倍镜视野（40×）；3 级：肿瘤中含有大量的未成熟神经上皮组织，但其比例在任何切片中 >3 个低倍镜视野（40×）。

3. 鉴别诊断　未成熟畸胎瘤要与囊性畸胎瘤恶变、卵黄囊瘤鉴别。

（1）囊性畸胎瘤恶变：为囊性肿瘤，发病年龄为中老年，镜下能见到鳞癌、腺癌及肉瘤成分。而未成熟畸胎瘤系实性肿瘤，多见于年轻人，镜下所见以神经外胚层占优势，并见原始神经管结构。

（2）卵黄囊瘤：此瘤与未成熟型畸胎瘤均发生于年轻人，前者能查见典型的 S-D 小体，网状结构，多泡性卵黄囊结构及玻璃体；而后者以神经外胚层为主，兼有各胚层的幼稚组织，特别能查见原始神经管结构。

4. 预后　肿瘤的预后与肿瘤的分级、分期有关。

五、其他少见肿瘤

（一）原发于腹膜后的黏液性囊腺癌（mucinous cystadenocarcinoma）

原发性腹膜后黏液性上皮增生，包括良性、交界性和恶性，与发生于卵巢的相似，但并非来自卵巢、胰、胆囊、等其他腹腔脏器。少见，排除转移性癌。

1. 病理学特点　肿瘤较大，呈囊状，囊肿可为单房或多房性，囊壁厚薄不等，其内充满黏液样物，部分呈菜花样突起，包膜不清。黏液性囊腺癌：上皮细胞呈复层或假复层排列或呈乳头状，瘤细胞有明显的异型性，核分裂多见，特别见有间质和包膜浸润。

2. 鉴别诊断　排除卵巢、胰、阑尾等处的黏液腺癌转移而来，结合临床手术所见。

（二）脑膜瘤（meningioma）

腹膜后脑膜瘤罕见，属于异位脑膜瘤。

1. 大体所见 肿瘤有包膜和边界不清，灰白色，切面灰白色或灰红色，质软或质韧，部分病例伴有灶性出血。镜下所见及分型见 WHO 神经系统肿瘤项下。

2. 免疫组化 脑膜瘤表达 EMA、vimentin，部分表达 S-100 及 CEA。

3. 鉴别诊断 由于此瘤不在好发部位，极易误诊为其他肉瘤，如上皮样平滑肌肉瘤、恶性神经鞘瘤、血管肉瘤等，需结合形态学及免疫组化结果综合考虑。

参考文献

[1] 罗成华，李荣，宋少柏，等. 原发性盆部腹膜外肿瘤 84 例的外科治疗 [J]. 中华外科杂志，2004，42（20）：1250-1253.

[2] 李铁钢，皮执民. 原发性腹膜后巨大肿瘤外科手术经验 [J]. 腹部外科，2001，14（3）：141-142.

[3] 郭澎涛，徐莹莹，鲁翀，等. 腹膜后脂肪肉瘤的生物学特性及其诊断和治疗 [J]. 中国实用外科杂志，2007，27（4）：289-292.

[4] Zhu KJ, Morris DL. Primary peritonectomy/HIPEC for disseminated peritoneal adenomucinosis achieves much lower recurrence rates and better survival than secondary procedures [J]. Surgeon, 2009, 7 (6): 345-350.

[5] Elnemr A, Yonemura Y, Shinbo M, et al. Primary retroperitoneal mullerian adenocarcinoma [J]. Rare Tumors. 2010, 2 (1): e6.

[6] Doglietto GB, Tortorelli AP, Papa V, et al. Giant retroperitoneal sarcomas: a single institution experience [J]. World J Surg, 2007, 31: 1047-1054.

[7] Bakker RFR, Stoot JHMB, Blok P, et al. Primary retroperitoneal mucinous cystadenoma with sarcoma-like mural nodule [J]. Virchows Arch , 2007, 451: 853-857.

[8] Fernández-Trigo V, Sugarbaker PH. Sarcomas involving the abdominal and pelvic cavity [J]. Tumori, 1993, 79 (2): 77-91.

[9] Mack LA, Temple WJ, Dehaas WG, et al. Groin soft tissue tumors-a challenge for local control and reconstruction: a prospective cohort analysis [J]. J Surg Oncol, 2004, 86 (3): 147-151.

[10] Kaku M, Ohara N, Seima Y, et al. A primary retroperitoneal serous cystadenocarcinoma with clinically aggressive behavior [J]. Arch Gynecol Obstet, 2004, 270 (4): 302-306.

[11] Sayer RA, Amundsen CL. Giant pelvic retroperitoneal leiomyoma arising from the rectal wall [J]. Obstet Gynecol, 2003, 101 (5 Pt 2): 1132-1134.

[12] Maneschg C, Rogatsch H, Bartsch G, et al. Treatment of giant ancient pelvic schwannoma [J]. Tech Urol, 2001, 7 (4): 296-298.

（中山大学附属第三医院 唐录英 金 亦 周 静）

第三篇　直肠肛管手术

第一章　保留自主神经的扩大直肠癌切除术——Miles 加双侧闭孔淋巴结清扫术

临床实践发现对于直肠癌及肛管癌而言，虽然实行了根治性切除并行淋巴结清扫，但术后依然存在会阴部或吻合口复发的情况。近 20 年来，直肠癌扩大根治术在减少局部复发率上明显优于根治性切除术。目前，直肠肛管癌扩大根治术包括以下含义：首先是彻底的病灶切除术；其次为彻底淋巴结清除术；最后为直肠全系膜切除术。彻底原发病灶切除重点在于肿瘤远切缘距离肿瘤下缘的距离，对于高、中分化直肠癌，遵循 3cm 切缘距离当无大误；低分化浸润性直肠癌最好达 5cm，必要情况下，应以挽救生命为首要目的。腹膜反折以下直肠癌及肛管癌存在上方、侧方及下方淋巴引流途径，因此淋巴结清扫术应包括侧方闭孔淋巴结等清除，有腹股沟淋巴结肿大者应行腹股沟淋巴结清扫术。1982 年英国 Bill Heald 医生提出全直肠系膜切除（total mesorectal excision，TME）概念，目前已成为治疗低位直肠癌的标准术式，术后局部复发率为 4% ~7%，5 年生存率可达 75%。其手术原则包括：直视下于骶前间隙锐性（剪刀或电刀）分离；盆筋膜脏层完好无损；肿瘤远端直肠系膜切除≥5cm，直肠远切缘距离肿瘤下缘至少 2cm。TME 还包括直肠前 Denonvillier 筋膜和直肠侧韧带的锐性分离，用电刀锐性分离可减少术中出血。直肠癌扩大根治术后排尿功能及勃起功能障碍均达 60% 以上，射精功能障碍高达 90%，因此保留自主神经对改善患者术后生活质量至关重要。盆腔交感神经起自 T_{11} ~ L_2 神经节，在腹主动脉末端及其分叉处形成上腹下丛（骶前神经），后者发出 1 支（有时直接形成 2 支）腹下神经，在骶骨岬高度分为左右两支，继续沿髂内动脉前内侧加入下腹下丛（骨盆神经丛，盆丛）。骨盆内脏神经发自 S_2 ~ S_4，参与形成下腹下丛，后者位于直肠两侧、腹膜反折以下与肛提肌之间，界限不清，大致呈 5cm × 3cm 范围的扁平四角形，发出分支支配直肠、膀胱、前列腺、精索等器官功能。盆丛固定于直肠侧韧带外侧，与痔中血管相交叉，切断侧韧带时过于靠近骨盆壁有可能损伤盆丛，距离直肠壁 1 ~ 1.5cm 处切断侧韧带较为安全。保留自主神经手术可使术后排尿及性功能得到明显改善，不增加术后复发率，对 5 年生存率无影响。

一、适应证

1. Dukes C 进展期低位直肠癌。
2. 肛管癌。
3. 低位直肠癌或肛管癌原发灶和转移瘤可一并根治性切除者。

二、禁忌证

1. 合并其他脏器功能不全而不能耐受手术者。
2. 局部广泛侵犯其他脏器形成冰冻骨盆而不能手术者。
3. 对于并发多发脏器转移而失去根治机会者，笔者主张行姑息性原发灶切除术。

三、术前准备

1. 向患者解释手术必要性，取得患者同意，解除对人工肛门的种种顾虑，患者对术者的信任和配合对手术的成功至关重要。

2. 术前纠正水、电解质、酸碱平衡紊乱及营养不良状况。

3. 白蛋白 <20g/L 应输注白蛋白制品，最好达 30g/L 以上。血红蛋白 <80g/L，应补充浓缩红细胞，达 100g/L 以上较为安全。

4. 肠道准备 术前 3 天进食半流质，1 天流质。术前 1 天始，庆大霉素 8 万 U，口服，3 次；甲硝唑 0.4g，口服，3 次。术前 1 天下午复方聚乙二醇电解质散 137.15g 溶于2 000mL温水口服，并静脉输注 5% GNS 1 000mL，10% KCl 30mL，术前晚清洁灌肠。伴有不完全性肠梗阻者可用缓泻剂石蜡油及温盐水灌肠。完全梗阻者仅可温盐水灌肠，必要时行术中结肠灌洗。

5. 女性患者术前 2 天行阴道冲洗，术前 1 天下午阴道涂龙胆紫以利于术中识别。

6. 术前行泌尿系造影及膀胱镜检查了解输尿管等有无侵犯，如肿瘤较大，可于术前放置输尿管支架，便于术中保护输尿管。

7. 术前手术区域剃除毛发，留置胃管及导尿管，建立上腔静脉补液通路。

8. 备同型浓缩红细胞 6～10U，同型血浆 600～1 000 mL。

9. 术前定位造口位置 请造口师协助术前造口定位并向患者宣教造口康复护理。理想造口位置：患者易于观察，便于护理；面积足够的平坦健康皮肤以粘贴造口袋；不影响日常生活及穿衣等习惯；位于腹直肌，因可用腹直肌鞘固定造口肠壁，降低发生造口旁疝的可能性。造口应避免部位：皮肤皱褶、肚脐、疤痕、疝、腹直肌外等部位；亦不能靠近髂骨、肋骨、耻骨等骨性部位，以防粘贴造口袋困难。

10. 麻醉后即给予三代头孢菌素如舒普深 2.0g 静脉滴注。

四、麻醉与体位

采用气管内插管全身麻醉，取骶部垫薄垫的臀高头低之膀胱截石位，于水平面夹角约 20°，从而使小肠移向上腹部，利于显露下腹部及盆腔器官。

五、手术步骤

1. 消毒 腹部消毒上至乳头、外侧达腋中线、下方达大腿上 2/3；会阴部采用碘伏由外向内消毒；女性患者还应消毒阴道。7 号丝线荷包缝合关闭肛门。

2. 切口 取下腹正中切口，自耻骨联合向上、右侧绕脐达脐上 10cm。逐层切开皮肤、皮下脂肪、腹白线，提起腹膜外脂肪及腹膜，切开进腹，下端绕开膀胱以避免对膀胱的损伤，置切口保护圈或缝无菌巾保护切口。

3. 探查 注意有无腹水，腹膜及大网膜是否存在转移结节，探查肝脏、胆囊、胃、脾脏及胰腺有无转移，女性病人双侧卵巢亦应重点探查，进而探查腹主动脉、肠系膜下动脉、髂血管以及闭孔有无淋巴结转移。最后探查原发灶：位置、大小、有无周围器官浸润、活动度等，大致确定手术方式及清扫范围。

4. 无瘤技术 将小肠用纱布垫推向右上腹，于直肠上端用纱布条结扎之，向远侧直肠注入 5-Fu 1.0g。

5. 将乙状结肠提向右侧，锐性分离其与腹壁粘连，在系膜附着处剪开，向肠系膜下动脉方向延伸，同法对称切开乙状结肠系膜右侧叶，解剖肠系膜下动脉，清除其表面的淋巴脂肪组织，于其根部或分出乙状结肠动脉后将其结扎切断，保留侧双重结扎（图 3－1－1、图 3－1－2）。

6. 将乙状结肠系膜切口向直肠方向延伸，并于腹膜反折处向对方汇合。提起乙状结肠，显露左侧输尿

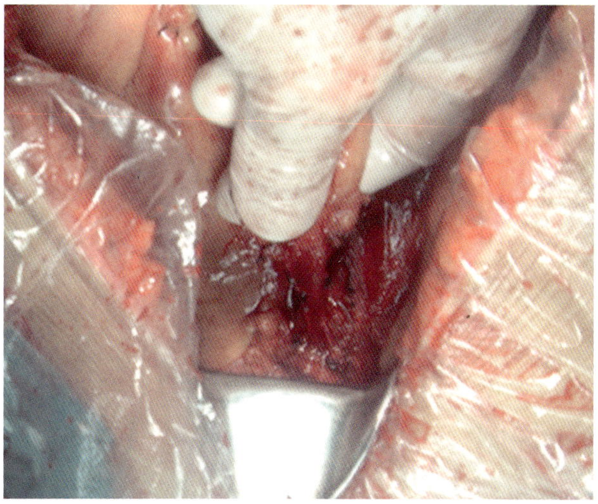

图 3-1-1 分离肠系膜上动脉

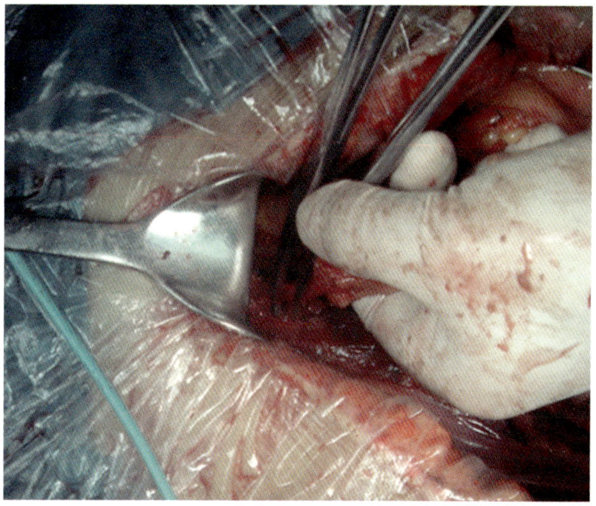

图 3-1-2 结扎肠系膜上动脉

管，吊带悬吊保护之；同法处理右侧输尿管（图 3-1-3）。

7. 自十二指肠水平部下缘，清除腹主动脉、下腔静脉前方、两侧以及二者之间的淋巴脂肪组织，直达分叉处。直视下采用电刀或剪刀于盆腔脏层、壁层筋膜之间（骶前间隙）游离直肠系膜，直达肛提肌平面。

8. 于腹主动脉分叉处解剖出上腹下丛下角发出的腹下神经，向两侧方进一步游离其两分支（有时自上腹下丛下角发出两条腹下神经），予以吊带保护以免损伤（图 3-1-4）。

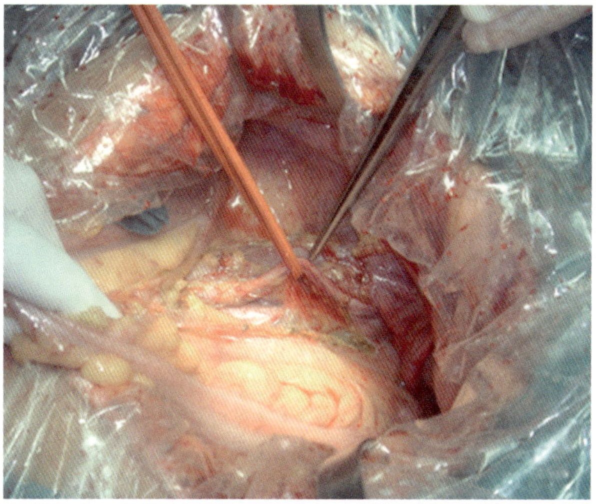

图 3-1-3 显露并保护输尿管

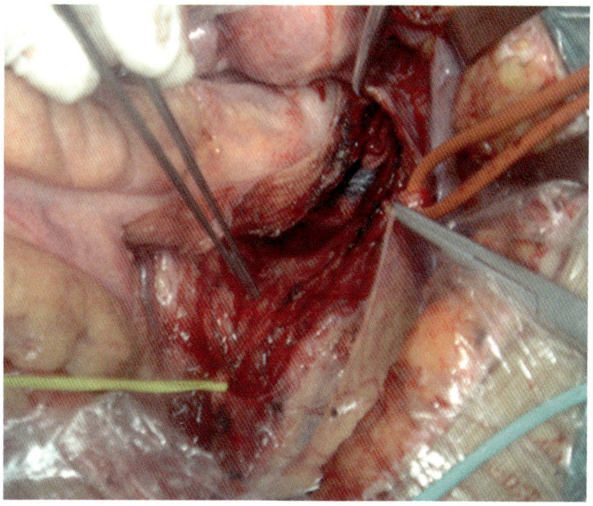

图 3-1-4 游离并保护腹下神经

9. 向外侧牵开左侧盆壁之侧腹膜切缘，清除左侧髂血管表面淋巴脂肪组织。进而向远侧解剖清除髂外血管周围组织（腹股沟深淋巴结）。同样处理髂内血管周围组织，因腹下神经位于其前内侧，应妥善保护神经以免损伤。然后用血管拉钩将髂外动、静脉拉开，解剖闭孔，保护闭孔神经，清除该区淋巴脂肪组织，闭孔动脉可予以结扎，解剖闭孔神经长度以 5cm 为宜。同法处理右侧髂外血管周围、闭孔以及腹股沟深淋巴结（图 3-1-5）。

10. 将盆底腹膜反折处钳夹拉起，助手将膀胱或子宫阴道拉向前方，解剖 Denonvillier 筋膜，于其前方锐性分离直肠，直达前列腺下极或达肛提肌平面。

11. 将右侧腹下神经拉向右侧，直肠牵向左侧，距离直肠壁 1.5cm 左右，电刀锐性分离直肠侧韧带，据笔者经验，很少直肠下动脉出血，如用超声刀切断侧韧带，出血可能性更小，而且保护盆腔神经丛免受损伤。同法处理左侧直肠侧韧带。整洁预造口结肠壁脂肪组织，避免损伤结肠主要血管。至此，腹腔内分离完全结束。

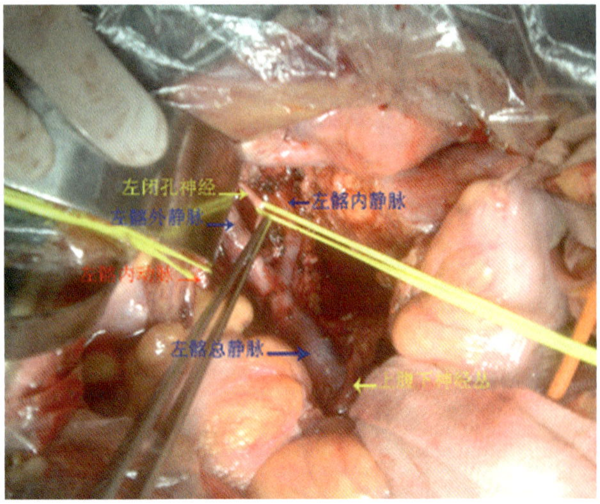

图3－1－5　清除闭孔淋巴结

12. 圆形切除造口处直径3cm皮肤及相应皮下脂肪组织，十字切开腹直肌鞘前层，纵行分开腹直肌，十字切开腹直肌鞘后层及腹膜。

13. 横断造口结肠，远端缝合关闭，近侧结肠拉出造口处切口外3cm，结肠系膜相对耻骨联合即可防止结肠扭转。腹膜及腹直肌鞘后层、前层与结肠浆膜各层间断缝合6～8针。间断缝合造口结肠与侧腹壁之间的间隙，以免形成内疝。关腹后，将结肠断端与皮肤真皮层做一周圆形、外翻间断缝合固定12～16针，佩戴人工肛袋，减少粪便污染。

14. 会阴手术组移除标本后，蒸馏水（42℃）浸泡冲洗盆腔，重建盆底腹膜，清点纱布器械无误逐层关腹。笔者关腹采用以下方式：1号Dexon线连续缝合腹膜及腹白线，边距1cm，针距1cm；间距5cm，加用7号丝线缝合1针，并和Dexon线打结，以免Dexon线一处断裂而造成全长裂开；2－0或3－0 Dexon线连续缝合皮下脂肪层；皮肤钉间断订合皮肤切口。优点为：杜绝切口全层裂开；关腹时间大为缩短；皮肤钉造成切口创伤极小，对血供影响很少，利于切口愈合，且术后疤痕较传统丝线缝合少许多，值得推广使用。

15. 会阴部切口界限　前为会阴中点，后为尾骨尖，两侧为坐骨结节。切开皮肤，电刀切开皮下脂肪组织，显露臀大肌前缘、坐骨节结内侧面、会阴浅横肌后缘。电刀清除坐骨直肠窝内脂肪组织，达肛提肌平面，结扎切断由外向内走行的肛管血管（图3－1－6、图3－1－7）。

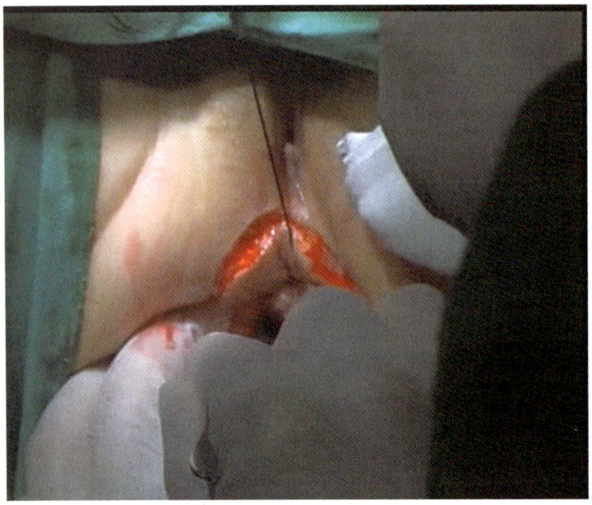
图3－1－6　会阴部切口

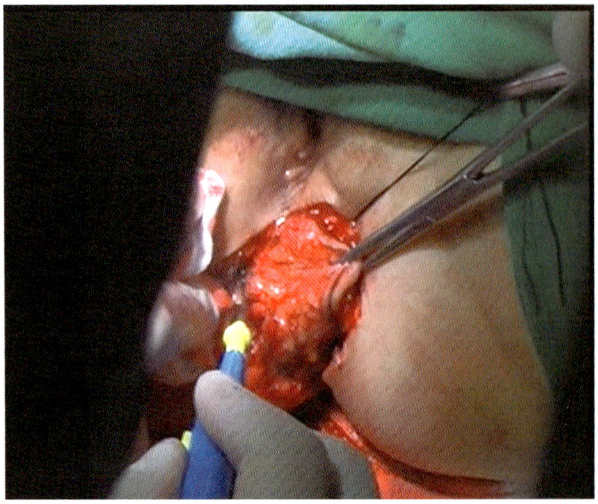
图3－1－7　切断肛管血管

16. 电刀离断肛尾韧带，于肛提肌止点，切断髂骨尾骨肌、耻骨尾骨肌及耻骨直肠肌，至此会阴部与盆腔相通，腹部手术组协助将标本由会阴部切口拖出（图3－1－8、图3－1－9）。

17. 左手向前下方牵拉肛管，拇指及示指将直肠前壁与阴道或前列腺残存相连组织夹住，自外向内，电刀解离直肠，于会阴浅横肌及深横肌后缘向内进一步游离，切断耻骨直肠肌、直肠尿道肌和会阴三角韧带，移除整个标本（图3－1－10、图3－1－11）。

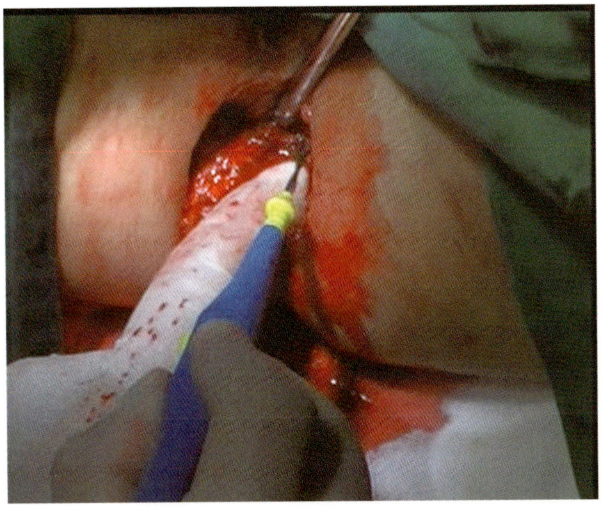

图 3－1－8　切断肛管周围组织

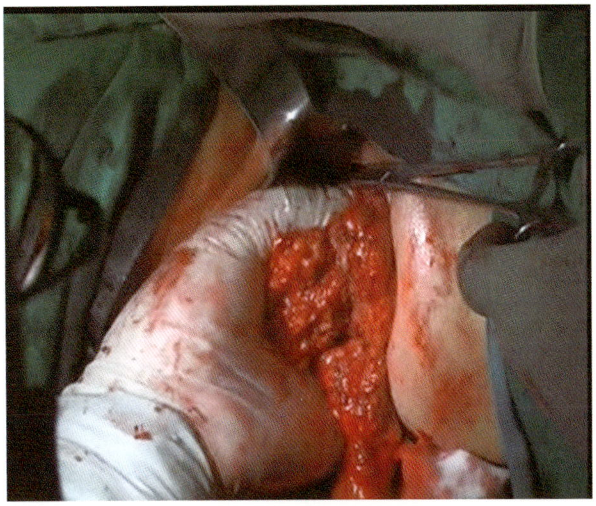

图 3－1－9　离断肛管前方组织

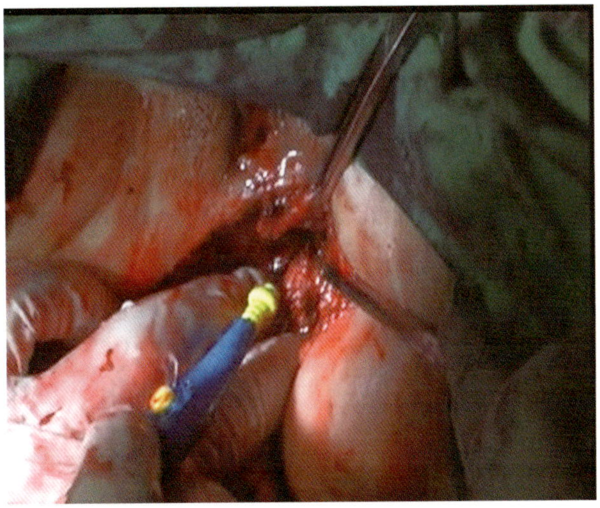

图 3－1－10　移除标本、切口止血

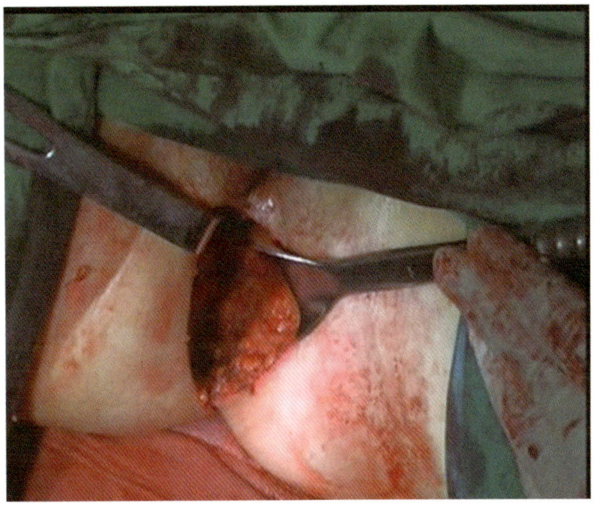

图 3－1－11　会阴部切口止血后

18. 在腹部盆腔冲洗后，骶前间隙放置双腔引流管，由会阴部另戳孔引出。会阴部切口现主张一期缝合，如果确实缝合困难，亦可用纱布暂时填塞处理（图 3－1－12、图 3－1－13）。

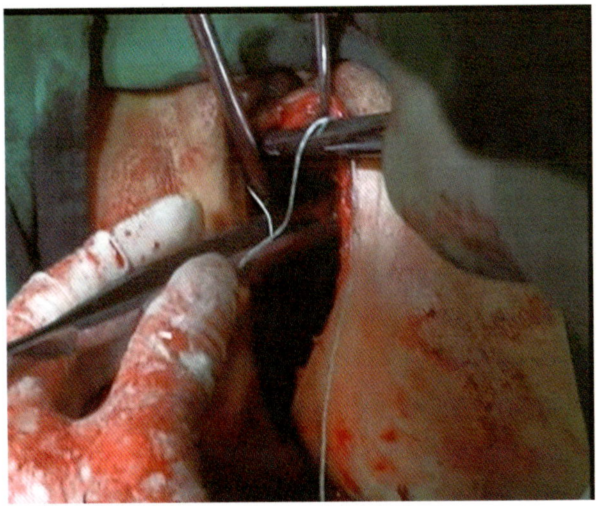

图 3－1－12　缝合切口

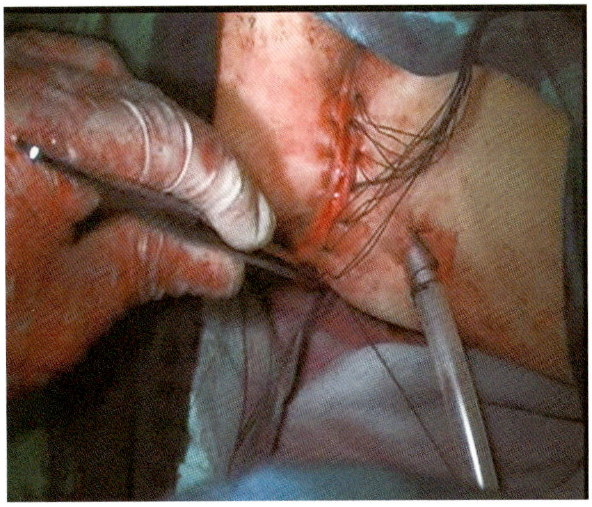

图 3－1－13　放置引流管

六、术中意外的应急处理

（一）输尿管损伤

1. 原因　输尿管损伤多由于手术者缺乏经验，对输尿管走行及局部解剖不熟悉而造成的误伤，发生率为2%～3%。损伤类型：部分或全部结扎、部分或全部切断、钳夹伤等。游离乙状结肠左侧后腹膜，特别是肿瘤局部粘连时，易于损伤左侧输尿管；误将左侧输尿管当作肠系膜下动脉或乙状结肠动脉而切断结扎；分离膀胱或子宫颈时，由于较靠近输尿管而使后者损伤；在结扎子宫动脉时最易损伤输尿管；有时输尿管紧靠盆腔腹膜游离缘，在关闭盆腔腹膜时将输尿管结扎；腹腔手术组游离直肠未达肛提肌平面，会阴组在暴露欠佳情况下勉强切除标本，可损伤输尿管；盆腔多次手术，导致输尿管解剖位置变异。需指出的是，输尿管损伤多由于术者麻痹大意，而且高年资医生过于自信时更易于损伤输尿管。

2. 处理　如果术中发现输尿管损伤，一般后果不甚严重，根据不同损伤类型给予相应处理。

（1）输尿管挫伤：多为钳夹伤，一般大段输尿管挫伤少见。如果输尿管血运、蠕动功能良好，可放置输尿管旁引流管；如果出现血运障碍，丧失蠕动功能，则应切除后行端端吻合、内支架引流术，同时放置输尿管旁引流管。

（2）输尿管结扎：此种情况术中如能及时发现，需立即松开结扎线，检查输尿管损伤程度，血运、蠕动良好可不予以处理，但关腹前应再次予以检查，确保输尿管无坏死。如高度怀疑输尿管已坏死，则行输尿管部分切除吻合＋内支架引流术最为安全。

（3）输尿管横断性损伤：手术时术野有尿外渗情况，应高度怀疑输尿管损伤。此时应即刻行输尿管端端吻合术，将两端端剪成斜面，4－0可吸收线黏膜外翻间断缝合，内支架引流，输尿管旁放置引流管。

（4）输尿管损伤性缺损：此种情况多由于输尿管本身已受侵犯，为根治性切除而不得已牺牲部分输尿管。术前已明确损伤侧肾脏丧失功能，则可将无功能肾一并切除；如肾脏依然有功能，则将损伤侧输尿管与对侧肾盂或输尿管吻合。如果不能确定伤侧肾脏的功能是否良好，可行输尿管造口术，日后根据原发病以及造口肾脏功能状况，决定是否二期手术处理。

（5）输尿管远端损伤：可行内支架引流＋端端吻合术或损伤输尿管与对侧输尿管吻合术。距离膀胱小于3cm者，可作一膀胱瓣管道与输尿管吻合。

（6）双侧输尿管损伤：此种情况罕见，实为缺乏责任心之故，应绝对杜绝发生。术中发现可采用上述方法处理。术后马上发现者，应再次开腹处理损伤之输尿管；如未能及时发现，出现尿毒症等情况，应在B超引导下行双侧肾盂置管引流术，待日后患者情况好转后，行二期手术。

（二）膀胱和尿道损伤

1. 原因　男性患者直肠前壁肿瘤侵犯膀胱三角，行姑息性手术时，易于损伤膀胱及输尿管进入膀胱处。在腹部手术组分离直肠前壁未达前列腺尖部平面，会阴手术组在显露欠佳的情况下，强行切断肿瘤前壁与尿道膜部组织，此时易于损伤。

2. 处理　姑息性直肠癌切除术损伤膀胱三角时，经导尿管注入亚甲蓝稀释液，了解膀胱损伤部位及程度，可用Dexon线全层缝合。由于位置深在，暴露困难，难以准确缝合，可打开膀胱前壁，了解双侧输尿管喷尿情况。如发现输尿管进入膀胱处损伤，则应将其离断后行膀胱顶部移植术，并行输尿管支架引流及耻骨上膀胱造瘘术。尿道膜部损伤可用Dexon线间断缝合修补，同时行耻骨上膀胱造瘘引流，术后导尿管留置2周，保持术后尿液引流通畅。后期尿道狭窄者，可行尿道扩张术。

（三）骶前大出血

1. 原因　骶前静脉丛血管丰富，在Waldeyer筋膜深面形成横行排列的静脉窦，其两端有纵行静脉连通，静脉壁与骶骨骨膜紧密相连。在Waldeyer筋膜与直肠系膜间为骶前间隙，内有疏松结缔组织，未有明显的血管。在骶前间隙采用电刀或剪刀锐性分离，出血极少。如果有肿瘤浸润或分离平面错误或采用暴力分离或端式吸引器吸引力较大，都有可能造成静脉窦破裂，引起术中大出血。因静脉壁与骶骨骨膜相连，出血不会自止，因此术者务必熟悉骶前间隙解剖，骶前游离时，锐性分离可获得清洁的操作平面，并可保护骶前神经丛及静脉丛。

2. 处理　低位直肠癌术中骶前大出血并非罕见，处理极为棘手，因此反复强调预防的重要性。文献报道各种方法都不甚理想，目前尚未有一种简单实用方法供术者参考。因骶前静脉系统与椎管静脉系统相交通，单纯结扎双侧髂内动脉对骶前大出血并无明显效果。发生出血时，切忌慌乱，盲目钳夹、缝扎止血很难奏效。应充分显露术野，选用明胶海绵、止血纱布、自身肌肉组织或无菌图钉等压迫于出血部位，再用热盐水纱布加压5～10min，一般可以止血。当出血位置较低，显露困难时，特别是多处骶前静脉破裂时，反复止血有延误时机，导致更为严重的大出血，甚至出血性休克。因静脉窦压力较低，纱布条填塞压迫止血是一简单可行高效的处理策略，将100～200cm长的无菌纱布条依序填塞，观察15～20min，沿盆侧壁将纱布条经切口下端引出腹外，盆腔放置双腔引流管以观察有无继续出血；如果标本已移除，纱布条亦可经会阴部切口引出，此时应缝合会阴部切口以保障足够的压力；如病灶尚未切除，伴有梗阻者应行结肠造口术，未有肠梗阻情况下，可行关腹，待日后行二期手术。术后7天，逐段拔出压迫纱布条。

（四）前列腺出血

1. 原因　低位前壁直肠癌可侵犯前列腺，分离时损伤前列腺造成出血。再者为直肠前壁分离层次错误，直接损伤前列腺。

2. 处理　可试用电凝、缝合以及压迫止血等方法，如因前列腺肥大，止血极为困难，万不得已行前列腺摘除术。如肿瘤已侵犯前列腺，联合脏器切除可获得根治性效果，笔者建议行联合脏器切除反而减少出血，且利于患者预后。

（五）阴道后壁出血

1. 原因　直肠前壁肿瘤侵犯阴道或者会阴手术组分离平面错误，导致阴道后壁损伤出血。如在腹腔分离时损伤阴道壁，虽大出血少见，但因暴露不佳，需反复止血。

2. 处理　侵犯子宫颈及阴道后壁者，可行后盆腔清除术。经会阴部切口，充分暴露阴道后壁，直视下Dexon线妥善缝合止血。

（六）髂内静脉损伤出血

1. 原因　未在直视下锐性分离闭孔及对此区解剖不熟悉，或未掌握闭孔淋巴结清扫的手术要点。

2. 处理　结扎髂内静脉对脏器影响甚少，可切断结扎之。如出血凶猛，难以止血，血源匮乏，应停止分离肿瘤，行双侧髂内动脉、静脉结扎，缝扎止血或纱布条压迫止血，待二期切除直肠肿瘤。

（七）侵犯骶骨或髂内血管

当肿瘤侵犯骶骨S_2以上，手术即为姑息性切除，此时应尽量减少创伤，残留少许肿瘤于骶骨，银夹标记，待日后放疗、化疗处理。肿瘤侵犯S_3以下骶尾骨，依然可行连同受侵骶骨在内的根治性手术。侵犯髂内血管均可一并切除，不增加手术并发症，同样取得根治性效果。

（八）盆腔神经损伤

1. 原因　多为不熟悉盆腔神经解剖所致，盆腔神经丛主要由上腹下神经丛和下腹下神经丛构成。上腹下神经丛位于后腹膜和腹主动脉之间，偏向左侧，多数发出1～2支腹下神经经左髂总动脉前方进入盆腔，分为2支或原有2支沿髂血管走行汇入下腹下神经丛，与后者一起经直肠两侧及侧韧带发出分支支配直肠、子宫、前列腺、膀胱以及阴茎海面体等，调控相应器官功能。值得注意的是，在直肠癌根治性切除中如果自主神经已受侵犯，应毫不犹豫切除之，切勿因小失大，影响手术预后。

2. 处理　盆腔神经损伤即为永久性损伤，关键在于预防。在清扫腹主动脉前方淋巴结以及结扎肠系膜下动脉时，最好解剖出上腹下神经丛；暴露腹下神经后，再进一步于骶前间隙锐性分离直肠系膜；切断直肠侧韧带时，距离直肠壁1.5cm较为安全，可避免损伤盆腔神经丛，如用超声刀离断侧韧带，可减少大块结扎造成的神经损伤；会阴组横行切开盆膈上筋膜进入盆腔时，切勿分离过高或误入盆筋膜深面，造成神经或血管损伤。一侧盆神经损伤对功能尚无大害，双侧损伤多出现程度不等的性功能及排尿功能障碍。

七、术后处理

1. 本手术创伤较大，对身体干扰较重，特别是年老体弱、合并心肺功能不全者，此类患者应送外科重症监护室，24h 监护心率、血压、血氧饱和度、呼吸、体温、尿量。全麻患者清醒或硬膜外麻醉术后 6h 后，最好改为低的半卧位，以利于维持呼吸循环功能，腹腔及盆腔渗液亦可及时流到盆腔或骶前间隙而经引流管排出体外。

2. 记录胃肠减压管、盆腔引流管、腹腔引流管所引流的颜色和量，判断有无胃出血、盆腹腔出血或尿外渗。因腹腔内无吻合口，胃管应尽早拔出而无需等待人工肛门排气排便，拔除前自胃管注入石蜡油 50mL 以润滑肠道促进胃肠蠕动恢复，但进食应在排气之后。腹腔引流管及盆腔引流管在明确无尿外渗和继续出血的情况下也应尽早去除，一般 2 ~ 3 天为宜。

3. 根据患者体重、心肺功能情况、循环动力学指标、尿量以及引流液的情况，调整补液量和质，切勿超负荷补液，造成心肺功能受损，组织水肿，反而不利于患者康复。

4. 根据笔者经验，术后呼吸功能维护至关重要：限制补液量；雾化吸入（NS10mL + 地塞米松 5mg + α - 糜蛋白酶 4 000U + 庆大霉素 8 万 U + 沐舒坦 30mg），每天 2 次；协助患者翻身拍背，鼓励患者咳嗽排痰，必要时支气管镜冲洗吸痰；静脉给予稀释痰液如沐舒坦等药物；术后补充胶体如代文、新鲜血浆；白蛋白 < 20g/L 时，应予以补充；血红蛋白 < 80g/L 时应补充浓缩红细胞，避免缺氧对呼吸功能的不良影响。

5. 循环功能维护至关重要，给予心肌营养药物如二磷酸果糖、极化液等；参照患者平时血压水平，高血压以硝酸甘油或亚宁定调节，低血压在补充血容量充足的情况下，首选多巴胺，必要时加用阿拉明；心率过速，依情况给予西地兰或可达龙等。

6. 低浓度持续吸氧对老年以及贫血患者改善心肺功能至关重要。

7. 术后 3 天给予洛赛克或奥美拉唑可预防应激性溃疡。

8. 术后循环动力学稳定后，可应用肠外营养，以卡文（1 440mL）为首选。

9. 术后 3 天，给予针对 G - 杆菌及厌氧菌抗生素，鉴于术后多并发肺炎等呼吸系统并发症，而且留置尿管时间较长，笔者建议给予喹诺酮类抗生素如拜复乐 0.4g，静脉滴注，每天 1 次，疗效可靠，应予以重视。

10. 该手术有可能损伤盆腔神经，术后排尿功能多有障碍，应加强术后尿管护理。

（1）每天尿道口护理，严格无菌操作，预防尿路感染。

（2）术后 3 天起，给予膀胱训练，白天夹闭导尿管，每 2 ~ 3h 开放 20min，晚上入睡前开放导尿管，以免影响患者休息。

（3）术后 7 天，争取拔除导尿管；不能拔除者应给予膀胱冲洗，每天 2 次；中医针灸对膀胱功能恢复有一定帮助。

（4）如 2 周后依然不能自主排尿，每周应更换导尿管 1 次。

11. 术后应密切观察造瘘口　注意有无坏死、脱出或凹陷，少许血运障碍可予以每天更换敷料，大面积坏死应及时手术，切除坏死肠壁，重新缝合，必要时重建造瘘口。

12. 切口处理　术后 3 天应每天检查腹部及会阴部切口，及时更换敷料，有血肿或脂肪液化者应彻底排出。注意会阴部敷料及引流情况，如敷料为血液浸透，引流血性液体，血压下降，提示骶前出血，应毫不犹豫打开会阴部切口，再次止血。

13. 预防下肢静脉血栓形成　这是经常发生但临床医生易于忽视的问题，本手术由于截石位时间较长，盆腔操作范围大，可反复刺激动静脉，术后患者长期卧床，下肢活动较少，所以极易诱发下肢静脉血栓形成。笔者认为术后 2 天，如无继发出血，给予复方丹参片是益于患者恢复的，可减少血栓形成并改善心、肺功能。鼓励患者早期下床（需 5 天以后），帮助病人活动下肢同样具有上述作用，不可低估。

八、术后并发症的处理

（一）术后出血

1. 术后腹腔出血

（1）原因：多因术中止血不彻底、结扎线脱落或术后高血压等引起，腹腔引流管可见鲜红色血液。

（2）处理：应给予止血剂如安络血、立止血、PAMBA、维生素 K_1、葡萄糖酸钙等；可经腹腔引流管注入凝血酶2万U；监测生命体征；如持续每小时引流量 >200mL，经迅速补充新鲜同型血浆及浓缩红细胞，血压持续下降或稳定后再次下降甚至休克的病人，应毫不犹豫二次开腹止血，切忌因术者务虚名而使患者处实祸，导致灾难性结果发生。

2. 会阴部切口及骶前静脉丛出血

（1）原因：同样是由于止血不完善、结扎线脱落等引起，如果术中既已发生骶前大出血，未能很好处理，术后骶前出血的可能性较大。

（2）处理：基本处理方法同上。对于大量出血，应在快速补充浓缩红细胞、血浆、胶体液情况下，迅速打开会阴部切口，寻找出血点。如为肛门血管等出血，可予以缝扎止血；如为骶前静脉丛出血，应给予长纱布条压迫止血，一般电凝、缝扎等多不能奏效，然后将切口间断缝合几针以形成一定的压力；如果打开会阴部切口，未发现出血点，暴露困难者，应打开腹部切口，充分暴露术野，妥善止血。

（二）尿潴留

1. 原因　尿潴留是本手术常见的并发症，往往拔除尿管后不能排尿，或每次排尿时患者必须用力屏气或用手压迫腹部以协助，有尿不尽感，每次尿量只有100～200mL，排尿次数增多，甚至出现尿失禁。原因包括：手术范围广，损伤支配膀胱排尿功能的交感、副交感神经是主要原因；全部直肠移除后，膀胱自颈部后倾，造成排尿阻力增大；切口疼痛；不习惯于床上排尿；恶性肿瘤导致老年患者体质虚弱亦是原因之一。

2. 处理　术后3天，行膀胱训练，于术后7天，患者有明显膀胱充盈感，方可拔除。拔管后如能排尿，每次大于150mL，残余尿不增加，无发热等临床表现，可不予以重插尿管，以免造成泌尿系感染，给予拜复乐、热淋清或尿炎清、下腹部理疗、中医针灸均有裨益。如不能排尿或排尿频繁，残余尿不断增加，应重置导尿管，此时应给予呋喃西林膀胱冲洗，会阴部清洁护理，再次膀胱训练，多能于5～7天后拔除尿管。如系神经损伤导致膀胱顽固性排尿困难，应行膀胱造瘘术或前列腺电切术。

（三）会阴部切口愈合延迟

1. 原因　会阴部切口不缝合者，术后长期换药，增加感染机会，而且腔隙较大，愈合必然迟缓，如果换药不及时或填塞物不当对切口愈合不利。目前很少采用敞开不缝的处理方法。同时并发糖尿病、动脉硬化或营养不良甚至恶液质者，本身组织愈合能力较差，术后应控制血糖，给予肠外营养以改善其营养状态。术后并发切口或骶前大出血，再次打开切口止血，一是增加组织创伤程度，二是导致患者全身抵抗力下降，易于引起切口感染，均可导致切口长久不愈。术中骶前大出血，采用无菌图钉止血，或纱布条压迫止血后未能完全将其取出造成异物残留，引起反复感染，窦道形成。在缝合关闭会阴部切口时采用不可吸收丝线，在并发切口裂开、出血等并发症时，丝线即为异物而引起长久不愈。骶前未采用双腔引流管引流，导致骶前积液或血肿，必将影响切口愈合。有术者将盆腔引流管经会阴部切口引出体外，笔者认为甚为不妥，有诱发切口裂开及形成慢性窦道的可能性，自切口外另戳孔引出即可避免上述不妥之处。术前或术后患者应用激素，癌组织残留等亦是导致愈合延迟的原因之一。

2. 处理　改善患者全身营养状况，纠正重度贫血，进食高营养饮食，不能进食者可给予肠外营养。控制血糖于11.1mmol/L以下，但避免低血糖发生。局部切口每天换药，去除丝线等异物，清除血肿及坏死组织，敞开切口，生理盐水或安尔碘纱布松松地填塞于切口内，避免形成内大外小的腔隙，多在2～3周内愈合。如形成窦道或窦腔，数月甚至数年不愈，则需手术治疗，行窦道切除术或搔刮引流术。

(四) 结肠造口并发症

人工肛门操作相对简单，但并发症并不少见，某些甚至需再次手术才可治愈，应予以充分重视。

1. 造瘘口位置不当

(1) 原因：术前未能准确定位，极少数由于腹部大面积烧伤等造成广泛腹壁疤痕而致使无理想腹壁皮肤可用。

(2) 处理：术后根本无法校正，除非严重影响患者生活质量而需二次手术。强调术前定位五项原则：患者易于观察和护理；采取站、卧、坐位标记比较，选择最佳位置；经腹直肌优于腹直肌旁；避开具有皮肤病、高低不平、疤痕及骨骼突出部位；位于脐水平以下脂肪最厚处方便患者自己护理。

2. 造瘘口水肿

(1) 原因：此为造瘘口最常见并发症，一般无严重后果。多由于手术创伤、刺激所致；也可由于造瘘口皮肤切口过小、造瘘肠管外翻嵌顿或静脉损伤等导致静脉回流障碍引起。

(2) 处理：一般无需特殊处理，可用3%生理盐水纱布湿敷。关键在于预防：皮肤切口直径2cm；通道不宜过小，否则易于引起结肠外翻嵌顿；珍惜保护系膜缘血管。

3. 造瘘口坏死

(1) 原因：造口时未能很好保护肠管系膜侧血管而将其误扎，有时肠管扭曲也是原因之一。

(2) 处理：术后发现造口结肠颜色变黑，逐渐失去弹性，触之无出血，提示肠管坏死。若涉及深部结肠壁，应立即开腹手术，切除坏死肠管后，原位重新造瘘。局麻下原位拖出有再次坏死回缩的风险，不宜采用。大多数情况下仅是腹壁外肠管坏死，此时可密切观察造瘘口，安尔碘换药，及时清除坏死组织，多可自愈。

4. 造瘘口回缩

(1) 原因：常因为造瘘肠管系膜过短而不是肠管长度不够，术者对肠管腹壁外长度估计不足；或术中缝合时腹直肌鞘前层与造瘘肠管缝合处太靠近肠管末端，特别是在肥胖时更易发生。

(2) 处理：参照回缩程度而定，未回缩至腹腔内者，暂不手术，观察排便情况，依有无梗阻或狭窄而决定是否手术；已经回缩之腹腔内者，应尽快经腹腔手术，进一步游离脾曲结肠，无张力下可原位拉出造瘘，否则应另选造瘘口。

5. 造瘘口出血

(1) 原因：造瘘口黏膜下血管因压迫、摩擦等原因破裂出血；也可因系膜缘血管结扎线脱落而引起。

(2) 处理：一般给予局部安尔碘清洗，去甲肾上腺素湿敷均可奏效，必要时缝扎止血。

6. 造瘘口狭窄

(1) 原因：较为常见的并发症，主要由于皮肤切除过少，未行一期开放造瘘口，造瘘口坏死、回缩后二期愈合，二次手术修复造瘘口术后，造瘘肠管与皮肤缝合处浆膜炎而导致疤痕挛缩。

(2) 处理：造瘘口如能通过示指，则排便不会受阻，一般无需处理；严重狭窄，不能排便者应再次手术。手术方式包括：切除造瘘口，游离造口结肠后重新造瘘；或者环形切除疤痕，皮肤切缘与结肠再次吻合。笔者不推荐仅将疤痕放射状切开的处理方法，因其可能导致更多疤痕，易于再次狭窄。

7. 造瘘口脱肛

(1) 原因：造瘘结肠自造瘘口套叠脱出原因，一是造瘘结肠腹腔内游离部分过长，术中未能妥善固定；二是壁层腹膜开口较小，结肠蠕动可将结肠壁推向腹壁外，但因壁层腹膜切口小，反而使脱出结肠不能回缩至腹腔，结肠逐渐呈套叠状脱垂至腹腔外，而且套叠两层浆膜间可因炎症渗出而粘连，更不易回纳，形成恶性循环。

(2) 处理：早期可予以回纳，适当加压；长期脱出，多需开腹切除多余结肠，重新造瘘，将结肠壁妥善固定于侧腹壁。

8. 造瘘口旁疝

(1) 原因：小肠自造口结肠旁疝出的原因包括患者营养不良、糖尿病以及长期应用激素等情况下本身组织愈合能力低下；造瘘处腹壁开口过大，特别是存在咳嗽等腹压升高的不利情况；造口结肠与壁层腹膜、腹直肌鞘缝合处撕裂；腹膜外造瘘者如果腹膜外组织切除过多，亦可诱发造瘘口旁疝。

（2）处理：此种小肠疝很少嵌顿，轻度疝出，可予以腹带加压包扎；重度疝出或嵌顿者，开腹手术修补缺损，行对侧腹壁重新造瘘。

9. 造瘘口穿孔

（1）原因：将结肠与腹壁固定时，缝针穿透结肠壁；肠壁本身存在炎性肠病等病变；由于肠壁部分缺血坏死或术中损伤而未注意；术后结肠灌洗，暴力置管亦可导致结肠穿孔。

（2）处理：位于腹腔内者，应立即开腹，清除粪便，缝合瘘孔，横结肠造瘘，腹腔内置双腔引流管。位于腹壁内者，可打开造瘘结肠与腹壁缝线，充分引流，给予抗生素及肠外营养支持，2～3周多能治愈，长久不愈者，应重新造瘘。

10. 造瘘口周围感染

（1）原因：术前肠道准备不佳，粪便污染造瘘口；造瘘口坏死、回缩、穿孔等。

（2）处理：局部换药，充分引流，抗生素控制感染。

11. 造瘘口周围皮炎

（1）原因：造瘘口位置选择不当或回缩等导致粪液外渗，刺激皮肤；对肛袋底板粘贴面过敏；患者对造瘘口护理知识缺乏而不能准确粘贴造口袋，如底板剪裁过大等。

（2）处理：造口师对患者指导至关重要，定期为患者提供造口康复基本知识可以很大程度解决皮炎问题。氧化锌软膏具有一定的预防皮炎作用。造瘘口周围皮肤高低不平者可用猪油膏保护片填补后再粘贴底板。确实为底板过敏引起者，可更换其他造口用品。

（五）急性肠梗阻

1. 原因　本手术后并发的肠梗阻多为机械性，麻痹性少见，常见原因如下：

（1）肠粘连：此为最常见原因，可发生在小肠袢之间，更常见小肠粘连于腹壁切口或造瘘口穿出腹壁处。盆腔腹膜未缝合者，也易导致小肠与盆底腹膜外组织粘连；即使缝合后，小肠也可与重建的盆底腹膜粘连为一体。

（2）造口结肠旁疝：造口结肠与侧腹壁之间的裂隙务必缝合关闭，否则小肠袢进入其间而不能回纳，造成闭袢性肠梗阻，有绞窄坏死的可能性。

（3）盆腔腹膜裂隙小肠疝：小肠通过盆底腹膜裂开或本来缝合针距过大而形成的间隙进入骶前间隙，导致小肠嵌顿性闭袢肠梗阻。发展往往迅速而严重，亦有部分肠壁嵌顿的报道。目前基本上所有患者均予以盆腔腹膜缝合关闭，至于连续缝合还是间断缝合都不重要，关键的是一定要妥善缝合，针距不超过1cm；二是盆底腹膜缝合后张力不能太大，以防撕裂而造成裂隙疝。

（4）腹壁切口愈合不良：术后因腹压增大、咳嗽等，导致切口裂开等并发症，二期愈合后极易导致小肠与腹壁各层粘连而引起肠梗阻。

（5）肿瘤复发：术后1～2年出现的慢性肠梗阻，始为不完全性，逐渐发展为完全性肠梗阻，此种情况多为恶性肿瘤复发。复查CEA、CT、肠镜及核素扫描以明确是否为癌复发。

（6）术后放疗：放疗可导致小肠浆膜炎而引起粘连性肠梗阻，在有其他引起梗阻因素存在下，更易于导致肠梗阻发生。用可吸收网片将小肠移出盆腔可达到减少放疗引起的粘连性肠梗阻，补片与骶骨岬、结肠系膜及浆膜、两侧腹膜缝合，然后向前方与前腹壁缝合（参见图6－1－18、图6－1－19）。

2. 处理

（1）非手术处理：禁饮食，胃肠减压，静脉给予抗生素，维持水电解质平衡，温盐水低压灌肠，胃肠道平滑肌解痉，抑制胃肠道分泌药物如施他宁，不完全梗阻者可于胃管内注入石蜡油50mL以润滑肠道。

（2）非手术治疗无效或急性小肠完全性梗阻，病情危重，出现腹膜炎症状，提示肠绞窄可能性，应立即剖腹探查，切勿延迟。根据术中肠梗阻的具体原因采用不同术式：粘连松解术、小肠部分切除术、小肠内疝回纳术以及恶性肿瘤复发姑息性手术等。术中注意事项：避免腹腔污染，特别是肠内容物污染；探查有序，避免粗暴及反复拖出小肠；温盐水纱布保护非手术部位肠管；妥善关闭盆底腹膜以及造口结肠旁裂隙；术后将小肠按自然顺序予以排列。

（六）性功能障碍

1. 原因　扩大的直肠癌手术，清扫腹主动脉及盆壁淋巴结，易于损伤司理射精的上腹下神经丛和调控阴茎勃起的下腹下神经丛，造成勃起与射精障碍。手术创伤、对人工肛门不适应、术后性交有损健康的误论、营养不良、夫妻关系欠佳等均为可能原因。

2. 处理　关键在于预防盆腔神经丛损伤，详见本章“术中意外的应急处理”。术前宣教、人工肛门良好护理、增强体质、改善夫妻关系以及男性学的科学指导有望使性功能得以不同程度的改善。

（七）腹壁切口感染

1. 原因　切口感染多发生在皮下或腹壁肌肉层下腹膜外疏松结缔脂肪组织所在部位。感染病原菌多为厌氧菌与需氧菌混合感染，前者以拟杆菌属为主，后者多见克雷白杆菌属、肠杆菌及大肠杆菌属等，因此直肠癌切除术围手术期选择抗生素应覆盖厌氧菌及需氧菌。手术切口应足够长，因在病人肥胖等情况下，显露困难，反复牵拉切口，增加组织创伤，切口感染概率增大，因此切口不宜过小，合适的切口即利于切除肿瘤，又利于减少切口感染的发生。电刀功率太大，造成皮下脂肪组织坏死液化，后者成为细菌良好的培养基，终致切口感染。手术操作不慎大便污染切口，术后切口感染可能性增加，因此应用切口保护圈妥善保护切口。切断结直肠前，用纱布保护周围组织，以免粪便污染切口。缝合腹膜后，大量生理盐水冲洗切口，可有效减少切口内细菌数量、血液及坏死组织，从而降低切口感染发生率。切口内出血往往与切口感染相伴随，因此应彻底止血，严密缝合，不留死腔，以减少切口感染的可能。如需放置引流管，切忌经原切口引出，否则几乎必然引起切口感染，这是因为腹腔引流物污染切口各层组织，引流物作为异物也易于引起感染，因此引流管应另戳孔引出腹外。患者体质低下：当病人患有恶性肿瘤，放、化疗期间，长期应用激素等造成切口愈合及抗感染能力低下，易于发生切口感染。因此缝合切口时彻底止血，严密缝合切口各层，消灭死腔，减少异物残留。切口感染的临床表现：术后数天体温逐日升高，切口胀痛或搏动性疼痛。亦有患者无明显表现，拆线后切口裂开，脓液或脓血水流出。切口红、肿、热及压痛等炎症表现明显，部分病人仅有切口压痛而无红肿表现。可有脓液自切口溢出，脓肿形成时可有波动感。深部感染时，有时仅有局部僵硬感，皮肤凹陷性水肿，可伴有深压痛。粗针穿刺可见脓液，恶臭味提示合并厌氧菌感染。BUS 检查可见腹壁内液性暗区，血常规检查可有 WBC 计数升高，中性粒细胞比例增加。

2. 处理　当穿刺见脓液或切口渗液时，应及时拆除几针缝线，引流务必通畅。病人体温有增高趋势，应联合应用抗生素，当创面新鲜，无脓液时，可停用。切口每天更换敷料：务必清除异物包括丝线及坏死组织；局部生理盐水冲洗即可获得与抗生素冲洗一样的效果；冲洗几天后，创面新鲜即可将创面用胶布拉拢，以利愈合；亦可以采用二期缝合，术后换药并应用抗生素。

（八）腹壁窦道形成

1. 原因　腹壁切口感染引流不畅，特别是引流口过小，皮下各层留有死腔。更换敷料有误：未能及时清除感染切口内的坏死组织及线头等异物。引流管经切口引出，可经久不愈合，最终形成腹壁窦道。腹腔内遗留纱布、残余脓肿等。因此手术时注意以下几点：避免切口感染，若发生感染，则应拆除缝线，充分引流，彻底切除坏死组织以及各种异物，及时更换敷料；腹腔引流管决不允许经原切口引出。腹壁窦道形成的临床表现：皮肤窦口长期不愈，不断溢出脓性分泌物，大肠杆菌感染者，可有少许气泡溢出，与粪瘘不同。探针可了解窦道的深度及走向。窦道造影可资鉴别诊断粪瘘及腹壁窦道。

2. 处理　扩大窦道外口，清除坏死组织，去除线头等异物，充分引流，消灭死腔。长期不愈，可切除窦道，二期缝合。

参考文献

[1] 张云斌，徐海涛，董新舒. 直肠癌扩大根治术中几个原则问题的探讨［J］. 实用肿瘤学杂志，2006，（1）：46－48.

[2] 刘宝善，郑阳春，燕锦，等. 保留植物性神经的直肠癌根治术 [J]. 中国实用外科杂志，2006，(11)：843-847.
[3] 董新舒，王锡山，于志伟，等. 直肠癌扩大根治术的临床研究 [J]. 中华肿瘤杂志，2001，(4)：323-325.
[4] 鲁兵，傅传刚，刘连杰，等. 高龄低位直肠癌患者保肛手术后控便功能分析 [J]. 癌症，2005，(10)：1257-1260.
[5] 孙永红，梁小波. 直肠癌低位前切除术后肛门排便功能失调的肛肠动力学改变 [J]. 山西医科大学学报，2007，(2)：184-187.
[6] 董新舒，徐海涛，李志高，等. 直肠癌扩大根治术的盆腔内脏神经保护 [J]. 中华胃肠外科杂志，2006，(2)：121-123.
[7] Da Silva GM, Zmora O, Börjesson L, et al. The efficacy of a nerve stimulator (Cavermap) to enhance autonomic nerve identification and confirm nerve preservation during total mesorectal excision [J]. Dis Colon Rectum, 2005, 48 (12): 2354-2361.
[8] Masaki T, Takayama M, Matsuoka H, et al. Intraoperative radiotherapy for oncological and function-preserving surgery in patients with advanced lower rectal cancer [J]. Langenbecks Arch Surg, 2008, 393 (2): 173-180.
[9] Matsumoto T, Ohue M, Sekimoto M, et al. Feasibility of autonomic nerve-preserving surgery for advanced rectal cancer based on analysis of micrometastases [J]. Br J Surg, 2005, 92 (11): 1444-1448.
[10] Kneist W, Junginger T. Long-term urinary dysfunction after mesorectal excision: a prospective study with intraoperative electrophysiological confirmation of nerve preservation [J]. Eur J Surg Oncol, 2007, 33 (9): 1068-1074.
[11] Fukunaga Y, Higashino M, Tanimura S, et al. Laparoscopic mesorectal excision with preservation of the pelvic autonomic nerves for rectal cancer [J]. Hepatogastroenterology, 2007, 54 (73): 85-90.
[12] Balch GC, De Meo A, Guillem JG. Modern management of rectal cancer: a 2006 update [J]. World J Gastroenterol, 2006, 12 (20): 3186-3195.
[13] Liang JT, Lai HS, Lee PH. Laparoscopic pelvic autonomic nerve-preserving surgery for patients with lower rectal cancer after chemoradiation therapy [J]. Ann Surg Oncol, 2007, 14 (4): 1285-1287.
[14] Peparini N, Maturo A, Di Matteo FM, et al. Long-term survival and recurrences after total nerve-sparing surgery for rectal cancer [J]. Hepatogastroenterology, 2006, 53 (72): 850-853.
[15] Kneist W, Junginger T. Intraoperative electrostimulation objectifies the assessment of functional nerve preservation after mesorectal excision [J]. Int J Colorectal Dis, 2007, 22 (6): 675-682.
[16] Kyo K, Sameshima S, Takahashi M, et al. Impact of autonomic nerve preservation and lateral node dissection on male urogenital function after total mesorectal excision for lower rectal cancer [J]. World J Surg, 2006, 30 (6): 1014-1019.
[17] Breukink SO, Pierie JP, Hoff C, et al. Technique for laparoscopic autonomic nerve preserving total mesorectal excision [J]. Int J Colorectal Dis, 2006, 21 (4): 308-313.
[18] Ameda K, Kakizaki H, Koyanagi T, et al. The long-term voiding function and sexual function after pelvic nerve-sparing radical surgery for rectal cancer [J]. Int J Urol, 2005, 12 (3): 256-263.
[19] Kneist W, Junginger T. Male urogenital function after confirmed nerve-sparing total mesorectal excision with dissection in front of Denonvilliers' fascia [J]. World J Surg, 2007, 31 (6): 1321-1328.
[20] Kinugasa Y, Murakami G, Uchimoto K, et al. Operating behind Denonvilliers' fascia for reliable preservation of urogenital autonomic nerves in total mesorectal excision: a histologic study using cadaveric specimens, including a surgical experiment using fresh cadaveric models [J]. Dis Colon Rectum, 2006, 49 (7): 1024-1032.

（中山大学附属第一医院　王天宝）

第二章　腹腔镜直肠癌切除术

1990 年 11 月 Leahy 完成第 1 例腹腔镜超低位 Dixon 手术，与开腹手术比较，其优点为：疼痛轻、切口小且愈合快、较早下床活动、胃肠功能恢复快、肠梗阻少以及住院时间短；不足之处包括费用高、手术时间长、初期术者手术并发症较多等。对于直肠癌术中淋巴结清扫以及全系膜切除，腹腔镜完全达到开腹手术要求，甚至具有开腹难以达到的优势。术前或术中定位技术可完全弥补腹腔镜术中缺乏触觉反馈的不足。至于戳孔肿瘤种植问题，现在已经降低至 1%，和开腹手术已无差别。CO_2 导致肿瘤播散和抑制机体免疫功能，目前尚无定论，降低气腹压力以及尽量缩短手术时间肯定对患者有利。目前，虽然腹腔镜直肠癌手术已广为开展，但大宗前瞻性随机对照实验依然罕见，达成理想共识为时尚早。

一、适应证

本术式适应证：Dukes A 至 C 期；肿瘤直径 <6cm；未侵犯周围脏器；保肛手术时，肿瘤下缘距齿状线距离大于 5cm；各种姑息性手术。

二、禁忌证

本术式禁忌证：直肠癌冰冻骨盆者；MODS 不能耐受全麻和长时间 CO_2 气腹者；未能纠正的凝血功能障碍者；腹腔感染者；腹腔内转移或存在腹水者；曾行腹部手术导致腹腔严重粘连者；肿瘤直径 >6cm 而难于从小切口取出者。

三、术前准备

1. 术前定位　在准备腹腔镜直肠癌切除术之前，病灶务必明确定位。钡灌肠可提供有用信息，但失于确切。术前肠镜下肿瘤病灶周围注射亚甲蓝液将病变所在肠管染色，对术中定位帮助极大。术中肠镜定位最为可靠，注意的是操作时用肠钳阻断乙状结肠，可减少术中肠镜导致的结肠充气或腹胀。

2. 术前心肺功能的评估　术中持续气腹可影响呼吸循环功能，术前可行心电图、心脏彩超、胸片、肺功能测定检查。

3. 其他准备参见本书本篇第一章。

四、麻醉与体位

气管内插管，全身麻醉。头低脚高之截石位。

五、手术步骤

1. 术者站位可如图 3 - 2 - 1 所示，具体情况依术者习惯而定。

2. 脐孔下穿刺，建立气腹，维持腹压在 14 ~ 15mmHg，脐孔行 10mm 戳孔安置 30°镜头，左右平脐于腹直肌外缘行 5mm 戳孔作为辅助操作孔，右侧麦式点行 12mm 戳孔用作主操作孔，如有需要，可于左下腹再戳一 5mm 的辅助操作孔。

3. 置入腹腔镜首先探查腹膜、肝脏、脾脏、胃、十二指肠、大网膜、小肠及其系膜、腹主动脉周围、结肠及其系膜、子宫附件、膀胱、直肠原发病灶，明确有无转移、种植、能否切除等（图3－2－2）。

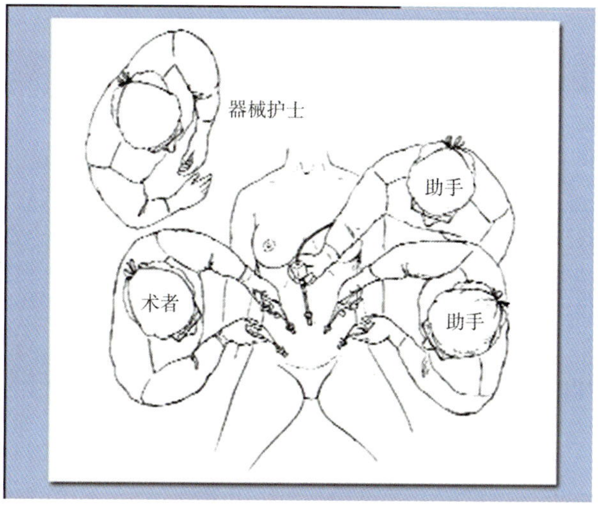

图3－2－1　术者位置

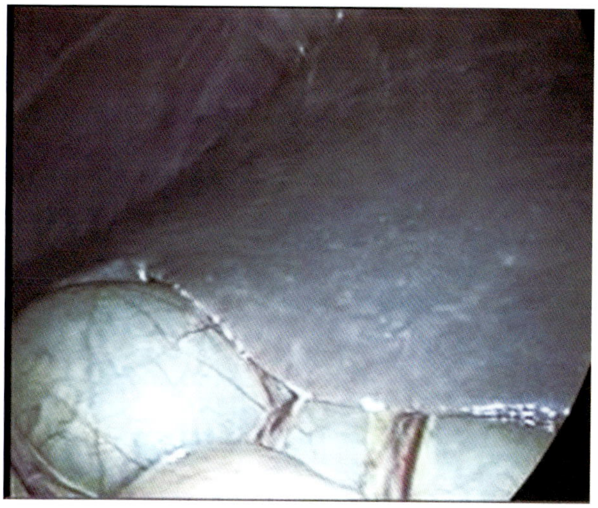

图3－2－2　探查腹腔

4. 将乙状结肠牵向左侧，于其系膜根部用超声刀切开系膜右侧叶，保护右侧输尿管及右侧髂血管（图3－2－3）

5. 进一步扩大系膜游离范围，同法切开乙状结肠系膜左侧跟部，注意左侧输尿管在乙状结肠后外方跨过髂血管进入盆腔，沿盆腔侧壁进入膀胱（图3－2－4）。

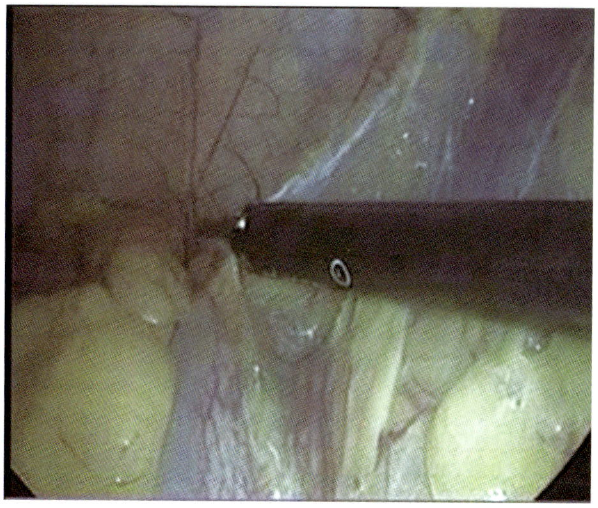

图3－2－3　切开右侧乙状结肠系膜

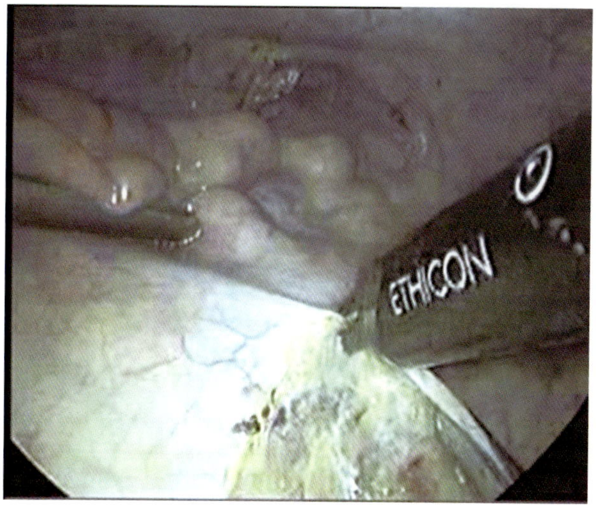

图3－2－4　切开左侧乙状结肠系膜

6. 于直肠上端，用纱布带将直肠及其系膜内血管、淋巴管一并结扎阻断（图3－2－5）。

7. 解剖游离肠系膜下动脉，清除其周围脂肪及淋巴组织，距离腹主动脉1cm处，用钛夹双重结扎或切割吻合器离断之。亦可在直肠上动脉根部结扎切断，如此可保护乙状结肠血供，从而减少吻合口漏的发生（图3－2－6至图3－2－8）。

8. 用超声刀沿直肠系膜筋膜与盆壁层筋膜之间，紧靠前者锐性分离，在此间隙为疏松结缔组织，超声刀处理极少出血。如损伤骶中动脉，可予以钛夹止血。骶前分离应达尾骨尖平面以下，以达到全系膜切除的理想效果。注意解剖上部骶前间隙时，切勿损伤腹下神经，以免导致射精不能（图3－2－9）。

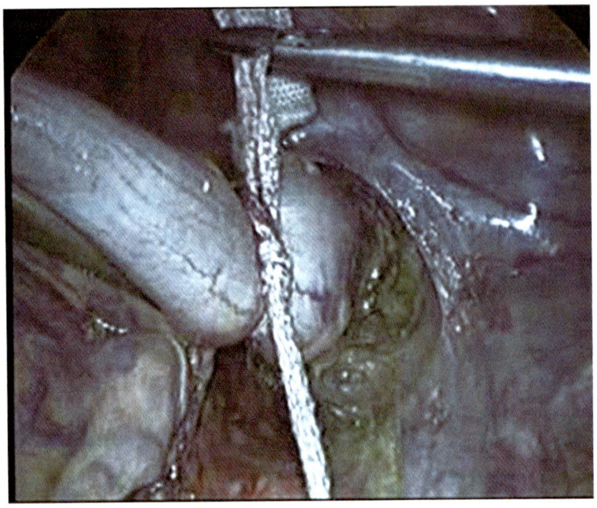

图3-2-5　结扎阻断血管、淋巴管

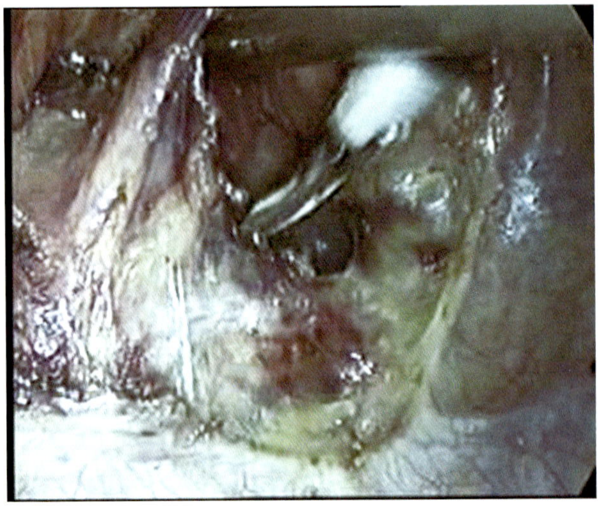

图3-2-6　处理肠系膜周围血管

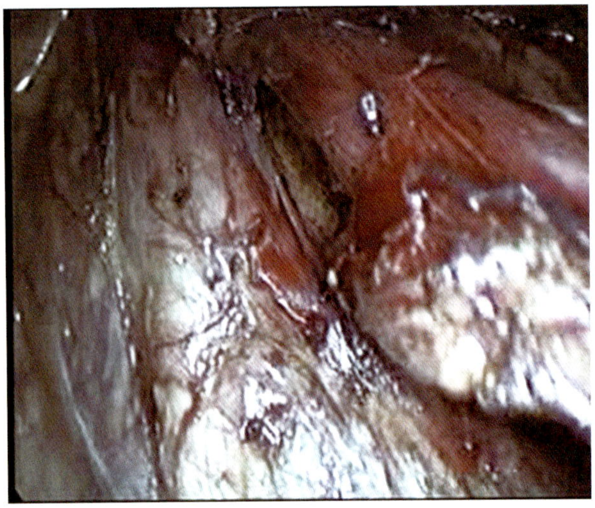

图3-2-7　处理肠系膜周围血管

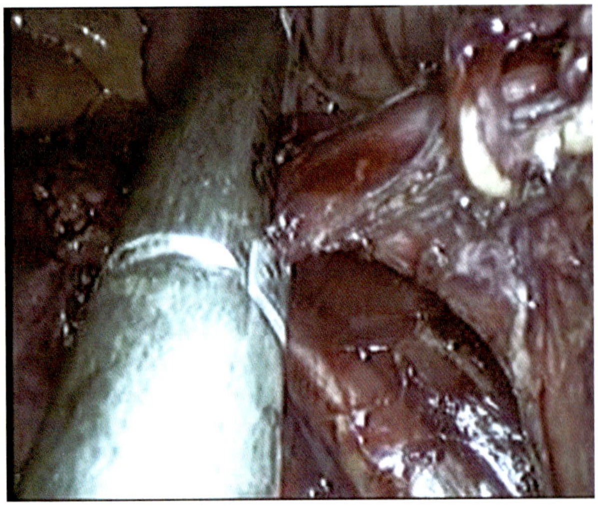

图3-2-8　处理肠系膜周围血管

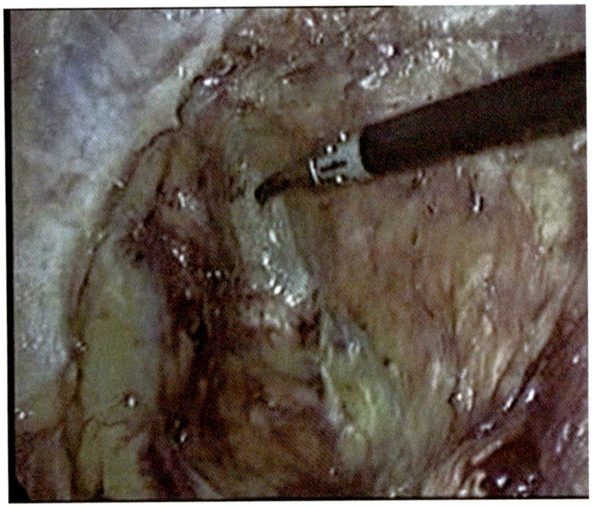

图3-2-9　锐性分离

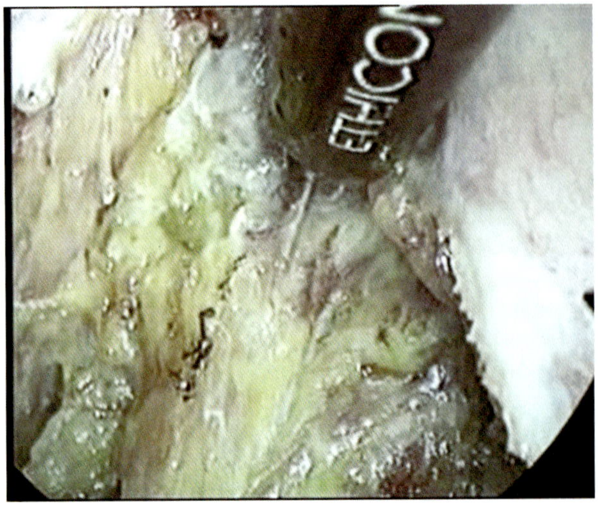

图3-2-10　锐性分离达会阴体部

9. 将腹膜反折切缘拉起，在 Denonvillier 筋膜前方，前列腺后方（女性为阴道后方），用超声刀锐性分离达会阴体部，此平面因有前列腺等血管网，术中可能出血。另外，分离平面不对，可造成阴道或直肠破裂，前者用可吸收线修补，后者用丝线缝合（图 3－2－10）。

10. 将直肠牵向右侧，紧张左直肠侧韧带，距离直肠壁 1.5cm，超声刀切断侧韧带，直肠中动脉无需再次结扎，同法处理右直肠侧韧带。如此即可保护盆腔神经丛，避免术后勃起功能障碍（图 3－2－11）。

11. 进一步整洁肿瘤远侧直肠壁，达到“骨骼化”程度，在肿瘤远侧 2cm 处夹持肠钳或用纱布带结扎，安尔碘冲洗远侧直肠。在肿瘤下 3cm 处用一把或两把腹腔镜切割闭合器离断直肠（图 3－2－12）。

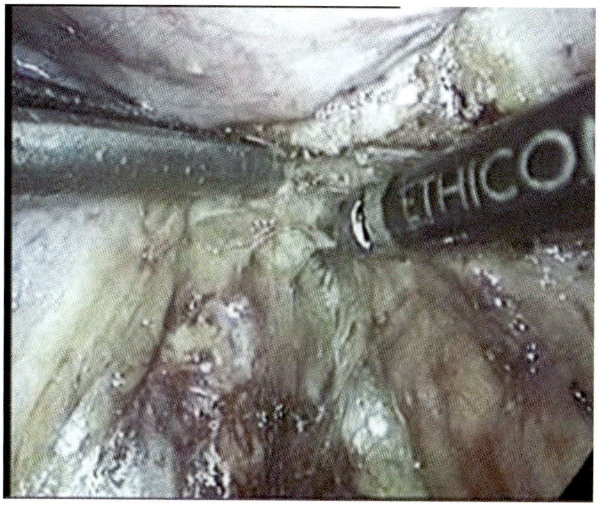

图 3－2－11　处理直肠侧韧带

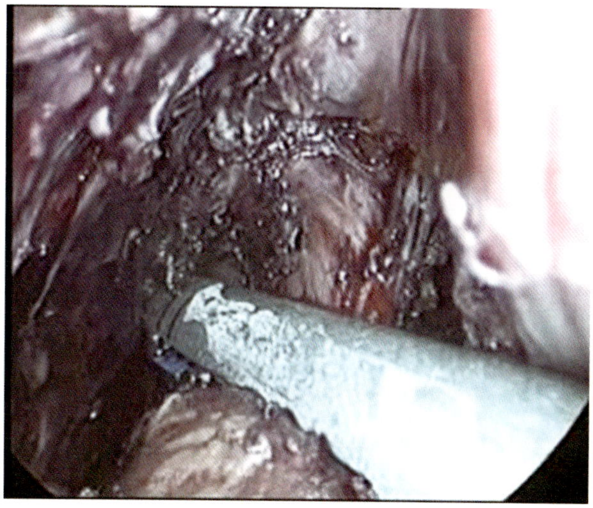

图 3－2－12　离断直肠

12. 参照肿瘤大小，在左下腹做一长 4～6cm 切口，置入切口保护用塑料袋，将近断端直肠经此塑料袋拉出腹外，至少距离肿瘤上缘 10cm 切断乙状结肠，整洁保留侧结肠壁，绕边缝置荷包线，置入 29 号抵针座，回纳入腹腔，重建气腹（图 3－2－13）

13. 盆腔内再次完善止血，肛管内置入管状吻合器，穿刺锥自远端闭合线中点穿出，对合穿刺锥与抵针座中心杆，缓慢旋紧吻合器，检查未夹入其他组织，迅速击发，切割与闭合同时完成，完成结肠与直肠残端吻合。回旋两周，退出吻合器，保持原位，检查两吻合环是否完整，必要时可经肛门或腹腔予以修补（图 3－2－14）。

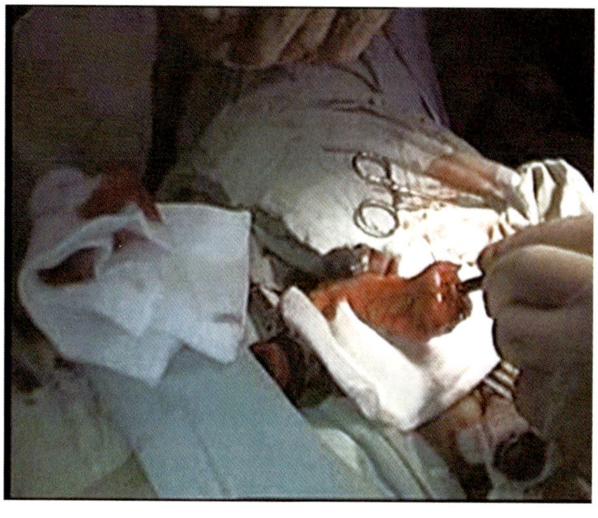

图 3－2－13　切断乙状结肠

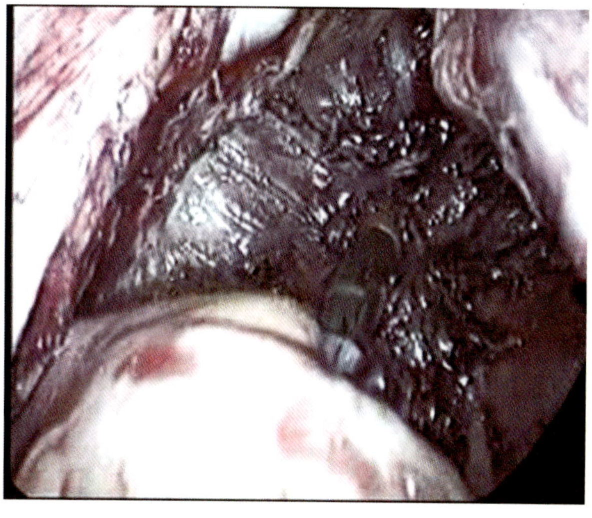

图 3－2－14　结肠与直肠残端吻合

14. 大量蒸馏水冲洗腹腔，采用经肛门注气试验检测是否存在吻合口漏。5-Fu 1.0g 置入盆腔，于吻合口侧方、骶前间隙放置双腔引流管引流，自主操作孔引出体外，可吸收线连续缝合重建盆底腹膜。

15. 有笔者认为超低位吻合，应行预防性完全性粪便转流，包括回肠造瘘术或横结肠造瘘术。以笔者经验，在吻合口位于腹膜外并放置双腔引流管者，其吻合口漏的发生率不足5%，即使发生漏，只要双腔引流管保持通常，绝大多数非手术治疗可获痊愈，因此无需行预防性转流术，除非存在吻合极不理想或吻合后反复盆腔止血的情况。

六、术中意外的应急处理

（一）输尿管损伤

1. 原因　是腹腔镜结直肠癌手术中较常见的并发症，尤其是左侧输尿管术中易损伤。原因包括：为清楚观察脏器或组织，腹腔镜过度靠近术野，导致术野局限，不能掌控输尿管全程，因此术中时刻观察整个术野，关注输尿管的走行；从右侧开始处理乙状结肠系膜，解剖层次过深，解剖到对侧腹壁时将左输尿管连同乙状结肠系膜一起游离，在切断系膜血管时会伤及输尿管；在小骨盆入口处，左输尿管与直肠壁距离很近，于此处处理系膜时易于误损伤输尿管。在腹腔镜手术中游离乙状结肠时，沿侧腹膜和系膜间的疏松组织入路，在左髂外动脉的表面可将输尿管显露，由于输尿管是肌性蠕动的管道，腹腔镜视野下有极其明显的蠕动特征，特别是轻轻触动其管壁时，这一特征就更加明显。

2. 处理　发现输尿管损伤，可借助左下腹辅助切口行输尿管修补或膀胱吻合术，详见本篇第一章。

（二）小肠损伤

1. 原因　多为小肠浆膜损伤，均由于小肠扩张、浆膜水肿；术中暂时解除气腹时，可被金属 Trocar 的锐缘划伤。伴有小肠扩张、浆膜水肿时，置入器械要准确、轻柔，切勿暴力；暂时解除气腹时要将 Trocar 适当向外拔出一部分。

2. 处理　如一旦发生损伤应及时发现与修补，可通过辅助切口提出腹腔外处理。

（三）术中出血

1. 原因　解剖变异或由于肿瘤侵犯，导致局部解剖不清晰；医师的腹腔镜操作经验欠缺，一旦出现问题过于慌乱；肠系膜下动脉撕裂或骶前静脉丛损伤。应在距离腹主动脉 1cm 处切断肠系膜下血管，因为在肠系膜下血管残端有渗血时，可再于其残端加用钛夹；如肠系膜下动脉残端过短，补用钛夹止血钳夹时，易于损伤腹主动脉而导致术中大出血。

2. 处理　较小出血点，可用超声刀止血或缝扎止血；较大出血应果断中转开腹，寻及血管断端予以结扎，详见本篇第一章。

（四）分离过程中盆腔脏器破裂

1. 原因　解剖层次错误或肿瘤侵犯周围脏器；术中出血，慌乱中损伤。

2. 处理　直肠破裂，可予以修补后，蒸馏水冲洗盆腔，继续手术；如修补失败，应立即中转开腹；膀胱或阴道损伤可用可吸收线缝合。

（五）吻合口有张力

1. 原因　乙状结肠切除过多；乙状结肠系膜过短；未游离脾曲结肠。因此术中强调距离肿瘤上缘 12～15cm 切断结肠、肿瘤下缘 3cm 切断直肠即可达到根治性效果，无需过多切除结直肠；乙状结肠系膜过短者，可采用乙状结肠直肠侧端吻合；笔者认为吻合前游离脾曲结肠可有效降低吻合口张力，避免吻合口漏的发生。

2. 处理　游离松解脾曲结肠并放置肛管，使其末端 10cm 在吻合口上方结肠内，多剪几个侧孔，有利于引流和直肠内减压，降低吻合口漏的发生率。

七、术后处理

由于腹腔镜手术有2～5h的CO_2气腹，术后可有一个短暂的代谢性酸中毒，一般不需处理，但应观察呼吸情况，必要时监测血气分析，严重酸中毒者可给予碳酸氢钠。其他处理参见本篇第一章有关内容。

八、术后并发症防治

（一）吻合口漏

1. 原因　吻合口漏多见于术后5～7天，早期表现为体温、血象升高，腹膜炎体征，引流液突然增加、持续不减、出现脓液、肠内容物、气体，泛影葡胺或亚甲蓝造影可明确诊断。笔者统计Dixon术后吻合口漏的发病率为7.67%（464/6 049），男：女为1.6：1，71.4%发生在1周内。漏口位置：后壁54.3%，前壁17.1%，侧壁29.6%，其中83.3%发生于非转流手术，而转流术仅有16.7%，吻合器（4.86%）明显低于手工吻合（14.4%），88%患者经非转流术治疗2～3周痊愈。吻合口漏的发生与局部和全身因素有关，局部因素包括：

（1）吻合口位置低，低位吻合操作困难，远侧直肠断端血供不良，吻合口张力较大，如有盆腔污染等因素，漏的发生率增加。

（2）吻合口血运不良，如吻合肠管无血管区过长，吻合口止血不彻底，局部血肿，吻合器压榨吻合口时间过长，另外直肠后壁解剖上存在无血管区，均易于导致吻合口漏。

（3）吻合口张力过大，腹膜反折以下无浆膜覆盖，吻合口易于撕裂。在游离脾曲的Dixon术后吻合口漏发生率为9%，未游离脾曲者为25%。

（4）局部感染不利于吻合口愈合，其原因包括：术前肠道准备欠佳；术中操作污染；引流不畅导致的盆腔积液。

（5）引流管应用不当：位置过高；抵于吻合口；负压过大或过小。

（6）远端梗阻：肛管裂伤导致的肛管括约肌痉挛；耻骨直肠肌肥厚；直肠内大便积存致使肛管内压力增加，特别是肠蠕动恢复时，可导致肛管内压急剧上升。

（7）吻合口残留疾病：肿瘤、溃疡、结核等。

（8）操作失误：吻合完毕后盆腔再次止血；剪破直肠壁未能及时发现；夹入阴道壁等其他组织；吻合器故障等导致切割不全；吻合后过于自信未做注气试验；过早反复肛门指诊等。

（9）全身因素包括：高龄，营养不良，伴随糖尿病等其他疾病，长期应用激素等药物。

（10）其他因素：吻合器吻合后漏的发生率明显低于手工缝合；吻合器大小选择不当以及不同制造商的质量差异也与吻合口漏有关。

2. 预防　预防吻合口漏应采取以下措施：

（1）术前尽可能纠正营养不良状态，最好停用正在服用的影响愈合药物，肠道准备充分，有效控制糖尿病、溃疡性结肠炎、克罗恩病等疾病。

（2）术中保持吻合肠管无张力吻合，最好游离脾曲；保护结肠残端边缘血管：裸化肠管＜1cm，手工缝合针距0.3cm，电刀断肠时功率不宜太大；吻合口置于腹膜之外，夏穗生教授提出上空、口正、下通的原则；避免肠管破损引起污染；往往是系膜血管过短影响吻合口张力，此时可采用回头望月式吻合；合理估计需要肠管长度，须知肠管蠕动回复后，可能缩短2cm，结肠贮袋或成形术应估计结肠长度；直肠残端肌层完好保护：密闭充气试验；吻合前，盆腔彻底止血、冲洗；吻合器操作需培训学习，适宜口径为31～34号，旋紧适度、检查阴道、平稳抓持、快速击发，退出前放松尾端螺旋钮2周，鱼摆尾式退出，避免暴力，吻合口内勿夹入其他组织，医生原位检查远近切缘是否完整，最好使用一次性吻合器；直肠残端无血管区长度最好＜1cm，必要时四周丝线缝合加固；吻合后注气试验；肠道准备不佳者，术中全结肠灌洗，必要时加用结肠转流术；吻合欠满意时，肛管减压，管端置于吻合口以上 >10cm 或结肠转流术，放置肛管 4 ~ 5 天可减少吻合口漏的原因：持续减低肠腔内压力，使肠内气体或液体随时排出体外，吻合口肠壁始终保持空虚状态；在肠功能恢复初期，较强的肠蠕动波有时可致吻合口撕裂，肛管可以缓解，对吻合口局部还有支撑作用；预防性造口指征：术后即行局部放疗；吻合不满意，估计吻合口漏可能性大；肠道准备差，肠壁水肿；全身状况差，严重糖尿病，重度营养不良。

（3）术后引流管持续低压吸引，保持通畅，3 ~ 4 天，引流液为血浆样，<50mL，正常进食、大便后拔除引流管，发现吻合口漏时，引流骶前积液，冲洗骶前间隙。

3. 处理

（1）手术治疗指征：吻合口漏发生早，弥散性腹膜炎；漏口大，难于自愈，中毒症状明显；年老体弱、营养严重不良；原置腹腔引流管不能有效引流或已经拔除；合并其他器官的复合型漏；非手术治疗无效。手术方法：横结肠矢功能造口术，造口远端结肠清洁灌洗并缝扎关闭，重置盆腔双腔引流管。

（2）非手术治疗适应证：引流液增加为主，炎症反应不严重者。非手术治疗方法：保持引流管通畅，2 ~ 3 周后，无发热、腹痛，无腹膜炎体征，逐步拔管，拔管前可行引流管泛影葡胺造影；甲硝唑、含有抗生素的 NS 冲洗引流管；给予 TPN、白蛋白、血浆、抗生素；直肠内肛管减压，管端在漏口以上 10cm；有笔者提出漏发生后 7 天，迅速改为普食，口服易蒙停使大便干燥，每天便次 1 ~ 2 次，但笔者对此方法无经验。笔者的经验约 90% 吻合口漏经非手术治疗可痊愈。

（二）术后吻合口出血

1. 原因　术中用吻合器吻合时，将包埋抵针座的近端肠管周围未能游离干净，肠壁上的小支血管结扎不完善。因此术中务必较彻底整洁吻合结肠壁，仔细结扎小血管，吻合后应在直视下或经指诊检查有无活动性出血。

2. 处理　吻合后即发现吻合口出血者可经肛门予以缝扎止血，多能奏效。术后发生者，给予输血及用止血药物、局部应用止血酶等治疗；无效者可在全麻下经肛门缝扎止血或开腹止血，此时行横结肠造口完全性粪便转流有利于患者康复。笔者曾遇到术后吻合口大出血近 2 000mL 1 例，不适宜地试图用肠镜止血，结果造成大范围皮下气肿，又未能有效止血，在全麻下经肛门缝扎止血 + 横结肠造口后康复，6 个月后关闭造口。

（三）穿刺孔的肿瘤种植转移

1. 原因　曾被认为是腹腔镜结直肠癌手术的特有并发症，目前文献报道穿刺孔的肿瘤转移不是腹腔镜手术本身的问题，而与术者操作熟练程度有关。预防关键在于腹腔镜结直肠癌手术专业化，术中严格遵循无瘤操作原则：避免钳夹挤压瘤体；取出标本时用无菌袋隔离保护切口；解除气腹拔掉 Trocar 前先放净腹腔内 CO_2 气体。

2. 处理　在明确未有腹腔内广泛转移情况下，可行穿刺孔种植肿瘤切除术。

（四）直肠阴道瘘

可由于肿瘤位于直肠前壁与阴道壁浸润；阴道后壁出血时，超声刀电凝止血至阴道壁热损伤等。术中在阴道指诊指示下，用超声刀完成了自阴道后壁的剥离，可减少此并发症的发生，详见本篇第一章

（五）排尿功能障碍、性功能障碍、粘连性肠梗阻、术后出血、切口疝以及术后复发

参见本篇第一章有关内容。

参考文献

[1] 吴文溪，华一兵，沈历宗，等. 老年患者经腹腔镜与开腹直肠癌根治术的比较［J］. 腹腔镜外科杂志，2006，(04)：146 – 148.

[2] 金红旭，张雪峰，李瑾，等. 腹腔镜直肠癌根治术与开腹直肠癌根治术的临床对照研究［J］. 中华普通外科杂志，2006，(04)：257 – 259.

[3] Leroy J，Janmli F，Forbes L，et al. Laparoscopic total mesorectal excision（TME）for rectal cancer surgery：long term

outcomes [J]. Surg Endosc, 2004, 18 (2): 281 - 289.
[4] Wenxi W, Yaomin S, Yibing H, et al. Laparoscopic versus conventional open resection of rectalcarcinoma: A clinicalcomparative study [J]. World J Gastroenterol, 2004, 10 (8): 1167 - 1170.
[5] Araujo SE, da Silva eSousa AH, Jr de Campos FG, et al. Conventional approach x laparoscopic abdominoperineal resection forrectal cancer treatment after neoadjuvant chemoradiation: results of a prospective randomized trial [J]. Rew Hosp Clin Fac MedSao Paulo, 2003, 58 (3): 133 - 140.
[6] Ito M, Sugito M, Kobayashi A, et al. Influence of learning curve on short-term results after laparoscopic resection for rectal cancer. Surg Endosc, 2008, 10. [Epub ahead of print]
[7] Asoglu O, Matlim T, Karanlik H, et al. Impact of laparoscopic surgery on bladder and sexual function after total mesorectal excision for rectal cancer [J]. Surg Endosc, 2008, 9. [Epub ahead of print]
[8] Ito M, Sugito M, Kobayashi A, et al. Relationship between multiple numbers of stapler firings during rectal division and anastomotic leakage after laparoscopic rectal resection [J]. Int J Colorectal Dis, 2008, 1. [Epub ahead of print]
[9] Veenhof AA, Engel AF, van der Peet DL, et al. Technical difficulty grade score for the laparoscopic approach of rectal cancer: a single institution pilot study [J]. Int J Colorectal Dis, 2008, 23 (5): 469 - 475.
[10] Nagtegaal ID, Quirke P. What is the role for the circumferential margin in the modern treatment of rectal cancer [J]? J Clin Oncol, 2008, 26 (2): 303 - 312.
[11] Tjandra JJ, Chan MK, Yeh CH. Laparoscopic-vs. hand-assisted ultralow anterior resection: a prospective study [J]. Dis Colon Rectum, 2008, 51 (1): 26 - 31.
[12] Pugliese R, Di Lernia S, Sansonna F, et al. Results of laparoscopic anterior resection for rectal adenocarcinoma: retrospective analysis of 157 cases [J]. Am J Surg, 2008, 195 (2): 233 - 238.
[13] Staudacher C, Di Palo S, Tamburini A, et al. Total mesorectal excision (TME) with laparoscopic approach: 226 consecutive cases [J]. Surg Oncol, 2007, 16 (Suppl 1): 113 - 116.
[14] Rosati R, Bona S, Romario UF, et al. Laparoscopic total mesorectal excision after neoadjuvant chemoradiotherapy [J]. Surg Oncol, 2007, 16 (Suppl 1): 83 - 89.
[15] Civello IM, Brisinda G, Brandara F, et al. Laparoscopic rectal resection with intraoperative radiotherapy in locally advanced cancer: preliminary results [J]. Surg Oncol. 2007, 16 (Suppl 1): 97 - 100.
[16] Orsenigo E, Di Palo S, Vignali A, et al. Laparoscopic intersphincteric resection for low rectal cancer [J]. Surg Oncol, 2007, 16 (Suppl 1): 117 - 120.
[17] Veenhof AA, Engel AF, Craanen ME, et al. Laparoscopic versus open total mesorectal excision: a comparative study on short-term outcomes. A single-institution experience regarding anterior resections and abdominoperineal resections [J]. Dig Surg, 2007, 24 (5): 367 - 374.
[18] Hellan M, Anderson C, Ellenhorn JD, et al. Short-term outcomes after robotic-assisted total mesorectal excision for rectal cancer [J]. Ann Surg Oncol, 2007, 14 (11): 3168 - 3173.
[19] Lezoche G, Baldarelli M, Guerrieri M, et al. A prospective randomized study with a 5-year minimum follow-up evaluation of transanal endoscopic microsurgery versus laparoscopic total mesorectal excision after neoadjuvant therapy [J]. Surg Endosc, 2008, 22 (2): 352 - 358.
[20] Caricato M, Ausania F, Coppola R. Surgical treatment of rectal cancer after neoadjuvant chemoradiation. Where are we going [J]? Surg Oncol, 2007, 16 (Suppl 1): 91 - 92.

(中山大学附属第一医院　王天宝)

第三章　进展期低位直肠癌保肛手术

第一节　低位直肠癌切除术——Parks 术

目前对低位直肠癌行保肛手术越来越受到胃肠外科医生的普遍关注，Parks 于 1982 年提出了经腹直肠癌切除术，经肛门结肠肛管吻合的术式，Parks 术因保存了肛管直肠环，故控制排便功能得以保存，术后加强提肛运动等锻炼，患者大便失禁问题可以解决。后经许多学者应用证实了该术式在不影响长期疗效的前提下，为更多的直肠癌患者提供了保肛机会，且弥补了双吻合器对中低位直肠癌保肛术的不足。Parks 术虽是低位直肠癌行保肛手术的有效方法，但仍有争议，尚不能取代 Miles 术，因此术者务必严格掌握手术适应证，将根治性切除放在第一位，以免发生术后复发等威胁患者生命安全的并发症。

一、适应证

本术式的适应证：中下段直肠癌切除后肛提肌以上残留直肠过短，特别是盆腔过度狭小，即使双吻合器也难以完成超低位吻合者；直肠内密集腺瘤，经肛门不能一期切除，近侧结肠无腺瘤者；部分肛提肌平面以上的高位直肠阴道瘘。

二、禁忌证

本术式的禁忌证：直肠癌广泛浸润无法根治性切除者；肿瘤根治性切除后肛管直肠环已受损者；年老体弱不能承受本手术者；肛门极度狭窄，不能扩张至 4 指者。

三、术前准备、麻醉与体位

参见本书本篇第一章有关内容。

四、手术步骤

1. 腹腔内手术

（1）下腹正中切口，进腹探查，肿瘤近端直肠结扎并注入 5-Fu，游离乙状结肠系膜，结扎直肠上血管，保护双侧输尿管，进入骶前间隙，锐性分离直达肛提肌平面（图 3－3－1 至图 3－3－4）。

（2）切开直肠膀胱凹陷或直肠子宫凹陷，沿 Denonvillier 与前列腺或阴道之间锐性分离直达会阴体（图 3－3－5）。

（3）距离直肠壁 1～1.5cm，切断结扎直肠侧韧带，一并处理直肠中动脉（图 3－3－6 至图 3－3－7）。

（4）与会阴组配合，肛提肌平面离断直肠，并于直肠上端切断后移除标本。近端结肠内置入直径 2cm 螺纹管 10～12cm，外露 4～6cm，系膜缘和对系膜缘结肠断端丝线固定并标志。蒸馏水浸泡盆腔，将螺纹管和乙状结肠经肛门拉出，备会阴组行结肠肛管吻合术（图 3－3－8）。

2. 会阴组手术

（1）肛管扩张 4～6 指，维持 5min，安尔碘冲洗直肠。肛门缝合 4 针固定于小儿腹部拉钩或特制肛管拉

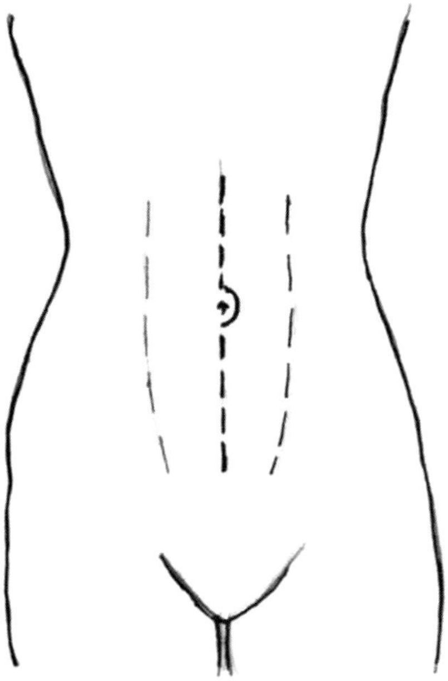

图3－3－1　切口

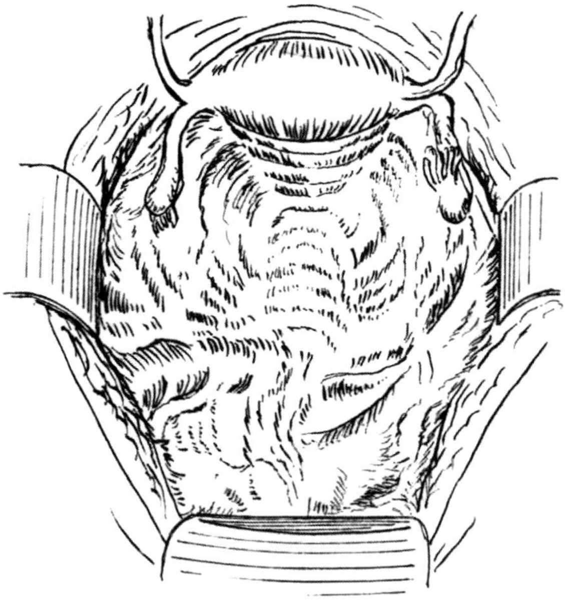

图3－3－2　暴露

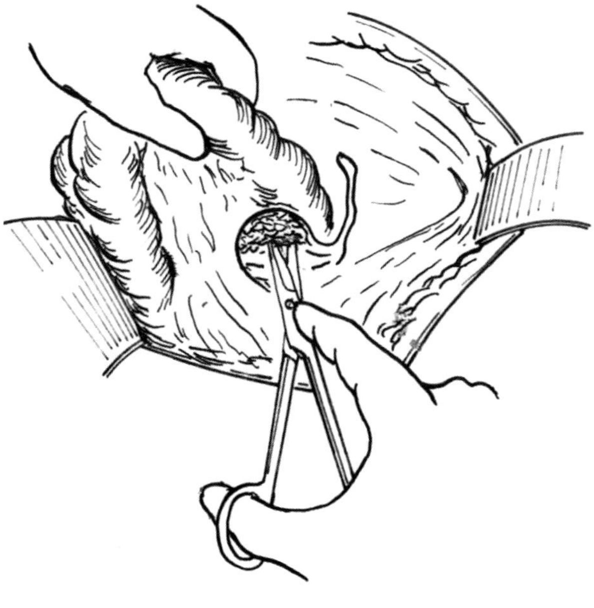

图3－3－3　游离乙状结肠系膜

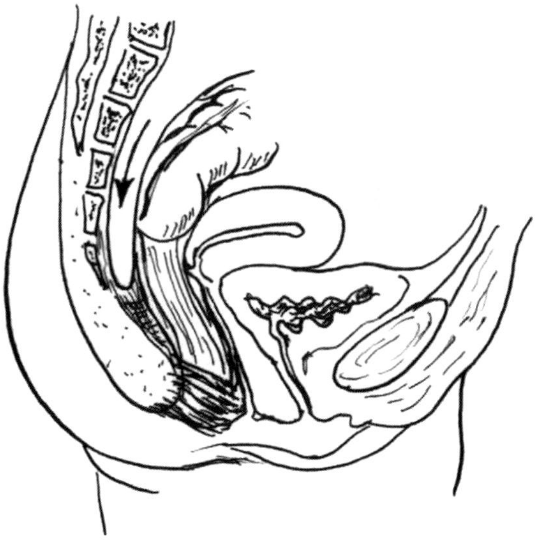

图3－3－4　进入骶前间隙

钩之上，自齿状线向上黏膜下注入1：300 000肾上腺素盐水，黏膜隆起达肛管直肠环平面（图3－3－9）。

（2）于齿状线上0.5cm环形切开并剥离直肠黏膜直达肛提肌平面以上，由腹腔手术组离断移除标本（图3－3－10至图3－3－11）。

（3）将结肠断端与肛管齿状线上切缘缝合固定8～12针，再将螺纹管固定于肛门两侧皮肤之上（图3－3－12至图3－3－15）。

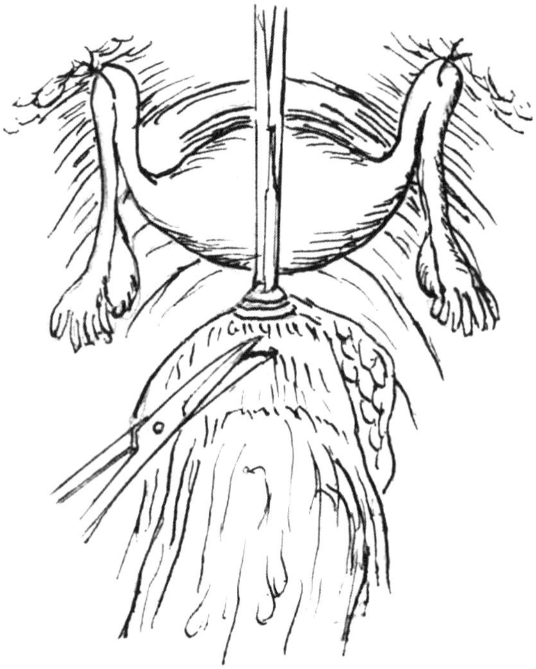

图3-3-5　分离达会阴体

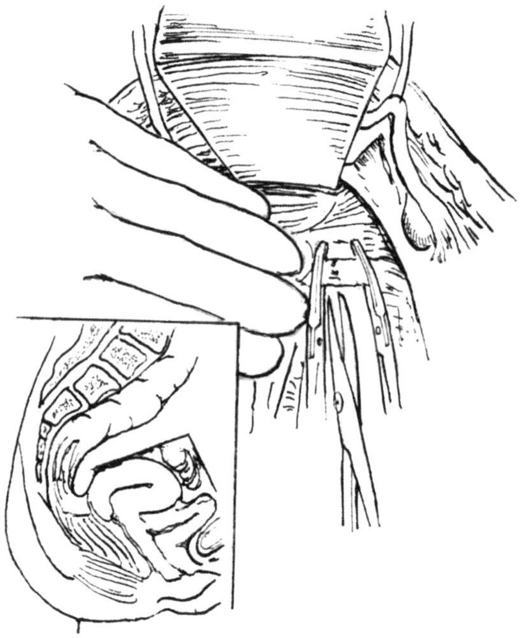

图3-3-6　结扎直肠侧韧带

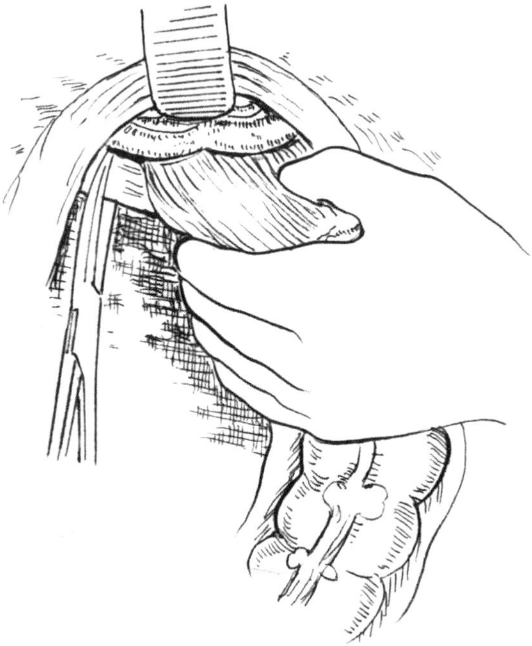

图3-3-7　处理直肠中动脉

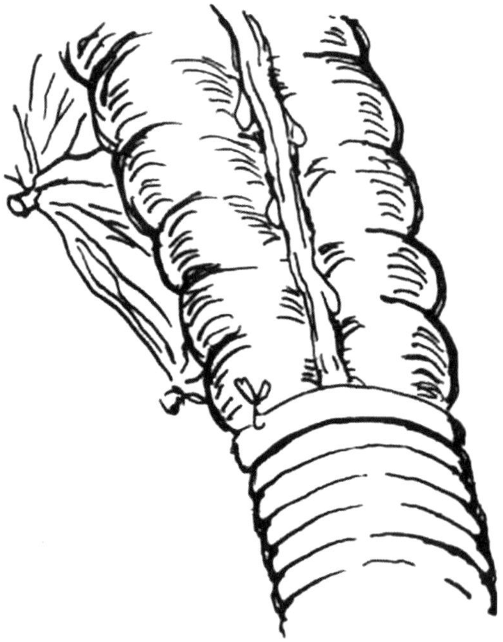

图3-3-8　结肠内置螺纹管

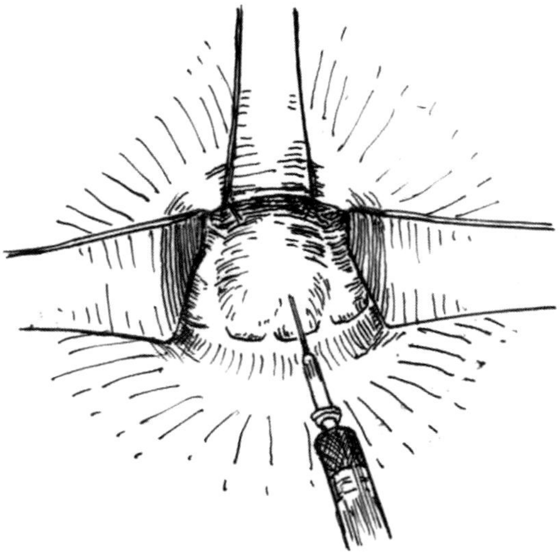

图3－3－9 注入肾上腺素盐水

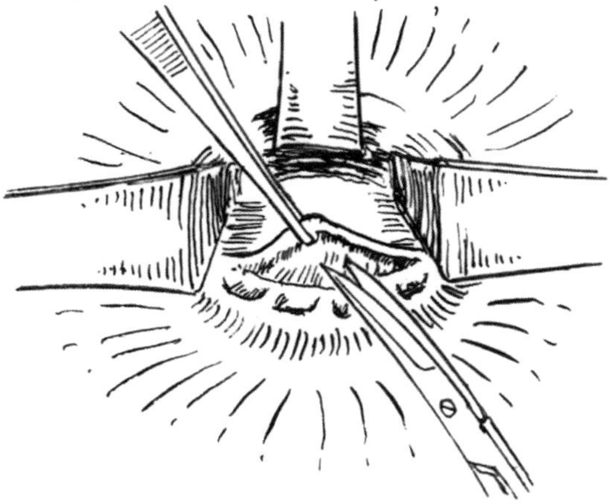

图3－3－10 剥离直肠黏膜

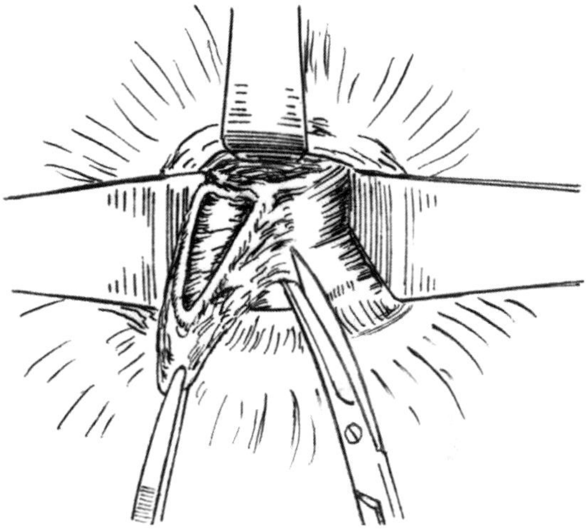

图3－3－11 离断直肠黏膜

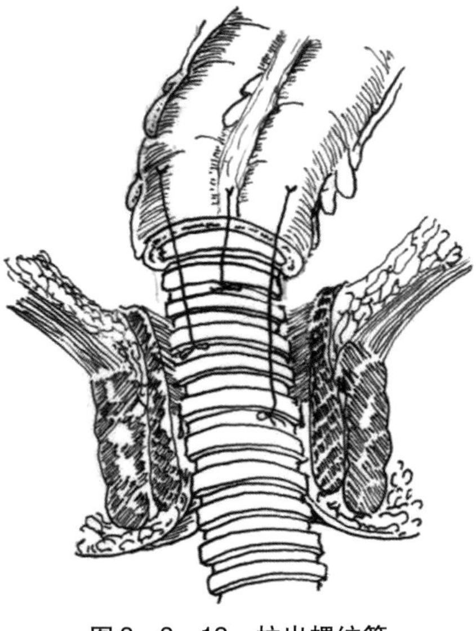

图3－3－12 拉出螺纹管

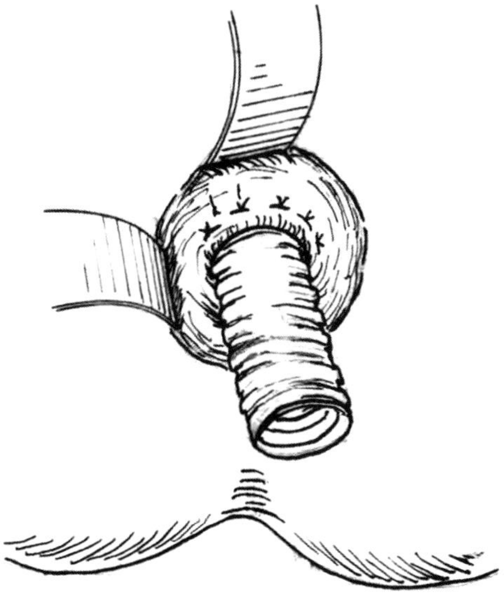

图3－3－13 间断吻合

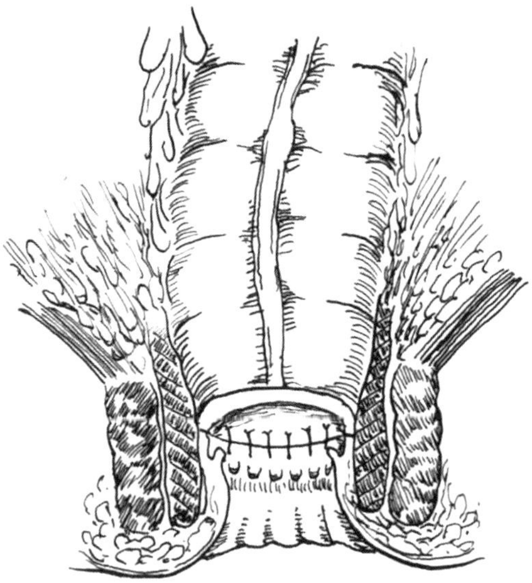

图 3-3-14　吻合示意图

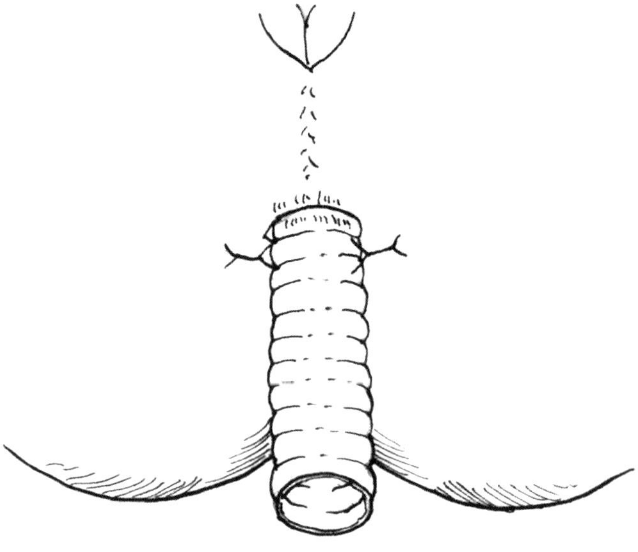

图 3-3-15　螺纹管固定完毕

五、术中意外的应急处理

术中大出血及输尿管损伤等意外情况处理参见本书本篇第一章有关内容，术中需注意的是：结扎肠系膜下动脉应在乙状结肠动脉分出平面以下，保留足够的肠管和充分血供；估计结肠肛管吻合有张力者，吻合前游离结肠脾曲是明智之举；在结肠对系膜缘缝合固定螺纹管丝线作为标志，此线位于截石位 12~3 点范围内当无肠扭转之误；近端结肠内螺纹管具有支撑吻合口和替代横结肠粪便转流之功效，因此必须妥善固定于肛周皮肤，杜绝过早脱落；经肛门剥离直肠黏膜前，于黏膜下注射肾上腺素盐水不但利于止血，而且可防止剥离过深。

六、术后处理

1. 恢复饮食过程相对较慢，肠道功能恢复后可进食流质，约术后 7 天进食半流质，9~10 天恢复普通饮食。

2. 肛管内留置的螺纹管于术后 7~10 天剪断固定缝线，剪线前 1 天及当天口服石蜡油 50mL，通常几小时后会自动排除，切勿故意拔出，以免造成吻合口撕裂。

3. 术后 14 天，术者行肛门指诊，了解有无狭窄。必要时予以示指扩肛，直至示指中节进入通畅而无缩窄为止。

七、术后并发症防治

1. 吻合口漏以及术后盆腔复发等参见本书有关章节。

2. 吻合口狭窄

(1) 原因：该并发症是影响术后排便功能的主要因素，多发生在术后 4~6 个月。吻合口狭窄发生与下列因素有关：未掌握好保肛术式要点、口侧结肠套叠形成假宫颈、吻合平面较宽形成面状瘢痕、口侧肠管少量坏死、吻合口显性或隐性瘘后再愈合、口侧有张力影响吻合口血运等；病人营养性低蛋白血症、瘢痕体质等亦有一定关系。吻合口狭窄有线状、面状、膜状、半月状及内套叠型狭窄。临床表现为排便次数增加，排便不尽感，便柱变细，排便困难。吻合口狭窄影响肛管闭合，导致粪液外溢，便意迟钝，肛周湿疹疼痛。

（2）处理：术后早期应定期扩肛，已狭窄病例，可给予扩肛、切除瘢痕、切除内套黏膜，置肛管扩压固定，10 天后可以拔出肛管，吻合口狭窄多可解除。非手术治疗无效者，可拆除吻合口行永久性结肠造口术。

3．拖出结肠缺血坏死回缩

（1）原因：主要原因包括拖出结肠血运障碍，术后由于肛裂等原因导致肛门括约肌剧烈收缩，影响结肠血供，吻合口存在较大张力。

（2）处理：如果结肠缺血范围小、程度轻，可用血管扩张剂或骶管硬膜外注入少量利多卡因，以松弛肛管括约肌；如非手术治疗无效、结肠极度回缩导致排便不能者，应行重新拖出结肠吻合＋粪便转流术，但大多数需行吻合口拆除＋永久性结肠造口术。

第二节 低位直肠癌切除术——改良 Bacon 术

20 世纪 40 年代，由于直肠癌 Dixon 术后吻合口漏发病率较高，为解决此问题，Bacon 于 1945 年试用直肠癌经腹切除＋结肠经肛门拖出延期吻合术，由于腹腔内无吻合口，可减少吻合口漏的发生。但 Bacon 术需要 2 周后切除肛门外结肠，结肠黏膜外翻造成肛门周围常年潮湿，甚至湿疹形成，所以目前临床实践中很少应用原始术式，而采用改良 Bacon 术，减少肛门不适，局部复发率与 Miles 相似，排便控制功能基本达到可接受程度，对于部分病人仍不失为一种理想手术方式。

一、适应证、禁忌证、术前准备、麻醉与体位

参见本章第一节 Parks 手术。

二、手术步骤

1．腹腔内直肠标本移除以及经肛管直肠黏膜剥离同 Parks 术（图 3－3－16 至图 3－3－22）。

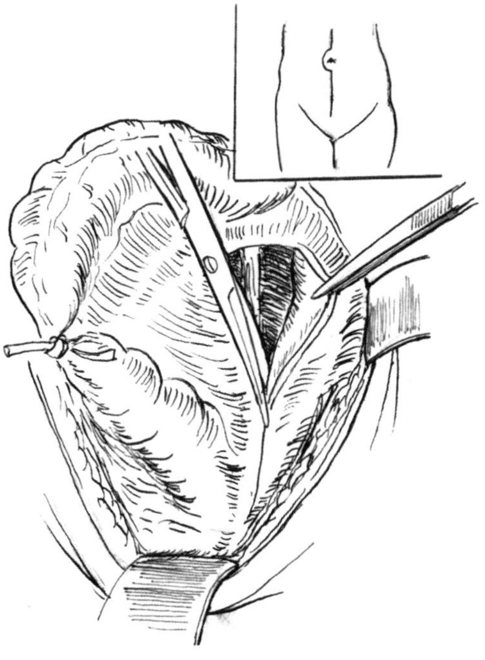

图 3－3－16 左侧系膜切开

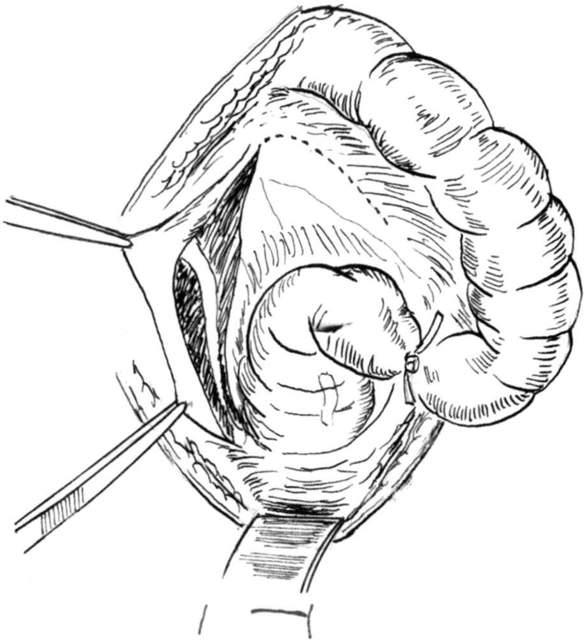

图 3－3－17 右侧系膜切开

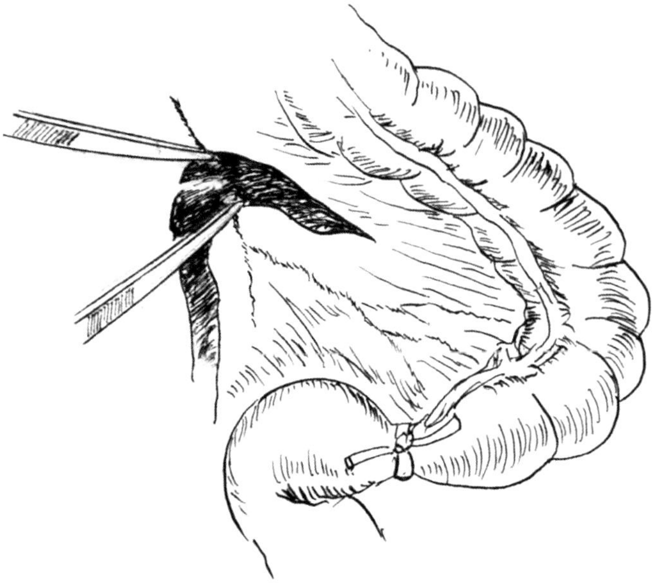

图 3－3－18　结扎肠系膜血管

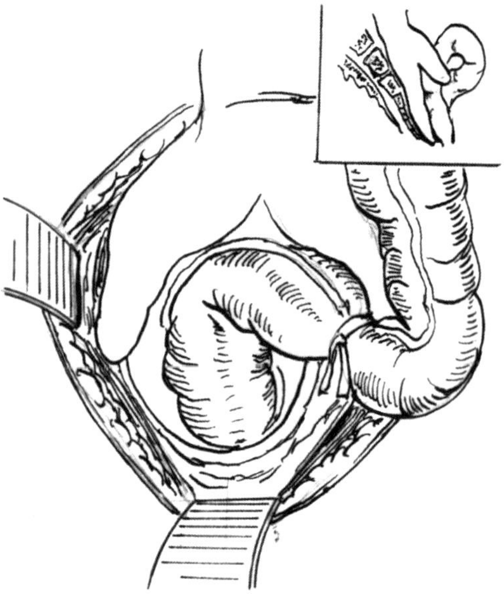

图 3－3－19　游离骶前间隙

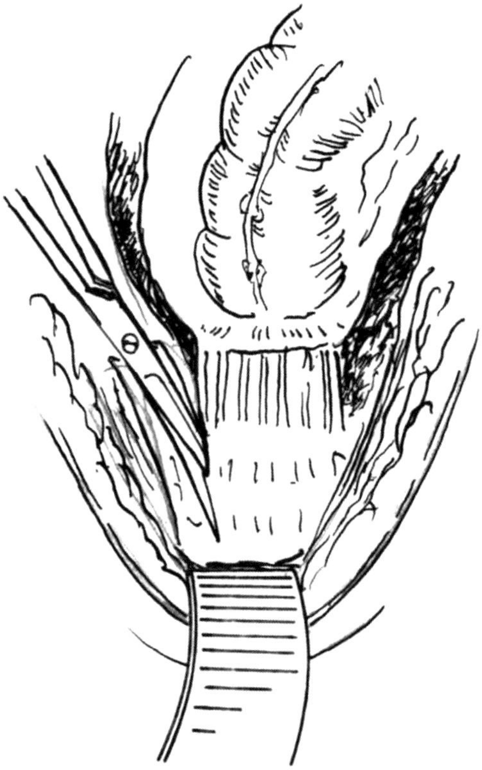

图 3－3－20　切开直肠前间隙

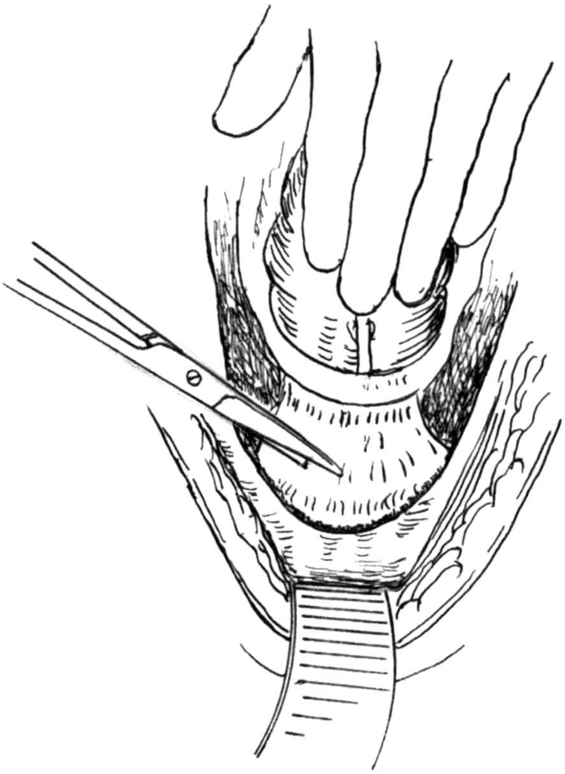

图 3－3－21　切开直肠前间隙

2. 距结肠近切缘 1～2mm 用 7 号丝线做一荷包缝合，插入直径 2cm 螺纹管 10～12cm，外露 4～6cm，收紧荷包线并打结，暂不剪除，作为牵引及标志线（图 3－3－23）。

3. 将螺纹管连同结肠经肛门拉出，于左、右、前、后 4 点将齿线上切缘直肠全层与荷包线近侧 0.5cm 处结肠全层缝合固定，亦可在 2 针之间加缝 1 针。亦有术者将间断缝合改为直肠残端荷包缝合，操作进一步

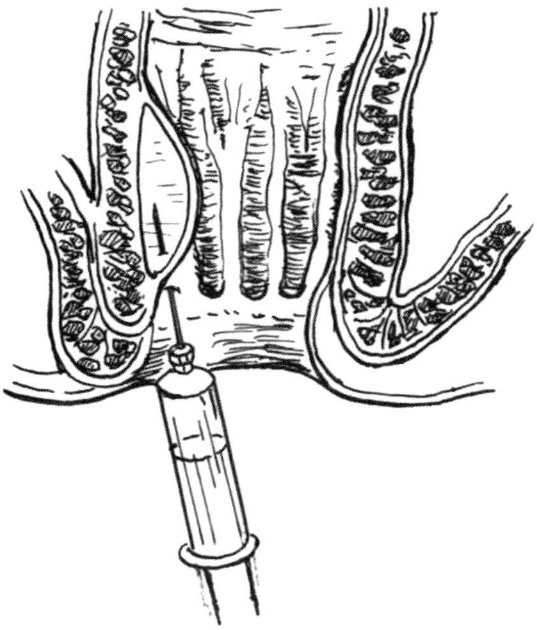

图 3－3－22　黏膜下注射肾上腺素盐水

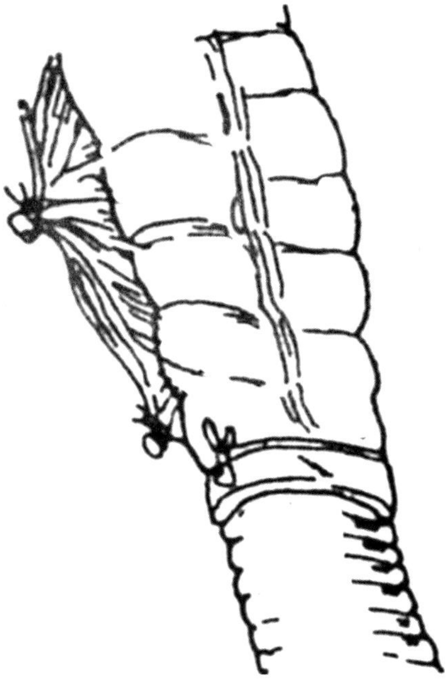

图 3－3－23　插入螺纹管

简化，但要求直肠残端荷包线务必较紧结扎在结肠上，以使其远侧结肠缺血坏死脱落（图 3－3－24）。

4. 在肛门两侧皮肤缝 7 号丝线，固定螺纹管，以免脱落，此管具有支撑吻合口和暂时性粪便转流功效（图 3－3－25）。

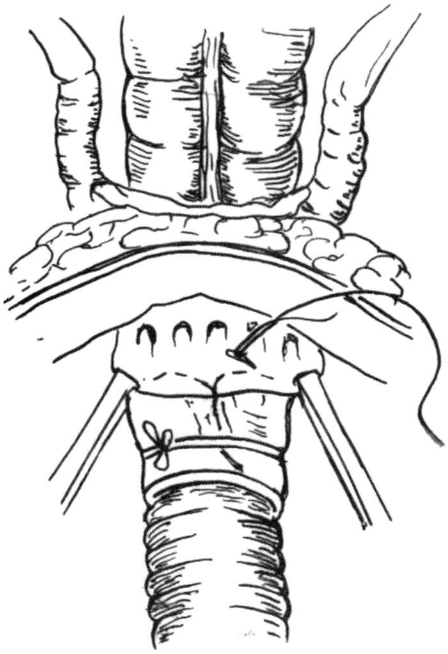

图 3－3－24　直肠残端荷包缝合

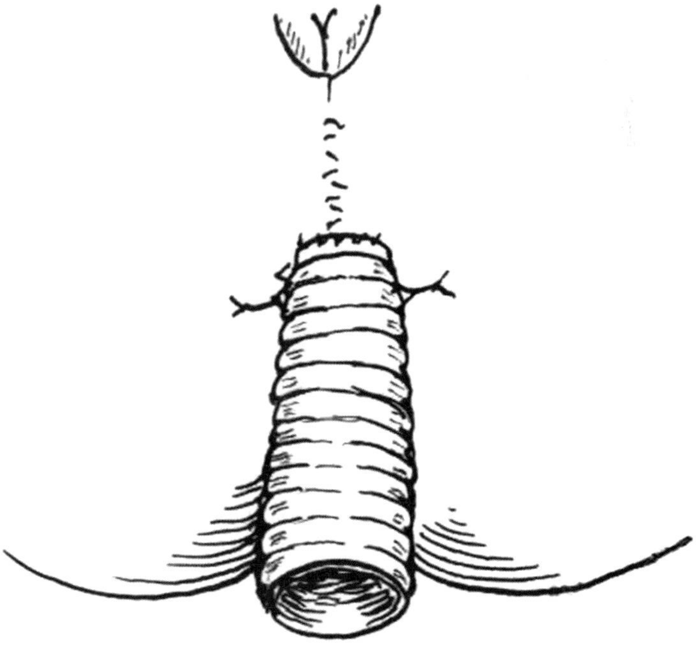

图 3－3－25　固定螺纹管

三、术中意外的应急处理、术后处理、术后并发症防治

参见本章第一节 Parks 术。

参考文献

[1] 张毅，洪光晨，宋培铎．全直肠系膜切除术加改良 Bacon 手术治疗超低位直肠癌的临床研究 [J]．中国普通外科杂志，2007，9：839－842.

[2] 邱辉忠，林国乐，吴斌，等．结肠肛管吻合术在低位直肠癌保肛术中的应用（附 35 例分析）[J]．中国实用外科杂志，2005，25（3）：145－147.

[3] Parks AG. Per-anal anastomosis. World J Surg，1982，6（5）：531－538.

[4] Gazet JC. Parks' coloanal pull-through anastomosis for severe，complicated radiation proctitis [J]. Dis Colon Rectum，1985，28（2）：110－114.

[5] Bazan P，Russo A，Sparacino G. Colo-anal anastomosis using Parks' technic. Experience and prospective [J]. Minerva Chir，1989，44（4）：709－714.

[6] Kienle P，Abend F，Dueck M，et al. Influence of intraoperative and postoperative radiotherapy on functional outcome in patients undergoing standard and deep anterior resection for rectal cancer [J]. Dis Colon Rectum，2006，49（5）：557－567.

[7] Rudinskaite G，Tamelis A，Saladzinskas Z，et al. Risk factors for clinical anastomotic leakage following the resection of sigmoid and rectal cancer [J]. Medicina (Kaunas)，2005，41（9）：741－746.

[8] Catania G，Cardì F，Puleo C，et al. Long-term results after a low anterior resection with mucosectomy and colo-anal sleeve anastomosis for a diffuse cavernous haemangioma of the rectum [J]. Chir Ital，2001，53（1）：107－114.

[9] Iwai N，Hashimoto K，Kaneda H，et al. Anal sphincter function and rectal reservoir after sphincter saving operations for carcinoma of the rectum [J]. Jpn J Surg，1983，13（5）：420－425.

[10] Portin BA，Harry E，Bacon O. Determinants for sphincter preservation in the surgical treatment of rectal cancer [J]. Dis Colon Rectum，1982，25（1）：16－20.

[11] Iwai N，Hashimoto K，Yamane T，et al. Physiologic status of the anorectum following sphincter-saving resection for carcinoma of the rectum [J]. Dis Colon Rectum，1982，25（7）：652－659.

[12] Rosen L，Khubchandani IT，Sheets JA，et al. Clinical and manometric evaluation of continence after the Bacon two-stage pull-through procedure [J]. Dis Colon Rectum，1985，28（4）：232－234.

[13] Khubchandani IT，Karamchandani MC，Sheets JA，et al. The Bacon pull-through procedure [J]. Dis Colon Rectum，1987，30（7）：540－544.

（中山大学附属第一医院　王天宝）

第四章 直肠癌局部切除术

第一节 经肛管直肠癌局部切除术

对于直径<3cm、外生型、可移动、高分化的恶性直肠肿瘤可行经肛门局部切除术，其依据为当肿瘤局限在直肠壁以内时淋巴结转移的概率约为10%，本术式可以完整切除标本供病理学评价。如果病理证实标本切缘及深部无癌细胞浸润、肠壁肌层未受浸润、癌组织为高或中等分化，就不追加根治性切除术。对于由于高龄等原因而施行本术式者，术后放、化疗可增加局部切除的疗效。文献报道局部切除76.9%无局部复发，局部复发率为20.9%，2.1%出现转移，5年生存率为90%，因此只要手术适应证选择正确，依然可以取得根治性切除效果。

一、适应证

肿瘤必须同时满足以下8个条件方可施行局部切除：直径<3cm、隆起性病变、局限于1/4象限、距离肛缘<9cm（最好不足6cm）、可移动、高分化、直肠腔内B超显示$T_1N_0M_0$、CT未见肌层浸润、淋巴结转移或远处转移。对于年老体弱等不能耐受根治性切除者，本术式可作为姑息性手术，以改善局部症状，提高生存质量，延长患者生命。

二、禁忌证

如果肿瘤直径大于3cm、溃疡型、低分化、已固定、超过1/4象限、腔内B超或CT提示肌层浸润或淋巴结、远处转移等均不适宜采用本手术。

三、术前准备

参见本篇第一章相关部分。

四、麻醉与体位

全身麻醉以备术中追加根治性切除术，后壁、侧壁肿瘤取膀胱截石位，前壁肿瘤取折刀俯卧位。

五、手术步骤

1. 扩肛4指，以利于手术操作（图3-4-1）。
2. 肛门拉钩拉开肛门，显露肿瘤，可于其四周及基底部注射1∶300 000的肾上腺素生理盐水溶液，可减少术中出血（图3-4-2）。
3. 首先在距离肿瘤边缘1cm处，用电刀勾画出切除范围后，完全用电刀切除整个肿瘤，包括全层直肠壁（图3-4-3）。
4. 冲洗创面，彻底止血。Dexon线连续横行缝合肿瘤切缘（图3-4-4）。

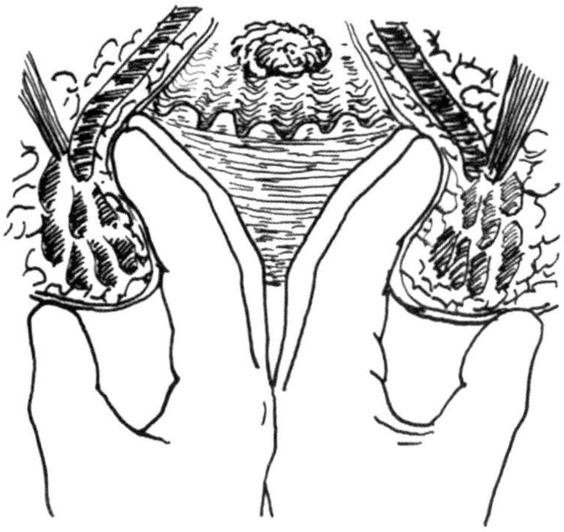

图3-4-1 扩肛

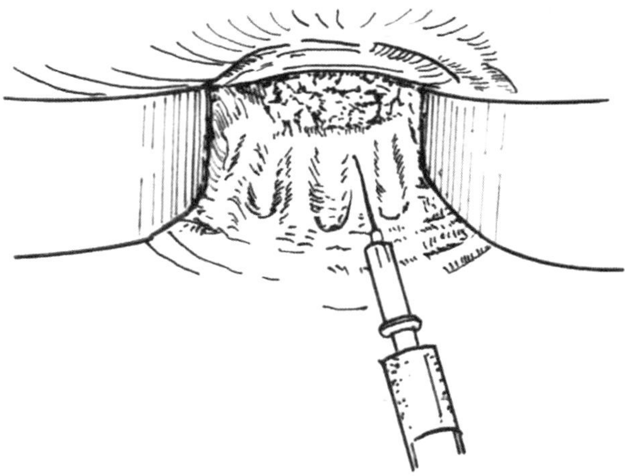

图3-4-2 注射肾上腺素生理盐水

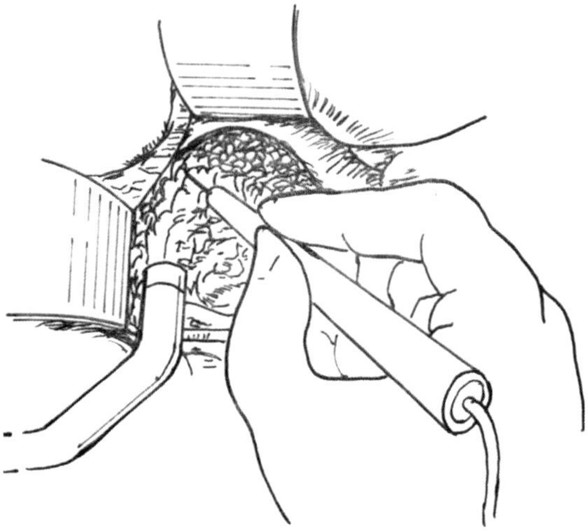

图3-4-3 切除肿瘤

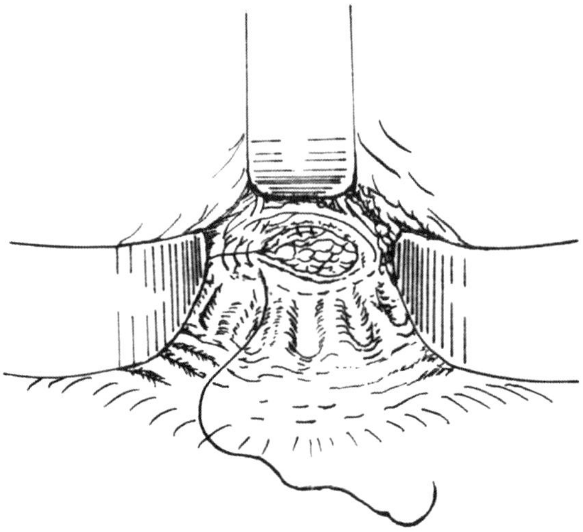

图3-4-4 缝合肿瘤边缘

六、术中意外的应急处理

1. 有时直接电切困难，此时可采用边切边缝的方法，这也利于获得足够安全的手术切缘，同时减少术中出血。于肿瘤远侧0.5cm缝置牵引线，在于此线远侧0.5cm电刀切开直肠壁全层，随即用Dexon线全层缝合，逐步向上切除肿瘤并妥善缝合切缘。此法最后为纵行缝合，但一般不至于造成直肠狭窄。

2. 如果术中肠道准备欠佳，切除肿瘤后可放置骶前引流管及肛管，一般不需近端结肠粪便转流术。

七、术后处理

1. 术后给予抗生素，禁饮食3~4天，肛门排气后可给予流质饮食。

2. 重点为术后随访，术前即应对患者讲明术后随访的重要性。术后复查3年内每3个月1次；3~5年内每半年1次；5年以后每年1次。每次复查必须行肛门镜检查，如能及时发现局部复发，尚可行根治性切除术。

八、术后并发症防治

1. 术后出血

(1) 原因：大多由于术中止血不彻底，术后过早肛门内用药如开塞露也有引起吻合口黏膜损伤而继发出血的可能性。

(2) 处理：少量出血可行压迫止血，局部给予肾上腺素稀释液，必要时予以手术止血。

2. 肛周感染

(1) 原因：术前肠道准备欠佳，全层切除直肠壁后，直肠周围脂肪组织感染，在年老体弱、糖尿病患者更易发生。

(2) 处理：强调术前重的准备充分。粪便污染术野者可经肛旁放置骶前引流管；留置肛管可降低直肠内压力、减少粪便污染周围脂肪组织的可能性；推迟进食时间，肠外营养支持等处理。

第二节　经骶骨后路直肠癌局部切除术

由于经肛门局部切除术在特制的直肠镜辅助下可完成距离肛缘9cm的肿瘤；腹腔镜直肠癌切除术对于腹膜反折以上肿瘤切除并发症少，恢复也迅速；且经骶骨后路直肠癌局部切除术后较多的吻合口漏、伤口感染以及肿瘤复发，因此本笔者不推荐此术式。对于骶前肿瘤采取经腹骶骨后路联合切除术则属于另外手术范围，不在此讨论范围之内。

一、适应证

符合经肛门直肠癌局部切除术适应证，但位置较高经肛门操作困难者。

二、禁忌证

同"经肛门直肠癌局部切除术"禁忌证。

三、术前准备

参见本书本篇第一章相关部分。

四、麻醉与体位

全身麻醉，取折刀俯卧位或侧卧位。

五、手术步骤

1. 骶尾部纵行切口，距离肛门2cm，长8～10cm。

2. 逐层切开皮肤、皮下脂肪组织达骶尾骨（图3－4－5）。

3. 切开骶尾骨两侧缘腱膜，用咬骨钳去除尾骨及S4～S5骶骨，如咬除S_3，至少需保护一侧S_3神经完好无损，切开Waldeyer筋膜（图3－4－6）。

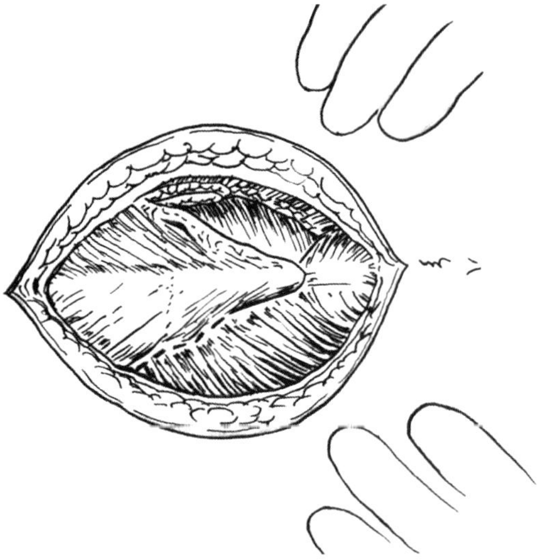

图3－4－5　逐层切开

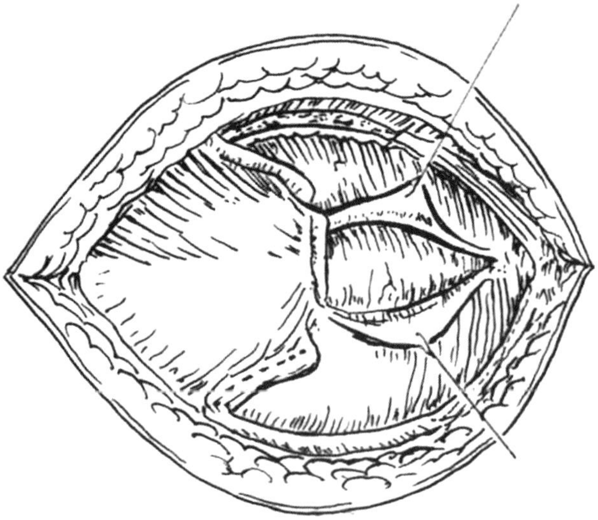

图3－4－6　切开 Waldeyer 筋膜

4．结扎切断骶正中血管，骶骨断面骨蜡止血（图3－4－7）。

5．清除直肠周围脂肪组织，充分显露直肠（图3－4－8）。

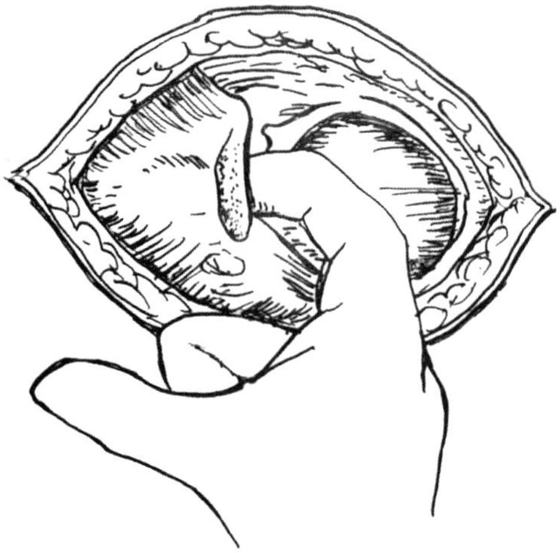

图3－4－7　骨蜡止血

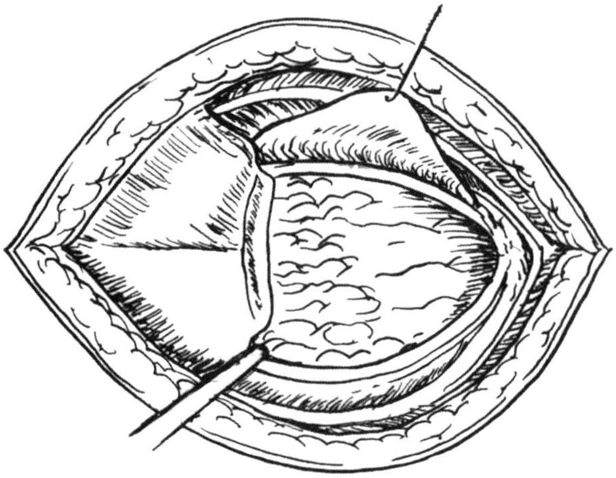

图3－4－8　显露直肠

6．可按本章第一节所述方法盘状切除直肠癌组织。

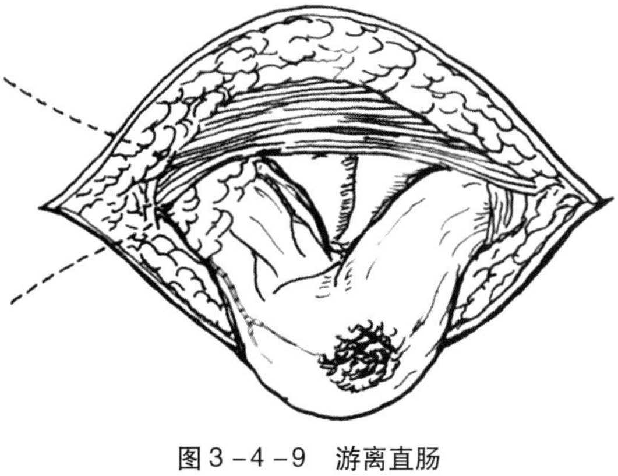

图3－4－9　游离直肠

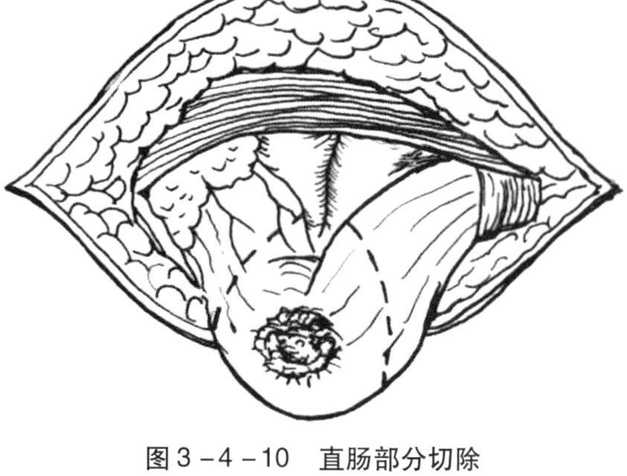

图3－4－10　直肠部分切除

7. 也可行包括肿瘤在内的直肠部分切除后对端吻合（图3－4－9、图3－4－10、图3－4－11）。

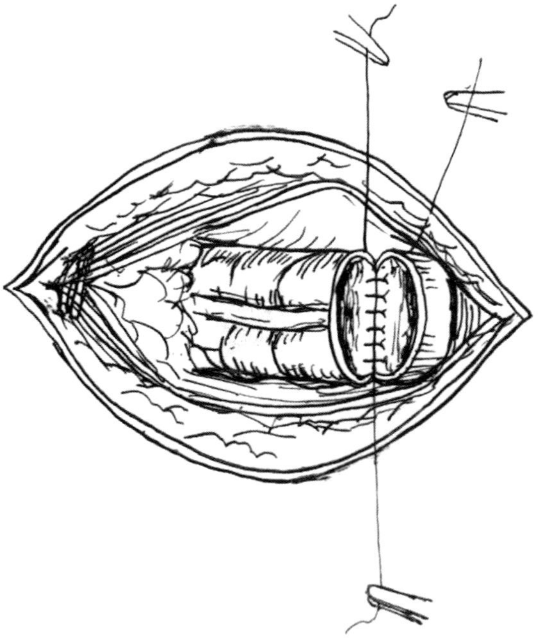

图3－4－11　对端吻合

8. 骶前置引流管，缝合 Waldeyer 筋膜及肛提肌，肛管直肠环损伤者应予以修补（图3－4－12）。
9. 皮肤、皮下脂肪以及骶骨膜一层缝合（图3－4－13）。

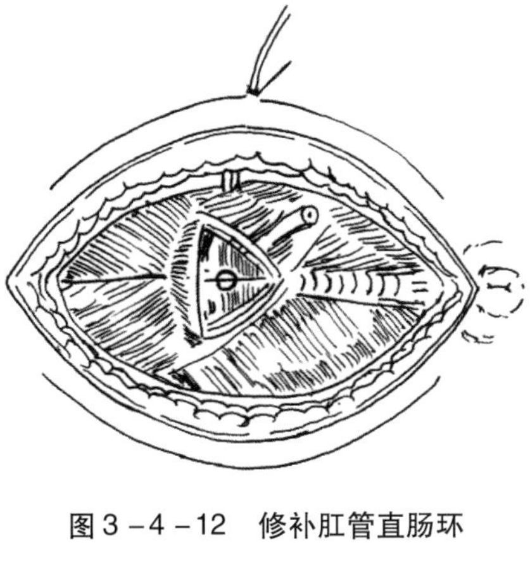

图3－4－12　修补肛管直肠环

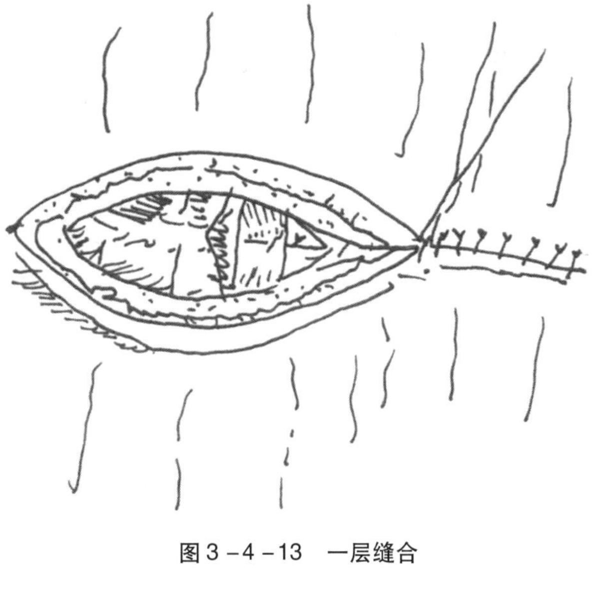

图3－4－13　一层缝合

六、术中意外的应急处理

如术中快速病理发现需要追加根治性手术，可改行直肠癌 Dixon 手术。至于术中大出血等参见本篇第一章及第七篇第三章相关部分。

七、术后处理

1. 平卧位6h，以利于伤口压迫止血，此后每3～4h变换侧卧位。
2. 骶前引流管充分引流，直至5～6天后无引流液、未发现直肠周围感染表现时才可拔出。
3. 禁饮食5～6天，肠外营养支持，肛门排气后可给予肠内营养以减少粪便形成。
4. 持续导尿5～6天，经膀胱训练能自解小便后方可拔除。
5. 切口拆线时间最少14天。

八、术后并发症防治

1. 大便失禁

（1）原因：切除直肠过多，结肠与肛管直肠环吻合；术中不慎切断肛管直肠环亦可导致本并发症，因此术中如发现肛管直肠环损伤应立即缝合修补。

（2）处理：局部理疗；温水坐浴；每天行提肛训练2～3次；口服减缓结肠蠕动、减少大便水分药物如立蒙停等均可获得较为满意的肛门控便效果。必要时行括约肌修补术或肛提肌修补术。

2. 切口感染　参见本篇第一章相关部分。

3. 局部皮肤麻木、坐位不适、局部隆起等无需处理。

参考文献

[1] 汪建平. 直肠癌的局部切除术［M］//汪建平，詹文化. 胃肠外科手术学. 北京：人民卫生出版社，2005：877－883.

[2] Ptok H，Marusch F，Meyer F，et al. Oncological outcome of local vs radical resection of low-risk pT1 rectal cancer［J］. Arch Surg，2007，142（7）：649－655.

[3] Speake D，Lees N，McMahon RF，et al. Who should be followed up after transanal endoscopic resection of rectal tumours［J］. Colorectal Dis，2008，10（4）：330－335.

[4] Zieren J，Paul M，Menenakos C. Transanal endoscopic microsurgery（TEM）vs. radical surgery（RS）in the treatment of rectal cancer：indications，limitations，prospectives：A review［J］. Acta Gastroenterol Belg，2007，70（4）：374－380.

[5] Tarantino I，Hetzer FH，Warschkow R，et al. Local excision and endoscopic posterior mesorectal resection versus low anterior resection in T_1 rectal cancer［J］. Br J Surg，2008，95（3）：375－380.

[6] Glitsch A，von Bernstorff W，Seltrecht U，et al. Endoscopic transanal vacuum-assisted rectal drainage（ETVARD）：an optimized therapy for major leaks from extraperitoneal rectal anastomoses［J］. Endoscopy，2008，40（3）：192－199.

[7] Zacharakis E，Freilich S，Rekhraj S，et al. Transanal endoscopic microsurgery for rectal tumors：the St. Mary's experience［J］. Am J Surg，2007，194（5）：694－698.

[8] Suppiah A，Maslekar S，Alabi A，et al. Transanal endoscopic microsurgery in early rectal cancer：time for a trial［J］. Colorectal Dis，2008，10（4）：314－327.

[9] Kreissler-Haag D，Schuld J，Lindemann W，et al. Complications after transanal endoscopic microsurgical resection correlate with location of rectal neoplasms［J］. Surg Endosc，2008，22（3）：612－616.

[10] Mashimo Y，Matsuda T，Uraoka T，et al. Endoscopic submucosal resection with a ligation device is an effective and safe treatment for carcinoid tumors in the lower rectum［J］. J Gastroenterol Hepatol，2008，23（2）：218－221.

[11] Melton GB，Paty PB，Boland PJ，et al. Sacral resection for recurrent rectal cancer：analysis of morbidity and treatment results［J］. Dis Colon Rectum，2006，49（8）：1099.

[12] Sonoda Y，Papageorgiou T，Taieb S，et al. Radical trachelectomy via a trans-sacral approach：a case report［J］. Gynecol Oncol，2003，90（2）：466－470.

[13] Akasu T, Yamaguchi T, Fujimoto Y, et al. Abdominal sacral resection for posterior pelvic recurrence of rectal carcinoma: analyses of prognostic factors and recurrence patterns [J]. Ann Surg Oncol, 2007, 14 (1): 74-83.
[14] Bebenek M, Pudelko M, Cisarz K, et al. Therapeutic results in low-rectal cancer patients treated with abdominosacral resection are similar to those obtained by means of anterior resection in mid-and upper-rectal cancer cases [J]. Eur J Surg Oncol, 2007, 33 (3): 320-323.

（中山大学附属第一医院　王天宝）

第五章　腹股沟浅组淋巴结清扫术

腹股沟浅组淋巴结清扫术是指清除腹股沟及股三角内的淋巴脂肪组织，对下肢淋巴回流仅有较小破坏，术后下肢水肿的发生率较低。目前一般不主张预防性清扫，而且对于行 Miles 术者，最好分期手术，以免因造口污染皮瓣而导致皮肤坏死。文献显示术后腹股沟区放疗可明显降低该区淋巴结复发率。腹股沟淋巴结清扫范围包括：腹股沟区及股三角部位皮下组织、腹股沟浅组及深组淋巴结的清除。腹股沟区由两侧髂前上棘连线、腹股沟韧带及腹直肌外缘构成，股三角由腹股沟韧带、缝匠肌内侧缘及长收肌内侧缘构成（图 3－5－1）。腹股沟浅淋巴结集中在股前内侧区上部，分上、下两群；上群沿腹股沟韧带下方平行排列，以大隐静脉汇入股静脉处的垂线为界分为内、外侧两群；下群以大隐静脉为界，也分为内、外侧两群（图 3－5－2）。

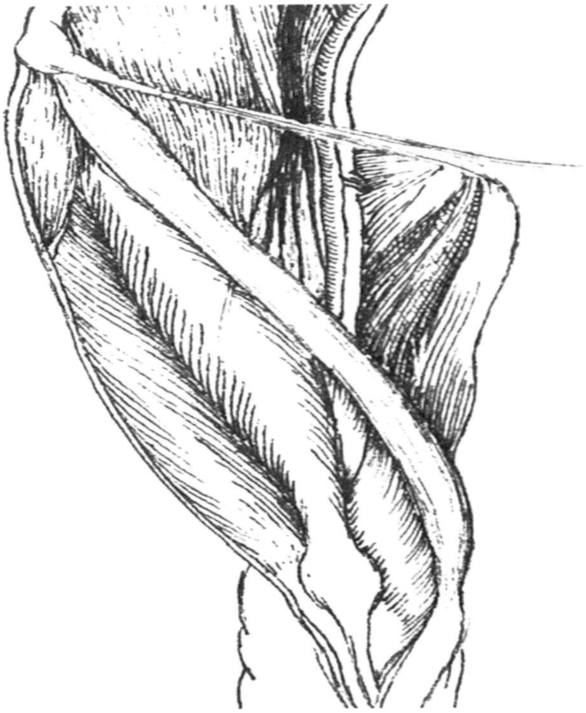

图 3－5－1　股三角的构成

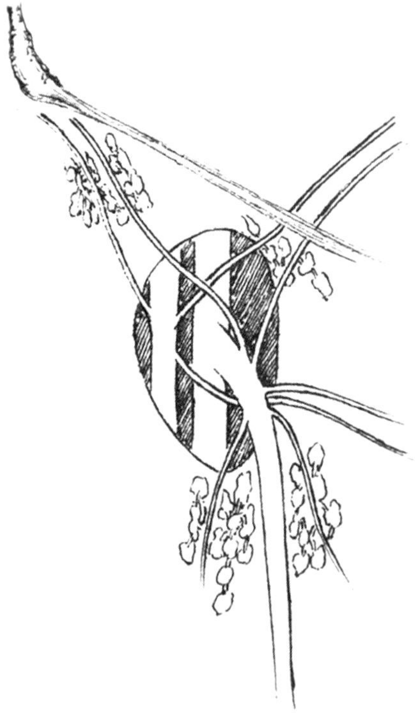

图 3－5－2　腹股沟淋巴结的分布

一、适应证

1. 外阴浸润癌或外阴恶性黑色素瘤者。

2. 低位直肠癌、肛管癌、前列腺癌或子宫颈癌伴腹股沟淋巴结转移而原发灶可以切除者，可行同期或二期手术。

二、禁忌证

原发灶不能切除的腹股沟转移淋巴结。

三、术前准备

1. 麻醉后留置导尿管并接引流袋。
2. 术前 1 天备皮，脐部水平、双大腿前及内侧上 1/3、肛门及其周围皮肤。
3. 术前晚清洁灌肠。
4. 术前 8h 禁饮食。

四、麻醉与体位

全麻或硬膜外麻醉。仰卧位，双腿分开，略向外侧展开。

五、手术步骤

1. 左、右切口均自髂前上棘内侧 3cm，斜向下经腹股沟韧带中点，沿股动脉达股三角尖部，长 13 ~ 15cm（图 3 -5 -3）。

2. 提起切口内侧皮肤切缘，紧贴皮下用手术刀或电刀将皮肤与皮下脂肪分离，所分离皮瓣上界为两侧髂前上棘连线，内侧界为经同侧的耻骨结节垂线或腹直肌外缘（半月线），在内侧分离时注意不要损伤精索。如淋巴结有明显转移并浸润皮肤时，可切除部分皮肤（图 3 -5 -4）。

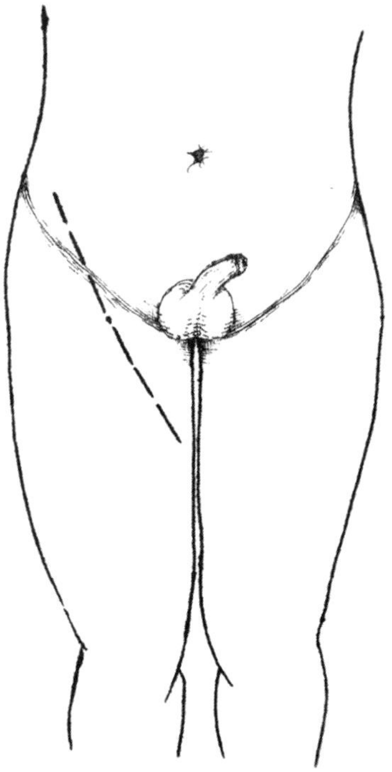

图 3 -5 -3　手术切口

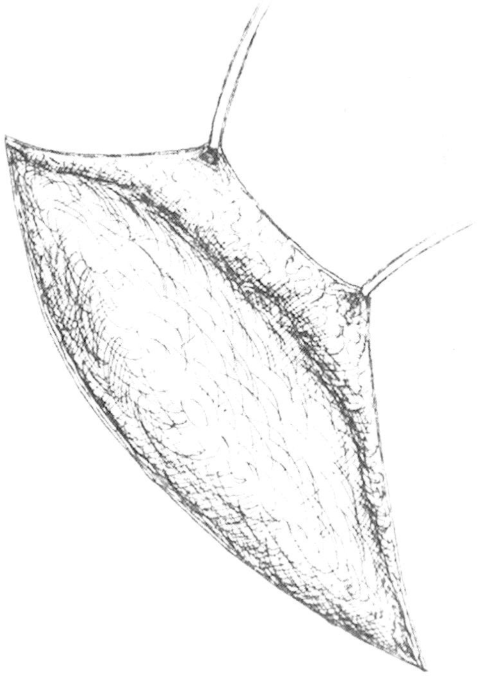

图 3 -5 -4　剥离内侧皮瓣（皮下组织）

3. 于上述内侧皮瓣的边界线处切断皮下组织至深筋膜平面，即腹外斜肌腱膜表面。进而向下、向外沿腹外斜肌腱膜浅面剥离腹股沟区皮下组织，越过腹股沟韧带后继续沿阔筋膜表面分离，股三角区剥离平面的内、外侧界分别为股薄肌内侧缘、缝匠肌内侧缘（图 3 -5 -5）。在此过程中，注意解剖并脉络化大隐静脉及其属支、各属支的同名动脉（图 3 -5 -6），于各属支的根部或汇入端逐一予离断、结扎，注意保留大隐静脉，如肿大淋巴结与大隐静脉粘连，则于其汇入端离断、切除。至此，腹股沟区及股三角区的脂肪组织、腹股沟浅淋巴结的清扫即告完成。

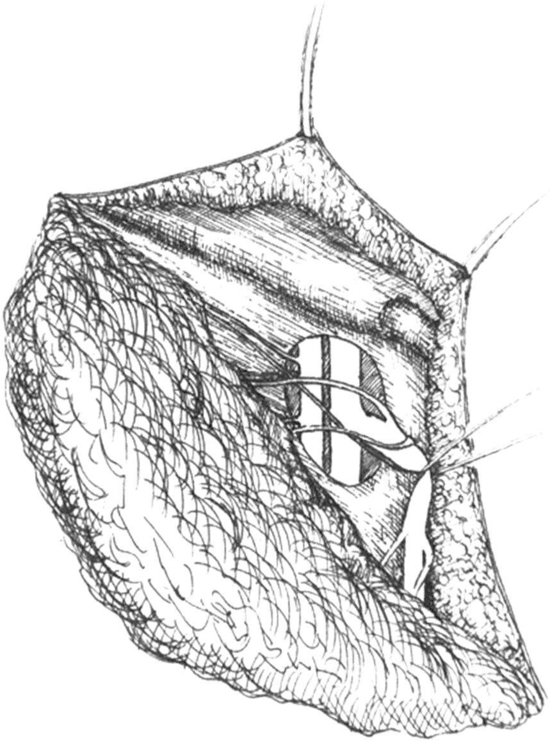

图3－5－5　清除腹股沟浅淋巴结

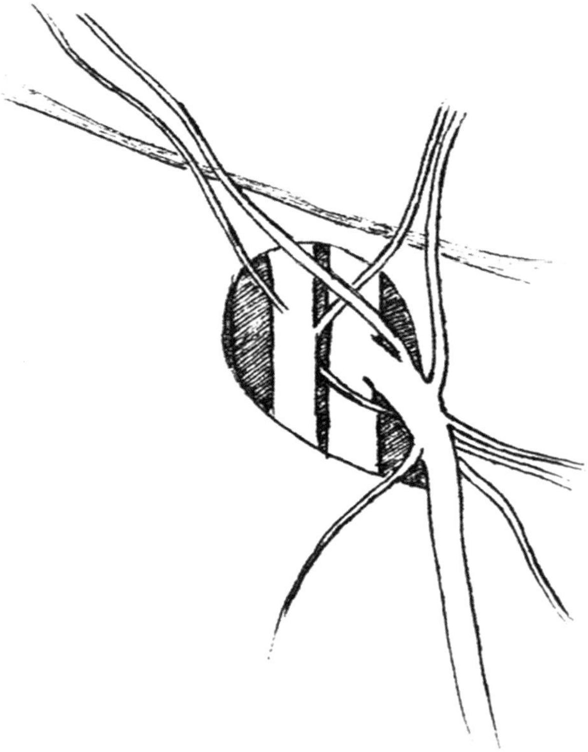

图3－5－6　大隐静脉属支及伴行动脉

4．沿腹股沟韧带下缘，自外向内切开阔筋膜至耻骨结节处，转而沿耻骨结节垂线向下切开，沿阔筋膜深面（股鞘浅面）剥离至缝匠肌外缘（图3－5－7）。

5．于腹股沟韧带内下缘、股薄肌外缘切开股鞘（图3－5－8）。自内向外清扫腹股沟深淋巴结。

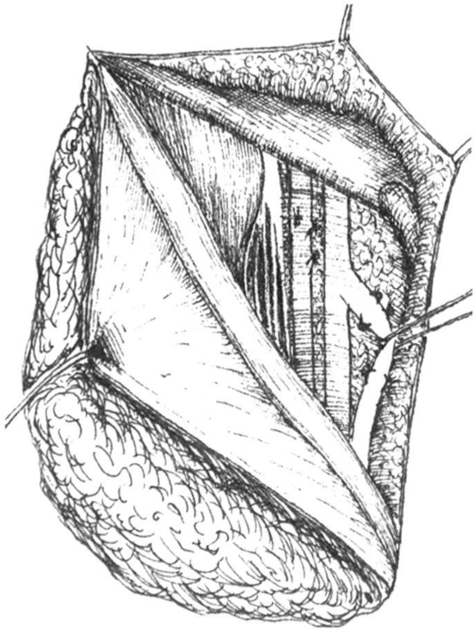

图3－5－7　切开并分离股三角阔筋膜

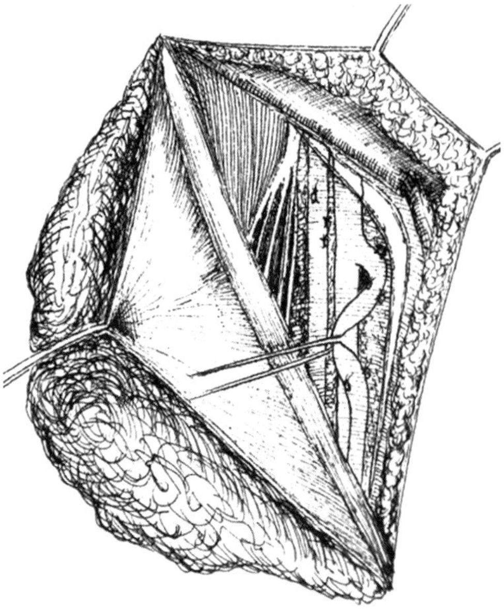

图3－5－8　切开股鞘下内缘

6. 先于股静脉内侧、股内侧肌群浅面廓清股管内的淋巴脂肪组织，进而牵开大隐静脉并脉络化股静脉，清除其周边组织，最后脉络化股动脉并清除其周边组织，注意勿损伤其外侧之股神经（图 3－5－9）。至此，腹股沟深淋巴结清扫即告完成。

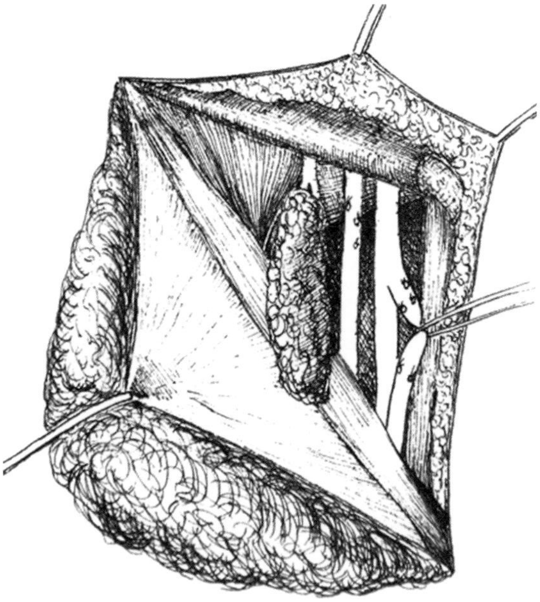

图 3－5－9　清除腹股沟深淋巴结

7. 将包含皮下组织、腹股沟浅、深淋巴结的标本牵向内上方，相反方向牵开外侧切口皮肤，与分离内侧皮瓣相同的方法剥离皮下组织（图 3－5－10），至缝匠肌外侧缘处，并于该处离断，整块移除标本（图 3－5－11）。

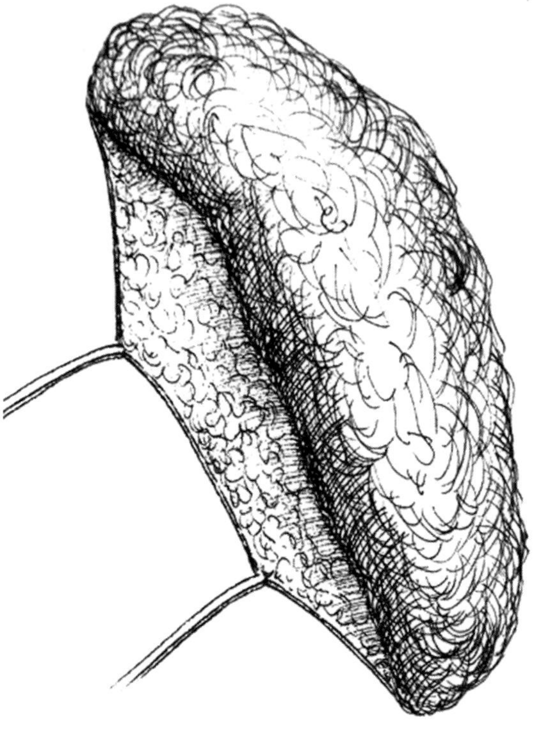

图 3－5－10　剥离外侧皮瓣

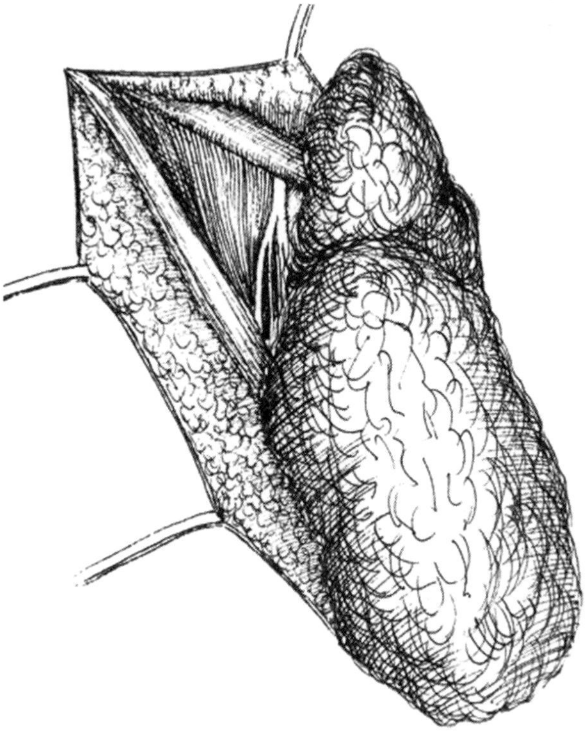

图 3－5－11　沿缝匠肌表面离断标本

8. 清扫完成后术野所见　上方为腹外斜肌腱膜及腹股沟韧带，内侧为股薄肌外侧缘，外侧为缝匠肌外侧缘，中间为脉络化的股静脉、股动脉、股神经，术野底部为股内侧肌群及髂腰肌（图 3 - 5 - 12）。

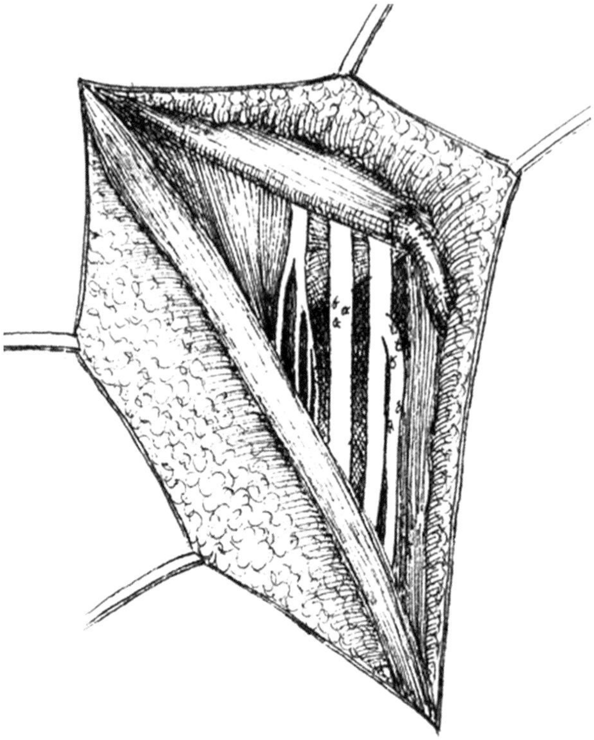

图 3 - 5 - 12　清扫完成后所见

9. 与髂前上棘下方 2 ~ 3cm 处离断缝匠肌，游离远心端，保留其血管神经（图 3 - 5 - 13），将其修剪成合适形状覆盖于脉络化的股血管及神经表面，断缘与腹外斜肌腱膜间断缝合（图 3 - 5 - 14）。

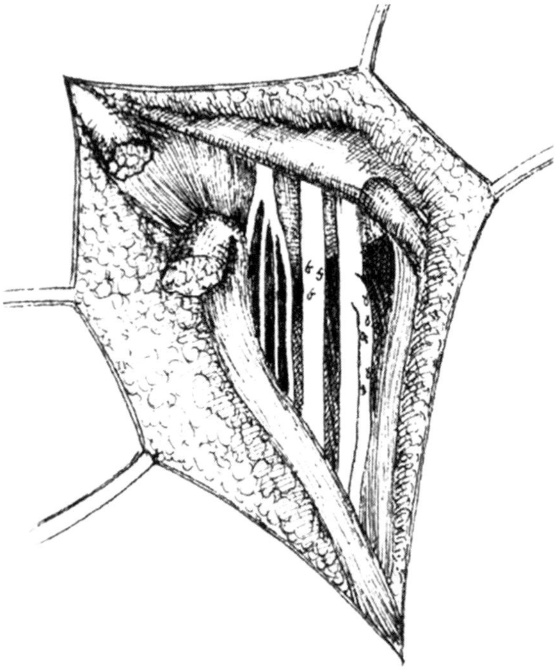

图 3 - 5 - 13　离断缝匠肌

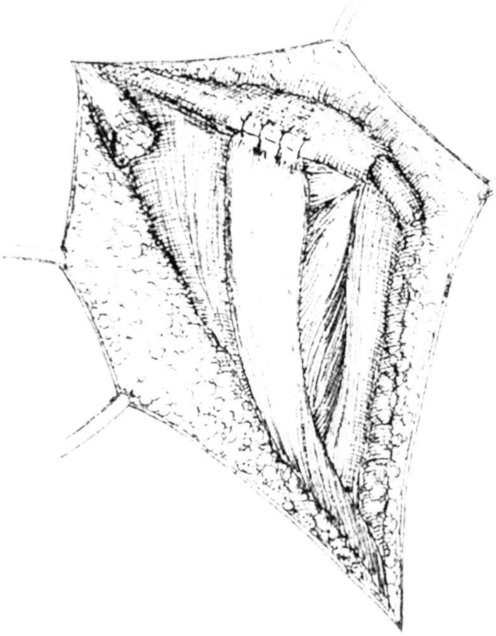

图 3 - 5 - 14　将离断的缝匠肌覆盖血管、神经

10. 置股三角皮下胶管引流，切口右下缘皮肤戳孔引出（图3－5－15）。
11. 固定引流管，缝合皮肤。切口加压包扎，引流管接负压（图3－5－16）。

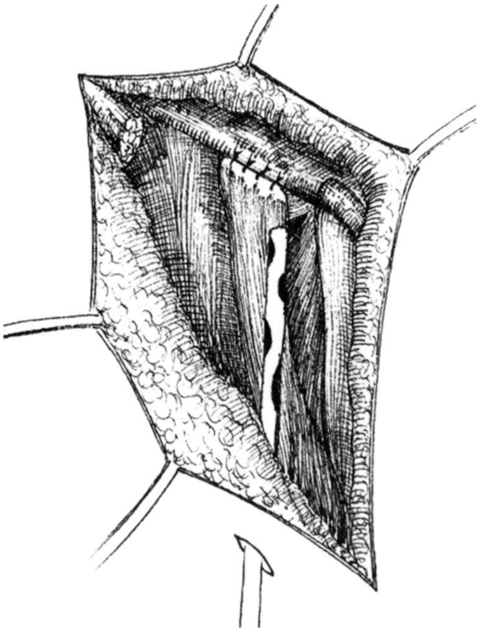

图3－5－15 放置引流管

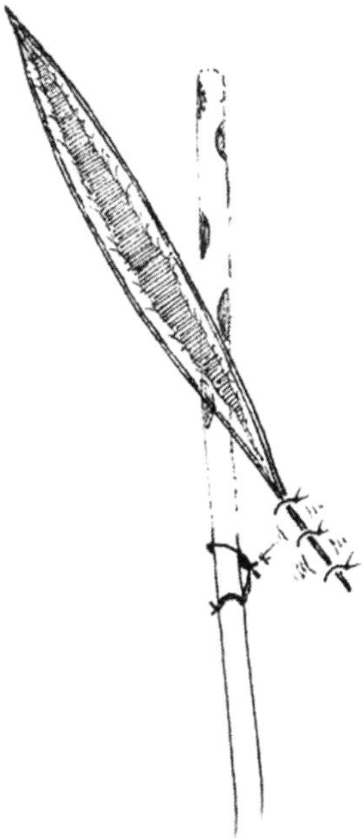

图3－5－16 固定引流管并缝合皮肤

六、术中意外的应急处理

淋巴结清扫术中有可能损伤股静脉，可用无损伤线修补。另外手术区有股神经，切勿损伤；如果转移淋巴结已将其包绕，切除神经可获得根治性效果，可将一侧股神经连同淋巴结一并切除，术后可有股四头肌不能收缩，患者须扶拐行走，经1～2年后可逐步好转，否则需行手术将部分屈膝肌转移为伸肌，可纠正不能伸膝的功能。

七、术后处理

1. 密切注意血压、脉搏。
2. 注意引流管渗液、渗血情况，及时处理休克等并发症。
3. 记录出入量，注意纠正水、电解质及酸碱平衡紊乱。
4. 1～2天后进食流汁，排气后改半流汁，逐渐恢复普通饮食。
5. 保持外阴清洁，术后头孢类抗生素。
6. 术后负压引流管放置3～4天，浆液性引流液每天＜10mL时予以拔除。
7. 术后10～14天拆线，14天后视愈合情况全部拆除缝线。
8. 术后留导尿管3～5天，以利保持外阴创面清洁。

八、术后并发症防治

（一）下肢深静脉血栓形成

1. 原因 术时损伤股静脉或盆腔手术引起髂外静脉损伤；术后长期卧床；血容量不足导致高凝状态等。

术中注意保护股静脉，术后尽早下床活动，必要时可给予肝素等抗凝剂以解除高凝状态。

2. 处理

（1）非手术疗法：卧床休息，抬高患肢；口服安体舒通20mg，双氢克脲噻25mg，均为每天2次；病程未超过72h者，静滴尿激酶8万U，每天2次，共计7～10天；速避凝皮下注射，维持凝血时间超过正常值2倍，5～7天后加用华法林，首剂10～15mg，第二天5mg，维持剂量2.5mg，3天后停用速避凝，仅服用华法林，保持凝血酶原值在30%左右；口服阿司匹林、潘生丁；静滴复方丹参、右旋糖酐等。

（2）手术疗法：适用于下肢深静脉血栓形成，特别是髂股静脉血栓形成而病期未超过48h者。非手术治疗无效，病情继续加重或出现股青肿者，均应手术取栓：Fogarty导管取栓术，术后抗凝、祛聚2个月。

（二）下肢水肿

本手术由于可破坏部分下肢引流淋巴管，可导致下肢水肿，一般不会很严重，多会自愈。但如果同时行髂腹股沟淋巴结清扫术，有可能导致严重的下肢水肿。

（三）皮瓣坏死

本并发症少见，但在行Miles术时，可因切口邻近结肠造口，如再存在皮下积液情况，易于引起局部感染，导致皮瓣坏死。一般经局部换药而痊愈，无需手术植皮。

参考文献

[1] 髂腹股沟淋巴结清除术［M］//李全德，高荣莲. 实用妇产科手术彩色图谱. 上海：第二军医大学出版社，2001：389－393.

[2] Bare RL, Assimos DG, McCullough DL, et al. Inguinal lymphadenectomy and primary groin reconstruction using rectus abdominis muscle flaps in patients with penile cancer [J]. Urology, 1994, 44 (4): 557－561.

[3] Kato N, Onozuka T, Yasukawa K, et al. Penile hybrid verrucous-squamous carcinoma associated with a superficial inguinal lymph node metastasis [J]. Am J Dermatopathol, 2000, 22 (4): 339－343.

[4] Bell JG, Lea JS, Reid GC. Complete groin lymphadenectomy with preservation of the fascia lata in the treatment of vulvar carcinoma [J]. Gynecol Oncol, 2000, 77 (2): 314－318.

[5] Preis E, Jakse G. The significance of inguinal lymphadenectomy in carcinoma of the penis [J]. Urologe A, 2006, 45 (Suppl 04): 176－180.

[6] Bevan－Thomas R, Slaton JW, Pettaway CA. Contemporary morbidity from lymphadenectomy for penile squamous cell carcinoma: the M. D. Anderson Cancer Center Experience [J]. J Urol, 2002, 167 (4): 1638－1642.

[7] Burke TW, Levenback C, Coleman RL, et al. Surgical therapy of T_1 and T_2 vulvar carcinoma: further experience with radical wide excision and selective inguinal lymphadenectomy [J]. Gynecol Oncol, 1995, 57 (2): 215－220.

[8] Olejek A. Use of prolene mesh in surgical treatment of tissue defects after radical inguinal and pelvic lymph node dissection in vulvar cancer-a brief report [J]. Int J Gynecol Cancer, 2006, 16 (1): 448－451.

（中山大学附属第一医院　吴　晖　王天宝）

第六章　直肠癌术后局部复发的外科处理

直肠癌切除术后的局部复发（locally recurrent rectal cancer，LRRC），是直肠癌手术治疗失败和患者死亡的主要原因。据文献记载复发率为5% ~45%，多出现在术后2~3年，未经治疗的LRRC患者中位生存期仅为8个月。而这些患者中约有半数并非死于远处转移而是局部的复发病灶，因此积极的综合治疗LRRC，可以缓解患者症状，改善其生存质量，延长生存时间。

一、局部复发的定义

LRRC是指直肠癌手术后原发肿瘤部位或手术野发现与原肿瘤病理相同的病灶，可伴有远处转移。常见的复发部位有吻合口、盆腔器官、会阴部、骨性骨盆、淋巴结等，患者可出现肠梗阻、腹痛、便血、会阴部坠胀、包块、会阴部窦道不愈等临床症状。

二、局部复发的原因

直肠癌术后局部复发的原因大体可分为三类，一类是与手术相关的原因：①肿瘤未切除彻底是最常见的原因，如低位保肛的Dixon手术，远切缘肿瘤残留，未做到R_0切除（肉眼完整切除肿瘤并显微镜下切缘阴性）。②未遵循TME原则，残留的直肠系膜内可能存在有癌结节或隐性微小转移灶。据报道采用TME手术后可使直肠癌的局部复发率降至10%左右。③淋巴结清扫不彻底，有转移的淋巴结残留；其次清扫的淋巴结过少，也会影响对肿瘤分级的判断，以至于部分患者未进行必要的化疗。④术中未严格执行“无瘤操作”，如肠管破损导致肿瘤细胞种植等。第二类是患者本身的原因：如男性骨盆狭小，手术操作困难难以清扫彻底。此外肥胖的患者术中操作较为困难，难以保证手术的彻底性。第三类是肿瘤相关的原因：①肿瘤的部位，位于腹膜反折下方容易复发，尤其是下1/3的肿瘤；②肿瘤体积大，呈外生型，固定于盆壁；③肿瘤穿孔或是发生梗阻；④肿瘤的病理类型和临床分期，如浸润型、黏液腺癌、未分化癌及Dukes C期直肠癌；⑤肿瘤外侵的范围，如合并有淋巴管、静脉侵犯。

三、局部复发的诊断

血清肿瘤标志物CEA的检测，诊断的敏感性和特异性分别为70%和80%。CT增强扫描诊断的敏感性为95%，复发病灶表现为强化明显的结节或不均匀强化，而瘢痕往往强化不明显且较均匀，CT的缺陷在于有吻合口的金属钉或金属夹时伪影干扰较大。MRI对于鉴别肿瘤与瘢痕组织有CT所不具备的优势，对于骶尾骨的转移病灶可以判断浸润深度。^{18}氟-脱氧葡萄糖PET能发现盆腔及远处的转移病灶，可区别转移淋巴结和炎症淋巴结，此外对瘢痕可以鉴别，但是定位不准确，需结合CT扫描进行鉴别，其敏感性和特异性可分别达到97%和75%。内镜超声（endoscopic ultrasonography，EUS）有助于发现早期直肠腔外无症状的复发灶，并可引导穿刺活检，有助于明确诊断，但对于男性患者行腹会阴切除的不能进行检查。Dixon术后的患者经肛门指检发现吻合口处异常不规则的肿块，并取病理检查是最为直接和简便的方法。

四、局部复发的类型

根据肿瘤的部位不同，LRRC可分为吻合口或吻合口周围复发、会阴复发和盆腔复发3种类型。盆腔复发根据其位置可分为前盆腔、侧盆腔和后盆腔复发：前盆腔复发主要侵犯盆腔前部器官（泌尿生殖器官）；侧方淋巴结转移或者侧方淋巴结清扫不彻底，术后容易出现侧盆腔转移，其特点是早期就可以浸润盆壁；后盆腔复发主要指腹会阴联合切除或者低位前切除后的骶前复发，复发肿瘤易侵犯骨盆壁，早期与骶骨固定，是盆腔复发的常见类型。Moore 等则把局部复发病灶的位置分成前方（即侵犯泌尿生殖器官，如膀胱、前列腺、精囊腺、子宫、阴道）、后方（即侵犯至骶尾骨）、中央（包括低位直肠前切除术后的吻合口复发、经肛门或肛门括约肌切除术后的局部复发及经腹会阴联合切除术后的会阴部复发）、侧方（肿瘤侵犯骨盆侧壁或侧方组织如盆腔自主神经、盆段输尿管、侧方淋巴结、髂血管及骨盆侧壁肌肉组织）4 种位置。术前完善的影像学检查结合肛门、阴道的指检能作出大体的判断。

五、局部复发的治疗

（一）手术为主的综合治疗

只要病灶能被切除，手术治疗应该作为首选，局部复发病灶的切除率为 60% ~70%。但单纯手术后的肿瘤局控率和 5 年生存率都难以令人满意，而综合采用手术前后放疗、化疗、手术切除的“三明治”疗法可显著改善 LRRC 患者的局控率和远期生存率，目前已成为 LRRC 的主要治疗模式。Hahnloser D 等报道了一组 304 例 LRRC 综合治疗的结果：总共的 5 年生存率为 25%，其中根治性切除和姑息性切除的 5 年生存率为 37% 和 16%，广泛切除临近器官和局部切除的 5 年生存率分别为 28% 和 21%，术后死亡率为 0.3%，并发症发生率为 26%，其中盆腔脓肿是最常见的并发症。LRRC 患者术前应综合分析其局部复发的类型、肿瘤的生物学特性和浸润范围等因素，判断有无治愈性切除机会，并对手术风险、疗效进行评估，选择适合手术治疗的患者进行个体化治疗。和初发的直肠癌相比，LRRC 有以下几个特点：①曾经进行过化疗的患者，可能对新辅助化疗的药物产生耐药性；②术中解剖关系变异及局部粘连明显，容易发生小肠或输尿管的副损伤，术后出现肠漏、尿漏；③复发的肿瘤病灶与组织瘢痕界限不清，难以肉眼判断阴性的切缘。

1. 术前及术后放疗、化疗　术前放疗、化疗的作用是使肿瘤降期或是缩小，从而达到根治性 R_0 切除的目的。因为只有真正的根治性切除才有可能改善患者的预后。通常来说，化疗对控制远处转移有效，但对局部肿块的控制并不明显；放疗对局部肿瘤的控制作用相对较好，但又无法控制远处转移。将化疗的控制转移作用与放疗控制局部肿瘤的作用结合起来，既使肿瘤缩小、降期，又防止远处转移，提高了治疗效果。术前放疗可使骶筋膜纤维化而增厚，对骶前血管保护作用加强，术中损伤骶前静脉机会减少，提高手术安全性。文献报道 LRRC 术前采用联合放疗、化疗，对 50% 以上的患者可起到降期作用，可提高再手术 R_0 切除率约 20%。手术通常建议在放疗、化疗后 4 周左右进行。2010 年的 NCCN 关于直肠癌术后复发的治疗策略为术前给予 5-FU 为主的化疗及放疗，术后亦可予以放疗。

2. 手术　术中剖腹探查发现盆腔的广泛种植及肝脏的多发转移，是根治性手术的禁忌证。值得注意的是，尽管术前影像学未发现有肝脏的转移，术中亦必须仔细地探查，因为影像学检查对 <1cm 的转移灶辨认困难。手术操作时应注意以下几点：①肿瘤切除前应预先结扎髂内动脉，减少出血；②仔细解剖双侧输尿管，常规行输尿管插管，易于辨认；③防止骶前出血，备好大纱布条及止血用的图钉等；④手术中试图分离肿瘤与侵犯器官的粘连而获得阴性的切缘是错误的，因为曾经接受过手术，而且有瘢痕存在，区别肿瘤侵犯和粘连组织比较困难；⑤为获得阴性的切缘，术中行切除标本的快速冰冻病理检查是必要的。根据原手术方式的不同，术后复发的手术处理也不尽相同，以下予以具体说明。

（1）Dixon 术后复发：

①对于吻合口的孤立复发病灶，若活动度较好，切除复发的吻合口行保肛的机会仍较大，应尽量保证阴性的切缘，做到根治性切除。若肿块固定，侵犯周围组织，未侵及骨盆侧壁及骶前，可行 Miles 手术。对于侵犯骨盆器官及盆壁者则考虑施行后盆腔切除、全盆腔切除或是盆腔骶骨联合切除手术。若患者年龄较大、全身情况差，虽然复发病灶可切除，但为了减少创伤而不切除肛门。或对于病期较晚、局部病灶残留较多而进行的姑息性切除，可以采用经腹直肠癌切除、近端造口、远端封闭的手术（Hartmann 手术）。

②对于不能切除的患者，为防止结肠梗阻而行结肠造口是必要的，尤其对于进行放疗的患者，为防止放疗后组织水肿加重梗阻需预防性造口。因为乙状结肠已经切除，通常采用横结肠造口或是回肠造口。

③内支架植入手术适用于晚期直肠癌导致局部梗阻，患者全身症状不能耐受手术而进行姑息治疗者。

（2）Miles 术后复发：Miles 术后的盆腔及会阴部复发常会侵犯盆壁及骶前组织，早期复发位于前列腺后方、阴道后壁、会阴瘢痕深处及骶骨前方，经术前 CT 及 MRI 检查发现无明显累及盆腔器官者，可选择经会阴局部切除手术、经骶部切除术或是腹会阴切除术。对肿瘤已侵犯盆腔脏器但仍局限于盆腔内者，可行后盆腔或全盆腔切除术。如已经累及骶骨者，可联合切除骶骨，高于 S_3 水平不宜切除，因为有损伤骶前静脉丛大出血的危险，且容易损伤脊髓神经。总体来说，Miles 术后复发的切除率低于 Dixon 术后复发。

①腹会阴切除术：可选用原切口进腹，避免损伤切口下方肠管。会阴部的切口进路，选择骶会阴切口为佳，即在原肛门位置略靠后方纵切，并切除尾骨进路。也可于原切口切开，应该从后向前分离组织，避免损伤尿道。

②经会阴切除：对于早期的会阴复发病灶，可行会阴切除。若证实有远处转移，而病灶局限者，局部切除可改善症状，也可考虑经会阴切除复发灶。患者手术时取俯卧位，选用经尾骨尖至会阴中心腱的纵性切口，或尾骨尖下 2～3cm 处做横切口，后者在骶骨外侧需离断部分臀大肌，切除坐骨窝直肠脂肪组织，切开残存的肛提肌。具体手术操作根据肿瘤大小及部位进行。

③经骶部切除：适用于距离会阴皮肤部超过 8～10cm 的局部病灶，不能进行淋巴结清扫，只能作为局部切除手段，手术体位为折刀位，皮肤切开方式有骶会阴正中切口、左右骶骨旁切口、骶骨下端横形或横弧形切口，为防止术后出现神经源性膀胱，需保留最少单侧的 S_2、S_3 神经。

④全盆腔器官切除术（total pelvic exenteration，TPE）：该术式是一种治疗晚期直肠癌和复发直肠癌的定型的常规术式，文献报道根治性全盆腔脏器切除术 5 年生存率可为 30% 左右，对延长生存期有重要意义。手术适应证为肿瘤累及输尿管下段、前列腺、膀胱及精囊而未侵及盆腔侧壁者。手术原则为整块切除直肠、膀胱、输尿管下段、内生殖器官（男性为前列腺、精囊，女性为子宫、阴道）及盆腔侧方淋巴结，若髂内血管受侵则一并切除，必要时尚需切除骶尾骨及盆底肌肉等结构，此时称之为联合盆骶切除（total pelvic rxenteration with distal sacrectomy，TPES），应距离肿瘤 2cm 处与骶骨一并切除。如入路困难，可切开耻骨联合，打开骨盆环。行乙状结肠造瘘，回肠代膀胱重建尿路。伴有以下情况应视为手术禁忌证：下肢疼痛或坐骨神经支配区疼痛提示骶神经受累，术前 CT 或 MRI 检查明确肿瘤侵及 S_2 水平以上；肿瘤侵犯骨盆壁且固定或侵犯髂外血管引起下肢进行性水肿；双侧输尿管梗阻引起肾盂积水；复发肿瘤穿透骨皮质侵犯骨髓；冰冻骨盆。因 TPE 手术时将膀胱、前列腺、精囊甚至部分骶骨与直肠一并切除，手术创伤极大，术后需行人工肛门和人工膀胱至生活质量明显降低，所以在考虑行盆腔脏器全切除时，一定要权衡利弊，既要考虑合并切除的危险性，又要考虑能否有根治的可能性。尽量避免行姑息性的全盆腔器官切除术。术中应在保证根治的前提下尽可能多地保留腹膜，如缺损过多时可采用大网膜修复或合成材料（巴德补片等）修复。Wanebo 等则报道 LRRC 联合骶骨根治性切除者 5 年生存率达 31%，5 年无瘤生存率达 23%。低分化腺癌和黏液腺癌恶性度较高，易发生转移和复发，是否行 TPE 应慎重考虑。LRRC 发生盆腔淋巴结转移者是否应行 TPE 值得讨论，由于既往手术破坏了直肠固有筋膜等的屏障作用，LRRC 容易直接转移至盆腔侧方淋巴结，应属于盆腔区域性病变的一部分，通过 TPE 仍有望根治。淋巴结转移者预后不佳的原因，可能与手术的彻底性有关。LRRC 发生盆腔侧方淋巴结转移者肿瘤常与盆壁紧密粘连，盆腔侧方淋巴结清扫应是 TPE 的重要步骤，手术应争取获得至少 0. 5 cm 的无瘤切缘，以保证真正达到根治性切除。对 LRRC 术后会阴部或盆壁复发病灶较局限者可再次甚至多次手术切除。

（3）姑息性手术：手术的目的是尽量能做到根治性的 R_0 切除，但在复发病灶较大或导致出血和穿孔时，宜行姑息的外科切除，包括减瘤手术，对部分患者也有积极治疗作用。对梗阻病人可先行单纯肠造口，术后予以综合治疗，择机再次手术切除病灶。Miner 等报道直肠癌局部复发者 105 例，经姑息手术后，病人会阴出血停止者占 40%，梗阻解除者占 70%，疼痛控制者占 20%。

对于已经发生远处转移的复发，同期或是分期切除也会达到较为满意的效果，其中肝转移的预后好于腹膜种植，肺转移的预后最差。有学者指出术前CEA不高和阴性的切缘是预后较好的指标。术前的放疗、化疗和调强放疗（intensity modulated radiotherapy）能提高 R_0 的切除率，并延长患者的生存期。

（4）腹腔镜手术：若初次直肠癌根治手术是由腹腔镜完成的，术后复发腹腔镜再手术也是一种可采用的方法，但其安全性和可行性还需要进一步的临床实践证明，手术应当由有着丰富腹腔镜技术和结直肠手术经验的专业医师进行，病例的选择以中央型复发的患者较为适宜，但应严格按照肿瘤根治原则，包括肿瘤非接触原则；先处理血管；肿瘤周边足够的切缘和淋巴结清扫等。

（5）术中放疗、化疗：近年来众多外科医师还采用术中的放疗的方法对处理LRRC。术中放疗（intraoperative radiation therapy，IORT）的优势在于可直接对肿瘤病灶进行照射，而不会损伤肠管。对切缘的“切缘”、残留创面或是镜下阳性的切缘进行照射，剂量为10～30Gy，而体外照射的方法需2～3倍的剂量才可达到同样的效果，其重要意义在于辅助手术获得阴性的切缘。国内有学者采用手术野中植入中人氟安的方法来减少术后的复发，药物可在局部区域形成很高的浓度并持续释放，时间长达360h，与癌细胞的作用时间较长，并可减少全身化疗药物对人体正常组织的损害。

（二）非手术治疗

1. 放疗、化疗　尽管手术是有效的治疗手段，但是很多病例在诊断时不能切除，还有半数的术后再次复发。放射治疗作为一种姑息治疗方法，可明显减轻这些病灶不可切除患者的症状，但是无法控制远处的转移，结合化疗可延长患者的生存期。Yoshinori等报道在一组随机临床对照试验中CRT（chemoradiotherapy）组的疼痛缓解时间为7.8月，中位生存期为15.1月，5年生存率低于5%，但要注意放疗的并发症如放射性肠炎、膀胱炎、肠梗阻、尿路损伤、骶丛神经损伤、腹泻等。由于直肠肿瘤的根治剂量超过80Gy，而正常组织如小肠的耐受量仅50Gy，膀胱60Gy。因此要想获得高的放射治疗控制率，必然要增加剂量，而增加剂量意味着增加正常组织并发症。化疗引起的并发症有骨髓抑制、胃肠道反应等，大剂量的5-Fu化疗可引起难以控制的腹泻。

2. 立体定向适形放射治疗技术（stereotactic radiotherapy，SRT）　可以较精确地将高剂量集中于靶体积范围，而周围的正常组织所接受的剂量大大下降而免受或少受照射，是直肠癌患者术后局部复发一种较理想的治疗方法。目的是提高放射治疗增益比，最大限度地将放射剂量集中到病变区，杀灭肿瘤组织而使周围正常组织和器官少受或免受不必要的照射。

3. 放射性粒子 ^{125}I　应用放射性粒子 ^{125}I 在肿瘤局部永久植入近距离放射治疗，可以使肿瘤局部接受高辐射剂量，而种植体积外的剂量迅速衰减，对周围正常组织损伤降到最低，能较有效地控制LRRC病变的进展。同时与缓释化疗粒子5-Fu联合使用，种植于病灶周围及亚临床病灶内，在血运丰富的瘤灶周围形成了一个高药物浓度的区域，从而控制病变向外周扩展。具有安全、微创及并发症发生率低的特点，是综合治疗复发性直肠癌的较有效手段之一。

4. 介入治疗　通常采用经股动脉穿刺行选择性或超选择性插管化疗，对双侧髂内动脉进行栓塞，栓塞药物通常采用5-Fu、丝裂霉素及明胶海绵颗粒。液态栓塞剂如无水乙醇因其有流动性，有损伤膀胱内膜的风险不宜使用。

5. 热疗和冷冻治疗　作为物理治疗的方法，热疗和冷冻治疗不会增加其他治疗手段的毒性作用，可以有效地缓解症状、改善全身情况。此外热疗还可以增加肿瘤对放疗、化疗的敏感性，一般主张与放化疗同时使用，每周1～2次。

6. 射频消融　近年来射频消融对于治疗实体肿瘤的作用日益显著，对LRRC的治疗也取得一定效果，但安全性尚需进一步评估，局部温度控制不当，可能会损伤肠管和膀胱。

LRRC的处理较为复杂，诊断明确后应对患者病情进行充分的评估，排除已存在的远处转移，然后根据患者的具体情况制定个体化的治疗方案。根治性 R_0 切除手术是改善患者预后并治愈LRRC的有效方法，缜密的选择合适手术的患者可改善其生存质量，延长生存期。为了提高手术安全性及其疗效，TPE、TPES这样的高危复杂手术最好在专门的治疗中心，由经验丰富的普外科、泌尿外科、骨科及影像学科医生组成的专家组共同参与。可以开展联合术中放射治疗和卡培他滨、伊立替康等化疗来降低复发肿瘤切除后盆腔复发和远处转移风险的临床试验，借助综合治疗进一步降低复发转移的风险。对于不适合切除的复发可以采取多种包括生物治疗在内的方法，改善患者的生存质量。

参考文献

[1] 曹志新，龚建平. 直肠癌前切除术后局部复发的外科综合治疗 [J]. 腹部外科，2006，19 (2)：73-75.

[2] 向毅晖，吴铮，李文如. 局部晚期和（或）复发性肠癌热疗加放疗近期疗效观察 [J]. 中国临床医学，2004，11 (3)：383-385.

[3] 汪建平. 直肠癌根治术后局部复发的诊断与治疗 [M] //汪建平，詹文化. 胃肠外科手术学. 北京：人民卫生出版社，2005：930-933.

[4] 邵永孚，吴铁成. 直肠癌根治术后盆腔局部复发的外科防治策略 [J]. 中华胃肠外科杂志，2006，9 (31)：197-198.

[5] 郑权，张刚庆，王红兵. 术前放疗与直肠癌术后局部复发的临床观察 [J]. 世界华人消化杂志，2007，15 (21)：2322-2325.

[6] 潘义生，万远廉，刘玉村. 全盆腔脏器切除术治疗直肠癌术后盆腔局部复发 [J]. 中华普通外科杂志，2005，20 (6)：329-331.

[7] McCall JL, Cox MR, Wattchow DA. Analysis of local recurrence rates after surgery alone for rectal cancer [J]. Int J Colorectal Dis, 1995, 10: 126-132.

[8] Kramer T, Share R, Kiel K, et al. Intraoperative radiation therapy of colorectal cancer [J]. In: Abe M, ed. Intraoperative radiation therapy. New York: Pergamon Press, 1991: 308-310.

[9] Sagar MP, Pemberton HJ. Surgical management of locally recurrent rectal cancer [J]. Br J Surg, 1996, 83: 293-304.

[10] Wiggers T, van de Velde CJ. Reduction 'by half' The need for standardised surgical technique in radiotherapy studies for rectal cancer [J]. Eur J Surg, 1999, 165: 407-409.

[11] Israel O, Kuten A. Early Detection of cancer recurrence: 18F-FDG PET/CT can make a difference in diagnosis and patient care [J]. J Nucl Med, 2007, 48: 28-35.

[12] Moore H G, Shoup M, Riedel E, et a1. Colorectal cancer pelvic recurrence: determinants of resectability [J]. Dis Colon Rectum, 2004, 47 (10): 1599-1606.

[13] Beart RW. Prevention and management of recurrent rectal cancer [J]. World J Surg, 1991, 15: 589-591.

[14] Dieter H, Heidi N, Leonard L. et a1. Curative potential of multimodality therapy for locally recurrent rectal cancer [J]. Ann of Surg, 2003, 237 (4): 502-508.

[15] Wiggers T, Mannaerts GHH, Marinelli AWKS. Surgery for locally recurrent rectal cancer [J]. Colorectal Dis, 2003, 5 (5): 504-507.

[16] Wiig JN, Poulsen JP, Lalen S, et a1. Total pelvic exenterion with preoperative irradiation for advanced primary and recurrent rectal cancer [J]. Eur J Surg, 2002, 168: 42-48.

[17] Wanebo Ⅲ, Antoniuk P, Koness RI, et a1. Pelvic resection of recurrent rectal cancer: technical consideration and outcomes [J]. Dis Colon Rectum, 1999, 42: 1438-1448.

[18] Miner TJ, Jaques PD, Paty PB, et al. Symptom control in patients with locally recurrent rectal cancer [J]. Ann surg Oncol, 2003, 10: 72-79.

[19] Hartley JE, Lopez RA, Paty PB. Resection of locally recurrent colorectal cancer in the presence of distant metastases: Can it be justified [J]. Ann of Surg Oncol, 2003, 10 (3): 227-233.

[20] Isabelle B, Geoffrey G, Lee P. Outcome after curative resection for locally recurrent rectal cancer [J]. Dis Colon Rectum, 2006, 49: 175-182.

（广东省南海市人民医院　檀谊洪　中山大学附属第一医院　王天宝）

第七章　直肠悬吊固定术——Ripstein 术

目前治疗直肠脱垂的术式多达200多种，其原因是对各种术式疗效不满意以及对直肠脱垂机制的不同认识。总体而言，各种手术治疗原理包括：切除冗长的直乙状结肠；重建、修复、加强盆底；悬吊脱垂之直肠；提高、重建直肠前凹；纠正会阴部滑疝以及必要的肛门缩小。1952年Ripstein首先介绍经腹脱垂直肠悬吊固定术，其复发率约2.3%，术中骶前出血2.6%，术后粪便堵塞6.7%，狭窄1.8%，盆腔脓肿1.5%。总体而言，疗效尚满意，可作为术式选择的重点考虑之一。

一、适应证

本术式适用于成人完全型直肠脱垂。

二、禁忌证

本术式禁忌证包括：小儿型直肠脱垂；不完全型直肠脱垂；年老体弱不能耐受经腹手术；曾经腹手术后复发者是为相对禁忌证。

三、术前准备

参见本篇第一章相关部分。

四、麻醉与体位

全身麻醉或腰硬联合麻醉，膀胱截石位或头低平卧位。

五、手术步骤

1. 下腹正中切口，长约20cm，进腹后，将小肠用大盐水纱布保护并推向右上腹（图3-7-1）。

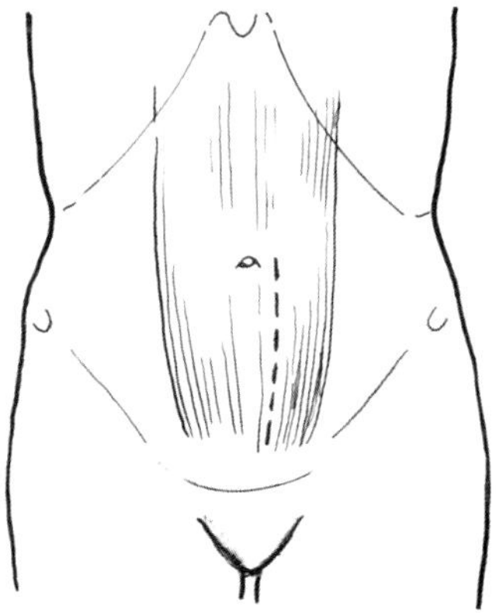

图3-7-1　切口

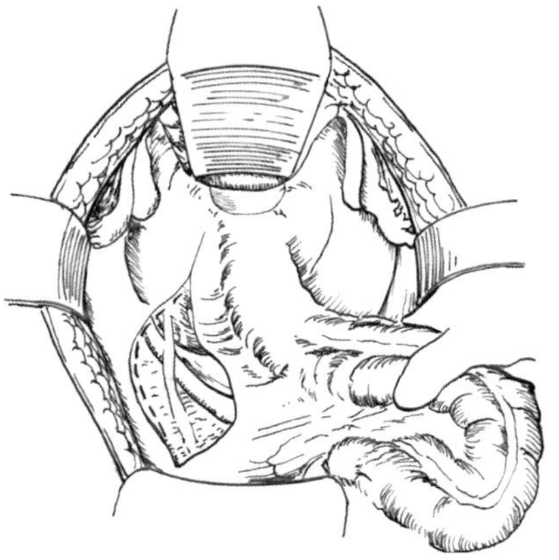

图3-7-2　切开并暴露直肠

2. 于骶前间隙游离直肠达尾骨尖平面，充分提高直肠（图 3－7－2 至图 3－7－6）。

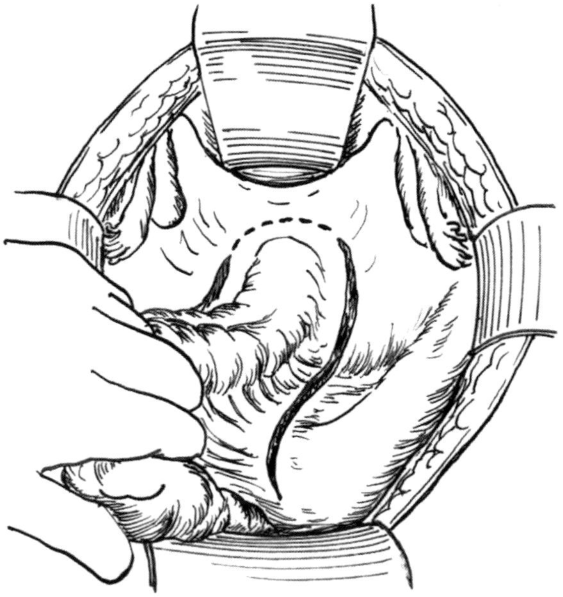

图 3－7－3　在骶前间隙内游离直肠

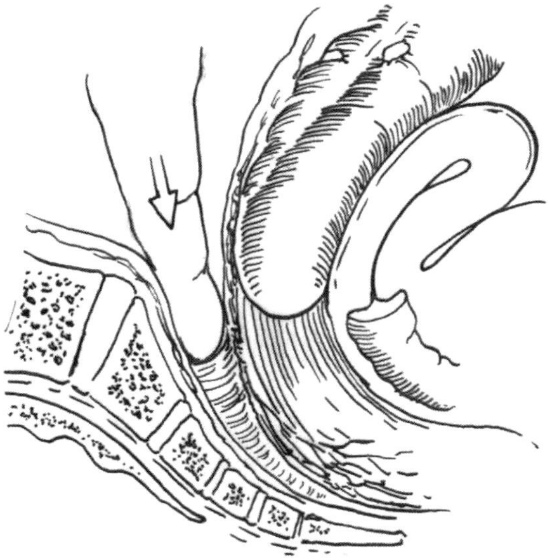

图 3－7－4　向骶骨尖平面游离

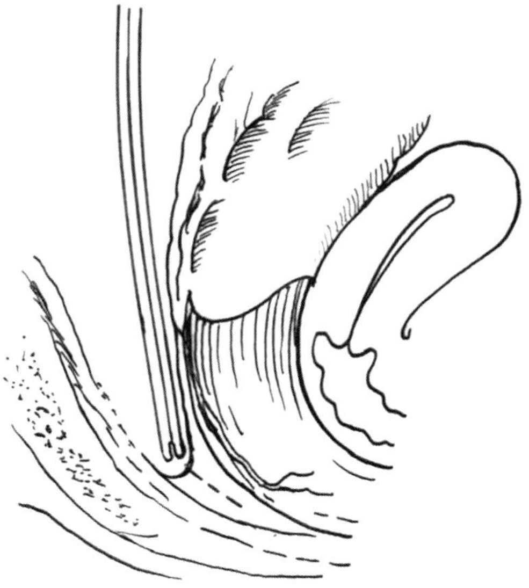

图 3－7－5　游离直肠达骶骨尖平面

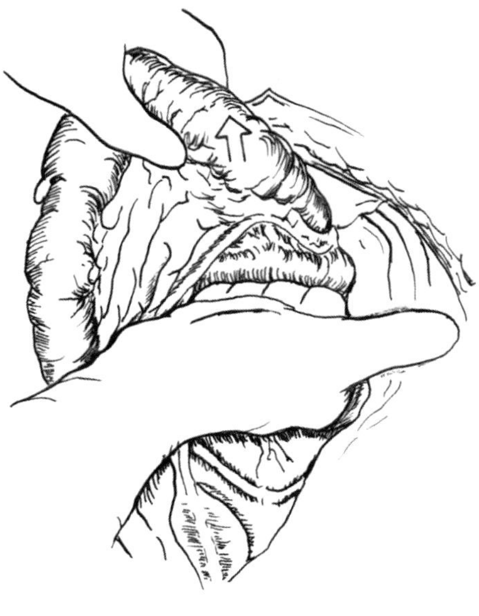

图 3－7－6　游离直肠

3. 用宽 5cm 的 Teflon 网悬带包绕直肠上部，用 1 号丝线将其固定于骶骨隆凸下的骶前筋膜和骨膜之上，进而再将悬带边缘与直肠前壁及侧壁缝合固定，术中注意 Teflon 网只能包绕直肠的 1/2，否则有引起直肠狭窄梗阻的可能性（图 3－7－7 至图 3－7－9）。

4. 骶前放置双腔引流管，缝合直肠两侧腹膜，逐层关腹（图 3－7－10）。

六、术中意外的应急处理

1. 骶前出血、输尿管损伤、自主神经损伤等参见本篇第一章相关部分。
2. 术中直肠破裂 此种情况少见，如发生，笔者建议改行经腹腔脱垂肠管切除术。

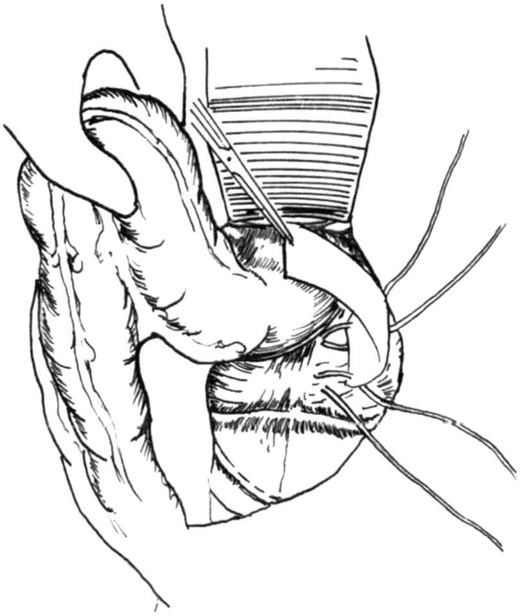

图 3－7－7　包绕直肠上部

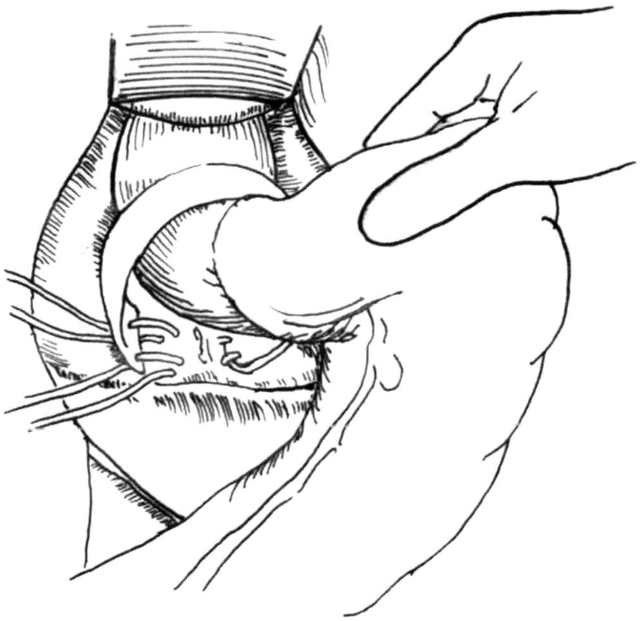

图 3－7－8　1 号丝线固定

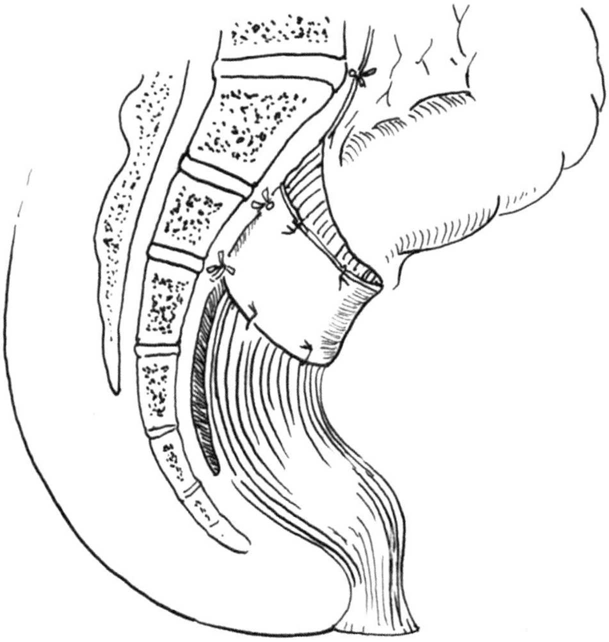

图 3－7－9　缝合固定

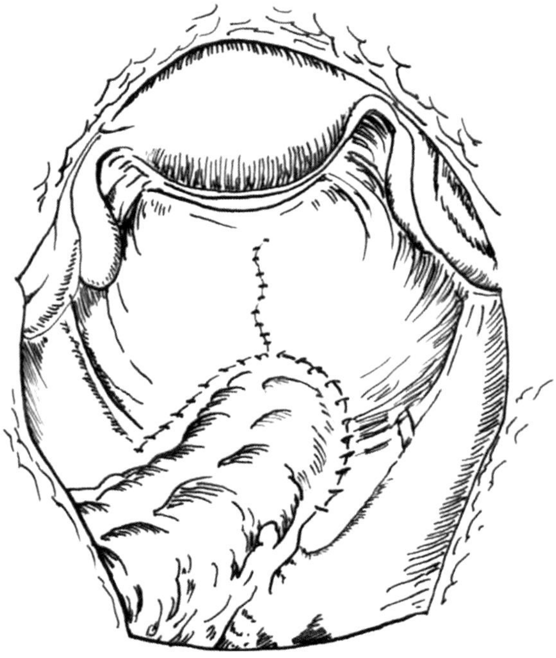

图 3－7－10　缝合直肠两侧腹膜

七、术后处理

1. 禁食 3 天后，改流质饮食，每晚口服石蜡油 30mL，维持大便每天 1 ~ 2 次。
2. 术后 3 天，当引流液少于 50mL、浆液性、肛门已排气时拔除引流管。
3. 术后卧床 2 周。
4. 3 个月内避免负重以及重体力劳动。

八、术后并发症防治

1. 术后复发

（1）原因：由于直肠脱垂的原因尚未清楚，每个患者的具体发病机制不同，不同术者的认识千差万别，导致治疗效果欠佳，术后个别患者出现复发。

（2）处理：男性复发性直肠脱垂，可选用周锡庚教授推荐的周式直肠固定术：选取 Teflon 人造血管主动脉分叉处，剖开后人字形顶端尽量低地缝在下段直肠前侧壁，上提直肠，将人字形两侧臂缝合固定在骶骨岬上；缝合直肠前凹陷；松弛的乙状结肠妥善固定在腹壁之上。女性复发性直肠脱垂，可选用扩大直肠固定术：充分游离直肠，切断侧韧带；将 Ivalon 海绵（聚乙烯醇）缝在直肠背侧并与骶骨岬缝合固定；将侧韧带缝合固定在两侧盆腔壁上；缝合直肠前凹陷，抬高 Douglas 陷凹；再将子宫底缝合固定在前腹壁。

2. 骶前感染

（1）原因；一为分离直肠时未发现直肠损伤；二为术后骶前出血，积血未能及时引流。

（2）处理：术后引流管务必通畅，拔除时间切勿太早。只要引流管通畅，即使少许直肠漏或感染，一般也无需开腹手术。只是网片作为异物可导致感染难以控制，如果非手术治疗无效，患者毒血症明显，引流管业已拔除，此时应开腹拆除网片，重新放置引流管，必要时横结肠失功能造瘘术。

参考文献

[1] 喻德洪. 直肠脱垂的手术 [M] //汪建平，詹文化. 胃肠外科手术学. 北京：人民卫生出版社，2005：847-853.

[2] Scaglia M，Fasth S，Hallgren T，et al. Abdominal rectopexy for rectal prolapse. Influence of surgical technique on functional outcome [J]. Dis Colon Rectum，1994，37（8）：805-813.

[3] Tjandra JJ，Fazio VW，Church JM，et al. Ripstein procedure is an effective treatment for rectal prolapse without constipation [J]. Dis Colon Rectum，1993，36（5）：501-507.

[4] Azimuddin K，Khubchandani IT，Rosen L，et al. Rectal prolapse：a search for the "best" operation [J]. Am Surg，2001，67（7）：622-627.

[5] Peters WA 3rd，Smith MR，Drescher CW. Rectal prolapse in women with other defects of pelvic floor support [J]. Am J Obstet Gynecol，2001，184（7）：1488-1494.

[6] Karagulle E，Yildirim E，Turk E，et al. Mesh invasion of the rectum：an unusual late complication of rectal prolapse repair [J]. Int J Colorectal Dis，2006，21（7）：724-727.

[7] Babu ED，Khan AZ，Balasubramanian B，et al. An unusual complication of ripstein rectopexy [J]. J Pak Med Assoc，2001，51（8）：304-305.

[8] Schultz I，Mellgren A，Dolk A，et al. Long-term results and functional outcome after Ripstein rectopexy [J]. Dis Colon Rectum，2000，43（1）：35-43.

[9] Schultz I，Mellgren A，Oberg M，et al. Whole gut transit is prolonged after Ripstein rectopexy [J]. Eur J Surg，1999，165（3）：242-247.

[10] Schultz I，Mellgren A，Nilsson BY，et al. Preoperative electrophysiologic assessment cannot predict continence after rectopexy [J]. Dis Colon Rectum，1998，41（11）：1392-1398.

[11] Hool GR，Hull TL，Fazio VW. Surgical treatment of recurrent complete rectal prolapse：a thirty-year experience [J]. Dis Colon Rectum，1997，40（3）：270-272.

（中山大学附属第一医院　王天宝）

第八章　直肠前突修补术

直肠前突是出口处梗阻型便秘的原因之一，可与直肠内套叠、耻骨直肠肌痉挛肥厚等并存，造成便秘诊断治疗极为复杂。直肠前突是指排便时直肠内压力指向前方的阴道，而不是肛门，粪便进入前突的肠壁内而不能排除，反复发作，导致便秘发生，严重者需用手向后压迫阴道或会阴部（图3－8－1）。

一般先行非手术治疗如多饮水、多进食富含纤维素食物、多运动，适当给予缓泻剂。非手术治疗无效后，方可考虑手术治疗。手术原则是修补缺损、加强薄弱区及阻断恶性循环。修补术可经阴道或直肠，前者适用于直肠腔较小者，后者具有术野清楚、手术简便等优点。

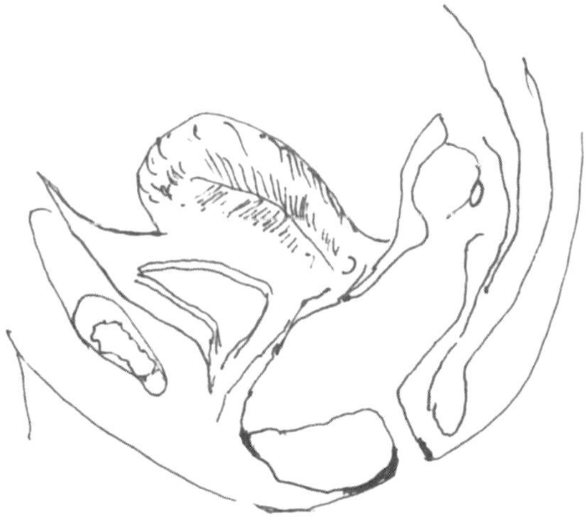

图3－8－1　直肠前突

一、适应证

直肠前突修补术适应证：①需手指压迫协助排便的直肠前突经非手术治疗无效；②排除慢性传输型便秘、耻骨直肠肌痉挛肥厚及直肠脱垂；③直径＞2.5cm的巨大直肠前突。

二、禁忌证

本术式的禁忌证：直径＜1cm无症状的直肠前突。

三、术前准备

术前2天进行阴道冲洗，术前晚龙胆紫涂擦阴道以备术中辨认阴道，其余准备参见本篇第一章相关部分。

四、麻醉与体位

全身麻醉或腰硬联合麻醉，折刀位，臀部用宽胶布拉开以利于显露。

五、手术步骤

1．Sehapayak术

（1）扩肛四指，拉开直肠，齿状线上方黏膜切口下注射1：300 000肾上腺素盐水以利于减少出血（图3－8－2）。

（2）纵行切开直肠黏膜6cm，下端位于齿状线上方0.5cm，深层达内括约肌深面（图3－8－3、图3－8－4）。

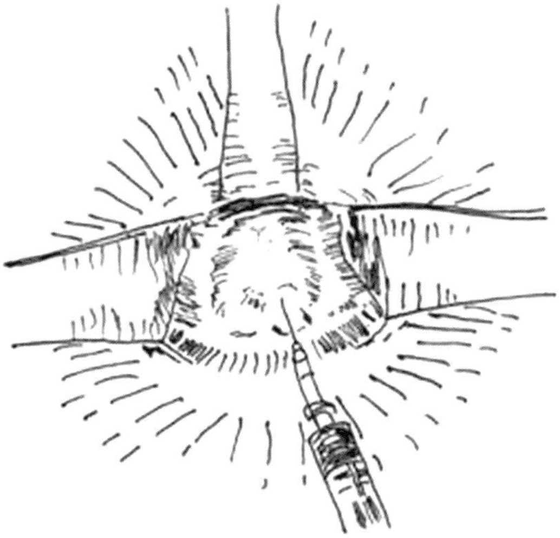

图 3-8-2　注射肾上腺素盐水

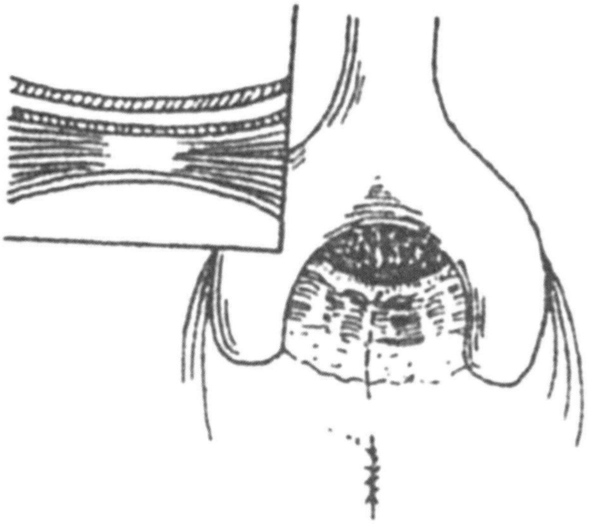

图 3-8-3　纵行切开直肠黏膜

（3）术者示指伸入阴道内，向上方顶起阴道壁，向两侧游离黏膜肌层瓣 2cm，深层看见灰白色组织即为阴道壁，切勿损伤（图 3-8-5）。

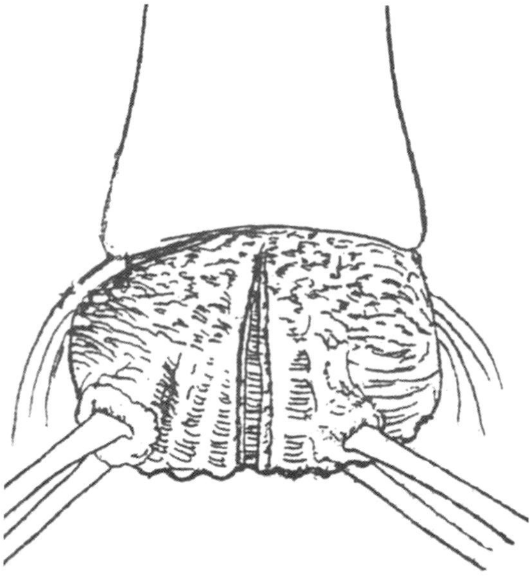

图 3-8-4　切开深层达内括约肌深面

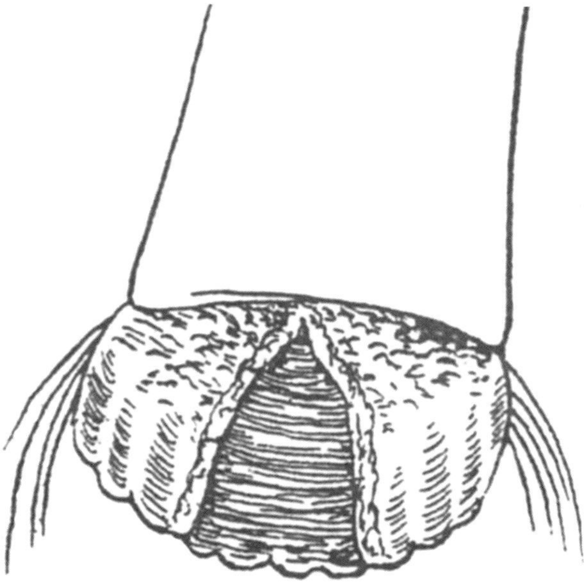

图 3-8-5　顶起阴道壁

（4）用 2-0 的 Dexon 线自右侧肛提肌由外向内进针，再于左侧肛提肌边缘由内向外出针，纵行间断缝合 6 针（图 3-8-6）。

（5）剪除多余黏膜肌层瓣，用 3-0 Dexon 线间断缝合黏膜切口（图 3-8-7）。

2. Khubchandani 术

（1）扩肛四指，拉开直肠，齿状线上方黏膜切口下注射 1∶300 000 肾上腺素盐水以利于减少出血（图 3-8-8）。

（2）用电刀作一“U”形切口，底位于齿状线，长约 3cm，两侧臂长约 6cm（图 3-8-9）。

（3）游离“U”形黏膜肌层瓣，深层达内括约肌深面，如发现灰白色组织即为阴道壁，避免损伤。用 2-0 Dexon 线左右间断缝合 3～4 针，以纵行折叠加强直肠阴道隔（图 3-8-10）。

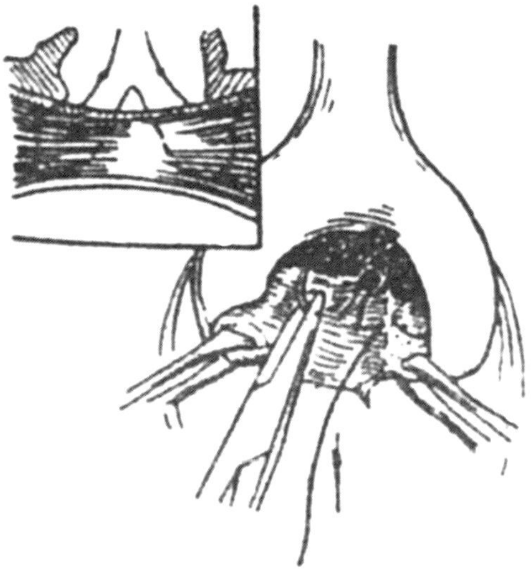

图 3-8-6　纵行间断缝合

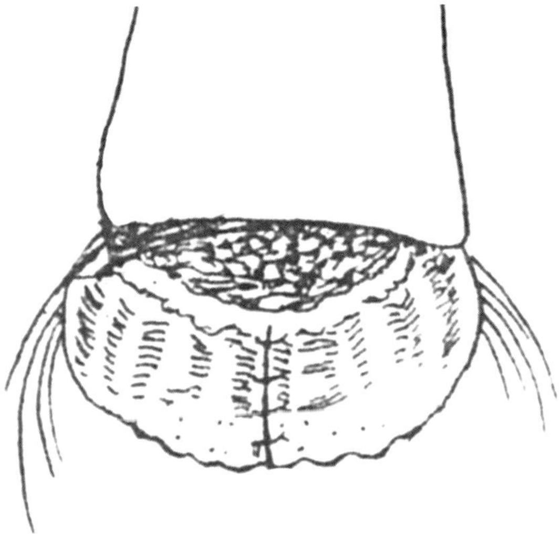

图 3-8-7　间断缝合黏膜切口

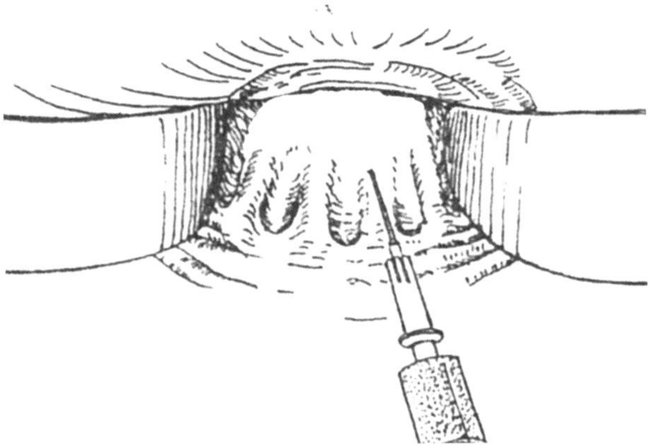

图 3-8-8　注射肾上腺素盐水

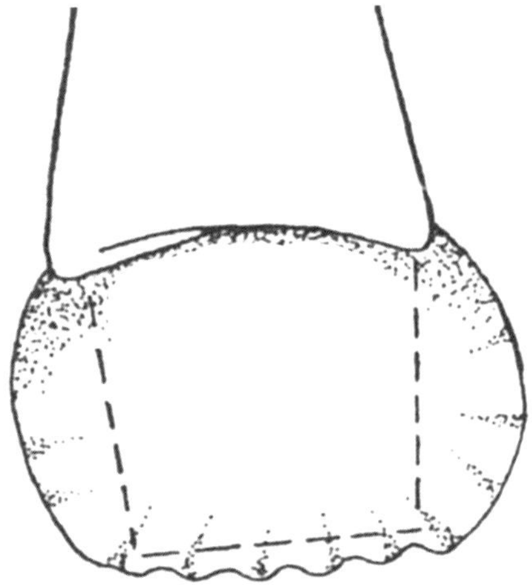

图 3-8-9　“U”形切口

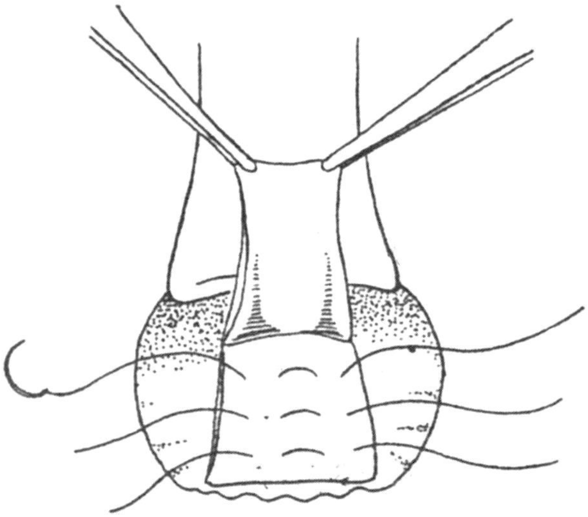

图 3-8-10　左右间断缝合

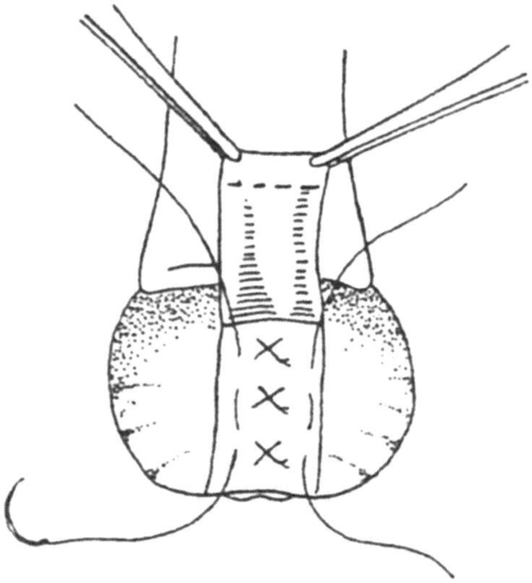

图 3-8-11　上下方向间断缝合

(4) 进而在上下方向用 2－0 Dexon 线间断缝合 2～3 针，以横行折叠加强直肠阴道隔并减少黏膜张力（图 3－8－11)。

(5) 切除多余的黏膜肌层瓣，用 3－0 Dexon 线缝合关闭黏膜切口（图 3－8－12)。

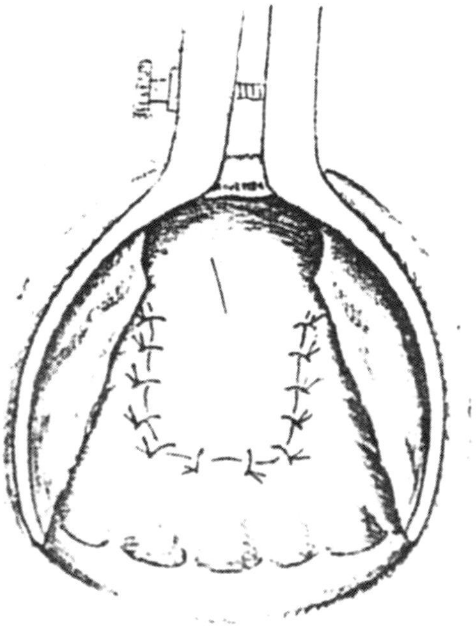

图 3－8－12　关闭黏膜切口

六、术中意外的应急处理

1. 切口出血　多见于切开黏膜或游离黏膜下层时，往往出血较多。切开前黏膜下注射肾上腺素盐水可减少出血；如用血管钳钳夹黏膜后再用电刀切开、游离，明显减少出血；术者示指插入阴道内向上方挑起，擦净血液，出血点予以点凝或缝扎。

2. 阴道损伤　游离黏膜下层时过深，切开阴道壁，此时可见龙胆紫染色组织。当深层游离发现组织呈苍白色时，即为已到阴道组织。损伤后，可用 Dexon 线间断缝合，但切忌与直肠壁一层缝合，否则易于出现直肠阴道瘘。

七、术后处理

1. 禁食 3 天后，由流质饮食逐渐过渡为普通饮食。
2. 静脉给予抗生素 5 天。
3. 大便后温水坐浴理疗。

八、术后并发症防治

1. 直肠阴道瘘

(1) 原因：游离直肠黏膜过深或术中仓促止血导致术中损伤阴道未及时发现、或阴道损伤修补时和直肠壁一层缝合。

(2) 处理：强调术中预防的重要性，措施包括：分离黏膜肌层时切勿过深；将示指伸入阴道内利于游离黏膜、止血及缝合黏膜肌层；术毕应检查阴道，如有损伤，立即分层缝合修补。具体的直肠阴道瘘处理参见本篇第九章。

2. 黏膜坏死

(1) 原因：术中黏膜游离过薄或基底部过于狭小。

(2) 处理：术中黏膜瓣务必带有少许肌层；基底部宽度超过齿状线上切口长度 1～2cm。处理措施包括：禁饮食，肠外营养支持，服用缓泻剂，温水坐浴理疗，静脉给予抗生素等，一般情况下黏膜均能再生而愈合。

参考文献

[1] 喻德洪. 慢性顽固性便秘 [M] //王吉甫. 胃肠外科学. 北京：人民卫生出版社，2000：1053－1071.

[2] Khubchandani IT, Sheets JA, Stasik JJ, et al. Endorectal repair of rectocele [J]. Dis Colon Rectum, 1983, 26 (12)：792－796.

[3] Khubchandani IT, Clancy JP 3rd, Rosen L, et al. Endorectal repair of rectocele revisited [J]. Br J Surg, 1997, 84 (1)：89－91.

[4] Sehapayak S. Transrectal repair of rectocele: an extended armamentarium of colorectal surgeons. A report of 355 cases [J]. Dis Colon Rectum, 1985, 28 (6): 422 - 433.

[5] Puigdollers A, Fernández-Fraga X, Azpiroz F. Persistent symptoms of functional outlet obstruction after rectocele repair [J]. Colorectal Dis, 2007, 9 (3): 262 - 265.

(中山大学附属第一医院　王天宝)

第九章　直肠阴道瘘手术

直肠阴道瘘多为会阴部Ⅲ度裂伤涉及直肠，修补术后直肠愈合不良而形成，产程过长压迫阴道直肠壁导致缺血损伤，直肠癌或子宫颈癌侵犯邻近器官手术时损伤等亦为原因之一。低位直肠阴道瘘（瘘口在齿状线附近）外科处理可将其首先变为会阴部Ⅲ度裂伤，再分层次间断缝合；高位者（瘘口在阴道后穹隆处）可行经腹瘘口切除、结肠直肠吻合、阴道瘘口缝合术，并将大网膜置于直肠和阴道之间；中位的直肠阴道瘘处理方法较多，笔者推荐直肠黏膜肌层瓣前移术，治疗效果较理想。

一、适应证

本术式应于直肠阴道瘘诊断3~6个月后进行，此时炎症已消退，瘢痕已软化，手术成功率较高。

二、禁忌证

当患者处于炎症期、局部瘢痕明显时不宜手术，切勿因患者迫切要求而匆忙实施手术。

三、术前准备

术前造影和直肠镜检了解瘘口位置大小。术前2天阴道冲洗，减少细菌污染的可能性。基于术中大便污染是导致修补失败的原因之一，所以本术式要求理想的肠道准备，详情参见本篇第一章相关部分。

四、麻醉与体位

全身麻醉或腰硬联合麻醉，折刀位，臀部用宽胶布拉开以利于显露。

五、手术步骤

1. 拉钩拉开肛门，无菌导尿管自阴道瘘口经直肠瘘口插入直肠（图3-9-1）。
2. 环绕瘘口“U”形切开黏膜瓣，包括黏膜、黏膜下层及内括约肌，两侧臂长约6cm，基底部两倍于黏膜肌层瓣头部宽度以保障黏膜肌层瓣良好血运（图3-9-2）。
3. 游离黏膜肌层瓣，显露阴道直肠隔及会阴体，创面电凝止血（图3-9-3）。
4. 游离两侧切缘的黏膜及黏膜下层以松解内括约肌，以利于后者无张力吻合（图3-9-4）。
5. 3-0 Dexon线间断缝合内括约肌切缘（图3-9-5）。
6. 黏膜肌层瓣向前方覆盖修补区域，3-0 Dexon线间断缝合两侧切缘，多余的头端黏膜肌层瓣予以切除（图3-9-6）。
7. 3-0 Dexon线间断缝合剩余切缘（图3-9-7）。
8. 阴道侧瘘口无需处理，留作引流之用，利于创面愈合（图3-9-8）。

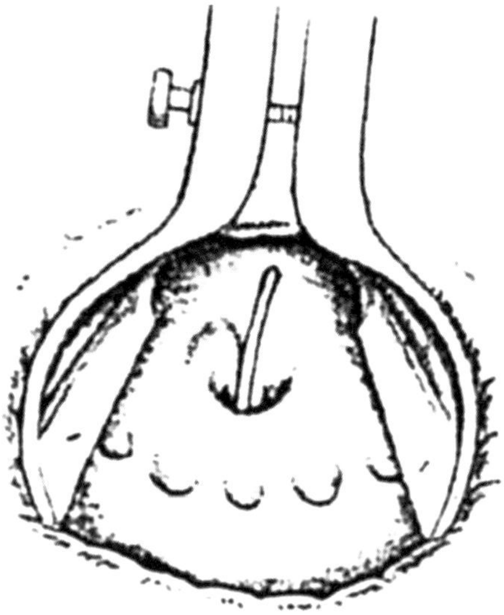

图 3－9－1　导尿管插入直肠

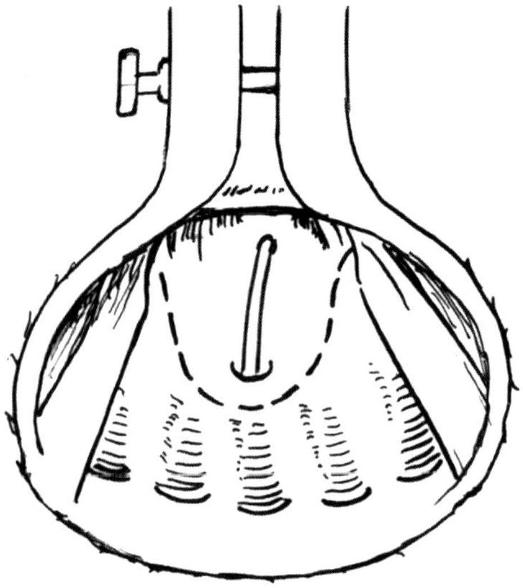

图 3－9－2　“U”形切开黏膜瓣

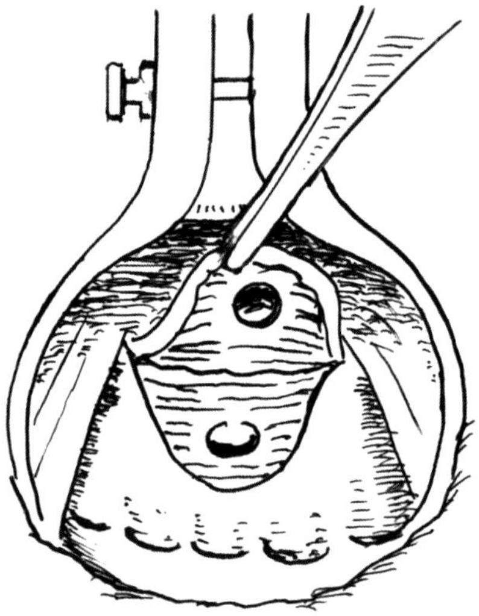

图 3－9－3　显露阴道直肠隔及会阴体

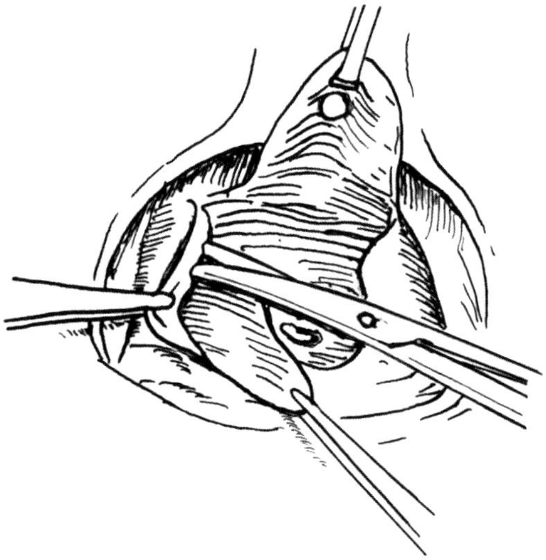

图 3－9－4　松解内括约肌

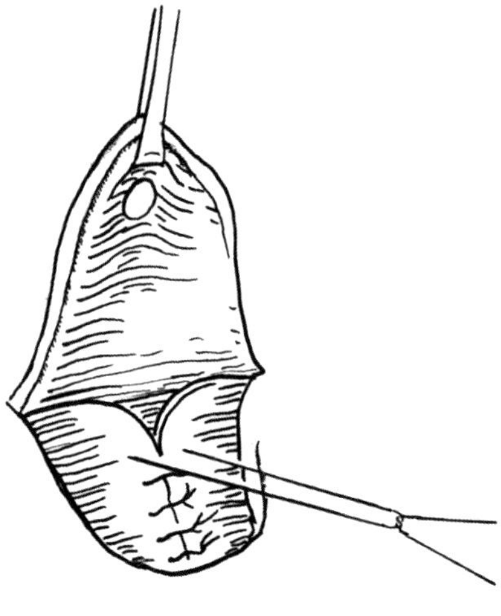

图 3－9－5　间断缝合内括约肌切缘

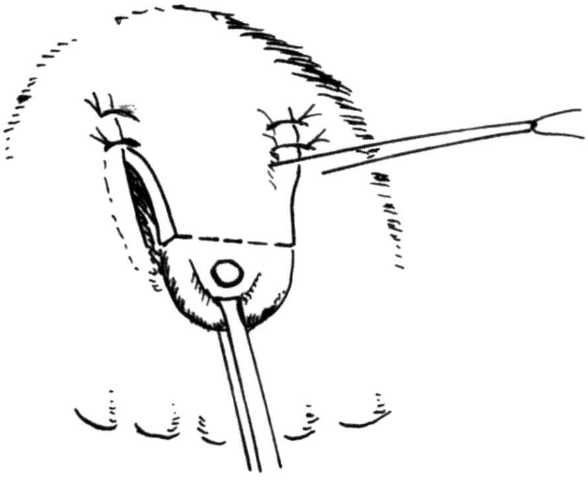

图 3－9－6　间断缝合两侧切缘

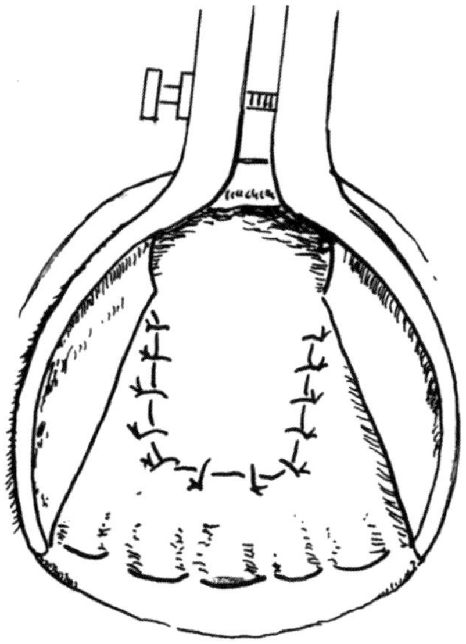

图3－9－7　间断缝合剩余切缘

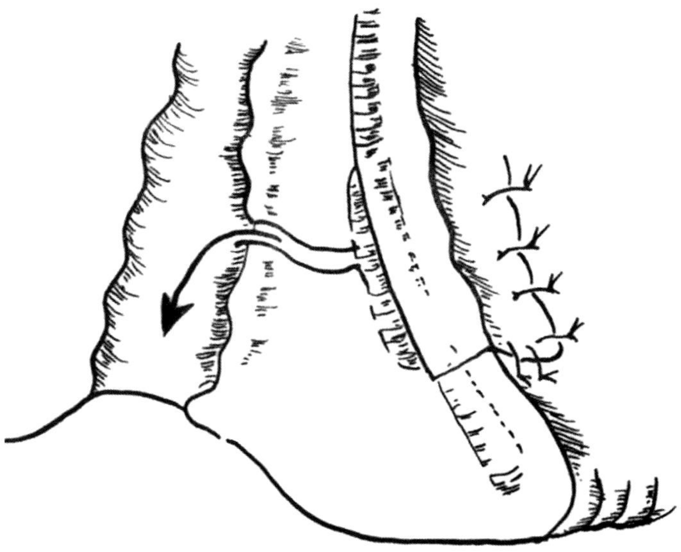

图3－9－8　保留阴道侧瘘口

六、术中意外的应急处理

切口出血多见于切开黏膜或游离黏膜下层时，往往出血较多。切开前黏膜下注射肾上腺素盐水可减少出血；如用电刀切开、游离，能明显减少出血；术者示指插入阴道内向上方挑起，擦净血液，出血点予以点凝或缝扎。

七、术后处理

1. 禁食3天后，由流质饮食逐渐过渡为普通饮食。
2. 静脉给予抗生素5天。
3. 大便后温盐水坐浴理疗。

八、术后并发症防治

1. 直肠阴道瘘复发

（1）原因：游离直肠黏膜过深或术中仓促止血导致术中进一步损伤阴道未及时发现、或修补时将阴道壁和肌层一并缝合；局部炎症尚未消退或疤痕较多等。

（2）处理：复发的直肠阴道瘘手术处理困难，在修补失败后6个月炎症消退后可行结肠直肠或肛管吻合＋阴道修补或子宫切除阴道隔离＋横结肠失功能造瘘术，但笔者对此无经验。

2. 黏膜坏死

（1）原因：术中黏膜游离过薄或基底部过于狭小。

（2）处理：术中黏膜瓣务必带有少许肌层；基底部宽度超过齿状线上切口长度1～2cm。处理措施包括：禁饮食，肠外营养支持，服用缓泻剂，温盐水坐浴理疗，静脉给予抗生素等，一般情况下黏膜均能再生而愈合。

参考文献

[1] 汪建平．直肠阴道瘘的手术［M］//汪建平，詹文化．胃肠外科手术学．北京：人民卫生出版社，2005：864－

870.
[2] Pratap A, Yadav RP, Shakya VC, et al. One-stage correction of recto-vestibular fistula by trans-fistula anorectoplasty (TFARP) [J]. World J Surg, 2007, 31 (9): 1894 - 1897.
[3] Rothenberger DA, Christenson CE, Balcos EG, et al. Endorectal advancement flap for treatment of simple rectovaginal fistula [J]. Dis Colon Rectum, 1982, 25 (4): 297 - 300.
[4] Upadhyaya VD, Gopal SC, Gupta DK, et al. Single stage repair of anovestibular fistula in neonate [J]. Pediatr Surg Int, 2007, 23 (8): 737 - 740.
[5] Bodzin JH, Kestenberg W, Kaufmann R, et al. Mucosal proctectomy and ileoanal pull-through technique and functional results in 23 consecutive patients [J]. Am Surg, 1987, 53 (7): 363 - 367.
[6] Shieh CJ, Gennaro AR. Rectovaginal fistula: a review of 11 years experience [J]. Int Surg, 1984, 69 (1): 69 - 72.

（中山大学附属第一医院　王天宝）

第十章　盆底痉挛综合征手术

耻骨直肠肌痉挛性肥大，导致出口处梗阻，排便障碍。病人长期排便困难，反复大量局部用药，个别患者还有多次肛肠手术史，临床观察非手术治疗奏效困难。采用耻骨直肠肌部分切除可以解除肌肉痉挛导致的肛管狭窄，进而有效缓解出口梗阻导致的排便困难。但术者应知便秘的原因不一，有时多种因素同时存在，术前务必全面检查，统筹安排手术方案，术后指导患者多进食纤维素食物、多饮水及多活动对缓解便秘具有一定意义。

一、适应证

本术式适应证：直肠指诊耻骨直肠肌显著肥厚并导致肛管狭窄；肛管动力学检查示肛管功能长度 > 6cm；结肠传输实验证实标志物存留于直肠内过多；经 3 个月非手术治疗无效。

二、禁忌证

本术式禁忌证：未经非手术治疗的耻骨直肠肌综合征患者；耻骨直肠肌肥厚仅为便秘原因之一的患者应综合考虑手术方案。

三、术前准备

按一般直肠手术准备，可参考本篇第一章相关部分。

四、麻醉与体位

腰麻或骶管麻醉，折刀位，屈髋 135°。

五、手术步骤

1. 自尾骨尖上方起向下做长约 5cm 正中切口，距肛缘 2cm（图 3－10－1）。

2. 电刀逐层切开皮下各层组织，显露外括约肌及尾骨尖，后者为耻骨直肠肌上缘标志。

3. 左手示指伸入直肠，顶起耻骨直肠肌，向两侧仔细分离 2cm，弯血管钳挑起，下缘保留括约肌 1cm 以防止术后大便失禁（图 3－10－2）。

4. 钳夹耻骨直肠肌，切除中间 1cm 肌束，断端缝扎止血，切除区应呈“V”形缺损，尖端向下（图 3－10－3、图 3－10－4）。

5. 创面彻底止血后，缝合皮下组织及皮肤，切口内置橡皮片引流（图 3－10－5）。

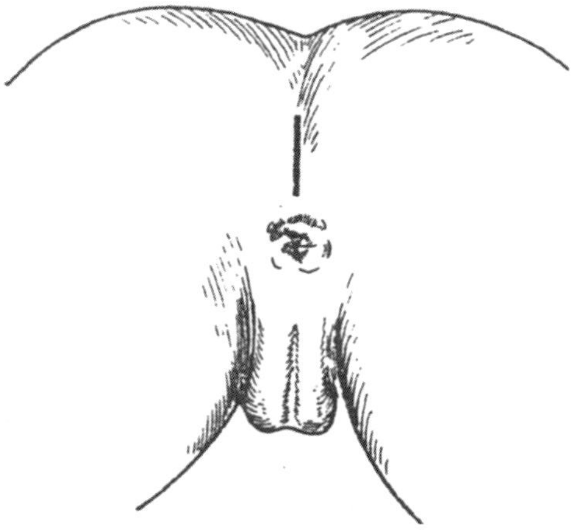

图 3－10－1　正中切口

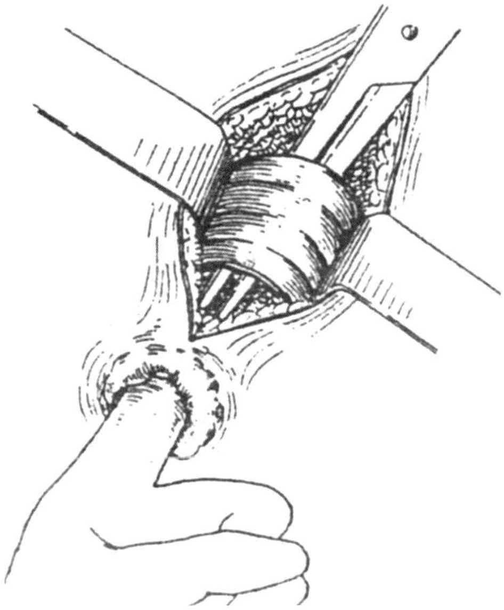

图 3-10-2　顶起耻骨直肠肌

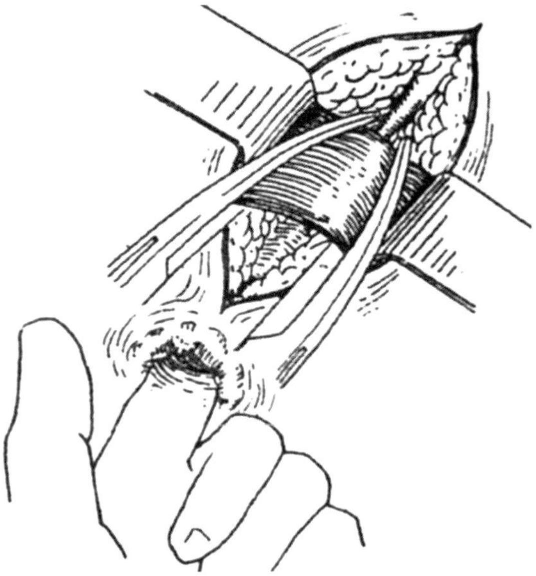

图 3-10-3　钳夹耻骨直肠肌

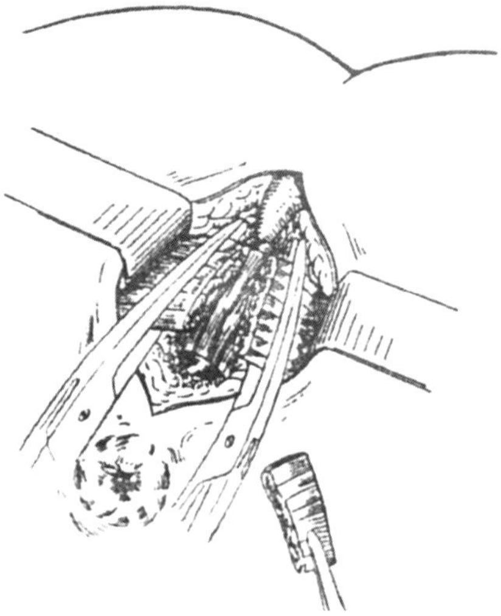

图 3-10-4　呈"V"形缺损

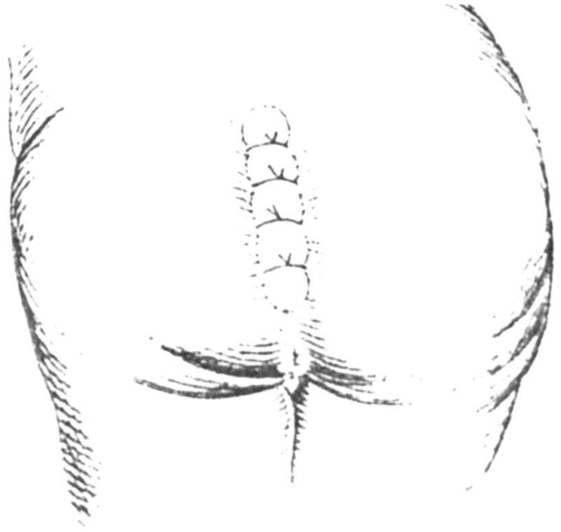

图 3-10-5　缝合切口并置引流

六、术中意外的应急处理

1. 直肠破裂　多为术中分离耻骨直肠肌时误伤肠壁造成。应及时修补，强调术前肠道准备充分，术后禁食 3 天，而后进食肠内营养制剂，局部充分引流。

2. 肛门外括约肌损伤　术中游离耻骨直肠肌时误将外括约肌深部一并结扎切断。应及时对端缝合修补，由于耻骨直肠肌下缘边界不清，切断时应保留其下缘宽约 1cm 的括约肌，如此即可保护外括约肌不受损伤，从而也防止了术后大便失禁。

七、术后处理

1. 术后 24h，直肠指诊未见血迹，拔除引流橡皮条。

2. 及时更换切口敷料。

3. 禁食3天后，逐渐恢复普通饮食。

八、术后并发症防治

切口感染或窦道形成多由于术后切口出血、感染或丝线等异物残留。应拆除切口内丝线，保持切口清洁，充分引流，一般2周后即可愈合。

参考文献

[1] 喻德洪．慢性顽固性便秘［M］//王吉甫．胃肠外科学．北京：人民卫生出版社，2000：1053-1071.

[2] Wasserman IF. Puborectals syndrome rectal stenosis due to anorectal spasm［J］. Dis Colon Rectum. 1964，7：87-98.

[3] Jost WH，Schrank B，Herold A，et al. Functional outlet obstruction：anismus，spastic pelvic floor syndrome，and dyscoordination of the voluntary sphincter muscles. Definition，diagnosis，and treatment from the neurologic point of view［J］. Scand J Gastroenterol，1999，34（5）：449-453.

[4] Lubowski DZ，King DW. Obstructed defecation：current status of pathophysiology and management［J］. Aust N Z J Surg，1995，65（2）：87-92.

[5] Kuijpers HC，Bleijenberg G. The spastic pelvic floor syndrome：a cause of constipation［J］. Dis Colon Rectum，1985，28（9）：669-672.

（中山大学附属第一医院　王天宝）

第十一章　肛管狭窄手术——Y－V皮瓣肛管成形术

肛管狭窄的原因多为内痔注射疗法、痔手术切除过多肛管皮肤、肛瘘反复手术等。轻度狭窄者肛管可通过示指；中度狭窄者示指不能进入肛门；重度狭窄者小指不能进入肛门。对于轻度狭窄，一般行扩张疗法，每周1次，6～8周多可奏效。中度狭窄宜先行扩张疗法，无效者给予内括约肌切开术。重度狭窄者常需手术治疗，Y－V皮瓣肛管成形术是治疗重度肛管狭窄较好的手术方式之一。

一、适应证

本术式适用于齿线以下肛管狭窄。

二、禁忌证

肛周化脓性感染期的患者不易手术。

三、术前准备

参见本篇第一章相关部分。

四、麻醉与体位

骶管麻醉，膀胱截石位。

五、手术步骤

1. 于6点处纵行切开肛门狭窄瘢痕组织（图3－11－1）。

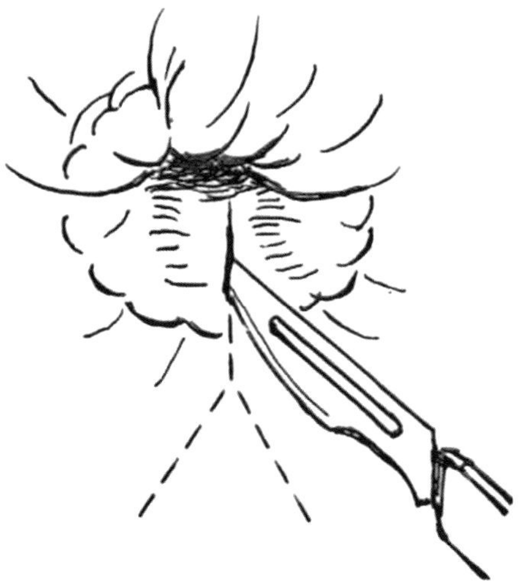

图3－11－1　纵行切开

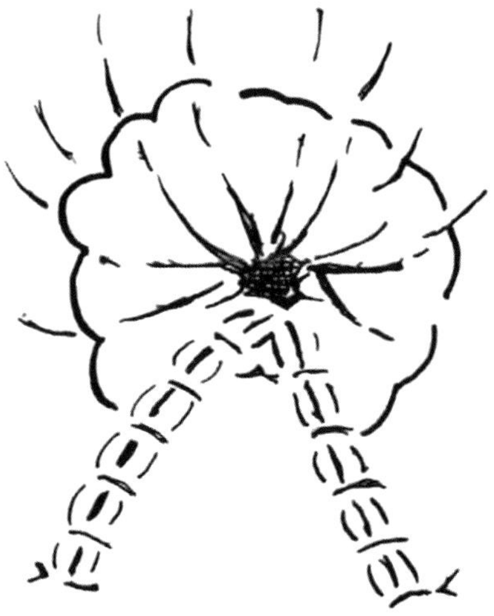

图3－11－2　缝合后成“V”形

2. 示指伸入狭窄环上方，与拇指相对，判断肛管狭窄程度与范围，分离切口两侧瘢痕。

3. 在纵切口远端加作一“∧”形切口，从而使整个切口成为倒“Y”形。

4. 充分游离“Y”形皮瓣，应包含一薄层脂肪，以免皮瓣缺血坏死。将皮瓣尖端缝至切口顶端，进而缝合两侧皮肤切口，最终形成“V”形（图3－11－2）。

5. 如有必要，可在前方再做同样的Y－V皮瓣肛管成形术。

六、术中意外的应急处理

术中内外括约肌如完全损伤，应即刻行括约肌修补术。

七、术后处理

1. 禁食3天后，流质饮食，1周后过渡为半流质饮食。
2. 静脉补液及抗生素。
3. 口服易蒙停以控制排便。
4. 术后7天每晚开塞露40mL肛门内注入，直至大便通畅。
5. 7天后切口拆线。
6. 出院时行直肠指检，如有狭窄可行扩肛治疗，每周2次，直至中指可通畅进入肛门。

八、术后并发症防治

皮瓣的感染坏死是术后主要并发症，也是手术失败的重要原因。理想的术前肠道准备、术中游离皮瓣切勿过薄、术后切口及时换药是预防此并发症的关键。如果术后发生，可予以换药处理。

参考文献

[1] 孟荣贵. 直肠肛管狭窄［M］//王吉甫. 胃肠外科学. 北京：人民卫生出版社，2000：1076－1081.

[2] Pearl RK，Hooks VH 3rd，et al. Island flap anoplasty for the treatment of anal stricture and mucosal ectropion［J］. Dis Colon Rectum，1990，33（7）：581－583.

[3] Maria G，Brisinda G，Civello IM. Anoplasty for the treatment of anal stenosis［J］. Am J Surg，1998，175（2）：158－160.

[4] Angelchik PD，Harms BA，Starling JR. Repair of anal stricture and mucosal ectropion with Y－V or pedicle flap anoplasty［J］. Am J Surg，1993，166（1）：55－59.

（中山大学附属第一医院　王天宝）

第十二章　直肠吻合口狭窄手术

直肠吻合口狭窄多由于Dixon术后吻合口漏或吻合口肠管缺血坏死所致。以其形状分为：①环状狭窄，直肠腔由四周向内缩窄，狭窄长度不足2.5cm；②管状狭窄：狭窄长度在2.5cm之上，似管状；③线状狭窄：直肠腔部分狭窄，未涉及全周肠壁。腹膜反折以上的狭窄及反折以下的管状狭窄可行经腹狭窄切除术；腹膜反折以下的环状狭窄可先行扩张疗法，每天1次，逐渐加大扩张器；无效者可行直肠内狭窄后方切开术，现就后者做一简约介绍。

一、适应证

腹膜反折以下的直肠环状狭窄。

二、禁忌证

腹膜反折以上的直肠狭窄或直肠管状狭窄。

三、术前准备

参见本篇第一章相关部分。

四、麻醉与体位

骶管麻醉，膀胱截石位。

五、手术步骤

1. 扩肛四指以利于手术操作。
2. 拉开肛门，显露直肠狭窄的下缘，在后正中线纵行切开环状狭窄处，深达肠壁肌层（图3－12－1）。
3. 进一步扩张狭窄处，直至完全松解为止，必要时可在狭窄的后半圈再做2个纵行切口。
4. 将凡士林纱布妥善包绕固定于肛管之上，置入直肠内，达狭窄处以上5～10cm，一方面具有扩张肛管的作用，另一方面可压迫止血。

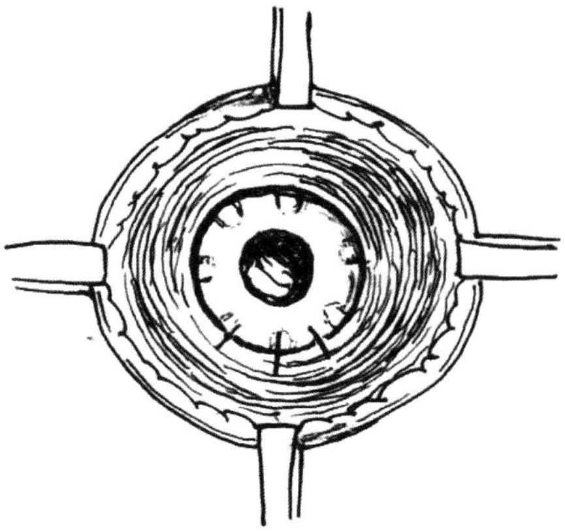

图3－12－1　纵行切开

六、术中意外的应急处理

术中出血是常见的并发症，可行电凝止血、局部应用凝血酶、肾上腺素以及压迫止血的方法。

七、术后处理

肛管内支撑用的肛管可放置 48 ~ 72h，拔除后每天扩肛 1 次，直至切开处愈合，3 周后过渡为每周 1 次，无狭窄倾向时停止扩肛。其余处理同本篇第十一章相关部分。

八、术后并发症防治

术后出血或感染可导致再次狭窄，因此术中一定彻底止血，术后每周手指扩张 1 次可有效的防治再次狭窄。

参考文献

[1] 喻德洪. 直肠内狭窄后方切开术［M］//黎介寿，吴孟超，黄志强. 手术学·普通外科卷. 北京：人民军医出版社，1996：509 - 510.

[2] Kan H, Furukawa K, Suzuki H, et al. An improvement in the quality of life after performing endoscopic balloon dilation for postoperative anastomotic stricture of the rectum［J］. J Nippon Med Sch, 2007, 74 (6): 418 - 423.

[3] Chew SS, King DW. Use of endoscopic titanium stapler in rectal anastomotic stricture［J］. Dis Colon Rectum, 2002, 45 (2): 283 - 285.

[4] Pabst M, Giger U, Senn M, et al. Transanal treatment of strictured rectal anastomosis with a circular stapler device: simple and safe［J］. Dig Surg, 2007; 24 (1): 12 - 14.

[5] Di ZH, Shin JH, Kim JH, et al. Colorectal anastomotic strictures: treatment by fluoroscopic double balloon dilation［J］. J Vasc Interv Radiol, 2005, 16 (1): 75 - 80.

[6] Takeuchi K, Tsuzuki Y, Ando T, et al. Usefulness of flexible colonoscopic microwave coagulation therapy for a colorectal anastomotic stricture［J］. Dis Colon Rectum, 2003, 46 (10): 1430 - 1435.

[7] Shimada S, Yagi Y, Yamamoto K, et al. Novel treatment of intractable rectal strictures associated with anastomotic leakage using a stenosis-cutting device［J］. Int Surg, 2007, 92 (2): 82 - 88.

（中山大学附属第一医院　王天宝）

第十三章　直肠膀胱瘘手术

直肠膀胱瘘难以经非手术治疗痊愈，肠道、泌尿道症状明显，应尽早手术。直肠或膀胱恶性肿瘤导致的直肠膀胱瘘，可行 Dixon 或 Miles 联合膀胱部分或全部切除术，个别病人可行全盆腔脏器切除术。由于膀胱或直肠手术并发较大的直肠膀胱瘘，可行横结肠造瘘并引流直肠周围间隙，待 3 ~6 个月后再行直肠膀胱修补术，有笔者提出同时关闭横结肠造口，笔者对此无经验，但认为待直肠膀胱瘘痊愈后 2 ~3 个月再关闭结肠造瘘较为合适，如此将提高直肠膀胱修补的成功率。对瘘口较小、局部无感染、全身情况良好的患者，可予以一期修补或直肠肛管吻合术（参见本书 Parks 手术及改良 Bacon 手术），如能同时行横结肠失功能造瘘术将有益于手术成功。以下就经骶骨入路直肠膀胱瘘修补术作一简约介绍。

一、适应证

本术式适用于盆腔感染已控制的直肠膀胱瘘，特别是已行横结肠失功能造瘘术后 3 ~6 个月的患者。

二、禁忌证

当新发的直肠膀胱瘘伴有盆腔炎症反应时不宜手术，但可行横结肠失功能造瘘术，以控制盆腔污染，减少泌尿系感染，3 ~6 个月后给予确定性手术。

三、术前准备

1. 直肠镜及膀胱镜检查，明确瘘口位置、大小及数目。
2. 泛影葡胺膀胱造影协助诊断明确瘘口位置、大小及数目。
3. 盆腔 CT 检查排除盆腔残余脓肿。
4. 术前 3 天 0.02% 呋喃西林膀胱灌洗，每天 2 次。
5. 术前 1 天 1 次口服拜复乐 0.4g，甲硝唑 0.4g。
6. 术前放置输尿管支架，然后 0.02% 呋喃西林冲洗膀胱及直肠，然后再消毒铺巾。
7. 本术式要求完善的肠道准备，详情参见本篇第一章。
8. 开腹前半小时静脉给予拜复乐 0.4g。

四、麻醉与体位

气管内插管全身麻醉，采用折刀位。

五、手术步骤

1. 自尾骨起至距肛缘 2cm 处正中切口，必要时可切除尾骨及 S_4 ~ S_5 骶骨以利于显露术野，切开皮肤、皮下组织、肛提肌，分离直肠系膜，显露直肠（图 3 –13 –1 ~ 图 3 –13 –5）。

2. 纵行切开直肠壁 3 ~6cm，一般易于探查瘘口位置，笔者不主张再向肛侧切断耻骨直肠肌以及肛管内外括约肌，以免增加术后肛门功能障碍，但必要时亦可切断之，此时应用丝线妥善标记，以备肛门重建时确

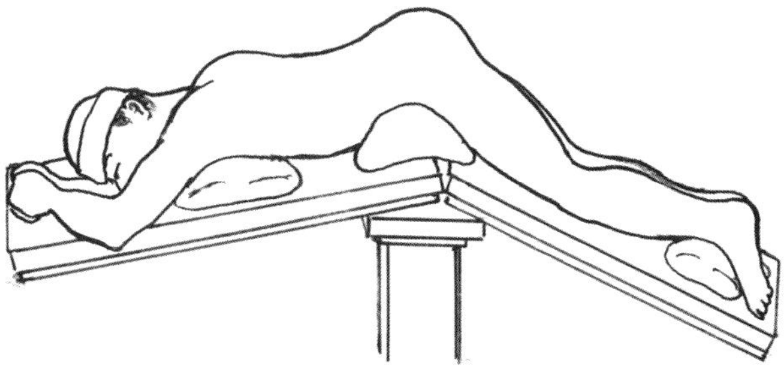

图 3－13－1　体位

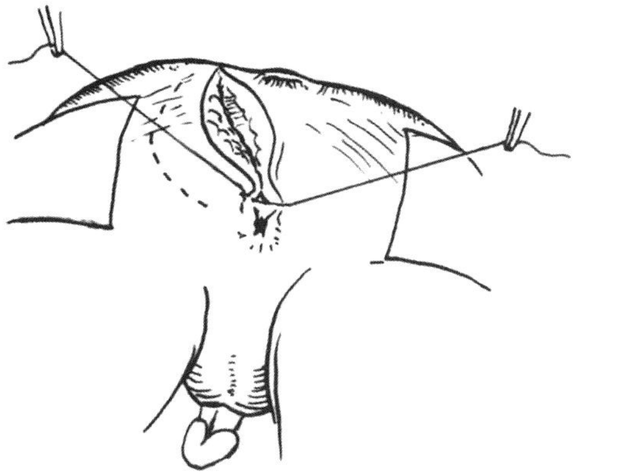

图 3－13－2　切开皮肤、皮下组织

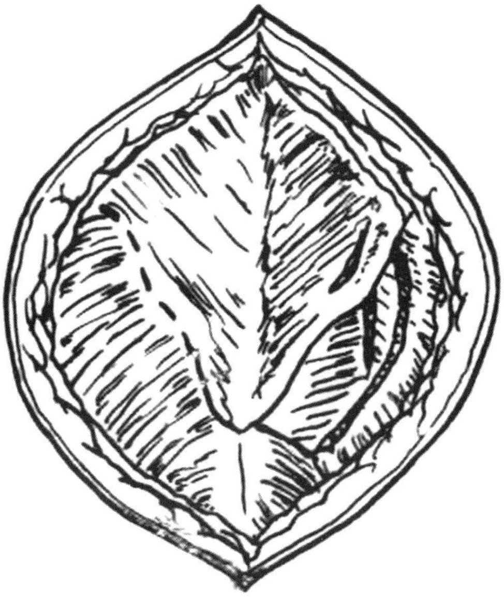

图 3－13－3　显露骶尾骨

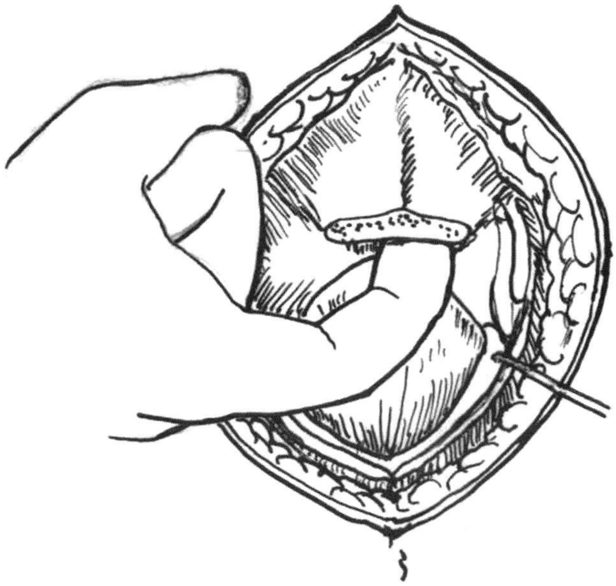

图 3－13－4　切除 S_4 ~ S_5 骶骨

切的对端吻合（图 3－13－6、图 3－13－7）。

3. 距瘘口 0.3～0.5cm 环形切开直肠壁，并向膀胱侧逐步电切分离，直至将膀胱侧瘘口一并切除，送冰冻快速病理以明确是否发生癌变，如系后者应改行恶性肿瘤根治性切除术（图 3－13－8、图 3－13－9）。

4. 游离直肠与膀胱间组织达距离切缘 2～3cm，以利于缝合膀胱及直肠前壁切口，减少切口张力，有益于切口愈合（图 3－13－10）。

5. 3－0 Dexon 线横行两层缝合膀胱壁切口；纵行缝合直肠前壁切口（图 3－13－11）。

6. 冲洗直肠腔，3－0 Dexon 线纵行缝合直肠后壁切口；冲洗切口，精确对端褥式缝合耻骨直肠肌及肛门外括约肌（图 3－13－12）。

7. 间断缝合关闭切口各层，置双腔引流管，于切口以外另戳孔

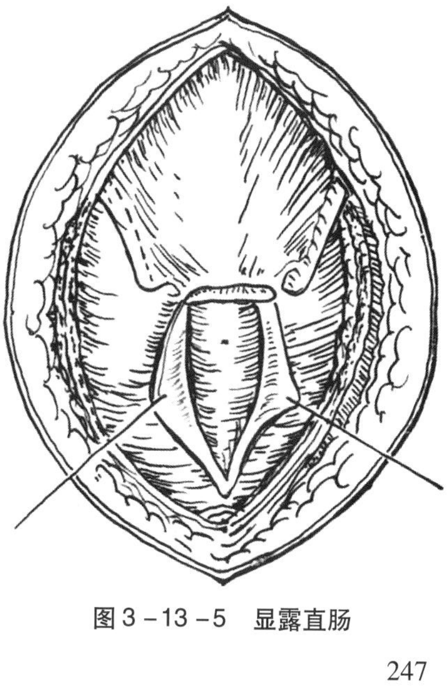

图 3－13－5　显露直肠

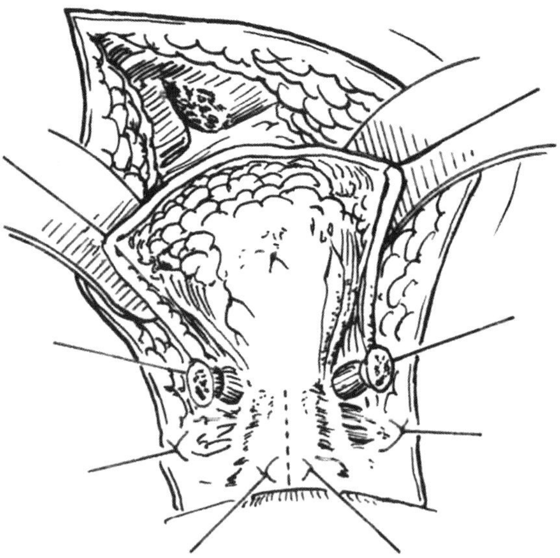

图3－13－6　纵行切开直肠壁

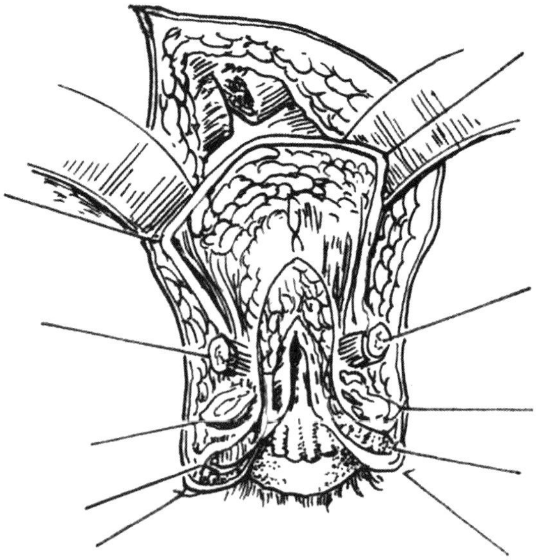

图3－13－7　丝线作标记

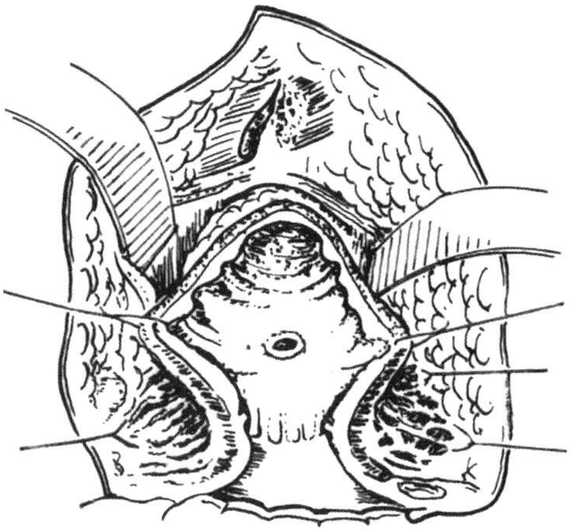

图3－13－8　环形切开直肠壁

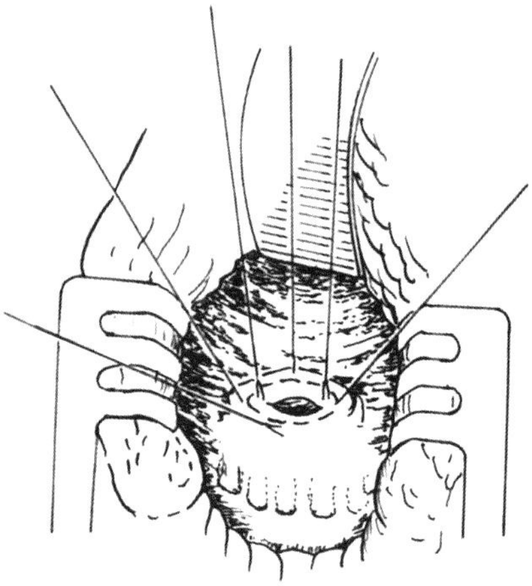

图3－13－9　环瘘口切开

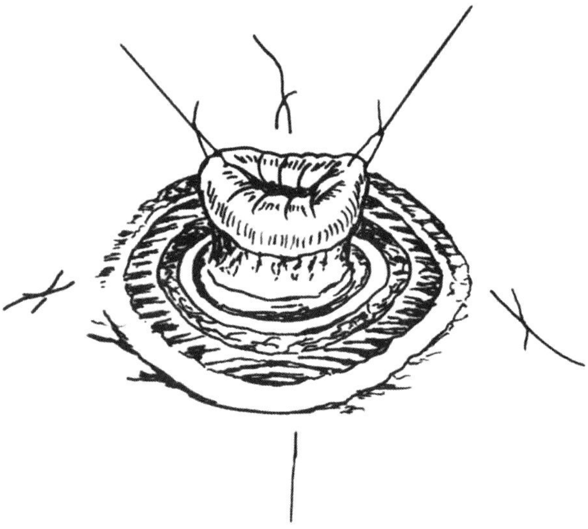

图3－13－10　游离直肠与膀胱间组织

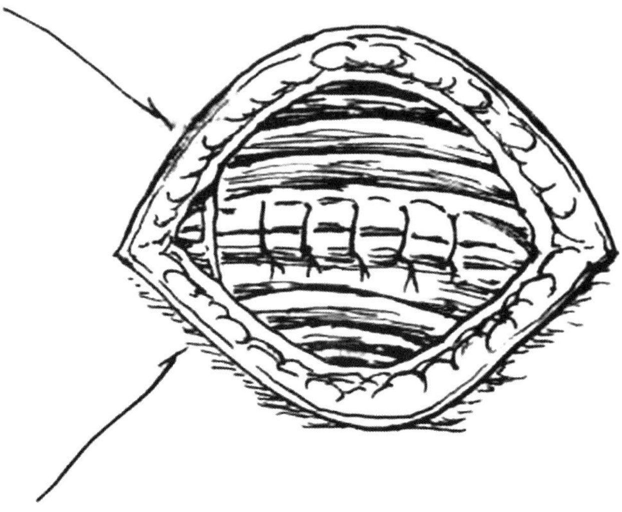

图3－13－11　缝合膀胱壁切口及直肠前壁切口

引出，妥善固定，以防止局部积血积液（图 3－13－13）。

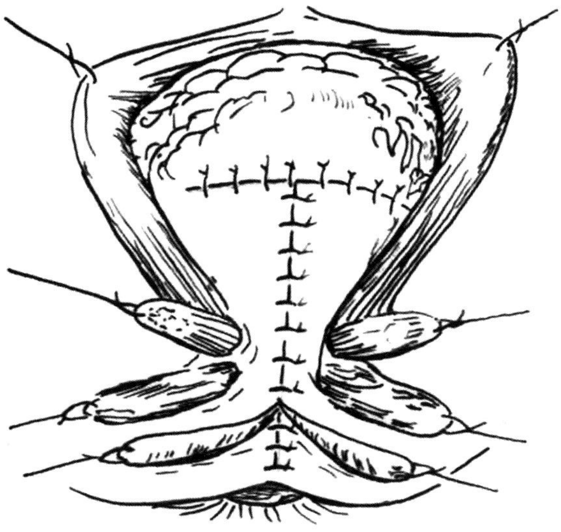

图 3－13－12　缝合直肠后壁切口、耻骨直肠肌及肛门外括约肌

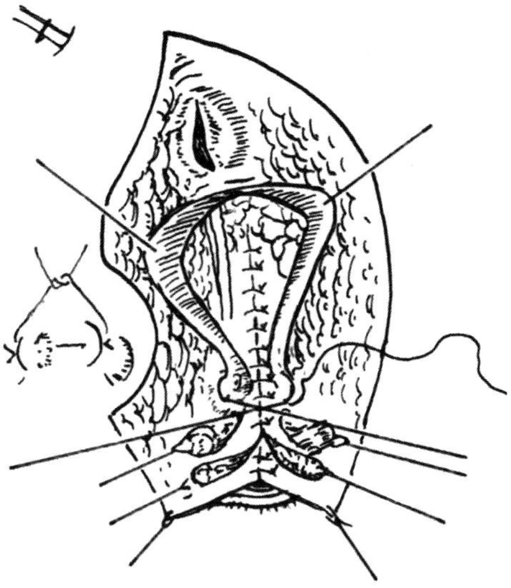

图 3－13－13　缝合关闭切口各层并置引流

8. 如果直肠局部手术损伤较重，估计愈合困难者，可加行横结肠造瘘术。

六、术中意外的应急处理

如术中快速病理发现需要追加根治性手术，可改行直肠癌 Dixon 或 Miles 甚至全盆腔切除术。至于术中大出血等参见本篇第一章相关内容及第七篇第三章相关内容。

七、术后处理

1. 平卧位 6h，以利于伤口压迫止血，此后每 3～4h 变换侧卧位。
2. 输尿管支架可于术后 24h 内拔除。
3. 双腔引流管通畅引流，直至 5～6 天后无引流液、未发现直肠周围感染表现时才可拔出。
4. 禁饮食 5～6 天，肠外营养支持，肛门排气后可给予肠内营养以减少粪便形成。
5. 持续导尿 10～14 天，保持膀胱空虚状态以利于膀胱切口愈合。
6. 便后更换敷料，可用安尔碘消毒肛门，切口拆线时间最少 14 天。
7. 术后 7 天，B 超检查肾脏输尿管膀胱，了解有无肾积水。

八、术后并发症防治

1. 大便失禁　原因为术中切断的肛管直肠环未能很好愈合。处理措施：局部理疗；温水坐浴；每天行提肛训练 2～3 次；口服减缓结肠蠕动、减少大便水分药物如易蒙停等有可能获得较为满意的肛门控便效果。无效者，可再次手术修复肛管直肠环，但此时局部瘢痕等因素使得手术极为困难，成功率较低，因此，笔者认为切开肛管直肠环风险较大，一般在直肠后壁纵行切开 3～6cm 后足以完成瘘管切除术。本书所述的 Parks 手术及改良 Bacon 手术均可获得较为满意的肛门控便功能，值得临床使用。

2. 切口感染　手术本身即为可能污染手术、直肠后壁切口漏、创面积血等。在双腔引流管通畅引流情况下，一般经更换敷料，10～14 天后即可痊愈。当发生直肠后壁漏时，应禁饮食，应用抗生素，确保双腔引流管通畅，肠外营养支持，10 天后改为肠内营养制剂，3 周时可逐步拔除双腔引流管而治愈。

3. 局部皮肤麻木、坐位不适、局部隆起等无需处理。

参考文献

[1] 汪建平. 成人直肠膀胱瘘的手术［M］//汪建平，詹文化. 胃肠外科手术学. 北京：人民卫生出版社，2005：864－872.

[2] Sotelo R，Garcia A，Yaime H，et al. Laparoscopic rectovesical fistula repair［J］. J Endourol，2005，19（6）：603－607.

[3] Renschler TD，Middleton RG. 30 years of experience with York－Mason repair of recto-urinary fistulas［J］. J Urol，2003，170（4 Pt1）：1222－1225.

[4] Kubota A，Kawahara H，Okuyama H，et al. Endorectal pull-through with posterior sagittal approach to the repair of postoperative rectourethral and rectovaginal fistula［J］. J Pediatr Surg，2003，38（12）：1775－1777.

（中山大学附属第一医院　王天宝）

第十四章　直肠肛管损伤手术

直肠肛管损伤占腹部损伤的0.5%～5.5%，临床医生处理该损伤的经验明显不足，漏诊、误诊及处理不当时有发生。直肠肛管具有独特的解剖及生理特点，常伴有泌尿系、骨盆等联合损伤，肠腔内每克大便内细菌数量为10^9～10^{11}个，肛管直肠周围大量间隙内为缺乏血供的疏松脂肪组织，因此易于引起扩散性感染，死亡率为10%以上，应予以足够重视。直肠肛管损伤按解剖部位分为3类：腹膜反折以上损伤；腹膜反折以下、肛提肌以上损伤；肛提肌以下肛管括约肌及周围皮肤损伤。对第二类损伤最易误诊，其临床表现主要为直肠周围炎症反应：骶尾部或肛门周围疼痛，伴有里急后重感。直肠指诊是诊断肛管直肠损伤最简便实用的方法。另外，直肠肛管损伤合并其他脏器损伤概率高达50%，往往在处理其他脏器损伤时忽视直肠肛管损伤的诊治。处理直肠肛管损伤时应抗休克以维持足够的血容量及循环动力学稳定；应用舒普深以及替硝唑抗感染；复合伤时务必妥善处理各损伤脏器。直肠肛管损伤处理基本原则可用“4D”概括：①清创（debridement），尽可能缝合直肠破裂与肛门括约肌；②完全性粪便转流（diversion）；③远端结肠灌洗（distal irrigation）；④骶前置双腔引流管，保障充分引流（drainge）（图3－14－1）。

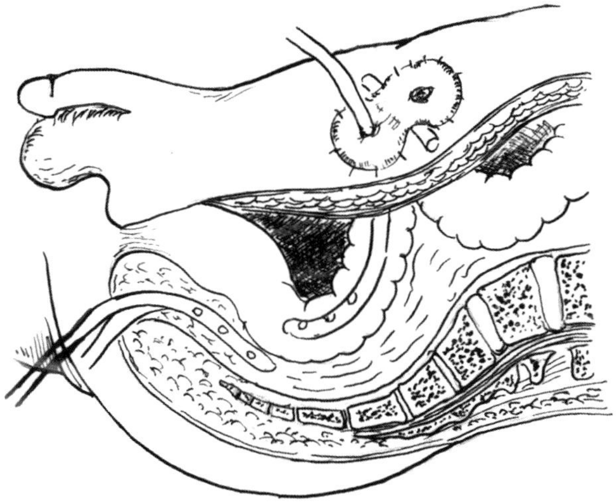

图3－14－1　直肠肛管处理原则示意

具体手术方式依损伤类别而定。①腹膜反折以上损伤：修补直肠裂口、大量温生理盐水冲洗腹腔、横结肠袢式或双腔造口、盆腔置双腔引流管。②腹膜反折以下、肛提肌以上损伤：低位轻度损伤，经肛门直肠腔内修补并行骶前间隙双腔引流术；高位轻度损伤，不必勉强修补，但必须行直肠周围间隙双腔引流管引流＋横结肠远端肠道关闭的袢式造口术＋造口远端结直肠灌洗术；严重直肠损伤，经腹会阴联合手术，尽量清除坏死组织，缝合破损直肠，直肠周围间隙双腔引流管引流，完全性横结肠粪便转流术；破损极为严重者，完全止血后，横断乙状结肠下端，清除直肠内粪便并用大量碘伏冲洗直肠，骶前间隙置双腔引流管，乙状结肠近断端左下腹经腹直肌造口，如有可能可行二期造口回纳术。③肛提肌以下损伤：轻度损伤可行清创缝合离断的肛门括约肌，损伤处肛管外放置引流管；损伤污染严重者，应清创引流＋横结肠完全性双腔造口术＋远侧结肠彻底灌洗，待二期修补术。以下就肛管括约肌修补术作一简约介绍。

一、适应证

本手术适用于手术或外伤损伤导致的肛管括约肌损伤，其范围小于肛管括约肌周径的1/3，肌纤维具有收缩功能者。

二、禁忌证

如就诊时，肛管括约肌已经纤维化，则失去修复机会。创面污染者，应在感染控制后6～12个月内予以修复。

三、术前准备

参见本篇第一章有关内容。

四、麻醉与体位

腰硬联合麻醉或气管插管全身麻醉，取膀胱截石位或俯卧位。

五、手术步骤

1. 为避免术后切口感染，应以括约肌附近瘢痕为中心，远离肛门，做一弧形切口（图 3－14－2）。

2. 切开皮肤，游离皮瓣，解剖括约肌，对于内外括约肌无需区别，切除两断端之间的瘢痕组织，但应保留断端之上留有少许瘢痕，以利于缝合（图 3－14－3）。

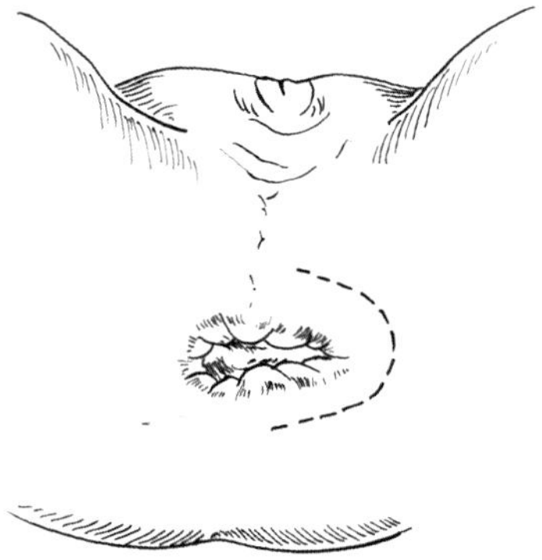

图 3－14－2　弧形切口

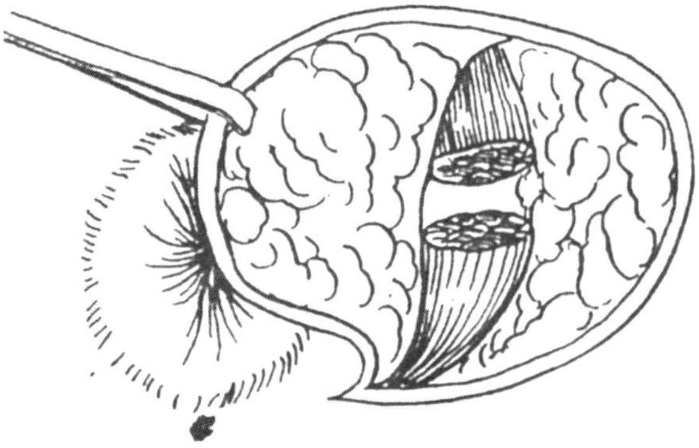

图 3－14－3　切除瘢痕组织

3. 用组织钳交叉牵拉括约肌，了解活动度及松紧度，避免暴力损伤直肠肛管黏膜。如适宜吻合，则将一直径约 1.5cm 的肛门镜置入肛管内，7 号丝线端端褥式缝合，再于其外层瘢痕组织处间断缝合几针。注意缝合时缝线不宜太多，结扎切勿太紧，以免造成坏死与感染。创面妥善止血，必要时可予以胶片引流，以免积血感染（图 3－14－4 至图 3－14－6）。

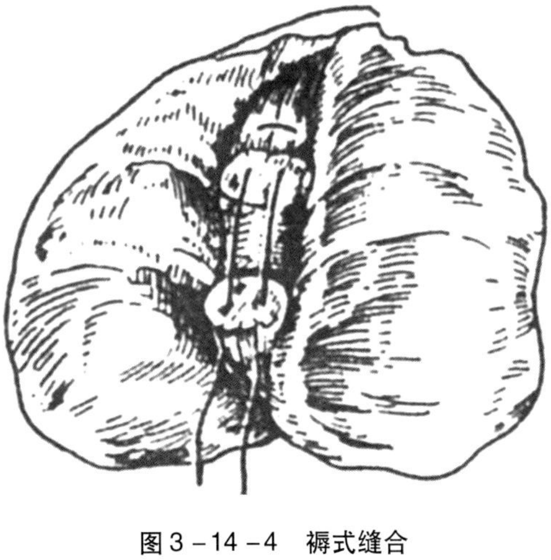

图 3－14－4　褥式缝合

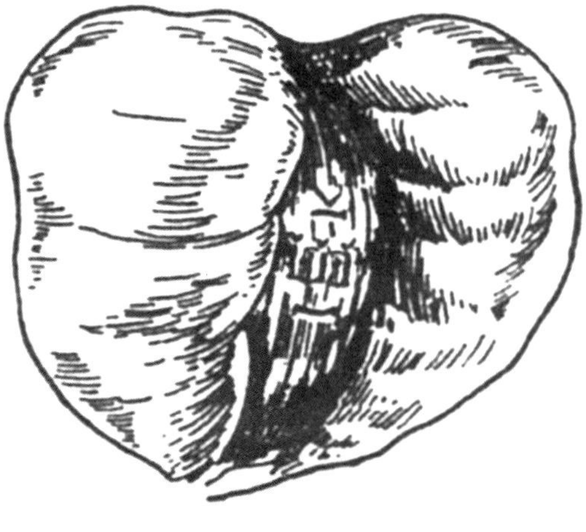

图 3－14－5　褥式缝合完毕

4. 伴有肛门直肠环后中线断裂、肛管直肠角破坏者，应缝合耻骨直肠肌，重建肛管直肠角（图3－14－7）。

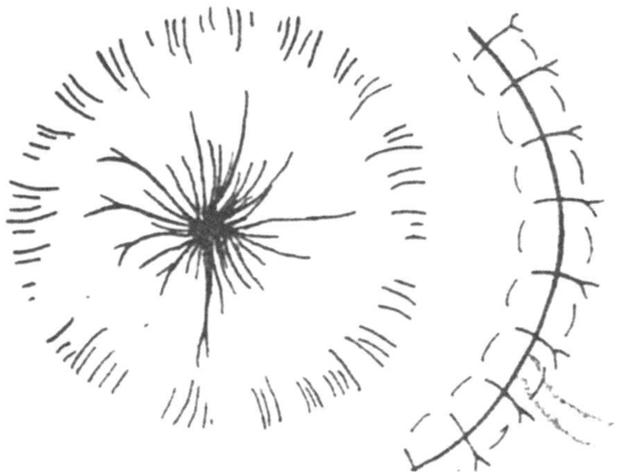

图3－14－6　关闭切口

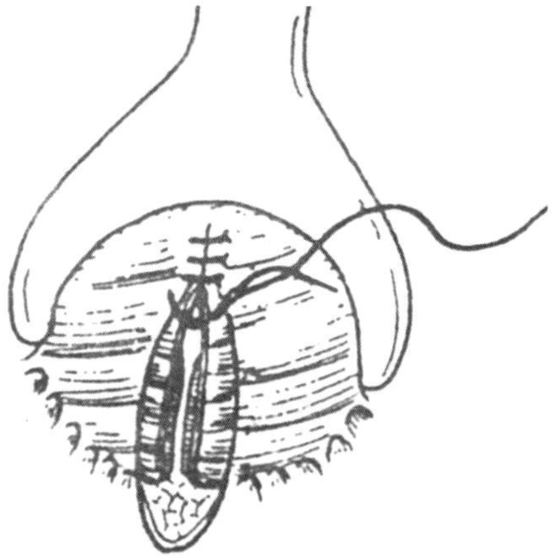

图3－14－7　缝合耻骨直肠肌

六、术中意外的应急处理

有时两断端不能一次拉拢缝合，此时可采用分期手术：游离皮瓣，切除瘢痕后，尽量拉拢两断端，32号不锈钢丝将断端分别固定在附近软组织上，3个月后，如肛门失禁仍较严重，可再次手术，缝合断端。

七、术后处理

1. 建议给予肠内营养如瑞素等饮食，减少排便。
2. 静脉补液及应用抗生素。
3. 术后7天，可给予缓泄剂，经肛管注入开塞露利于排便。
4. 出院时应行肛门指诊，有肛门狭窄者，每天示指扩肛1次，直至示指可完全进入肛管为止。

八、术后并发症防治

常见并发症为切口感染，此为手术失败的首要原因。因此术后减少排便次数，便后应及时予以切口换药；如发现切口红肿，皮下积液，应立刻拆除几针皮肤缝线，排除积血或脓液，置入引流条，每天换药。

参考文献

[1] 喻德洪. 肛管括约肌修补术［M］//黎介寿，吴孟超，黄志强. 手术学·普通外科卷. 北京：人民军医出版社，1996：501－503.

[2] El-Ashaal YI, Al－Olama AK, Abu-Zidan FM. Trans-anal rectal injuries［J］. Singapore Med J, 2008, 49 (1): 54－56.

[3] Demirbas S, Atay V, Sucullu I, et al. Overlapping repair in patients with anal sphincter injury［J］. Med Princ Pract, 2008, 17 (1): 56－60.

[4] Goer H. Anal sphincter injury and episiotomy［J］. Birth, 2006, 33 (4): 341－342.

[5] Kaymakcioglu N, Ozer TM, Yagci G, et al. Surgical treatment of anorectal injuries［J］. Saudi Med J, 2006, 27 (2): 272－274.

（中山大学附属第一医院　王天宝）

第十五章　经肛门后盆底修补术

在为治疗大便失禁而设计术式时，应充分意识到患者参与控制排便的肌肉存在不同程度的变性，修补术的目的在于更大发挥肛管直肠环残余控便功能。维持直肠中部与下部成角以及肛管直肠角对控制排便至关重要（图3－15－1）。

本术式修补肌肉包括：耻骨直肠肌、耻骨尾骨肌、髂骨尾骨肌、肛管外括约肌，主要目的在于重建肛管直肠角，从而重新获得有效控制排便的功能。

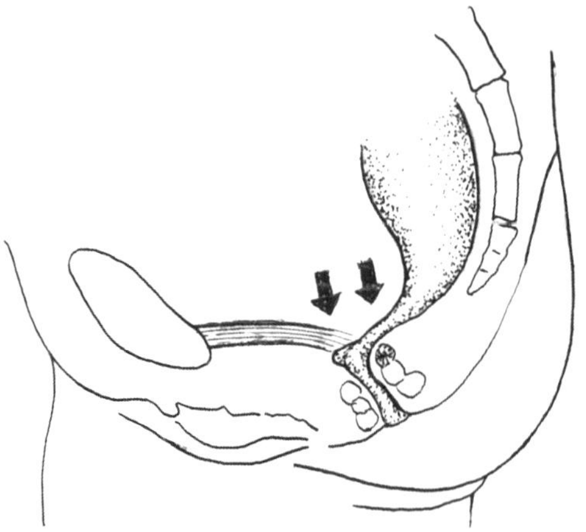

图3－15－1　维持直肠中部与下部成角

一、适应证

本术式适应证：包括直肠脱垂固定术后依然大便失禁者以及自发性失禁患者。

二、禁忌证

本术式禁忌证：完全性直肠脱垂尚未固定者以及年龄大于70岁不能配合术后治疗者。

三、术前准备

结直肠务必清洁，参见本篇第一章。

四、麻醉与体位

全麻或腰硬联合麻醉，截石位或折刀位。

五、手术步骤

1. 肛管后方皮下脂肪组织内注入1∶300 000肾上腺素盐水，距离肛缘6cm作一“V”形切口，切勿太近，预防术后切口污染（图3－15－2）。

2. 显露内外括约肌，于其之间锐性分离，达肛管后1/2周（图3－15－3、图3－15－4）。

3. 继续向头侧分离，直达耻骨直肠肌，进而游离肛管后半部，此时易于损伤直肠，也易于经耻骨直肠肌进入坐骨直肠窝。进一步游离达Waldeyer筋膜以及盆膈下筋膜，近肛提肌侧切断筋膜，达盆膈上间隙，从而完全游离肛管后半部（图3－15－5）。

4. 将直肠肛管牵向上方，显露肛提肌两侧缘（图3－15－6）。

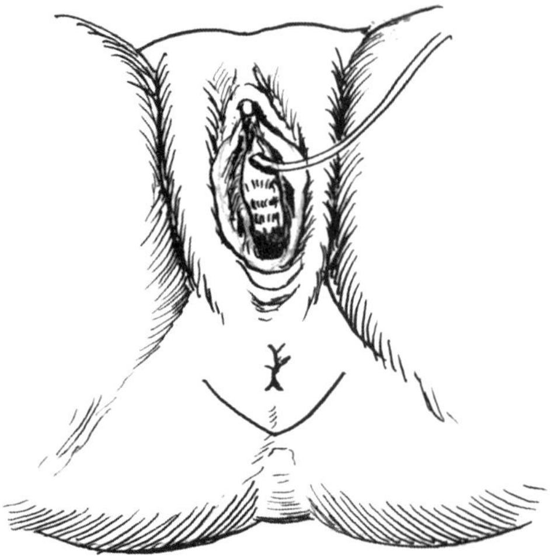

图3－15－2　“V”形切口

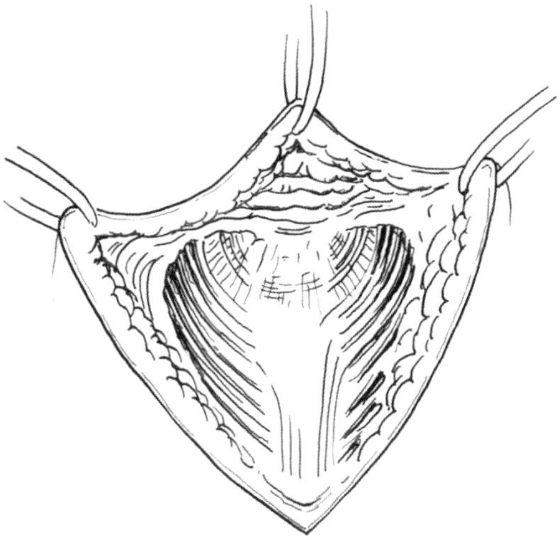

图 3－15－3　显露内外括约肌

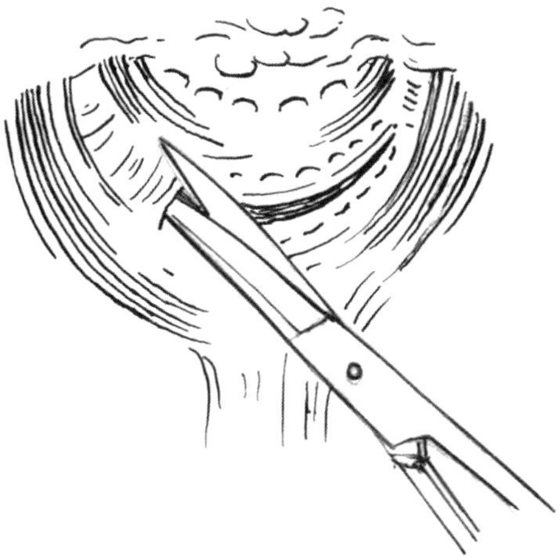

图 3－15－4　锐性分离

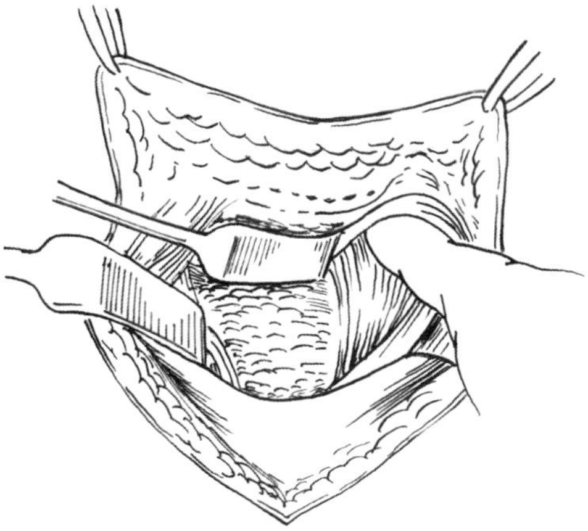

图 3－15－5　完全游离肛管后半部

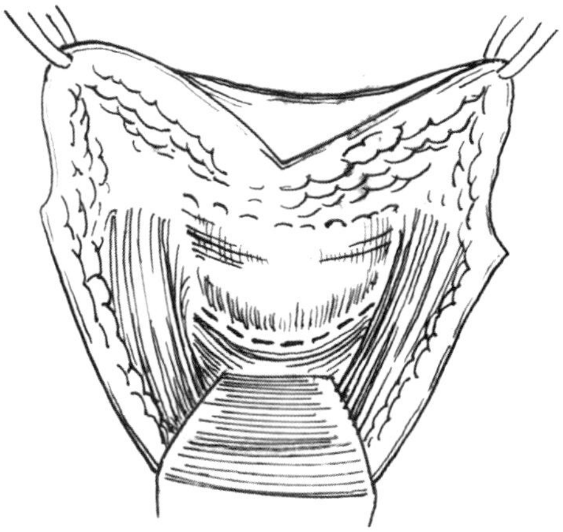

图 3－15－6　显露肛提肌两侧缘

5．采用钝性分离方法，达肛提肌最高、最外侧止点。用带聚丙烯缝线的缝针自一侧髂骨尾骨肌起点始缝合，形成网格状，松弛打结，切勿过紧（图 3－15－7）。

6．同法缝合耻骨尾骨肌上半部（图 3－15－8）。

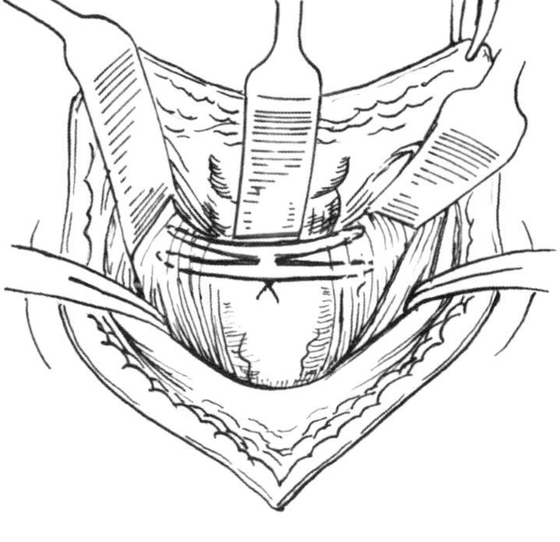

图 3－15－7　网格状缝合

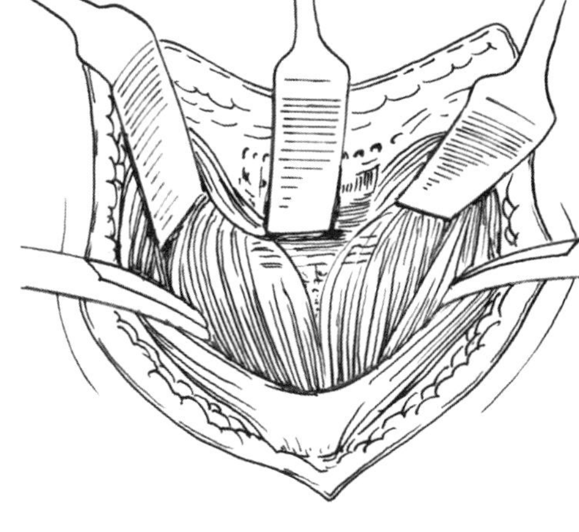

图 3－15－8　缝合耻骨尾骨肌上半部

7. 缝合耻骨直肠肌，切勿太紧，留一小空隙以缓解术后组织水肿（图 3－15－9）。

8. 修补外括约肌，皮下组织用可吸收线缝合（图 3－15－10）。

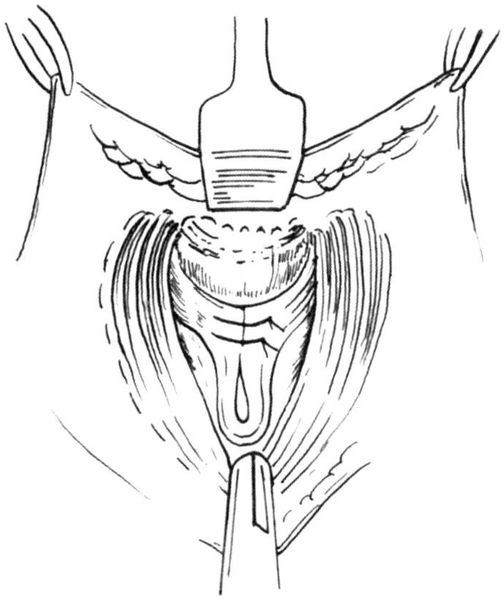

图 3－15－9　缝合耻骨直肠肌

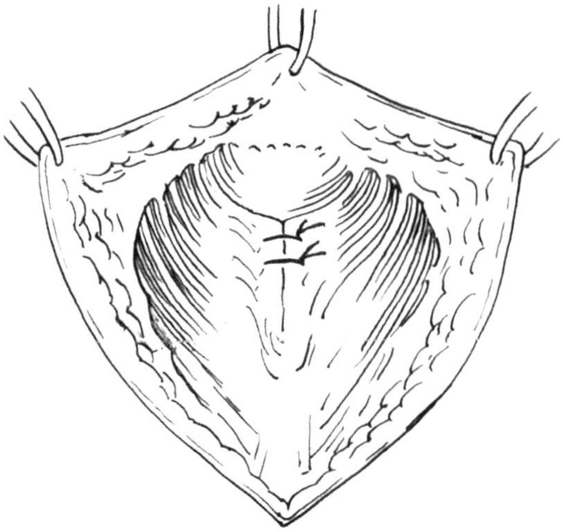

图 3－15－10　修补外括约肌

9. 有时修补术后，皮肤切口难以按原切口缝合，需行“Y”形缝合术，以减少术后皮缘坏死和局部皮肤隆起畸形（图 3－15－11、图 3－15－12）。

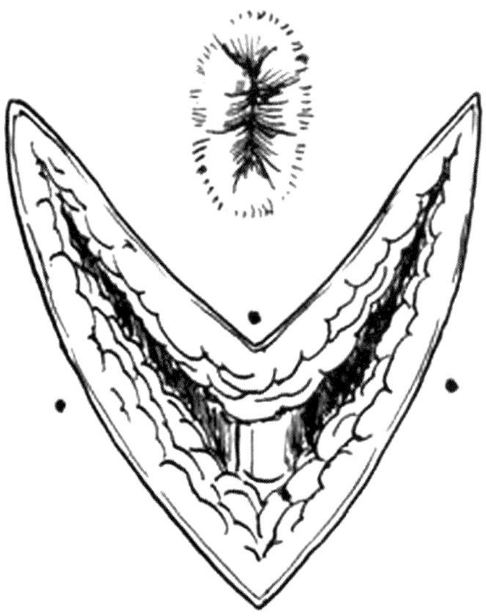

图 3－15－11　术毕切口

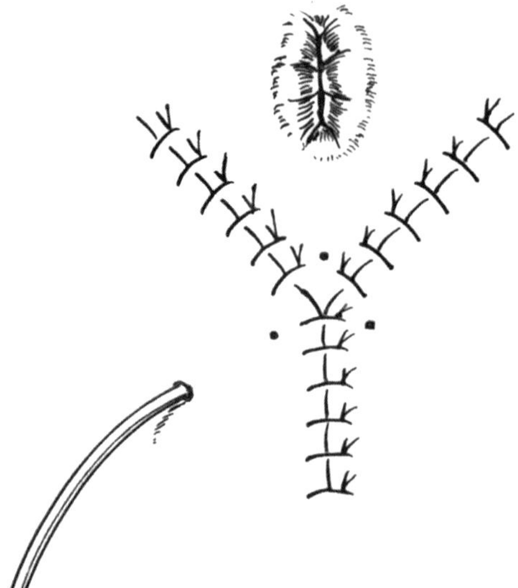

图 3－15－12　“Y”形缝合

六、术中意外的应急处理

1. 本术式术中沿内外括约肌之间向口侧分离至关重要，有时由于术中出血，难以分辨。皮下脂肪组织内注入 1：300 000 的肾上腺素盐水有利于减少术中出血。外括约肌为骨骼肌，内括约肌为平滑肌，电刀刺激前者可见收缩反应，后者则无；内外括约肌之间的纵行肌纤维也可作为识别标志；另外，外括约肌多为红色，内括约肌为白色，但在肌肉变性情况下肌肉颜色难以作为鉴别依据。

2. 术中直肠破裂　在切断肛提肌与直肠结合处易于损伤直肠壁。笔者建议在修补直肠后，加行横结肠造瘘术，后者一方面减少术后术野污染，一方面对解除排便压力造成的盆底修补失败具有积极作用。

七、术后处理

1. 引流管放置2~3天。

2. 如果术后患者用力排便或大量粪便排泄，将导致整个修补术完全失败。有两种方式可采用：一为术中即行横结肠造瘘术；二为术后给予口服硫酸镁以获得10~12天的轻度腹泻。一旦渡过此期，修补失败可能性极小。

3. 大便较干燥的患者给予开塞露有利于协助排便并训练排便反射。

八、术后并发症防治

肛门失禁未缓解或复发原因占盆底修补失败率的20%左右，主要由于患者本身严重的肛管直肠环肌肉退行性变性所致，另外如上所述术后即有腹压增高可导致修补失败。术后即口服泻药以获得近2周的轻度腹泻具有对防止修补失败具有重要作用。一旦术后大便失禁复发，可行乙状结肠造瘘术以转流粪便。

参考文献

[1] 喻德洪. 肛门后方盆底修补术［M］//黎介寿，吴孟超，黄志强. 手术学·普通外科卷. 北京：人民军医出版社，1996：503-504.

[2] Stoker J, Bartram CI, Halligan S. Imaging of the posterior pelvic floor [J]. Eur Radiol, 2002, 12 (4): 779-788.

[3] Gemsenjäger E. Transverse pelvic floor division for the posterior approach to the rectum and anus [J]. Int J Colorectal Dis, 1989, 4 (1): 67-72.

[4] Healy JC, Halligan S, Bartram CI, et al. Dynamic magnetic resonance imaging evaluation of the structural and functional results of postanal repair for neuropathic fecal incontinence [J]. Dis Colon Rectum, 2002, 45 (12): 1629-1634.

[5] Barisić G, Krivokapić Z, Marković V, et al. The role of overlapping sphincteroplasty in traumatic fecal incontinence [J]. Acta Chir Iugosl, 2000, 47 (4 Suppl 1): 37-41.

[6] Köhler A, Athanasiadis S. The value of posterior levator repair in the treatment of anorectal incontinence due to rectal prolapse - a clinical and manometric study [J]. Langenbecks Arch Surg, 2001, 386 (3): 188-192.

[7] Bartolo DC. Gastroenterological options in faecal incontinence [J]. Ann Chir, 1991, 45 (7): 590-598.

[8] Fucini C, Elbetti C, Messerini L. Anatomic plane of separation between external anal sphincter and puborectalis muscle: clinical implications [J]. Dis Colon Rectum, 1999, 42 (3): 374-379.

（中山大学附属第一医院　王天宝）

第十六章　复杂肛瘘切除术

复杂性肛瘘是指有多个外口和瘘管的肛瘘，临床多有反复多次手术史，更有甚者内口也不止一个，临床处理困难，此时处理多联合应用瘘管切开、挂线疗法。手术依然遵循瘘管全部敞开、清除坏死瘢痕组织、创面敞开引流的总原则。

一、适应证

本术式适用于马蹄形等复杂性肛瘘。

二、禁忌证

伴有脓肿或急性感染者应先行切开引流，控制感染后再手术治疗。

三、术前准备

1. 行肛瘘泛影葡胺造影，温盐水灌肠，排净大便，坐浴。过氧化氢液冲洗瘘管后于肛门口放置金属标记。从外口注入泛影葡胺，正位及侧位拍片。
2. 因有横结肠造瘘术的可能性，结直肠务必清洁灌肠，参见本篇第一章相关内容。

四、麻醉与体位

腰硬联合麻醉或骶麻，侧卧位、截石位或折刀位。

五、手术步骤

1. 肛瘘探条置入外口，探查瘘管走行，切开主瘘管（图 3－16－1）。
2. Allis 钳牵开皮肤切缘，探条探查一侧瘘管，自外口穿出，切开探针表面组织（图 3－16－2）。

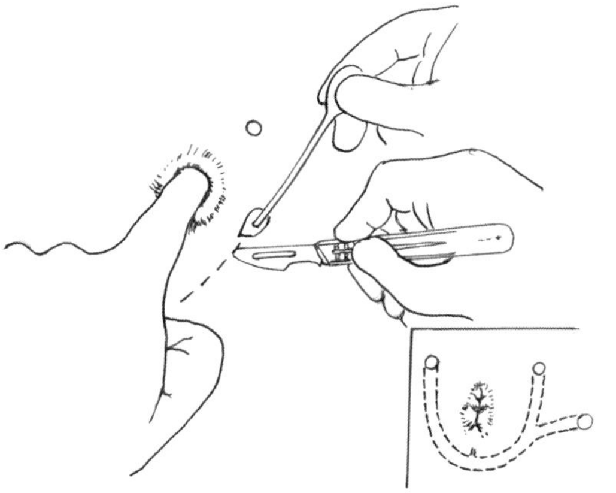

图 3－16－1　探查瘘管

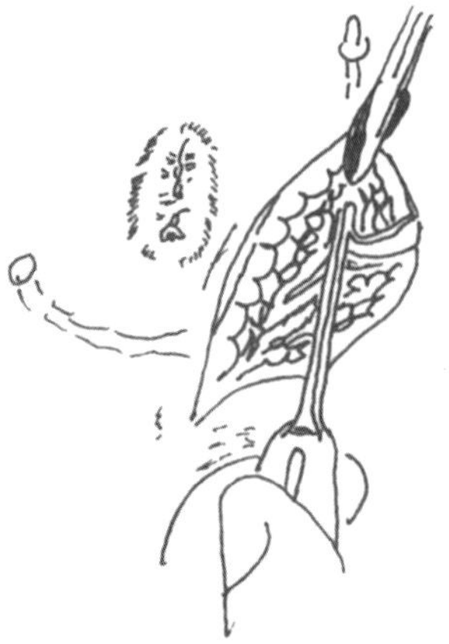

图 3－16－2　切开探针表面组织

3. 同法处理其余瘘管（图 3－16－3、图 3－16－4）。

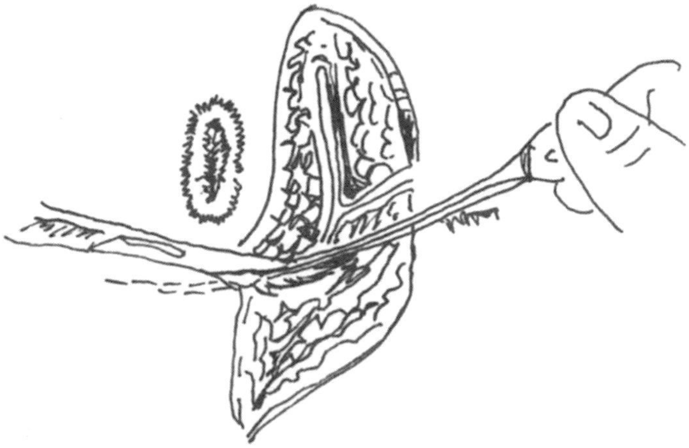

图 3－16－3　探查瘘管

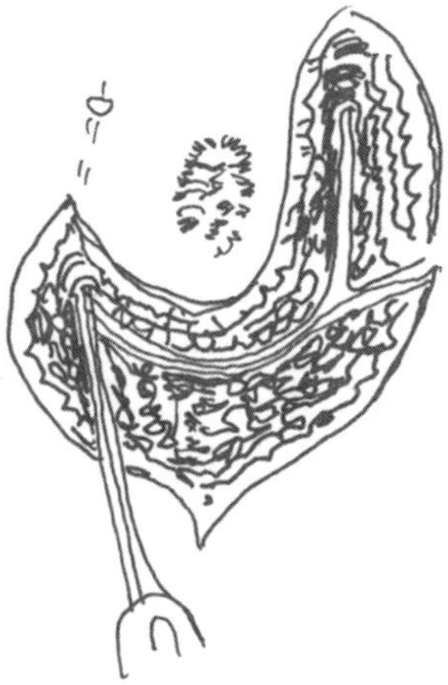

图 3－16－4　切开探针表面组织

4. 进一步探查坐骨直肠窝，特别是肉芽组织隆起或硬结部位，探条插入时切勿粗暴，以免造成假道（图 3－16－5）。

5. 将所有瘘管完全敞开（图 3－16－6）。

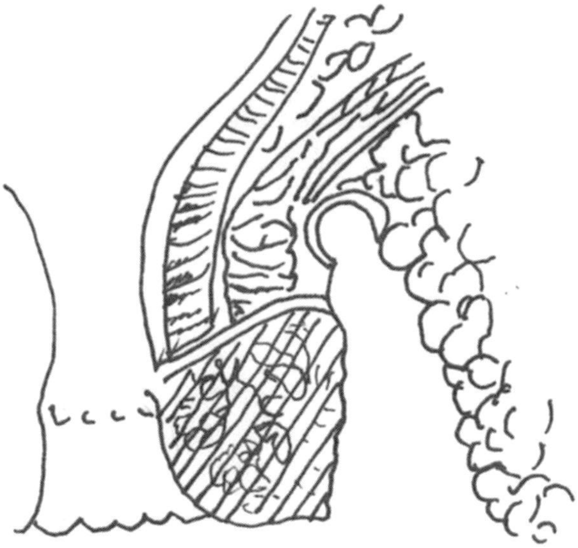

图 3－16－5　探查坐骨直肠窝

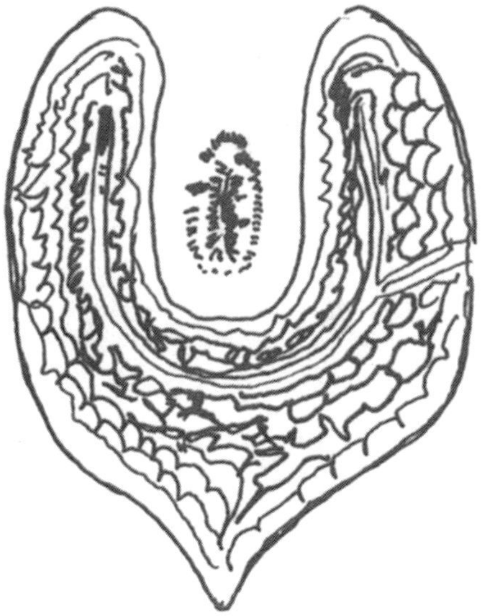

图 3－16－6　敞开所有瘘管

6. 探查内口，多位于中线附近，探条穿出时应无出血，此时应凭借触摸或直肠镜观察确定瘘管与肛管直肠环的关系（图 3－16－7）。

7. 如确定瘘管在肛管直肠环以下，当可将探条浅面的肌肉切断；如可疑，则行橡皮筋挂线术（图 3－16－8）。

8. 修剪切口边缘皮肤及多余脂肪组织，刮除所有肉芽组织，再次探查创面，切勿遗漏其他瘘管，置入纱布条引流创面，创面无需缝合（图 3－16－9、图 3－16－10）。

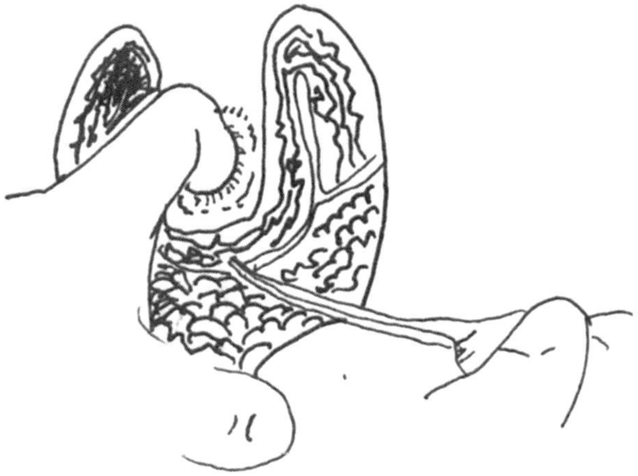

图 3 -16 -7 确定瘘管与肛管直肠环关系

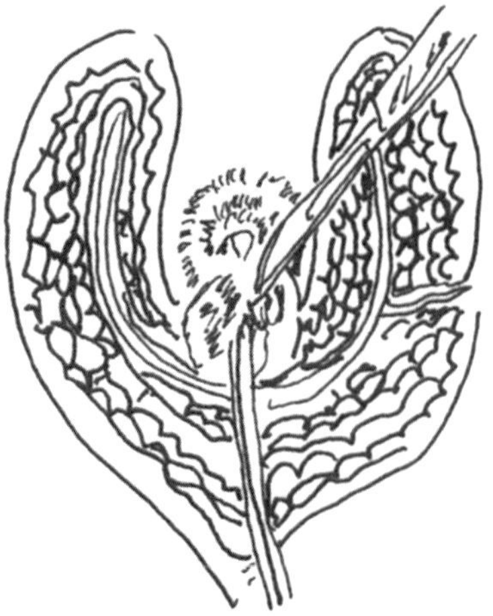

图 3 -16 -8 切断探条浅面的肌肉

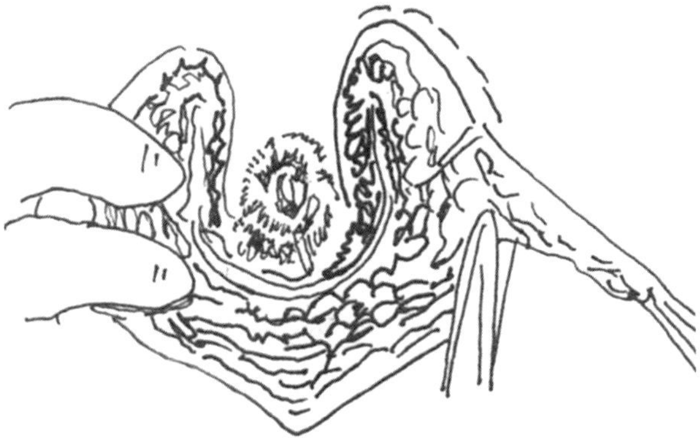

图 3 -16 -9 修剪切口

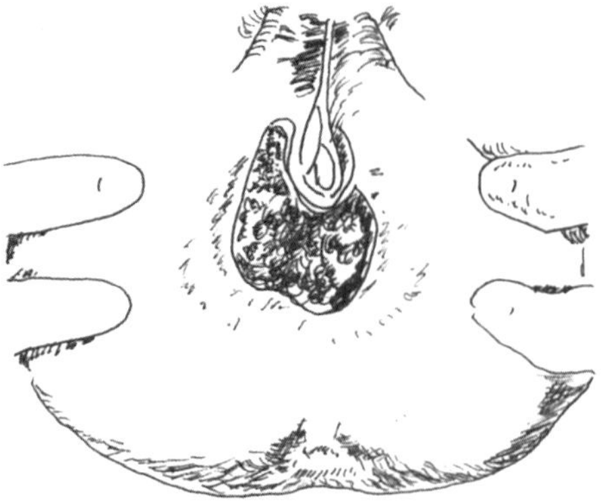

图 3 -16 -10 纱布条引流创面

六、术中意外的应急处理

在非常罕见的情况是具有两个内口，其中一个位于肛管直肠环以上，此时可行以下处理：游离上方瘘管直达直肠壁，将窦道完整切除，Dexon 线缝合直肠切口；其余瘘管按上述方法敞开或挂线；如行横结肠造瘘术则更有利于创面愈合。

七、术后处理

1. 术后几天伤口更换敷料可能需要在麻醉下进行，每次大便后患者沐浴、创面冲洗并更换敷料。较深大的切口，有形成皮肤袋状愈合的可能性，务必每周彻底检查创面，修剪皮缘，刮除坏死组织，充分引流伤口一般在 6 ~ 12 周方可愈合。

2. 对切开大部括约肌的患者，术后应每天行提肛训练 1 ~ 2 次，如此可提高残余括约肌的功能。

3. 切勿使用橡皮敷料，以保持创面干爽，利于愈合。

八、术后并发症防治

1. 肛瘘复发　多由于内口定位错误所致，正确内口在探针穿出时不会出血；复发性肛瘘瘘管侧支较多，术中未能全部切除；直肠修补处未愈合，诱发形成“肛瘘”。强调按照肛瘘手术原则处理，尽量杜绝肛瘘复发，因为随手术次数增加，手术难度加大，复发率增加。

2. 肛门失禁　这是肛瘘术后最严重的并发症，主要是手术破坏了肛管直肠环，如果部分损伤外括约肌深部、耻骨直肠肌或肛提肌，则引起部分失禁；全部损伤则导致完全失禁。因此，处理肛管直肠环应按一次手术分期愈合的原则，挂线术最为可靠，在不能明确瘘管确实在肛管直肠环以下时，选择挂线术是明智的。

部分失禁可每天行肛提肌训练，口服易蒙停等促使大便成形的药物，温盐水坐浴等处理，多可不同程度的恢复。完全失禁者，可行肛管括约肌修补术、肛提肌成形术或乙状结肠造瘘术。

3. 肛门溢液　此为术后最常见的并发症，多在术后数月或数年后出现，原因包括：瘘管从外括约肌深部以下通过，手术虽未损伤肛管直肠环，但已经破坏了肛管解剖学上的完整性，肛门收缩时留有空隙，肠道气体、黏液甚至大便从此空隙流出，引起肛门潮湿、瘙痒及湿疹；肛周脓肿一期切开挂线处理，因腔隙较大，愈合时间长，导致愈合时遗留一定的肛管缺损；肛管缺损处不能很好关闭，久之该处直肠黏膜形成内痔并逐渐脱出至肛门外，导致肛门潮湿。

由于肛门溢液主要原因是肛管不同程度的缺损导致的关闭不全，术中避免肛管直肠环的损伤，即使损伤可立即修补。可每天行肛提肌训练，口服易蒙停等促使大便成形的药物，温盐水坐浴等处理，多可不同程度的缓解，一般无需手术矫正。

4. 创面愈合延迟　复杂性肛瘘手术创面本身较大，愈合相对较慢；患者同时患有糖尿病、结核病、肝硬化等消耗性疾病，本身抵抗力下降；术时遗留瘘管或内口判断错误；换药不当造成创面感染。

纠正糖尿病等并发病，在创面换药时应注意以下几点：每次大便后，患者沐浴、创面清洗、更换敷料；注意肉芽组织是否健康，健康者呈粉红色，触之易于出血，高出创面的肉芽组织应及时剪除；擦拭去除表面分泌物，检查创面周围组织有无分泌物流出；过度内翻的皮肤切缘、创面粘连或假道形成时应及时解离；深大的创面每天应置入引流纱布条，促使自底部肉芽组织生长并防止皮肤过早愈合；发现残余瘘管应及时清除；创面粪便、分泌物可用安尔碘棉球轻拭擦除，切勿大力擦洗，后者可擦掉肉芽组织表面的纤维保护膜而导致肉芽组织出血，生长延迟；敷料松紧适度，切勿过紧，更不应使用薄膜类敷料，以防引流不畅。

参考文献

[1] 任东林. 肛瘘的手术 [M] //汪建平，詹文化. 胃肠外科手术学. 北京：人民卫生出版社，2005：984-998.

[2] Pearl RK, Andrews JR, Orsay CP, et al. Role of the seton in the management of anorectal fistulas [J]. Dis Colon Rectum, 1993, 36 (6): 573-577.

[3] Cirocco WC, Rusin LC. Simplified seton management for complex anal fistulas: a novel use for the rubber band ligator [J]. Dis Colon Rectum, 1991, 34 (12): 1135-1137.

[4] Mueller MH, Geis M, Glatzle J, et al. Risk of fecal diversion in complicated perianal Crohn's disease [J]. J Gastrointest Surg, 2007, 11 (4): 529-537.

[5] Zbar AP, Ramesh J, Beer-Gabel M, et al. Conventional cutting vs. internal anal sphincter-preserving seton for high trans-sphincteric fistula: a prospective randomized manometric and clinical trial [J]. Tech Coloproctol, 2003, 7 (2): 89-94.

[6] Walfisch S, Menachem Y, Koretz M. Double seton - a new modified approach to high transsphincteric anal fistula [J]. Dis Colon Rectum, 1997, 40 (6): 731-732.

（中山大学附属第一医院　王天宝）

第十七章　结肠成形直肠残端吻合术

低位直肠癌 Dixon 手术吻合口距离齿状线低于 2cm，有时直接与肛管吻合，术后患者大便次数较多，每天可达 20 次，反映粪便贮存与控制功能有所减弱。为改善上述症状，不少学者设计结肠成形后再与直肠残端或肛管吻合，试图缓解大便次数过多问题。目前有两种成形方式：结肠“J”形贮袋和结肠“壶腹”成形。前一种方式具有粪便循环、贮存过久、排便不尽及需要灌肠协助排便等不宜事项，后一种方式可避免上述不适，但贮便功能有所下降。值得注意的是两种成形吻合术改善控便能力的维持时间仅为 1 年，此后和常规吻合术无差别。至于是否采用此术式，依术者习惯而定。至于双壶腹成形术，因为其无疑增加围手术期并发症，更何况采用此术式有效期限仅为 1 年，权衡利弊，笔者不推荐行双壶腹成形术。

一、适应证

本术式适用于低位直肠癌切除术后结肠与直肠残端吻合时吻合口距离齿状线不足 3cm 者。

二、禁忌证

对于高位直肠癌加做此手术是不适宜的，应视为禁忌证。

三、术前准备

参见本篇第一章相关内容。

四、麻醉与体位

参见本篇第一章相关内容。

五、手术步骤

（一）结肠“J”形贮袋成形术

1. 乙状结肠与直肠肿瘤游离参见本篇第一章相关内容。于肿瘤下缘远侧 3cm 直肠处荷包钳钳夹，离断直肠，移除标本。

2. 笔者推荐游离脾曲，增加手术时间不足 20min，但可保证吻合口无张力，从而利于吻合口愈合。

3. 将结肠对系膜缘平行靠拢 5cm，浆膜层间断缝合 3 针，然后自“J”形结肠袢顶端切开 2cm 肠壁，置入直线型切割吻合器，将靠拢的结肠壁吻合并切割，从而形成一个双倍的结肠腔。进而关闭结肠断端。“J”形结肠袢顶端肠壁切开处做一荷包缝合，置入气囊导尿管，检查贮袋完整性，漏液处予以间断缝合加固（图 3－17－1、图 3－7－2）。

4. 将抵针座置入结肠，荷包线收紧。冲洗直肠残腔，置入吻合器主体，旋出穿刺锥，荷包打结。对合吻合器，旋紧后击发。取出吻合器检查吻合环是否完整（图 3－17－3 至图 3－17－5）。

5. 骶前置双腔引流管，关闭盆底腹膜，逐层关腹。

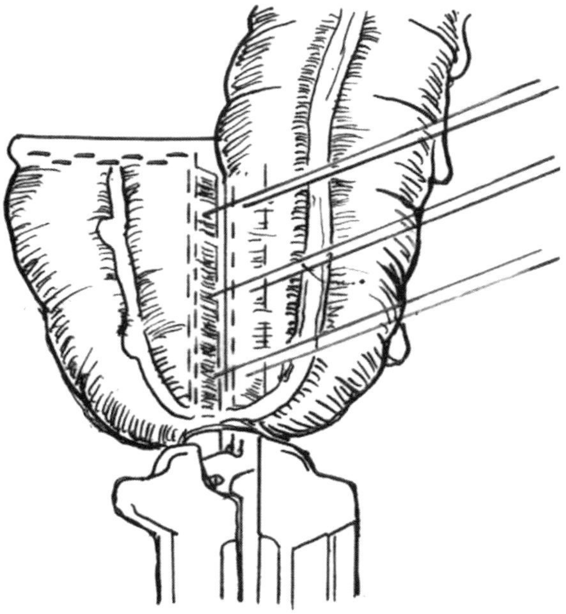

图3－17－1　结肠侧侧吻合

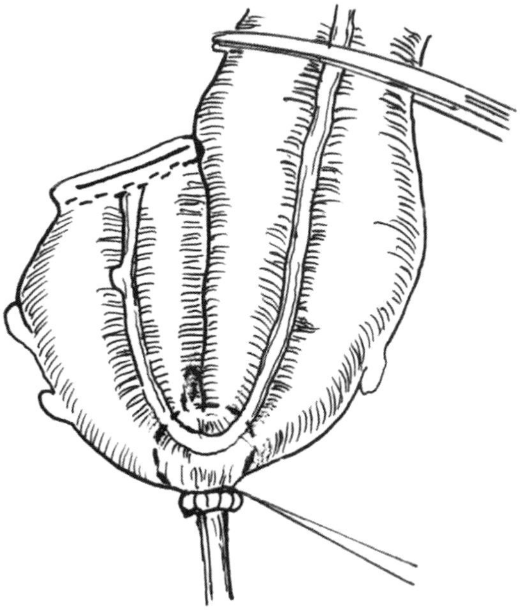

图3－17－2　贮袋测漏

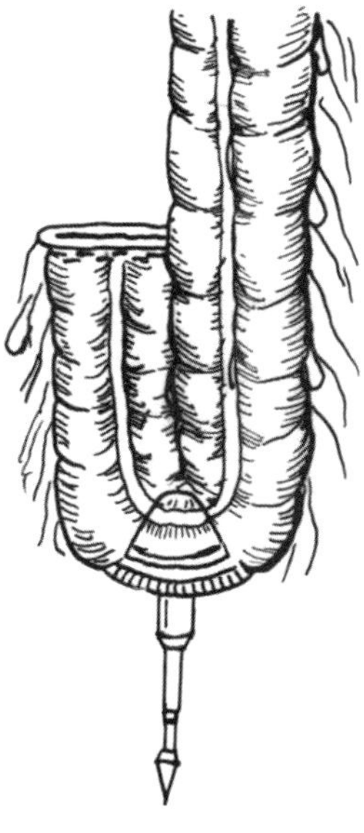

图3－17－3　置入吻合器抵针座

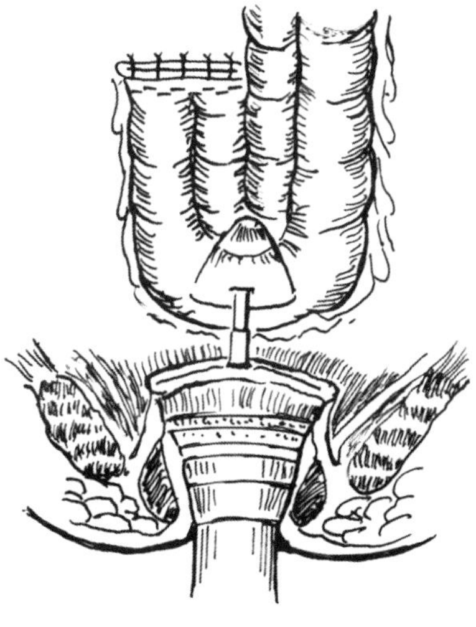

图3－17－4　对合吻合器

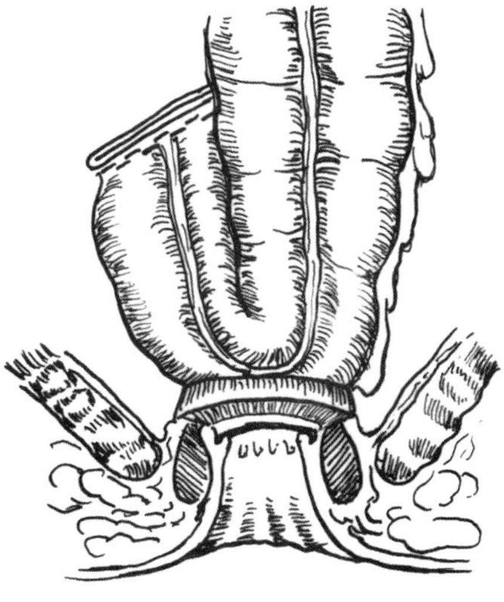

图3－17－5　吻合完毕

（二）结肠壶腹成形术

1. 乙状结肠与直肠肿瘤游离参见本篇第一章。于肿瘤下缘远侧3cm直肠处荷包钳钳夹，离断直肠，移除标本。笔者同样推荐游离脾曲以利于吻合口愈合。

2. 将距离结肠断端切缘5～10cm范围内结肠带处用电刀切开，安尔碘消毒后，横行间断缝合，加用浆肌层间断缝合包埋，形成一个“直肠壶腹”，从而增加粪便贮存量（图3－17－6、图3－17－7）。

3. 结肠残端荷包缝合，置入抵针座并打结。冲洗直肠残腔，置入吻合器主体，旋出穿刺锥，荷包打结。对合吻合器，旋紧后击发。取出吻合器检查吻合环是否完整（图3－17－8、图3－17－9）。

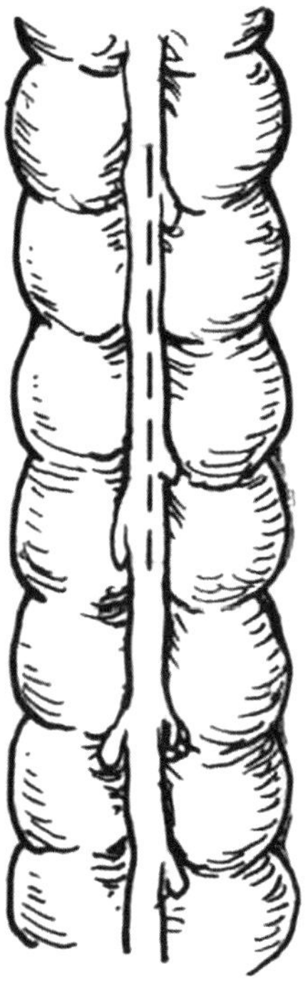

图 3－17－6　距离结肠断端切缘 5～10cm 电刀切开

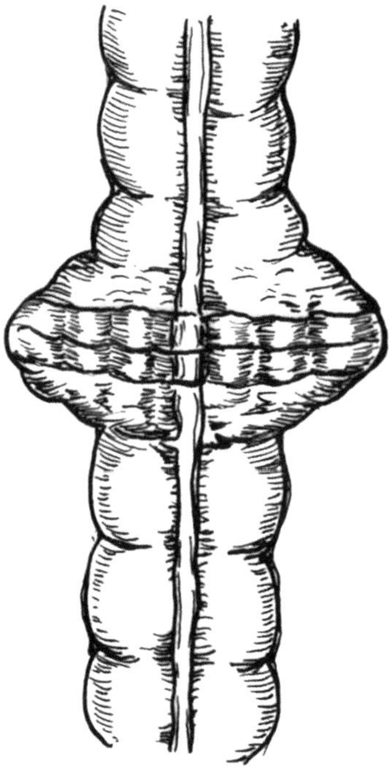

图 3－17－7　形成直肠壶腹

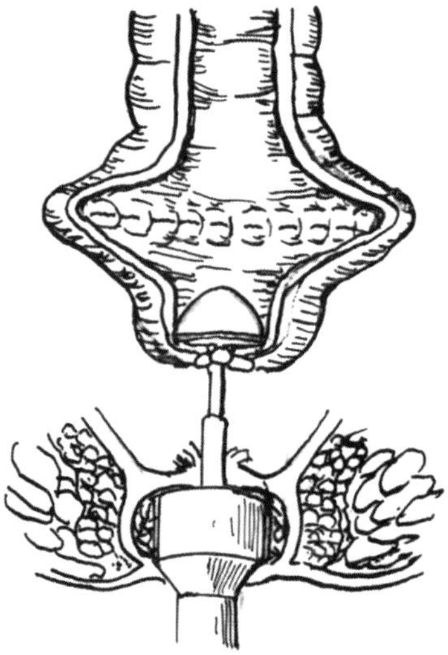

图 3－17－8　置入吻合器主体

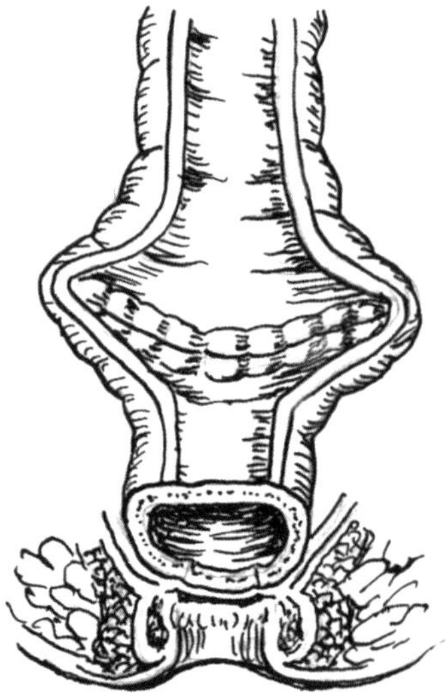

图 3－17－9　吻合完毕

六、术中意外的应急处理

如果术中结肠成形过程中损伤了较多的结肠壁，导致发生严重渗漏，修补又不理想的情况下，笔者建议放弃结肠成形术，改用一般的吻合术是明智的。其余参见本篇第一章相关内容。

七、术后处理

大便次数增多可口服易蒙停，排便困难者给予灌肠处理，其余参见本篇第一章相关内容。

八、术后并发症防治

1. 吻合口漏参见本篇第三章相关部分。
2. 其余参见本篇第一章相关内容。

参考文献

[1] 汪建平. 直肠低位前切除术［M］//汪建平，詹文化. 胃肠外科手术学. 北京：人民卫生出版社，2005：895－910.

[2] Z'graggen K，Maurer CA，Birrer S，et al. A new surgical concept for rectal replacement after low anterior resection：the transverse coloplasty pouch［J］. Ann Surg，2001，234（6）：780－785.

[3] Fazio VW，Zutshi M，Remzi FH，et al. A randomized multicenter trial to compare long-term functional outcome，quality of life，and complications of surgical procedures for low rectal cancers［J］. Ann Surg，2007，246（3）：481－488.

[4] Pimentel JM，Duarte A，Gregório C，et al. Transverse coloplasty pouch and colonic J-pouch for rectal cancer-a comparative study［J］. Colorectal Dis，2003，5（5）：465－470.

[5] Koh PK，Tang CL，Eu KW，et al. A systematic review of the function and complications of colonic pouches［J］. Int J Colorectal Dis，2007，22（5）：543－548.

[6] Laurent A，Parc Y，McNamara D，et al. Colonic J-pouch-anal anastomosis for rectal cancer：a prospective，randomized study comparing handsewn vs. stapled anastomosis［J］. Dis Colon Rectum，2005，48（4）：729－734.

[7] Valenti G，Campisi C，Testa A，et al. The blind colonic J-pouch：an original technique to reduce the surgical risk in the treatment of extra-peritoneal rectal cancer［J］. Int J Colorectal Dis，2007，22（11）：1361－1367.

[8] Otto S，Kroesen AJ，Hotz HG，et al. Effect of anastomosis level on continence performance and quality of life after colonic J-pouch reconstruction［J］. Dig Dis Sci. 2008，53（1）：14－20.

[9] Liang JT，Lai HS，Lee PH，et al. Comparison of functional and surgical outcomes of laparoscopic-assisted colonic J-pouch versus straight reconstruction after total mesorectal excision for lower rectal cancer［J］. Ann Surg Oncol，2007，14（7）：1972－1979.

[10] Teleky B，Jech B，Karner-Hanusch J，et al. Straight and colonic J-pouch reconstruction after low anterior resection［J］. Acta Chir Iugosl，2006，53（2）：109－112.

[11] Hida J，Yoshifuji T，Okuno K，et al. Long-term functional outcome of colonic J-pouch reconstruction after low anterior resection for rectal cancer［J］. Surg Today，2006，36（5）：441－449.

[12] Rink AD，Haaf F，Knupper N，et al. Prospective randomised trial comparing ileocaecal interposition and colon-J-pouch as rectal replacement after total mesorectal excision［J］. Int J Colorectal Dis，2007，22（2）：153－160.

[13] Ulrich A，Z'graggen K，Weitz J，et al. Functional results of the colon J-pouch versus transverse coloplasty pouch in Heidelberg［J］. Recent Results Cancer Res，2005，165：205－211.

[14] Heriot AG，Tekkis PP，Constantinides V，et al. Meta-analysis of colonic reservoirs versus straight coloanal anastomosis after anterior resection［J］. Br J Surg，2006，93（1）：19－32.

[15] Fürst A，Suttner S，Agha A，et al. Colonic J-pouch vs. coloplasty following resection of distal rectal cancer：early results of a prospective，randomized，pilot study［J］. Dis Colon Rectum，2003，46（9）：1161－1166.

[16] Köninger JS，Butters M，Redecke JD，et al. Transverse coloplasty pouch after total mesorectal excision：functional assessment of evacuation［J］. Dis Colon Rectum，2004，47（10）：1586－1593.

[17] Ulrich A，Z'graggen K，Schmitz-Winnenthal H，et al. The transverse coloplasty pouch［J］. Langenbecks Arch Surg，2005，390（4）：355－360.

（中山大学附属第一医院　王天宝）

第十八章　肛提肌成形术

本术式主要适用于因为肛提肌以上畸形矫正术后依然大便失禁患者，如果患儿能保持较为正常的学校生活，一般采取非手术治疗，尽量延迟再次手术，因为随年龄增长，控便能力有一定恢复；另一方面本手术也要求患儿术后良好配合才能获得理想的治疗效果。术前肛管直肠测压以及钡剂排粪造影检查可评价肛提肌功能。对明显的骶骨发育不全和盆底肌肉麻痹也具有较好的治疗效果，其原因在于恢复了肛管直肠角。

一、适应证

本术式适用于由于骶骨发育不全、盆底肌肉麻痹或肛提肌以上畸形矫正术后大便依然失禁者。

二、禁忌证

对于年龄较小不能配合术后处理的患儿应延缓手术治疗。

三、术前准备

术前无渣饮食 3 天，结直肠清洁灌肠，围手术期给予抗生素。详见本书本篇第一章　相关内容。

四、麻醉与体位

全身麻醉，折刀位。

五、手术步骤

1. 环肛门后方切口，其顶端位于骶尾骨交界处（图 3－18－1）。
2. 向肛管侧游离并牵起皮肤及皮下脂肪组织（图 3－18－2）。
3. 外括约肌止点（肛尾韧带）自尾骨分离，显露两侧臀大肌边缘（图 3－18－3）。

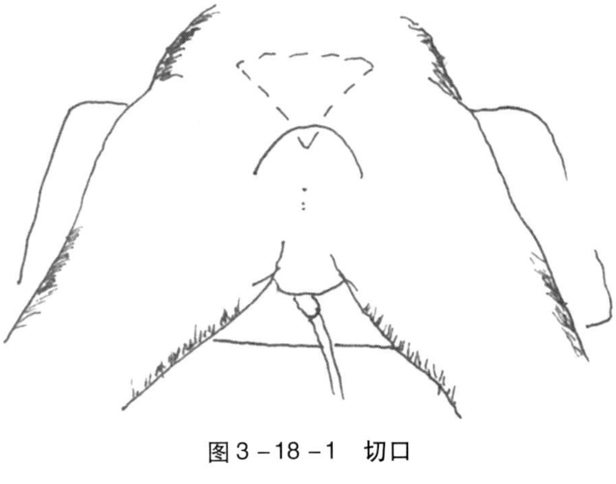

图 3－18－1　切口

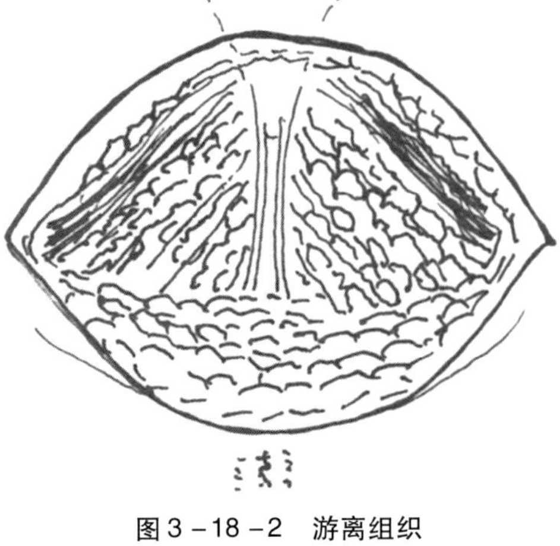

图 3－18－2　游离组织

4. 上置拉钩，充分显露术野（图 3－18－4）。

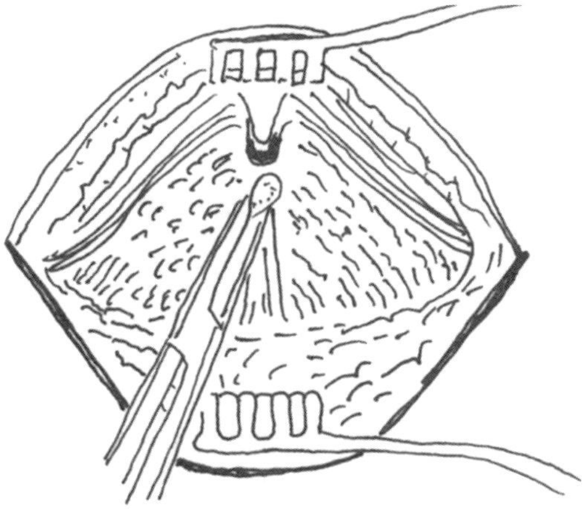

图 3－18－3　切断肛尾韧带

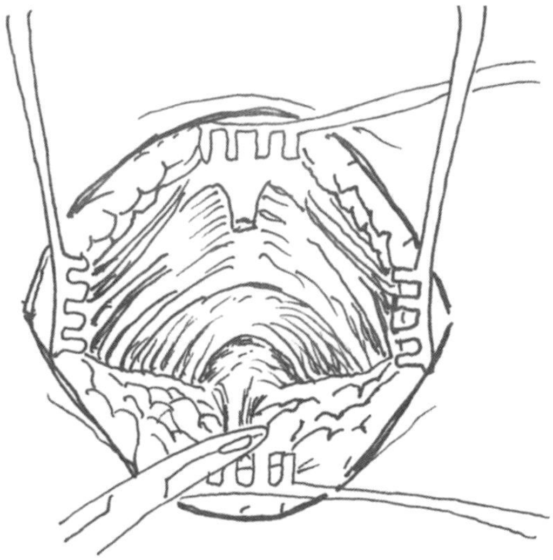

图 3－18－4　充分显露术野

5. 将尾骨自骶骨分离，进入肛提肌上间隙，游离两侧髂骨尾骨肌，切断骶尾骨可作为游离此肌肉的把柄，显露肛提肌内面。1－0 丝线缝合关闭髂骨尾骨肌内侧边缘，重建肛管直肠角。术者左手示指伸入直肠内了解肛管直肠环以及肛管直肠角的情况（图 3－18－5）。

6. 再将肛尾韧带切缘缝至骶骨切缘，逐层关闭切口各层。

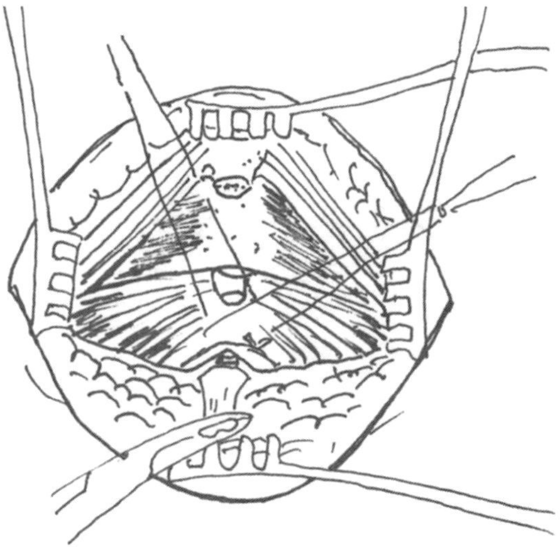

图 3－18－5　缝合髂骨尾骨肌内侧缘

六、术中意外的应急处理

术中损伤肛管直肠的可能性极小，即使损伤可直接修补，无需粪便转流，但应彻底清洗创面后放置引流管，以防术后感染。

七、术后处理

1. 无渣饮食 7 天，术后第 2 天始，开塞露 20mL 注入肛门预防大便干结。

2. 术后 14 天始，每天排便训练 2 次，间隔 1 天温盐水灌肠 1 次，避免便秘发生。

八、术后并发症防治

本术式对大便失禁的改善往往需要几周甚至几个月时间，患儿应有足够的理解力以及配合能力，坚持术后配合训练。对于顽固的大便失禁，乙状结肠造瘘术可作为最后选择。

参考文献

[1] Nixon HH. Possibilities and results of management of bowel incontinence in children [J]. Prog Pediatr Surg, 1984, 17: 105 - 114.

[2] Köhler A, Athanasiadis S. The value of posterior levator repair in the treatment of anorectal incontinence due to rectal prolapse - a clinical and manometric study [J]. Langenbecks Arch Surg, 2001, 386 (3): 188 - 192.

[3] Hofmann-von Kap-herr S, Koltai IL, et al. Anal sphincter substitute using autologous smooth muscle in a fold-over, half-cylinder, double plasty (SMFD-plasty): a new method of treatment of anorectal incontinence [J]. J Pediatr Surg, 1985, 20 (2): 134 - 137.

[4] Kuehn DP, Ettema SL, Goldwasser MS, et al. Magnetic resonance imaging of the levator veli palatini muscle before and after primary palatoplasty [J]. Cleft Palate Craniofac J, 2004, 41 (6): 584 - 592.

(中山大学附属第一医院　王天宝)

第十九章　藏毛窦切除术

藏毛窦虽然出生时即可见此病，但大多数在青春期以后出现症状，需手术治疗。藏毛窦手术方式较多，其中藏毛窦切除 + 创面敞开术较为简单实用，即使轻度感染的患者亦可采用。切除后创面一期缝合术适用于未感染的小窦道，但大多数藏毛窦均有不同程度的感染，因此笔者推荐藏毛窦切除 + 创面敞开术作为治疗藏毛窦的理想选择。

一、适应证

本术式适用于无或伴有轻度感染的藏毛窦。

二、禁忌证

严重感染的藏毛窦先行抗生素及窦道灌洗等处理，感染控制后方可手术。

三、术前准备

1. 术前窦道泛影葡胺造影，了解窦道走行以及与骶尾骨的关系。
2. 术前 2 天无渣饮食。
3. 术前 2 天温盐水灌肠，减少术后排便对伤口愈合的不利影响。

四、麻醉与体位

腰硬联合麻醉或全身麻醉，折刀位。

五、手术步骤

（一）藏毛窦切除 + 创面敞开术

1. 消毒术野后，探针探查窦道，注入亚甲蓝液 2mL。环绕外口 0.5cm 切开皮肤及皮下组织（图 3 – 19 – 1）。
2. 向深层切入，完全清除毛发及坏死组织（图 3 – 19 – 2）。

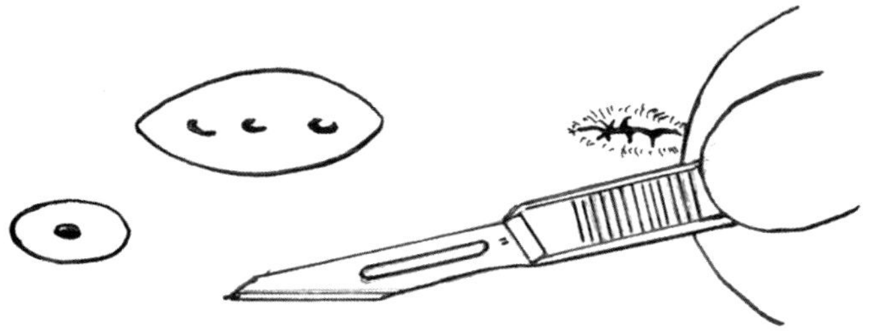

图 3 – 19 – 1　切口

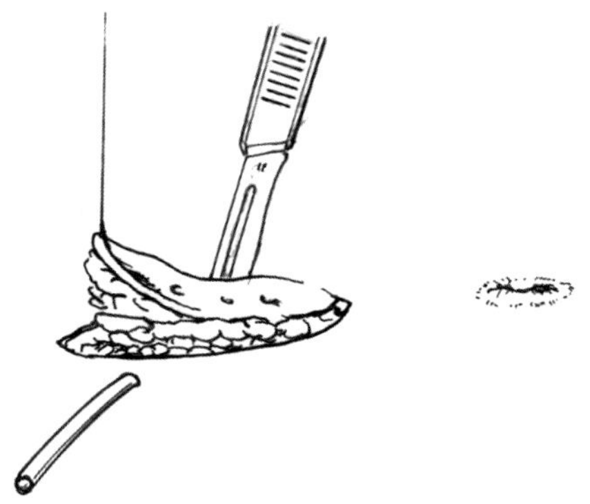

图 3 – 19 – 2　深层切入

3．探查侧位外口是否与中间窦道相通（图 3－19－3）。

4．切除外侧瘘口，可用医用毛刷反复刷洗侧支窦道；另一种方法是将侧支窦道全程切开，清除毛发及坏死组织（图 3－19－4～图 3－19－6）。

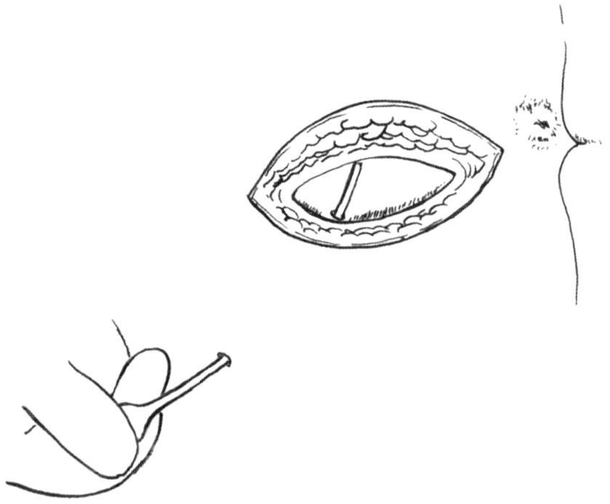

图 3－19－3　探查侧位外口

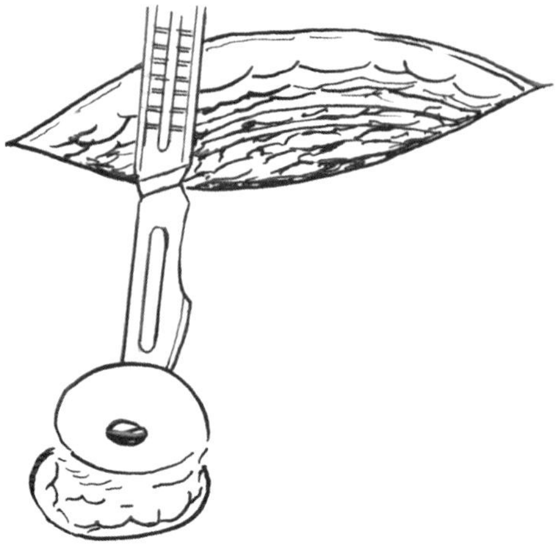

图 3－19－4　切除外侧瘘口

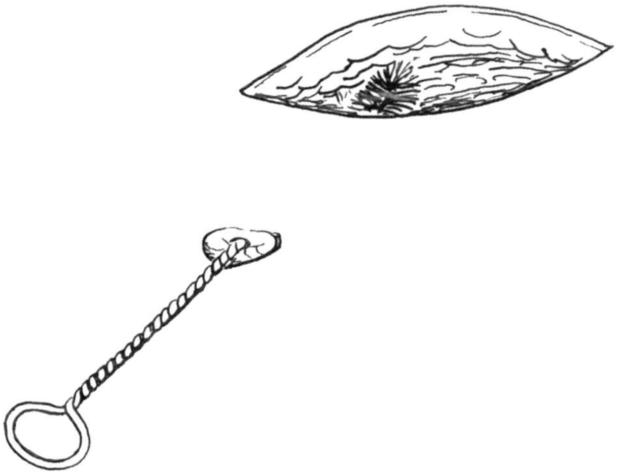

图 3－19－5　毛刷刷洗

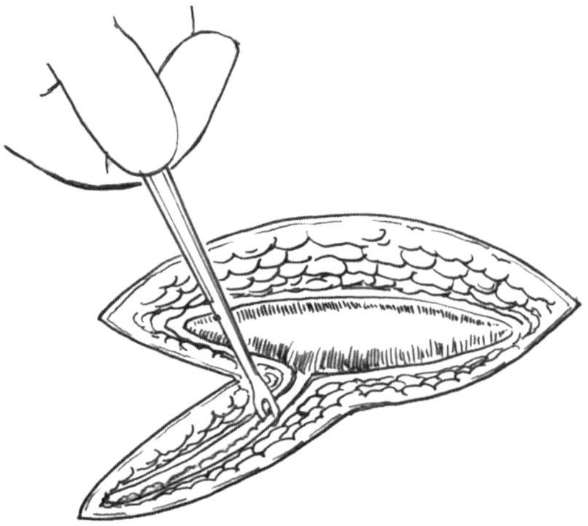

图 3－19－6　侧支窦道全程切开

5．肥胖或易于形成皮桥的患者，可行造袋术：Dexon 线间断缝合皮肤切缘和窦道边缘，其目的在于使皮肤切缘下移，从而避免皮桥愈合以及复发感染（图 3－19－7）。

（二）藏毛窦切除一期缝合术

1．消毒术野后，探针探查窦道，注入亚甲蓝液 2mL。

2．广泛切除窦道　两侧达健康脂肪组织，深层达骶骨筋膜。间隔 2.5cm，7 号丝线全层缝合创面，包括中间底部的骶骨筋膜。间断缝合皮肤切口，置一纱布卷于切口之上，原留置的 7 号丝线打结，以利于压迫止血（图 3－19－8～图 3－19－10）。

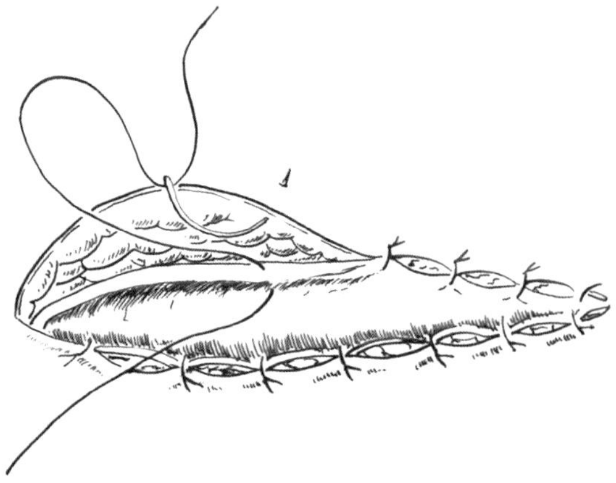

图 3－19－7　造袋术

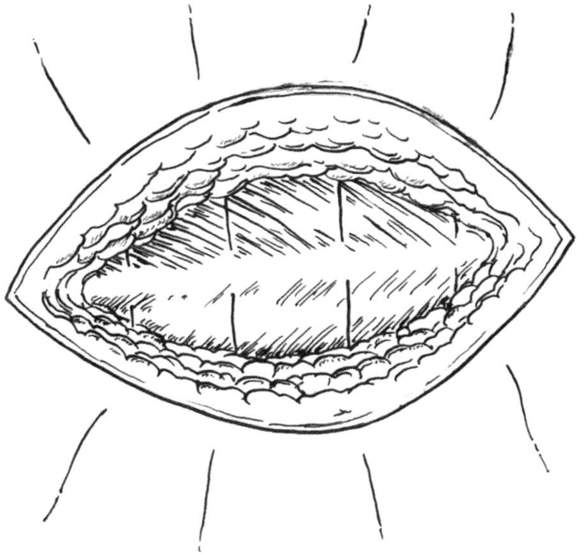

图 3-19-8　切口并扩大切口

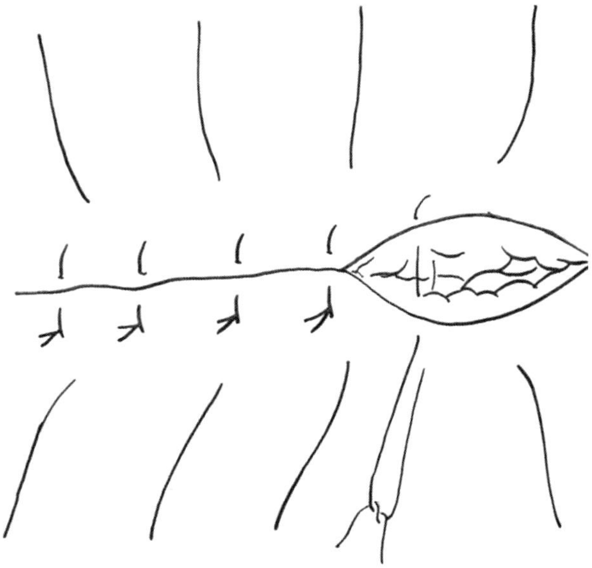

图 3-19-9　间断缝合

六、术中意外的应急处理

有时囊肿侵犯骶骨，此时可切除骶骨筋膜，必要时可切除尾骨。有明显感染时，创面宜于敞开引流，如一期缝合则易于发生切口感染。

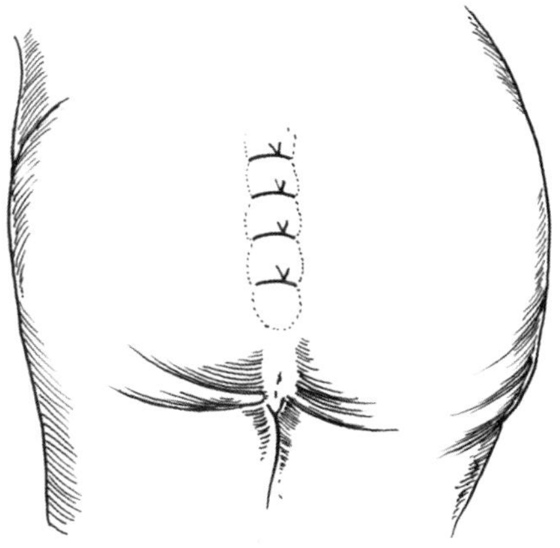

图 3-19-10　切口上置纱布卷

七、术后处理

1. 平卧位，以利于压迫止血。
2. 无渣饮食 7 天，以后逐渐过渡为普通饮食。
3. 创面每天更换敷料 1～2 次，较小的创面可逐步愈合；创面较大不能愈合者待肉芽组织新鲜平整后植皮。

八、术后并发症防治

1. 藏毛窦复发　原因为术者残留囊壁造成。应二次手术切除，术中将亚甲蓝染色的组织一并切除即可避免再次复发。

2. 创面感染　藏毛窦术前感染较重，术中无菌操作不严格；术中残留囊壁组织；一期缝合法创面出血未能及时排除。打开创面，清除坏死组织，刮匙搔刮残余囊壁，每天更换敷料，一般 2～3 周即可愈合，必要时予以植皮处理。

参考文献

[1] 喻德洪. 骶尾部囊肿与窦手术［M］//黎介寿，吴孟超，黄志强. 手术学·普通外科卷. 北京：人民军医出版社，1996：555-558.

[2] Davis KA，Mock CN，Versaci A，et al. Malignant degeneration of pilonidal cysts［J］. Am Surg，1994，60（3）：200-

204.
[3] Spivak H, Brooks VL, Nussbaum M, et al. Treatment of chronic pilonidal disease [J]. Dis Colon Rectum, 1996, 39 (10): 1136 - 1139.
[4] Val-Bernal JF, González - Vela MC, Hermana S, et al. Pilonidal sinus associated with cellular blue nevus. A previously unrecognized association [J]. J Cutan Pathol, 2007, 34 (12): 942 - 945.
[5] Onishi K, Maruyama Y. Sacral adipofascial turn-over flap for the excisional defect of pilonidal sinus [J]. Plast Reconstr Surg, 2001, 108 (7): 2006 - 2010.

（中山大学附属第一医院　王天宝）

第四篇　妇 科 手 术

第一章　经阴道子宫切除术

第一节　全子宫切除术

经阴道子宫切除术较经腹子宫切除术对病人创伤小，对盆腔脏器刺激小，术后恢复快，且无腹部切口疤痕，兼有美容效果。但因术野较狭小，操作不方便，使其适应证受一定限制。一般适用于子宫脱垂、良性子宫病变、功能性子宫出血及子宫颈癌前病变等。

一、适应证

凡需子宫切除而无经阴道手术禁忌证者均适合，尤其对腹壁肥厚、子宫脱垂及伴有阴道壁膨出、膀胱或直肠膨出、压力性尿失禁者最合适。

二、禁忌证

1. 全身状况不良，严重的心、肺、肝、肾疾病，重度贫血等，均不宜手术，待好转后再考虑；阴道炎亦需治愈后才可考虑手术。
2. 盆腔广泛粘连，估计可能损伤盆腔脏器者。
3. 较大或位置低的子宫峡部肿瘤、宫颈肌瘤或阔韧带肌瘤。
4. 附件肿瘤考虑恶性者，避免手术中破裂、种植。
5. 严重阴道畸形无法行手术治疗者。
6. 子宫颈癌及子宫内膜癌Ⅰa 期及以上者。

三、术前准备

1. 术前 2 天少渣饮食，术前晚餐少量为宜，手术日禁早餐，以免术时呕吐。
2. 术前 3 天行阴道准备，手术前 1 天口服缓泻剂，手术前晚行清洁灌肠。
3. 对于绝经后妇女宜短期应用雌激素，使萎缩的阴道上皮增厚以利于手术及术后愈合。

四、麻醉与体位

选骶管麻醉或硬膜外麻醉或腰硬联合麻醉。体位选择膀胱截石位。

五、手术步骤

1. 常规消毒外阴、阴道、下腹下部和大腿的上1/3，铺盖消毒巾，并以金属导尿管导尿。

2. 暴露术野 4号丝线将两侧小阴唇固定于大阴唇外侧皮肤上，以暴露手术野（图4－1－1）。阴道拉钩撑开阴道暴露宫颈，用皮钳钳夹子宫颈前后唇作牵引，并于宫颈两侧结缔组织内注入缩宫素10IU，可减少术中出血（图4－1－2）。

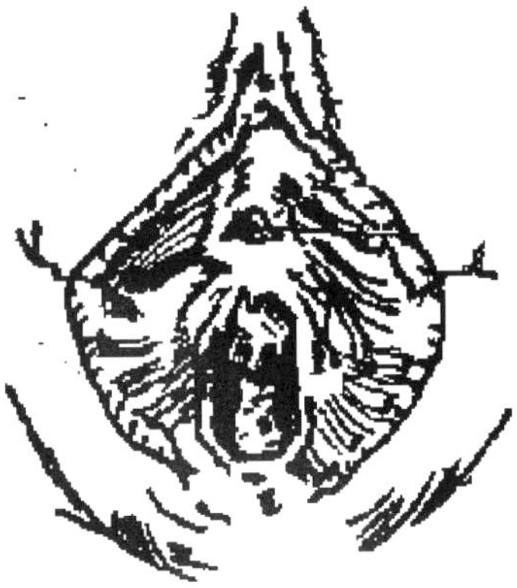

图4－1－1 固定小阴唇皮肤

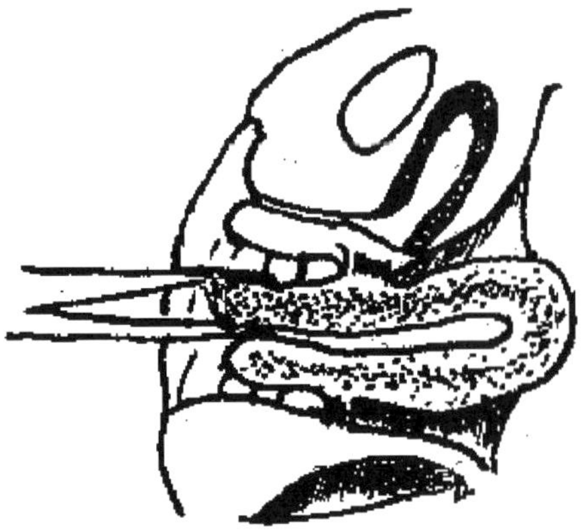

图4－1－2 钳持宫颈

3. 宫颈前唇黏膜切口 将金属导尿管插入膀胱内，辨认膀胱后壁在子宫颈前唇的附着点，在此附着点下0.5cm横弧切开宫颈黏膜（图4－1－3），并扩大切口。切口位置可影响以后手术的进行。如切口太靠近宫颈，则难以找到阴道间隙。如切口过高，容易伤到膀胱底部（图4－1－4）。

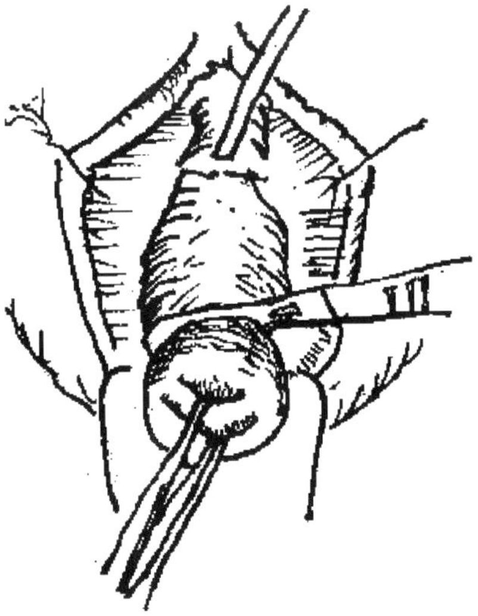

图4－1－3 切开宫颈前唇黏膜

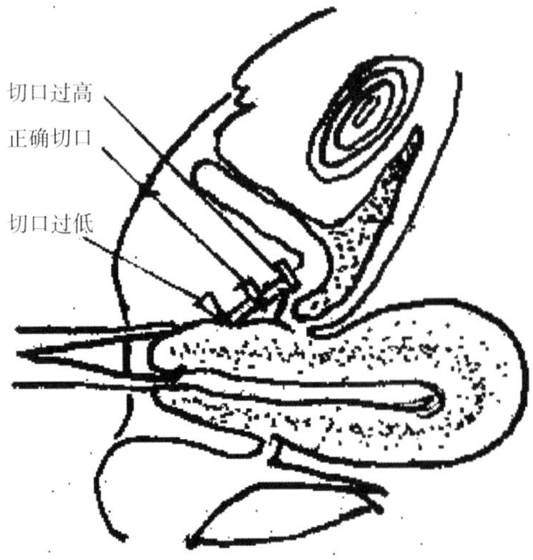

图4－1－4 切口示意图

4. 分离膀胱 提起阴道切口缘，用金属导尿管将膀胱壁挑起，看清膀胱下界，剪开膀胱后壁附着于宫颈前壁的疏松组织（图4－1－5）。找到膀胱与宫颈的间隙，自宫颈中线分离膀胱宫颈间隙（图4－1－6），然后用示指深入间隙，向上及两侧钝性分离。用阴道拉钩向上拉开膀胱，可见两侧膀胱宫颈韧带，贴近宫颈将其剪断分离，并缝扎（图4－1－7）。继续向上游离达膀胱子宫反折腹膜，分离到腹膜时可感到组织疏松，手指触摸有薄膜滑动感。

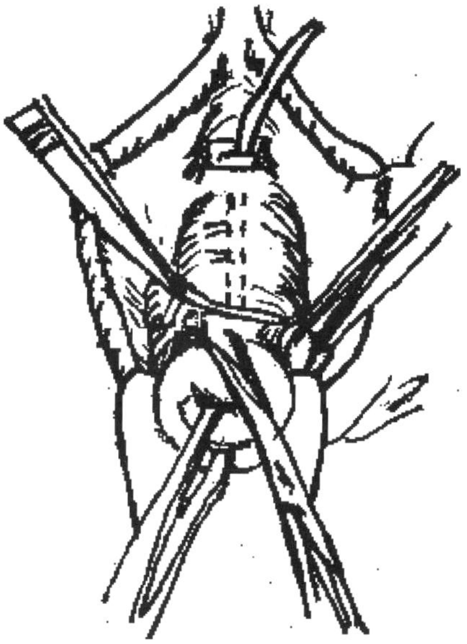

图 4－1－5　剪开膀胱宫颈疏松结缔组织

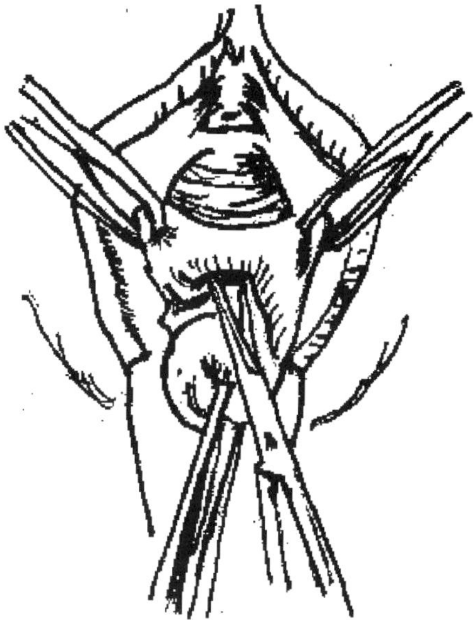

图 4－1－6　分离膀胱宫颈间隙

5. 剪开膀胱子宫反折腹膜　将膀胱向上方拉开，暴露反折腹膜皱襞，将其剪开并向两侧延长（图 4－1－8）。在腹膜切缘中点缝一针丝线作牵拉标记（图 4－1－9）。

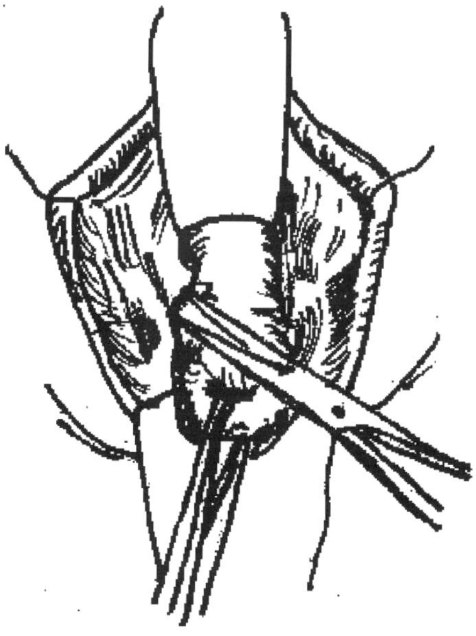

图 4－1－7　剪断膀胱宫颈韧带

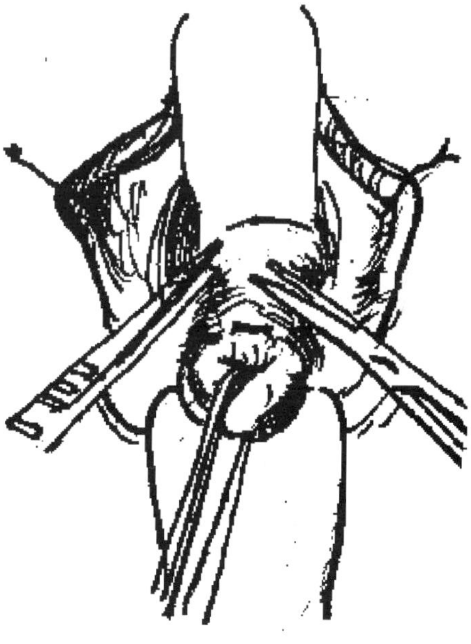

图 4－1－8　剪开膀胱子宫反折腹膜

6. 宫颈后唇黏膜切口　沿宫颈前唇切口两侧向后延长宫颈黏膜切口，环行切开整个宫颈黏膜（图 4－1－10）。紧贴宫颈后壁向上分离宫颈、阴道黏膜，直至子宫直肠反折腹膜（图 4－1－11、图 4－1－12）。

7. 切开子宫直肠反折腹膜　剪开子宫直肠反折腹膜，并向两侧延伸（图 4－1－13）。于子宫直肠反折腹膜切缘中点处缝线一针，作牵拉标志（图 4－1－14）。

8. 暴露子宫主韧带和子宫骶韧带　于宫颈前后间隙内放置单叶拉钩，推开膀胱和直肠，用刀柄分离宫颈旁上下阴道黏膜，暴露出腹膜外宫旁两侧和后方的主韧带及宫骶韧带（图 4－1－15）。

9. 处理子宫骶韧带　将宫颈向一侧上方牵拉，暴露对侧宫骶韧带，靠近宫颈钳夹、切断，并以 7 号丝

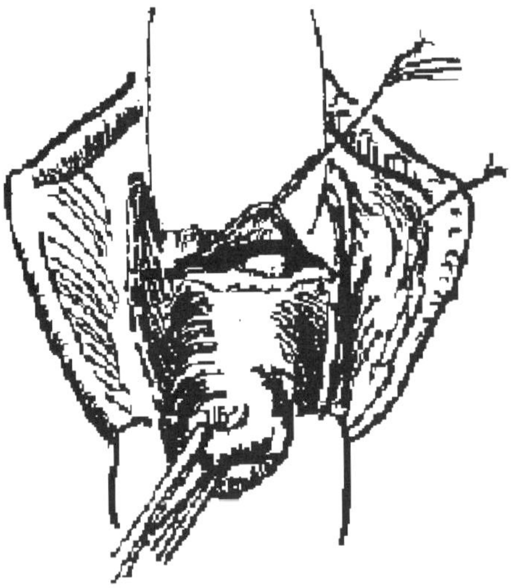

图4－1－9　缝线作标记

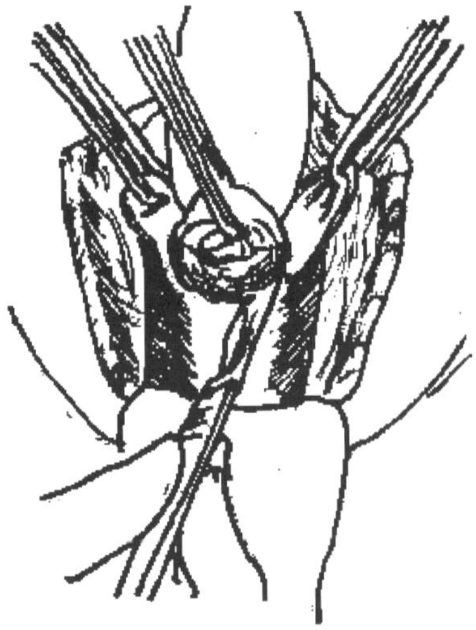

图4－1－10　切开宫颈后唇黏膜

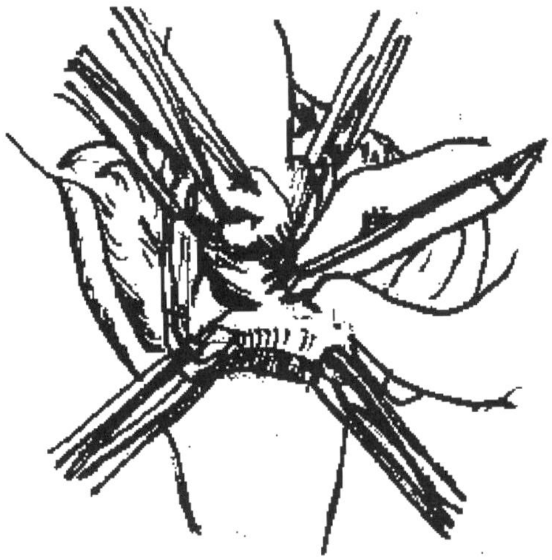

图4－1－11　分离宫颈、阴道后壁黏膜

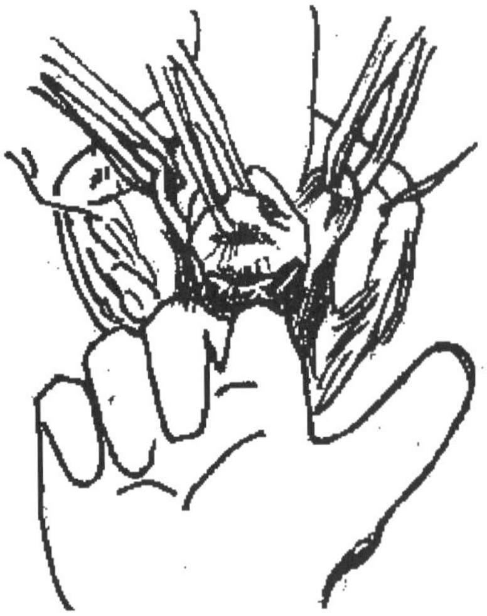

图4－1－12　钝性分离阴道后壁

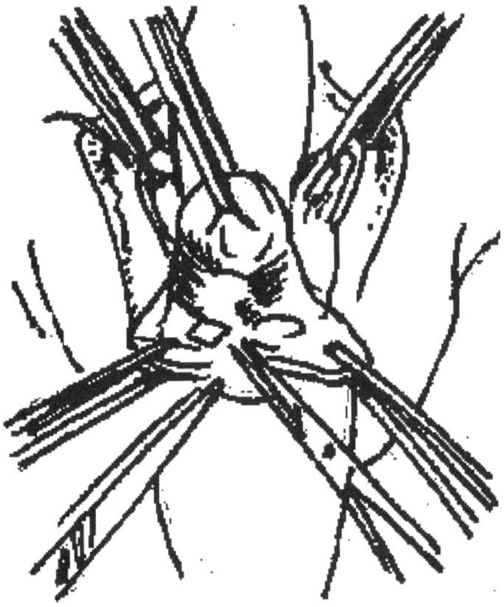

图4－1－13　剪开子宫直肠反折腹膜

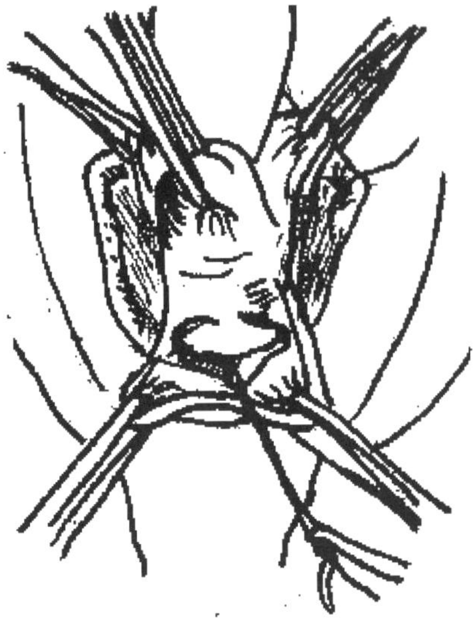

图4－1－14　缝线作牵拉标志

线缝扎，保留缝线备用（图 4－1－16）。

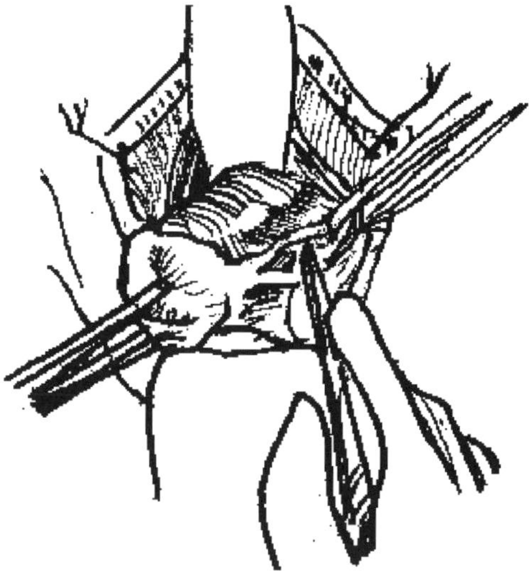

图 4－1－15　暴露子宫主韧带和骶韧带

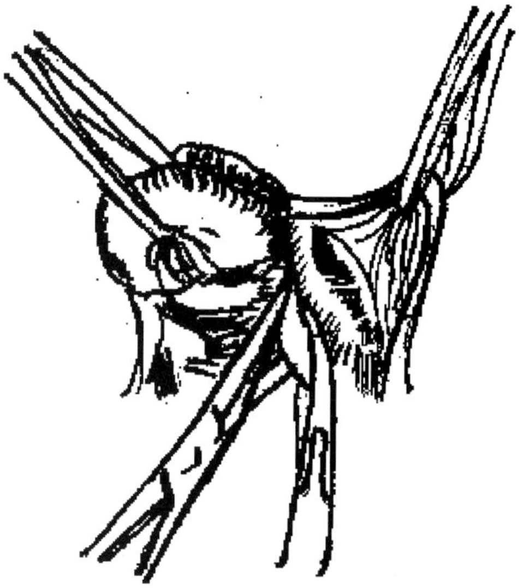

图 4－1－16　处理骶韧带

10. 处理子宫主韧带和子宫血管　将宫颈向对侧下方牵拉暴露一侧宫颈主韧带。紧贴宫颈自下而上，分次钳夹、切断，并以 10 号丝线缝扎主韧带（图 4－1－17）和子宫血管，并保留缝线。深达子宫峡部水平（图 4－1－18）。

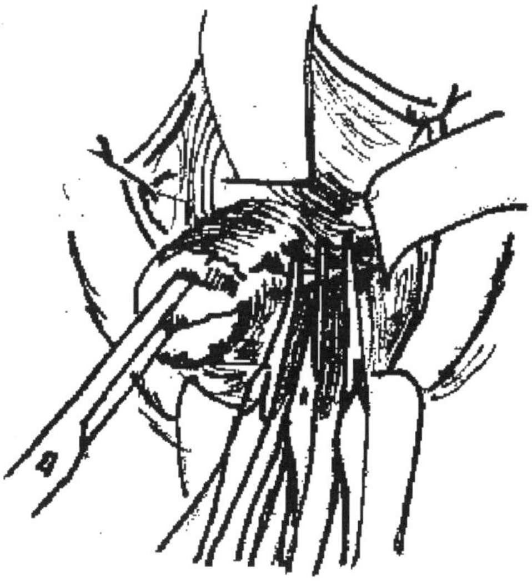

图 4－1－17　处理主韧带

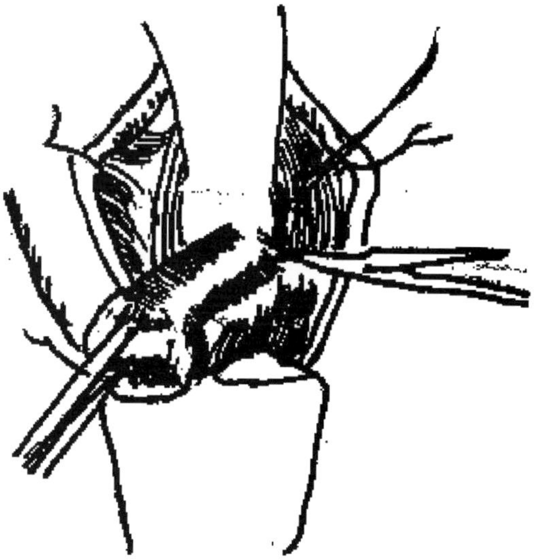

图 4－1－18　处理宫旁

11. 处理圆韧带　将子宫向下牵拉，暴露圆韧带。距子宫 1～2cm 钳夹、切断圆韧带，7 号丝线缝扎后保留缝线（图 4－1－19）。

12. 处理子宫附件　将子宫体向下牵拉，暴露一侧阔韧带、输卵管和卵巢固有韧带。分次钳夹、切断，并以 10 号丝线缝扎（图 4－1－20）。同法处理另侧后可取出子宫。

13. 检查卵巢　摘除子宫后，检查各结扎残端及双侧卵巢大小、质地（图 4－1－21）。

14. 包埋缝合两侧残端组织　将两侧的阴道黏膜与同侧盆腔腹膜缘缝合，使各残端包埋在内（图 4－1－22、图 4－1－23）。

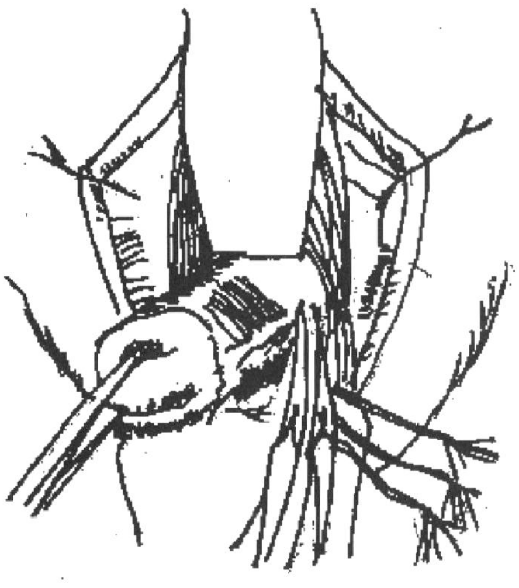

图 4－1－19　处理子宫圆韧带

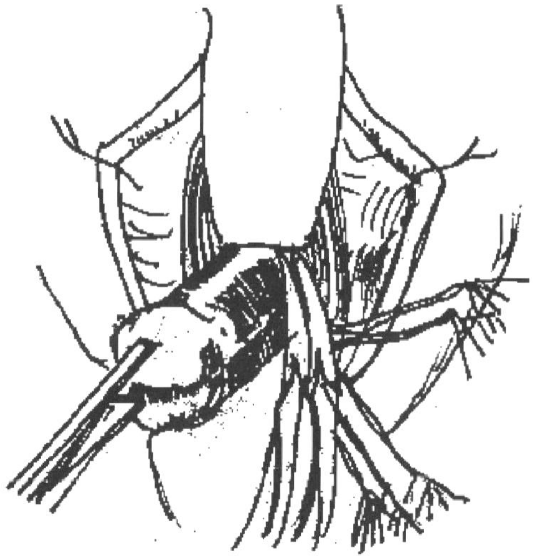

图 4－1－20　处理附件

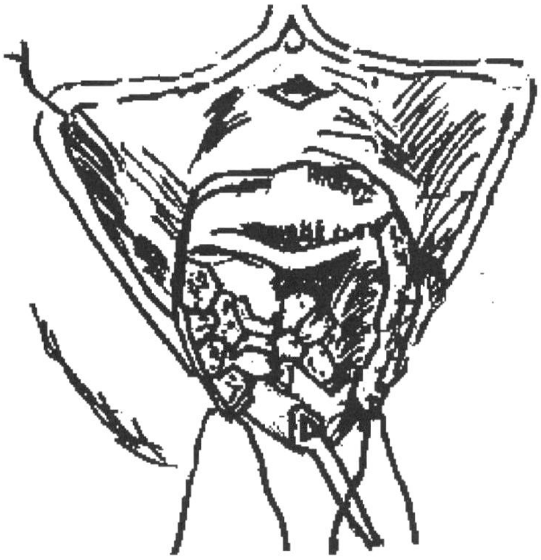

图 4－1－21　检查卵巢

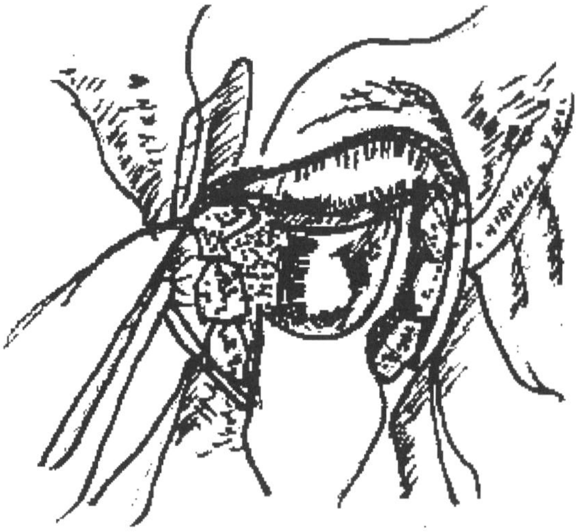

图 4－1－22　包埋缝合两侧各残端组织

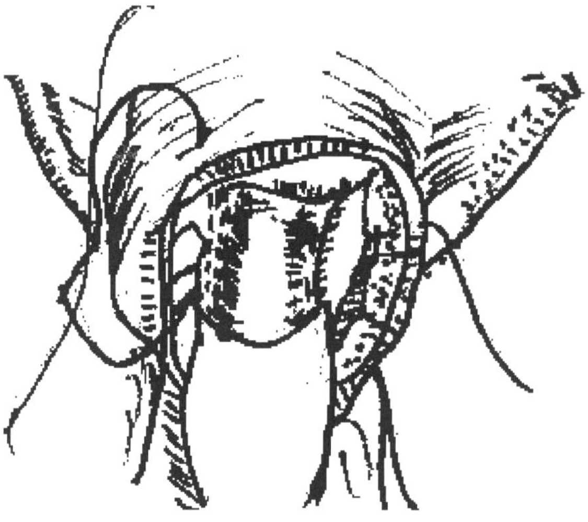

图 4－1－23　一侧残端组织已包埋缝合

15. 缝合盆腹膜及阴道黏膜　从一侧开始穿过阴道前壁黏膜、盆腹膜前后缘及阴道后壁作连续或间断缝合，关闭盆腔及阴道（图4－1－24A、B）。阴道内置碘仿纱条。

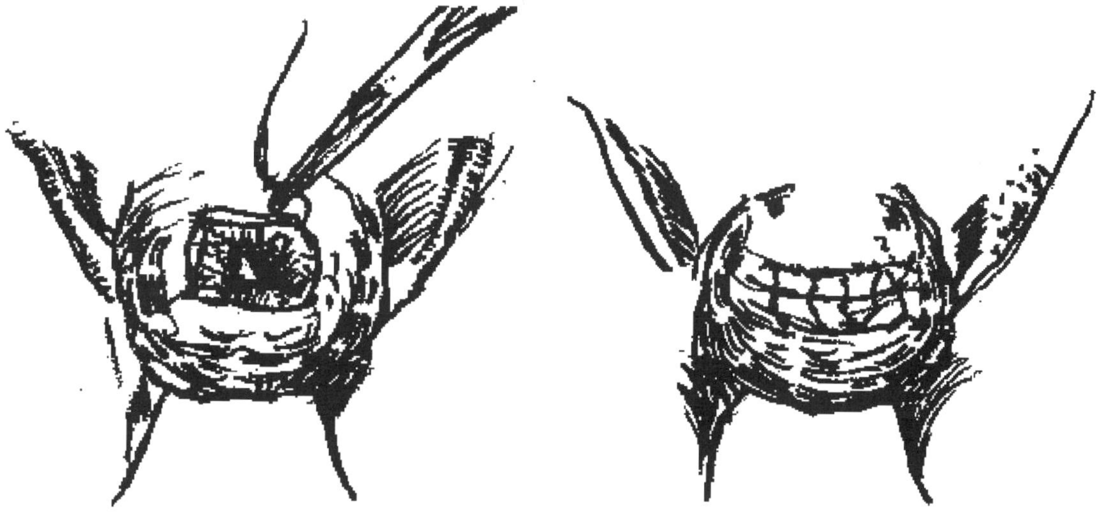

A　　　　B

图4－1－24　缝合前后盆腹膜和阴道黏膜

六、术中意外的应急处理

1. 子宫牵出困难的原因及处理

（1）子宫与周围有炎性粘连时，子宫体不能够从直肠窝牵出。如果为轻度粘连，可将示指伸入盆腔内细心分离；若粘连致密，则必要时改开腹手术。故术前评估盆腔情况极其重要。

（2）子宫体过大，牵出子宫和钳夹附件困难时，可将子宫纵向剖开。其方法有两种：第一，用剪刀从子宫口朝宫腔方向剪开子宫前壁直至宫体；第二，用手术刀从宫底处向下纵行切开子宫前壁，将子宫剖开左右两半，分别牵出一侧宫体，较易暴露附件。

2. 膀胱损伤的原因及处理　宫颈阴道交界处横切口的部位及深度选择不当，如位置过高则容易损伤膀胱，过低则易切入宫颈肌层，致层次不清，分离困难且出血增多；阴道黏膜切口过浅致使分离膀胱子宫间隙时易进入膀胱；阴道黏膜切口过小或未推开切口两侧的膀胱宫颈韧带，致使膀胱上推困难，间隙分离不充分，腹膜反折辨认不清，打开腹膜反折时易损伤膀胱。

把握宫颈阴道交界处横切口的高低及深浅，一般在膀胱横沟上约0.2cm处切开，深度要达阴道黏膜全层；分离膀胱阴道间隙时，剪刀弯头贴近阴道壁；分离膀胱宫颈间隙时，剪刀贴向宫颈侧；在切开反折腹膜前，若辨认不清，可改从后穹隆切开子宫直肠反折腹膜，然后用示指深入盆腔，绕过一侧子宫附件前方子宫膀胱陷凹向外顶起反折腹膜，必要时在指尖顶起引导下充分游离反折腹膜。如术中发现膀胱损伤，首先需要检查裂口与输尿管开口的关系，如未伤及输尿管开口，可经阴道充分游离裂口周围组织，并用3－0可吸收线全层间断或连续缝合膀胱裂口，再间断缝合膀胱浆肌层；如伤及输尿管开口，则应转开腹行输尿管膀胱移植术。

3. 直肠损伤的原因及处理　宫颈后壁阴道黏膜切口过高可伤及直肠，较为少见；宫颈后壁切口过浅或过深，层次不对，未充分游离推下直肠；盆腔炎症或子宫内膜异位症使直肠粘连于子宫后壁，切开宫颈后壁或分离子宫直肠间隙时误伤直肠。

术中找不到子宫直肠反折腹膜时，应尽量紧贴宫颈后壁行锐性分离，必要时手指伸入肛门作引导；直肠广泛粘连于子宫后壁不易分离时，可先处理子宫骶主韧带、子宫血管，将宫底自前穹隆翻出，处理子宫附件后，从上往下在直视下将直肠与子宫后壁的粘连分离。如术中发现直肠损伤，可先将直肠裂口周围组织充分游离，用3－0可吸收线间断缝合直肠壁全层，再间断内翻缝合直肠浆肌层和筋膜层。术后禁食3天，然后流质饮食至肛门排气排便，并应用广谱抗生素预防感染。

4. 输尿管损伤的原因及处理　膀胱子宫间隙两侧分离不充分，特别是膀胱宫颈韧带未剪断，膀胱底仍附着于宫颈上，钳夹子宫动脉时损伤输尿管；输尿管解剖位置变异，如Ⅲ度子宫脱垂、附件炎症时；子宫动脉切断或缝扎时滑脱，再次钳取断端或缝扎组织过多时；严重盆腔子宫内膜异位症，子宫后壁和骶韧带周围紧密粘连时；子宫直肠窝解剖不清，钳夹宫旁组织时，有可能误伤输尿管。

在分离子宫膀胱间隙时，应将部分膀胱宫颈韧带剪断，向外上方分离；处理子宫动脉时，避免残端滑脱，若有滑脱出血，不必惊慌，先压迫出血处，看清解剖关系后再进行钳夹；若遇子宫后壁和宫旁有紧密粘连，手术困难时可转开腹手术。如发现输尿管损伤，应及时转开腹手术，根据损伤部位的不同，行输尿管端端吻合或输尿管膀胱移植术，并放置输尿管导管，以双“J”管为好，上端插到肾盂，下端至膀胱内。术后2～3个月取出输尿管导管。术后预防感染治疗。

5. 术中、术后出血的原因及处理　术中大出血主要见于手术困难的病例。如子宫较大、肌瘤较多、阴道紧、子宫粘连、麻醉不满意、术者手术技巧不熟练等。阴道黏膜切口两侧若切得过深，可损伤子宫血管引起大出血。

手术结束前详细检查各韧带残端及阴道壁有无活动性出血，彻底止血；阴道黏膜两侧不可切得过深；仔细检查膀胱宫颈韧带和子宫两侧有无断裂的血管，单独缝扎；常规缝合宫颈筋膜创面；阴道壁、膀胱壁出血，可用1号丝线结扎，尿道口旁侧出血，止血困难，可压迫止血。

七、术后处理

1. 术后注意血压、脉搏、体温、呼吸、尿量、尿色及阴道流血情况。
2. 停留尿管3～5天，48h后拔出阴道内碘仿纱条。
3. 注意保持软便，术后3天可进食普通饮食。

八、术后并发症防治

1. 出血　术后出血多因钳夹或结扎线滑脱所致。遇此情况时，应直视下找出出血血管将其结扎，不要盲目钳夹，以免伤及深层组织中的输尿管、尿道及膀胱。残留附件血管的出血，止血极为困难，应充分暴露术野找到出血血管结扎之。如无法止血则需行剖腹止血。术后出血有腹膜内或腹膜后的出血，应行阴道检查及时处理。手术结束时盆腔放置引流管，以便观察术后出血量。术后必须严密观察生命体征和腹部情况及引流管引流液的多少，及时发现内出血。有时引流管被凝血块阻塞，引流出来的血液并不多，但腹腔内可大量积血，此时患者可出现面色苍白、血红蛋白下降、腹部膨隆胀大、出现移动性浊音等。只要认真仔细观察病情，动态监测血常规，注意腹部的检查，可尽早发现内出血。术后大出血者，大多数情况下可再次经阴道检查处理。在积极输液输血的同时，拆开阴道残端缝线，清除积血或血肿，查找出血点，缝扎止血。

2. 感染　此类手术为相对无菌手术，术野残端和泌尿道感染较为常见，感染者常伴有尿潴留。也有个别发生严重的输卵管、卵巢脓肿。术后应常规应用抗生素。术前阴道准备不够充分、术时阴道消毒不严、手术较困难、手术时间较长、术中出血较多或术后渗血较多、抵抗力下降或盆腔引流不畅积血引发感染；在月经前进行手术，盆腔充血，术中出血多、术后渗血多，均是感染的诱因。防治：术前排除阴道的炎症；严格无菌操作；减少术中、术后出血；术毕用0.9%氯化钠液冲洗阴道术野；及时发现和清除盆腔血肿和脓肿，可在B超监测下经阴道穹隆切口进入血肿腔或脓肿腔进行引流，也可放置双腔引流管行持续引流；选用敏感抗生素均能有效控制术后感染。

3. 损伤　损伤多为解剖层次不清所致，常见伤及膀胱、直肠，少有伤及输尿管、尿道及小肠等。一旦发生器官损伤，应及时进行修补。膀胱损伤行修补术后放置尿管7~14天，并用广谱抗生素预防感染。输尿管被切开或切断如术中未能及时发现，则术后会出现输尿管漏尿。尿液漏入腹腔可致腹腔积液和尿液性腹膜炎，或经阴道残端漏出形成输尿管阴道瘘。若术后72h内明确诊断，可急诊行输尿管吻合或输尿管移植术；如术后72h以后才明确诊断，因局部炎症水肿，应等2~3个月后再手术。有时输尿管损伤并非被切开或切断，而是被结扎，往往术中难以发现。术后可出现患侧输尿管扩张，肾盂积液，主要症状是肾区酸胀痛，伴发热。应提高警惕，及时行B超、造影或膀胱镜、输尿管镜检查，及早明确诊断，及时处理。否则将导致患侧肾脏受损。

（中山大学附属第三医院　李梦熊　沈慧敏）

第二节　次广泛全子宫切除术

经阴道次广泛全子宫切除术有人称之为扩大的全子宫切除术。在手术过程中，需要游离输尿管，有别于单纯切除部分阴道壁的子宫切除术，故称之为次广泛全子宫切除术较为合适。部分学者认为宫颈癌Ⅰa期及其他早期癌病例，选择经阴道次广泛全子宫切除术较为适宜，因为经腹手术有可能发生阴道残端癌，而经阴道手术可在直视下切除阴道壁，以避免阴道断端复发癌。同时对于较肥胖的子宫内膜癌Ⅰa期患者，经阴道手术较经腹手术简单许多。

一、适应证

子宫颈癌Ⅰa_1期及子宫内膜癌Ⅰa期。

二、禁忌证

同本章第一节。子宫颈癌Ⅰa_1期及子宫内膜癌Ⅰa期以上者。

三、术前准备

同本章第一节。术前行阴道镜检查以明确有无阴道壁浸润及其广度。

四、麻醉与体位

同本章第一节。

五、手术步骤

1. 环形切开阴道壁　先确定切除阴道壁的长度。用6~8把Allis钳钳夹拟切开部位阴道壁，于Allis钳上方阴道黏膜下注入0.9%氯化钠肾上腺素液，用冷刀从该处环形切开阴道黏膜全层（图4-1-25）。

2. 剥离膀胱　两把Allis钳向上提起阴道前壁切缘，并将钳夹阴道壁四周的数把钳子向下牵引，用剪刀剪断绷紧的结缔组织，剥离膀胱，打开膀胱宫颈间隙（图4-1-26）。

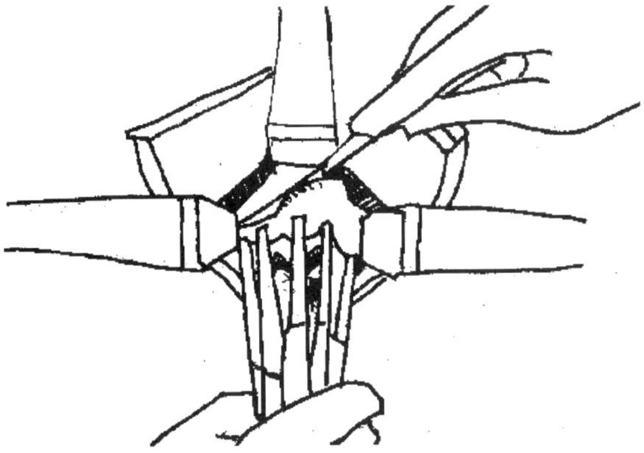

图 4－1－25　将钳夹阴道壁四周的钳子一并向下牵引，环形切开阴道壁

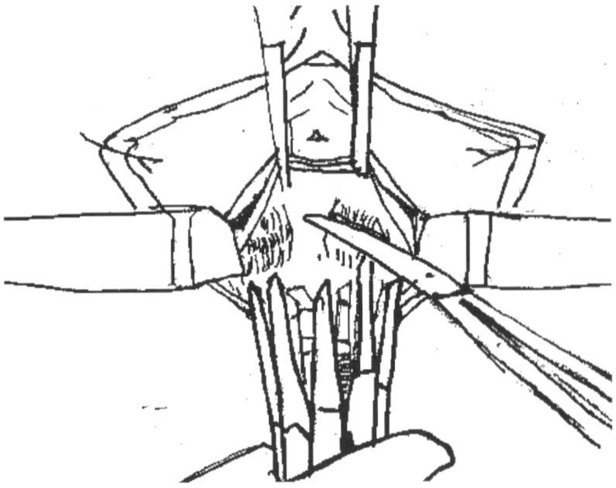

图 4－1－26　用弯剪剪断阴道上中隔以游离膀胱

3．形成 Manschette 束　数把 Allis 钳钳夹将被切除的阴道壁，用丝线将阴道前后壁黏膜缝合 8～10 针，并将这些线头的末端一起打结形成束状（Manschette 束），以做牵引（图 4－1－27）。

4．剪断并向上游离膀胱宫颈韧带外侧方的阴道黏膜　将 Manschette 束向右下方牵引，膀胱下方放置阴道拉钩以上提膀胱，阴道的左侧后壁也放置阴道拉钩，于 2 点处用弯剪削剪附着于膀胱宫颈韧带的阴道壁，然后用剪刀的凸部向左上方推，尽量将阴道壁从膀胱宫颈韧带上剥离出来（图 4－1－28）。

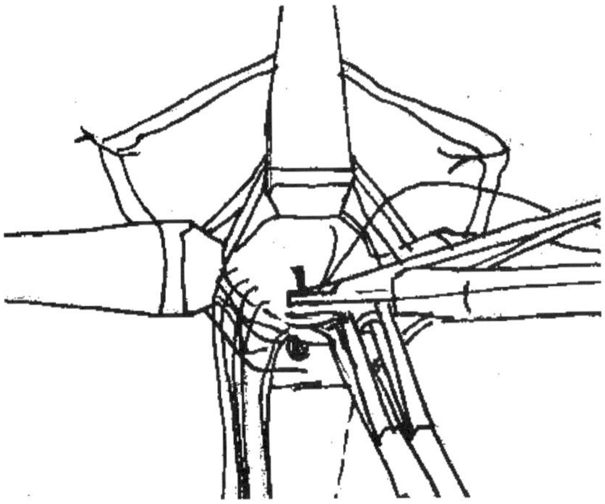

图 4－1－27　形成 Manschette 束

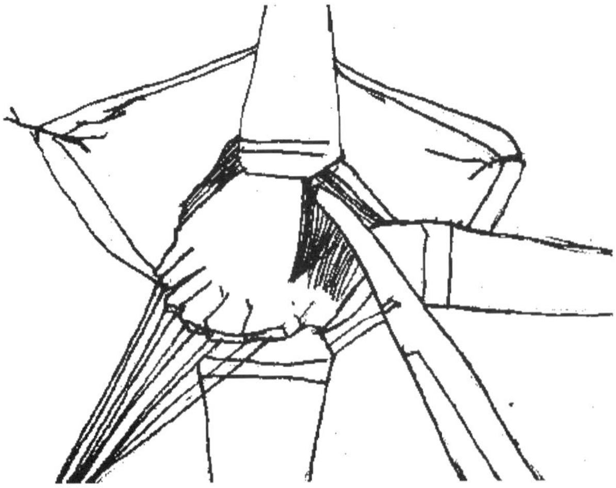

图 4－1－28　弯剪的凸部向外上方剥离阴道壁

5．处理膀胱宫颈韧带　左手中指插入膀胱宫颈间隙内，再将示指放在膀胱宫颈韧带的外侧，两指搓捻膀胱宫颈韧带时，可触及到存在于膀胱宫颈韧带中的输尿管。两把血管钳浅浅地钳夹膀胱宫颈韧带，钳夹的深度要避开输尿管，于两钳之间剪开（图 4－1－29），缝扎膀胱宫颈韧带断端，于断端部插入闭合的弯剪，以打开输尿管隧道，再用弯钳扩大输尿管隧道（图 4－1－30）。分 2～3 次结扎剪断靠近膀胱宫颈腔侧的膀胱宫颈韧带的内侧壁，这样输尿管及与输尿管交叉的子宫动脉就暴露出来（图 4－1－31，图 4－1－32）。

6．结扎并剪断子宫动脉　以弯钳钳夹与输尿管交叉的子宫动脉，并在交叉部的下方约 1.0cm 处，用丝线贯通结扎子宫动脉后，剪断（图 4－1－33）。

7．开放子宫直肠窝腹膜并剪断宫骶韧带　剪开子宫直肠窝腹膜，并放置阴道拉钩，以牵拉直肠，并绷紧附着于盆腔腹膜的宫骶韧带，于韧带的中央稍靠近宫颈一侧，切断并结扎宫骶韧带。

8．切断主韧带　将 Manschette 束向右下方牵引，以绷紧左侧主韧带，将输尿管再次向远处游离，并距宫颈 1.0cm 处用锯齿钳从子宫直肠窝起钳夹主韧带（图 4－1－34），切断后用丝线缝扎（图 4－1－35）。同

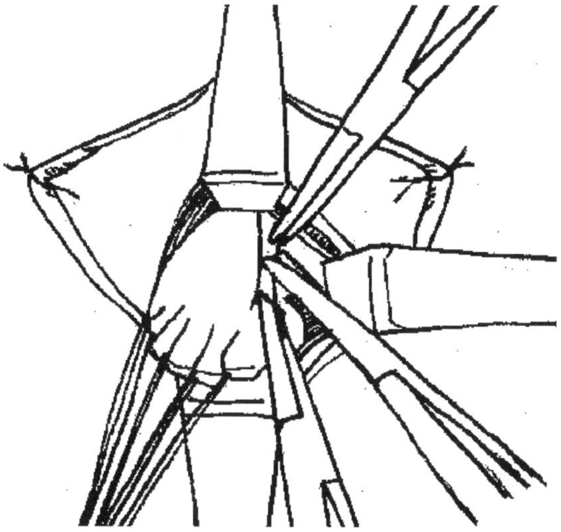

图 4－1－29　钳夹并剪开膀胱宫颈韧带

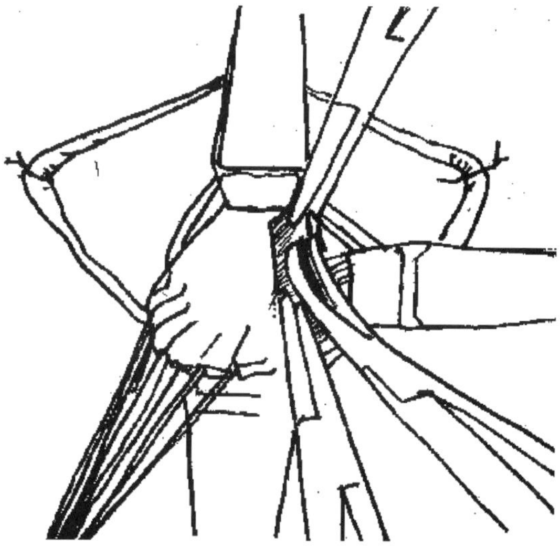

图 4－1－30　扩大输尿管隧道

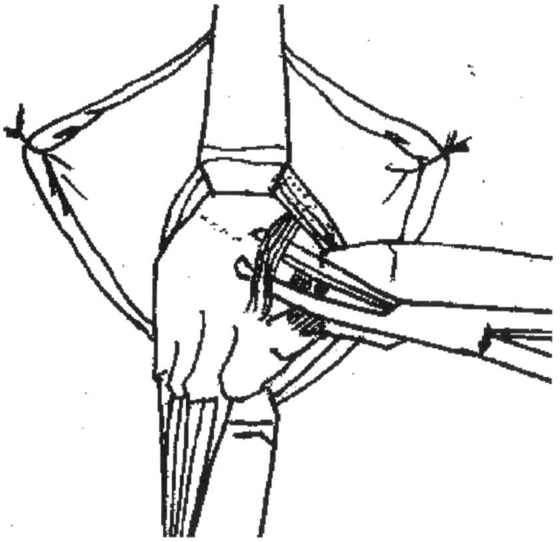

图 4－1－31　分 2～3 次分离膀胱宫颈韧带的内层

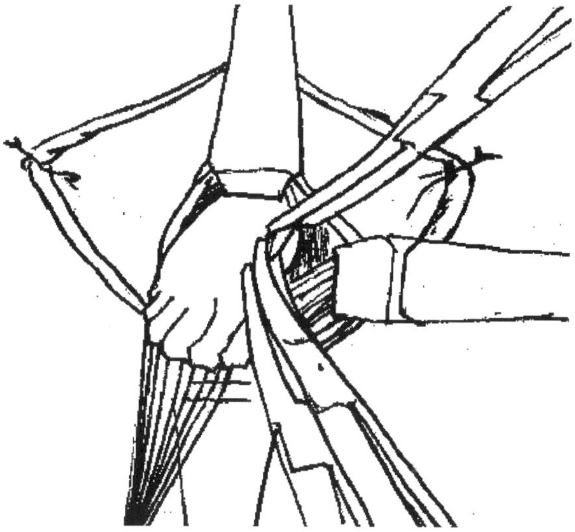

图 4－1－32　钳夹、剪断膀胱宫颈韧带的内层

法处理右侧的膀胱宫颈韧带、子宫动脉、宫骶韧带及主韧带。

9. 处理子宫和附件　以弯钳钳夹并提起膀胱子宫反折腹膜，于钳下方剪开腹膜（图 4－1－36），并向左右扩展，放置大拉钩上提膀胱。将 Manschette 束向下牵引，以双爪钳钳夹子宫体，并将宫体翻出阴道外。若无卵巢或输卵管病变，可保留附件。将圆韧带、输卵管及卵巢固有韧带一起用丝线结扎一次，然后行“8”字缝扎，用弯钳钳夹并切断，最后将断端行第三次结扎。同法处理对侧附件，切除子宫。

10. 关闭盆腔腹膜并缝合阴道残端　丝线缝合前腹膜、卵巢固有韧带及后腹膜，以使附件断端固定于腹膜外。然后用可吸收线连续缝合前后腹膜以关闭盆腔（图 4－1－37）。阴道内留置碘仿纱条。

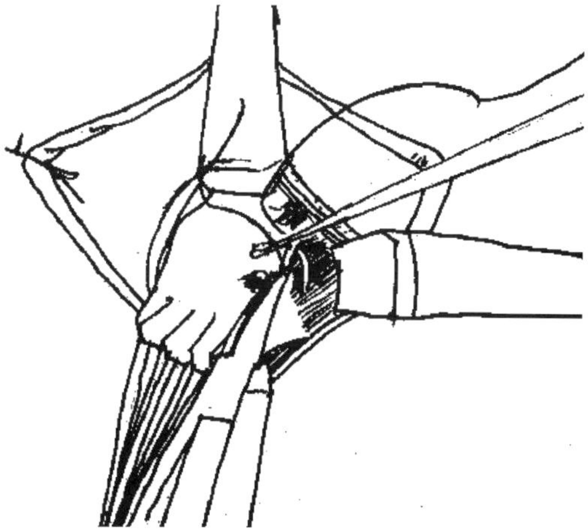

图 4－1－33　结扎并剪断子宫动脉

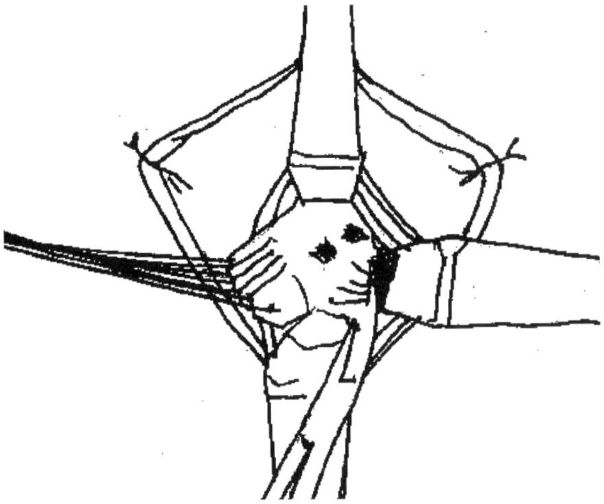

图 4－1－34　钳夹主韧带

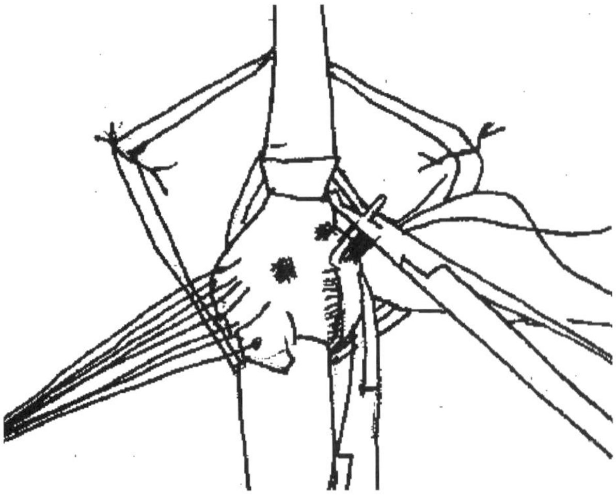

图 4－1－35　切断并结扎主韧带

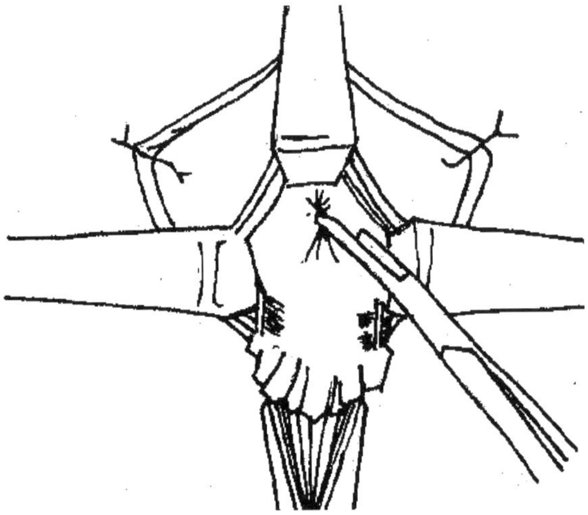

图 4－1－36　剪开前方腹膜

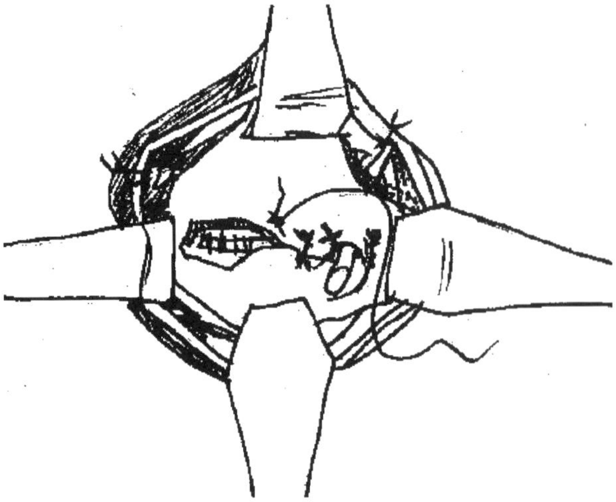

图 4－1－37　连续缝合腹膜后间断缝合阴道断端

六、术中意外的应急处理

详见本章第一节。

七、术后处理

术后留置导尿管 10～14 天。

八、术后并发症防治

详见本章第一节。

（中山大学附属第三医院　李梦熊　沈慧敏）

第三节　广泛性全子宫切除术及腹膜外淋巴结切除术

经阴道广泛全子宫切除术是通过切开阴道、会阴及肛提肌以扩大手术视野，从而达到广泛地切除子宫的目的。本术式的特点是纵向切开腹壁、断扎圆韧带以扩大腹膜外的术野，腹膜外清除淋巴结。然后再行阴式手术，在直视下切除阴道壁。通过处理膀胱宫颈韧带以游离输尿管，处理宫骶韧带，行广泛性全子宫切除术。腹膜外淋巴结切除术，手术侵袭范围小，操作较为简单。而阴式手术更利于直视下准确地切除阴道壁，特别是对患有宫颈癌或子宫内膜癌的肥胖患者行经阴道广泛全子宫切除术，可预防阴道切除不全而造成残端癌变。

一、适应证

宫颈癌Ⅰa_2～Ⅱa期（宫颈直径≤4cm）和子宫内膜癌Ⅰb～Ⅱ期患者。

二、禁忌证

同本章第一节。子宫颈癌Ⅱa期及子宫内膜癌Ⅱ期以上者。

三、术前准备

同本章第二节。

四、麻醉与体位

麻醉可考虑全身吸入静脉复合麻醉或腰硬联合麻醉。体位先以仰卧位行腹膜外淋巴结切除术，再以膀胱截石位行经阴道广泛全子宫切除术。

五、手术步骤

（一）腹膜外淋巴结切除术

1. 切开腹壁扩展腹膜外腔　于脐耻间纵行逐层切开皮肤、皮下组织及筋膜，拉开腹直肌。于术者一侧开始分离腹膜于盆壁，于骨盆侧腔处用左手的示指勾起与腹壁下动脉、静脉交叉的子宫圆韧带，确认其走向，用丝线分两处贯通结扎圆韧带，并切断之。再将腹膜从盆壁上剥离，推向术者一侧，以扩展腹膜外腔。放置自动拉钩以确保术野。

2. 结扎并切断闭孔动静脉　从闭孔管开始向下将闭孔神经周围的脂肪组织分离后，就可以观察到闭孔神经的走行，并暴露出闭孔动静脉。以丝线于血管的末梢贯通结扎闭孔动、静脉后切断。结扎并切断闭孔动、静脉可有效预防切除闭孔淋巴结时的出血。

3. 切除淋巴结

（1）切除髂总淋巴结：钝性将髂外动、静脉从腰大肌的内侧缘向上分离至髂总动脉。将腰大肌向外上方牵拉以暴露髂总动、静脉周围的淋巴结。以镊子轻提淋巴结，以弯钳钳夹并切断向上走行的淋巴管。牵拉淋巴结，并用弯剪向下游离髂总动脉和静脉上环形的结缔组织以切除淋巴结。

（2）切除腹股沟浅淋巴结及髂外动脉周围淋巴结：从髂外动脉的上方向下游离环形的结缔组织以切除

髂外淋巴结。暴露腹股沟韧带，提起腹股沟浅淋巴结，以弯钳钳夹并切断淋巴管，切除腹股沟浅淋巴结。

（3）切除髂外静脉周围的淋巴结：以血管拉钩牵拉髂外动脉，从腹股沟部开始，钳夹来自血管裂孔的已被脂肪包埋的腹股沟浅淋巴结，提起髂外静脉上的环形结缔组织，以弯剪向上游离髂外静脉周边的淋巴结直至血管的三角部。

（4）游离闭孔淋巴结：闭孔淋巴结包绕闭孔神经并在闭孔管上方，提起并向上游离闭孔淋巴结，结扎并切断流入的淋巴管。

（5）切除髂内动脉周围的淋巴结：将髂内动脉及膀胱周围所有的淋巴结向下方游离，直至输尿管与子宫动脉交叉部，最后将游离的淋巴结一起切除。

（二）经阴道广泛全子宫切除术

1. 环形切开阴道壁　若为Ⅰb期宫颈癌一般切除3～4cm，若为Ⅱa期切开部位应远离病灶浸润部位3～4cm。用6～8把Allis钳钳夹拟切开部位阴道壁四周，于Allis钳上方阴道黏膜下注入0.9%氯化钠肾上腺素液（图4－1－38），用冷刀从该处环形切开阴道黏膜全层（图4－1－39）。

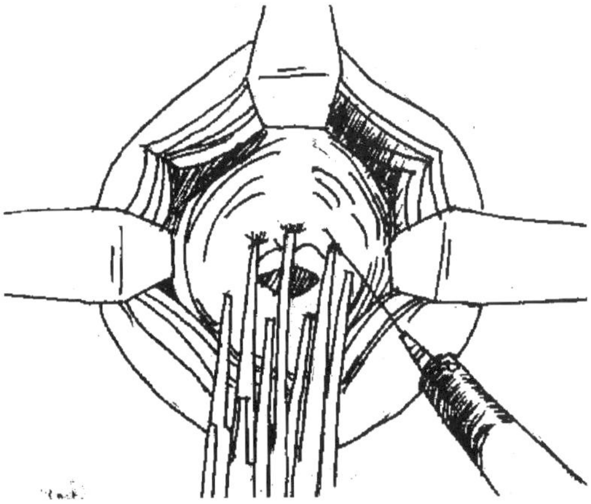

图4－1－38　阴道壁环形切开部位注射0.9%氯化钠肾上腺素液

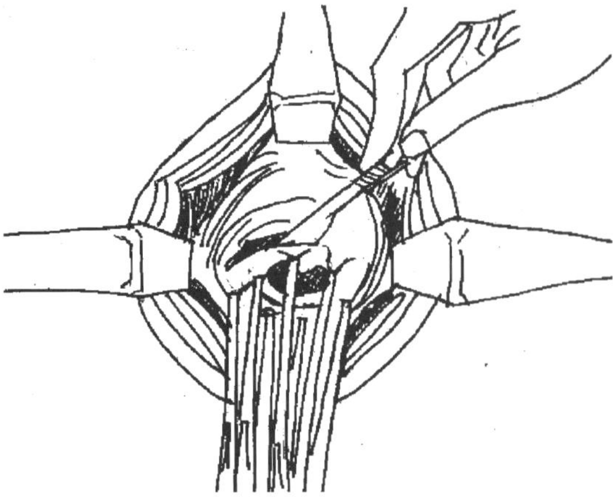

图4－1－39　环形切开阴道壁

2. 形成Manschette束　Allis钳提起阴道黏膜切缘，沿前后侧壁向宫颈方向游离阴道黏膜切缘，用丝线缝合前后切缘（图4－1－40），并打结，包住宫颈病灶。将所有线头打成一个结，形成束状便于牵引。

3. 分离膀胱宫颈间隙，游离膀胱　用Allis钳提起阴道前壁下方切缘，在宫颈水平剪断阴道上隔后进入膀胱宫颈间隙。用钝头剪刀紧贴宫颈筋膜分离撑开膀胱宫颈间隙（图4－1－41），再用手指插入向上及向两侧钝性分离扩大。

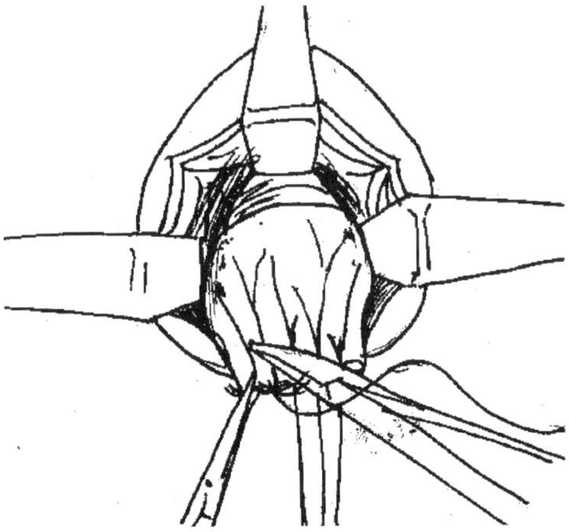

图4－1－40　Manschette形成缝合前后阴道壁

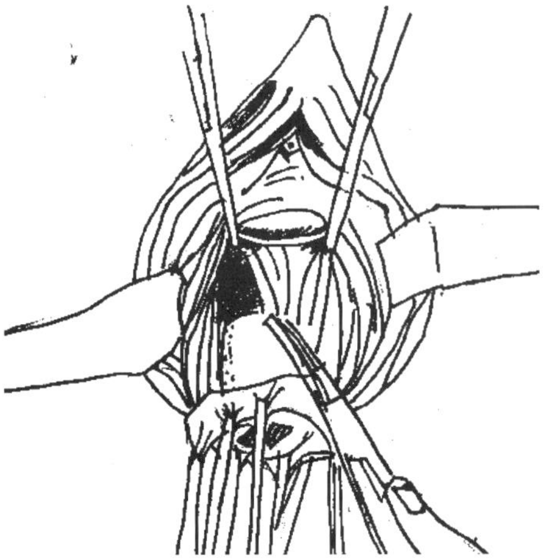

图4－1－41　用钝头弯剪分离膀胱宫颈间隙

4. 分离直肠宫颈间隙　将阴道袖套向前方牵引，Allis 钳提起阴道后壁下方切缘，将 Manschette 束向前方牵引，用钝头弯剪紧贴宫颈后筋膜分离撑开直肠子宫间隙，再用手指分离扩大。

5. 打开膀胱侧窝和直肠侧窝　用阴道拉钩置入膀胱宫颈间隙向上提，显露膀胱宫颈韧带，将 Manschette 束向右下牵拉，提起左侧阴道壁 2～3 点处切缘，用钝头弯剪在左侧膀胱宫颈韧带与左侧阴道壁切缘之间向外上方斜 45°方向撑开进入膀胱侧窝（图 4－1－42），再插入示指向外上方进一步扩大。提起右侧阴道壁 10～11 点处切缘，同法打开右侧膀胱侧窝。将 Manschette 束向前牵拉，于宫骶韧带外侧稍分离扩大直肠侧窝。

6. 切断阴道旁组织　紧贴阴道侧壁于膀胱侧窝和直肠侧窝之间尽量靠近外侧钳夹、切断、缝扎阴道旁组织（图 4－1－43）。

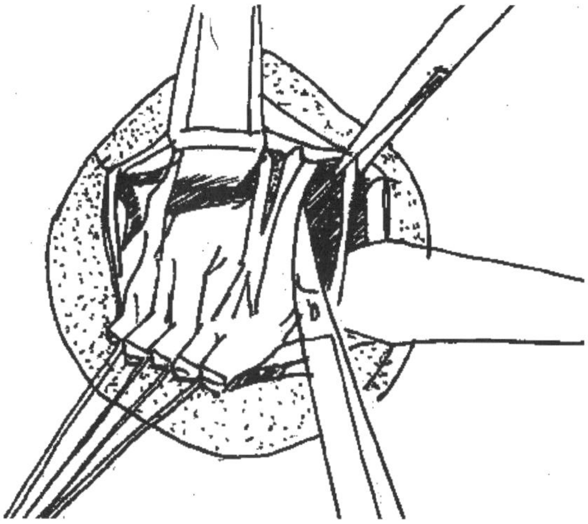

图 4－1－42　打开膀胱侧窝

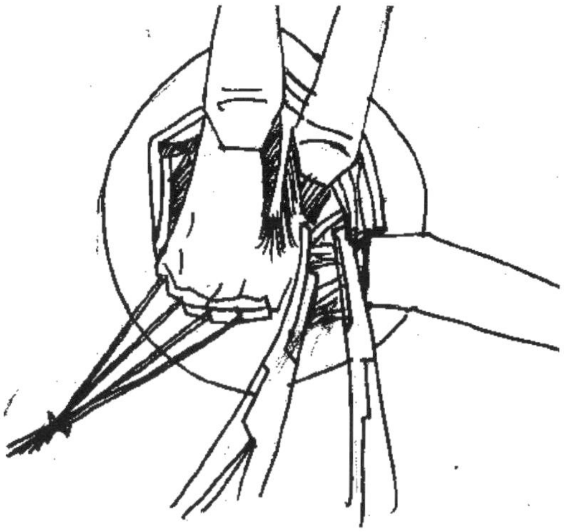

图 4－1－43　钳夹阴道旁组织，予以切断、缝扎

7. 分离剪断膀胱宫颈韧带，打开输尿管隧道游离输尿管　两拉钩分别放入膀胱宫颈间隙和膀胱侧窝内，充分暴露膀胱宫颈韧带。用手指触膜膀胱宫颈韧带内输尿管的位置及走行。钳夹、剪断、缝扎膀胱宫颈韧带浅层，并于两断端间插入弯剪刀，将膀胱宫颈韧带分为内、外两叶，并分别钳夹切断，打开输尿管隧道，显露输尿管（图 4－1－44）。

8. 处理结扎子宫动脉　于输尿管膝部内侧钳夹、切断、缝扎子宫动脉（图 4－1－45），将输尿管进一步向外上方推离。

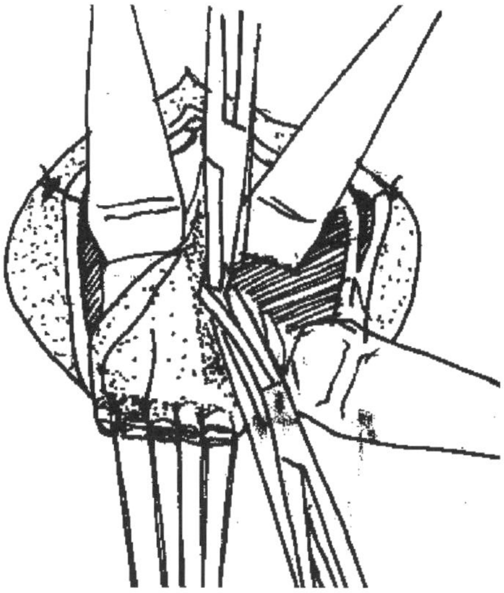

图 4－1－44　打开输尿管隧道

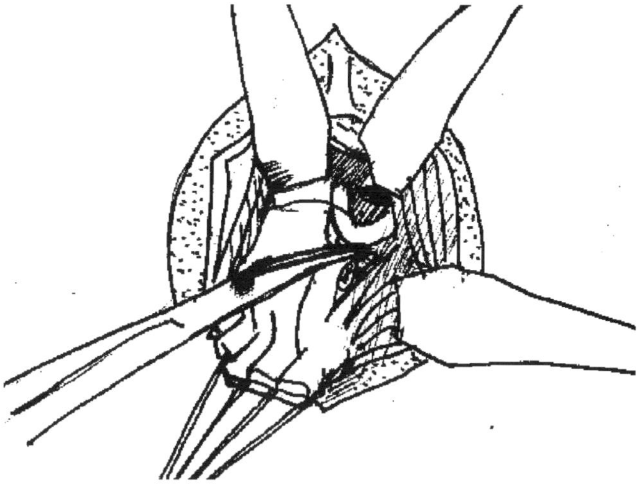

图 4－1－45　钳夹、切断和缝扎子宫动脉

9. 处理子宫骶韧带　于靠近直肠的部位钳夹、切断、缝扎子宫骶韧带的降部（即直肠柱），打开后腹膜反折。

10. 处理主韧带　切断子宫动脉后，输尿管膝部松动，可完全向外上方推开，在直视下避开输尿管，尽量靠近盆壁钳夹、切断、缝扎主韧带和宫旁组织。

11. 打开前腹膜反折，将子宫体翻出（图4－1－46），处理附件。打开膀胱腹膜反折后，用双爪钳将宫底经前穹隆翻出，用粗丝线缝扎宫体3～4针，将丝线线头系成束状，向下牵引子宫体，同时钳夹附件，并向前牵引附件使圆韧带及骨盆漏斗韧带绷紧，缝扎两次后切断，断端再予以结扎。

12. 处理子宫骶韧带的矢状部分　将已松动的子宫牵引出阴道口，用钝头弯剪游离骶韧带矢状部分周围的腹膜，钳夹、切断、缝扎剩余的骶韧带矢状部，子宫完全游离、取出（图4－1－47）。

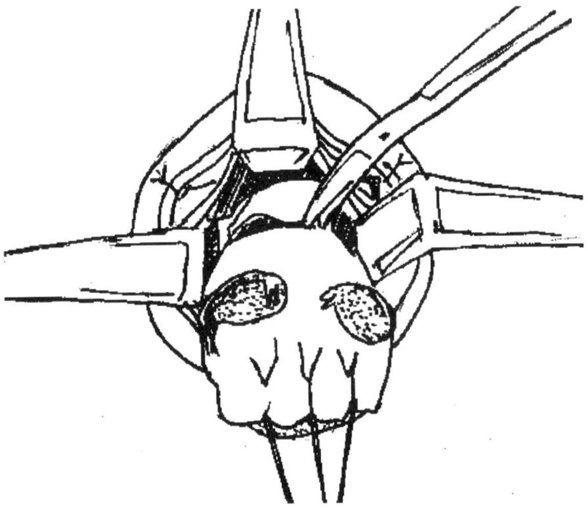

图4－1－46　打开前腹膜反折，将子宫体翻出

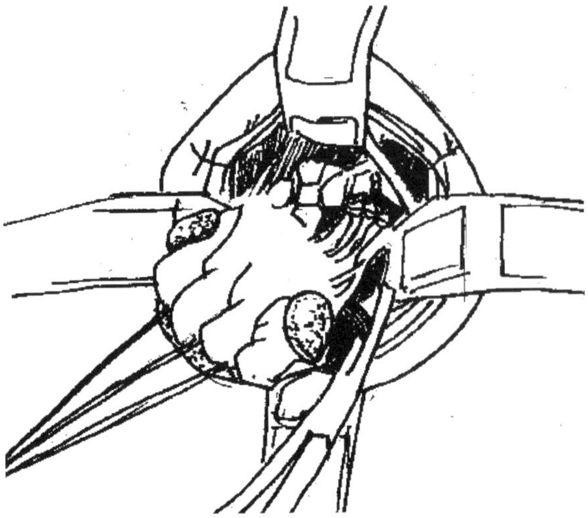

图4－1－47　钳夹、切断子宫骶韧带，完全游离子宫

13. 全层关闭盆腔腹膜及阴道断端　仔细检查各韧带残端和创面，于两侧角部开始用可吸收线连续缝合阴道壁和前后腹膜，中间留孔放引流管。阴道内留置碘仿纱条。

六、术中意外的应急处理

详见本章第一节。

七、术后处理

术后留置导尿管10～14天。

八、术后并发症防治

详见本章第一节。

参考文献

[1] 宋磊. 经阴道广泛子宫切除术治疗子宫恶性肿瘤的最新进展［J］. 实用妇产科杂志，2007，23（1）：5－6.
[2] 谢庆煌. 经阴道子宫手术技巧［J］. 实用妇产科杂志，2007，23（1）：6－8.
[3] 游泽山，柳晓春. 经阴道子宫手术适应证的变迁和选择［J］. 实用妇产科杂志，2007，23（1）：8－10.

[4] 谢庆煌，柳晓春，郑玉华，等. 经阴道子宫广泛切除联合腹腔镜手术治疗子宫恶性肿瘤的临床研究 [J]. 实用妇产科杂志，2007，23 (1)：20 - 22.
[5] 柳晓春，黄晓斌. 经阴道子宫手术常见并发症的防治 [J]. 实用妇产科杂志，2007，23 (1)：10 - 11.
[6] Hertel H, Kohler C, Michels W, et al. Laparoscopic-assisted radical vaginal hysterectomy (LARVH): prospective evaluation of 200 patients with cervical cancer [J]. Gynecol Oncol, 2003, 90 (3): 503 - 505.
[7] Abu-Rustum NR, Gemignani ML, Moore K, et al. Total Laparoscopic radical hysterectomy with pelvic lymphadenectomy: using the gon-beam coagulator: pilot data and comparison to laparotomy [J]. Gynecol Oncol, 2003, 91 (2): 402 - 409.
[8] Steed H, Rosen B, Murphy J, et al. A comparison of laparoscopic-assisted radical vaginal hysterectomy and radical abdominal hysterectomy in the treatment of cervical cancer [J]. Gynecol Oncol, 2004, 93 (3): 588 - 593.

（中山大学附属第三医院　李梦熊　沈慧敏）

第二章　经腹子宫切除术

第一节　次广泛全子宫切除术

次广泛全子宫切除术又称改良的 Wertheim 根治性子宫切除术，是一种中等扩大的根治性全子宫切除术，手术范围较筋膜外子宫切除术扩大，相当于 Piver Rutledge 分类的Ⅱ型子宫切除术。手术特点：①需打开输尿管隧道，在输尿管内侧及上方游离宫旁段输尿管；②在输尿管内侧处理子宫动脉，以保留远端输尿管血供；③需打开直肠侧窝，分离部分子宫骶骨韧带，以利保存膀胱的神经支配。手术范围包括：切除全子宫及双侧附件（45 岁以下宫颈鳞癌，分化好的Ⅰa 期可保留一侧卵巢），切除部分宫旁组织；宫旁切缘距癌灶≥2cm；子宫骶韧带和主韧带切除 1/2，阴道必须切除上 1/3。

一、适应证

1. 宫颈磷癌Ⅰa_2 期或Ⅰa_1 期无脉管浸润，肿瘤直径≤2cm。
2. 宫颈腺癌Ⅰa_1 期。
3. 宫颈鳞癌，分化好，肉眼无明显病灶或病灶极小的Ⅰb_1 期。
4. 宫颈癌Ⅰb 期或Ⅱ期全量放疗后局部未控或放疗后限于宫颈的微灶复发者。
5. 子宫内膜癌Ⅰb 期和Ⅰc 期患者。
6. 患者无心、肺、肝、肾等重要器官的严重并发症，年龄 70 岁以下，自愿接受手术治疗。

二、禁忌证

年龄大于 70 岁，体质虚弱或伴有严重心、肺、肝、肾功能障碍；盆腔有子宫内膜异位症或严重慢性炎症，且广泛粘连者；过度肥胖者；患者拒绝手术；宫颈癌Ⅰa 期有脉管浸润及融合性浸润。

三、术前准备

（一）术前评估

1. 病史采集　详细病史，特别是妇科情况，生育史，月经史，胃肠道，乳腺疾病史及家族史。对有合并症者，详细询问治疗过程，评估手术可能。

2. 体格检查　全身检查，除一般检查外，应特别注意乳腺、腹部（肝、脾、腹水、肿块）、直肠及区域淋巴结。重点妇科盆腔检查、三合诊、直肠肛诊。

3. 实验室检查　血、尿常规分析、血型、Rh 因子、凝血功能（凝血Ⅰ），血液生物化学检查、乙型肝炎表面抗原；艾滋病及丙型肝炎筛查。

4. 肿瘤标志物的检测　根据患者年龄、肿块的性质及临床情况选择相应的肿瘤标记物如 CA_{125}，CA_{199}，AFP，HCG，E_2，P，T，LDH，CEA，SCC 等。

5. 影像学检查　胸部 X 线摄片，常规行盆腔、上腹部及双肾 B 超，必要时也可行 CT、MRI、肾血流图、静脉肾盂造影、胃肠造影、放射免疫显像、肝 γ 扫描及照相等检查。

6. 特殊检查　阴道镜检查，宫颈活检，子宫内膜诊刮术，病理检查，HPV 检测，必要时排泄性尿路造影，腹部及盆腔 MRI 检查，膀胱镜检查、乙状结肠镜检查或直肠镜，PET 检查；有需要时可行麻醉下盆腔检查；对于可疑的膀胱或直肠受累部位应通过活检和组织学证据证实；淋巴怀疑转移时可行淋巴管造影、淋巴结针吸活检。心电图检查，对于年龄较大者或有心脏病者行彩色超声心动图。

7. 术前肿瘤分期 根据术前检查结果进行临床分期。

（二）术前合并症的处理

合并慢性心、肺、肝、肾疾病，内分泌疾病，血液疾病或存在感染者，术前应进行积极处理，待病情稳定后，适时手术。

（三）手术时机的选择

一般患者，无合并症者在完善相关检查，无禁忌证时手术。宫颈锥切术后追踪病理，24～48h 出报告，如有浸润癌，可在 48h 内手术；如 >48h，则盆腔水肿，不宜近期手术，应在 6 周后手术。

（四）术前知情同意

知情同意是患者的权利，对于肿瘤患者行手术治疗，知情同意更显得重要；手术没有患者的同意即为手术禁忌证。医生要充分告知患者及家属疾病的相关情况、各种治疗方法的相对风险与收益，并且运用通俗的语言，使患者及家属理解，谈话最好由主刀医生或有经验的医生进行，并且要给患者足够的时间思考决定。医生和患者及家属对手术取得共识，患者及家属明白手术的风险，并且对术中可能出现手术方式的变更表示理解及同意。患者签署手术知情同意书、麻醉知情同意书、输血知情同意书、应用贵重医疗用品知情同意书，对于全麻或者其他不能在术中征求意见者，患者可以委托其法定监护人或指定委托人签署委托知情同意书。术前知情同意，是对患者负责，也是对医务人员的保护。

（五）腹部手术准备

1. 手术野准备 范围：上至剑突，下至耻骨联合、外阴与大腿内侧上 1/3 皮肤，两侧至腋中线。术前日患者淋浴。术野最好不要去除毛发，除非毛发在手术切口部位或在周围，对手术有干扰。如果需要去除毛发，在当天手术去除，最好使用电动发剪，在术前 1 天进行。特别注意脐部的消毒。

2. 阴道准备 术前 3 天开始进行。患者取膀胱截石位，碘伏稀释液冲洗阴道，以消毒棉球擦拭；每天 1 次。有阴道流血者禁止冲洗，用消毒棉球擦拭。必要时可于术前当天早晨阴道冲洗。

3. 肠道准备 术前 12h 禁食，术前 2h 禁水。一般可在术前日晚及术晨行肥皂水灌肠各 1 次。对于可能肠道手术者行肠道准备方法：术前 3 天开始无渣半流质饮食，庆大霉素 8 万 U 口服，每天 2 次，或甲硝唑 0.2g 口服，每天 3 次；手术前日晚 6 点及 9 点 20% 甘露醇 250mL 口服，每天 1 次；或 50% $MgSO_4$ 40mL 口服；其后肥皂水灌肠 1 次，注意嘱患者多饮水；手术当日行清洁灌肠。

4. 一般准备 术前 1 天备血。导尿管可以在手术室麻醉后保留，减轻患者痛苦。术前当日应注意患者是否有发热等异常情况。术前半小时麻醉辅助剂的应用（减轻患者紧张，加强麻醉效果）。

5. 感染的预防

（1）严格无菌操作。

（2）术前预防性抗生素的应用：抗生素应该在皮肤切开前半小时或麻醉诱导开始时静脉使用；使用的剂量应确保血液和组织中的浓度高于常见致病菌的 MIC，应该可以达到在第一次切开前切口部位一定的血清抗生素浓度以及相应组织中的浓度；手术过程中直至手术结束后数小时，应保持血和组织中抗生素药物的有效浓度能保持在一定的合理水平直至伤口被关闭。选用的抗生素应是半衰期长的抗感染药物；使用半衰期短的药物，手术长于半衰期的，术中还应加用一次药物；尽量选用单种、一线抗生素，避免应用万古霉素等抗生素。

（3）感染高危因素的控制：充分控制所有糖尿病患者的血糖水平；鼓励戒烟，指导患者在选择性手术前至少 30 天戒烟；在手术消毒前，彻底清洗切口及附近皮肤肉眼可见的污染物；慢性阻塞性肺病的治疗。

四、麻醉与体位

（一）麻醉方式

麻醉方式的选择取决于患者的一般状况，有无合并症。年轻、一般状况好者，可以选用持续硬膜外腔阻滞麻醉、腰硬联合麻醉或气管内插管全身麻醉。对于有心血管疾病、呼吸系统疾病者选用硬膜外腔阻滞麻醉。因为此手术对盆腔肌肉松弛要求较高，故建议一般选用气管内插管全身麻醉；当选用硬膜外腔阻滞麻醉时最好选用两点法穿刺。

（二）体位

手术一般采用平卧位，但有些肥胖妇女盆腔较深，手术操作困难，故有时将头部放低，采取垂头仰卧位，肠管多可垂向上腹部，使术野暴露清楚。

五、手术步骤

（一）开腹

1. 切开皮肤　一般采用下腹纵切口，正中或旁正中，向脐左旁延长3～5cm，下达耻骨联合（图4－2－1），或有时可选择下腹横切口。术者站在患者左侧，左手固定腹壁，大拇指在腹正中线左侧，其余4指在腹正中线右侧，将皮肤绷紧固定；或术者左手固定其侧，助手固定对侧，绷紧固定切口（图4－2－2）。从耻骨联合上缘开始，向上切开，依次切开皮肤、皮下组织，注意切口两侧组织对称，皮下出血点可用小血管钳钳夹止血，活动出血用丝线结扎；也可切开皮肤后用电刀切开皮下组织，出血点电凝止血。

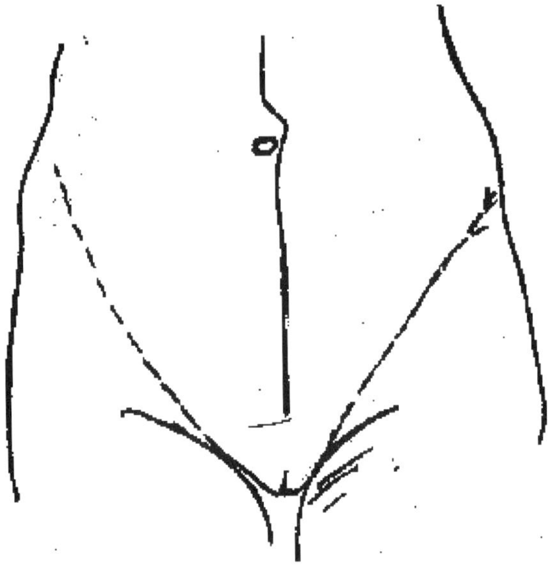

图4－2－1　皮肤切口

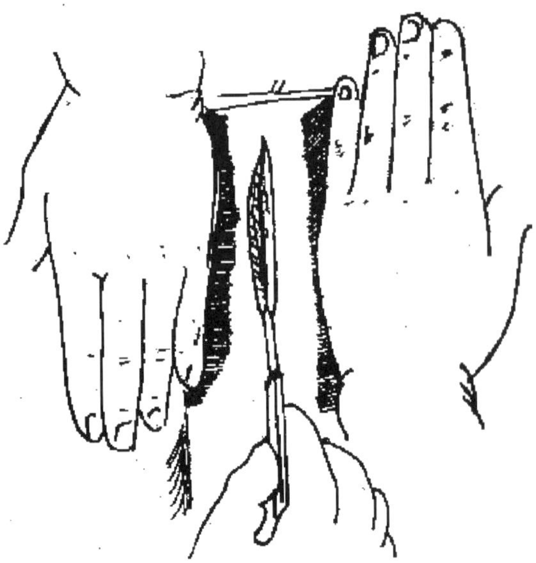

图4－2－2　切开皮肤

2. 保护切口　切口两侧各放1块干纱垫，亦可以在切开皮肤前贴皮肤保护膜保护切口。

3. 切开筋膜及分离腹直肌　切开皮肤和皮下组织后，见到白色较韧的筋膜（腹直肌前鞘），先在中段筋膜上切一小口（图4－2－3），以有齿镊提起切缘，用组织剪先将筋膜与其下方肌束分离，向上、向下边分边剪开筋膜，达皮肤切口的全长。用血管钳提起一侧筋膜切缘，以刀柄试行分离，找出腹直肌内侧游离缘，并由此分开。此处辨认方法有两种：一种是沿腹正中线左侧切开的切口，顺切口右侧的筋膜内面找，沿腹正中线右侧切开的切口，则顺切口左侧的筋膜内面找，一般不难找到；另一种辨认方法是以锥状肌作为标志，即为腹直肌内缘。分出腹直肌内缘后，以双手示指伸入此间隙，向上下扩展分开腹直肌束，即露出腹膜外脂肪（图4-2-4）。分离肌束时，不可向肌间撕扯或向肌肉两侧深处剥离，以免引起出血，发现出血应及时处理，以免形成血肿；有出血点，以缝扎止血为宜。

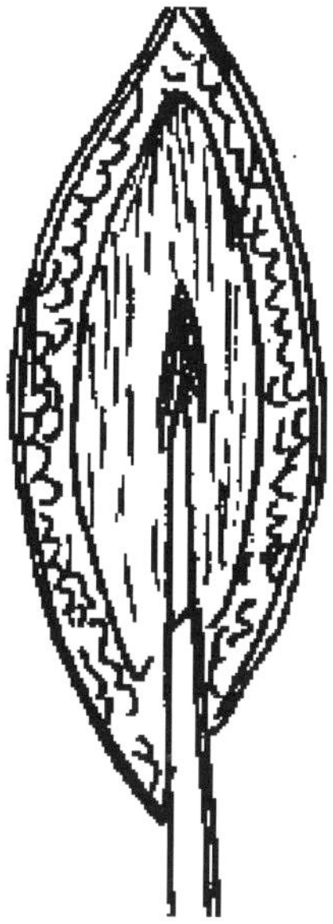

图4-2-3　切开筋膜

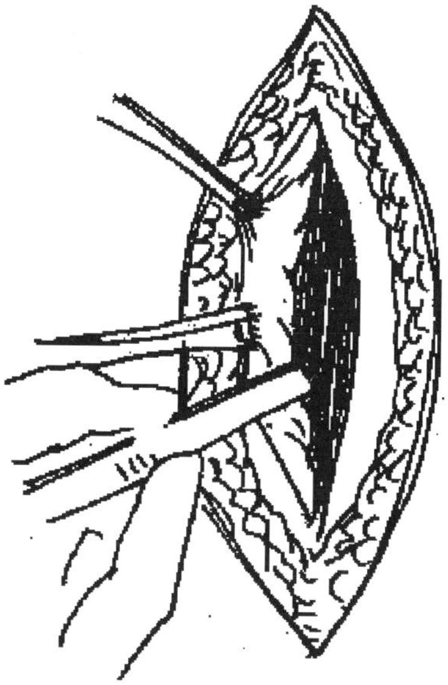

图4-2-4　分离腹直肌

4. 切开腹膜　分开腹直肌及腹膜外脂肪后，即可见到光滑的腹膜。于切口上1/3处，术者以无齿镊或中号血管钳提起腹膜，助手以另一小弯血管钳提起对侧相距3cm处的腹膜，使该段腹膜拉紧，以拇指和示指检查提起的腹膜内确实未夹有其他组织，并以刀柄挑起腹膜为光滑腹膜后，切开小口即进入腹腔（图4-2-5）。见到光滑的腹膜内面，以血管钳提起腹膜边缘，伸进示指，以掌面向上分开两指将腹膜撑开，在两指之间剪开或延长（图4-2-6）。切开腹膜时注意勿损伤肠管、膀胱及大网膜，此时逐段用血管钳提起并拉紧腹膜缘便于操作，并可减少损伤。同时以刀柄将腹膜外脂肪分开，利于膀胱界限暴露。如遇肠管胀气鼓肠或大网膜，可用纱垫或压肠板隔开，或助手用手压住。出血点电凝或结扎止血。

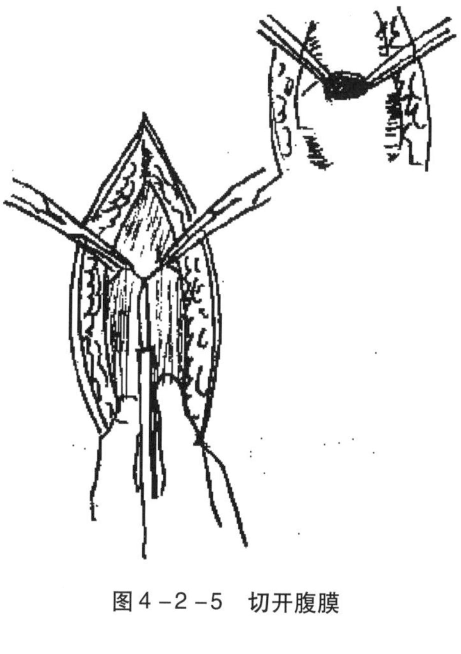

图4-2-5　切开腹膜

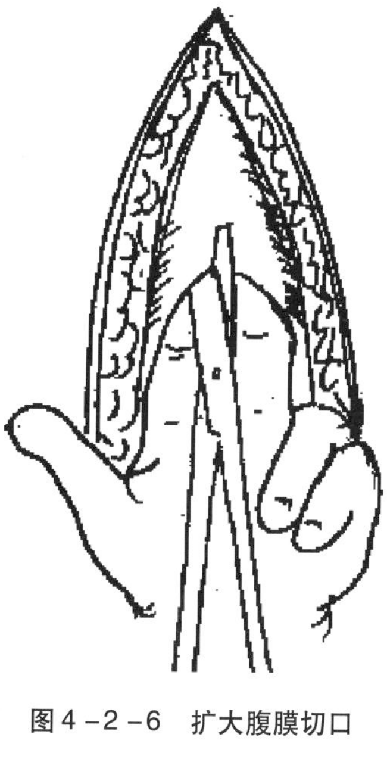

图4-2-6　扩大腹膜切口

（二）探查

1. 子宫内膜癌　打开腹腔后立即取盆、腹腔冲洗液送细胞学检查，然后仔细探查整个腹腔内脏器。网膜、肝脏、腹膜、子宫直肠陷凹和附件表面均需检查和触摸，以发现任何可能存在的转移病灶，然后仔细触摸主动脉旁和盆腔内可疑或增大的淋巴结。

2. 子宫颈癌　打开腹腔后，先探查子宫活动度，两侧附件有无粘连及病变，宫旁组织、膀胱、直肠有无浸润、肥厚或粘连等；检查盆腔淋巴结、腹主动脉旁淋巴结有无肿大及硬结；探查肝、胆囊、脾、肾、横膈及大网膜；对于非鳞状细胞宫颈癌患者应常规进行腹膜和腹水细胞学检查。

（三）处理圆韧带

用两把血管钳钳夹双侧子宫角，上提子宫以利牵引（图4－2－7）；用血管钳钳夹左侧圆韧带中段，切断，7号丝线缝扎，4号丝线双重结扎，结扎线悬吊于切口外，做牵引（图4－2－8）。

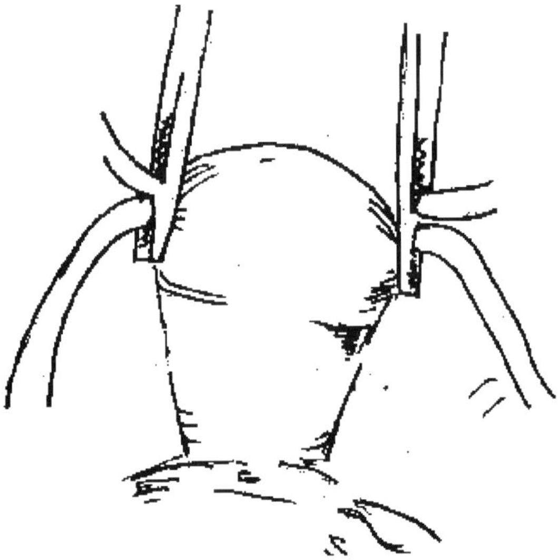

图4－2－7　钳夹宫角、上提子宫

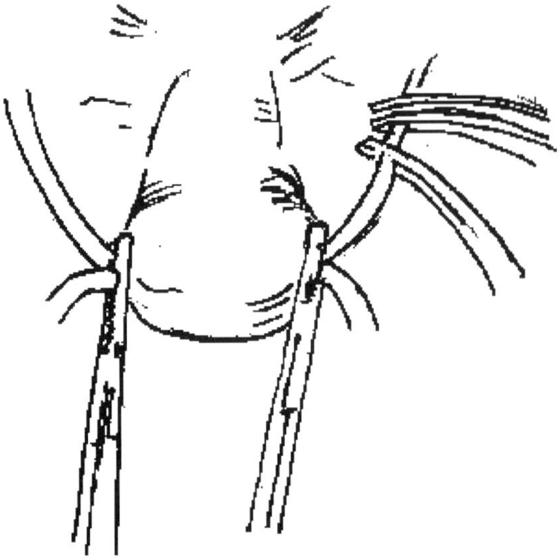

图4－2－8　钳夹、切断、缝扎圆韧带

（四）处理卵巢血管

自圆韧带断端打开阔韧带前叶（图4－2－9），分离阔韧带后叶，显露卵巢血管，辨别输尿管后，用血管钳钳夹切断卵巢血管，残端7号丝线双重结扎（图4－2－10）。

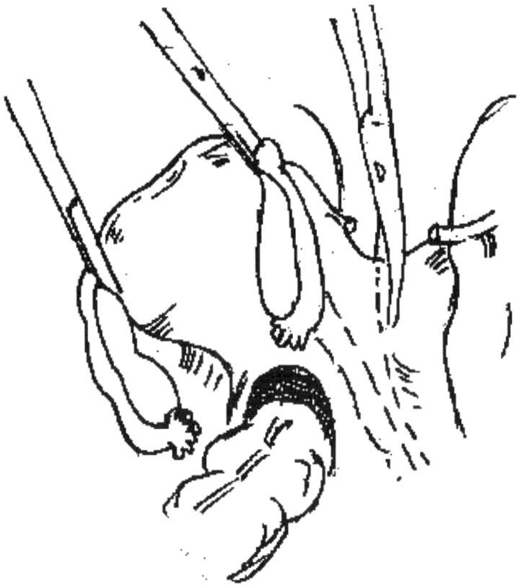

图4－2－9　打开阔韧带前后叶

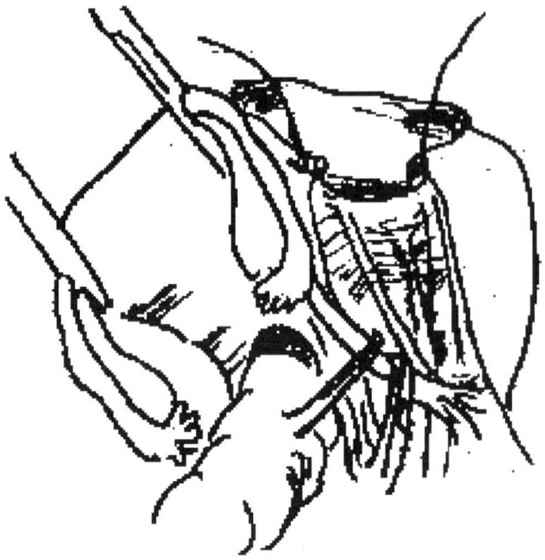

图4－2－10　钳夹、切断卵巢动静脉

（五）一侧卵巢或附件的保留

如要保留一侧卵巢，钳夹、切断输卵管系膜血管至卵巢固有韧带上方，残端以4号丝线缝扎，切断卵巢固有韧带缝扎（图4－2－11）。如保留一侧附件，则在宫角部钳夹切断输卵管和卵巢固有韧带（图4－2－12）。注意：保留卵巢时，应先行保留手术，然后再做对侧附件切除手术。

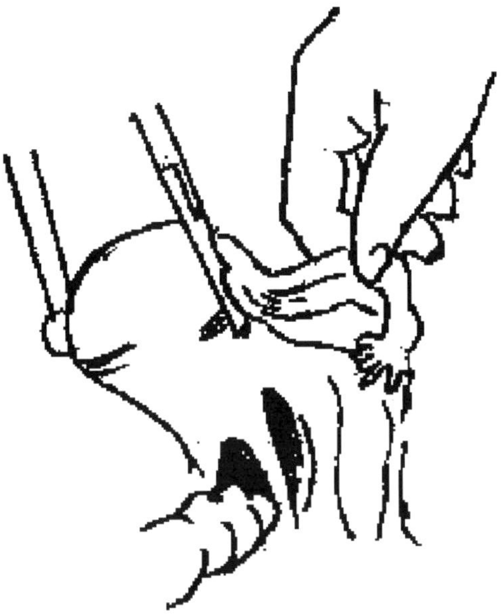

图4－2－11　保留单侧卵巢（输卵管系膜切口）

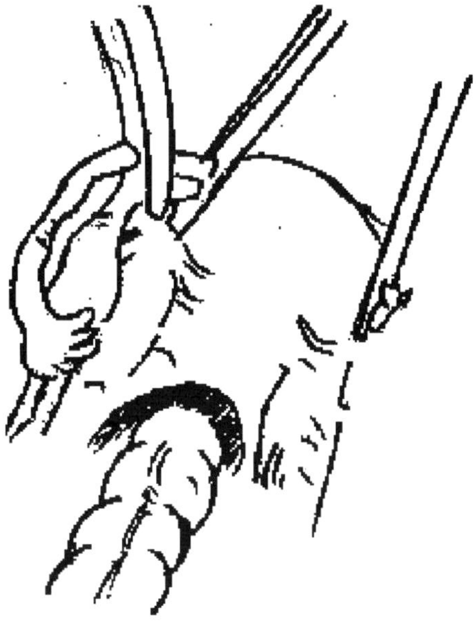

图4－2－12　保留单侧附件

（六）打开膀胱子宫反折腹膜

用剪刀锐性分离打开膀胱子宫反折腹膜（图4－2－13）。

（七）分离膀胱

剪开膀胱筋膜与宫颈筋膜间的疏松组织或用手指钝性分离，下推膀胱至宫颈外口水平下约3cm处（图4－2－14）。

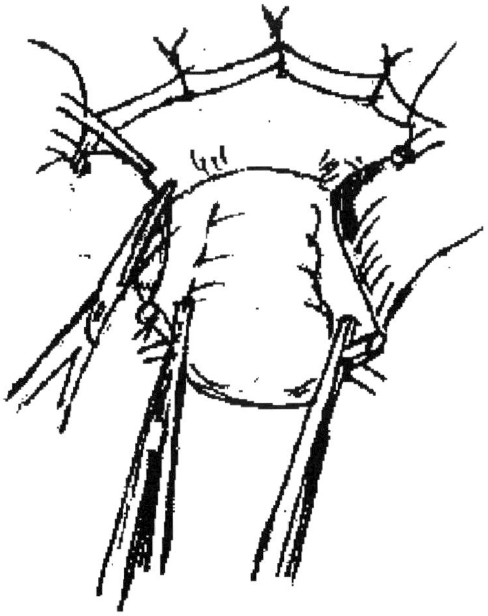

图4－2－13　打开膀胱子宫反折腹膜

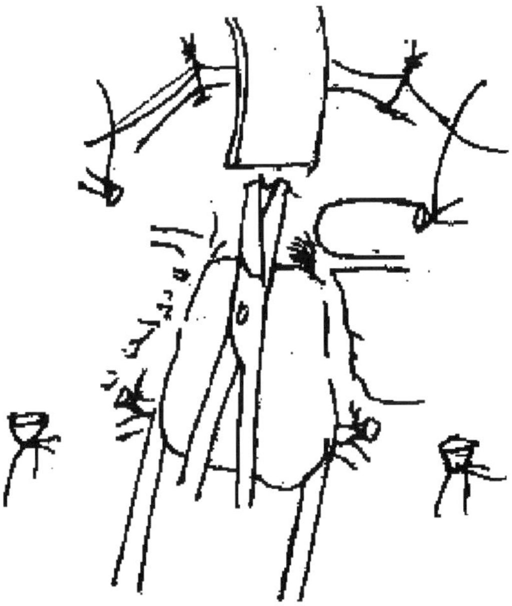

图4－2－14　分离膀胱宫颈间隙

（八）游离输尿管

将子宫拉向对侧，锐性分离宫旁疏松组织。在阔韧带后叶识别输尿管走向，分离输尿管内侧疏松组织至输尿管隧道入口处，在输尿管上方分离出子宫动脉（图 4 –2 –15）。

（九）断扎子宫动脉

在输尿管内侧钳夹、切断，7 号丝线结扎子宫动静脉，4 号线双重结扎（图 4 –2 –16）。注意：勿误伤输尿管。

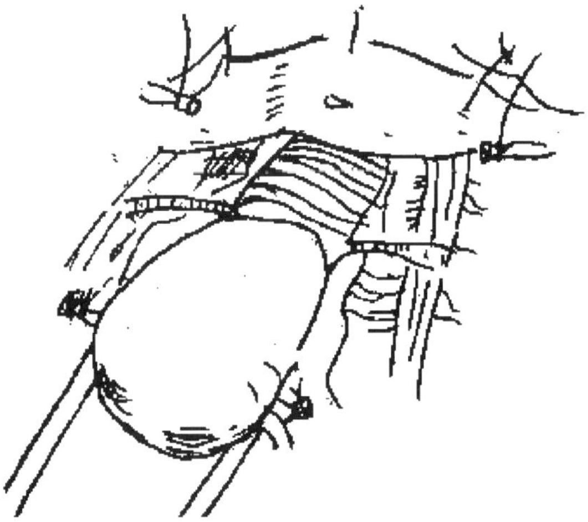

图 4 –2 –15　分离输尿管、暴露子宫动脉

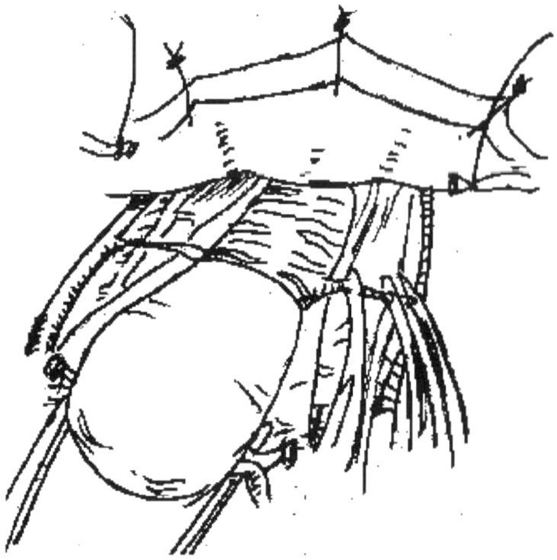

图 4 –2 –16　切断子宫动脉

（十）打开输尿管隧道

沿输尿管走向分离、钳夹、切断、缝扎膀胱宫颈韧带前后叶，继续游离输尿管至膀胱入口。注意：分离膀胱宫颈韧带后叶时遇血管应逐一结扎（图 4 –2 –17、图 4 –2 –18）。

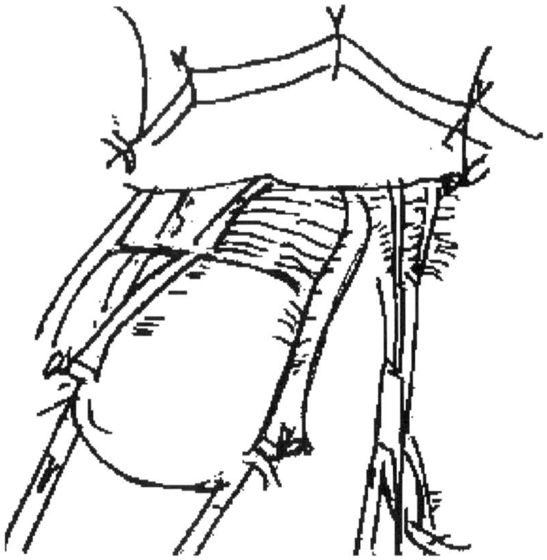

图 4 –2 –17　打开输尿管隧道

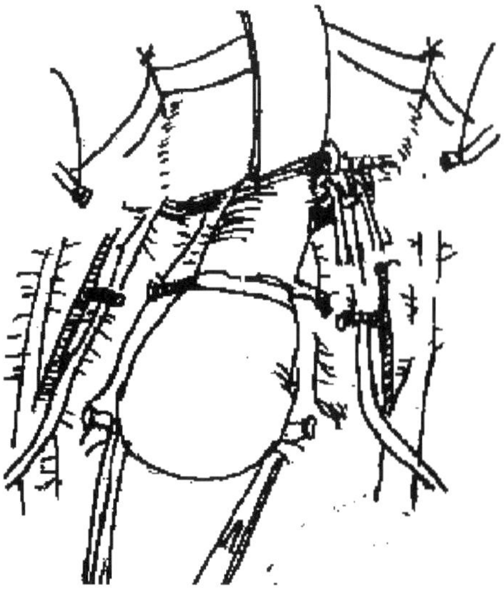

图 4 –2 –18　打开膀胱宫颈韧带

（十一）分离子宫直肠窝

在宫颈外口水平后方剪开子宫直肠反折腹膜，用手指钝性分离直肠窝，如遇炎性粘连，用剪刀剪开（或刀切开）粘连之腹膜。推开直肠，注意勿切及直肠或切入阴道（图 4 –2 –19）。

（十二）打开直肠侧窝

在子宫骶韧带和输尿管之间用手指或长钳分离两侧的直肠侧窝，显露子宫骶韧带（图 4－2－20）。

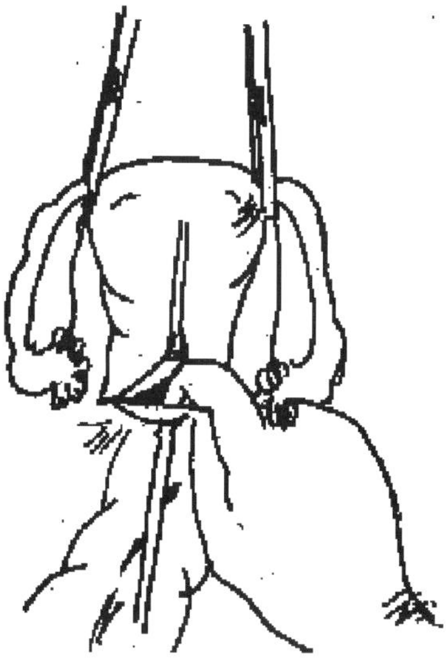

图 4－2－19　打开子宫直肠反折腹膜，下推直肠

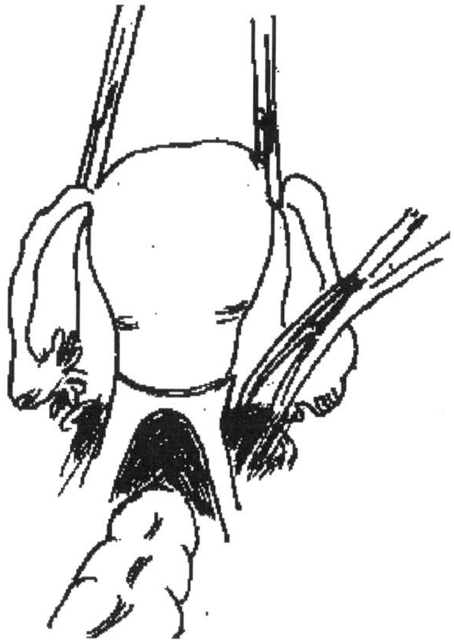

图 4－2－20　打开直肠侧窝

（十三）处理子宫骶骨韧带

在离子宫骶骨韧带附着处约 2cm 位置（约 1/3～1/2）钳夹、切断，7 号丝线缝扎子宫骶骨韧带，如宫骶韧带较粗可分次完成（图 4－2－21）。注意：勿损伤输尿管。

（十四）处理主韧带

将游离的输尿管外推，距宫颈外侧 2cm（或主韧带 1/3～1/2）处钳夹、切断主韧带，7 号线缝扎，4 号线双重结扎（图 4－2－22）。

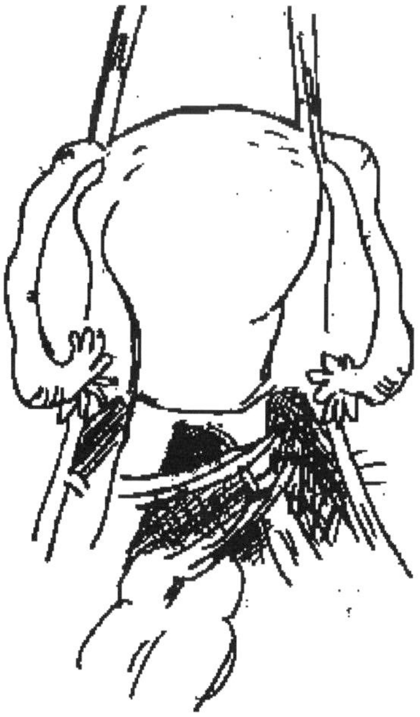

图 4－2－21　切断宫骶韧带

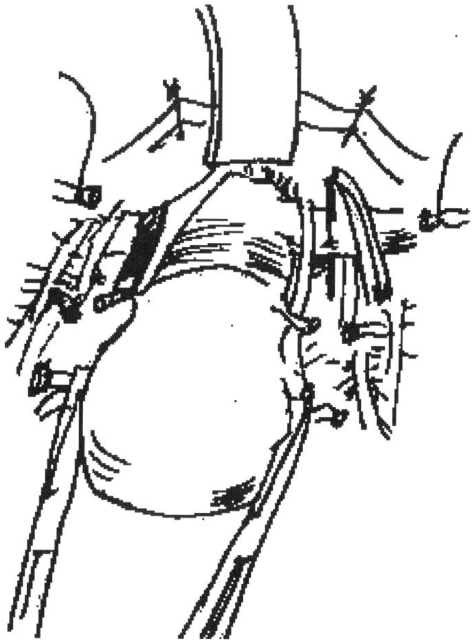

图 4－2－22　切断主韧带

（十五）处理对侧子宫血管及韧带

同上述方法。

（十六）缝扎阴道旁组织

钳切、缝扎阴道旁组织达阴道侧壁 2cm（图 4－2－23）。

（十七）环切阴道

钳夹两侧阴道旁组织后环切阴道，取下子宫附件标本，阴道切除 2～3cm（图 4－2－24）。

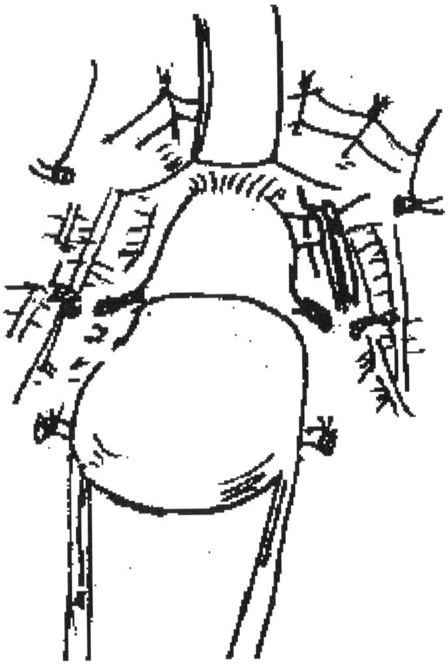

图 4－2－23　切断阴道旁组织

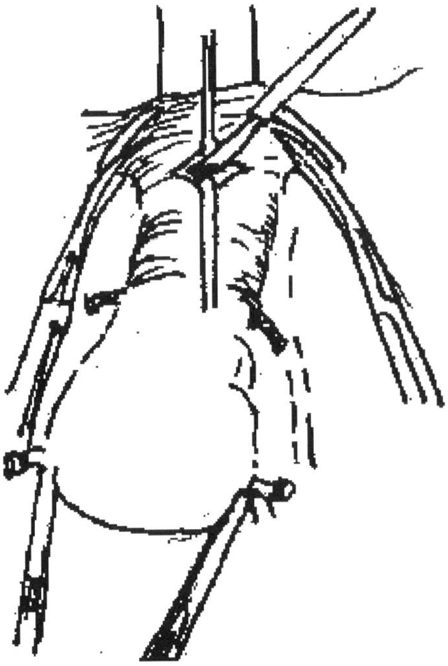

图 4－2－24　切除阴道

（十八）缝合阴道断端

消毒阴道边缘，7 号线缝扎阴道旁组织，0 号或 1 号羊肠线连续锁边缝合阴道断端，中央留孔放置引流条（图 4－2－25）。注意：避免阴道旁组织与阴道侧壁撕开，以致出血。

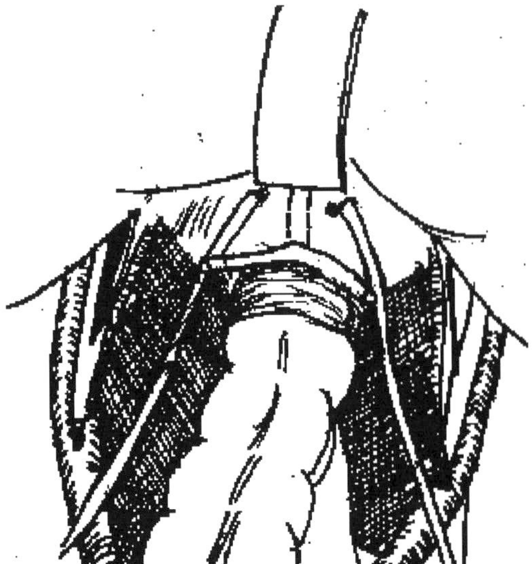

图 4－2－25　缝合阴道断端、放置引流管

（十九）盆腔淋巴结处理

淋巴结取样或盆腔淋巴结清扫可在次广泛子宫切除术前进行。

（二十）缝合盆腔腹膜

检查无出血后用 4 号丝线或可吸收线连续或间断缝合盆腔腹膜，将各残端包埋在腹膜后。

（二十一）关腹

1. 缝合腹膜　冲洗腹腔后，核实纱布纱垫（或纱布）和器械无误后将肠管、网膜恢复原位，缝合腹膜。以血管钳夹持腹膜切口两侧和两端，压肠板隔开肠管；用 4 号丝线或 1－0 可吸收线从切口上端开始连续缝合，或间断缝合（图 4－2－26）。连续缝合时，助手应拉紧缝线的长端，两手交替放松及拉紧，以保持缝线拉紧，不留漏洞。压肠板随缝合逐步外撤，直到缝合结束时取出。

2. 筋膜　腹膜缝合完毕后，用组织钳将切口周缘提起，以生理盐水冲洗伤口后，用 7 号丝线或 1－0 可吸收线间断或连续缝合筋膜（图 4－2－27）。注意因手术切口较长时，应加固缝合数针，防止筋膜裂开。

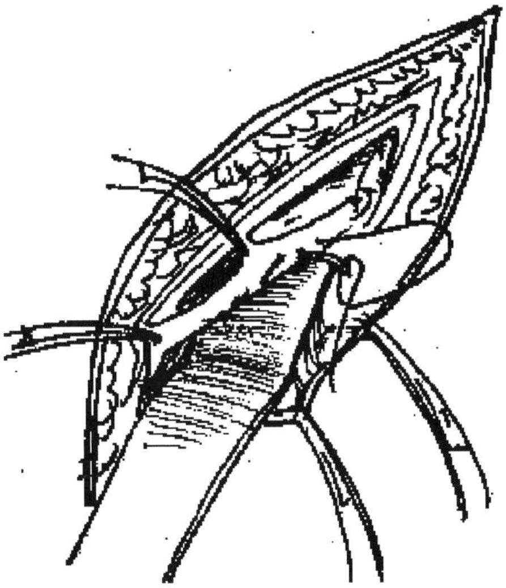

图4-2-26　缝合腹膜

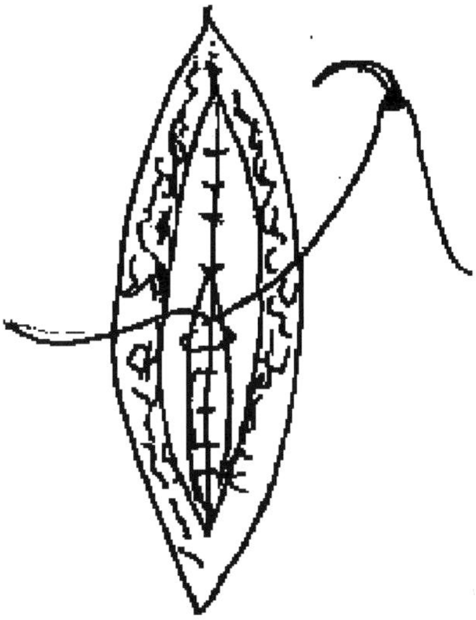

图4-2-27　缝合筋膜

3. 皮下组织　筋膜缝合完毕后，用纱布盖住伤口，以酒精消毒伤口周围皮肤；以4号丝线或2-0可吸收线间断皮下组织（图4-2-28）。缝合时两侧组织要对称，勿留死腔，缝合不宜过密，以免影响组织愈合。对于较瘦患者可以不缝合皮下组织，直接缝合皮肤皮下组织。

4. 皮肤　用4号丝线间断缝合（图4-2-29），或用皮肤钉合器间断缝合皮肤切口，亦可用4-0可吸收线连续皮内缝合，达到美观的效果。注意缝合完毕后，用两把有齿镊翻转皮肤切缘，使组织面对合整齐。

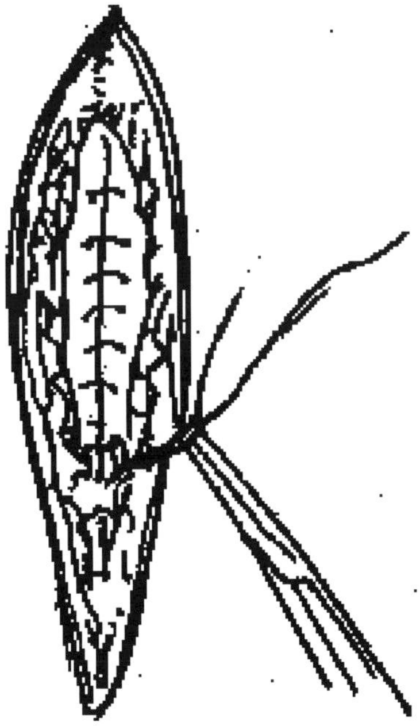

图4-2-28　缝合皮下组织

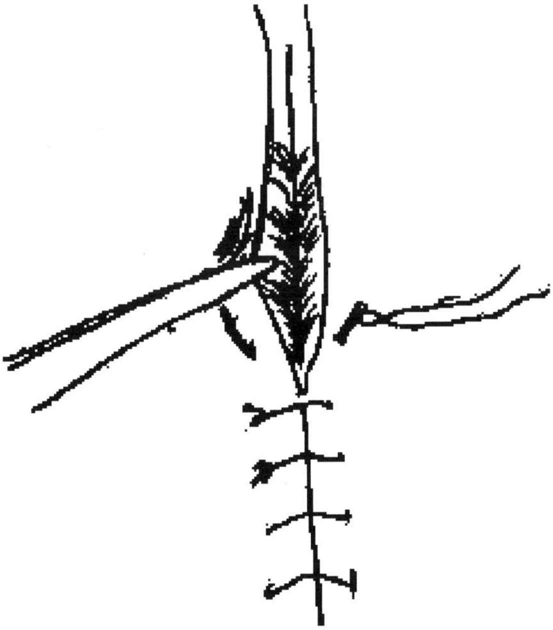

图4-2-29　缝合皮肤

六、术中意外的应急处理

（一）术中出血

术中易出血处主要是两个侧窝（膀胱侧窝、直肠侧窝）与输尿管隧道的分离，或者骶、主韧带钳夹、缝扎失误所致出血。肥胖患者术野暴露困难、妊娠期宫颈癌也是术中易出血的危险因素。在开通侧窝时，可能导致盆腔静脉丛的严重出血：可放置纱布压迫止血，需要耐心等待止血。如手术结束仍未能止血，可换上纱布条压迫，将其一端引出腹壁外，待48～72h后断续撤出。

输尿管隧道出血：打开时损伤输尿管隧道顶之子宫血管处。此处出血时先行纱布压迫止血，立即进行该侧髂内动脉结扎术或行腹主动脉阻断术，看清血管后钳夹、缝扎；或者在阻断其血流时，及时开通输尿管隧道，向外游离输尿管后，钳夹缝扎主韧带以制止出血。

对于术中大血管壁的损伤出血，可行腹主动脉阻断，用无损伤缝针行血管壁修补缝合术来止血。

氩气刀止血用于盆壁出血，开机后氩气即流动，氩气可以帮助术者确定出血点，氩气刀接近盆壁出血点时启动，立即闭合损伤血管。氩气刀顶端距出血点一定的距离才能启动氩气（约1cm）。优点：①氩气流能够使术野清晰，有助于发现出血点；②作用表浅，所致热损伤少；③中等大小的血管（直径达3mm）也可以经氩气刀止血；④适于无法缝合或钳夹的术野止血，如盆壁或骶骨上血管的止血。简单易学。缺点：①设备贵，并非所有医院都配用；②血管直径限制其使用范围。

（二）输尿管损伤

1. 发生部位　通常在3个部位易损伤输尿管：

（1）高位结扎骨盆漏斗韧带时，易将输尿管误为卵巢血管，一并结扎切断。输尿管横跨髂总动脉后行走于卵巢血管的内侧，避免误伤输尿管的方法是在结扎该韧带时一定要打开盆腹膜，游离并辨明输尿管后，处理卵巢血管。

（2）处理宫骶韧带时，有可能损伤行走于其外侧的输尿管。预防的方法在于处理该韧带时，应充分游离子宫直肠窝及直肠侧窝，并把子宫、直肠、输尿管末段分别拉向前方、后方和外侧，充分暴露该韧带的全段，在直视下处理。

（3）分离输尿管隧道段，是输尿管损伤最常见的部位。分离时应注意解剖层次清楚，将子宫、膀胱、输尿管分别向对侧、前方和外侧牵拉，使隧道入口清楚暴露，在输尿管内前方沿其行径分离隧道，可安全打开隧道。

2. 损伤分类　输尿管损伤可分为完全横断、破孔、瘘管形成。

3. 处理

（1）输尿管横断或破孔超过管腔1/3者，应行输尿管端端吻合术。吻合前应剪除输尿管断端受损的组织，并将断端剪成斜面，以扩大吻合口面积，防止吻合口狭窄，同时应在断端上下方游离足够的长度（约3cm），以减少吻合口的张力。并在输尿管腔内放置导管支架，上至肾盂，下端进入膀胱，用3-0或4-0肠线，间断缝合约6针。必要时再用3-0肠线，加固缝合输尿管鞘膜6～8针，缝合时对合方向必须准确，切忌管腔扭转。术毕于吻合口周围放置胶管或香烟引流，自阴道或腹壁引出。引流条可于术后1周左右或引流液少时拔除，输尿管导管支架可于术后2周拔除。

（2）对于输尿管破口小于管径1/3者，可行缝合修补术。用3-0肠线纵行缝合输尿管肌层和筋膜数针即可，为防止术后输尿管狭窄或瘘，也应放置输尿管导管及引流条。

（3）近膀胱段输尿管损伤时，可行输尿管膀胱吻合术或输尿管膀胱瓣植入术。

（三）膀胱损伤

比较多见，主要原因为推离膀胱时，或宫颈肿瘤浸润与膀胱间隙不明显时，或者以前有过盆腔或阴道、宫颈手术史等致盆腔粘连，使膀胱阴道间隙不清，行锐性分离进入膀胱。如分离损伤部分膀胱肌层，黏膜未破，发现后立即予以修补，用3-0肠线或者可吸收线间断缝合损伤肌层。膀胱壁全层破裂者，用3-0肠线或可吸收线分别间断缝合黏膜下肌层和浆肌层。术后持续导尿1周。

（四）肠管损伤

在分离肠管粘连时，首先应仔细查明粘连肠管的部位和界线，从表浅较易分离处开始，一般应在直视下行锐性分离，较疏松的粘连亦可用手指或包裹纱布推开；如果肠管粘连牢固，宁可稍偏向粘连的组织上分离，以免损伤肠管。在分离子宫直肠窝时，腹膜打开部位应位于窝底，打开过深可损伤直肠浆肌层；打开直肠阴道间隙时，如因炎症、癌症使间隙不清，寻找间隙位置不正确而偏离直肠时也可损伤直肠肌层。

一旦发现肠管损伤，应及时缝合修补，如仅损伤浆肌层时，可用细丝线间断缝合，纵行裂口宜横行缝合，以免术后肠腔狭窄；全层裂伤时，第1层全层间断缝合，第2层浆肌层间断包埋缝合；如裂伤复杂不易缝合时，也可切除一段肠管行肠吻合。术后按肠道手术护理。

（五）手术方式改变

术中探查发现病变范围大，可能扩大手术范围，行Ⅲ型子宫切除术，或行盆腔脏器切除术，或放弃手术，应向患者及家属充分告知。

七、术后处理

（一）一般处理

1. 体位　患者为硬膜外麻醉者，术后取去枕平卧位，6h后改为半卧位。全麻患者取去枕平卧位，将头侧向一侧，防止呕吐物误吸。术后12h患者可以改为半卧位，术后24h患者可以适当下床活动，注意患者第一次下床活动时，应严密监护，防止摔倒或晕倒。盆腔手术患者术后禁止头低脚高位。应鼓励患者多活动下肢，防止下肢静脉血栓。

2. 生命体征的监测　手术患者应在手术结束后12～24h内严密监测血压、脉搏和呼吸，其后根据病情需要，可变化为每4～6h 1次；如血压偏低，脉搏细速，应注意有无内出血、休克等情况。患者术后体温往往有升高，但不超过38℃，多无需处理；对于多次体温超过38℃，应注意是否存在感染情况。

3. 疼痛的治疗　腹部术后疼痛较重，缓解或减轻疼痛，有利于患者的休息、恢复。提倡采取硬膜外自控镇痛，能使患者获得满意的镇痛效果和减少不良反应；对于无条件采取硬膜外自控镇痛患者，可以定时应用曲马多、盐酸哌替啶等。

4. 大小便观察

（1）小便观察：次广泛全子宫切除术后停留尿管时间应延长至5天。尿管停留期的后3天，应定期开放导尿管，以训练膀胱收缩功能，并服用防止泌尿系感染的药物。拔尿管前1天需先夹闭尿管，定时（2～4h）开放，并口服士的宁或新斯的明，促使膀胱收缩。拔管日清晨，排空膀胱后将管拔出，嘱患者饮适量水，2～4h后首次排尿。如不能排出，或排尿后有明显不尽感，应立即插入导尿管。否则，应于下午4点左右测残余尿。如少于100mL，即可认为膀胱功能已基本恢复；如大于100mL，应再度保留尿管，并重复上述之处理步骤。拔管后仍需密切观察排尿情况，怀疑尿不尽时，应随时测残余尿。

（2）大便观察：术前肠道准备，患者可能术后3天内无大便；超过3天没有者，结合饮食控制，可以给少量缓泻剂或开塞露直肠应用，可促使肠道排气、排便。对于直肠损伤患者不宜过早大便。

5. 引流管的处理　盆腔引流管采取自然体位引流或密闭负压引流，若24h内每小时引流量大于100mL，应考虑慢性腹腔内出血的可能。一般情况下如每天引流液少于10mL，且体温正常，可将引流管拔出2～3cm，再观察24h，如仍无积液流出，即可拔管。但对于行肠切除或肠修补，或者术后高热患者可延长引流时间。如行膀胱或输尿管造瘘者，需在拔除尿管后观察引流情况，如无增加可拔除。

6. 饮食管理　对于无肠道损伤患者术后24h可进流质饮食，但禁牛奶和含糖高的食物，以免造成肠胀气；饮食量不可过多，需经静脉补充适当液体，待肠蠕动恢复肛门排气后，改为半流质、普通饮食。对于有肠道损伤，行肠道手术者，按肠道手术饮食要求进行。

7. 抗生素的应用　根据病情术后选择性应用抗生素，以预防盆腔感染及泌尿系感染。如已有病例或肯定的感染出现，则需在感染控制后，方可停药。要避免滥用抗生素，以免引起二重感染和伪膜性肠炎。

8. 手术切口的监护　次广泛性子宫切除术手术切口较大，易发生感染、脂肪液化等情况，应加强护理。术后切口应换药，换药的目的主要是观察切口、去除坏死组织、清洁创面、引流通畅、促进组织生长。每天观察切口愈合情况，观察内容：切口有无红、肿、热、痛、硬结，有无渗出液，渗出液的性质。换药的频率：首次24h内，以后每2～3天换药1次；原则上辅料湿透即应换药。注意在开始几天伤口的生长主要是肉芽组织的生长，它需要的是比较湿润的环境，所以开始几天敷料可以多用几层，保持创面的相对湿润；而到了后期，伤口的生长主要是角质的生长，此时创面需要相对干燥的环境，所以敷料就应该在起到隔离作用的前提下尽可能薄。敷料除了保护创口不受外界污染的作用外，还具有一定的引流作用，所以换药时应保证敷料与创口紧密贴附，尤其是在创口较周围低凹的时候。

9. 脏器损伤的术后处理

（1）输尿管手术后处理：如术中损伤输尿管并经修补，应于术后2～3周拔出输尿管导管；术后应保证每天有较多的尿液（一般每天应有1 500mL尿以上），持续冲洗输尿管及膀胱；拔管后应密切观察有无阴道漏尿现象，同时行肾图和静脉肾盂造影，以了解其分泌和排泄功能。

（2）膀胱损伤术后处理：术后尿管应放置1周以上，保持膀胱处于松弛状态。

（3）肠管损伤术后处理：肠道损伤修补术后按照肠道手术术后常规给予处理。

（二）术后补充放化疗

1. 宫颈癌术后放化疗指征　分化差，G_2、G_3期（根据组织类别和细胞分化）；侵及宫颈间质 >2/3；淋巴结转移；肿瘤 >4cm；宫旁淋巴血管受累；宫旁转移（潜在）；切缘（残端）有肿瘤；内膜受累。

2. 放化疗方案　宫颈癌术后的放疗主要采用腔内后装治疗和体外照射相结合的方法。目前FIGO建议对宫颈癌术后需辅助放化疗的患者采用同期放化疗，方案为：在放疗的同时辅助化疗，化疗可用5-FU＋顺铂或单用顺铂。

（三）术后随访

宫颈癌的随访：

1. 随访时间　第一年放射治疗后随访每个月1次，手术治疗每3个月复查1次；第2年内放射治疗随访每3个月1次，手术治疗后每6个月复查1次；第3年后放射治疗随访每6个月1次，手术治疗后每年复查。

2. 随访内容　盆腔检查、三合诊检查；阴道细胞学和HPV检测；B超、X线、肿瘤标志物SCC检查，必要时行MRI、泌尿系统、消化道检查；怀疑早期复发时，PET检查。

八、术后并发症防治

（一）尿瘘

1. 输尿管瘘　输尿管瘘多在术后3～14天出现，症状为阴道突然大量水样液体流出，提示输尿管阴道瘘的存在；先发症状有无法解释的发热、盆腔不适、阴道穹隆侧方发硬等。经静脉肾盂造影膀胱镜检查确诊后可先行抗炎、加强营养等处理。小的瘘孔经上述处理后有望自愈。如仍不能愈合，在肿瘤已完全控制的前提下，3个月以后可行修补手术。

2. 膀胱阴道瘘　术后膀胱阴道瘘少见，比较容易确诊；用亚甲蓝注入膀胱，燃料立即出现在留置于阴道的纱布上，即可确诊。治疗上，放置导尿管，小的瘘管可自愈；一般留置2～3个月，偶尔4～6个月，这样有利于局部组织的修复和手术。对于术前未接受放疗者，大多经阴道修补膀胱阴道瘘可成功。术前接受过放疗者，单纯修补失败可能性大，要做输尿管分流，一般用回肠曲或乙状结肠分流。极特殊情况下可能两种瘘并存，要行静脉肾盂造影和膀胱镜检查确诊。

（二）术后出血

术后即发生者，多由于漏扎出血点所致。如在阴道断端可见，应钳夹、缝扎止血；如为高位，且出血多，应当机立断再开腹止血；如在术后数日发生，多由于继发感染所致，应以控制感染为主，阴道断端出血点可见者可用无菌纱布条加抗生素及血管收缩剂与止血药填塞压迫；高位大出血，必要时开腹行血管阻断或填塞并加引流，加大预防感染治疗。有失血性贫血者应纠正贫血。

（三）感染

术后感染是术后较常见的并发症，有泌尿系感染、肺部感染、盆腔感染和切口感染。

1. 泌尿系感染　有急性膀胱炎、急性肾盂肾炎，治疗方案为多饮水增加尿量，加强尿液的尿路冲洗作用，促进细菌排出。同时增强患者机体抵抗力，积极治疗原发病，去除病因。抗生素的应用。

2. 肺部感染　主要发生于老年人、长期吸烟者、肥胖、胸廓畸形及有慢性呼吸道疾病患者。应鼓励患者及时咳出分泌物，多翻身，尽早下床活动。治疗应稀释痰液，协助排出，应用抗生素。

3. 盆腔感染　多表现为盆腔腹膜炎或阴道断端炎，术后2～7天发生发热，下腹疼痛，阴道残端可触及硬结。如脓肿形成、妇检或直肠指诊可触及盆腔包块或波动感，压痛明显。超声检查和诊断性穿刺可以帮助诊断。治疗患者体位采取半卧位，早期使用抗生素治疗，脓肿形成后可考虑穿刺引流，效果不佳者，可考虑开腹手术。

4. 切口感染　为术后常见并发症，多发生于高龄、营养不良、贫血、低蛋白血症、糖尿病和手术切口污染等患者；表现为术后3～4天体温升高，切口疼痛加重，切口出现红、肿、热、痛，有脓液渗出；治疗主要是加强营养纠正贫血，治疗原发病，应用抗生素，局部治疗切口换药，若为脓肿，则应拆除缝线，彻底引流。

（四）静脉血栓和肺栓塞

妇科手术特别是手术时间较长，术后患者卧床时间较长，术后凝血机制亢进，易发生下肢静脉血栓，下肢深静脉血栓脱落可导致肺静脉血栓，危及患者生命。临床表现为患者出现疼痛，肿胀，两侧肢体不一致，可有低热表现，一旦怀疑应行下肢彩色多普勒超声检查，下肢静脉造影或肢体核素显影；怀疑肺栓塞者行胸片及CT扫描。明确诊断后抬高患肢，卧床休息，抗凝治疗。预防措施为鼓励患者早下床活动，卧床时多活动下肢。

（五）功能性障碍

1. 盆腔淋巴囊肿　盆腔淋巴囊肿是盆腔淋巴切除术的常见并发症，主要由于盆腔深部淋巴组织清除后，腹膜后留有死腔，回流的淋巴液滞留于该部位形成。有的可达3～4个月妊娠子宫大小，产生压迫症状，甚至继发感染，纤维化。目前采取腹膜后负压引流，或阴道行连续锁扣闭合（不置引流），不缝盆腹膜，使后腹膜腔隙与上腹腔相通，淋巴液引流到盆腔吸收。淋巴囊肿形成后，如无症状可等待自然吸收，对产生压迫症状时可以穿刺引流或行腹膜外切除术。

2. 神经源性膀胱功能障碍　由于盆腔自主神经在术中受到不同程度的损伤，导致出现膀胱功能障碍，出现尿潴留，导致继发泌尿系感染。

尿潴留指术后10天不能自己排尿，或能自己排尿但残余尿＞100mL者。此为广泛全宫切除术最常见的并发症之一。其主要原因有：①尿路感染；②手术损伤盆腔交感和副交感神经纤维；③子宫切除后，使膀胱位置过度后倒，导致排尿不畅。

预防尿潴留的措施：①严格执行无菌操作，预防并积极治疗尿路感染；②宫骶韧带、主韧带及阴道切除的多少与术后膀胱功能的恢复密切相关，本着“最大限度地切除肿瘤，最大限度地保持器官功能”的原则，对早期癌可适当缩小手术切除范围，以达到根治目的而又能减少术后并发症；③术中将膀胱固定于前腹壁，纠正膀胱后倒。

膀胱尿潴留的治疗首先是预防和治疗尿路感染，全身用抗生素，并用1/4 000呋喃西林液冲洗膀胱；其次是应用各种措施促进膀胱功能的恢复，如停留导尿管定时开放以训练膀胱收缩功能，或采用穴位针刺、理疗、激光等治疗。

（五）直肠麻痹

较少发生，发生原因在于直肠分离和宫骶韧带切除时过多损伤自主神经有关，表现为便意减退，排便困难。治疗为保持大便松软，锻炼提肛肌功能，必要时应用缓泻剂。预防为手术时尽量保留宫骶韧带内侧近直肠的自主神经。

（六）性功能障碍

手术切除卵巢或者放疗破坏卵巢，术后阴道缩短、干涩、狭窄，患者心理因素影响，均可能导致性功能障碍。对于有性生活患者手术范围应适宜，术中可行阴道延长术，术后进行心理辅导，指导性生活，必要时补充激素治疗。

（七）肠梗阻

肠梗阻的典型症状为腹痛、腹胀、呕吐和肛门停止排便排气，体检可见肠型，肠蠕动，肠鸣音亢进。次广泛性全子宫切除患者由于手术范围较大，术后可能发生肠梗阻。因手术刺激，术后1～2天肠蠕动减弱或消失，第3天开始逐渐恢复，初期为不规则蠕动，往往有阵痛，肠蠕动恢复后腹痛消失，肛门排气，如腹痛持续加剧，肛门不排气，即应怀疑粘连性肠梗阻；如术后排气后，有发生腹胀、腹痛，应高度怀疑粘连性肠梗阻，应行进一步检查治疗。部分患者术后肠蠕动持续不能恢复发展为麻痹性肠梗阻，原因多为腹腔感染或患者术后禁食所致低钾血症引起，应与粘连性肠梗阻鉴别。肠梗阻治疗方法一般以非手术治疗为主，禁食，补液纠正电解质紊乱，胃肠减压，应用抗生素，解痉止痛，粘连性肠梗阻若保守治疗无效，应采取手术治疗。

（佛山市妇幼保健院　王三锋　中山大学附属第三医院　沈慧敏）

第二节　广泛性全子宫切除术

广泛性全子宫切除术，又称Meigs术，为宫颈癌手术治疗的基本术式，相当于Piver Rutledge分类的Ⅲ型子宫切除术。手术必须全部切除中心病灶及其周围可能或已经受侵的组织，切除范围包括子宫及子宫以外的子宫旁、宫颈旁、阴道旁和阴道近端组织。手术必须打开膀胱侧窝、直肠侧窝和输尿管隧道，使输尿管完全从输尿管隧道游离，主、骶韧带及阴道充分游离显露，并根据病变范围主韧带切除至少3cm，宫骶韧带切除3cm以上，阴道必须切除上1/3～1/2（癌灶外3～4cm）。广泛子宫切除术合并双侧盆腔淋巴结切除术为宫颈癌基本术式。

广泛性子宫切除术按切除宫颈支持韧带的范围分为两类。A类术式：切除≤1/2主韧带、宫骶韧带；B类术式：切除>1/2主韧带、宫骶韧带。

A术式切除韧带较少，对腰骶丛自主神经的损伤较少，术后膀胱、直肠麻痹影响程度较少，术后膀胱功能恢复较快，此术式合并盆腔淋巴结切除术应用在宫颈癌中，成为“改良宫颈癌根治术”适用于Ⅰb期～Ⅱa期（≤4cm）。

B类术式切除的宫颈韧带较广，术后膀胱功能恢复时间较长，但对于宫颈旁组织淋巴管内有癌栓或Ⅱb期经术前综合治疗拟手术患者的病灶切除彻底，此术式加淋巴结切除术成为“宫颈癌根治术”。

一、适应证

（一）子宫颈癌

1. 宫颈癌FIGO分期Ⅰb_1期，Ⅱa期（≤4cm）；

2. 宫颈癌FIGO分期Ⅰb_2期，Ⅱa期（>4cm），Ⅱb期（年轻者）经术前新辅助化疗、放疗，病灶缩小明显者。

3. 宫颈癌FIGO分期Ⅰb期～Ⅱa期合并早、中期妊娠。

4. 宫颈癌FIGO分期Ⅰa期中有脉管浸润及融合性浸润者。

5. 单纯子宫全切术后病理为宫颈癌FIGO分期Ⅰa_2期及以上，除外切缘阳性、浸润间质深层、脉管区浸润。

6. 宫颈残端癌宫旁无明显浸润者。

7. 少数宫颈癌FIGO分期Ⅱb期放疗后局部未控者（病灶直径≤2cm）；少数宫颈癌放疗后中心性复发

而膀胱直肠未累及者。

（二）子宫内膜癌

1. FIGO子宫内膜癌分期Ⅱ期。

2. FIGO子宫内膜癌分期Ⅰ期，病理类型分化差，肌层浸润较深（>1/2）。

（三）其他

1. 恶性滋养细胞肿瘤，化疗效果不好，子宫病灶持续存在。

2. 子宫肉瘤。

（四）患者条件

患者无心、肺、肝、肾等重要器官的严重并发症，年龄70岁以下，自愿接受手术治疗。

二、禁忌证

年龄大于70岁，体质虚弱或伴有严重心、肺、肝、肾功能障碍；盆腔有子宫内膜异位症或严重慢性炎症，且广泛粘连者；过度肥胖者；患者拒绝手术；出现单侧下肢水肿、坐骨神经痛和输尿管阻塞症状等。

三、术前准备

（一）术前评估

1. 病史采集　详细病史，特别是妇科情况、生育史、月经史、胃肠道、乳腺疾病史及家族史。对于有合并症者，详细询问治疗过程，评估手术可能。

2. 体格检查　全身检查，除一般检查外，应特别注意乳腺、腹部（肝、脾、腹水、肿块）、直肠及区域淋巴结。重点妇科盆腔检查，三合诊，直肠肛诊。

3. 实验室检查　血、尿常规分析，血型、Rh因子，凝血功能（凝血Ⅰ），血液生化检查，乙型肝炎表面抗原，艾滋病及丙型肝炎筛查。

4. 肿瘤标志物的检测　根据患者年龄、肿块的性质及临床情况选择相应的肿瘤标记物如CA_{125}、CA_{199}、AFP、HCG、E_2、P、T、LDH、CEA，SCC等。

5. 影像学检查　胸部X线摄片，常规行盆腔、上腹部及双肾B超，必要时也可行CT、MRI检查、肾血流图、静脉肾盂造影、胃肠造影、放射免疫显像、肝γ扫描及照相。

6. 特殊检查　阴道镜检查、宫颈活检、子宫内膜诊刮术、病理检查、HPV检测，必要时排泄性尿路造影、腹部及盆腔MRI检查、膀胱镜检查、乙状结肠镜检查或直肠镜、PET检查。有需要时可在麻醉下行盆腔检查，对于可疑的膀胱或直肠受累应通过活检和组织学证据证实；淋巴结可疑转移者可行淋巴管造影、淋巴结针吸活检。心电图检查，对于年龄较大者或有心脏病者行彩色超声心动图。

7. 术前肿瘤分期　根据结果参照FIGO肿瘤分期原则，进行临床分期。

（二）术前合并症的处理

若合并慢性心、肺、肝、肾疾病，内分泌疾病，血液疾病，或存在感染，术前应进行积极处理，待病情稳定后，适时手术。

（三）手术时机的选择

1. 一般患者　对于无合并症患者，在完善相关检查、无禁忌证时手术。

2. 特殊情况　对术前行放疗者，手术应选择在放疗结束后2周左右进行。对新辅助化疗，化疗3疗程后进行。宫颈锥切术后追踪病理，24～48h出报告，如有浸润癌，可在48h内全宫切除；如>48h，则盆腔水肿，不宜近期手术，应在6周后手术。

（四）术前知情同意

知情同意是患者的权利，对于肿瘤患者行手术治疗，知情同意更显得重要；手术没有患者的同意即为手术禁忌证。医生要充分告知患者及家属疾病的相关情况、各种治疗方法的相对风险与收益，并且运用通俗的语言，使患者及家属理解，谈话最好由主刀医生或有经验的医生进行，并且要给患者足够的时间思考决定。医生和患者及家属对手术取得共识，患者及家属明白手术的风险，并且对术中可能出现手术方式的变更表示理解及同意。患者签署手术知情同意书、麻醉知情同意书、输血知情同意书、应用贵重医疗用品知情同意书，对于全麻或者其他不能在术中征求意见者，患者可以委托其法定监护人或指定委托人签署委托知情同意书。术前知情同意，是对患者负责，也是对医务人员的保护。

（五）腹部手术准备

1. 术野准备　范围：上至剑突，下至耻骨联合、外阴与大腿内侧上 1/3 皮肤，两侧至腋中线。术前日患者淋浴。术野最后不要去除毛发，除非毛发在手术切口部位或周围，对手术有干扰。如果需要去除毛发，在手术当天去除，最好使用电动发剪，在术前 1 天进行。特别注意脐部的消毒。

2. 阴道准备　术前 3 天开始进行。患者取膀胱截石位，碘伏稀释液冲洗阴道，以消毒棉球擦拭；每天 1 次。有阴道流血者禁用冲洗，用消毒棉球擦拭。必要时可于术前当天早晨阴道冲洗后，阴道内填塞消毒纱布。

3. 肠道准备　术前 12h 禁食，术前 2h 禁水。一般可在术前日晚及术晨行肥皂水灌肠各 1 次。对于可能肠道手术者需行肠道准备，方法：术前 3 天开始无渣半流质，庆大霉素 8 万 U 口服，每天 2 次或甲硝唑 0.2g 口服，每天 3 次；手术前日晚 6 点及 9 点 20% 甘露醇 250mL 口服，每天 1 次或 50% $MgSO_4$ 40mL 口服；其后肥皂水灌肠 1 次，注意嘱患者多饮水；手术当日行清洁灌肠。

4. 一般准备　术前 1 天备血。导尿管可以在手术室麻醉后保留，减轻患者痛苦。术前当日应注意患者是否有发热等异常情况。术前半小时麻醉辅助剂的应用（减轻患者紧张，加强麻醉效果）。

5. 感染的预防

（1）严格无菌操作。

（2）术前预防性抗生素的应用：抗生素应该在皮肤切开前半小时或麻醉诱导开始时静脉使用；使用的剂量应确保血液和组织中的浓度高于常见致病菌的 MIC，应该达到在第一次切开前切口部位一定的血清抗生素浓度以及相应组织中的浓度；手术过程中直至手术结束后数小时，应保持血和组织中抗生素的有效浓度在一定的合理水平直至伤口被关闭。选用的抗生素应是半衰期长的抗感染药物；使用半衰期短的药物，手术长于半衰期的，术中还应加用一次药物；尽量选用单种、一线抗生素，避免应用万古霉素等抗生素。

（3）感染高危因素的控制：充分控制所有糖尿病患者的血糖水平；鼓励戒烟，指导患者在选择性手术前至少 30 天戒烟；在手术消毒前，彻底清洗切口及附近皮肤肉眼可见的污染物；慢性阻塞性肺病的治疗。

四、麻醉与体位

1. 麻醉方式　麻醉方式的选择取决于患者的一般状况，有无合并症。年轻，一般状况好者，可以选用持续硬膜外腔阻滞麻醉、腰硬联合麻醉或气管内插管全身麻醉；对于有心血管疾病、呼吸系统疾病者选用硬膜外腔麻醉。本手术对盆腔肌肉松弛要求较高，故建议一般选用气管内插管全身麻醉；当选用硬膜外腔阻滞麻醉时最好选用两点法穿刺。

2. 体位　手术一般采用平卧位，但有些肥胖妇女盆腔较深，手术操作困难，故有时将头部放低，采取垂头仰卧位，肠管多可垂向上腹部，使术野暴露清楚。

五、手术步骤

1. 切开腹壁各层　一般采用下腹纵切口、正中或旁正中切口，向脐左旁延长 3～5cm，下达耻骨联合，或有时可选择下腹横切口。依次打开腹壁各层，具体步骤见本章第一节。

2. 探查　进入腹腔后探查。①子宫内膜癌：打开腹腔后立即取盆、腹腔冲洗液，然后仔细探查整个腹腔内脏器。网膜、肝脏、腹膜、子宫直肠陷凹和附件表面均需检查和触摸，以发现任何可能存在的转移病灶，然后仔细触摸主动脉旁和盆腔内可疑或增大的淋巴结。②子宫颈癌：打开腹腔后，先探查子宫活动度，两侧附件有无粘连及病变，宫旁组织、膀胱、直肠有无浸润、肥厚或粘连等；检查盆腔淋巴结、腹主动脉旁淋巴结有无肿大及硬结；探查肝、胆囊、脾、肾、横膈及大网膜；对于宫颈非鳞状细胞癌患者应常规进行腹膜和腹水细胞学检查（图4－2－30）。若广泛粘连或已有癌灶广泛转移者，如手术切除困难，应停止手术，改为放射治疗。

3. 暴露手术野　钳夹子宫两角部，用两把长弯钳分别钳夹双侧圆韧带、卵巢子宫韧带及输卵管，以牵拉子宫（图4－2－31）；将子宫轻轻提起，以大棉纱将肠管向上推送，使之完全离开手术野，安放自动拉钩，使手术野充分暴露。

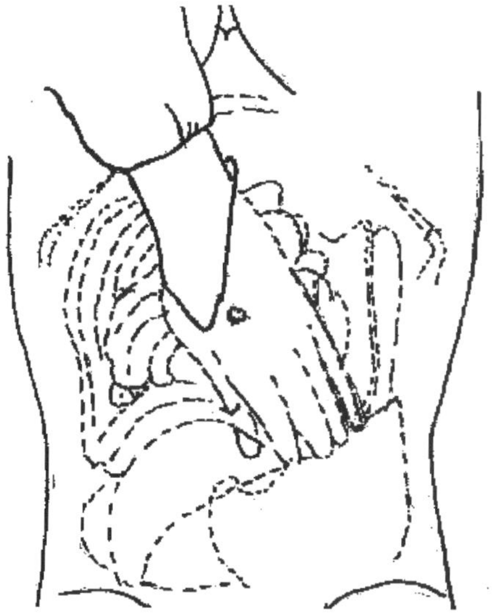
图4－2－30　探查盆腹腔脏器

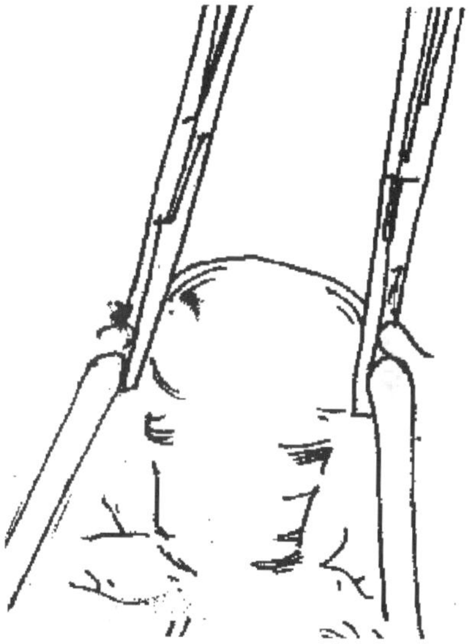
图4－2－31　上提子宫

4. 处理圆韧带　向头部上提子宫，展开左侧阔韧带，于圆韧带外中1/3处，切断缝扎圆韧带，圆韧带结扎线悬吊于盆腔外侧做牵引（图4－2－32）。

5. 打开膀胱子宫腹膜反折　自左侧圆韧带近端剪开膀胱子宫腹膜反折，至对侧圆韧带，同法处理右侧圆韧带。膀胱腹膜反折的中央与耻骨联合皮下缝合2～3针，展开其反折腹膜，以利显露盆腔（图4－2－33）。

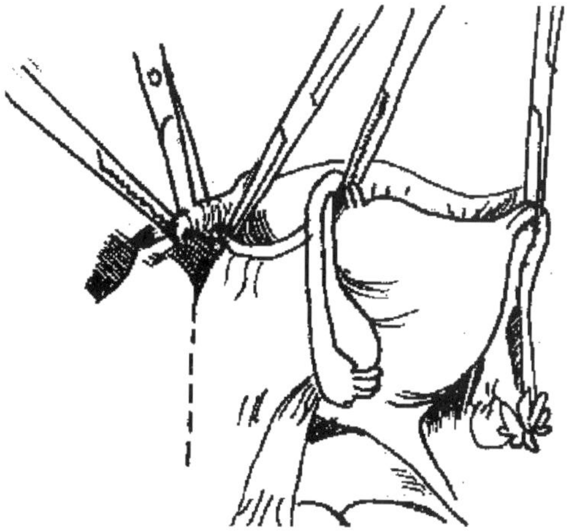
图4－2－32　钳夹、切断、缝扎圆韧带

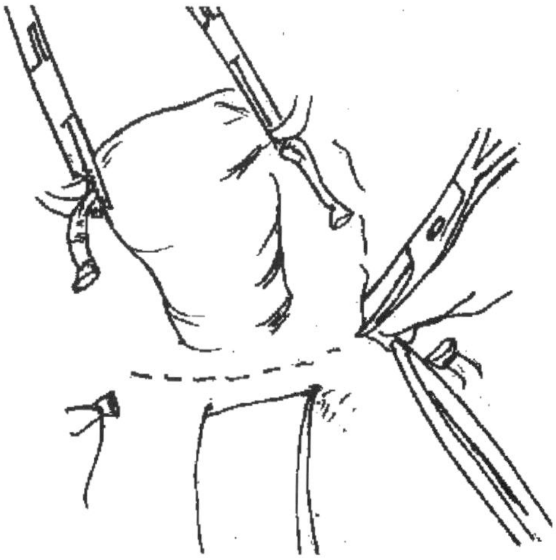
图4－2－33　打开膀胱子宫腹膜反折

6. 初步推离膀胱　用膀胱拉钩或腹膜拉钩拉开膀胱，用手指或剪刀分离膀胱筋膜与宫颈筋膜间的疏松组织，下推膀胱至宫颈水平下。如遇有颈管型穿透颈管壁，剪开膀胱反折腹膜以便了解是否可以进行手术切除，如不行，则终止手术。注意：用手指推时避免挤压宫颈肿瘤，以防医源性播散；推离膀胱不宜过深，以防出血而影响手术进程（图4-2-34）。

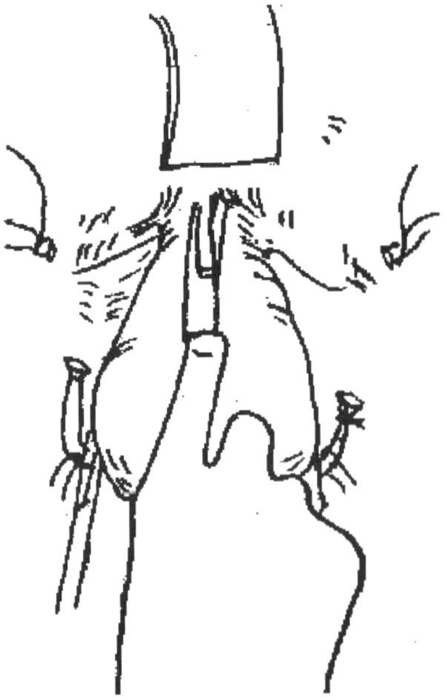

图4-2-34　分离膀胱宫颈间隙、下推膀胱

7. 处理右侧骨盆漏斗韧带　沿右侧圆韧带腹膜切口处平行卵巢血管向外侧剪开阔韧带前叶的侧腹膜至髂内外动脉分叉以上，向下扩大阔韧带前叶切口直达膀胱子宫腹膜反折处，分离阔韧带后叶（图4-2-35），显露卵巢动静脉，高位钳夹卵巢血管，切断，双重结扎，另一端结扎后与输卵管一起捆绑于子宫角的直钳上；如保留卵巢应于子宫角部钳夹切断输卵管和卵巢固有韧带。剪开阔韧带后叶至同侧骶韧带。注意：为避免误伤输尿管，有两种方法：①指感法，用左侧的示指及中指在阔韧带后叶触摸输尿管，系为一条细长而有韧性的管状物；②直观法，打开阔韧带后叶，认识输尿管走向，用手指钩起骨盆漏斗韧带或用长钳分离出漏斗韧带后，钳夹、切断、结扎，同法处理左侧骨盆漏斗韧带（图4-2-36）。

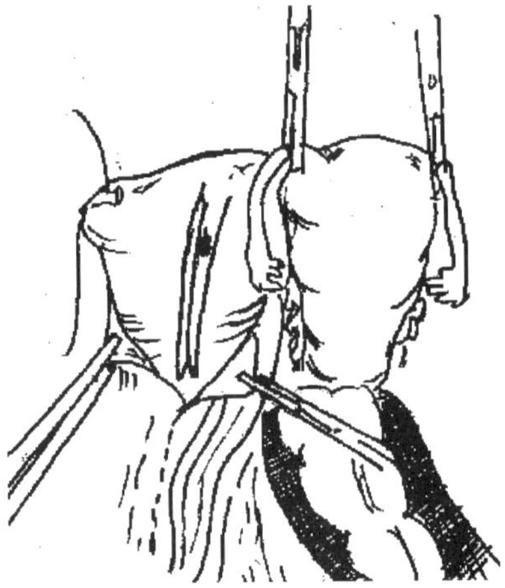

图4-2-35　打开盆壁侧腹膜

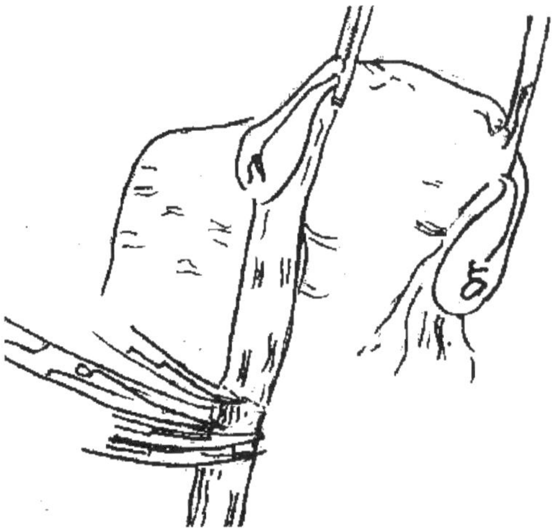

图4-2-36　高位结扎卵巢动静脉

8. 显露盆腔腹膜后组织　沿骨盆漏斗韧带断端内侧，向上剪开至输尿管跨越右髂总动脉上缘3cm。将两侧腹膜分别缝吊数针，用手指或长钳钝性分离腹膜后间隙的疏松组织，此时右侧腰大肌、生殖股神经、髂血管及输尿管被显露（图4-2-37）；盆腔淋巴结切除术，可在此步骤后开始，也可在子宫切除后施行，盆腔淋巴结切除术见有关章节。同法处理左侧。

9. 剪开子宫直肠反折腹膜　分离阴道直肠间隙，暴露子宫骶韧带内侧面，将子宫向耻骨联合方向牵拉，助手用纱布将直肠向后上压提，使子宫直肠凹陷上移。横行切开或剪开子宫直肠反折腹膜（图4-2-38）。用弯剪刀或手指分离直肠阴道后壁间隙（图4-2-39）。直肠提起后，阴道直肠间隙格外明显，其间的结缔组织疏松、容易分离而不会损伤直肠前壁。分离深度一般在宫

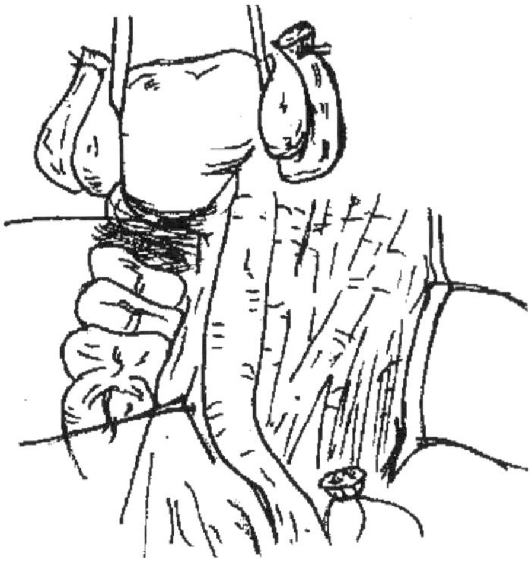

图4-2-37　显露盆腔腹膜后组织

颈下 4～5cm 即可，两侧应将直肠从子宫骶韧带内侧游离。即用手指使直肠与子宫骶韧带分离，指尖着力点落在骶韧带内侧面（图 4－2－40）。如盆腔过深，手指不能达到时，也可利用压肠板卷压肠壁，这样充分暴露出子宫骶韧带内侧。

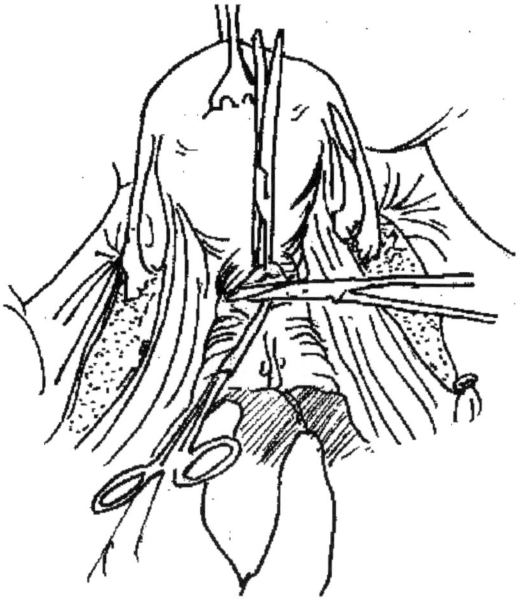

图 4－2－38　打开子宫直肠反折腹膜

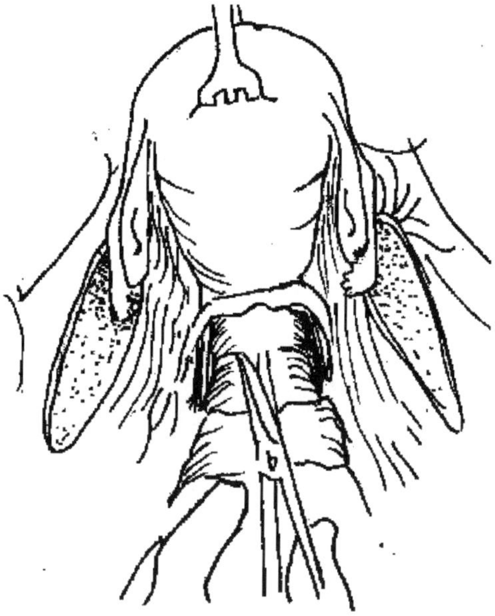

图 4－2－39　分离阴道直肠间隙

10. 初步游离输尿管　右侧输尿管附着于阔韧带后叶，分离时必须紧贴腹膜，即只剪开腹膜切缘（图 4－2－41）。在到达输尿管处应谨慎分离输尿管与阔韧带腹膜。用镊子轻轻提起输尿管旁组织，以剪刀逐步向前分离输尿管直到宫旁组织，使输尿管与扇形的宫颈主韧带后缘分离（图 4－2－42）。同法处理左侧。

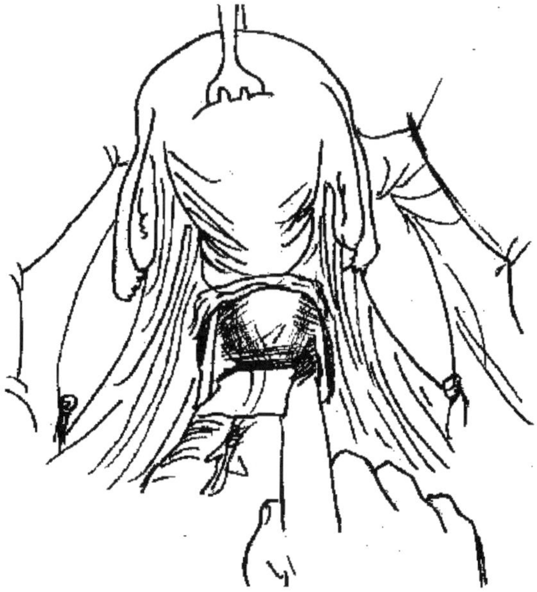

图 4－2－40　游离直肠

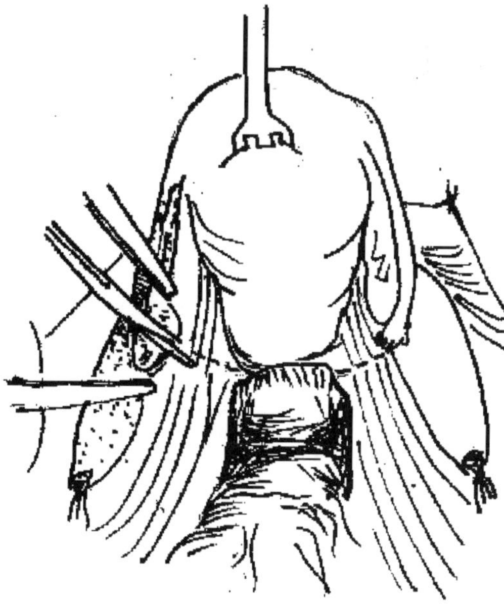

图 4－2－41　打开阔韧带后叶腹膜

11. 分离子宫骶韧带外侧面（直肠侧窝）　在右侧骶韧带外侧面及输尿管进入主韧带的内侧处（图 4－2－43），用示指或长弯止血钳分离疏松结缔组织，或在右侧宫骶韧带外侧缘做钝性分离，显露直肠侧窝，用示指伸入其间，使右侧子宫骶韧带外侧面游离。同法处理左侧。

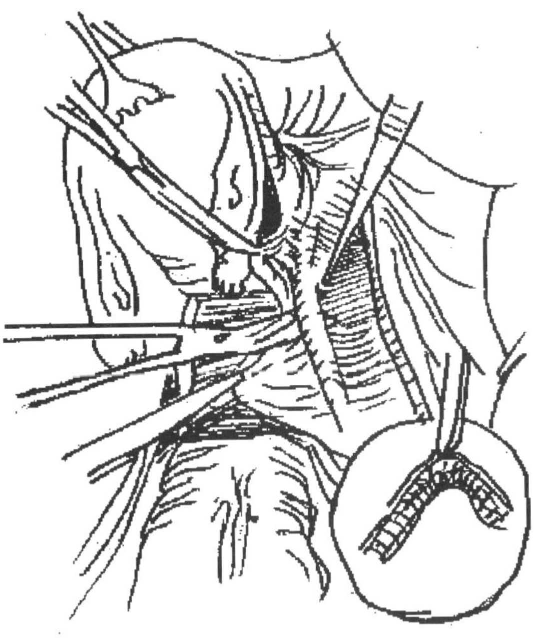

图4－2－42　分离阔韧带后叶部的输尿管

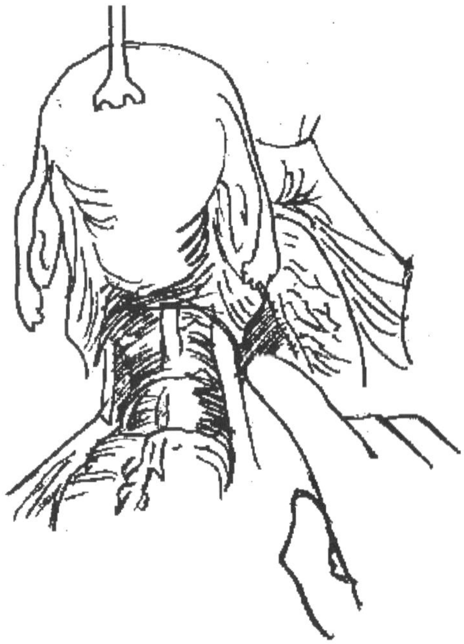

图4－2－43　分离宫骶韧带外侧面

12．切断、缝扎宫骶韧带　助手用镊子柄或静脉拉钩轻轻把右侧输尿管向外拨开，使右侧骶韧带充分暴露，在近盆壁处分次钳夹、切断、缝扎子宫骶骨韧带浅层及深层，用7号丝线缝扎（图4－2－44、图4－2－45）。一般切除该韧带的2/3即可，注意保护外侧的输尿管，以免误伤。同法处理左侧。

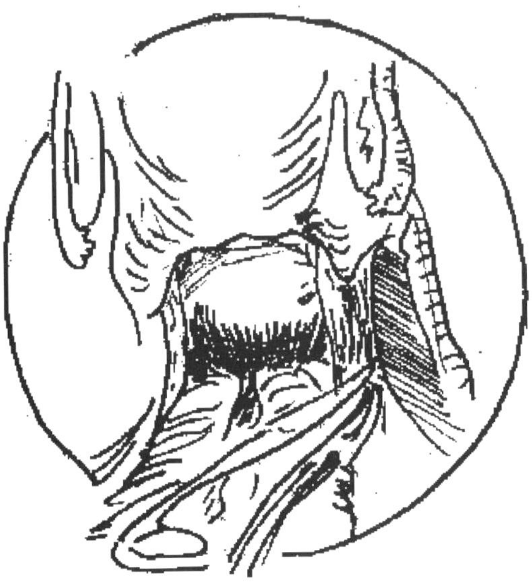

图4－2－44　切断宫骶韧带

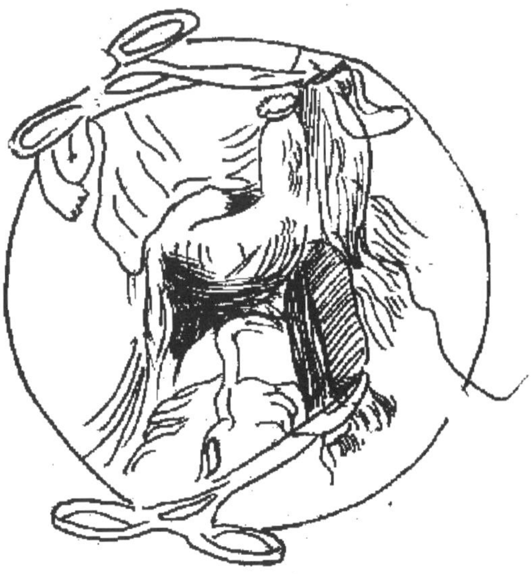

图4－2－45　缝扎宫骶韧带残端

13．分离膀胱侧窝　用静脉拉钩将右侧膀胱上动脉轻轻向外侧牵拉，用示指沿膀胱侧壁轻轻向下稍向内侧分离膀胱侧窝结缔组织，这样可使宫颈主韧带上面及前缘显露出来（图4－2－46、图4－2－47），不必用手指在宫颈主韧带下打洞，以免损伤盆底静脉，也没有必要游离主韧带基底部。同法处理左侧。

14．处理主韧带　主韧带为阔韧带的基底部，位于宫颈两侧至骨盆，骶韧带切除后显露主韧带后缘，膀

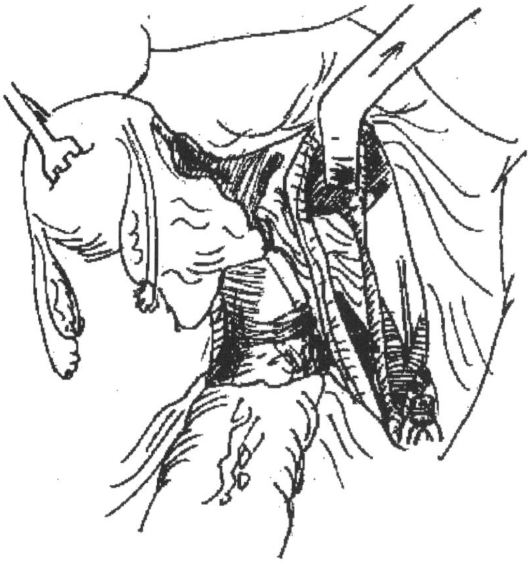

图 4-2-46　拉钩将膀胱上动脉向外牵拉

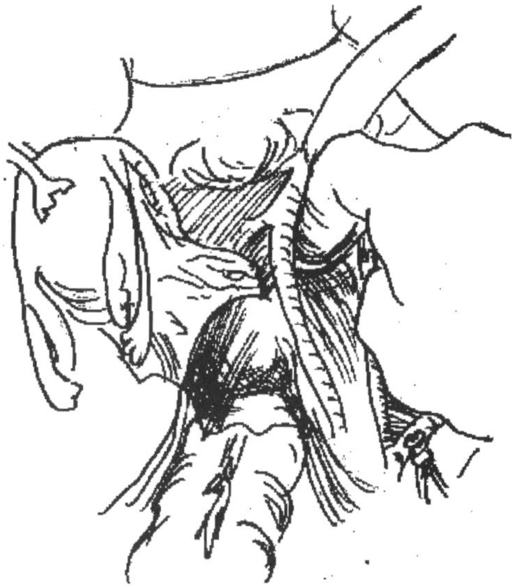

图 4-2-47　分离膀胱侧窝

胱侧窝的分离使主韧带上缘和前缘被显露。切除主韧带方法有两种：

一种为用静脉拉钩或镊子柄轻轻将右侧输尿管向内拨开，使主韧带充分显露，在盆壁处用长弯止血钳一次或分两次钳夹、剪断，用 10 号丝线缝扎（图 4-2-48）。

也可采用膀胱侧窝和直肠侧窝贯通法，即用示指或中指伸入膀胱侧窝，向后下钩起主韧带至直肠侧窝，使主韧带完全分离（相反方向亦可），再处理主韧带（图 4-2-49、图 4-2-50、图 4-2-51）。注意：主韧带深部有丰富的血管和盆腔静脉丛，因此不必游离主韧带至基底部，以免损伤盆底静脉。切除主韧带长度视病期或浸润程度而定，通常应在 3cm 以上。同法处理右侧主韧带。

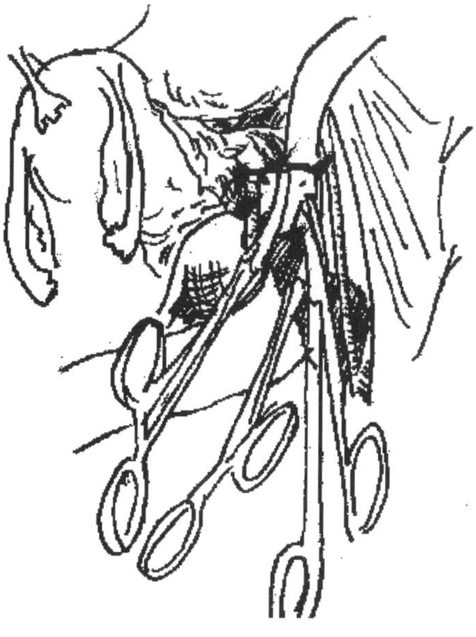

图 4-2-48　切断主韧带（方法一）

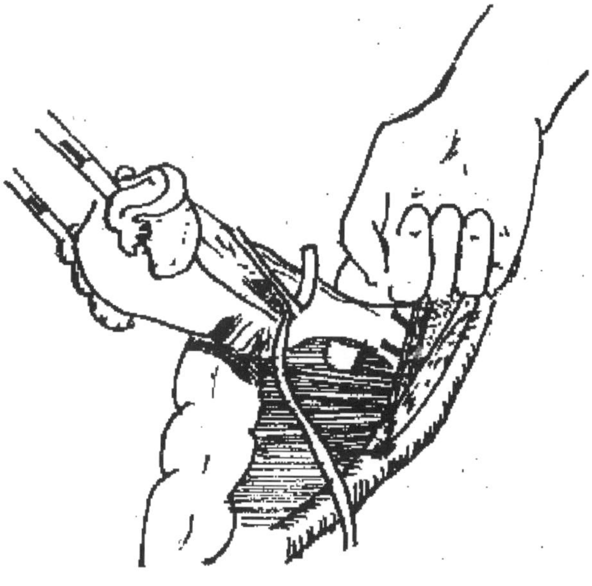

图 4-2-49　分离主韧带（方法二）

15. 充分下推膀胱　将膀胱锐性分离推至宫颈以下 4～5cm 处，尤其应向膀胱两侧角分离，这样可以直视或触及输尿管进入膀胱三角区处，有利于分离输尿管隧道，有时这部分的阴道静脉丛十分显著，很易出血，分离时应看清膀胱、阴道界限，避免损伤血管。为了暴露清楚，术者可用四指掌侧轻压阴道壁，助手用腹部

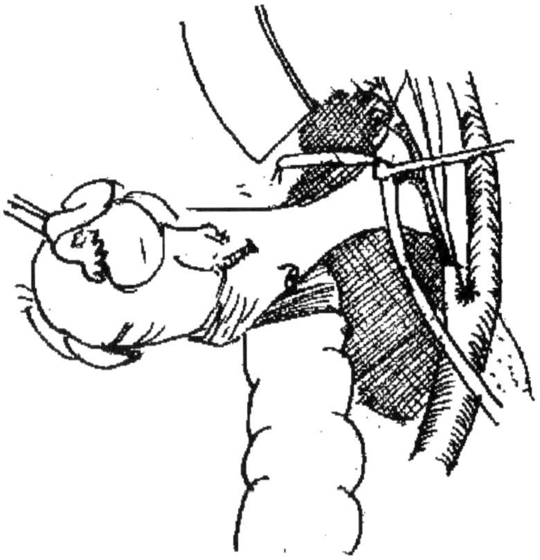

图 4－2－50　完全游离主韧带

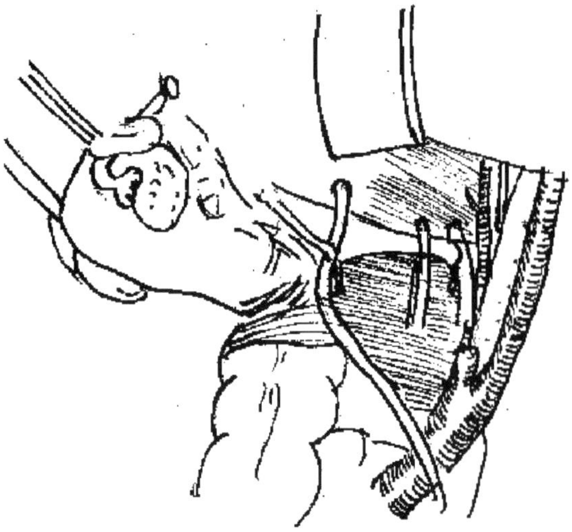

图 4－2－51　切断主韧带

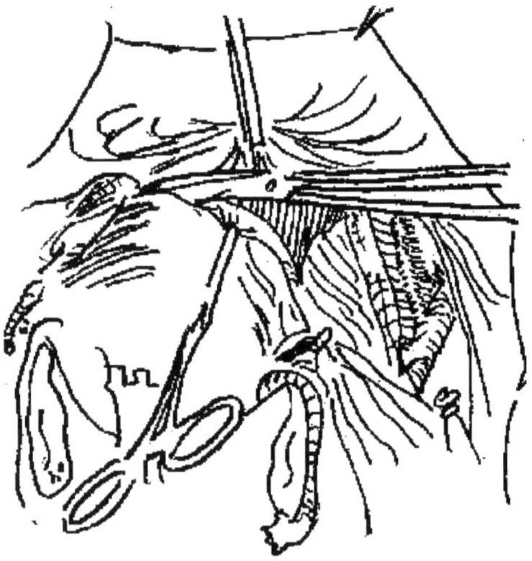

图 4－2－52　剪开膀胱子宫反折腹膜

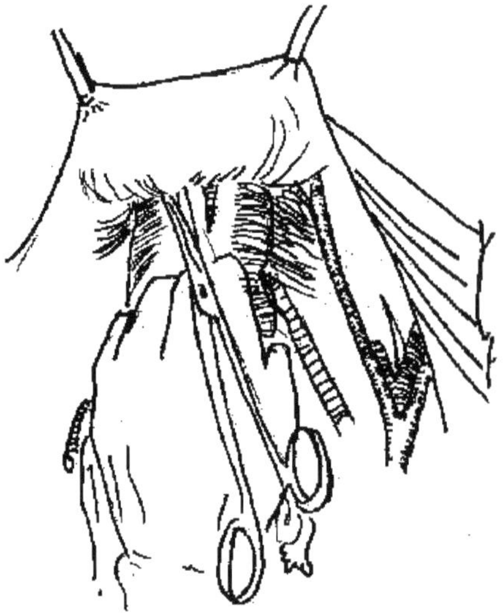

图 4－2－53　分离膀胱与宫颈、阴道之间的间隙

拉钩将膀胱轻轻提拉，使膀胱阴道壁之间的疏松结缔组织伸张，便于正确分离（图 4－2－52、图 4－2－53）。

16. 打开输尿管隧道　分离输尿管隧道，按切开部位可分为两种方法，为外顶侧法和内顶法，分述如下。

（1）内顶法：在暴露输尿管隧道口后，于隧道口内侧方切断子宫动脉，并顺沿切开膀胱宫颈韧带前叶（切开隧道），直至见输尿管向外行走时，输尿管隧道已全切开。此时仅游离输尿管内、底侧，而保留膀胱宫颈韧带的顶部和外侧。此法可保留隧道内输尿管的顶、外侧的完整血供，术后输尿管瘘罕见。同时，由于避免游离子宫动脉及其分支，既可缩短手术时间，也可减少出血。具体手术步骤如下：

①将子宫牵向头侧左边，用鼠齿钳或橡皮尿管提拉右侧输尿管周围组织，使该侧输尿管伸张，输尿管隧道部分显露，注意切不可用鼠齿钳压夹输尿管，以免损伤输尿管。用分离剪刀或胆管钳或小指尖在隧道上端输尿管内侧轻轻分离输尿管和隧道前壁组织（图 4－2－54），钳夹前壁组织、剪断，用 1 号或 4 号丝线结扎（图 4－2－55、图 4－2－56）。

②输尿管隧道长约 3cm，往往需要分离 2～3 次。于是逐渐沿输尿管向前将整个隧道剪开。然后用长镊夹输尿管周围组织，向外提起，用剪刀分离输尿管与隧道后壁的结缔组织（外滚输尿管），使输尿管隧道段完全游离（图 4－2－57）。

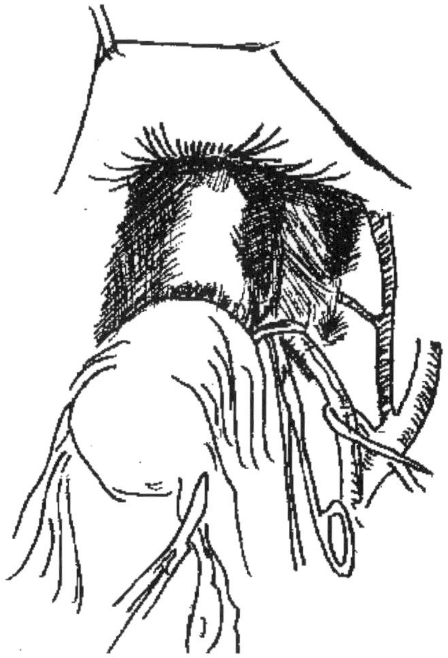

图 4－2－54 打开输尿管隧道

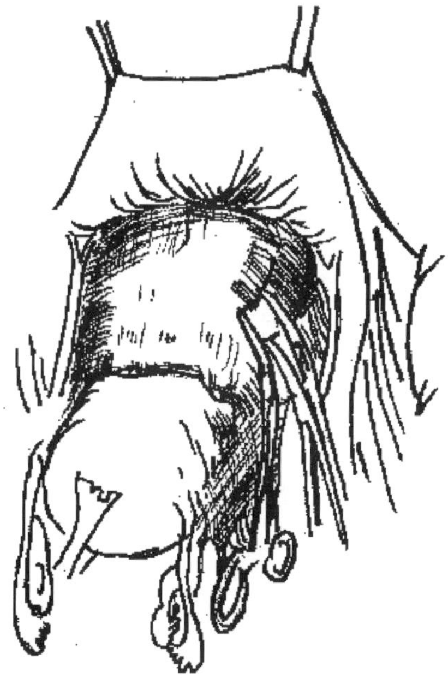

图 4－2－55 切断输尿管隧道前叶

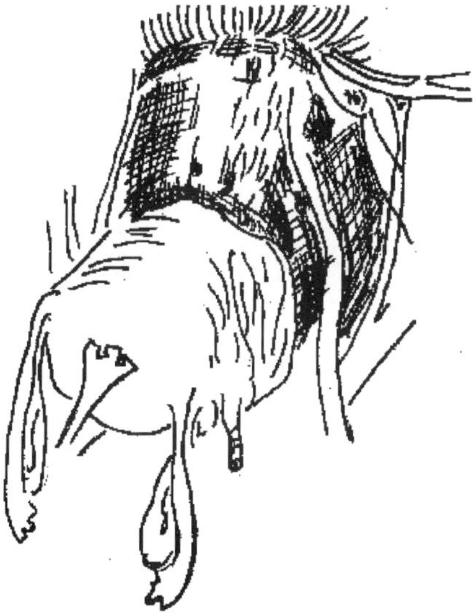

图 4－2－56 结扎输尿管隧道前叶

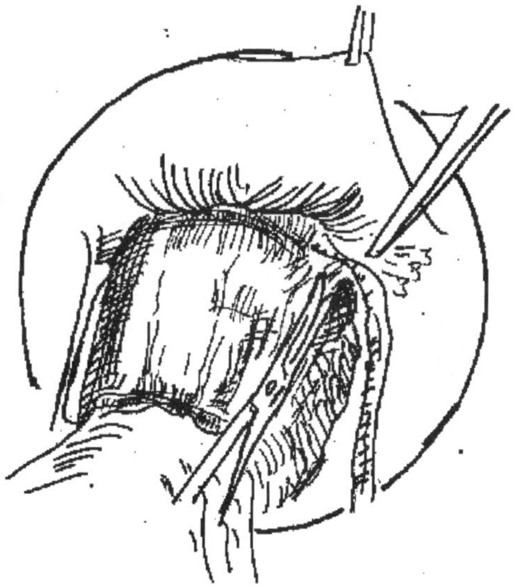

图 4－2－57 分离输尿管隧道后壁组织

③ 如需要切除更多阴道组织，可将输尿管末端及膀胱三角部与阴道前侧壁进一步分离（图 4－2－58）。

（2）外顶侧法：此法为经典术式。从子宫动脉起端（髂内动脉分出起始部），断之。游离子宫动脉至输尿管外侧处，先后断其向下和向上的阴道和输尿管支。沿输尿管顶外方切开隧道壁（膀胱宫颈韧带前外），暴露其内的输尿管，直至将整个输尿管下段游离为止。此法清除子宫动脉旁淋巴较彻底，可较广泛地切除主韧带，但游离、切断子宫动脉向下、上分支时，费时和易出血。输尿管下段全游离，术后易产生输尿管瘘。具体步骤如下：

①处理子宫动脉：约在髂内动脉前干的中部分出子宫动脉，在膀胱上动脉上部，于子宫动脉的起始部分离、钳夹、切断、双重结扎近端（图 4－2－59），远端结扎线可做牵引，向内下方分离至输尿管内侧。如要保留子宫动脉输尿管支，则在初步游离宫旁输尿管后将子宫动脉游离至输尿管内侧再予处理，以保留远端输尿管血供。

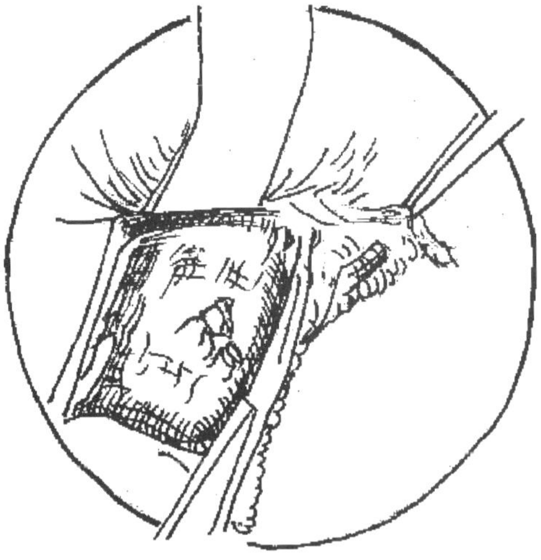

图 4 –2 –58　分离输尿管末端进膀胱部

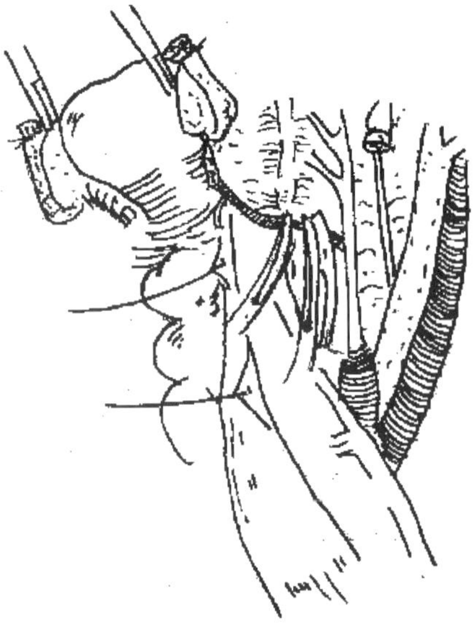

图 4 –2 –59　切断子宫动脉

② 打开输尿管隧道：用长无齿镊提起宫颈膀胱韧带上缘内侧，胆囊钳在输尿管上方，深入隧道内分离，分次贯穿或直接钳夹、剪断、缝扎宫颈膀胱韧带前叶，向下解剖输尿管直至进入膀胱处。术中遇小血管时应予分离（图 4 –2 –60、图 4 –2 –61、图 4 –2 –62）。

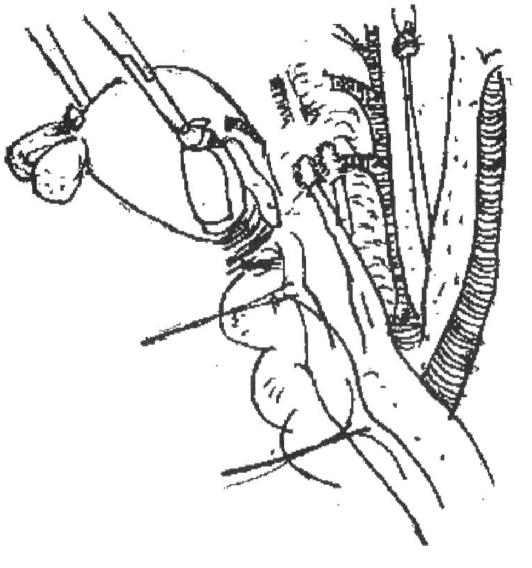

图 4 –2 –60　打开输尿管隧道

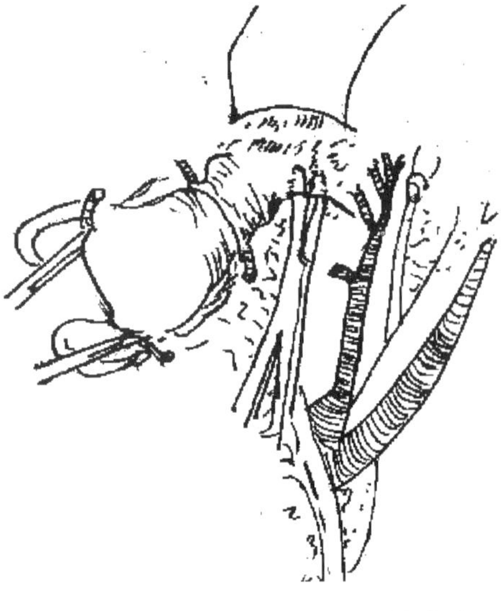

图 4 –2 –61　切断膀胱宫颈韧带前叶

③处理宫颈膀胱韧带后叶：在切断、缝扎该韧带前叶后，如组织疏松，可用手指轻轻将输尿管推向外侧方或用静脉拉钩将输尿管拉向外上方，用剪刀锐性分离输尿管内下方的宫颈膀胱韧带后叶，偶遇小血管，随时切断、结扎或分离、钳夹、切断、结扎宫颈膀胱韧带后叶，此时输尿管下段被完全游离，长为 5 ~ 7cm（图 4 –2 –63）。

17. 处理阴道旁组织　将子宫继续向左侧牵引，用拉钩将膀胱向耻骨联合方向牵拉，检查后方直肠分离水平是否恰当。然后用两把长弯止血钳钳夹阴道旁组织，钳尖应抵达阴道侧壁拟切除阴道平面稍下处，后面达子宫骶韧带的缝扎端。剪断后，断端以 7 号丝线贯穿缝扎（图 4 –2 –64、图 4 –2 –65）。如一次未能达到时，可分次切断。最后检查阴道周围组织仍有未切断者，继续钳夹，切断、缝扎，使拟切除阴道部分完全游离。注意：阴道旁组织血管丰富，结扎必须牢固；避免阴道旁间隙撕开，以免出血（图 4 –2 –66）。

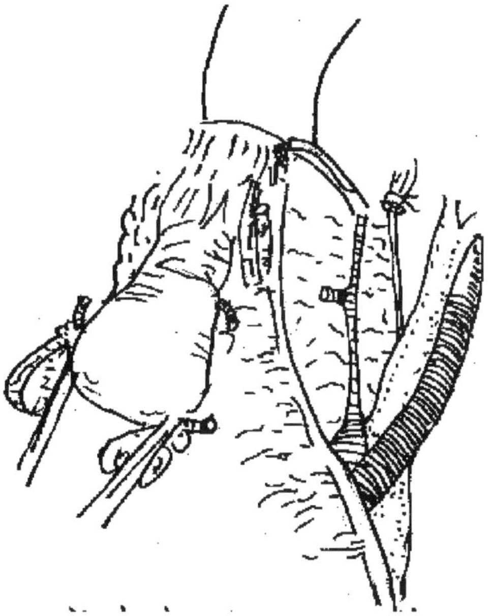

图 4－2－62　游离膀胱宫颈韧带至膀胱处

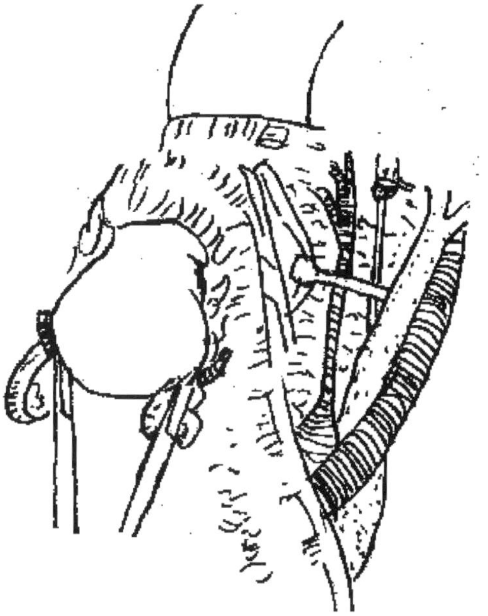

图 4－2－63　切断膀胱宫颈韧带后叶

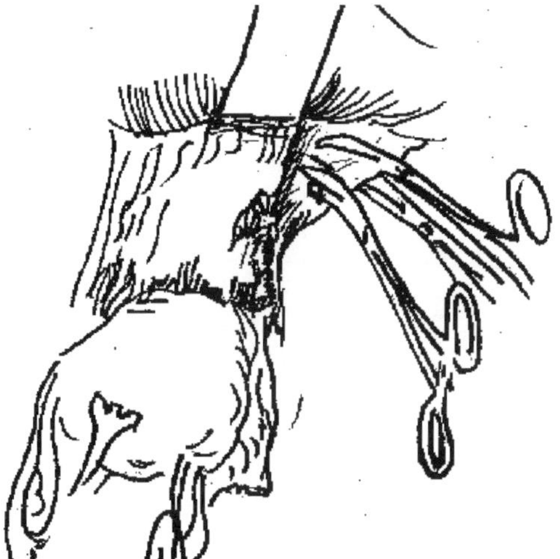

图 4－2－64　切断阴道旁组织

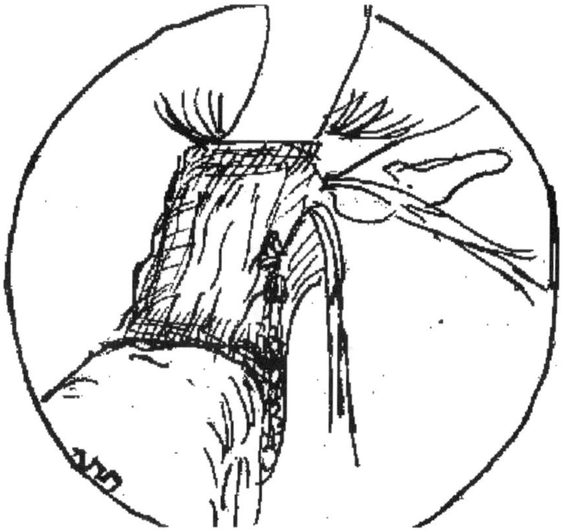

图 4－2－65　缝扎阴道旁组织

18. 切断阴道　台下工作人员拔除阴道填塞纱布条。把膀胱、输尿管轻轻向下拉开，用大直角钳在阴道切除线（在宫颈外口水平下 3～4cm）钳夹阴道，防止切断阴道时瘤细胞溢出。如阴道过宽可在左右各用一把直角钳。在直角钳下方阴道壁两侧，用长弯止血钳钳夹阴道壁（图 4－2－67）。

19. 缝合阴道断端　阴道切断后，切缘以鼠齿钳提拉前、后、左、右 4 点。阴道端出血处也可用鼠齿钳钳夹止血（图 4－2－68）。检查所切除阴道壁是否足够长，如需要可再多切除些。用碘酒、乙醇消毒阴道断端，7 号丝线缝扎两侧阴道旁组织，1－0 肠线连续锁边缝合阴道断端（图 4－2－69）。中央放置引流管 2 根于腹膜后。阴道断端的处理，各家方法不一，常用的是连续锁扣缝合阴道壁，封闭阴道，盆腔内各放 2 根腹膜外引流管，从下腹两侧引出来。这样可使盆腔腹膜外的渗血、淋巴液引流出来。另一种方法是连续锁边缝合阴道壁，开放阴道，放置 2 根盆腔腹膜外引流管，至阴道引流；还有一种方法是间断缝合阴道壁，在其中放置 1 根香烟引流管至盆腔腹膜后，方法简单，渗出不多者用之。但阴道壁出血时，间断缝合的止血效果不及前两者。放置引流管后，观察渗出液多少决定取出的时间，一般在 3～5 天取出。手术中出血不多，渗出也少，有人则主张阴道壁行连续锁扣或褥式缝合，全部封闭，不做引流。

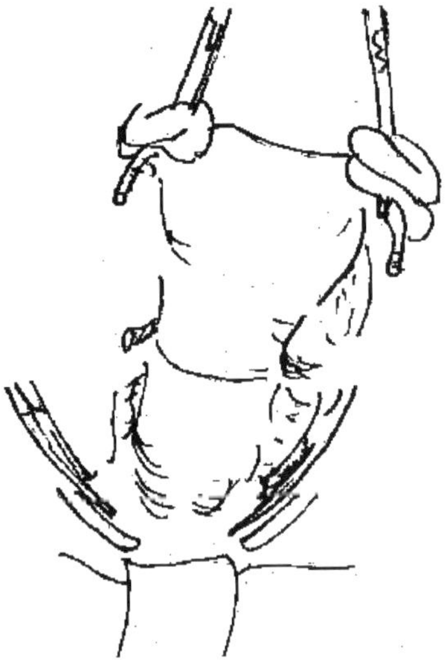

图 4－2－66　继续切断、缝扎阴道旁组织

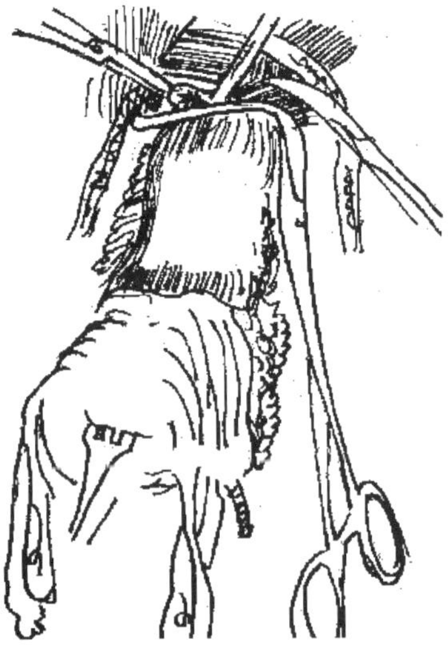

图 4－2－67　宫颈外口下 3cm 切断阴道

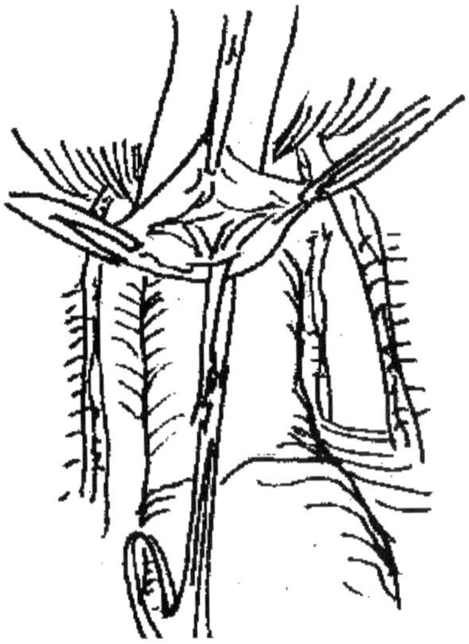

图 4－2－68　钳夹阴道断端

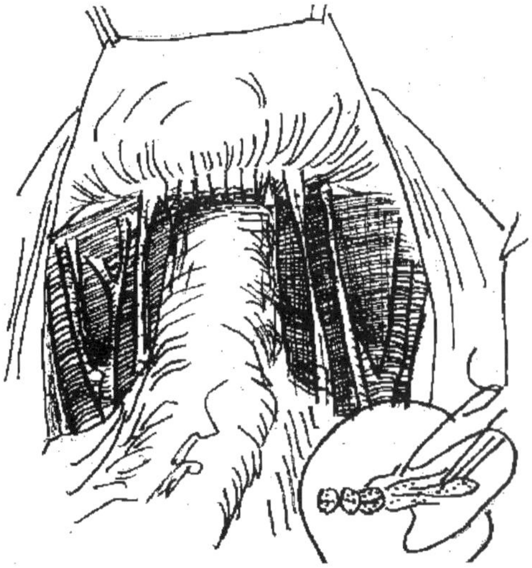

图 4－2－69　缝合阴道断端

20. 缝合后腹膜　缝合前检查手术区是否有出血，如少量渗血在关闭腹膜后可止血；如量多则需热纱布压迫止血、缝扎止血或结扎出血点。阴道断端、肠壁、膀胱壁往往有较多渗血，压迫和缝扎止血较好。注意输尿管、膀胱、直肠有无损伤；输尿管走形有无异常、迂曲，应使之恢复原位（图 4－2－70）。后腹膜也可间隔简单缝合几针，使腹膜外淋巴切除后盆腔与腹腔相通，使淋巴液与腹腔交通而被腹膜吸收，减少淋巴囊肿形成。缝合后腹膜时注意不要缝上输尿管。

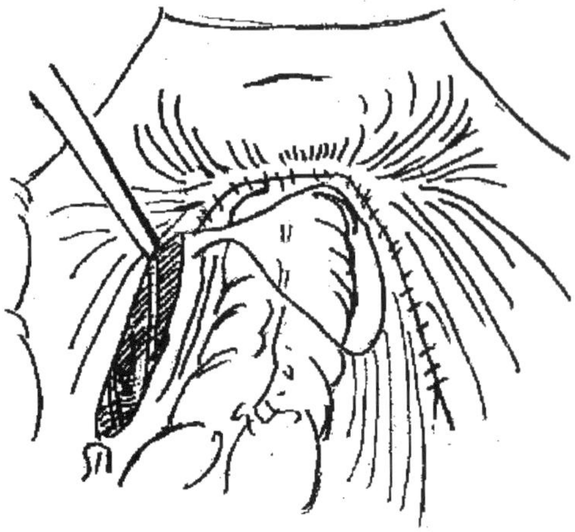

图 4－2－70　缝合后腹膜

21. 关腹　清点纱布及器械无误后，缝合前腹膜，关腹，详见本章第一节。

22. 手术标本的大体病理学检查　术后标本应仔细检查，剖视，仔细填写病理检查单。

六、术中意外的应急处理

（一）术中出血

术中出血处主要是两个侧窝（膀胱侧窝、直肠侧窝）与输尿管隧道的分离，或者骶、主韧带钳夹、缝扎失误所致出血。肥胖患者手术野暴露困难、妊娠期宫颈癌也是术中易出血的危险因素。

在打开侧窝时，可能导致盆腔静脉丛的严重出血：纱布压迫需要耐心等待止血。如手术结束仍未能止血，可换上纱布条压迫，将其一端引出腹壁外，待48～72h后断续撤出。

输尿管隧道出血：打开时损伤输尿管隧道顶的子宫动脉处。此处出血时先行纱布压迫止血，立即进行该侧髂内动脉结扎术或行腹主动脉阻断术，看清血管后钳夹、缝扎；或者在阻断其血流时，及时开通输尿管隧道，游离输尿管后，钳夹缝扎主韧带以制止出血。

术中对于大血管壁损伤出血，可行腹主动脉阻断，用无损伤缝针行血管壁修补缝合术来止血。

氩气刀止血用于盆壁出血，开机后氩气即流动，氩气可以帮助术者确定出血点，氩气刀接近盆壁出血点时启动，立即闭合损伤血管。氩气刀顶端距出血点一定的距离才能启动氩气（约1cm）。优点：①氩气流能够使术野清晰，有助于发现出血点；②作用表浅，所致热损伤少；③中等大小的血管（直径达3mm）也可以经氩气刀止血；④适于无法缝合或钳夹的术野出血，如盆壁或骶骨上血管的止血，简单易学。缺点：①设备贵，并非所有医院都配用；②血管直径限制其使用范围。

（二）周围脏器损伤

1．输尿管损伤

（1）发生部位：通常在3个部位易损伤输尿管：①高位结扎骨盆漏斗韧带时，易将输尿管误认为卵巢血管，一并结扎切断，输尿管横跨髂总动脉后行走于卵巢血管的内侧，避免误伤输尿管的方法是在结扎该韧带时一定要打开盆腔腹膜，游离并认明输尿管后，处理卵巢血管；②处理宫骶韧带时，有可能损伤行走于其外侧的输尿管，预防的方法在于处理该韧带时，应充分游离子宫直肠窝及直肠侧窝，并把子宫、直肠、输尿管末段分别拉向前方、后方和外侧，充分暴露该韧带的全段，在直视下处理；③分离输尿管隧道段，是输尿管损伤最常见的部位，分离时应注意解剖层次清楚，将子宫、膀胱、输尿管分别向对侧、前方和外侧牵拉，使隧道入口清楚暴露，在输尿管内前方沿其行径分离隧道，可安全打开隧道。

（2）损伤分类：输尿管损伤可分为完全横断、破孔、瘘管形成。

（3）处理：①输尿管横断或破孔超过管腔1/3者，应行输尿管端端吻合术，吻合前应剪除输尿管断端受损的组织，并将断端剪成斜面，以扩大吻合口面积，防止吻合口狭窄，同时应在断端上下方游离足够的长度（2～4cm），以减少吻合口的张力。并在输尿管腔内放置导管支架，上至肾盂，下端进入膀胱，用3－0或4－0肠线，间断缝合约6针。必要时再用3－0肠线，加固缝合输尿管鞘膜6～8针，缝合时对合方向必须准确，切忌管腔扭转。术毕于吻合口周围放置胶管或香烟引流，自阴道或腹壁引出，引流条可于术后1周左右或引流液少时拔除，输尿管导管支架可于术后2周拔除；②对于输尿管破口小于管径1/3者，可行缝合修补术，用3－0肠线纵行缝合输尿管肌层和筋膜数针即可，为防止术后输尿管狭窄或瘘，也应放置输尿管导管及引流条；③近膀胱段输尿管损伤时，可行输尿管膀胱吻合术或输尿管膀胱瓣植入术。

2．膀胱损伤　比较多见，主要因为推离膀胱时，宫颈肿瘤浸润，膀胱间隙不明显或者以前有过盆腔或阴道、宫颈手术史等致盆腔粘连，使膀胱阴道间隙不清，行锐性分离进入膀胱。如分离损伤部分膀胱肌层，黏膜未破，发现后立即予以修补，用3－0肠线或者可吸收线间断缝合损伤肌层。膀胱壁全层破裂者，用3－0肠线或可吸收线分别间断缝合黏膜下肌层和浆肌层。术后持续导尿1周。

3．肠管损伤　在分离肠管粘连时，首先应仔细查明肠管粘连的部位和界线，从表浅较易分离处开始，一般应在直视下行锐性分离，较疏松的粘连亦可用手指或包裹纱布推开；如果肠管粘连牢固，宁可稍偏向粘连的组织上分离，以免损伤肠管。在分离子宫直肠窝时，腹膜打开部位应位于窝底，打开过深可损伤直肠浆肌层；打开直肠阴道间隙时，如因炎症、癌症使间隙不清，寻找间隙位置不正确而偏离直肠时也可损伤直肠肌层。

一旦发现肠管损伤，应及时缝合修补，如仅损伤浆肌层，可用细丝线间断缝合，纵行裂口宜横行缝合，以免术后肠腔狭窄；全层裂伤时，第1层全层间断缝合，第2层浆肌层间断包埋缝合；如裂伤复杂不易缝合时，也可切除一段肠管行肠吻合。术后按肠道手术护理。

（三）改变手术方式

术中探查发现病变范围大，可能扩大手术范围，行Ⅳ型子宫切除术，或行盆腔脏器切除术，或放弃手术，应向患者及家属充分告知。

七、术后处理

（一）一般处理

1. 体位　患者为硬膜外麻醉者，术后取去枕平卧位，6h后改为半卧位。全麻患者取去枕平卧位，将头侧向一侧，防止呕吐物误吸，术后12h患者可以改为半卧位，术后24h患者可以适当下床活动，注意患者第一次下床活动时，应严密监护，防止摔倒或晕倒。盆腔手术患者术后禁止头低脚高位。应鼓励患者多活动下肢，防止下肢静脉血栓。

2. 生命体征的监测　手术患者应在手术结束后12～24h内严密监测血压、脉搏和呼吸，其后根据病情需要，可变化为每4～6h 1次；如血压偏低，脉搏细速，应注意有无内出血、休克等情况。患者术后体温往往有升高，但不超过38℃，多无需处理；对于多次体温超过38℃，应注意是否存在感染情况。

3. 疼痛的治疗　腹部术后疼痛较重，缓解或减轻疼痛，有利于患者休息、恢复。提倡采取硬膜外自控镇痛，能使患者获得满意的镇痛效果和减少不良反应；对于无条件采取硬膜外自控镇痛患者，可以定时应用曲马多、盐酸哌替啶等。

4. 大小便观察

（1）小便观察：广泛性子宫切除术，常较易损伤来自骶丛的副交感神经纤维，术后膀胱排尿功能受到影响。术后停留尿管时间应延长5～7天。尿管停留期的后3天，应定期开放导尿管，以训练膀胱收缩功能，并服用防止泌尿系感染的药物。拔尿管前2天需先夹闭尿管，定时（2～4h）开放，并口服士的宁或新斯的明，促使膀胱收缩。拔管日清晨，排空膀胱后将管拔出，嘱患者饮适量水，2～4h后首次排尿。如不能排出，或排尿后有明显不尽感，应立即插入导尿管。否则，应于下午4点左右测残余尿。如<100mL，即可认为膀胱功能已基本恢复；如>100mL，应再度保留尿管，并重复上述之处理步骤。拔管后仍需密切观察排尿情况，怀疑尿不尽时，应随时测试残余尿。

（2）大便观察：术前肠道准备，患者可能术后3天内无大便；超过3天无大便者，结合饮食控制，可以给少量缓泻剂或开塞露，促使肠道排气、排便。对于直肠损伤患者不宜过早排大便。

5. 引流管的处理

（1）盆腔引流管：采取自然体位引流或密闭负压引流，若24h内引流量>100mL/h，应考虑慢性腹腔内出血的可能。一般情况下如每天引流液少于10mL，且体温正常，可将引流管拔出2～3cm，再观察24h，如仍无积液流出，即可拔管。但对于行肠切除或肠修补、术后高热患者可延长引流时间；如行膀胱、输尿管造瘘者，需在拔除尿管后观察引流情况，如无增加可拔除。

（2）胃管的处理：术中行肠切除或行肠表面肿瘤大面积剥除后肠修补术者，术后应在麻醉清醒后立即放置胃肠减压管，持续禁食减压，保持胃管通畅，直至肠蠕动完全恢复并有正常肛门排气后，始可拔管、进食。

6. 饮食管理　对于无肠道损伤患者术后24h可进流质饮食，但禁牛奶和含糖高的食物，以免造成肠胀气；饮食量不可过多，需经静脉补充适当液体，待肠蠕动恢复，肛门排气后，改为半流质、普通饮食。对于有肠道损伤，行肠道手术者，按肠道手术饮食要求进行。

7. 抗生素的应用　根据病情术后选择性应用抗生素，以预防盆腔感染及泌尿系感染。如已有病例或肯定有感染出现，则需在感染控制后，方可停药。要避免滥用抗生素，以免引起二重感染和伪膜性肠炎。

8．手术切口的监护　广泛性子宫切除术手术切口较大，易发生感染、脂肪液化等情况，应加强护理。术后切口应换药，换药的目的主要是观察切口、去除坏死组织、清洁创面、引流通畅、促进组织生长。每天观察切口愈合情况，观察内容包括：切口有无红、肿、热、痛、硬结、有无渗出液及渗出液的性质。换药的频率：首次24h内，以后每2～3天换药1次，原则上辅料湿透即应换药。注意在开始几天伤口的生长主要是肉芽组织的生长，它需要的是比较湿润的环境，所以开始几天敷料可以多用几层，保持创面的相对湿润；而到了后期，伤口的生长主要是角质的生长，此时创面需要相对干燥的环境，所以敷料就应该在起到隔离作用的前提下尽可能薄。敷料除了保护创口不受外界污染的作用外，还具有一定的引流作用，所以换药时应保证敷料与创口紧密贴附，尤其是在创口较周围低凹的时候。

9．脏器损伤的术后处理

（1）输尿管损伤手术后处理：如术中损伤输尿管并经修补，应于术后2～3周拔出输尿管导管；术后应保证每天有较多的尿液（一般每天应有1 500mL尿以上），持续冲洗输尿管及膀胱；拔管后应密切观察有无阴道漏尿现象，同时行肾图和静脉肾盂造影，以了解其分泌和排泄功能。

（2）膀胱损伤术后处理：术后尿管应放置1周以上，保持膀胱处于松弛状态。

（3）肠管损伤术后处理：肠道损伤修补术后按照肠道手术术后常规给予处理。

（二）术后补充放、化疗

1．宫颈癌术后放、化疗指征　分化差，G_2，G_3期（根据组织类别和细胞分化）；侵及宫颈间质>2/3；淋巴结转移；肿瘤>4cm；宫旁淋巴血管受累；宫旁转移（潜在）；切缘（残端）有肿瘤；内膜受累。

2．放化疗方案　宫颈癌术后的放疗主要采用腔内后装治疗和体外照射相结合的方法。目前FIGO建议对宫颈癌术后需辅助放、化疗的患者采用同期放、化疗，方案为：在放疗的同时辅助化疗，化疗可用5-FU＋顺铂或单用顺铂。

（三）术后随访

1．宫颈癌的随访

（1）随访时间：放射治疗后第1年每个月随访1次，手术治疗后每3个月复查1次；放射治疗后第2年内每3个月随访1次，手术治疗后每6个月复查1次；放射治疗第3年后每6个月随访1次，手术治疗后每年复查1次。

（2）随访内容：盆腔检查、三合诊检查；阴道细胞学和HPV检测；B超、X线、肿瘤标志物SCC检查，必要时行MRI、泌尿系统、消化道检查；怀疑早期复发时，行PET检查。

2．子宫内膜癌的随访

（1）随访时间：术后2年内，每3～6个月1次，术后3～5年，每6个月至1年1次。

（2）随访内容：盆腔检查三合诊；阴道细胞学图片检查；胸片每6个月至1年1次；期别晚者，行血清CA_{125}检查，根据不同情况，选用CT、MRI、PET等检查。

八、术后并发症防治

（一）尿瘘

1．输尿管瘘　输尿管瘘多在术后3～14天出现，症状为阴道突然大量水样液体流出，提示输尿管阴道瘘的存在；先发症状有无法解释的发热，盆腔不适，阴道穹隆侧方发硬等。经静脉肾盂造影、膀胱镜检查确诊后可先行抗炎、加强营养等处理。小的瘘孔经上述处理后有望自愈。如仍不能愈合，在肿瘤已完全控制的前提下，3个月后可行修补手术。

2．膀胱阴道瘘　术后膀胱阴道瘘少见，比较容易确诊；用亚甲蓝液注入膀胱，燃料立即出现在留置于阴道的纱布上，即可确诊。治疗上，放置导尿管，小的瘘管可自愈；一般留置2～3个月，偶尔4～6个月，这样有利于局部组织的修复和手术。对于术前未接受放疗者，大多经阴道修补膀胱阴道瘘可成功。术前接受过放疗者，单纯修补失败可能性大，要做输尿管分流，一般用回肠曲或乙状结肠分流。极特殊情况下可能两种瘘并存，要行静脉肾盂造影和膀胱镜检查确诊。

（二）术后出血

术后即发生者，多由于漏扎出血点所致。如在阴道断段可见，应钳夹、缝扎止血；如为高位，且出血多，应立即再开腹止血；如在术后数日发生，多由于继发感染所致，应以控制感染为主，阴道断端出血点可见者可用无菌纱布条加抗生素及血管收缩剂与止血药填塞压迫；高位大出血，必要时开腹行血管阻断或填塞并引流，加大预防感染治疗。有失血性贫血者应纠正贫血。

（三）感染

术后感染是广泛子宫切除术后较常见的并发症，有泌尿系感染、肺部感染、盆腔感染和切口感染。

1. 泌尿系感染　泌尿系感染有急性膀胱炎、急性肾盂肾炎，治疗方案为多饮水增加尿量，加强尿液的尿路冲洗作用，促进细菌排出。同时增强患者机体抵抗力，积极治疗原发病，去除病因，使用抗生素。

2. 肺部感染　主要发生于老年人、长期吸烟者、肥胖、胸廓畸形及有慢性呼吸道疾病患者。应鼓励患者及时咳出分泌物，多翻身，尽早下床活动。治疗应稀释痰液，协助排出，应用抗生素。

3. 盆腔感染　多表现为盆腔腹膜炎或阴道断端炎，术后 2 ~ 7 天发生发热、下腹疼痛、阴道残端可触及硬结。如脓肿形成，妇检或直肠指诊可触及盆腔包块或波动感，压痛明显。超声检查和诊断性穿刺可以帮助诊断。治疗患者采取半卧位，早期使用抗生素治疗，脓肿形成后可考虑穿刺引流，效果不佳者，可考虑开腹手术。

4. 切口感染　为术后常见并发症，多发生于高龄、营养不良、贫血、低蛋白血症、糖尿病和手术切口污染等患者；表现为术后 3 ~ 4 天体温升高，切口疼痛加重，切口出现红、肿、热、痛、脓液渗出；治疗主要是加强营养、纠正贫血、治疗原发病、应用抗生素，局部切口换药，若为脓肿，则应拆除缝线，彻底引流。

（四）静脉血栓和肺栓塞

妇科手术特别是广泛性子宫切除术，手术时间较长，术后患者卧床时间较长，术后凝血机制亢进，易发生下肢静脉血栓，下肢深静脉血栓脱落可导致肺静脉血栓，危及患者生命。临床表现为患侧肢体出现疼痛、肿胀，两侧肢体不一致，可有低热表现，一旦怀疑应行下肢彩色多普勒超声检查，下肢静脉造影或肢体核素显影；怀疑肺栓塞者行胸片及 CT 扫描。明确诊断后抬高患肢，卧床休息，抗凝治疗。预防措施为鼓励患者早下床活动，卧床时多活动下肢。

（五）功能性障碍

1. 盆腔淋巴囊肿　盆腔淋巴囊肿是盆腔淋巴结切除术的常见并发症，主要由于盆腔深部淋巴组织清除后，腹膜后留有死腔，回流的淋巴液滞留于该部位形成。有的可达 3 ~ 4 个月妊娠子宫大小，产生压迫症状，甚至继发感染，纤维化。目前采取腹膜后负压引流，或阴道行连续锁扣闭合（不置引流），不缝盆腹膜，使后腹膜腔隙与上腹腔相通，淋巴液引流到盆腔吸收。淋巴囊肿形成后，如无症状可等待自然吸收，产生压迫症状时可以穿刺引流或行腹膜外切除术。

2. 神经源性膀胱功能障碍　由于盆腔自主神经在术中受到不同程度的损伤，导致膀胱功能障碍，出现尿潴留，继发泌尿系感染。

（1）尿潴留：指术后 10 天不能自己排尿，或能自己排尿，但残余尿 > 100mL 者。此为广泛全宫切除术最常见的并发症之一。其主要原因有：①尿路感染；②手术损伤盆腔交感、副交感神经纤维；③子宫切除后，使膀胱位置过度后倒，导致排尿不畅。

（2）预防尿潴留的措施：①严格执行无菌操作，预防并积极治疗尿路感染；②宫骶韧带、主韧带及阴道切除的多少与术后膀胱功能的恢复密切相关，本着“最大限度切除肿瘤，最大限度保持器官功能”的原则，对早期癌可适当缩小手术切除范围，以达到根治目的而又能减少术后并发症；③术中将膀胱固定于前腹壁，纠正膀胱后倒。

（3）膀胱尿潴留的治疗：首先是预防和治疗尿路感染，全身用抗生素，并用 1/4 000 呋喃西林液冲洗膀胱；其次是应用各种措施促进膀胱功能的恢复，如停留导尿管定时开放以训练膀胱收缩功能，或采用穴位针刺、理疗、激光等治疗。

3. 直肠麻痹 较少发生，发生原因在于直肠分离和宫骶韧带切除时过多损伤自主神经，表现为便意减退，排便困难。治疗：保持大便松软，锻炼提肛肌功能，必要时应用缓泻剂。预防：手术时尽量保留宫骶韧带内侧近直肠的自主神经。

4. 性功能障碍 手术切除卵巢或者放疗破坏卵巢，术后阴道缩短、干涩、狭窄，患者心理因素的影响，均可能导致性功能障碍。对于有性生活患者应采取适宜的手术范围，术中可行阴道延长，术后进行心理辅导，指导性生活，必要时补充激素治疗。

（六）肠梗阻

肠梗阻的典型症状为腹痛、腹胀、呕吐和肛门停止排便排气，体检可见肠型，肠蠕动，肠鸣音亢进。广泛性全子宫切除术患者由于手术范围较大，术后可能发生肠梗阻。因手术刺激，术后1～2天肠蠕动减弱或消失，第3天开始逐渐恢复，初期为不规则蠕动，往往有阵痛，肠蠕动恢复后腹痛消失，肛门排气，如腹痛持续加剧，肛门不排气，即应怀疑粘连性肠梗阻；如术后排气后，发生腹胀、腹痛，应高度怀疑粘连性肠梗阻，应行进一步检查。部分患者术后肠蠕动持续不能恢复，发展为麻痹性肠梗阻，原因多为腹腔感染或患者术后禁食所致低钾血症引起，应与粘连性肠梗阻鉴别。肠梗阻治疗方法一般以非手术治疗为主：禁食、补液纠正电解质紊乱、胃肠减压、应用抗生素、解痉止痛，粘连性肠梗阻若保守治疗无效，应采取手术治疗。

第三节 超广泛性全子宫切除术

超广泛性全子宫切除术，是一种较少采用的手术方式，相当于 Piver Rutledge 分类的Ⅳ型子宫切除术。手术的目的在于完全切除输尿管周围组织，同时沿盆壁切除髂内动脉，更广泛地切除阴道旁组织和阴道。手术范围：宫旁切除包括切断闭孔动脉、静脉，髂内动静脉，臀下动、静脉及阴部下动、静脉，将主韧带从附着于盆壁根部切除（图4－2－71）；淋巴切除范围扩大至腹主动脉旁淋巴结。

超广泛性全子宫切除术同广泛性子宫切除术不同之处在于：输尿管被完全从膀胱子宫韧带上解剖游离，完全切除输尿管旁组织；不保留膀胱上动脉；切除阴道上3/4。

适用于Ⅱb 和Ⅲb 期的一部分患者，放疗后前部中心型复发有可能保留膀胱功能者。当近侧宫旁组织受累时，需要扩大宫旁侧的解剖范围；由于结扎支配膀胱的动脉，会增加瘘孔的形成危险，因此应多保留此类血管，在多数情况下，此类病人可行前盆腔脏器切除术。超广泛性全子宫切除术范围扩大，损伤盆腔自主神经较多，术后发生膀胱功能障碍概率高，术后应保留尿管达14天以上，视情况可增加保留时间；必要时行耻骨上膀胱造瘘。

超广泛性全子宫切除术和广泛性全子宫切除术相比，仅是手术范围有所扩大，手术方法无本质区别，术前后处理、麻醉选择、术中意外的处理、术后并发症基本相同，故此处不再赘述，详见相关章节。

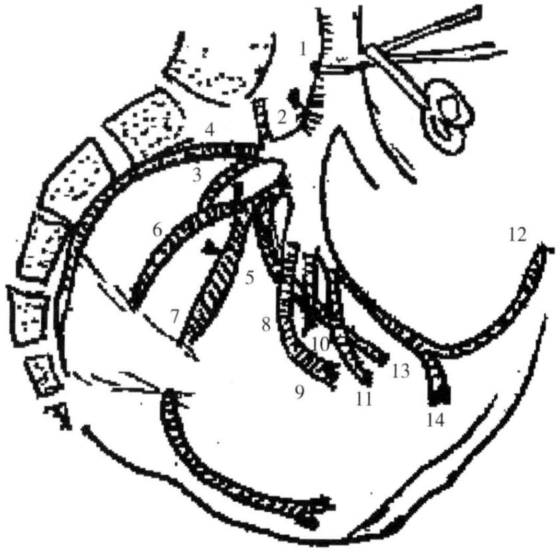

图4－2－71 超广泛性子宫切除

示需要结扎的血管部位（▲）、髂总动脉暂时阻断部位及盆腔动脉分布：1. 髂总动脉 ▲2. 髂内动脉 3. 臀上动脉 4. 骶侧动脉 5. 闭孔动脉 ▲6. 臀下动脉 ▲7. 阴部后动脉 8. 子宫动脉 9. 阴道动脉 10. 直肠中动脉 11. 膀胱下动脉 12. 脐动脉 13. 膀胱上动脉 14. 膀胱中动脉

参考文献

[1] 王沂峰，夏恩兰. 子宫切除术相关问题与思考［J］. 中华妇产科杂志，2005，40（10）：649－650.

[2] 谢幸. 子宫颈癌的手术治疗［J］. 实用肿瘤杂志，2003，18（3）：175－177.

[3] Garg G，Shah JP，Toy EP，et al. Intra-operative detection of nodal metastasis in early stage cervical cancer：A survey of the practice patterns of SGO members［J］. Gynecol Oncol，2011，121（1）：143－147.

[4] Gadducci A，Fabrini MG，Perrone F，et al. Pattern of failures and clinical outcome of patients with locally advanced cervical cancer treated with a tailored integrated therapeutic approach［J］. Anticancer Res，2010，30（9）：3731－3735.

[5] Fanfani F，Fagotti A，Ferrandina G，et al. Neoadjuvant chemoradiation followed by radical hysterectomy in FIGO Stage IIIB cervical cancer：feasibility，complications，and clinical outcome［J］Int J Gynecol Cancer，2009，19（6）：1119－1124.

（佛山市妇幼保健院　王三锋　中山大学附属第三医院　沈慧敏）

第三章 腹腔镜下子宫切除术

20 世纪 60 年代后，腹腔镜手术器械获得很大发展，如穿刺套针、钳子、剪刀、高频电刀、电凝装置和光纤成像系统等的发明和应用，使腹腔镜的应用在妇科领域由单纯诊断升级到治疗水平。1972 年，Semm 发明自动气腹机和热凝装置，近年来单极、双极、超声刀和 Ligasure 的发明和应用，使腔镜技术在妇科手术中得到广泛应用。

第一节 子宫切除术

1989 年，Reich H 医生完成了第 1 例腹腔镜辅助阴式子宫切除术（laparoscopic asisted vaginal hysterectomy，LAVH），笔者用腹腔镜将子宫血管切断，然后经阴道手术取出子宫。这一手术为腹腔镜在妇科的应用开辟了新纪元，使更多的患者能够用微创手术进行治疗。1991 年，Semm 教授使用他亲自设计的手术器械，完成了完全的腹腔镜下子宫切除术，即腹腔镜下筋膜内子宫切除（classical intrafascial Semm's hysterectomy，CISH），为子宫切除手术增添了新的术式，此后不同的腹腔镜下子宫切除手术方式逐渐发展起来。一般而言，根据切除子宫的多少分为全子宫切除术和次全子宫切除术；根据切除子宫的途径分为经腹部、经阴道和腹腔镜 3 种。根据切除子宫的多少，腹腔镜下子宫切除术有几个分类：全子宫切除术（total laparoscopic hysterectomy，TLH）、次全子宫切除术（laparoscopic supracervical hysterectomy，LSH）和筋膜内子宫切除术（CISH）。

腹腔镜子宫切除术利用腹腔镜将需经腹手术患者转为经阴道手术，或者全部经腹腔镜手术切除子宫，从而避免开腹手术，减少手术创伤，有利于术后恢复。根据在子宫切除过程中使用腹腔镜完成手术步骤的不同，可以将腹腔镜子宫切除术分为以下两类 4 种术式：

1. A 类（完全切除宫颈组织） ①腹腔镜下全子宫切除术；②腹腔镜辅助阴式子宫切除术。针对恶性肿瘤的子宫切除称为腹腔镜广泛子宫切除术（laparoscopic radical hysterectomy，RLH）。

2. B 类（全部或部分保留子宫颈组织） ①腹腔镜下子宫次全切除术；②腹腔镜下筋膜内子宫切除术。

一、适应证

由于腹腔镜子宫切除术有不同的术式，因此，其适应证也不尽相同。以上两类手术方式均可使用者为子宫良性病变，主要包括以下 3 种子宫病变：①子宫肌瘤；②子宫腺肌病；③难治性功能失调性子宫出血（单纯性或囊腺型子宫内膜增殖症）。A 类手术由于切除子宫颈，尚可用于以下子宫或子宫颈病变：①子宫内膜腺瘤样增生或不典型增生；②子宫颈重度不典型增生和原位癌。

二、禁忌证

腹腔镜子宫切除术主要指单纯子宫切除术，其中 A、B 两类手术均为禁忌证者有以下几种：①全身性疾病所致手术禁忌证：出血性疾病、严重心血管疾病、呼吸系统疾病等不能耐受麻醉或手术者；②子宫过大不利于镜下操作者；③子宫内膜癌或子宫颈癌；④怀疑为子宫肉瘤者；⑤严重盆腔粘连致盆腔解剖结构不清者。

B 类手术由于保留部分或全部子宫颈组织，因此除了以上禁忌证外，还有以下几类病人不适合 B 类手术：①子宫内膜腺瘤样增生或不典型增生；②子宫颈重度不典型增生或原位癌；③宫颈肌瘤；④伴有阴道壁膨出、子宫脱垂、张力性尿失禁需行阴式手术者。

三、术前准备

1. 常规辅助检查　腹腔镜手术之前，应该做如下检查：外周血血常规、白细胞分类，尿常规，肝功能，肾功能，血糖，电解质，凝血功能，乙型肝炎、丙型肝炎病毒抗体，宫颈脱落细胞涂片，必要时行诊断性刮宫，心电图，胸部X线检查。明确患者无心、肺、肝、肾等疾患。有慢性心、肝、肺、肾脏疾病，内分泌系统疾病，血液系统疾病者或存在感染者，术前应进行积极处理，待病情稳定后，择期手术。

2. 阴道准备　术前3天开始进行。患者取膀胱截石位，碘伏稀释液冲洗阴道，以消毒棉球擦拭；每天1次。有阴道流血者禁用冲洗，用消毒棉球擦拭。必要时可于术前当天早晨阴道冲洗后，阴道内填塞消毒纱布。

3. 肠道准备　术前12h禁食，术前2h禁水。一般可在术前日晚及术晨行肥皂水灌肠各1次。对于可能肠道手术者行肠道准备：术前3天开始无渣半流饮食，庆大霉素8万U，每天2次口服或甲硝唑0.4g，每天3次口服；手术前日晚6点及9点20%甘露醇250mL口服或50% $MgSO_4$ 40mL口服；其后温肥皂水灌肠1次，注意嘱患者多饮水；手术当日行清洁灌肠。

4. 腹腔镜器械的准备　双极电凝器，单极电铲或电钩，弯钳、抓钳若干，举宫器，缝合器械，冲洗吸引器和一般器械。

四、麻醉方式

麻醉方式的选择取决于患者的一般状况、有无合并症。年轻，一般状况好者，可以选用持续硬膜外腔阻滞麻醉、腰硬联合麻醉或气管内插管全身麻醉。对于有心血管疾病、呼吸系统疾病者选用硬膜外腔麻醉。因为此手术对盆腔肌肉松弛要求较高，故建议一般选用气管内插管全身麻醉；当选用硬膜外腔阻滞麻醉时最好选用两点法穿刺。

五、体位

可采用分腿Trendelenburg位，或改良的膀胱截石位，头低臀高20°～30°，也就是头低臀高，小腿屈曲为佳。做附件切除时只需取把腿水平分开的Trendelenburg位就可以，如果行子宫切除术，还是以改良的膀胱截石位为佳，这种体位腿可以分得更开一些，阴道手术视野更为开阔。一定要放置肩托，患者上臂最好能固定于身体旁。一般来说术者站在患者左侧，第一助手站在右侧，第二助手举宫，第三助手扶镜。举宫的医生一定要有很丰富的举宫经验，如果不知道怎样举宫来配合，手术是很困难的，举宫是否到位，直接关系到手术的成败和输尿管、膀胱的安危。有的大夫不愿意从举宫、扶镜子一步步来学，其实举宫、扶镜子等看似“低级”的工作，都是一个个积累经验的过程，在这些看似简单的工作中，可以充分了解内镜的结构、器械的功能与使用技巧，感受内镜手术的真谛，这是每一位杰出的内镜医师成长过程中必不可少的一课。

六、手术步骤

（一）腹腔镜下全子宫切除术

腹腔镜下全子宫切除术（TLH）是指完全在腹腔镜下完成子宫切除，子宫从阴道或不从阴道取出，阴道残端在腹腔镜下缝合关闭。即子宫切除的全过程均在腹腔镜下完成。

1. 消毒，铺无菌巾，人工气腹，置腹腔镜后检查盆、腹腔，明确诊断并评估手术的可行性。再次消毒阴道后暴露宫颈，放置举宫杯。

2. 穿刺点一般选择3～4个，第一穿刺点一般选择在脐部，分别在左、右侧腹部做第二和第三穿刺点，第四个可以在耻骨联合上方。进入盆、腹腔后首先要探查盆、腹腔，除外脏器损伤，进一步确认有无子宫切除的指征。在手术之前辨认输尿管的位置。最早的一些腹腔镜手术图谱，都需要把输尿管解剖出来再做子宫切除。现在就省略了这一步，但是省略这一步并不是说不再重视输尿管，相反，对输尿管更为重视，施刀以前一定要看清输尿管的走行，确保输尿管在电处理热损伤范围以外，必要时可将其推开。同时要处理子宫内膜异位症、粘连等可能造成输尿管位置改变或使子宫过于贴近盆壁的伴随病变，以防术中损伤输尿管。进入腹腔后首先查看穿刺孔以下部位有无损伤、出血，进行盆、腹腔广泛探查。

3. 离断子宫圆韧带　切断左侧圆韧带时，通过举宫器将子宫上举并摆向右侧，靠近左侧宫角钳夹圆韧带并拉向对侧，充分伸展和暴露左侧圆韧带，单极电凝圆韧带，因圆韧带远离膀胱、输尿管，相对安全，电凝时间可以较长。待电凝带宽5～10mm、组织变焦黄后，用钳尖对准电凝带的中央进行切割，也可用剪刀切断圆韧带，有条件者可使用超声刀、PK刀或血管闭合器等进行操作，更加安全、方便。同法处理右侧圆韧带。在宫角处往往存在子宫动脉至输卵管和卵巢的分支，如凝固不彻底时即剪断，常导致明显出血而影响手术。

4. 离断固有韧带　将子宫上举并摆向右侧，钳夹输卵管及卵巢固有韧带远端并拉向左侧，距宫旁10～15mm处依次电凝、切断输卵管峡部（图4－3－1）。切断卵巢固有韧带时，尽量要靠近宫角处，以免影响卵巢功能。如需切除附件，在辨认输尿管后，靠近卵巢门依次钳夹电凝切断漏斗韧带，有条件者使用LigaSure最好。

5. 处理阔韧带　阔韧带前、后叶腹膜的分离有利于暴露子宫血管。在处理左侧阔韧带前、后叶腹膜时，将子宫体推向右侧，用弯钳将左侧阔韧带前叶腹膜提起，将宫旁疏松组织自腹膜上分离，用单极电凝靠近宫旁将腹膜切开，下方达膀胱腹膜反折处。弯钳提起阔韧带后叶腹膜，将宫旁疏松组织自腹膜上分离，用单极电凝靠近宫旁将腹膜切开，下方达子宫骶韧带处（图4－3－2）。将宫旁疏松组织推开暴露出子宫血管，电凝宫旁疏松组织内小血管，凝固后切断。右侧同法处理。此处尽量紧挨子宫血管上行支，靠近盆壁为输尿管通过处，其余多为细小的血管。在宫旁5～10mm处电凝电切，往往出血少。如果子宫肌瘤位于阔韧带内，沿肌瘤表面将阔韧带前、后叶腹膜切开，推开瘤旁疏松组织，即可游离出子宫肌瘤，此时打开阔韧带前、后叶腹膜有利于避免输尿管的损伤。

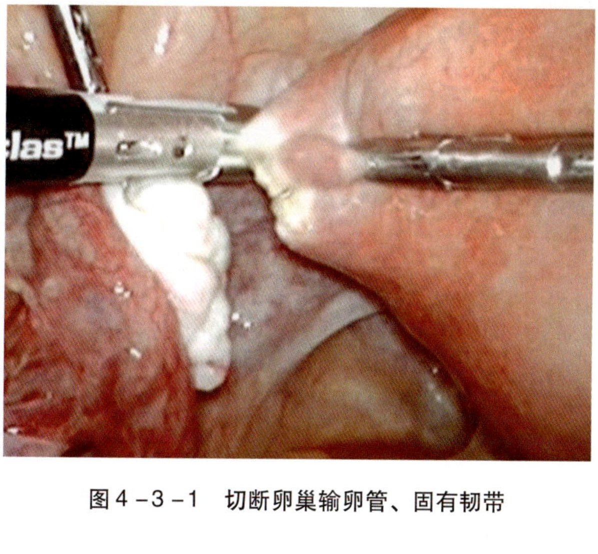

图4－3－1　切断卵巢输卵管、固有韧带

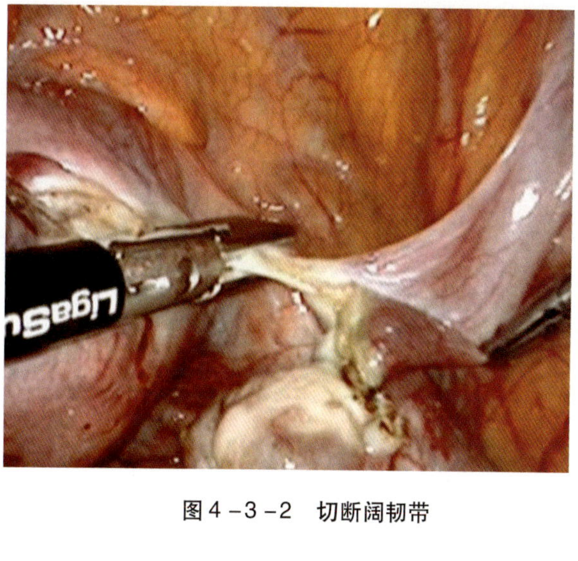

图4－3－2　切断阔韧带

6. 剪开膀胱腹膜反折　剪开膀胱腹膜反折并下推膀胱时，先将子宫体摆于正中位置并推向头侧，充分暴露膀胱子宫陷凹及腹膜反折，用弯钳将膀胱腹膜反折提起，分离腹膜下疏松组织，完全分离腹膜后用单极电凝切开。在助手上推子宫的同时用弯钳紧贴宫颈将膀胱宫颈间隙分离，将膀胱自宫颈分开（图4-3-3），下方要达阴道前穹隆水平。显露出两侧子宫动脉上行支，可用电铲来打开膀胱反折腹膜，一边凝切一边推。如果用剪刀剪开，出血可能要多一些，而且剪刀比较锐利，容易损伤膀胱。如果组织过多，需要分层来处理。

7. 切断子宫血管　靠近子宫壁钳夹子宫血管并电凝（图4-3-4），子宫动脉完全凝固闭塞后，可见该侧宫体因缺血而变色，此时可将血管切断。套圈结扎血管断端，以免术后出血。也可在切断子宫血管之前将其缝扎，然后将血管电凝后切断，这样可减少出血。同法处理对侧子宫血管。

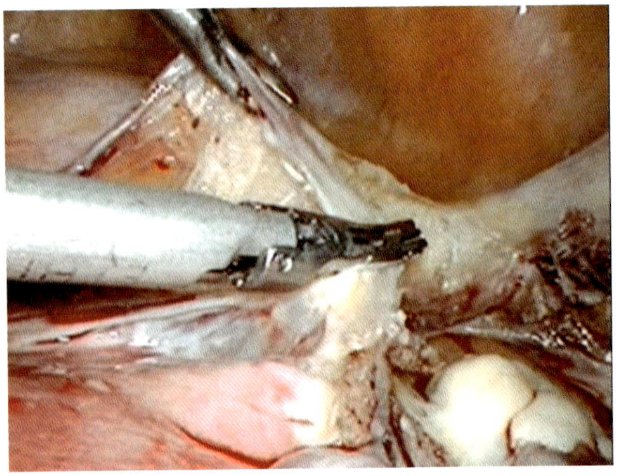

图4-3-3　切断膀胱腹膜反折

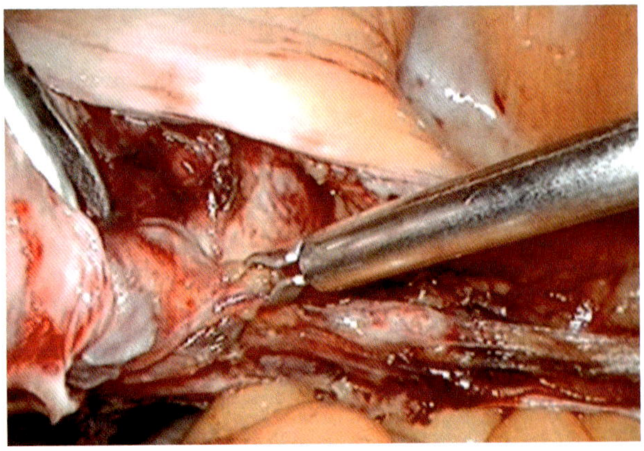

图4-3-4　钳夹、电凝子宫血管

8. 切断主韧带及子宫骶韧带　用单极电凝钳边凝边切主韧带（图4-3-5）及子宫骶韧带（图4-3-6），有出血点时可钳夹电凝止血。

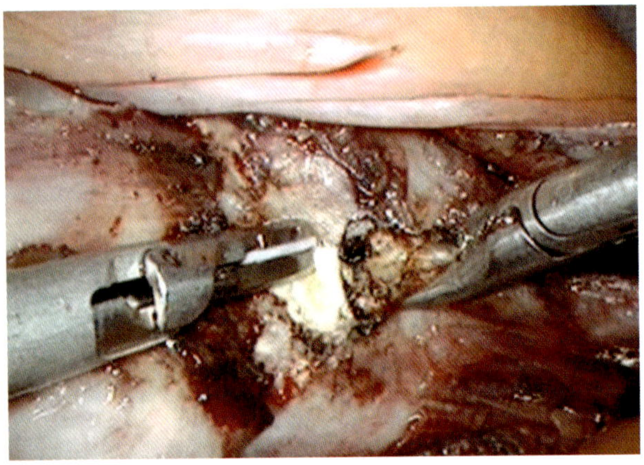

图4-3-5　处理主韧带

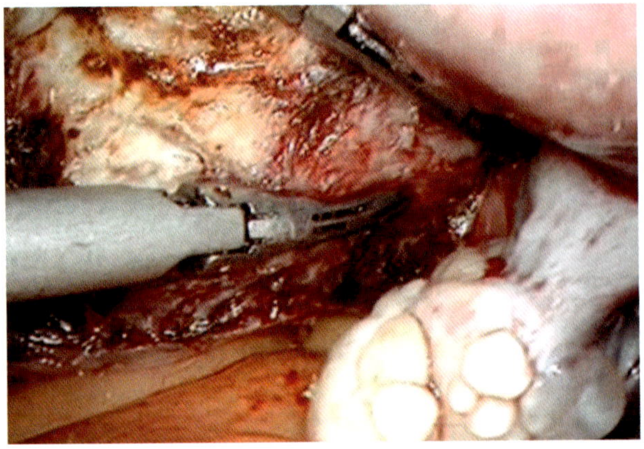

图4-3-6　处理骶韧带

9. 切开阴道穹隆，切除宫颈并取出子宫　将子宫操纵器取出，经阴道放入器械将阴道穹隆顶起，在腹腔镜直视下沿穹隆边缘将阴道壁切开（图4-3-7），将宫颈完整切除。然后经阴道将子宫取出，如子宫太大，可将子宫逐块切碎取出。

10. 缝合阴道残端　在腹腔镜下连续缝合阴道残端（图4-3-8）。手术结束前，需仔细检查手术创面，如有出血需止血。

（二）腹腔镜辅助经阴道子宫切除术

腹腔镜辅助经阴道子宫切除术可分为以下几类：①腹腔镜下行附件手术后，经阴道切除子宫；②腹腔镜

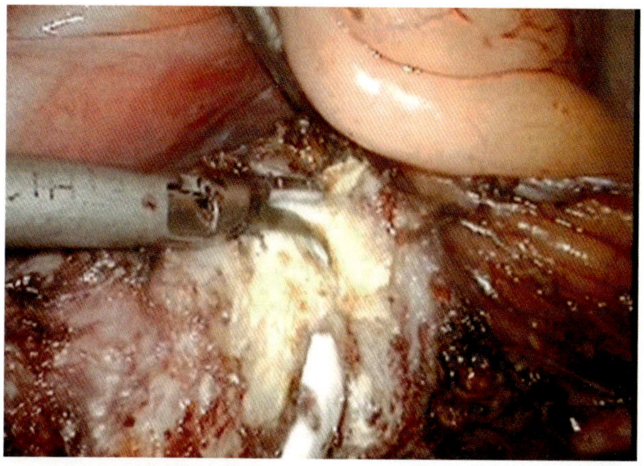

图4－3－7　切开阴道穹隆

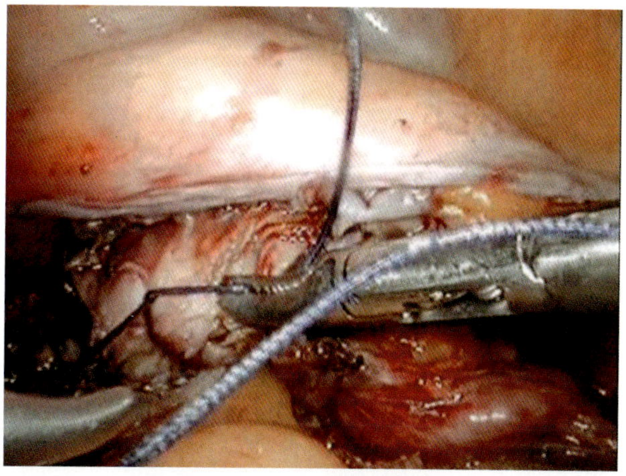

图4－3－8　缝合阴道残端

下行附件手术，切断圆韧带后，经阴道切除子宫；③腹腔镜下行附件手术，切断圆韧带，子宫动、静脉后，经阴道切除子宫；④腹腔镜下行附件手术，切断圆韧带，子宫动、静脉，宫骶韧带后切开阴道前、后穹隆，自阴道切断主韧带，取走子宫，经阴道缝合阴道残端。尽管腹腔镜辅助经阴道子宫切除术有以上不同的手术方式，但仍建议在完成前述“腹腔镜下全子宫切除术”步骤1～6后转为阴式手术，这是因为经阴道切断子宫血管比腹腔镜安全及容易，特别是子宫体积较大者。

手术步骤1～6同“腹腔镜下全子宫切除术”。

7．环形切开阴道黏膜　暴露宫颈，以阴道前后穹隆的切口为标志，环形切开阴道黏膜，向两侧扩大切口。

8．切断子宫骶韧带及主韧带　暴露子宫骶韧带及主韧带，钳夹、剪断韧带并缝合结扎止血。保留丝线不剪。

9．切断子宫血管　切断韧带后，将子宫颈拉向一侧，暴露子宫血管。钳夹、切断子宫血管并缝扎。取出子宫。

10．缝合及加固盆底　切断双侧子宫血管后将子宫骶韧带残端缝合固定在一起，加强盆底起支撑作用，再将阴道黏膜连续缝合。最后在腹腔镜下检查，确认创面无出血后结束手术。

（三）腹腔镜下筋膜内子宫切除术

腹腔镜下筋膜内子宫切除术既切除病变子宫体及容易发生癌变的子宫颈管内膜及鳞、柱上皮交界区，预防残端癌的发生，又使阴道和盆底结构得以完整保存。

腹腔镜下筋膜内子宫切除术的手术步骤1～5同“腹腔镜下全子宫切除术”，完成此5个步骤后，子宫体已完全游离，此时可继续以下4个手术步骤。

6．套扎子宫峡部及子宫动脉上行支　分离宫旁组织至子宫动、静脉，不离断子宫血管。助手下拉宫颈使子宫退入盆底，经10mm套管将套扎线圈套入子宫下段，举宫者再将子宫推向前，进入线圈，将线圈置于宫颈内口水平，稍拉紧线圈（图4－3－9），退出子宫操纵器，但不可过分束紧套圈，以免在切除子宫颈内膜时将套圈切断。套扎子宫峡部时要注意确认膀胱已自宫颈推开。

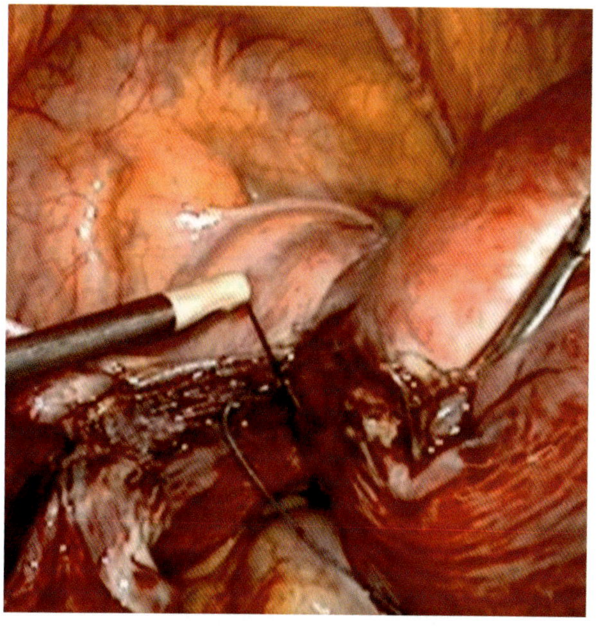

图4－3－9　套扎子宫峡部

7．切除子宫颈内膜及子宫内膜　宫颈钳钳夹宫颈两侧，将5mm导引杆自宫颈向上穿过子宫底部。将套有切割鞘的校正棒顺导引棒置于宫颈处，旋转切割鞘并向子宫内推进，将宫颈及子宫内膜切除（图4-3-10）。应通过腹腔镜监视子宫内膜的旋转切割，直到锯齿状边缘穿过宫底进入腹腔，以免误伤肠管。

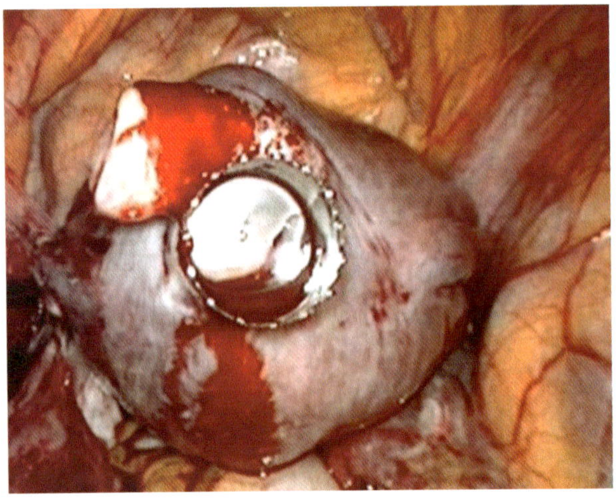

图4-3-10　切除宫颈内膜、子宫内膜

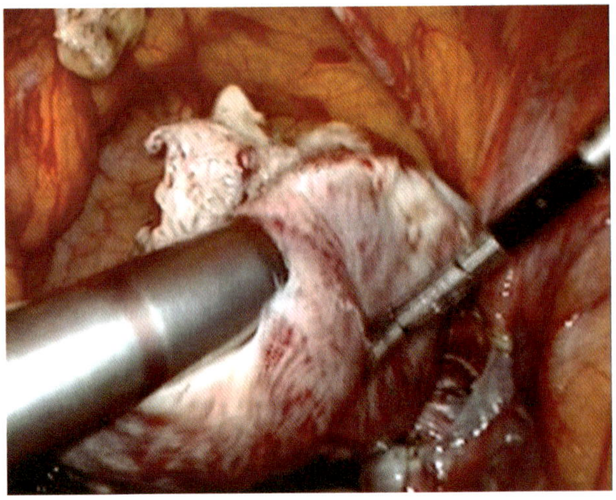

图4-3-11　切除子宫体

8. 切除子宫体　用推结器将套于子宫峡部的套圈推紧，同时将CURT取出。继续收紧套圈，在结扎线之上切除子宫体。如子宫体较大，可直接用碎宫器将子宫体自子宫颈切下（图4-3-11）。操作过程中注意不可将套扎线切断，以免引起子宫动脉大出血。

9. 缝合及加固盆底　子宫体切除后，电凝宫颈残端及宫颈管残腔止血，或再套扎残端以加固止血。用2-0微乔线将圆韧带、卵巢固有韧带、输卵管残端及腹膜内缝缝合，包埋创面，确认无出血后结束手术。采用连续扣锁缝合的方法关闭子宫颈外口，重建盆底。术后阴道留置红汞纱布24h后取出。

（四）腹腔镜下子宫次全切除术

腹腔镜下子宫次全切除术是在腹腔镜下切除子宫体而保留子宫颈的手术。在完成了同“腹腔镜下全子宫切除术”手术步骤1~5后，需继续完成以下3个手术步骤。

1. 套圈结扎子宫峡部及子宫动脉上行支　分离宫旁组织至子宫动、静脉，不离断子宫血管。助手下拉宫颈使子宫退入盆底，经10mm套管将套扎线圈套入子宫下段，举宫者再将子宫推向前，进入线圈，将线圈置于宫颈内口水平，稍微拉紧线圈（图4-3-12），退出子宫操纵器，再次拉紧线圈，为防止线圈脱落，再打两个方结。

2. 切除子宫体　以套扎的子宫颈为固定点，用碎宫器切割子宫体成条柱状逐一取出，旋切时需注意保持将锯齿刀管置于盆腔中央，以避免损伤膀胱、直肠等器官。每次旋切时应该见到线圈，保留宫颈残端长度于线圈上10~15mm，使残端稍呈蘑菇状，切忌呈内凹火山口状，以免线圈脱落。

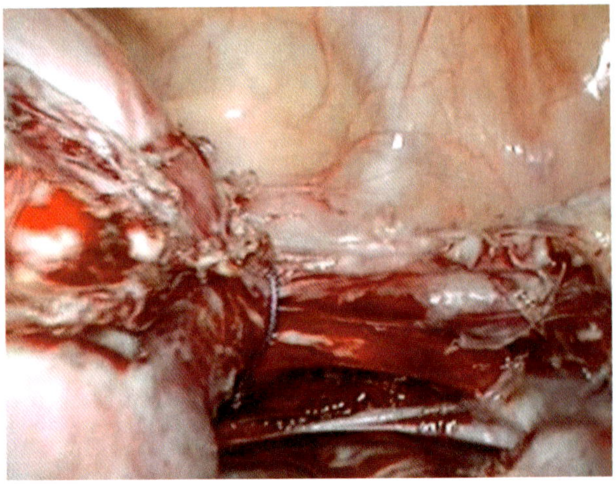

图4-3-12　套扎子宫峡部

3. 缝合盆腔腹膜及膀胱腹膜反折包埋创面　电凝子宫颈残端及宫颈管残腔止血，或再套扎残端以加固止血。检查无出血后，连续缝合腹膜，包埋创面，重建盆底。

七、4种术式临床适应证的特点

由于腹腔镜子宫切除的多种手术方式，它的手术适应证选择的要求更为严格。在此加以详细比较各种腹腔镜子宫切除术式、适应证及其在临床上的具体应用。

1. 腹腔镜下全子宫切除术（TLH）　TLH在腹腔镜下按经腹手术步骤进行，因此它的手术适应证同经腹手术。TLH的优点是手术出血少，可以达到完全“无血”手术要求，缺点是由于子宫在盆腔内解剖上的关系，此种手术在腹腔镜的视野下，越接近盆腔底部手术就越复杂，手术的关键步骤在子宫动脉以下的组织处理，对手术医生的手术操作技术要求高。该术式要在腹腔镜下离断子宫血管、子宫骶韧带、主韧带，还要在镜下缝合阴道残端，操作技巧复杂，掌握不当易发生并发症。并发症多，该术式最容易出现的并发症是膀胱、输尿管、肠管的损伤，处理子宫血管时，最好先游离输尿管。当子宫>3个月妊娠时，由于盆腔空间小，操作更困难，并发症的发生率更高。因此TLH术式的第一禁忌证是医生的经验不足。此外行TLH手术时子宫应小于经腹手术切除的子宫，因随子宫增大，进行TLH时的并发症也增加，大于3个月妊娠的子宫行TLH的并发症发生率高于小于3个月妊娠的子宫，因此即使对于一个有腹腔镜手术经验的医生，>5个月妊娠子宫亦被视为TLH的第二禁忌证。由于TLH手术的复杂性，临床应用需要慎重，应用过程中有困难或手术意外发生时，应及时中转开腹或经阴道手术。

2. 腹腔镜辅助经阴道子宫切除术（LAVH）　LAVH是在临床上应用最多的腹腔镜子宫切除手术方式，因其对子宫切除的“彻底”性，它同TLH一样有较宽的手术适应证，手术适应证相同于传统子宫切除手术，又扩大了阴式子宫切除的手术指征。LAVH术式的优点是减少了镜下操作的复杂性，不需要在镜下处理子宫动脉，对泌尿系统的干扰或损伤少，与TLH相比被认为更安全、实用、省时。阴式子宫切除术不能同时检查和处理盆腔的病变，容易损伤邻近器官，而LAVH可以弥补上述不足，直视下分离盆腔粘连，能有效防止损伤盆腔脏器。手术的特点是要求部分手术操作在镜下进行，部分手术经阴道进行，因此要求手术医生同时具备腹腔镜手术经验和经阴道手术的经验。LAVH术式的缺点在于阴道手术时手术视野小，阴道组织容易出血，要求手术医生阴道手术操作熟练。如前述，LAVH的手术禁忌证及相对禁忌证有：阴道狭窄、患者不能置膀胱截石位、严重的子宫内膜异位症、盆腔严重粘连及子宫脱垂等。TLH和LAVH均属于腹腔镜全子宫切除，两种手术方式有相同的适应证，除入路不同外与传统的术式没有很大的差别，且共同的优点是保持手术标本的完整性，没有因为粉碎子宫所致的并发症，并可用来进行某些恶性肿瘤如早期子宫内膜癌的手术治疗。如果进行腹腔镜子宫切除，建议多采用此两种术式。

3. 腹腔镜下筋膜内子宫切除（CISH）　此种术式使用特殊的子宫校正棒及子宫旋切器，经阴道自子宫颈开始向内旋切宫颈管直至子宫中心部位，使宫颈管成空心桶状后在镜下容易结扎子宫峡部使子宫动脉阻断，在峡部上方切除子宫体。这种术式可将子宫颈鳞-柱状交界区切除，达到预防宫颈癌的目的，又保留了阴道穹隆的完整性，是设计非常合理的术式。其优点是手术操作相对容易，出血少，处理子宫血管时不易损伤输尿管，不需要阴道手术技巧。因此在我国很多医院开始进行腹腔镜子宫切除时多采用此种术式。但CISH手术的适应证相对少，因为受子宫颈大小、手术器械等因素影响，并非每次手术均能将宫颈鳞-柱状交界区切除，手术适应证同“次全子宫切除”。但并发症发生率高，特别是子宫颈潴留囊肿的发生，严重影响了患者的生活质量。已有CISH手术后宫颈残端癌，子宫内膜癌转移及子宫内膜异位种植的并发症的报道。因此CISH术式的禁忌证和相对禁忌证有：子宫颈病变、子宫内膜病变、子宫腺肌病、盆腔子宫内膜异位症及疑有肌瘤恶性变。施行CISH需要谨慎选择手术适应证。该手术还因需要特殊的手术器械，手术成本较其他术式高，术后出血性疾病的发生率也多于其他几种术式。需注意：①当子宫>3个月妊娠时，应该慎重选择；②检查切出的子宫颈管组织是否完整，如果未旋切干净，则可考虑用单极或双极电凝残留的子宫颈管组织；③关闭子宫颈残腔时，中间可放一胶片引流，保证子宫颈残腔通畅，减少术后黏液囊肿、血肿、脓肿的形成；④缝合子宫颈残腔时，最好选用带线的圆针，避免“针眼”出血，缝合点应选择在距子宫颈外口1.5cm处，行“8”字间断缝合，这样止血相对彻底，再加上胶片引流，术后并发症的发生将会明显减少；

⑤术前常规宫腔镜检查，对有不规则阴道流血者，宫腔刮出物送病理检查，排除子宫内膜癌。

4．腹腔镜次全子宫切除术（LASH）　腹腔镜子宫次全切除术与筋膜内子宫切除术基本相似，其区别在于不用子宫内膜切除器切除子宫颈内膜及子宫内膜。因此手术更简单，但完全保留了子宫颈组织。LASH 适用于子宫颈没有病变的良性子宫疾病的治疗。进行 LASH 手术，首先要排除子宫颈病变，一般 45 岁以下根据患者要求可考虑保留子宫颈。此种术式保留了子宫颈的完整性，到目前为止，子宫颈的真正作用还未完全阐明，但在保持盆底的承托力和维持正常性功能这两方面的作用是肯定的。子宫颈和阴道上部是支持盆底的主要部分，主韧带和骶韧带使子宫颈、阴道上部保持正常位置。骶前神经的子宫阴道丛就位于阔韧带下方，它由宫颈和阴道上部周围不同大小的神经结组成。切除宫颈还导致骶神经丛主要神经结丢失，而影响膀胱、直肠的功能。全子宫切除将子宫颈和阴道上部切断，减少了盆底的支持力量，有可能发生阴道脱垂。如果过多地切除阴道致阴道缩短，加之缺少宫颈的分泌及神经损伤有可能导致性功能不全。根据解剖生理学，当子宫体有病变而宫颈没有病变时，可保留宫颈。此种术式尤其适用于巨大子宫的切除，当子宫大于如孕 5 月由于其他术式操作相对复杂，盆腔空间相对较小，因此，会增加手术并发症，而此种术式操作简单，特别是 LigaSure、PK 刀、超声刀等的应用，离断双附件很容易，因此是切除巨大子宫最理想的术式。由于腹腔镜手术的特点，切除标本的取出是临床医生要考虑的因素，切除的子宫体可以使用粉碎器将子宫粉碎后取出，小于 10cm 直径的子宫体也可以切开后穹隆，经后穹隆慢慢“娩出”。需注意该术式最令人担忧的问题是子宫颈残端癌的发生、子宫体癌和内膜癌的漏诊，因为该术式是通过粉碎子宫体而取出子宫，在粉碎子宫体的过程中，如果是子宫内膜癌，可能会使癌细胞遗留在盆、腹腔或促进其扩散。术前虽然可使用各种检查手段包括分段诊刮等，但亦不可能完全排除子宫体癌。尽管发生率低，但必须引起警惕，如术中发现可疑之处，需立即冰冻切片确诊。术前必须向患者及家属详细解释保留子宫颈的利弊以及术后需要长期随访的重要性，排除恶变。在决定保留子宫颈前，必须常规子宫颈刮片，必要时做宫颈细胞学涂片或阴道镜下子宫颈活检，以排除子宫颈癌，切不可仅根据子宫颈外观选择子宫颈去留。常规宫腔镜检查，必要时子宫刮出物送病理检查，排除子宫内膜癌。定期随访，保留子宫颈就有发生癌的可能，因此术后需要长期随访，随诊时不应仅做刮片，需要注意子宫颈的外观、大小以及做内诊了解子宫颈的硬度。由于子宫颈腺癌，尤其是分化良好的腺癌其改变不像鳞状细胞癌那么显著，极易漏诊。因此，随诊中临床检查与细胞学检查一样重要，如细胞学阴性，但临床上可疑时，应在阴道镜指示下做子宫颈组织活检。

此外，还有阴道辅助的腹腔镜下子宫切除术（VALH）。手术从经阴道开始，如果阴道手术困难随时可以腹腔镜介入。如果经阴道手术可以切除子宫，似乎没有必要腹腔镜干预。目前认为此术式更符合微创手术原则。因此，建议充分估计阴道手术切除子宫的可能性后，如果可以经阴道进行的子宫切除，不妨先从阴道手术开始，遇到困难的、较深的阴道操作，再进行腹腔镜手术的干预更为合理。因为该手术在国内进行得较少，需要大量的临床资料证实 VALH 的安全性和实用性。

综上所述，腹腔镜子宫切除同传统术式相同，均以全子宫切除和次全子宫切除为基本术式。TLH、LAVH 和 VALH 为全子宫切除，而 LASH 和 CISH 则是次全子宫切除。与传统开腹子宫切除术相比，腹腔镜子宫切除手术只有十几年的历史，尚未达到与开腹子宫切除术一样的普及程度。虽然手术适应证与经腹手术大同小异，但与传统的子宫切除术式不同。选择哪种术式还应该将手术医生对各种腹腔镜子宫切除手术的熟悉程度等因素加以考虑，腹腔镜子宫切除适应证的选择，正确的是：①在有子宫切除手术适应证的情况下；②选择手术医生熟悉的手术方式；③达到治疗患者疾病的目的。随着腹腔镜下操作技巧的娴熟、设备器械的改进，腹腔镜子宫切除术的应用越来越广泛，合理选择术式、严格掌握适应证，将会极大地减少并发症，提高手术成功率。

八、术中意外的应急处理

在腹腔镜手术中使用各种电外科方法达到切割、止血、分离的目的，因此腹腔镜子宫切除手术的并发症与这些电外科方法有关。最常见的并发症是手术中出血，当不熟悉电外科方法时，分离子宫旁及子宫血管时常发生出血性并发症。其次进行腹腔镜子宫切除在处理子宫动脉时由于解剖上的原因，膀胱输尿管是容易被累及的脏器，且多为热损伤，这种热损伤并不能在手术中得到判断，即使在术中观察到输尿管的正常活动及膀胱镜下正常的输尿管开口喷尿也不能排除泌尿系统的热损伤。一旦发生泌尿系统的热损伤，患者表现出临床症状的时间与热损伤的程度有关。轻者出现的临床症状可在手术后数月，重者在术后立即有所表现。患者在术后出现持续加重的腹痛或腰痛是认识这种并发症的关键。到目前为止，从统计资料看，其手术并发症并不比传统开腹手术发生率高。完全避免腹腔镜子宫切除手术的并发症是不客观的，正确选择手术适应证是避免并发症的最佳方法。

尤其是腹腔镜广泛子宫切除术及盆腔淋巴结清扫术，是镜下操作难度最大的手术，手术范围大，并发症相对较多，特别是镜下操作不熟练时更易出现意外。腹腔镜的每一步骤，包括人工气腹、分离、切割、缝扎和能源的应用等，都可以出现并发症，如肠道损伤、膀胱损伤，甚至大血管穿刺损伤引起致命性大出血。此外尚有此种手术本身复杂性所造成的一些特有的并发症。

（一）出血

腹腔镜广泛子宫切除术易出血的部位是两个侧窝与膀胱宫颈韧带的分离以及处理主韧带。

1．与手术有关的盆腔血管　主要有髂总动脉及其分支，但盆底的细小分支常有变异，分离时尤其容易损伤静脉属支。另一特点是盆底静脉丛位于深部，不易暴露，在分离膀胱侧窝、直肠侧窝或闭孔区时应特别谨慎、仔细，以免引起创伤、出血。

2．主韧带区血管交织成网状　主韧带内侧是子宫旁和子宫颈旁，向外侧盆壁分布，呈扇形，分布面广，尤其近盆壁处，因受盆壁硬度的限制，一旦出血造成止血困难。最好先用双极电凝主韧带后切断，或用LigaSure、超声刀之平面切断，这样止血效果会更彻底。

3．“隧道”　“隧道”是输尿管进入膀胱的必经之路，若“隧道”打不开，子宫旁组织和阴道旁组织就切除不够，手术就不算成功。但输尿管的壁段血管很丰富，解剖不熟，手法不巧时，出血就很多，它往往是小动脉的活动性出血和小静脉渗血的混合性出血，止血也较困难。当出血时，术者可一手拿吸引器冲吸，寻找出血点，另一手用双极电凝止血。

（二）泌尿系统损伤

1．膀胱损伤　腹腔镜手术治疗子宫颈癌时，最容易损伤的部位是膀胱，特别是钝性分离膀胱子宫颈间隙时。因此，术时尽量避免钝性分离此间隙，应采取锐性分离。可用超声刀贴近子宫颈前面及阴道前方将粘连的组织剪断，游离膀胱于子宫颈外口下3～4cm。遇有粘连较紧时不得强行剥离，否则将撕破膀胱。膀胱分离后如有出血应用双极电凝止血。术时发现膀胱损伤必须及时修补，否则会错过修补时机。

2．输尿管的损伤　可分外伤性及坏死性损伤。

（1）外伤性损伤：其原因是手术时直接损伤引起，包括剪断、误扎、电灼伤等。在结扎髂总动脉前淋巴结组织时，如不仔细辨认输尿管，极易将其误扎，甚至在用小耙暴露髂总动脉时，将一段输尿管露出，而误认为淋巴结将其切除。输尿管的损伤最易发生在它的上段及下段。上段靠近卵巢血管，如卵巢血管结扎部位太高，输尿管可能会损伤，故应先剪开阔韧带前、后叶，分离卵巢血管后再行结扎、切断。供应输尿管的血管宜保存否则易造成输尿管缺血、坏死，瘘管形成。在分离输尿管时极易出血，而镜下止血又十分困难，在其出血周围尽量用双极电凝，在出血而致解剖关系不清时避免使用电凝止血，以免造成热损伤。一旦误伤输尿管时，视损伤的具体情况行修补、吻合或输尿管移植术。术后停留尿管7～10天。

（2）坏死性损伤：即输尿管瘘管。多在用弯分离钳误钳输尿管或输尿管系膜的营养血管，或用超声刀、双极电凝误灼输尿管所致。多在术后5～10天出现，虽然有的瘘孔可自行愈合，但大多数需要再次手术处理。在施行腹腔镜广泛全子宫切除术前施行膀胱镜插入输尿管支架，但也并不能完全排除对输尿管的损伤。为了避免输尿管的损伤，应注意：①术者必须清楚地了解输尿管在盆腔内的走行方向；②遇有粘连而怀疑输尿管移位时，先将输尿管游离；③输尿管浆膜层或邻近组织出血、渗血需电凝止血时，最好选用双极电凝，点到即止；④手术结束前，详细观察双侧输尿管的蠕动情况；⑤怀疑有输尿管损伤时，可用膀胱镜或宫腔镜代替膀胱镜观察输尿管口的喷尿情况，亦可置管预防尿瘘发生。⑥避免盲目钳夹，不要过度游离输尿管，不要在输尿管表面电凝时间过久等都可以避免坏死性输尿管损伤。

3. 膀胱功能障碍　因术中难以避免损伤双侧来自盆壁支配膀胱和尿道的交感、副交感神经，或不适当地过度广泛剥离输尿管膀胱交感神经纤维等，致使膀胱功能发生障碍。术后最常见的是膀胱麻痹、排尿困难、尿潴留、残余尿过多、尿感消失，之后可有膀胱膨出、张力性尿失禁等。子宫广泛切除后，它对膀胱颈的支撑作用丧失，麻痹胀大的膀胱后屈于缩短的阴道残端之内，又加重了膀胱功能障碍的程度。随着子宫主韧带和膀胱宫颈韧带切除范围的增大，及切除阴道长度的增加，功能障碍的发生率也随之增高，即膀胱功能障碍类型、严重程度与宫颈癌手术范围及彻底性有关。尿潴留是指术后10天不能自己排尿，或自己能排尿但残余尿 >100mL 者。膀胱功能障碍的防治：①根据术前患者病变分期选择适当范围的根治术；②病变晚期者，在放疗设备齐全的情况下选择放疗，也有较好疗效，且更适合老年及不适合手术患者；③针对膀胱功能障碍的主要原因，在保持手术范围的基础上，不可超广泛地游离膀胱、输尿管，也不可超广泛地切除主韧带、子宫骶骨韧带及过多地切除阴道，且宜注意手术精巧、准确；④阴道断端闭合时，行子宫膀胱腹膜反折、阴道断端前、后侧与子宫直肠窝反折腹膜一并缝合，避免术后膀胱后屈嵌顿在缩短的阴道残端上，导致尿潴留；⑤对术前即存在膀胱膨出、张力性尿失禁者，术中可行耻骨后加固膀胱颈筋膜悬吊于髂耻韧带上，有助于改善其功能障碍；⑥由于切除的组织比较多，容易损伤支配膀胱的神经，导致膀胱功能麻痹引起尿潴留，因此在处理子宫主韧带时，必须先正确分离膀胱侧窝和直肠侧窝，充分暴露子宫主韧带及构成主韧带一部分的副交感神经索，主要分离和保护此神经束，以避免术后形成膀胱麻痹和功能不全。

（三）直肠损伤

分离子宫直肠窝时，横切过深可损伤直肠浆肌层，如直肠阴道间隙因炎症、癌症使间隙解剖不清，寻找间隙位置不正确时也可损伤直肠肌层，尤其两侧直肠如不能从子宫骶骨韧带内侧彻底分离，则广泛切除子宫骶骨韧带时将损伤侧壁直肠。凡间隙疏松、位置正确，分离一般不出血或少出血；如出血较多则应警惕肌层损伤。直肠贯通伤少见，如发生则出现肠液或粪便，发现后及时保护伤口，吸净排出物，消毒后及时用肠线或可吸收线横行间断缝合。直肠浆肌层损伤后可用细丝线缝合。

（中山大学附属第三医院　曾海涛　沈慧敏）

第二节　广泛性全子宫切除术

腹腔镜下广泛性全子宫切除术，为宫颈癌和子宫内膜癌手术治疗的基本术式，手术必须全部切除中心病灶及其周围可能或已经受侵的组织，切除范围包括子宫及子宫以外的子宫旁、宫颈旁、阴道旁和阴道近端组织；手术必须打开膀胱侧窝、直肠侧窝和输尿管隧道，使输尿管完全从输尿管隧道游离，主、骶韧带及阴道充分游离显露，并根据病变范围主韧带切除至少3cm，宫骶韧带3cm以上，阴道必须切除上1/3～1/2（癌灶外3～4cm）。广泛子宫切除术合并双侧盆腔淋巴结切除术为宫颈癌和子宫内膜癌基本术式，本书以宫颈癌为例介绍腹腔镜下广泛全子宫切除术。

一、适应证

手术适应证包含所患疾病是否有手术指征，以及患者是否具备适合于该手术的生理状态，具体适应证包括：

1. Ⅰb～Ⅱa 期子宫颈鳞状上皮癌，年轻患者可保留单侧或双侧卵巢。

2. 对于Ⅱb 期、或癌灶 >4cm 的Ⅰb 期子宫颈癌，自愿要求手术者，宜在术前行辅助化疗或放疗后再手术。假如放疗有利于患者，应说服患者选择放疗。

3. Ⅰ期伴脉管浸润、癌灶融合、多发或细胞分化不良者。

4. 对微灶性腺癌宜采取更积极的根治性手术。

5. 患者无严重的内、外科合并症，年龄无绝对界限，需根据全身情况能否耐受手术而定，肥胖患者根据术者经验及麻醉条件而定。

二、禁忌证

禁忌证指所患疾病已失去手术时机或手术指征以及患者不具备适合于该种手术的生理状态。因此，并非所有的Ⅰb～Ⅱa期子宫颈癌患者都适合做广泛全子宫切除术加盆腔淋巴结清扫术。

（一）绝对禁忌证

1. 子宫颈癌Ⅱb期以上者。

2. 严重的心、肺疾病及其他内科疾病，因为腹腔镜人工气腹的压力压迫下腔静脉，影响回心血量可能导致心肺功能失代偿，加上头低臀高体位使腹腔内器官倒向上腹部引起横膈抬高，降低了潮气量，易引起心肺功能衰竭。另外，人工气腹注入腹腔的 CO_2 吸收进一步加重高碳酸血症，还可能引起心律紊乱。

3. 不能承受麻醉者。

4. 年龄 >75 岁伴体质虚弱。

5. 大的腹疝及膈疝。

6. 急性弥散性腹膜炎。

7. 无经验的手术者。

（二）相对禁忌证

1. 既往腹部反复手术史或感染性肠道疾病或腹壁穿刺点部位有肠曲粘连，术时肠损伤的危险性增加。

2. 过度肥胖或消瘦者，易发生脏器穿刺损伤。

3. 腹腔内大的肿块。

4. 器官移位或扩大，如肾脏、脾脏增大及胃下垂者，易发生脏器穿刺损伤。

随着麻醉技术、腹腔镜技术和器械的改进，有些禁忌证已由原来的绝对禁忌证变为相对禁忌证，一些相对禁忌证已能作为腹腔镜手术的常规。

三、特殊手术器械

同其他腹腔镜手术器械相同，需要超声刀、血管闭合器，特别需要直角钳、耙两种器械。直角钳用于打开输尿管“隧道”，耙用于耙开膀胱和肠管，暴露术野。

四、术前准备

（一）患者的准备

1. 心理准备　术前必须让患者及家属充分了解腹腔镜手术的优点，并签署手术知情同意书。知情同意书中应指出术中如遇特殊情况时，是否愿意中转开腹，以便医生遇到上述情况时在同次麻醉下完成手术。

2. 身体的准备　应完成体格检查、妇科检查及术前实验室常规检查。有尿路感染者术前应治疗；贫血者应先纠正贫血，再安排手术；术前做交叉配血；宫颈及阴道分泌物需做微生物检查，发现感染者术前应给予治疗。

3. 手术的术前准备　包括腹部、外阴皮肤消毒及阴道和肠道准备等，特别注意脐部的消毒。术前禁饮食，清洁灌肠。一般术前不常规采用预防性抗生素，但对有潜在感染危险者应于术前静脉应用抗生素。

（二）阴道的准备

由于需要阴道内操作，因此要对阴道进行消毒，有炎症者应治愈后再手术。术前3天阴道消毒。手术时铺无菌巾后，再次消毒，留置导尿管后，上举宫器，以摆动子宫，利于手术操作。同时，用消毒的绷带纱布卷从穹隆部开始填塞阴道，使阴道前、后穹隆充填饱满，便于分离阴道膀胱间隙及阴道直肠间隙，镜下切开阴道前壁时，也不至于CO_2气体外泄，也可以使用举宫杯。

（三）手术室的准备

腹腔镜广泛子宫切除术的设备包括：手术台、麻醉装置、电视接收及播放系统、腹腔镜光源系统、气腹机、手术能源系统、电外科器械、超声刀、血管闭合器和PK刀等；手术前应检查其功能是否正常：电外科器械应检查有无绝缘不完善等；严格保证器械无菌状态；手术室定期紫外线消毒等。

（四）手术人员的准备

腹腔镜广泛子宫切除术加盆腔淋巴结清扫术是镜下操作难度最大的手术。由于手术范围广，并发症相对较多。因此，术者应熟悉盆腔脏器的解剖。既要有扎实的经腹手术基本功，更要有经腹广泛全子宫切除及盆腔淋巴清扫术的经验。必须具有Ⅳ类腹腔镜手术的操作技巧。术组人员相对固定，配合默契，并且要有器械护士、麻醉医师的密切配合才能成功地完成手术。

五、手术步骤

1. 麻醉与体位　气管插管全身麻醉，采用膀胱截石位，头低15°～30°。

2. 手术范围　广泛子宫切除术是切除子宫以外的宫颈旁、阴道旁和近端阴道组织。手术必须打开膀胱侧窝、直肠侧窝和输尿管“隧道”，使主、骶韧带及阴道充分游离，并根据病变范围，主韧带切除至少3～4cm，骶韧带切除3cm以上，阴道必须切除上1/3～1/2（癌灶外3cm）。

3. 建立气腹　于脐上缘或下缘做弧形切口1cm，气腹针穿刺进入腹腔后，充CO_2气体，待腹内压力升为12～15mmHg后，用10mm套管针穿刺腹腔进镜。镜下于右下腹相当于麦氏点部位做第二穿刺孔5mm。于左下腹相对应部位做5mm的第三穿刺孔，于耻骨联合上一横指距下腹正中线2～3cm左右旁开处，分别做第四、五穿刺孔。分别进操作钳，检查盆、腹腔，探查子宫、双侧卵巢、输卵管的情况，骶韧带有无缩短、盆腔有无充血、粘连，再探查肝、胃、肠管、大网膜、横膈等，如有可疑之处，镜下活检送冰冻切片检查。

4. 高位切断骨盆漏斗韧带　右侧骨盆漏斗韧带高位切断时，第一助手钳夹右侧卵巢门组织并向左上方牵拉，伸展骨盆漏斗韧带，第二助手将子宫摆向盆腔左前方，近髂总动脉水平用超声刀剪开右侧阔韧带前、后叶，充分游离卵巢血管，镜下用丝线或钛夹结扎血管，后用超声刀切断，或直接用LigaSure、PK刀切断

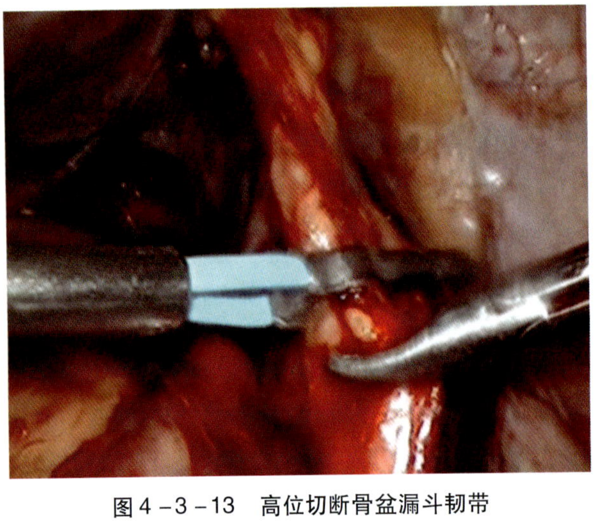

图4-3-13　高位切断骨盆漏斗韧带

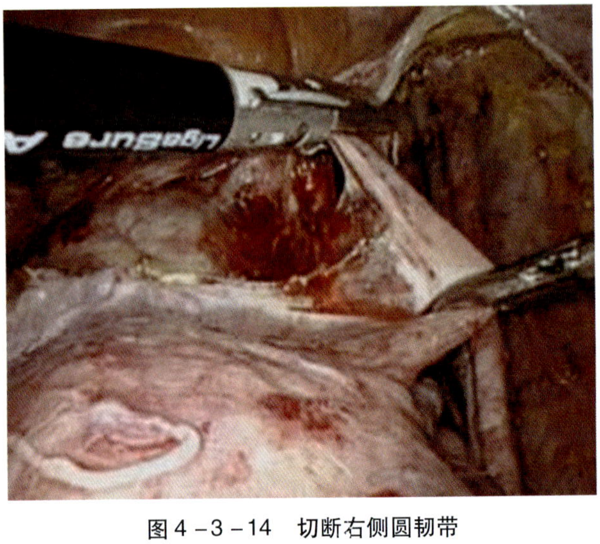

图4-3-14　切断右侧圆韧带

（图4－3－13），同法处理左侧骨盆漏斗韧带。年轻子宫颈鳞状上皮癌患者可保留单侧或双侧卵巢。

5．切断圆韧带　切断右侧圆韧带时，向后、内下方剪开阔韧带后叶至右侧子宫直肠反折腹膜处，向前剪开阔韧带前叶至右侧圆韧带，并靠近盆壁用超声刀、LigaSure或PK刀切断右侧圆韧带（图4－3－14）。同法处理左侧圆韧带。

6．打开子宫膀胱腹膜反折，游离膀胱　第二助手将子宫摆向盆腔正中并推向前方，暴露子宫膀胱腹膜反折，沿着左侧圆韧带断端边缘，剪开腹膜反折（图4－3－15），直至对侧圆韧带边缘。钝性分离膀胱与阴道间的疏松组织，直达子宫颈外口水平下3～4cm，分离时应看清膀胱阴道界限，避免损伤血管。为暴露清楚，助手可将膀胱反折腹膜切缘轻轻提拉，使膀胱阴道壁间的疏松结缔组织紧张，便于正确分离，用超声刀或吸管分离子宫颈韧带旁组织，暴露膀胱子宫颈韧带。

7．分离子宫直肠反折　助手把子宫推向前上方，充分暴露子宫直肠反折腹膜，使之伸张。从左侧腹膜游离的下段输尿管上界水平，将子宫直肠凹陷及反折腹膜剪开（图4－3－16），直到对侧。钳起剪开的直肠反折腹膜，钝性分离直肠阴道间的蜂窝组织，使直肠与阴道后壁分离，直达子宫颈外口下3～4cm。

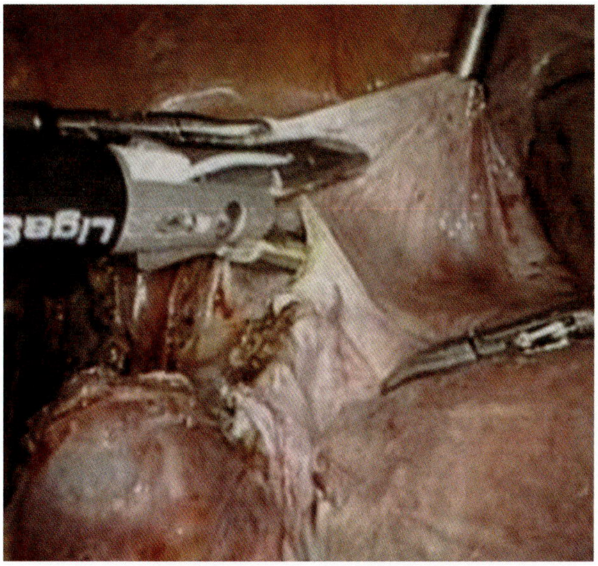

图4－3－15　打开子宫膀胱反折

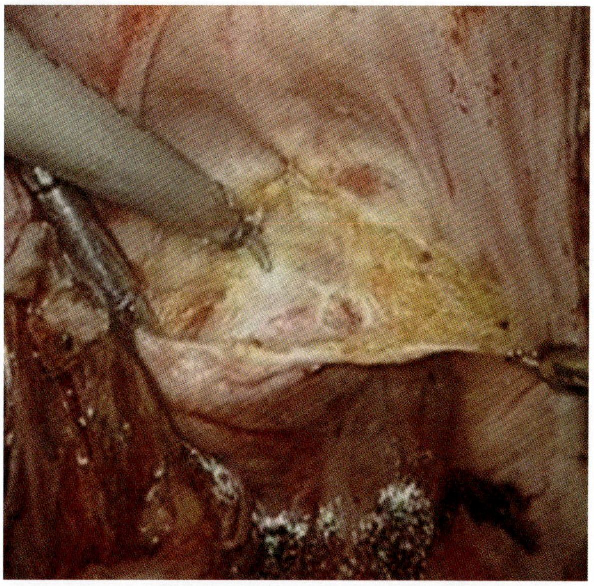

图4－3－16　打开子宫直肠反折

8．处理子宫骶骨韧带　用弯分离钳插入直肠侧窝，将骶韧带与直肠旁组织分开，着力点落在骶韧带内侧面，暴露直肠侧窝，助手可将输尿管向外推开，用超声刀平面距子宫颈3cm处，切断骶韧带（图4－3－17），也可缝扎后剪断。

9．处理子宫血管　分离子宫旁组织，充分游离子宫动脉，近分支处结扎或上钛夹后切断（图4－3－18）。子宫静脉是髂内静脉的脏支，其位置稍低于子宫动脉，到达子宫、阴道部位，形成阴道静脉丛，与直肠丛、阴道丛、膀胱丛等互相联络，是比较容易出血的地方。离断时，辨清其走行方向，可用缝扎、钛夹钳夹子宫静脉后切断。

10．游离壁段输尿管　游离右侧壁段输尿管时，将子宫举向左上侧，暴露膀胱宫颈韧带输尿管入口，用弯钳钳起“隧道”入口上输尿管前壁组织。助手钳夹对应的组织并向外提起，用直角钳向内上方向逐步分离壁段输尿管前的结缔组织，钛夹钳夹并剪断（图4－3－19），同法游离左侧壁段输尿管，至此，壁段的输尿管已完全游离。

11．处理主韧带　处理右侧主韧带时，助手将子宫摆向左前方，用吸管插入膀胱侧窝，分离结缔组织，沿膀胱侧壁轻轻稍向下、向内侧逐一分离膀胱侧窝结缔组织，暴露膀胱侧窝，可使主韧带上段及前缘显露。用弯分离钳将输尿管拨向外侧，用超声刀平面贴近盆壁切断右侧主韧带。同法处理左侧主韧带（图4－3－20）。

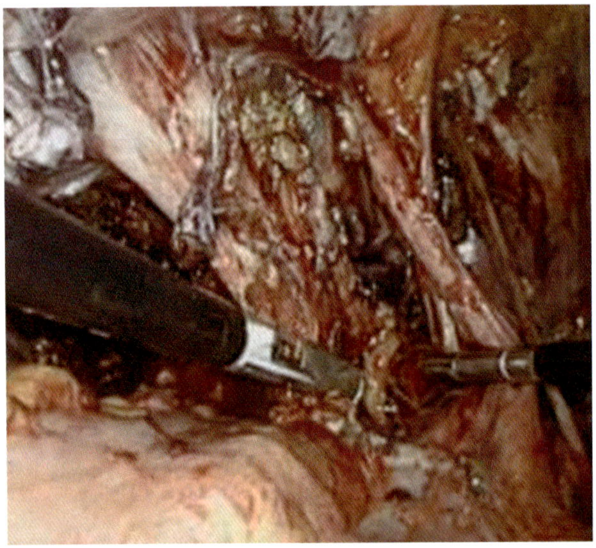

图 4－3－17　切断右侧宫骶韧带

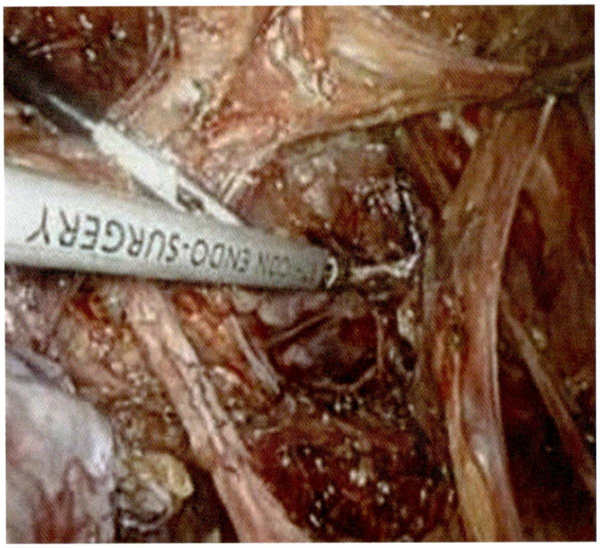

图 4－3－18　切断子宫血管

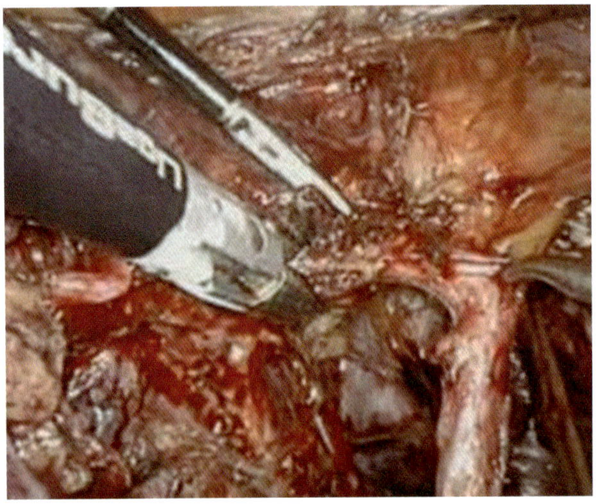

图 4－3－19　游离壁段输尿管

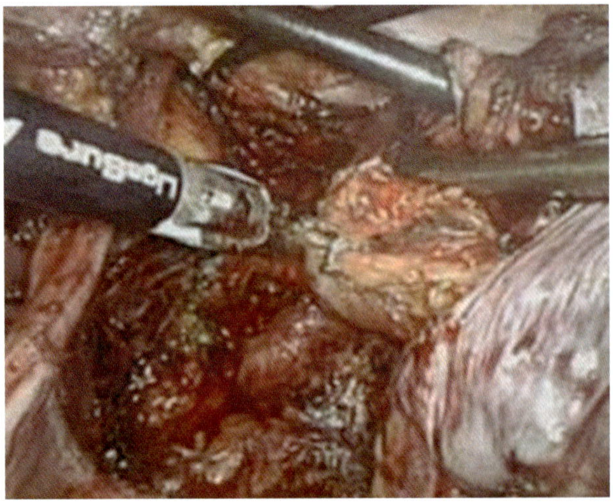

图 4－3－20　切断左侧主韧带

12．处理阴道旁组织，取出子宫及切除阴道上段　用超声刀之锐面，将子宫颈外口以下 3cm 之阴道旁组织切断，并在阴道前壁切开一小口，暴露阴道内纱布条（图 4－3－21），然后环形切除阴道；也可从阴道操作，取出子宫及切除阴道上段；也可以不在阴道前壁切开一小口，直接从阴式切除阴道长约 3cm。

13．缝合阴道残端　残端用 1 号可吸收线连续锁扣式缝合，中央留 1.5cm 的小孔，放入直径 0.5mm 引流胶管，外接负压引流管。检查切出的标本。

14．检查盆底　腹腔镜下冲洗盆腔，彻底止血，将引流胶管分别置于盆腔两侧的闭孔窝，确认无渗血、出血后，退镜并拔出套管针。

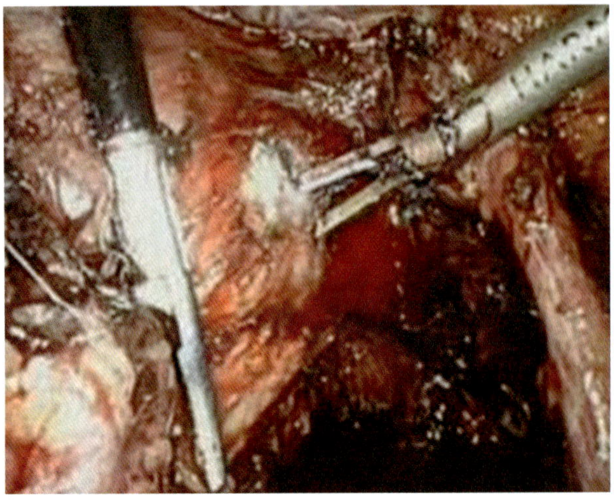

图 4－3－21　切开阴道壁

六、手术注意事项

此手术必须打开膀胱侧窝及直肠侧窝，近盆壁处切断子宫骶韧带、主韧带及其周围结缔组织，才能把骶、主韧带切除3cm。将输尿管从膀胱宫颈韧带中完全游离出来，即所谓的打“隧道”。既要保证手术的彻底性，又要避免过分的扩大手术范围，以避免更多并发症的发生。

1. 注意输尿管的血供及走行特点　输尿管沿腰大肌前方下行，直达骶髂关节处。右侧跨过髂外动脉起始部，左侧位于乙状结肠系膜根部的深面跨过左髂总动脉，而后由后外向前内侧自直肠侧韧带外侧腹膜下行向下内。经此韧带向前，穿子宫主韧带至膀胱旁间隙。手术切断主韧带及直肠侧韧带时，应注意将输尿管推向外侧，以免误伤。输尿管的血供来自肾动脉、卵巢血管、腹主动脉、髂总动脉、髂内动脉、子宫动脉、膀胱上动脉与膀胱下动脉等动脉的多条小分支。进入输尿管的分支主要是从其内侧与外侧进入，前、后方进入少。这些小分支血管到达输尿管后有长支与短支两种，分支再分为上行支与下行支，并与近端、远端输尿管动脉分支相吻合呈数条管状纵行或蔓状、丛状分布于输尿管鞘膜中。手术损伤其任何部位的鞘膜，都有可能破坏纵行血供，而发生局部缺血、坏死致输尿管瘘。子宫颈癌根治术中，输尿管游离段又恰为血运较差的中1/3段，故应特别小心、仔细。

2. 打开输尿管“隧道”　系指输尿管进入膀胱前的最末一段，包埋于子宫膀胱韧带浅（前）层和深（后）层组织内的间隙，其前后壁均有阴道静脉丛穿行。分离时稍不谨慎，微小的损伤即可造成严重出血，必须谨慎、细心地操作。打开输尿管“隧道”时，首先分离输尿管进入子宫颈韧带前的结缔组织，暴露输尿管“隧道”入口，助手右手用耙把膀胱向下推开，术者用左手及助手用右手各钳起“隧道”两旁的组织，用直角钳在输尿管鞘膜前逐一分离子宫颈韧带前的结缔组织，游离输尿管。

3. 暴露膀胱侧窝　膀胱侧窝位于膀胱旁窝的腹膜下方，顶为膀胱旁窝的腹膜及脐内侧韧带，其底为盆膈上筋膜，内侧为膀胱子宫韧带，外界为闭孔内肌筋膜及髂内血管、神经、淋巴管及输尿管等（神经血管蒂）。此间隙是子宫广泛切除术中切除子宫主韧带达3cm以上，且失血少的关键。暴露膀胱侧窝时，助手右手用耙把膀胱向下推开，术者用超声刀或吸管钝性分离膀胱旁窝的结缔组织，此时膀胱侧窝已打开，子宫主韧带已暴露。

4. 暴露直肠侧窝　直肠侧窝位于直肠两侧与盆侧壁之间，顶为直肠旁窝的腹膜，底为盆膈，前为子宫主韧带，后为直肠侧韧带。切断骶韧带前，助手用耙或弯分离钳将直肠向内下方向推开，术者用超声刀或吸管钝性分离直肠旁窝的结缔组织，打开直肠旁窝。术者再用超声刀或吸管钝性分离直肠侧窝的结缔组织，此时子宫骶骨韧带已完全暴露，便于切除3cm的子宫骶骨韧带。

术中意外的应急处理、术后处理、术后并发症防治见本章第一节。

参考文献

[1] Kruijdenberg CB, van den Einden LC, Hendriks JC, et al. Robot-assisted versus total laparoscopic radical hysterectomy in early cervical cancer, a review [J]. Gynecol Oncol. 2011, 120 (3): 334 - 339.

[2] Bijen CB, Vermeulen KM, Mourits MJ, et al. Cost effectiveness of laparoscopy versus laparotomy in early stage endometrial cancer: A randomised trial [J]. Gynecol Oncol. 2011, 121 (1): 76 - 82.

[3] Heaton RL, Walid MS. An intention-to-treat study of total laparoscopic hysterectomy [J]. Int J Gynaecol Obstet, 2010, 111 (1): 57 - 61.

[4] Ghezzi F, Uccella S, Cromi A, et al. Postoperative pain after laparoscopic and vaginal hysterectomy for benign gynecologic disease: a randomized trial [J]. Am J Obstet Gynecol, 2010, 203 (2): 118. 1 - 8.

[5] Cho JE, Shamshirsaz AH, Nezhat C, et al. New technologies for reproductive medicine: laparoscopy, endoscopy, robotic surgery and gynecology. A review of the literature [J]. Minerva Ginecol, 2010, 62 (2): 137 - 167.

[6] Lee CL, Wu KY, Huang KG, et al. Long-term survival outcomes of laparoscopically assisted radical hysterectomy in trea-

ting early-stage cervical cancer [J]. Am J Obstet Gynecol, 2010, 203 (2): 165. 1-7.

[7] Park NY, Seong WJ, Chong GO, et al. The effect of nonperitonization and laparoscopic lymphadenectomy for minimizing the incidence of lymphocyst formation after radical hysterectomy for cervical cancer [J]. Int J Gynecol Cancer, 2010, 20 (3): 443-448.

[8] Canton-Romero JC, Anaya-Prado R, Rodriguez-Garcia HA, et al. Laparoscopic radical hysterectomy with the use of a modified uterine manipulator for the management of stage IB1 cervix cancer [J]. J Obstet Gynaecol, 2010, 30 (1): 49-52.

[9] Jung YW, Kim YT, Lee DW, et al. The feasibility of scarless single-port transumbilical total laparoscopic hysterectomy: initial clinical experience [J]. Surg Endosc, 2010, 24 (7): 1686-1692.

[11] Sobiczewski P, Bidzinski M, Derlatka P, et al. Early cervical cancer managed by laparoscopy and conventional surgery: comparison of treatment results [J]. Int J Gynecol Cancer, 2009, 19 (8): 1390-1395.

（中山大学附属第三医院　曾海涛）

第四章　盆腔淋巴结切除术

当居里夫人发现了镭，一些先驱者利用镭来治疗恶性肿瘤，并迅速取代旧的手术方式，但并不能治愈所有淋巴结转移的患者；由于淋巴结在恶性肿瘤传播中的重要性逐渐被认识，在 1940 年前后法国的 Leveuf 和美国的 Taussig 提出用镭治疗原发病灶结合腹膜外盆腔淋巴结切除术治疗宫颈癌。Meigs 又进一步提出恢复广泛全宫切除术加系统淋巴结切除术治疗宫颈癌。此后，系统淋巴结切除术成为盆腔恶性肿瘤治疗的重要组成部分。系统淋巴结切除术要求清除所有淋巴结，不论大小及肉眼所见特征。

盆腔淋巴结分 3 组：①髂淋巴结组，包括髂内、髂外及髂总淋巴结；②骶前淋巴结组位于骶骨前；③腰淋巴结位于腹主动脉旁。

手术切除盆腔淋巴结一为经过腹膜外切除，一为经过腹腔内切除。前者为打开腹膜前，先显露髂总动脉分叉处上端、髂外动静脉及髂内动静脉、闭孔窝淋巴结或骶前淋巴结。后者是在子宫切除前或切除后，显露上述淋巴结群行切除术。随着腔镜技术的发展，现已可从腹腔镜下行盆腔淋巴结切除术，此法具有损伤小，恢复快的优点。

第一节　腹膜外盆腔淋巴结切除术

一、适应证

1. 子宫颈癌Ⅰa～Ⅱa 期。
2. 子宫内膜癌Ⅰ期之特殊病理类型，包括：乳头状浆液性腺癌、透明细胞癌、鳞状细胞癌、癌肉瘤、未分化癌；肌层浸润深度 >1/2；癌灶累及宫腔超过 50%；可疑腹主动脉旁及髂总淋巴结增大、盆腔淋巴结增大者。
3. 子宫内膜癌Ⅱ期及其以上。
4. 做完放射治疗的子宫颈癌、阴道癌及尿道癌。
5. 卵巢癌（Ⅰ、Ⅱ期）。

二、禁忌证

有严重心、肺、肝、肾等重要脏器疾病者。

三、术前准备

1. 肠道准备　术前 24h 无渣饮食，并使用肥皂水清洁灌肠 2 次，做好充分肠道准备，以减少肠蠕动及肠内容物。
2. 阴道准备　术前消毒阴道 3 天。
3. 手术器械准备。
4. 交叉配血。
5. 术前半小时肌注阿托品及鲁米那。

四、麻醉与体位

连续硬膜外或采用全身静吸复合麻醉。采取一般腹部手术的仰卧位，可根据术中需要调节手术台左右倾斜度以利于手术。

五、手术步骤

1. 腹部正中或旁正中切口　长16～18cm，分离至腹直肌下腹膜外（图4－4－1）。如单纯行盆腔淋巴结切除术，可使用两侧腹壁双“J”形切口。

2. 分离腹膜外盆腔间隙（以左侧为例）　用血管钳提起左侧腹直肌前鞘边缘，术者用右手四指分离左侧腹壁与腹膜间隙。在分离时将腹壁动静脉保持与腹壁肌肉相连，如遇损伤出血则结扎。继续向外下方分离，至腹股沟管内口处，暴露出圆韧带的腹膜外部分，以鼠齿钳或皮钳夹持圆韧带向远端牵拉，用另一手指或血管钳将圆韧带周围疏松组织分离，并将附着在近侧端上的腹膜向中线推移，充分游离圆韧带的腹膜外部分。

3. 切断圆韧带　用两把血管钳钳夹圆韧带切断，用7号丝线结扎（图4－4－2）。

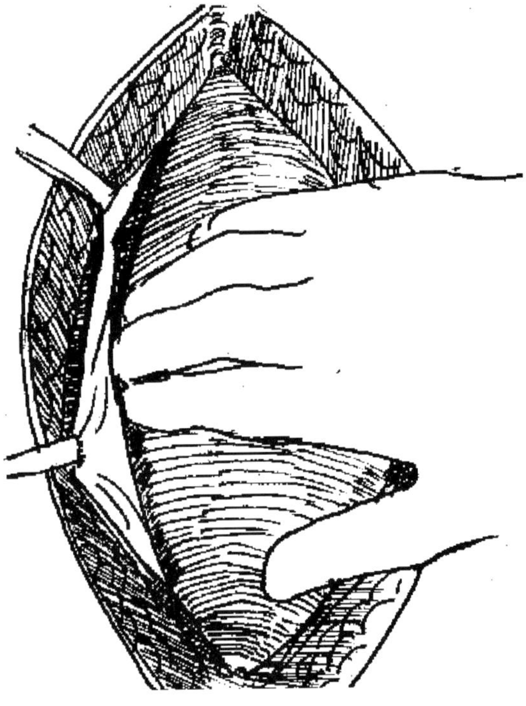

图4－4－1　腹部正中切口，分离至腹膜外

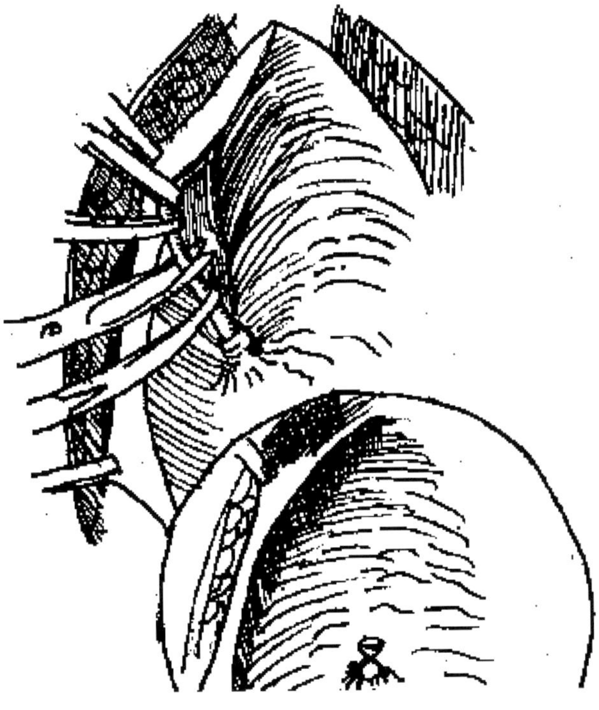

图4－4－2　钳夹、切断圆韧带

4. 暴露髂内外血管　左侧腹壁用拉钩牵开，以两手前部四指的掌面，用扒拉动作把腹壁向外侧分离，暴露髂总及髂内外动脉（图4－4－3）。

5. 清除髂外血管的脂肪淋巴组织　乙状拉钩将上部腹膜及其内容（与腹膜紧贴的输尿管）拉向内上侧。再用一把腹腔拉钩把外侧腹壁轻轻拉开。直视下可见髂总、髂内外血管位置。从髂总动脉下段外侧的腰大肌上开始，由外向内、自上而下用血管钳、剪刀清除髂外动脉脂肪淋巴组织（图4－4－4），注意不要损伤腰大肌内侧距离髂总动脉很近的生殖股神经。

在髂外血管的最下端有较大的腹股沟深淋巴结，其下有旋髂深静脉。清除该处淋巴结时，远端用细丝线

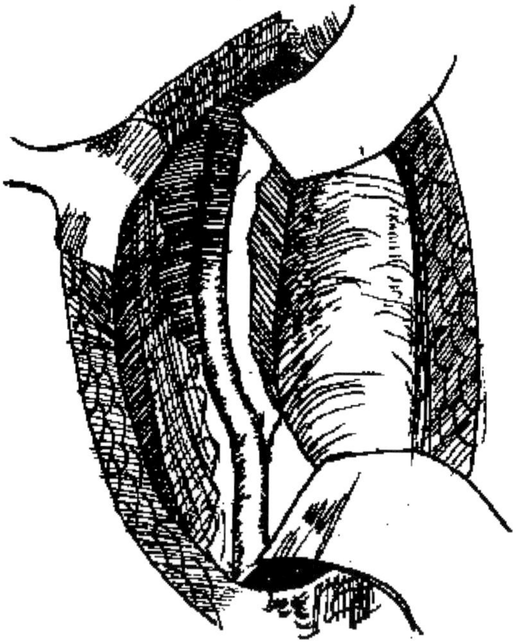

图4－4－3 暴露髂内外血管

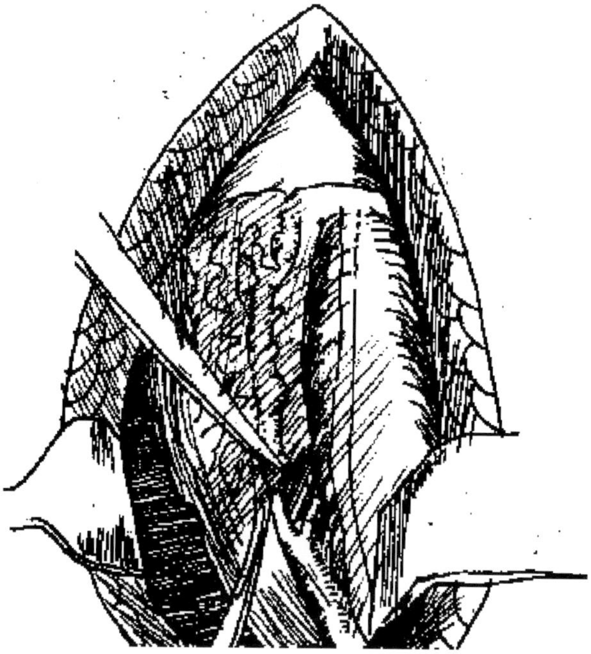

图4－4－4 清除髂外动脉淋巴组织

结扎，以减少术后淋巴囊肿可能（图4－4－5）。

6. 清除髂外静脉、髂内动脉脂肪淋巴组织 将髂外血管上面的脂肪淋巴组织继续向内牵拉，使保持一定张力，将髂外静脉内侧的脂肪淋巴组织用血管钳或弯剪刀游离干净（图4－4－6）。再把脂肪淋巴组织向外牵拉，暴露髂内动脉。在髂内动脉上面及外侧，分离脂肪及淋巴组织，至此髂内、外血管间脂肪组织淋巴组织皆已游离（图4－4－7、图4－4－8）。

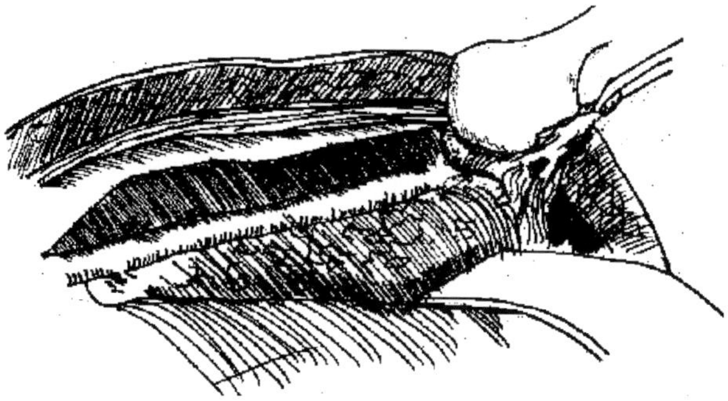

图4－4－5 显露腹股沟深淋巴结、旋髂深静脉

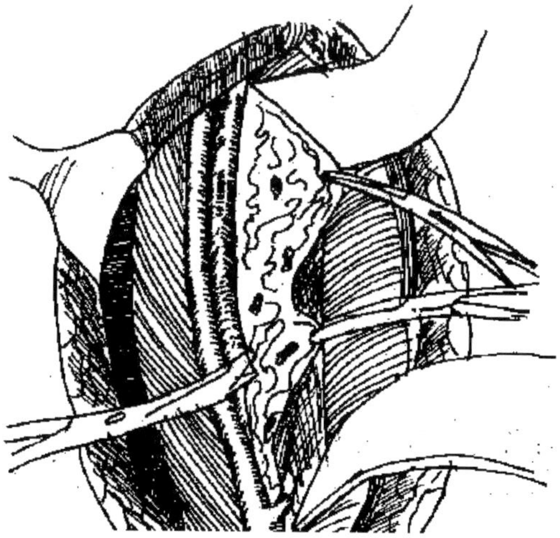

图4－4－6 清除髂外静脉旁淋巴结

7. 清除闭孔窝淋巴组织 把膀胱向内侧牵拉，沿髂内动脉外侧继续用剪刀分离，使闭孔窝的脂肪淋巴组织从髂内动脉外侧游离，把髂外静脉稍向上牵拉，紧贴髂外静脉下面，用弯血管钳分离闭口窝脂肪淋巴组织。沿闭孔神经两侧，由下而上，以止血钳推移脂肪，淋巴随脂肪由闭孔窝游离出来。注意不要插钳太深，以免损伤盆底静脉丛。(图4－4－9、图4－4－10)

8. 结扎子宫动脉 清除髂内动脉淋巴组织后，在其中部可见子宫动脉自髂内动脉分出，可分离、钳夹、剪断，以4号丝线结扎（图4－4－11），并分离膀胱上动脉，同法处理右侧盆腔淋巴结。

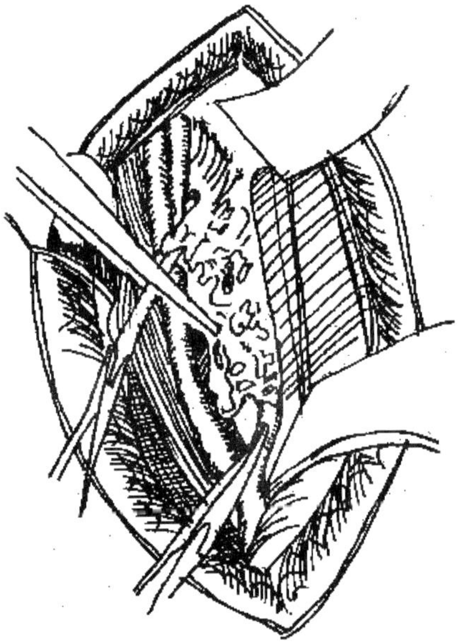

图4－4－7　清除髂内静脉旁淋巴结

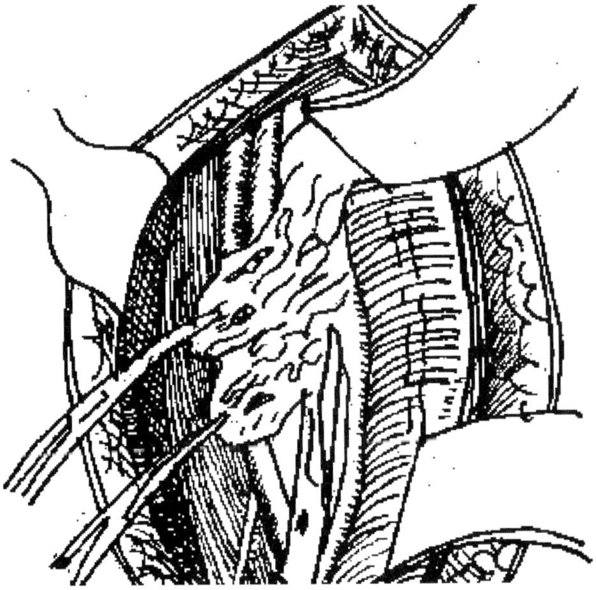

图4－4－8　清除髂内外淋巴结

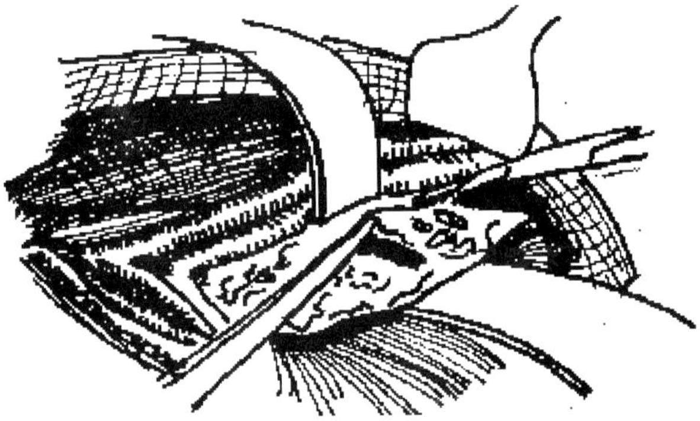

图4－4－9　沿髂外静脉下面进入闭孔窝

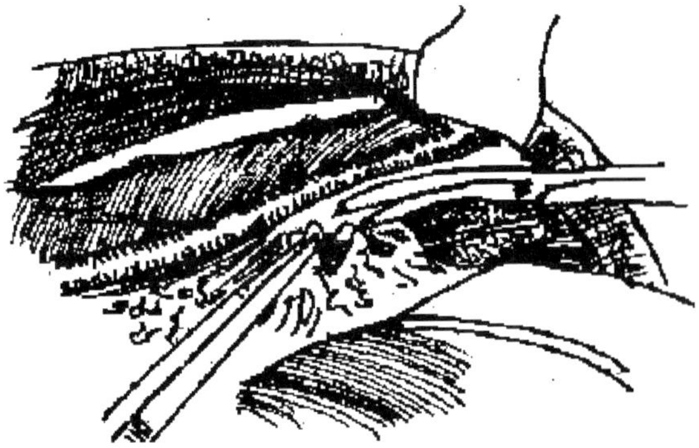

图4－4－10　清扫闭孔窝脂肪淋巴组织

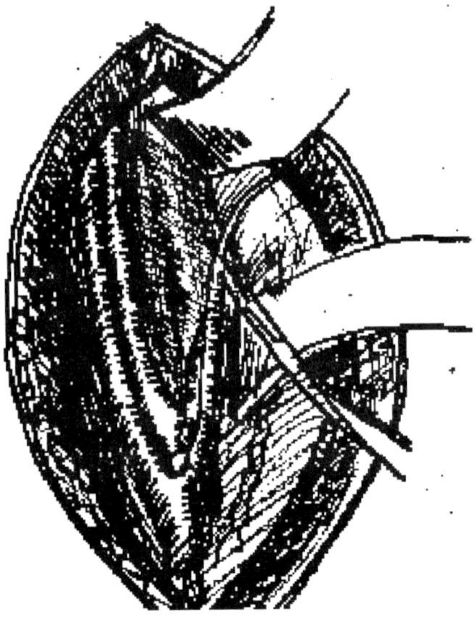

图4－4－11　结扎子宫动脉

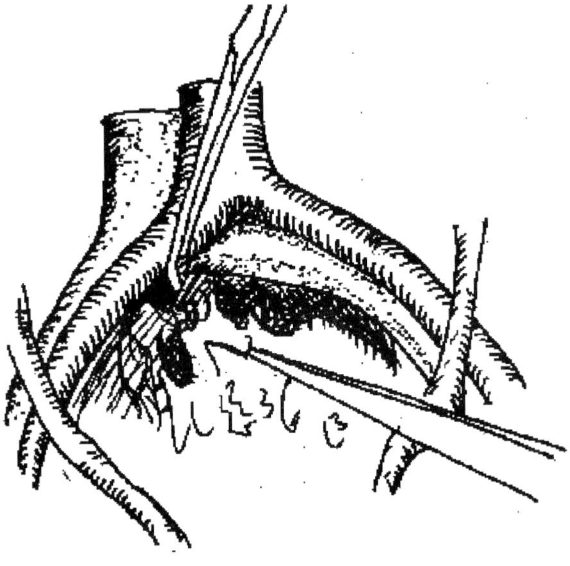

图4－4－12　清除骶前区脂肪淋巴组织

9. 骶前区淋巴结清扫术　显露骶前三角，腹部主动脉分叉处为骶前三角区域之顶尖，两侧边为左右髂总血管，两输尿管跨越髂总血管分叉处之连线为该三角底边。暴露骶前区域淋巴结，分两组，一组位于三角顶部区域，有时与血管紧密相连，游离必须精细，避免损伤大血管，另外一组位于骶前区。游离脂肪淋巴组织宜从两边上端向下进行，即从右髂总动脉至左髂总动脉内侧开始，剪开血管鞘膜，显露骶前三角区顶部髂总动脉，再从上向中线、向下游离，注意左髂总静脉，它占据三角区域的上部。在游离时仔细辨认骶中及骶前静脉，避免损伤。如果此血管影响淋巴结切除，可以切断结扎。左髂总静脉脂肪淋巴组织分离后，提起淋巴组织，用手指沿骶岬向骶凹处推拉，至骶凹切断结扎（图4－4－12）。

六、术中意外的应急处理

1. 清除淋巴结时按解剖特点从外到内、由远到近，尽量做到大块切除，淋巴结及淋巴组织均包埋在周围蜂窝组织及脂肪组织内；由于淋巴管常有血管伴行，故应注意勿损伤伴行血管；在切除淋巴组织时要根据淋巴管走向，在淋巴管较粗处，仔细结扎，防治淋巴囊肿形成，尤其髂外组、腹股沟深淋巴结组及闭孔组。

2. 注意防止出血　静脉管壁薄，易损伤，尤其在髂内外静脉交叉处，当清除淋巴结时稍有不慎即可损伤，造成难以控制的出血。

七、术后处理

1. 密切注意血压、脉搏　特别术后12h内尤为重要，同时注意引流管是否通畅，周围有无渗血、渗液，及时发现休克等并发症。

2. 记24h出入量，维持水电解质平衡。

3. 饮食　根据消化功能恢复情况而定，一般术后1～2天进流质，排气后改半流质，渐恢复普食。原则上以高蛋白、高热量、高热能、高维生素饮食为主。

4. 抗生素　术后常规运用抗生素预防感染。

5. 留置尿管时间　术后5天开放尿管引流，注意尿色、尿量，如无血尿则定时开放，7天左右拔除尿管。导尿管拔除后测量剩余尿量，如尿量超过100mL，按尿潴留处理。

6. 阴道或腹腔引流管于术后3～5天拔出。

八、术后并发症防治

1. 盆腔淋巴囊肿形成　盆腔淋巴结清扫术后，腹膜后留有死腔，回流的淋巴液滞留在腹膜后而形成囊肿，即盆腔淋巴囊肿。一般多产生在手术后7～10天，在两侧下腹部可扪到卵圆形的肿物，张力较大而固定。囊肿小未并发感染者无须处理，2～3个月后就会吸收；囊肿大者可引起局部胀痛，下肢水肿及排尿困难，甚至继发感染，更有纤维化，形成硬块，误以为癌复发。除全身抗感染外，可采用芒硝局部敷贴，促进淋巴液吸收，保守治疗无效者尚须切开引流，并放置持续负压吸引。淋巴囊肿的创面经久不愈者，可试灌无水酒精5～10mL，促其愈合。预防措施：手术时多保留盆底腹膜，仔细结扎断离的淋巴管残端，尤其是髂总、腹股沟深部淋巴结，以及持续负压引流，可使淋巴液回流，外溢减少，不留死腔，侧副淋巴循环易建立。但即使这样，腹膜外创面大，组织液、淋巴液的溢出也是难免的。

2. 术后出血　因该术式常常与阴式子宫切除或阴式广泛子宫切除联合执行，而阴式手术出血量往往较多，为减少出血，除手术过程中应注意解剖层次外，在术前可在阴道切缘四周及膀胱宫颈间隙注入稀释的肾上腺素或缩宫素，可有效减少出血。同时因宫颈癌，腹膜外盆腔淋巴结切除术及阴式广泛子宫切除术相对手术时间长，出血多，术后应密切观察生命体征变化及阴道出血情况，以便及时发现异常。因术中盆腔淋巴结被切除，术后阴道应放置橡皮或烟卷引流，并密切观察引流液性质及量的变化，了解有无出血情况，术后第

2 天取半卧位，有利于腹腔引流，同时也减轻了切口张力，减轻疼痛；一般于术后 48h 或 72h 观察引出液体无或极少量后抽出。对于大量出血的患者，可给予局部压迫和止血药物治疗，甚至再次开腹手术。有些出血与术中止血不彻底、继发感染有关，多发生于术后 1 周内，因此需密切注意患者体温及阴道引流液的性质、色泽、引流量等。术后应嘱咐患者合理安排饮食，保持大便通畅，避免过分使用腹压。

3. 泌尿系统并发症　泌尿系统的并发症，尤其是术后尿潴留是妇科癌症手术最常见的术后并发症。由于手术可能损伤盆腔神经丛，术后可出现不同程度的膀胱逼尿肌功能障碍，以及排尿困难，形成尿潴留。术后应保持导尿管通畅，避免受压、扭曲、脱落，引流袋勿高于床水平面，保持引流 7～10 天，然后定期每 2～3h 开放 1 次导尿管持续 3～4 天，机械性的充盈－排空刺激膀胱，待拔除导尿管，患者开始自动排尿，可采取诱尿措施，可让患者听流水声或用温水冲洗外阴，刺激膀胱肌收缩，引起排尿反射，也可热敷按摩膀胱及锻炼腹式呼吸，提肛训练，增强尿道肌及括约肌的收缩能力，必要时可肌注新斯的明 10～20mg，排尿后测定残余尿，如小于 100mL 即可。

4. 下肢静脉血栓　术后发生下肢静脉血栓与术后卧床时间长有关。对于老年、高血压、糖尿病患者，因尽量缩短手术时间，术后护理中应注意下肢有无疼痛、水肿，嘱患者尽早在床上活动下肢，术后 6h 后翻身及半卧位。如发生下肢肿胀及疼痛，应嘱患者抬高下肢，50% 硫酸镁湿敷，每天 2 次，并穿弹力袜，同时给予活血化瘀、抗血小板聚集类药物，防止肺栓塞的发生。

5. 腹部切口延期愈合　肥胖者切口出现脂肪液化同时继发感染，经清创、换药 14 天一般可愈合。术后伤口包扎腹带后应加压砂袋压迫止血 6～8h，减少切口张力，保持伤口敷料清洁干燥；因术中气管插管常常损伤局部气管黏膜，术后易引起咳嗽，咳嗽时可轻压腹部，或使用腹带，并使用镇咳药以减少伤口张力；咳嗽剧烈者可引起腹壁全层裂开，如无感染可行减张缝合；如仅皮下层裂开，清创引流后可使用蝶形胶布拉紧以助伤口愈合。每天检查切口敷料有无渗血、渗液、切口有无硬结，动态监测血常规及体温情况。

6. 感染　常见泌尿道、盆腔脓肿形成，或合并坠积性肺炎。预防措施包括阴道消毒，术前有阴道炎，应该治愈后再行手术。术中止血彻底，防止血肿形成，或保持引流通畅以免继发感染。术后常规预防应用广谱抗生素。盆腔脓肿形成，可经过阴道残端引流。术后尽早翻身有助于防止坠积性肺炎。

7. 粘连　腹腔脏器粘连可以导致盆腹腔慢性疼痛、肠梗阻、肠粘连。另外，腹腔粘连可以导致下次手术困难，增加手术中脏器损伤风险。术中注意彻底止血，避免异物残留，尽可能减少不必要操作，使用精细无反应缝线等可以减少粘连的发生。术中冲洗积血，创面放置防粘连剂如透明质酸，术后使用抗生素减少盆腔感染也是减少粘连的一种措施。

（东莞市人民医院　吴志喜　中山大学附属第三医院　沈慧敏）

第二节　经腹腔盆腔淋巴结切除术

一、适应证

1. 子宫颈癌Ⅰa～Ⅱa 期。

2. 子宫内膜癌Ⅰ期特殊病理类型　乳头状浆液性腺癌、透明细胞癌、鳞状细胞癌、癌肉瘤、未分化癌；肌层浸润深度 >1/2。

3. 癌灶累计宫腔超过 50%。

4. 可疑腹主动脉旁及髂总淋巴结及增大盆腔淋巴结者。

5. 子宫内膜癌Ⅱ期及以上。

6. 阴道癌及尿道癌。

7. 卵巢癌（Ⅰ期、Ⅱ期）。

二、禁忌证

有严重心、肺、肾、肝脏等重要脏器疾病者。

三、术前准备

术前24h无渣饮食，并使用肥皂水清洁灌肠2次，做好充分肠道准备，以减少肠道蠕动及内容物；阴道准备：术前消毒阴道3天；手术器械准备；交叉配血；术前半小时肌注阿托品及鲁米那。

四、麻醉与体位

连续硬膜外或采用全身静吸复合麻醉。采取一般腹部手术的仰卧位，可根据术中需要调节手术台左右倾斜度以利于手术。

五、手术步骤

1. 切口　一般采取腹部纵切口，向脐旁延长3～5cm，下达耻骨联合上一指（图4－4－13）。依次切开腹壁各层，其下方的筋膜也必须切开至同样长度。

2. 钳夹两侧子宫角部　用两把长弯血管钳分别钳夹两侧圆韧带、卵巢固有韧带及输卵管，以牵拉子宫。将子宫轻轻提起，以大棉垫将肠管轻轻往上推送，使之完全离开手术野，安放自动拉钩，使手术野充分暴露。

3. 剪开骨盆漏斗韧带　从右侧开始，为避免损伤输尿管，查清输尿管走行，特别是跨越髂总动脉处，在其侧方提起后腹膜切开，先向上切3～4cm，再向下沿输尿管走行切开，此处输尿管表浅易辨认，不能辨认者可轻轻刺激，可以看到输尿管蠕动。

4. 夹住、切断、缝扎卵巢血管　打开腹膜后可见卵巢动、静脉，近盆腔处夹住、切断、双重结扎。

5. 夹住、切断、结扎右侧圆韧带　于右侧圆韧带中外1/3处夹住、切断，7号丝线结扎，远端留一长线

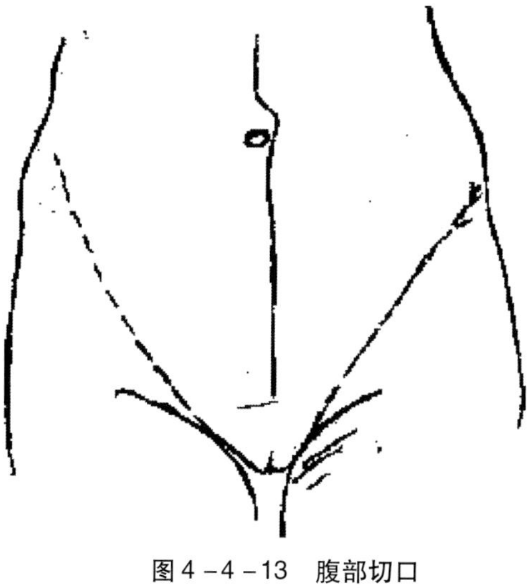

图4－4－13　腹部切口

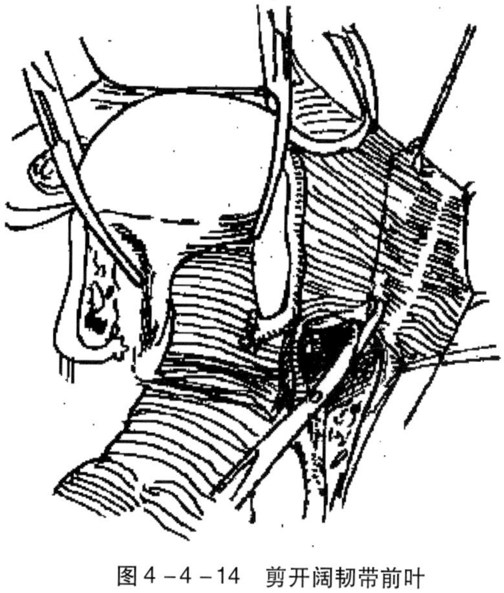

图4－4－14　剪开阔韧带前叶

头作牵引。同样方法处理左侧圆韧带。

6. 剪开阔韧带前叶　沿骨盆漏斗韧带外侧剪开阔韧带前叶，直达圆韧带断端（图4－4－14）。

7. 剪开膀胱腹膜反折　从右侧圆韧带断端开始，向前做弧形切口，直达左侧圆韧带断端。

8. 下推膀胱　按解剖结构，用手指钝性分离，必要时可使用剪刀，边分离边下推，推膀胱直达宫颈外口处。从中间开始，向两侧分离。由于宫颈及阴道两旁血管丰富，推膀胱顺血管走行为宜，以免损伤两侧静脉丛而渗血不止，推开膀胱后，可用盐水纱布压于此处。

9. 暴露髂总动脉、输尿管　剪开的后腹膜用丝线缝合两侧边缘（图4－4－15），或用小血管钳作牵引，充分暴露髂总动脉分叉处。可见输尿管从髂总动脉前面越过，走向内侧（图4－4－16）。

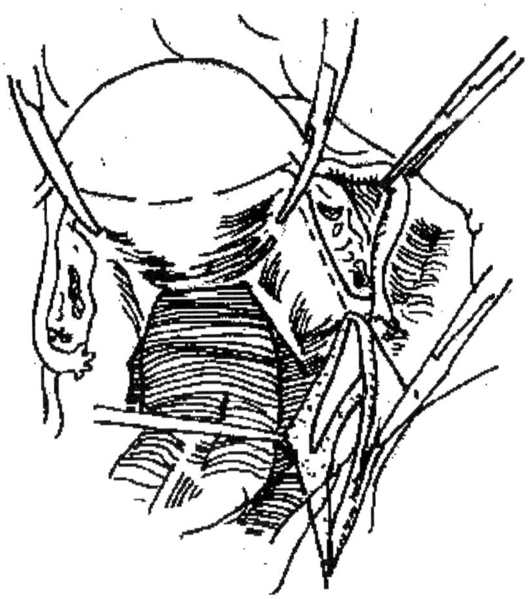

图4－4－15　打开后腹膜

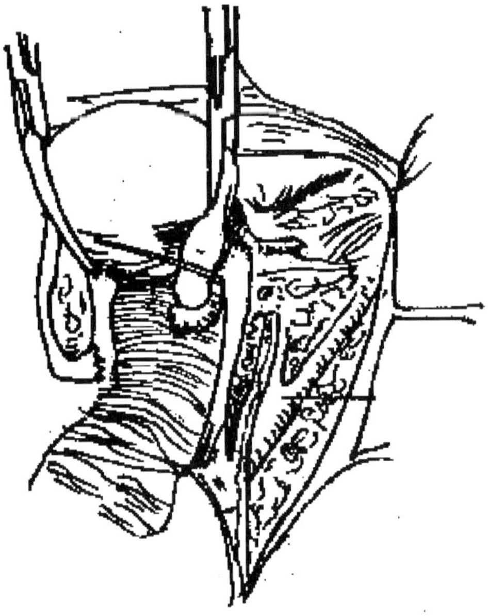

图4－4－16　暴露输尿管、髂血管

10. 暴露生殖股神经　分离髂外动脉前蜂窝组织，暴露髂外动脉、腰大肌及两侧之间生殖股神经（图4－4－17），避免损伤之。

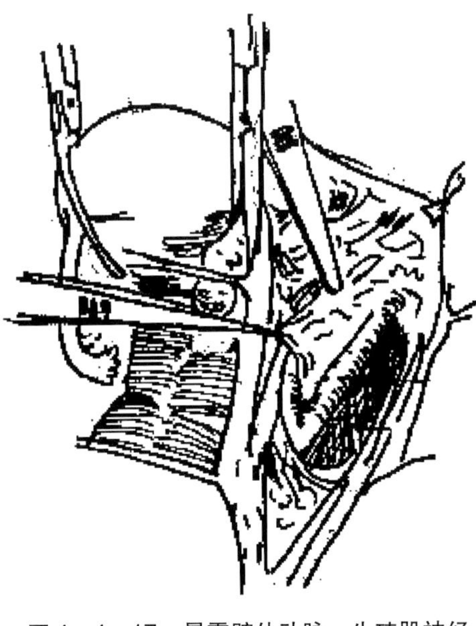

图4－4－17　暴露髂外动脉、生殖股神经

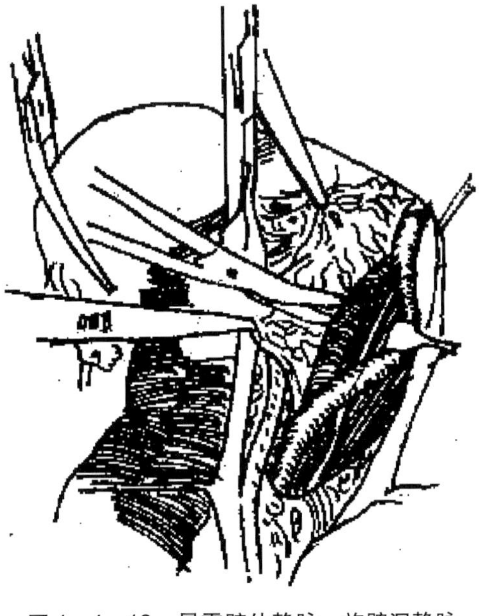

图4－4－18　暴露髂外静脉、旋髂深静脉

11. 暴露髂外静脉、旋髂深静脉　分离髂血管前面的纤维脂肪组织块，在髂外动脉内后方可见髂外静脉，向下分离至髂外动脉下方，可见旋髂深静脉（图 4－4－18）。

12. 清除髂总淋巴结　用拉钩在切口右上方拉开，即可暴露在髂总动脉前方及内侧的髂总淋巴结，切除淋巴结时按解剖特点从外至内，由远而近，包围切除（图 4－4－19）。淋巴结及脂肪分离以锐性分离较好，可避免钝性分离时对周围组织的挤压造成癌细胞扩散。切除淋巴结按淋巴管走向，在淋巴管较少处切开，在较多处要结扎上下端以防止淋巴囊肿形成。注意保护输尿管。

13. 结扎髂总静脉小分支　髂总静脉在髂总动脉后内侧，在髂总动脉分叉处有一小静脉分支，必须夹住、切断、缝合（图 4－4－20），以免损伤出血。

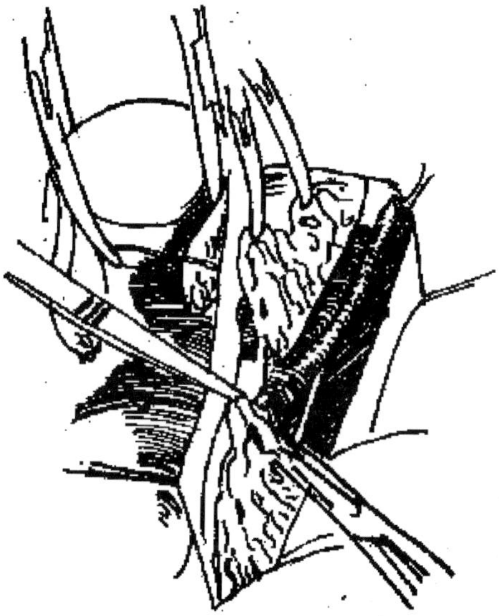

图 4－4－19　清除髂总淋巴结

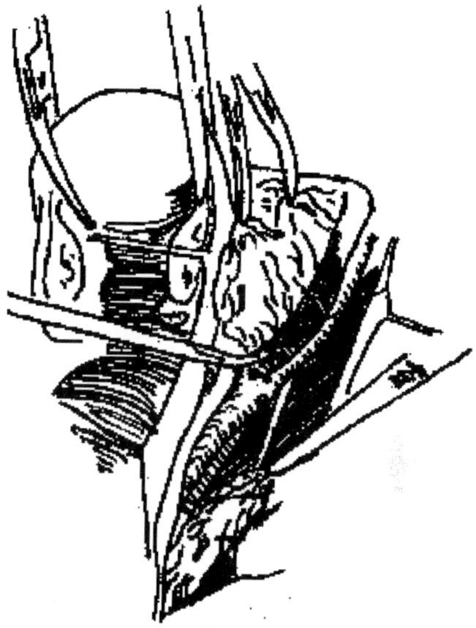

图 4－4－20　结扎髂总静脉小分支

14. 暴露髂外淋巴结　沿髂外动脉纵行剪开髂外动脉鞘，自上而下清除血管周围的淋巴结及脂肪组织（图 4－4－21）。注意勿损伤生殖股神经。

15. 清除腹股沟深淋巴结　在髂外血管最下段内侧腹股沟韧带下方有较大的腹股沟深淋巴结，其下即为旋髂深静脉，在清除淋巴结时注意勿损伤（图 4－4－22）。由于该处淋巴管粗大，在清除淋巴结时其远端用

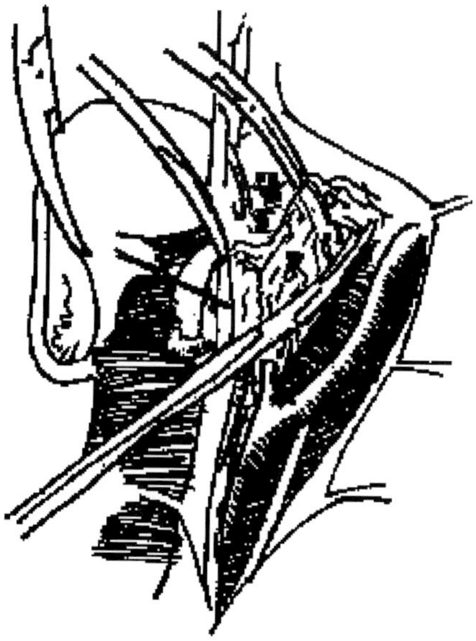

图 4－4－21　清除髂外淋巴结

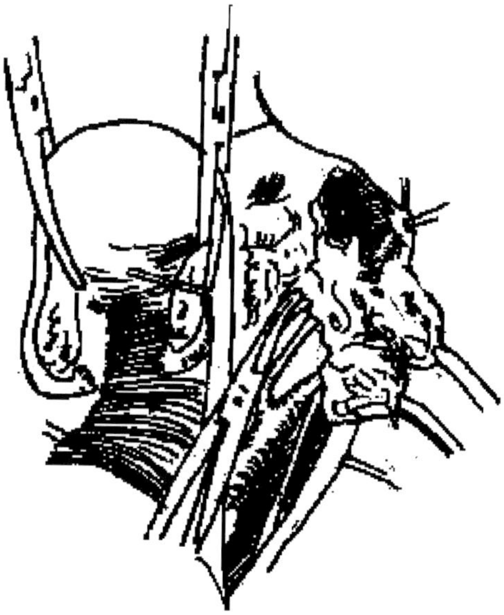

图 4－4－22　清除腹股沟深淋巴结

细丝线结扎，以减少淋巴囊肿形成。

16. 清除髂内淋巴结　此组淋巴结小，沿髂内静脉走向，部位较深。将髂外静脉内侧的脂肪、淋巴结用止血钳或剪刀游离干净，再将脂肪、淋巴组织向外侧牵引，暴露髂内动脉，将其上方及内侧淋巴组织及脂肪分离、清除（图4－4－23）。注意勿损伤周围静脉，清除淋巴、脂肪组织应尽量成块取出。至此，髂内、外血管淋巴脂肪组织全部清除。

17. 结扎髂外静脉小分支　在髂内、外血管间脂肪淋巴组织清除后，可见髂外静脉下段有一小分支，钳夹、切断、结扎（图4－4－24），以免损伤出血。

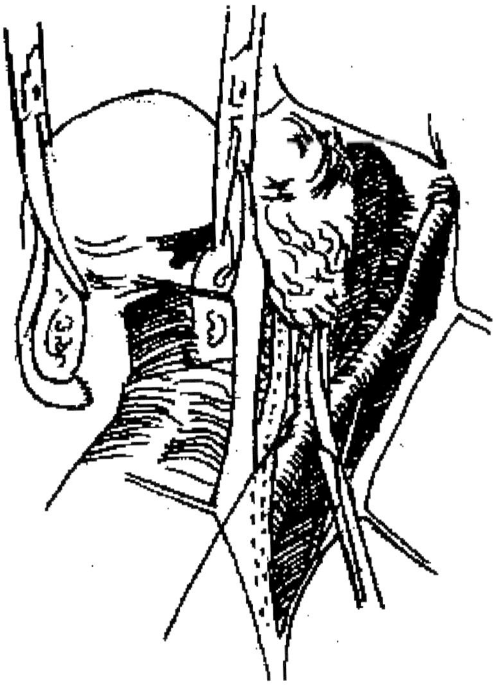

图4－4－23　清除髂内淋巴结

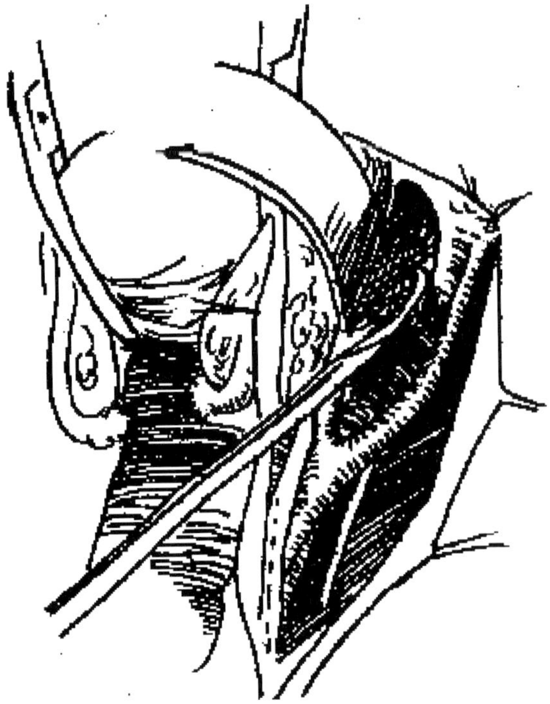

图4－4－24　结扎髂外静脉小分支

18. 暴露闭孔窝　将膀胱向内侧拉开，用血管拉钩将髂外静脉向外轻轻拉开，在髂内动脉的外侧继续用剪刀或手指分离，直达闭孔窝。闭孔窝位于髂外静脉与盆壁之间。

19. 分离闭孔淋巴结　用剪刀或手指分离闭孔窝内脂肪组织，显露闭孔淋巴结（图4－4－25），在其后方即为闭孔神经，平行于左侧盆壁。在分离脂肪组织时，血管钳移动时不宜太粗暴，不宜插太深，以防止损伤闭孔动、静脉及闭孔神经和盆底静脉丛。

20. 清除闭孔淋巴结　由于闭孔淋巴结有时紧贴闭孔血管和闭孔神经前，故清除该处淋巴结时应该特别小心，防止损伤血管和神经；由于该处淋巴管较粗，清除淋巴结时，应予结扎。

21. 骶前区淋巴结清扫术　排肠铺垫后，将乙状结肠向左牵拉，使骶前三角区域显露后，于骶前三角区域纵行切开后腹膜，自骶岬至骶凹，自上而下进行游离切除。

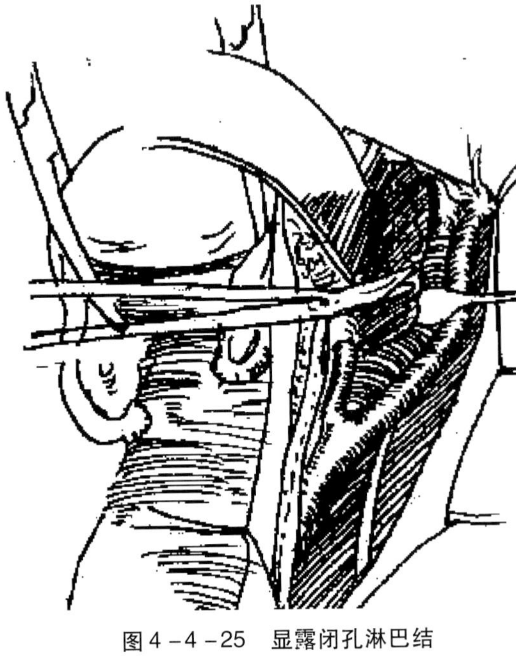

图4－4－25　显露闭孔淋巴结

23. 清除完毕后放置引流管。

六、术中意外的应急处理

1. 清除淋巴结时按解剖特点从外到内、由远到近，尽量做到大块切除，淋巴结及淋巴组织均包埋在周围蜂窝组织及脂肪组织内；由于淋巴管常有血管伴行，故注意勿损伤伴行血管；在切除淋巴组织时要根据淋巴管走向，在淋巴管较粗处，仔细结扎，防治淋巴囊肿形成，尤其髂外组、腹股沟深淋巴结组、闭孔组。

2. 注意防止出血　静脉管壁薄，易损伤，尤其在髂内外静脉交叉处，当清除淋巴结时稍有不慎即可损伤，造成难以控制的出血。

七、术后处理

1. 密切注意血压、脉搏　特别术后12h内尤为重要，同时注意引流管是否通畅，周围有无渗血、渗液，及时发现休克等并发症。

2. 记24h出入量　注意维持电解质及酸碱平衡。

3. 饮食　根据消化功能恢复情况而定，一般术后1~2天进流质，排气后改半流质，渐恢复普食。原则上以高蛋白、高热量、高热能、高维生素饮食为主。

4. 抗生素　术后常规运用抗生素预防感染。

5. 留置尿管时间　术后5天开放尿管引流，注意尿色、尿量，如无血尿则定时开放，7天左右拔除尿管。导尿管拔除后测量剩余尿量，如尿量超过100mL，按尿潴留处理。

6. 阴道或腹腔引流管于术后3~5天拔除。

八、术后并发症防治

1. 盆腔淋巴囊肿形成　盆腔淋巴结清扫术后，腹膜后留有死腔，回流的淋巴液滞留在腹膜后而形成囊肿，即盆腔淋巴囊肿。一般多产生在手术后7~10天，在两侧下腹部可扪到卵圆形的肿物，张力较大而固定。囊肿小未并发感染者无须处理，2~3个月后就会吸收；囊肿大者可引起局部胀痛、下肢水肿及排尿困难，甚至继发感染，更有纤维化，形成硬块，误以为癌复发。除全身抗感染外，可采用芒硝局部外敷，红外线照射，促进淋巴液吸收，保守无效者尚须切开引流，并放置持续负压吸引。淋巴囊肿的创面经久不愈者，可试灌无水酒精5~10mL，促其愈合。预防措施包括手术时多保留盆底腹膜，仔细结扎断离的淋巴管残端，尤其是髂总、腹股沟深部淋巴结，以及持续负压引流，可使淋巴液回流外溢减少，不留死腔，侧副淋巴循环易建立。

2. 术后出血　因该手术往往与盆腔癌症根治术或肿瘤减灭术联合进行，手术时间长，出血量往往较多，为减少出血，手术过程中应注意解剖层次。术后阴道应放置引流管引流，密切观察生命体征变化及阴道出血情况，以便及时发现异常。术后第2天取半卧位，有利于腹腔引流，同时也减轻了切口张力，减轻疼痛；一般于术后48h或72h引出液体无或极少量后抽出。对于大量出血的患者，可给予局部压迫和止血药物治疗，甚至再次开腹手术。有些出血与术中止血不彻底，继发感染有关，多发生于术后1周内，因此需密切注意患者体温及阴道引流液的性质、色泽、引流量等。术后应嘱咐患者合理安排饮食，保持大便通畅，避免大便时过分使用腹压。

3. 泌尿系统并发症　泌尿系统的并发症，尤其是术后尿潴留是常见的术后并发症。由于手术可能损伤盆腔神经丛，术后可出现不同程度的膀胱逼尿肌功能障碍，以及排尿困难，形成尿潴留。术后应保持导尿管通畅，避免受压、扭曲、脱落，引流袋勿高于床水平面，保持引流7~10天，然后定期每2~3h开放1次导尿管3~4天，机械性的充盈－排空刺激膀胱，待拔除导尿管，患者开始自动排尿，可采取诱尿措施，可让患者听流水声或用温水冲洗外阴，刺激膀胱肌收缩，引起排尿反射，也可热敷按摩膀胱及锻炼腹式呼吸，提肛训练，增强尿道肌及括约肌的收缩能力，必要时可肌注新斯的明 10～20mg，排尿后测定残余尿，如小于 100mL 即可。

4. 下肢静脉血栓　术后发生下肢静脉血栓与术后卧床时间长有关。对于老年、高血压、糖尿病患者，因尽量缩短手术时间，不使用氨甲苯酸等止血药物以免加重血液高凝状态；术后护理中应注意下肢有无疼痛、水肿，嘱患者尽早床上活动下肢，术后 6h 后翻身及半卧位。如发生下肢肿胀及疼痛，应嘱患者抬高下肢，50% 硫酸镁湿敷每天 2 次，并穿弹力袜，同时给予活血化瘀，抗血小板聚集类药物，防止肺栓塞的发生。

5. 腹部切口延期愈合　肥胖者切口出现脂肪液化同时易继发感染，经清创、换药 14 天，一般可愈合。术后伤口包扎敷料后应加压沙袋压迫止血 6～8h，减少切口张力，保持伤口敷料清洁干燥；因术中气管插管常常损伤局部气管黏膜，术后易引起咳嗽，咳嗽时可轻压腹部，或使用腹带，并使用镇咳药以减少伤口张力；咳嗽剧烈者可引起腹壁全层裂开，如无感染可行减张缝合；如仅皮下层裂开，清创引流后可使用蝶形胶布拉紧帮助伤口愈合。每天检查切口敷料有无渗血、渗液，有无切口硬结，动态监测血常规及体温情况。

6. 感染　常见泌尿道感染、盆腔脓肿形成，或合并坠积性肺炎。预防措施包括阴道消毒；术前有阴道炎，应该治愈后再行手术。术中止血彻底，防止血肿形成，或保持引流通畅以免继发感染。术后常规预防应用广谱抗生素。盆腔脓肿形成，可经过阴道残端引流。如切口感染应该及时清创引流，感染控制后，切口长出新鲜肉芽组织后Ⅱ期缝合。

7. 粘连　腹腔脏器粘连可以导致盆腹腔慢性疼痛、肠梗阻、肠粘连。另外，腹腔粘连可以导致下次手术时间延长，增加手术中脏器损伤风险。术中注意彻底止血，避免异物残留，尽可能减少不必要操作，使用精细无反应缝线等可以减少粘连的发生。术中冲洗积血，创面放置防粘连剂如透明质酸，术后使用抗生素减少盆腔感染也是减少粘连的一种措施。

（东莞市人民医院　吴志喜　中山大学附属第三医院　沈慧敏）

第三节　腹腔镜下盆腔淋巴结切除术

20 世纪 90 年代以来，随诊腹腔镜设备的改进以及手术技术的提高，腹腔镜亦逐步应用于妇科恶性肿瘤的治疗。已经初步认识到应用腹腔镜手术行盆腔及腹主动脉旁淋巴结切除数目及阳性率与开腹手术基本相同，由于腹腔镜的放大作用，可以充分暴露，识别盆腔解剖结构，打开腹膜后间隙，并完整地切除盆腔血管周围淋巴组织。而且腹腔镜手术切口小、术中人工气腹正压可减少出血。术后痛苦少、恢复快、住院时间短。盆腔淋巴结切除术以髂总血管远端为上界，旋髂血管和耻骨联合为下界，腰大肌为外界，脐韧带和输尿管为内界，而闭孔神经为后界。解剖分上限、下限、内限和后限，以及所谓的膀胱旁间隙和直肠旁间隙。

一、适应证

1. 子宫颈癌Ⅰa～Ⅱa 期。

2. 子宫内膜癌Ⅰ期特殊病理类型　乳头状浆液性腺癌、透明细胞癌、鳞状细胞癌、癌肉瘤、未分化癌；肌层浸润深度 >1/2。

3. 癌灶累及宫腔超过 50%。

4. 可疑腹主动脉旁、髂总淋巴结及增大盆腔淋巴结者。

5. 子宫内膜癌Ⅱ期及以上。

6. 阴道癌及尿道癌。

7. 卵巢癌（Ⅰ、Ⅱ期）、卵巢癌进行手术病理分期。

二、禁忌证

合并心肺疾病，不能耐受长时间腹腔灌注二氧化碳；多次腹腔手术史、腹腔广泛粘连。急性弥散性腹膜炎；盆腔肿物过大，超过脐水平者；凝血功能障碍；过度肥胖者（因为气腹加重机械性换气困难，腹部厚套管及器械受到限制，术中较难将小肠推到上腹部）、过度消瘦者为相对禁忌证。

三、术前准备

术前24h无渣饮食，并使用肥皂水清洁灌肠2次，做好充分肠道准备，以减少肠道蠕动及内容物。放置鼻胃管以减少上消化道膨胀。术前告知患者存在转为开腹手术的可能。阴道准备，术前消毒阴道3天。手术器械准备。

四、麻醉与体位

过度的Trendelenburg体位。采用全身静吸复合麻醉。

五、手术步骤

1. 建立气腹　在脐下一指左右横切开1cm长皮肤切口，注意切开时用巾钳将脐部两侧旁2cm处皮肤提起，因脐部无皮下组织，注意防止切开时损伤腹腔脏器。后将气腹针垂直插入，有一次落空感即提示气腹针进入腹腔，可将生理盐水滴在气腹针上，由于腹腔负压抽吸作用，水滴立即被吸入腹腔中。连接气腹机，启动充气，将腹腔内压设定为12～15mmHg，达此标准即可停止充气。

2. 放置套管　常需要4个套管，脐下放置12mm套管，用作摄像头插入口，两侧麦氏点及反麦氏点放置5mm套管。耻骨上可放置较大套管以便取出淋巴组织。脐下Trocar进入腹腔时病人应平卧，穿刺方向应朝向骶骨上方。辅助Trocar穿刺方向应该向子宫底部，不可对着骶骨或侧盆壁。

3. 放入腹腔镜、探查盆腹腔　按右侧盆腔、阑尾、附件、子宫前方、膀胱反折腹膜、左侧附件、乙状结肠、子宫后方、子宫骶骨韧带、陶氏腔、上腹膈肌、肝脏、胆囊、胃等顺序探查。如果要冲洗腹腔收集腹腔液体，应该在操作前进行。探查时采用过度的Trendelenburg体位，将手术台降至最低，可减少操作引起的疲劳。探查完毕后，将网膜、横结肠、小肠推至上腹部。

4. 打开后腹膜　将子宫拉向一侧，在盆腔血管外侧沿腰大肌剪开对侧后腹膜，切口至髂总动脉上2cm水平处（图4－4－26），清除腰大肌外侧2cm脂肪组织，暴露生殖股神经，进一步暴露髂血管（图4－4－27），暴露闭孔窝、显露闭孔神经（图4－4－28）。

5. 清除髂总淋巴结　暴露右侧髂总动脉，在其分叉上2～3cm处，用弯分离钳分离血管前淋巴组织，游离髂总淋巴结，向下清除髂总静脉前淋巴结群。输尿管跨过髂总动脉，在游离及分离时，必须注意输尿管走向，分离淋巴结时可将其向内侧牵拉，防止损伤（图4－4－29）。

6. 清除髂外淋巴结　清除髂总淋巴结后，从髂总动脉分叉处开始，将髂外动脉拉向内测，沿髂外动脉剪开动脉前鞘直达腹股沟韧带，由上而下、由内及外切除髂外动脉旁淋巴结（图4－4－30），操作时可将断端做牵引，牵拉向内侧；从髂外静脉剪开血管前鞘，沿髂外静脉切除周围淋巴组织（图4－4－31）。在髂外静脉下方有旋髂深静脉，注意防止损伤。生殖股神经在腹腔镜下易被误认为淋巴管，注意勿损伤生殖股神经。

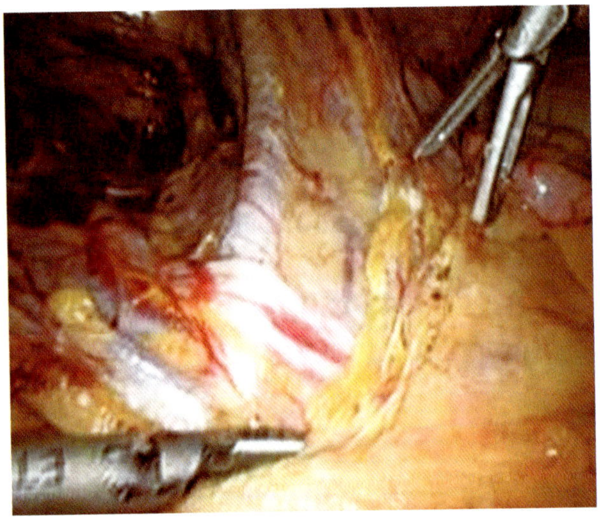

图 4 -4 -26　剪开右侧后腹膜

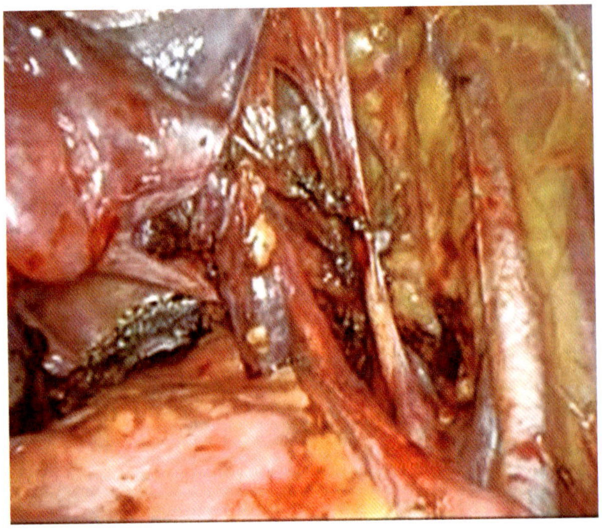

图 4 -4 -27　暴露右侧髂血管

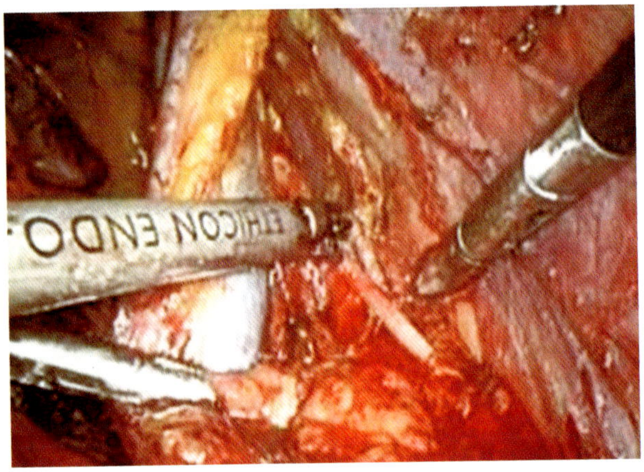

图 4 -4 -28　暴露右侧闭孔神经

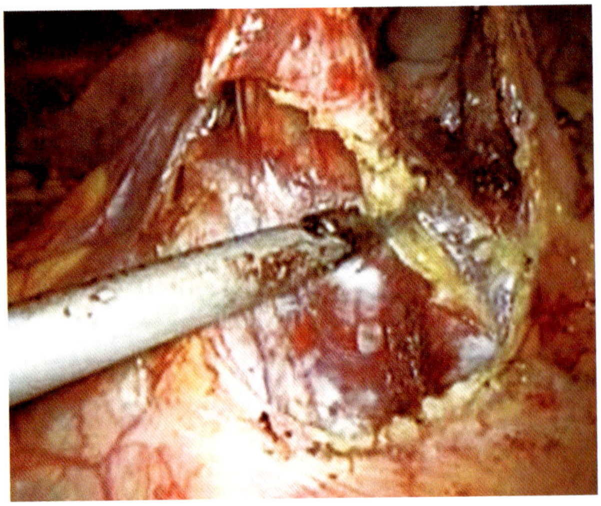

图 4 -4 -29　清除髂总淋巴结

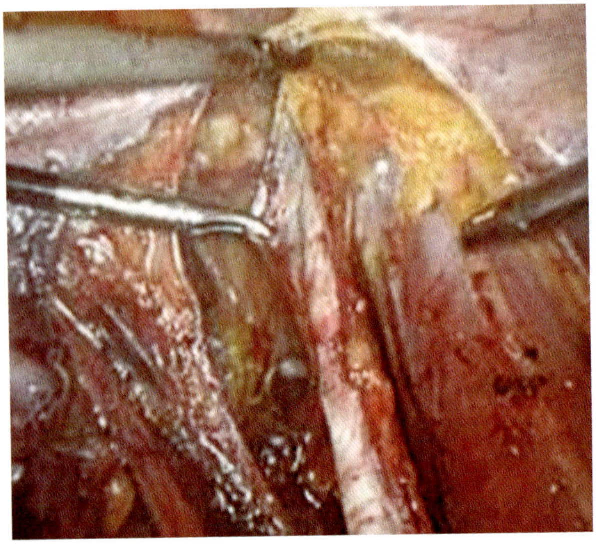

图 4 -4 -30　清除髂外动脉淋巴结

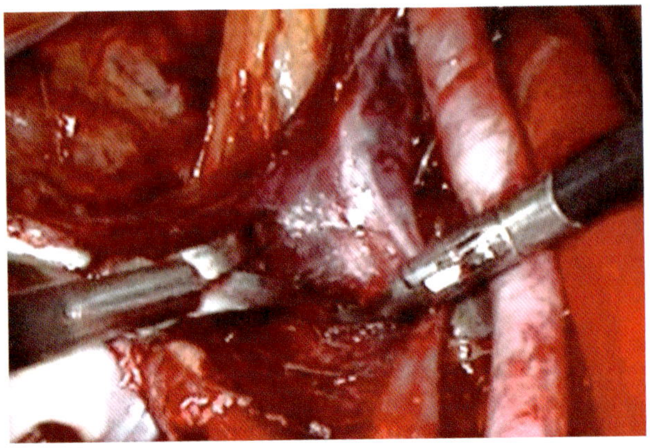

图 4 -4 -31　清除髂外静脉淋巴结

7．清除髂内淋巴结　将髂内外血管分叉处淋巴组织切除，由上而下分离及清除髂内淋巴结（图4－4－32）。

8．清除闭孔淋巴结　进入闭孔窝有二途径：一是腰大肌与髂外血管间；另一是从髂外、内血管间。从前一途径较易，闭孔神经位于髂内血管与腰大肌之间稍外侧。将髂外血管拨向外侧，将膀胱拉向内侧，暴露闭孔区。用弯分离剪分离闭孔窝脂肪及淋巴组织、暴露闭孔神经，钳夹切断闭孔窝淋巴组织（图4－4－33）。后用弯钳牵起断端做牵引，由上而下沿闭孔神经，推移脂肪淋巴组织，使之由闭孔窝游离出来。闭孔窝布满血管丛，损伤难止血，操作时小心谨慎。只有充分辨认闭孔神经并将输尿管远离电凝设备时才能夹断或电凝血管。

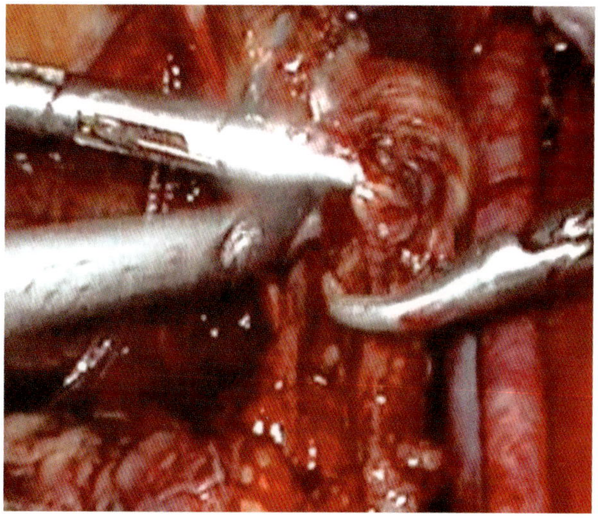

图4－4－32　清除髂内淋巴结

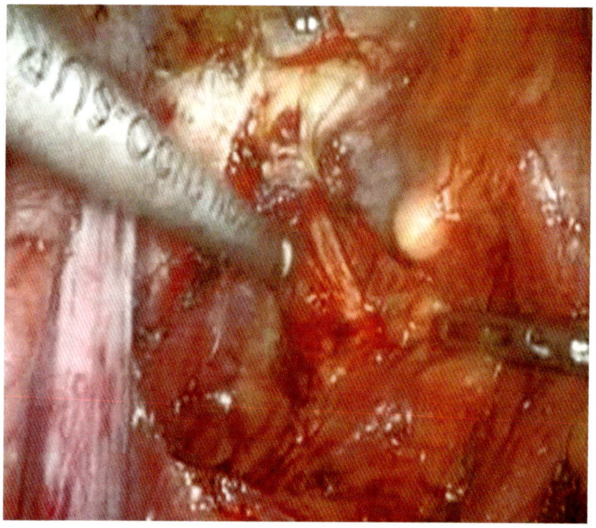

图4－4－33　清除闭孔淋巴结

9．切除腹股沟深淋巴结群　在腹股沟下方、髂外静脉最下端，有腹股沟深淋巴结（Cloquet），其下为旋髂深静脉，分离纤维脂肪组织后，切除腹股沟深淋巴结（图4－4－34）；股管内有一深层淋巴结，为股管内淋巴结，分离周围淋巴结后清除该淋巴结群。

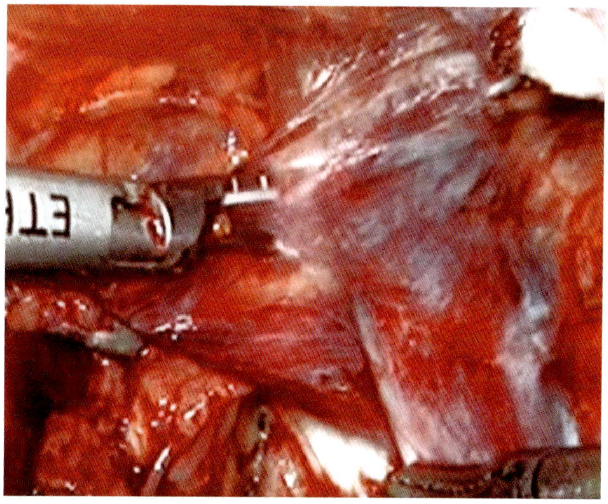

图4－4－34　清除腹股沟深淋巴结

六、术中意外的应急处理

1．出血　穿刺时可能引起腹膜后血管损伤，最常受累的是右髂总动脉。其次为腹主动脉及下腔动脉。一旦诊断气腹针引起损伤，应该将针留在血管内，因为修复时可以指示，另一方面可以压迫减少损伤处出血。Trocar引起出血更加严重，一旦损伤很少有机会修补，气腹针及Trocar进入腹腔时病人应平卧，穿刺方向应朝向骶骨上方。辅助Trocar穿刺方向应该向子宫底部，不可对着骶骨或侧盆壁。

切除淋巴结时因为过度牵拉会造成血管撕裂引起出血，多为静脉，因其壁薄，容易损伤。闭孔窝附近血管也较易损伤，多发自髂外血管后表面。故应锐性与钝性分离相结合，防止过度牵拉，视野不清时不要盲目剪切。对于小血管损伤出血可以电凝止血，由于腹腔镜的放大作用，可以较清晰地识别损伤血管，且气腹造成的腹内压有助于压迫小血管，如出血不止，可以使用腹腔镜夹，较大血管损伤可用双极电凝、闭合器或缝线结扎。大血管修复则需要开腹进行。因此，腹腔镜下较难处理大出血，应该加强预防为主。

右侧髂总静脉有细小分支，和淋巴结紧密相连，清除时容易撕断，切不可暴力撕拉。反复钳夹还可导致血管损伤出血。如出血，可用钛夹钳夹止血，或用双极电凝后切断。

2. 肠管损伤　气腹针和第一个 Trocar 穿刺过程也可引起肠管损伤，特别是 Trocar 引起肠管损伤如未及时发现，可在术后引起肠坏死。腹膜炎甚至败血症。故在放置所有套管后应检查第一套管针插入位置，如果发现肠管损伤，应该将套管针留在原地，可作指示。

手术操作过程当中可以发生肠管热损伤、机械性损伤。使用电凝时，应该严格清理手术区域，以减少对肠管的热损伤。术前严格肠道准备，减少肠蠕动，防止肠道膨胀，并能较好地将小肠推至上腹部以远离术野。机械性损伤常常发生在分离粘连时，操作时应使用规范手术技术来分离粘连。损伤肠管的处理取决于损伤程度、部位以及手术者技术。

3. 膀胱及输尿管损伤　在结扎髂总淋巴结时，易将输尿管误扎，或当淋巴管结扎切断，一旦误伤，视损伤程度行修补、吻合或移植术，术后停留尿管 7～10 天。膀胱损伤较少见，如损伤，必须及时修补。

4. 神经损伤　主要损伤闭孔神经，在闭孔窝切除任何淋巴组织时首先应确认闭孔神经。

七、术后处理

1. 密切注意血压、脉搏　特别术后 12h 内尤为重要，同时注意引流管是否通畅，周围有无渗血、渗液，及时发现休克等并发症。

2. 记 24h 出入量　注意体内电解质及酸碱平衡。

3. 饮食　根据消化功能恢复情况而定，一般术后 1～2 天进流质，排气后改半流质，渐恢复普食。原则上以高蛋白、高热量、高热能、高维生素饮食为主。

4. 抗生素　术后常规运用抗生素预防感染。

5. 留置尿管时间　注意尿色、尿量，如无血尿则定时开放，5 天左右拔出尿管。

6. 阴道或腹腔引流管于术后 3～5 天拔出。

7. 术后尽快活动四肢，术后 2 天可带尿管下床活动。

八、术后并发症防治

1. 盆腔淋巴囊肿形成　盆腔淋巴结切除术后，腹膜后留有死腔，回流的淋巴液滞留在腹膜后而形成囊肿，即盆腔淋巴囊肿。一般多产生在手术后 7～10 天，在两侧下腹部可扪到卵圆形的肿物，张力较大而固定。囊肿小未并发感染者无须处理，2～3 个月后可自行吸收；囊肿大者可引起局部胀痛，下肢水肿及排尿困难，甚至继发感染，更有纤维化，形成硬块，误认为癌复发。除全身抗感染外，可采用芒硝局部敷贴，促进淋巴液吸收，保守治疗无效者尚须切开引流，并放置持续负压吸引。淋巴囊肿的创面经久不愈者，可试灌无水酒精 5～10mL，促其愈合。预防措施：手术时多保留盆底腹膜，仔细结扎断离的淋巴管残端，尤其是髂总、腹股沟深部淋巴结，持续负压引流，可使淋巴液回流外溢减少，不留死腔，侧副淋巴循环易建立。

2. 术后出血　如术中彻底止血，术后出血机会少。术中盆腔淋巴结被切除，术后阴道应放置橡皮或烟卷引流，并密切观察引流液性质及量的变化，了解有无出血情况，术后第 2 天取半卧位，有利于腹腔引流；一般于术后 48h 或 72h 观察引出液体无或极少量后抽出。对于大量出血的患者，可给予局部压迫和止血药物治疗，甚至再次开腹手术。有些出血与术中止血不彻底，继发感染有关，多发生于术后 1 周内，因此需一直注意患者体温及阴道引流管中引流液的性质、色泽、引流量等。而且术后应嘱咐患者合理安排饮食，保持大便通畅，避免大便时过分使用腹压。

3. 泌尿系统并发症　泌尿系统的并发症，尤其是术后尿潴留是盆腔淋巴结切除术手术中常见的术后并发症。由于手术可能损伤盆腔神经丛，术后可出现不同程度的膀胱逼尿肌功能障碍，排尿困难，形成尿潴留。术后应保持导尿管通畅，避免受压、扭曲、脱落，引流袋勿高于床水平面，保持引流 7～10 天，然后定期每 2～3h 开放 1 次导尿管约 3～4 天，机械性的充盈－排空刺激膀胱，待拔除导尿管，患者开始自动排尿，可采取诱尿措施，可让患者听流水声或用温水冲洗外阴，刺激膀胱肌收缩，引起排尿反射，也可热敷按摩膀胱及锻炼腹式呼吸，提肛训练，增强尿道肌及括约肌的收缩能力，必要时可肌注新斯的明 10～20mg，排尿后测定残余尿，如 <100 mL 即可。

4. 下肢静脉血栓　术后发生下肢静脉血栓由于术后卧床时间长有关。对于老年、高血压、糖尿病患者，应尽量缩短手术时间，术后护理中应注意下肢有无疼痛、水肿，嘱患者尽早在床上活动下肢，术后 6h 后翻身及半卧位。如发生下肢肿胀及疼痛，应嘱患者抬高下肢，50% 硫酸镁湿敷每天 2 次，并穿弹力袜，同时给予活血化瘀、抗血小板聚集类药物，防止肺栓塞的发生。

5. 感染　常见泌尿道感染、盆腔脓肿形成、坠积性肺炎。预防措施包括阴道消毒，术前有阴道炎，应该治愈后再行手术。术中止血彻底，防止血中形成，或保持引流通畅以免继发感染。术后常规预防应用广谱抗生素。盆腔脓肿形成，可经过阴道残端引流。

6. 粘连　因腹腔镜腹膜损伤较小，止血良好，肠道操作较少，避免了开腹手术引起的组织干燥，比开腹手术引起的粘连要少。

7. 气腹引起的损伤　皮下气肿、气胸、气栓等，皮下气肿为腹膜外充气或由于套管针对切口或进入腹壁次数多进入皮下所致。避免以上操作可以减少皮下气肿的发生；术中发现胸壁上部或颈部皮下气肿，应该立即停止手术。术后常见上腹部不适及肩部疼痛为二氧化碳对膈肌刺激缘故，术后数日会减少、消失。气栓少见，一旦发生有生命危险。

8. 能量器械引起的损伤　腹腔镜手术的止血与切割，通常需要能量机械，这些并发症主要是电损伤或者热损伤，手术注意操作规范，一般可以避免。

参考文献

[1] 张向宁. 腹腔镜子宫切除术 [J]. 山东医药，2004，44（24）：69－70.

[2] 姚书忠，姜红叶. 腹腔镜子宫手术的相关解剖、手术技巧及并发症防治 [J]. 实用妇产科杂志，2010，26（5）：324－326.

[3] 郭晓青，王英红，陈继明. 腹腔镜下全子宫切除术 97 例临床研究 [J]. 中国妇幼保健，2006，21（16）：2293－2294.

[4] 刘彦. 实用妇科腹腔镜手术学 [M]. 北京：科学技术文献出版社. 2000：159－163.

[5] 李宝艳，卢健翔，陈美一，等. 不同术式全子宫切除临床分析 [J]. 中国内镜杂志，2009，12（15）：1257－1263.

[6] 姚书忠. 腹腔镜全子宫切除术的应用 [J]. 中国微创外科杂志，2007，7（4）：293.

[7] 王刚. 腹腔镜下盆腔淋巴结切除与根治性子宫切除术的相关解剖、手术技巧与并发症防治 [J]. 实用妇产科杂志，2010，26（5）：329－332.

[8] 李力，姚德生，陈心秋，等. 腹腔镜广泛子宫切除加盆腔淋巴结清扫术治疗子宫恶性肿瘤 [J]. 现代妇产科进展，2003，12（6）：457－458.

[9] Reich H，Decaprio J，McGlynn F. Laparoscopic hysterectomy [J]. J Gynecol Surg，1989，5（4）：213－216.

[10] Garry R，Reich H，Liu CY. Laparoscopic hysterectomy definitions and indications [J]. Gynecol Endosc，1994，3：1－3.

（东莞市人民医院　吴志喜）

第五章　肿瘤细胞减灭术

一、初次肿瘤细胞减灭术

肿瘤细胞减灭术是指最大限度切除肿瘤，尽量切净；如果无法切净，也尽量将肿瘤最大直径缩小至≤2cm。基础研究表明，大块肿瘤含有更多乏氧细胞，含有更大比例的休眠期细胞，此类细胞均对化疗不敏感。故可以根据残留肿瘤最大直径和残留肿瘤数量来评价肿瘤细胞减灭术的质量。晚期卵巢癌及子宫内膜癌（Ⅱ期及其以上）患者应尽量切除原发病灶及转移灶，使肿瘤残余灶直径在2cm以下，必要时切除部分肠曲，行结肠造瘘，切除胆囊或脾等。酌情做腹膜后淋巴结甚至腹主动脉旁淋巴结清扫术，要尽可能切除肉眼可见癌灶，使其直径缩小到2cm以下，以利于今后的化疗或放疗。

（一）适应证

1. 晚期卵巢癌盆腔广泛转移，有大而不规则肿块。

2. 腹腔组织器官，包括大网膜、腹膜有种植转移灶，适合子宫颈癌广泛切除术后、子宫内膜癌Ⅱ期及其以上、做完放射治疗的子宫颈癌、阴道癌及尿道癌。

（二）禁忌证

有严重心肾肝脏等重要脏器者。

（三）术前准备

完善胃肠道、泌尿系统检查，做好肠道准备；向家属及患者本人交代病情，告知可能行肠切除及造瘘。交叉配血2 000～3 000mL。

（四）麻醉及体位

全麻，最好中心静脉置管，术中监测心、肺功能，采取平卧位。

（五）手术步骤

1. 取腹部正中切口　上达脐与剑突之间，下起耻骨联合；即可达满意切除盆腔包块和大网膜之需。

2. 探查　进入腹腔，如有腹水，立即吸出，保留；如未见腹水或量少，可用200mL生理盐水冲洗腹腔后吸出送检；后自上而下、自左至右全腹部探查，以了解肿瘤浸润的范围和各器官受累程度；消化道探查包括胃、小肠、结肠、肠系膜、肝脏、脾、横膈。腹膜特别注意两侧结肠侧沟，可疑部位应该取活检。腹膜后探查主要沿腹主动及髂血管走行触摸，以发现肿大淋巴结。

3. 大网膜切除　大网膜切除是肿瘤细胞减灭术最重要部分，对大网膜大部分或完全被肿瘤浸润形成网膜饼，应该重点放在切除网膜上，如果发生与周围器官粘连，可先分离粘连，然后再切除。

4. 盆腔肿瘤切除　盆腔肿瘤切除是卵巢癌最主要部分，可以先分离粘连，铺垫肠管，充分暴露，用双爪钳或直Kocher钳牵拉子宫，开始切除子宫和双附件。如果盆腔粘连不严重，可以采取常用的手术途径，及通过切断圆韧带，顺势打开侧腹膜，游离出输尿管，切断骨盆漏斗韧带，然后行子宫加双附件切除术。如果卵巢所形成的子宫、附件肿物与周围膀胱、直肠浸润、粘连，正常解剖难以辨认，盆腔内分离困难，往往采取从腹膜外找出一个清晰的间隙，循着这个间隙可以比较容易将肿瘤连同子宫、双附件、受累组织完整切除，常常被采用“卷地毯”或称“包饺子”式切除法。

手术常常从骨盆漏斗韧带上方开始，打开腹膜，将卵巢动静脉游离，同时在内侧腹膜辨认输尿管，高位双重结扎卵巢动静脉，剪开阔韧带前后叶，切断并结扎圆韧带，从两侧腹膜外向内分离，暴露髂血管，打开膀胱腹膜反折，如果膀胱顶底无肿瘤累及，可如平时切除子宫一样，下推膀胱，如果膀胱顶底有肿瘤累及，应从光滑无瘤的腹膜面开始从膀胱自上而下剥离，注意分清层次。将腹膜或膀胱浆膜完全剥离后，就可以下推膀胱，暴露宫颈，操作注意勿损伤膀胱。后转至子宫直肠窝和直肠前壁浆膜。通常采用从直肠壁的正常浆膜面开始，将肿瘤自上而下进行锐性分离，直至子宫直肠腹膜反折处。如果肿瘤侵袭至肠管肌层，强行剥离将很可能造成肠管损伤、穿孔，此时可将部分肿瘤暂留在直肠上，待子宫切除后，再小心剥离，甚至肠切除（反向切除）。

5. 腹膜后淋巴结切除　盆腔淋巴结切除可在分离侧腹膜时同时进行，也可以在盆腔手术结束后进行。盆腔淋巴结大抵与血管并行，分布在动静脉周围或者某些陷窝，如闭孔窝、深腹股沟窝。淋巴管难以看清，淋巴结在脂肪组织团中，呈乳白色或黄白色，柔软、光滑易于游离，或呈串样，或孤立存在。淋巴结增大、质硬、固定、颜色灰暗或易碎如烂肉样，应当警惕"阳性"。一般盆腔淋巴结可达50个。

盆腔淋巴结清除一般从髂外动脉开始，在髂总动脉分叉处向下至深腹股沟。然后向上解剖髂外静脉至髂总分叉。进而解剖髂内血管至终末支。在根治术时，从子宫动脉根部结扎、切断。再在髂内外血管间寻找闭孔神经，剔除闭孔窝淋巴结。最后于左右髂总动脉间切除骶前淋巴结。每侧淋巴结可以整片切除，也可以分组切除。

腹主动脉旁和盆腔淋巴结几乎有同等转移机会，通常在卵巢癌减灭术时，腹主动脉旁淋巴结切除要做到腹主动脉分叉处（分为左右髂总动脉）上3～4cm。相当于肠系膜下动脉水平。切除方法有二：一是从肠系膜的下方进行，先将腹腔内容物用大纱布垫好，使腹腔内容物限制在上腹部及侧腹部。然后将腹主动脉与下腔静脉的腹膜剪开，切口向上延伸到肾血管水平处，下至腹主动脉分叉处稍下方，并切除腹主动脉旁及下腔静脉周围的淋巴结；另外一种方法是从升、降结肠外侧壁层腹膜与脏层的移行处做纵切口，上至结肠曲，暴露腹主动脉，切除腹主动脉及下腔静脉旁淋巴组织。从腹主动脉分叉处上至肾动脉分叉处，淋巴管用丝线结扎。取出淋巴结后，创面充分止血，间断缝合后腹膜，于后腹膜两侧放置T形管引流，由阴道残端引出。

6. 切除腹腔其他转移灶及受累器官

（1）单纯切除转移灶：腹腔转移多半是由腹膜种植，肿瘤与组织间常有分界线，可将孤立结节从胃、肠、肝脏、膈肌表面连同腹膜一道剥离下来。

（2）切除受累肠管：10%～20%需要切除直肠、乙状结肠，接近10%需行小肠切除。原因包括肠管因癌灶粘连成团，难以分离；或已成梗阻，或在解剖时多处穿孔。切除肠管有助于肿瘤细胞减灭术，愿意接受造瘘者，可行整段结肠切除，后或行造瘘、或吻合。

（3）切除阑尾：由于卵巢上皮癌易向阑尾侵袭，故应该常规切除阑尾。

（4）横膈肿瘤切除：横膈容易受卵巢癌累及，一般认为粟粒状结节不需要切除，化疗即可；如横膈肿瘤较大，且比较局限，应行切除。切除横膈肿物时常常需将肝脏镰状韧带切开，注意勿损伤第二肝门，将肝脏下拉，予Allis钳将腹膜提起，锐性或钝性切除肿物，并用电刀电凝止血。术中如横膈损伤，切缺损较大，可行间断缝合，如张力过大，可使用补片。

7. 冲洗腹腔，放置引流管　用大量温生理盐水冲洗盆、腹腔，在盆腔内放置2根引流管，从阴道残端抽出，可以减少液体潴留，减少感染，预防淋巴囊肿形成，并可以观察术后出血情况。

（六）术中意外的应急处理

1. 在结扎卵巢动静脉时，为防止癌栓转移，须行高位结扎。

2. 避免损伤输尿管、膀胱及肠管　在高位处理骨盆漏斗韧带时，打开后腹膜后，注意辨认输尿管，切忌用止血钳钳夹过度牵拉。如损伤可行吻合；术前估计癌肿侵袭输尿管时，可术前放置双J管。在剥离膀胱后壁时或肿物与肠管粘连时，由于解剖关系不清，可请外科医师协助处理。在手术过程中，注意观察输尿管、肠管、膀胱是否完整，输尿管蠕动是否良好。术中见输尿管近端膨大，或蠕动障碍，或切断管腔有液体渗出，应怀疑输尿管损伤。如果为部分损伤，可置入输尿管导管，用5－0肠线缝合。如为完全断裂，应行输尿管端端吻合或行输尿管膀胱移植术。术后留置尿管并开放3周。如膀胱损伤，先用4－0肠线全层缝合，再用丝线间断缝合肌层，术后留置尿管2周。损伤肠管如果创面小，可用丝线间断缝合全层及浆膜层即可，如损伤较大，应行肠段切除和吻合术，术后胃肠减压。

3. 术中出血或渗血　因卵巢癌手术创面大，有时渗血较多，在剥离肿瘤时注意勿损伤盆腔静脉丛如闭孔区、骶前、子宫阴道处、右髂总静脉区域。这些区域血管丰富，极易出血，如出血可以采取压迫、耐心等待，避免压一下就看。如出血仍较多，可行“8”字缝合，不要盲目钳夹以免损伤大血管，如较大血管破裂，可用5号丝线缝合止血。

（七）术后处理

原则上与盆腔大手术相同。术后严密监测生命体征，注意引流量，保持其通畅，如行肠道手术，术后应禁食及胃肠减压。结肠造瘘应减压至瘘口开放，肠吻合者应持续至肠蠕动及排气正常后，一般需要5~7天。有膀胱损伤修补者，膀胱引流2周后方可拔出。术后48~72h，如果引流量明显减少，可将引流管拔出3~4cm，如仍然无液体流出即可拔出。当引流管和减压管全部取走后，鼓励患者离床活动。肿瘤减灭术为化疗创造了有利条件，故应该尽早用药。静脉化疗术后第2天即可开始，腹腔化疗在拔除引流管后，即可进行。

（八）术后并发症防治

1. 淋巴囊肿　腹膜后淋巴囊肿发生率为20%左右，预防措施包括手术时多保留盆底腹膜，仔细结扎断离的淋巴管残端，尤其是髂总、腹股沟深部淋巴结；以及持续负压引流，可使淋巴液回流，外溢减少，不留死腔；有症状者可在B超引导下放置穿刺引流管引流，无症状者无需处理。

2. 感染　常见泌尿道感染、盆腔脓肿形成，或合并坠积性肺炎。预防措施包括阴道消毒，术前有阴道炎，应该治愈后再行手术。术中止血彻底，防止血肿形成，保持引流通畅以免继发感染。术后常规预防应用广谱抗生素。盆腔脓肿形成，可经过阴道残端引流。如切口感染应该及时清创引流，感染控制后，切口长出新鲜肉芽组织后Ⅱ期缝合。

3. 栓塞　肿瘤减灭术手术时间长、创伤大、术后较长时间卧床，易发生下肢静脉血栓。对于老年、高血压、糖尿病患者，因尽量缩短手术时间，术后护理中应注意下肢有无疼痛、水肿，嘱患者尽早床上活动下肢，术后6h后翻身及半卧位。如发生下肢肿胀及疼痛，应嘱患者抬高下肢，50%硫酸镁湿敷每天2次，并穿弹力袜，同时给予活血化瘀、抗血小板聚集类药物，防止肺栓塞的发生。

4. 肠梗阻及肠瘘　肠梗阻发生率15%~35%，为卵巢癌首要致死因素。对于小肠梗阻，很少需急诊手术，放置鼻胃管及补液能取得良好效果。对于完全性结肠梗阻或小肠穿孔应急诊手术。结肠梗阻采用结肠造瘘，最常见造口是横结肠造口术。小肠梗阻如术中见单处梗阻可行肠管吻合术，常见为回肠－升结肠短路手术或回肠－横结肠短路手术，多处梗阻则不建议肠管吻合。

5. 出血　肿瘤减灭术手术范围广泛，多无正常解剖关系，手术难度大，将近1/4手术出血量达1 000mL。一般于术后48h或72h观察引出液体无或极少量后抽出。对于大量出血的患者，可给予局部压迫和止血药物治疗，甚至再次开腹手术。有些出血与术中止血不彻底，继发感染有关，多发生于术后1周内，因此需一直注意患者体温及阴道引流管中引流液的性质、色泽，引流量等。

二、中间性肿瘤细胞减灭术

中间性肿瘤细胞减灭术是指对未实行手术或首次手术未达到理想减瘤水平者，经2~3周期以上化疗后，进行的肿瘤细胞减灭术。术前新辅助化疗能明显改善患者的生活质量和机体功能状态，有利于实施间隔减瘤手术。

三、再次肿瘤细胞减灭术

再次肿瘤减灭术是指首次治疗后患者达到临床完全缓解后又复发，而再次施行手术治疗。

参 考 文 献

[1] 肿瘤减灭术或大块切除术［M］//刘新民. 妇产科手术学（3版）. 北京：人民卫生出版社，2006：323－335.

[2] Hacker HF, Berek JS, Lagasse LD, et al. Primary cytoreductive surgery for epithelial ovarian cancer [J]. Obstet Gynecol, 1983, 61 (4): 413-420.

（东莞市人民医院 吴志喜 中山大学附属第三医院 沈慧敏）

第五篇　盆腔泌尿外科手术

第一章　根治性膀胱切除术

膀胱癌是泌尿系常见的恶性肿瘤，根治性膀胱切除术（radical cystectomy）是治疗浸润性膀胱癌最有效的方法；腹腔镜膀胱癌根治术手术难度大，要求术者熟悉解剖径路，操作熟练，有处理术中各种并发症的能力和开放手术基础。

第一节　男性根治性膀胱切除术

一、保存性功能的根治性膀胱尿道切除术

传统的根治性膀胱切除术后，几乎所有男性患者均发生阳痿，其原因主要是术中损伤了盆丛神经和海绵体的动脉血供。保存性功能的根治性膀胱尿道切除术（radical cystectomy with preservation of sexuality）避免盆丛神经及海绵体血供的损伤，保存术后性功能，无疑将提高患者术后的生存质量。

阴茎海绵体神经来源于盆丛，盆丛位于腹膜后、直肠的前外侧，精囊腺的后外侧，距肛缘 5 ~ 11cm，其分支支配直肠、膀胱、前列腺、精囊、尿道和阴茎海绵体。海绵体神经是盆丛的分支，沿前列腺的后外侧下行，于前列腺水平形成宽约 6mm 的神经血管束，在前列腺包膜和 Denonvillier 筋膜外经过，于前列腺尖水平上行，于尿道外侧和后外侧穿过尿生殖膈，逐渐上行至球部尿道 1 点和 11 点的部位，其终末分支分布于阴茎螺旋动脉和海绵体的勃起组织中。精囊腺和前列腺后外侧的神经血管束可作为术中的解剖标志。正常的性生理功能包括阴茎勃起、射精动作（有关肌肉的节律性收缩）及性高潮，保存性功能的根治性膀胱切除术，可使大部分患者保存术后性功能。

（一）适应证

1. 浸润性膀胱癌和膀胱实体性癌。
2. 原发性、复发性表浅膀胱癌，尤其是肿瘤累及膀胱颈、后尿道，瘤级较高，肿瘤浸润的潜势较大者。
3. 术前性功能正常的男性患者。

需同时行尿道切除的指征：

（1）肿瘤侵及膀胱三角区、膀胱颈或已侵犯前列腺部尿道者。

（2）术中冰冻切片证实尿道切缘或前列腺部尿道有原位癌者。

（3）原发性膀胱肿瘤、肿瘤细胞分化不良或有原位癌者。

（4）肾盂或输尿管上皮恶性肿瘤者。

（二）术前准备

1. 心血管系统及肝肾功能检查，排泄性尿路造影。
2. 改善患者一般情况，如存在水、电解质平衡失调、严重贫血等，应予先纠正，必要时输血。
3. 术前 3 天口服抗菌药物作肠道准备，术前 2 天进半流饮食，术前 1 天进流质饮食，并从静脉补充

营养。

4. 术前晚及手术前行清洁灌肠。女性患者需消毒阴道。

5. 手术野皮肤清洁、消毒；留置尿管持续引流尿液。

（三）麻醉及体位

硬脊膜外麻醉，膀胱截石位。

（四）手术步骤

1. 做腹正中切口，左侧绕脐向上延长，直达腹腔。探查腹腔内脏器后，在右侧盲肠下方、髂血管分叉上方切开后腹膜，切口向盆腔延长，分离输尿管，于靠近盆腔处将其切断远端结扎，近端插入8号导尿管暂时引流尿液，以同样方法处理左侧输尿管。（图5－1－1）。

2. 盆腔淋巴结清除术（见本章第二节）。

3. 在膀胱顶部中线切开盆腔腹膜，钳住并切断膀胱脐韧带，将腹膜与膀胱分离，直达膀胱底部。如膀胱顶部深肌层被肿瘤侵犯，则切除其附近覆盖的腹膜（图5－1－2）。

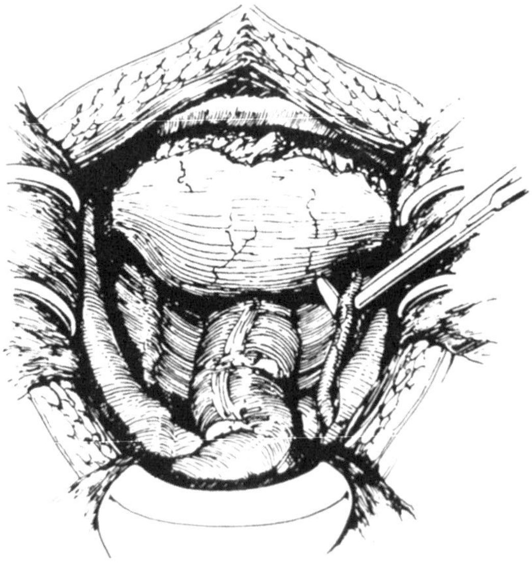

图5－1－1　处理输尿管

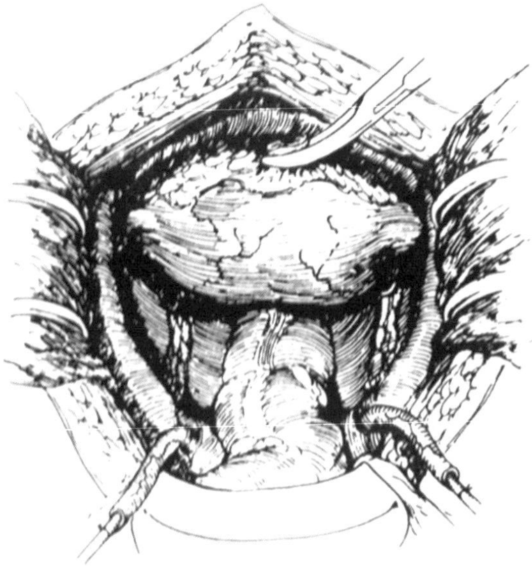

图5－1－2　切开盆腔腹膜

4. 切断、结扎输精管，沿其近端向精囊方向分离，直至精囊顶部（图5－1－3）。同样方法处理对侧。于腹膜外、膀胱及精囊后方的平面分离，抵达前列腺精囊筋膜（Denonvillier筋膜）。

5. 将膀胱向前方牵引，显露精囊三角，于精囊远侧、前列腺基底部后方用钳提起前列腺精囊筋膜后层并切开（图5－1－4、图5－1－5），在该筋膜前后层间的腔隙内紧贴前列腺钝性分离至前列腺尖部，将前列腺与直肠分开（图5－1－6、图5－1－7）。若局部粘连未能进入此腔隙，则先进行步骤6，7，8，然后于侧方紧贴前列腺向后、向内分离，即可进入两层筋膜间的平面。

6. 用拇指和示指夹持膀胱后侧韧带，用力将其挤捏，以清除部分脂肪组织（图5－1－8），用两个大弯钳钳夹、切断并缝扎后侧韧带，达精囊顶部（图5－1－9）。

7. 在前列腺的前侧方切开前列腺外侧筋膜，并将Denonvillier筋膜后层剪开，此时海绵体神经血管束可钝性向外侧推离前列腺（图5－1－10）。

8. 紧贴精囊和前列腺分别钳夹、切断及缝扎精囊门的血管蒂、前列腺的上、下蒂（图5－1－11）。

9. 用同样方法处理另一侧，在完成前列腺侧韧带的分离后，切断耻骨前列腺韧带，钳夹、切断阴茎背深静脉，用丝线缝扎（图5－1－12）。至此，整个标本仅留下前列腺尖部与盆壁相连，将前列腺向近侧牵引，用示指推开直肠，紧贴前列腺尖剪断尿道膜部（图5－1－13），将切除的标本取出。

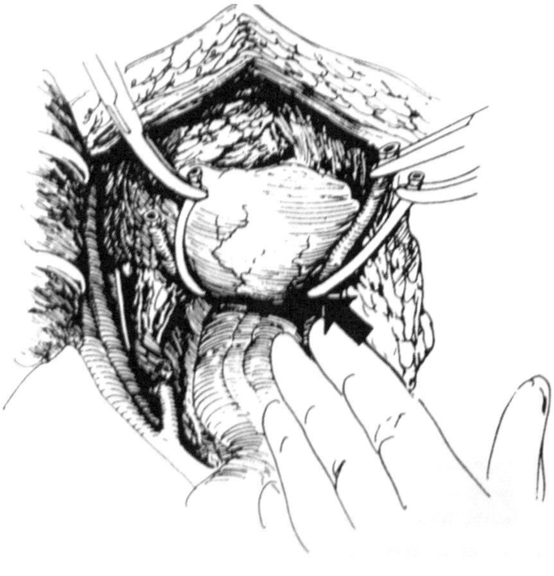

图5－1－3　切断、结扎输精管

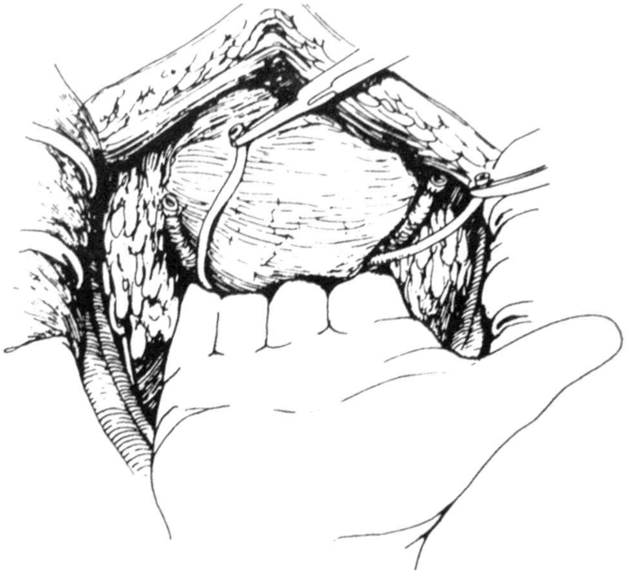

图5－1－4　向前方牵引膀胱

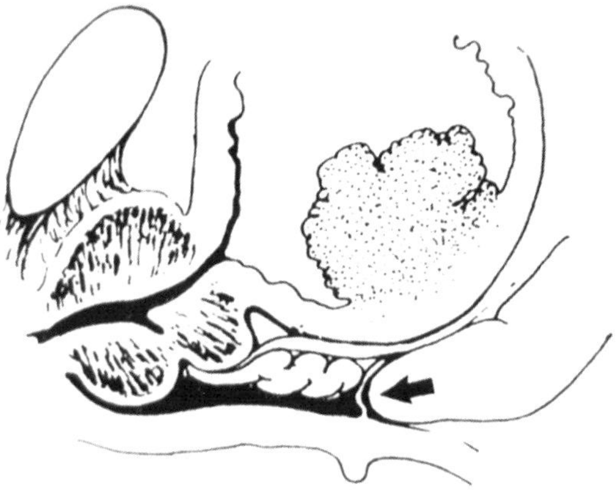

图5－1－5　切开前列腺精囊筋膜后层

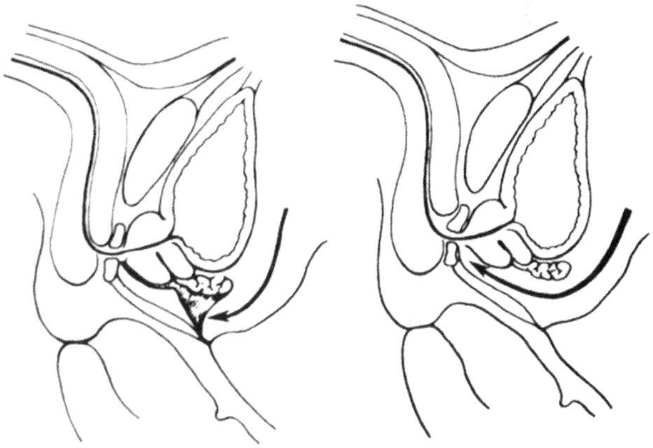

图5－1－6　钝性分离前列腺

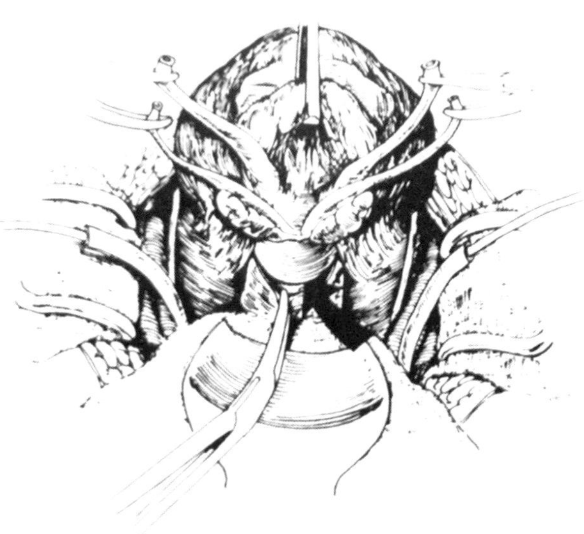

图5－1－7　前列腺与直肠分开

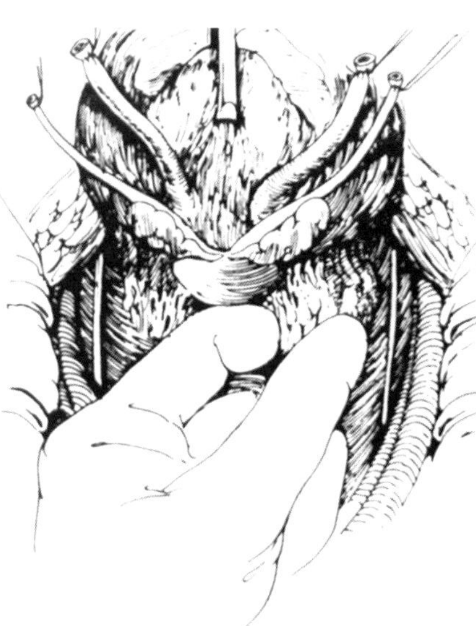

图5－1－8　挤捏膀胱后侧韧带

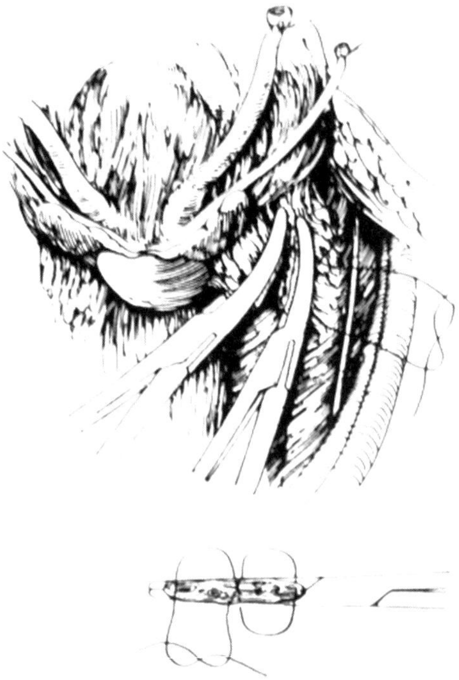

图5－1－9　钳夹、切断并缝扎后侧韧带

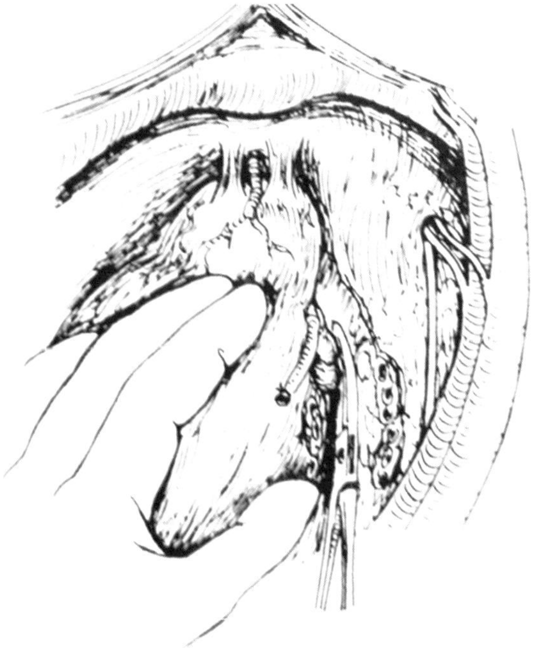

图5－1－10　处理海绵体神经血管束

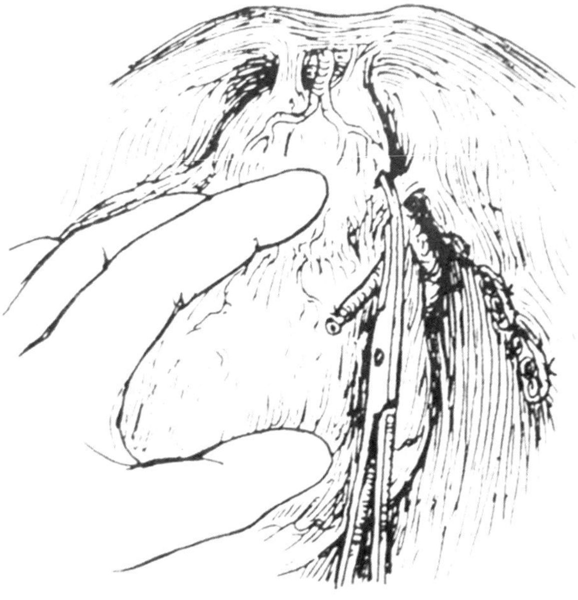

图5－1－11　钳夹、切断并缝扎精囊门的血管蒂

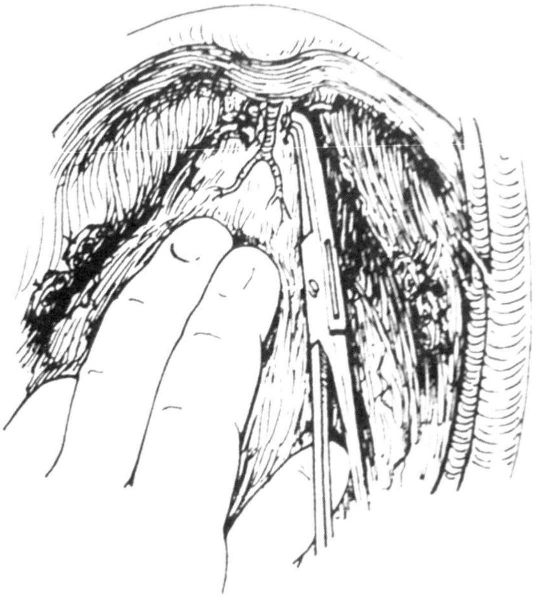

图5－1－12　钳夹、切断并缝扎阴茎背深静脉

10．取出手术切除的标本后，直肠侧面及精囊床的小出血点尽可能压迫止血，无效时用可吸收缝线缝扎止血，禁用电凝止血。用3－0铬制肠线缝合尿道断端（图5－1－14）。

11．需切除尿道者，取截石位，做会阴部弧形或倒“Y”形切口（图5－1－15），于中线切开球海绵体肌（图5－1－16），剥离尿道球部（图5－1－17）。

12．将尿道与阴茎海绵体分离，将阴茎海绵体拉至会阴部切口处，分离至尿道舟状窝部（图5－1－18）。

13．将阴茎复位，环绕尿道口切开皮肤，剥离末段尿道，从会阴部切口处取出前尿道标本，缝合阴茎头皮肤创缘（图5－1－19）。

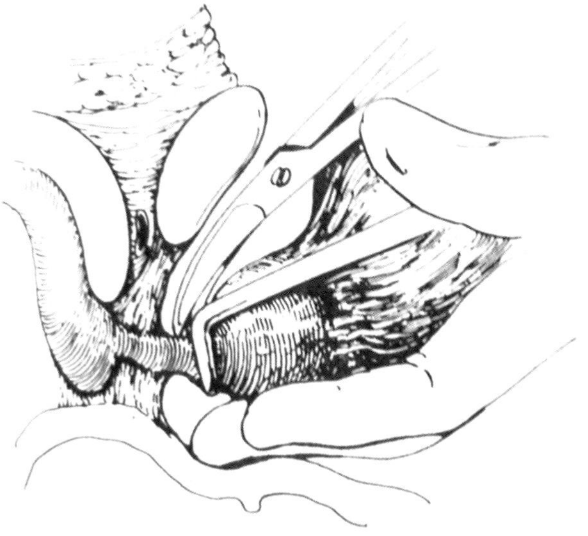

图5－1－13　剪断尿道膜部

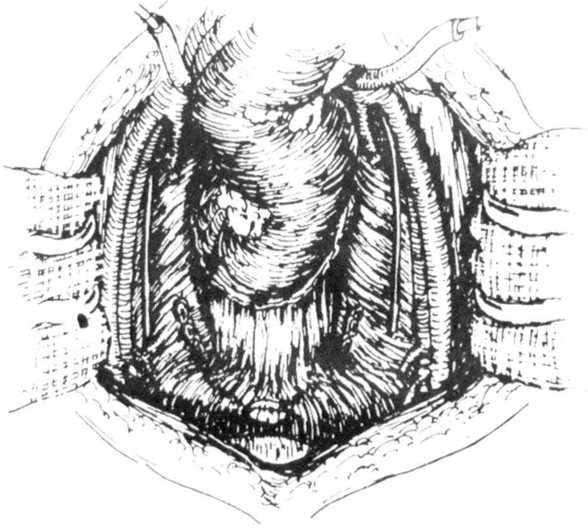

图5－1－14　创面止血并缝合尿道残端

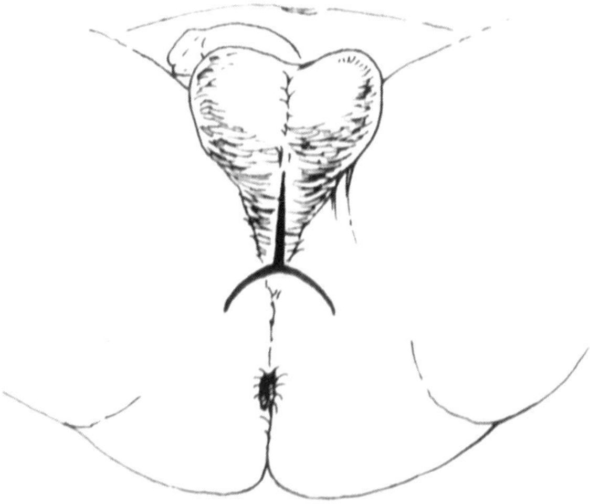

图5－1－15　倒“Y”形切口

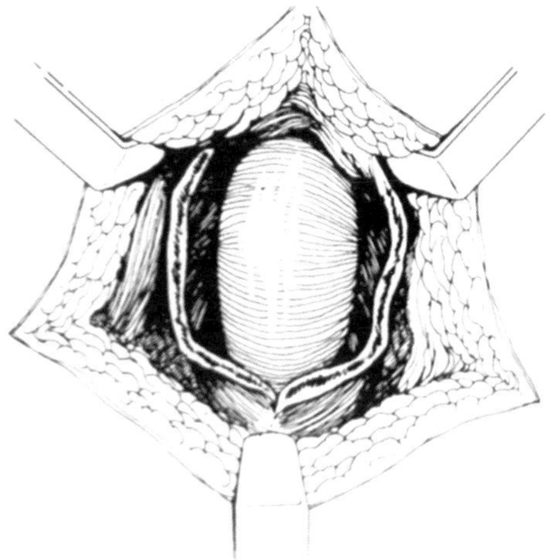

图5－1－16　切开球海绵体肌

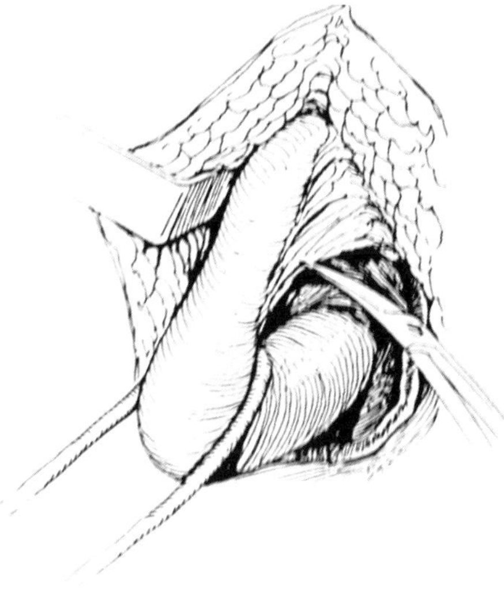

图5－1－17　剥离尿道球部

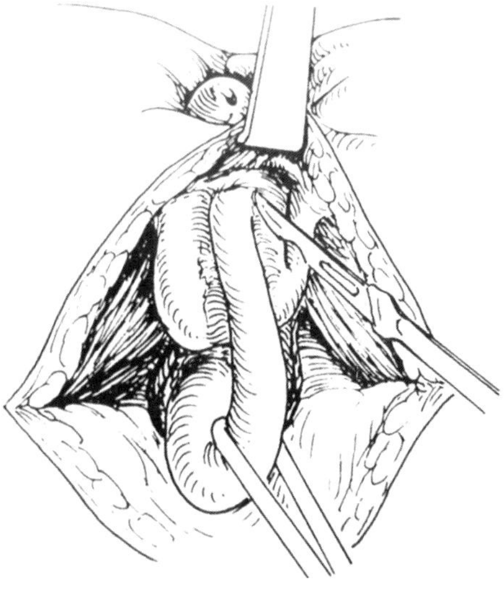

图5－1－18　分离尿道与阴茎海绵体

14. 在耻骨联合下方相对无血管区处，先分离出球部尿道的背侧，充分显露位于其后外侧的尿道球动脉，紧贴尿道球部结扎（图 5－1－20）。

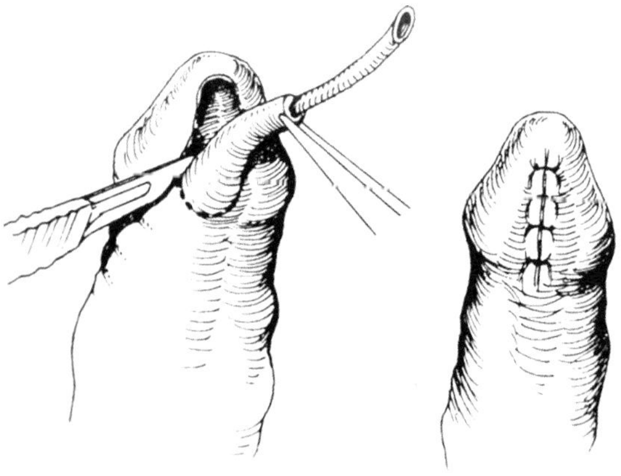

图 5－1－19　缝合阴茎头皮肤创缘

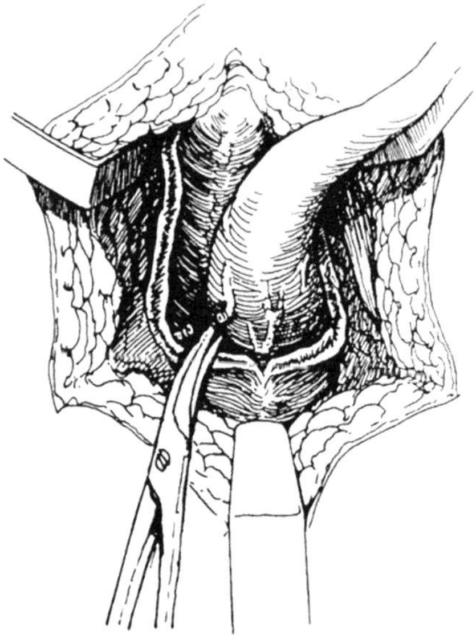

图 5－1－20　分离出尿道球动脉

15. 将尿道球部向远侧牵引，显露尿道球部近端及膜部的远端，切除尿道膜部的黏膜和平滑肌，保存其横纹括约肌。

16. 膀胱尿道全切除术，在分离前列腺时可不切断尿道，在会阴部将尿道完全分离后，从腹部切口将标本整块取出，可避免切断尿道时污染创面。缝合会阴部切口并放置多孔橡皮管引流。

17. 腹部手术组做尿流改道（回肠膀胱或可控膀胱术）。分离的大网膜，将其覆盖盆底创面，可不需放置引流物。

（五）手术操作要点

1. 盆丛位于腹膜后，成板状结构，其中点位于精囊的后外侧，精囊可作为术中识别盆丛神经的解剖标志。故沿输精管近端向下分离，于 Denonvillier 筋膜前后层间的平面钝性将前列腺与直肠分开，出血少，可避免盆丛神经的损伤。

2. 海绵体神经在膀胱颈、前列腺后外侧的血管鞘内，与供应前列腺的血管主干伴行，形成神经血管束，该束可作为术中识别海绵体神经的标志。海绵体神经位于血管的外侧，较血管更远离前列腺，故结扎膀胱后蒂及前列腺外侧韧带时，只结扎其血管分支，并靠近精囊侧方分次小捆分离、结扎，于前列腺尖部切断尿道。

3. 在处理盆腔创面时，直肠前外侧、精囊床的小出血点可用吸收缝线缝合其两旁组织压迫止血，避免使用电凝和大块结扎。

4. 术中保留海绵体神经血管束时，不要忽视肿瘤的彻底切除。如怀疑肿瘤浸润一侧神经血管束，或一侧的膀胱侧韧带增厚、固定，应对该侧进行广泛切除。保留一侧神经血管束，大部分患者仍可保存性功能。

5. 结扎尿道球动脉时，要避免损伤阴部内动脉，保证阴茎海绵体血供。首先充分游离球部尿道背侧，此时注意位于尿道球部 1 点和 11 点处的海绵体神经，紧贴球部尿道海绵体分离。随后将其向前牵拉，可清楚显露尿道球动脉。避免用丝线缝扎和使用电凝止血。

6. 分离切除尿道膜部时，应避免损伤来自盆丛的海绵体神经。该神经在尿道膜部的侧后方，距离膜部尿道 3～4mm，故术中仅切除膜部尿道的黏膜及平滑肌，保留尿生殖膈后方的会阴横纹肌，可避免该神经的损伤。

（六）术中意外的应急处理

1．出血　处理膀胱侧韧带和前列腺血管蒂时，可能会因血管滑脱而发生大出血，显露不好，用钳子在血泊中盲目钳夹会致更大的损伤。应立即用纱布压迫止血，充分显露后取出纱布，准确钳夹出血部位，做“8”字缝合。盆壁静脉出血则将周围组织缝合，覆盖出血点。

Santorinis 静脉丛损伤出血时，注意避免盲目缝扎而损伤海绵体神经血管束，此时应切开盆内筋膜，切断耻骨前列腺韧带，将一缝线跨过静脉束，不切断此束进行缝扎，即可止血。

2．直肠损伤　直肠与前列腺尖未完全分离，即用剪刀盲目剪断前列腺尖，或分离直肠与前列腺尖时，未紧贴前列腺进行分离，则有可能损伤直肠前壁。术前已做肠道准备者，可用丝线双层间断缝合损伤的直肠裂口，并做会阴部引流。术毕用手指扩张肛门括约肌，并留置肛管减压。

3．海绵体神经、血管的损伤　以下几个步骤易造成海绵体神经血管束的损伤：①分离和切断前列腺尖部时；②分离前列腺与直肠时；⑧分离结扎后蒂时。预防损伤的方法见操作要点。盲目结扎尿道球动脉，可能会造成阴部内动脉损伤，导致术后血管性阳痿。切除膜部尿道时，过多分离切除膜部尿道外侧及后外侧的组织，可能会损伤海绵体神经及闭孔神经。

（七）术后处理

1．禁食、补液，待肠蠕动恢复后进食。

2．保持尿液引流通畅。

3．测量血压、脉搏，每 2～3h 1 次至情况稳定。注意水、电解质平衡。

4．注意营养，可适当给予静脉高营养疗法。

5．使用抗菌药物预防感染。

（八）术后并发症防治

1．直肠瘘　一般为术中损伤直肠未发现或虽已发现但肠道准备不充分，缝合破口后未行近端结肠造瘘所致。如果肠瘘伴有脓毒血症表现或急腹症体征应立即剖腹探查。若无上述征象且肠瘘已得到初步控制，可试行充分引流，保守治疗。

2．盆腔脓肿　为局部积血、积液引流不畅，合并感染等因素有关，应加强抗生素治疗、充分引流。

3．尿漏　尿漏一般发生在输尿管与回肠膀胱吻合口、输尿管以及回肠膀胱处；多发生在术后第 3～4 天，此时肠道和输尿管黏膜坏死脱落易造成尿漏，主要是因为吻合技术欠佳、术中损伤输尿管、输尿管末端、回肠膀胱因血运不良缺血坏死等引起；术后低蛋白血症造成组织水肿造成输尿管回肠膀胱吻合口愈合不良也是其中的一个重要原因；术后的负压引流吸力太大可会造成吻合口的愈合不良导致漏尿，应该注意避免。有漏尿发生应加强引流和抗感染，争取愈合；输尿管吻合处完全断裂，可致严重尿外渗，应行肾造瘘，待情况稳定后在做进一步处理。低蛋白血症者需要补充白蛋白，胃肠外营养支持治疗。

4．性功能障碍　为支配阴茎的海绵体神经和血管受损所致，术中解剖要清晰，相关血管神经要保护好。

5．术后肠梗阻　为肠粘连或肠道吻合口狭窄以及肠管的内疝所致，可先做保守治疗。

6．肠管吻合口漏　与肠吻合口缝合欠佳或吻合口肠壁缺血坏死有关，尽快剖腹探查。

二、根治性膀胱切除术

根治性膀胱切除手术（radical cystectomy）是治疗膀胱癌的传统术式，尤其适用于术前已有性功能障碍、性欲低下、勃起不坚的老年患者，以及肿瘤已侵及双侧膀胱侧韧带的患者。

（一）术前准备、麻醉与体位

与“保存性功能的根治性膀胱切除术”相同。

（三）手术步骤

手术操作过程与“保存性功能的根治性膀胱切除术”基本相同，主要区别有以下几点：

1．可先结扎双侧髂内动脉，以期减少术中出血。

2. 分离、结扎膀胱、前列腺侧韧带时，尽可能靠近盆壁。

3. 无需将前列腺外侧筋膜和 Denonvillier 筋膜后层切开并分离海绵体神经血管束。

4. 分离前列腺外侧韧带时，先用圆刀在盆壁小心切开盆内筋膜，将此韧带向下行钝性分离，然后用直角钳靠近盆壁钳夹切断，并缝扎止血（图 5 - 1 - 21、图 5 - 1 - 22）。此法会将前列腺外侧静脉丛及血管神经束包括在缝线内。

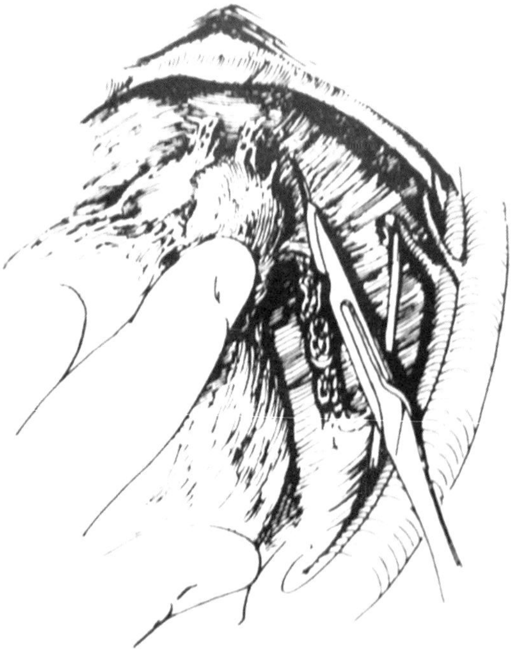

图 5 - 1 - 21　圆刀切开盆内筋膜

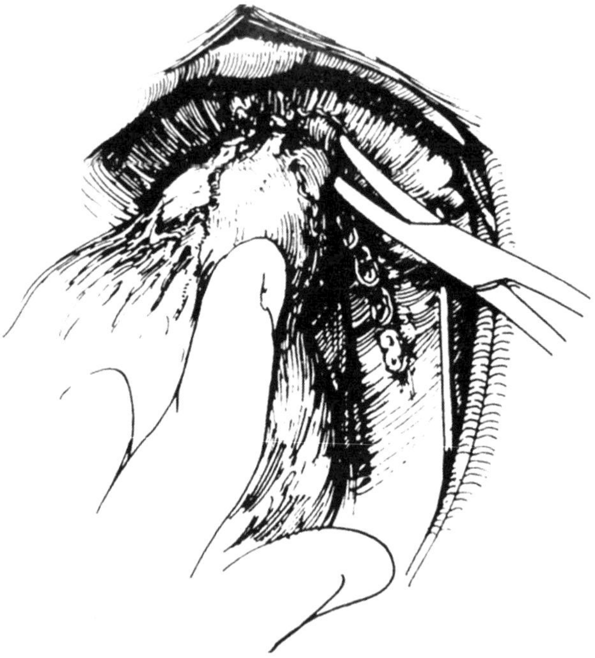

图 5 - 1 - 22　直角钳钳夹盆内筋膜

5. 切断耻骨前列腺韧带，切断及结扎阴茎背深静脉（图 5 - 1 - 23）。

6. 于前列腺尖下方切断尿道，用 3 - 肠线或 4 号丝线缝合尿道断端（图 5 - 1 - 24）。

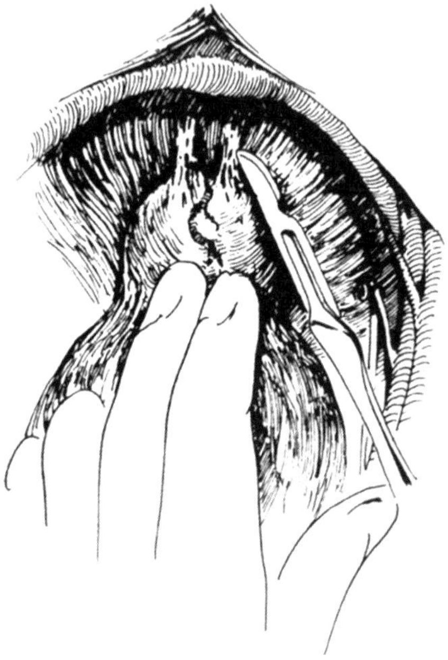

图 5 - 1 - 23　处理前列腺韧带及阴茎背深静脉

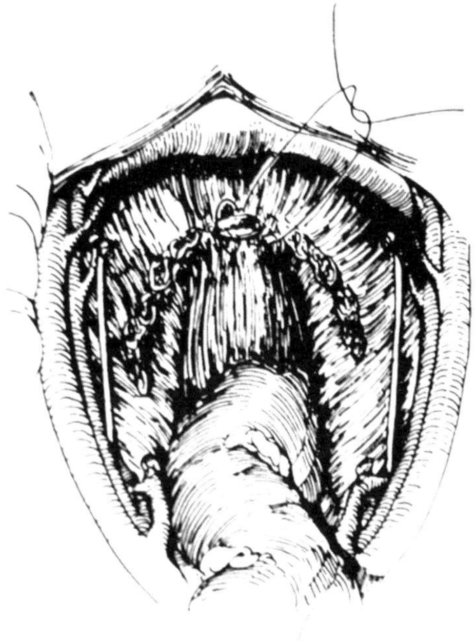

图 5 - 1 - 24　切断尿道并缝合尿道残端

（四）手术意外、处理术后处理、术后并发症防治

与“保存性功能的根治性膀胱切除术”相同。

三、女性根治性膀胱切除术

（一）适应证

1. 位于膀胱底部、三角区非膀胱颈部的浸润性膀胱癌。

2. 多次复发，用姑息疗法不能控制的多中心表浅膀胱癌。

3. 女性尿道癌侵犯尿道后段。

（二）术前准备

1. 与“单纯性膀胱切除术”相同。

2. 术前3天用0.2‰碘伏溶液冲洗阴道，每天1～2次。

3. 告知患者术后需从腹部造瘘口排尿。较年轻患者需告知术后可能阴道狭窄，必要时需补给雌性激素并做阴道扩张。

（三）麻醉与体位

硬膜外麻醉，平卧截石体位。

（四）手术步骤

1. 取膀胱截石位，下腹正中切口进入腹腔。在骨盆沿切开后腹膜，达卵巢漏斗韧带。分离、切断及结扎卵巢血管，将腹膜切口向圆韧带方向延长，结扎并切断圆韧带。

2. 完成盆淋巴清除术后，将子宫提起以增加显露。认清膀胱上动脉及其后方横跨输尿管的子宫动脉，将这两条动脉及其他髂内动脉前组的分支钳夹、切断及结扎。若分离有困难，可于臀上分支的远侧结扎、切断髂内动脉。

3. 于靠近主韧带处切断输尿管，结扎远端，将8号导尿管的远端插入肾盂，留作支架引流之用。同法处理对侧。

4. 将两侧的阔韧带、输卵管和卵巢拉向中线，互相结扎在一起。用子宫颈钳钳住宫底，供牵引之用。于阔韧带基部切开腹膜，切口横过子宫直肠上方。

5. 用手指于子宫颈后方做钝性分离，将子宫颈及阴道上部与直肠分开。

6. 分离阔韧带及主韧带，靠近盆壁将其钳夹、切断，用10号丝线做贯穿结扎，直达阴道与直肠交界处的后穹隆。

7. 切开覆盖膀胱顶的腹膜，切断膀胱韧带，将膀胱与周围组织分离。

8. 助手用持纱布球的卵圆钳从阴道插至后穹隆，并向头侧抬高，将阴道壁顶起，分离阴道侧壁与直肠交界处的上缘，显露位于阴道左侧的膀胱外侧韧带。钳夹、切断及结扎该韧带，直达盆腔深部、盆内筋膜壁层和脏层及反折处。

9. 沿壁层、脏层交界处切开盆筋膜，显露远侧段的阴道壁。用持纱布球的卵圆钳在后穹隆顶起阴道壁，于与直肠交界的上方切开阴道壁，去除持纱布钳，术者用中指及示指夹持阴道壁，用手掌握住子宫及膀胱并向上提起，以便将阴道切口间侧壁延长，直达阴道入口。阴道壁创缘静脉窦出血较多，宜用3－0肠线缝合止血。

10. 直视下切断耻骨尿道韧带，贴近耻骨缝扎静脉丛，或将周围筋膜缝合覆盖出血点，亦可达到止血目的。

11. 取会阴途径环绕尿道口前缘切开，切口与阴道侧壁切口相会合，将标本从盆底分离，经腹部取出。用生理盐水冲洗创面，并浸泡抗癌药液。

需保存性功能的患者，宜尽可能缩小阴道壁切除范围，必要时将部分阴道壁从直肠前壁分离，用3－0铬制肠线将阴道壁纵行缝合。肿瘤浸润膀胱三角区或尿道，须广泛切除阴道前壁者，则将阴道后壁向前反折，与阴道口前侧缘缝合，并将两侧壁靠拢缝合，形成短腔阴道。从阴道插入多孔橡皮引流管做盆腔负压引流。

12. 腹部手术组做尿流改道，并分离带蒂大网膜覆盖盆底创面。缝合腹部切口。

四、女性根治性膀胱及外阴切除术

（一）适应证

女性全尿道癌，肿瘤已侵犯尿道远段，需施行前盆清除术，同时切除外阴。

（二）手术步骤

1. 在腹部手术组做盆腔深部分离时，会阴手术组开始做外阴切除。环绕小阴唇切开皮肤及皮下组织，上方绕过阴蒂，切口的上段深达骨膜表面。在中线切断阴蒂悬韧带，继续向下分离、切断、结扎阴唇后血管。

2. 用弯剪剪开阴道侧壁，达腹部手术组切开阴道的部位。

3. 于耻骨下缘做钝性分离，沿尿道浅面向深部分离，至从腹部分离出的平面相遇。

4. 将前盆脏器及外阴整块从盆壁分离，切除的标本从会阴切口取出。用抗癌药物及生理盐水冲洗创面后，将残留阴道壁近端的游离缘反折，缝成短腔阴道，远端与会阴部皮肤创缘缝合。

（三）术后并发症防治

女性根治性膀胱切除术并发症主要为阴道感染，盆腔分泌物持久经阴道流出，阴道缝合口出血，阴道挛缩。性交困难者需施行阴道扩张术。尿流改道术的并发症与男性的相同。

第二节　盆腔淋巴结清扫术

盆腔淋巴结清扫是切除髂总和髂外动、静脉周围的淋巴组织，淋巴结也存在于闭孔的闭孔神经和闭孔血管旁，少数盆腔淋巴结也位于骶骨与直肠之间。由于有时转移灶的淋巴结难以识别，盆腔淋巴结清除时不可能有针对性地切除病变淋巴结。

近侧尿道癌、膀胱癌及前列腺癌可能侵犯盆腔淋巴结，远侧尿道、阴茎、阴囊的肿瘤在转移至盆腔淋巴结前先涉及腹股沟淋巴结。睾丸肿瘤极少转移至盆腔淋巴结。盆腔淋巴结清除的解剖范围包括骨盆外侧壁，内侧至腹膜，后壁保留生殖股神经及闭孔神经，远侧至股骨。一般来说生殖泌尿系肿瘤最初多转移至邻近髂总动脉分叉处的淋巴结，有时前列腺癌更早侵及闭孔神经。由于取得根治癌肿的效果，盆腔淋巴结清除术的范围应包括髂血管外组淋巴结、髂血管内组淋巴结，偶尔涉及骶前淋巴结和主动脉旁淋巴结。

一、适应证

前列腺癌、膀胱癌、阴茎癌及尿道癌经活检、CT、MRI 及淋巴造影证实有淋巴转移者。

二、禁忌证

肿瘤晚期全身播散、全身衰竭，严重全身疾病。

三、术前准备

首先要处理原发病，因而术前准备与原发病的手术相同。术前常规肠道准备。术前灌肠，留置胃管和导尿管。备血 300 ~ 600mL。

四、麻醉与体位

硬脊膜外麻醉或全麻，平卧。

五、手术步骤

1．采用上至脐部，下到耻骨联合上缘的下腹正中切口，或下腹斜切口。整个手术在腹膜外进行。

2．沿右髂外血管切开血管鞘，自髂总动脉分叉处纵行切开，直至髂旋动脉（图 5－1－25）。在动脉外膜与淋巴组织间用剪刀或直角钳细心分离，直至完全显露髂外动、静脉。

3．在髂外动、静脉的远侧分别结扎、切断髂旋动、静脉（图 5－1－26）。将表浅的脂肪和淋巴组织向下牵拉，分离腹下动脉，予以结扎和切断（图 5－1－27）。

4．将髂血管旁的淋巴组织钝性分离，直至全部清除髂血管外组淋巴结。在处理盆腔壁时须注意预防损伤与髂血管并行的生殖神经。剥离髂血管内侧的淋巴组织，其上方应重点清除髂总动脉分叉及髂内动脉周围的淋巴结（图 5－1－28）。

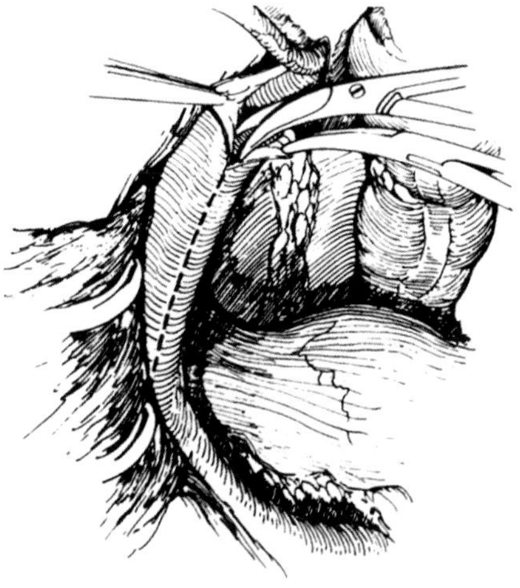

图 5－1－25　切开血管鞘

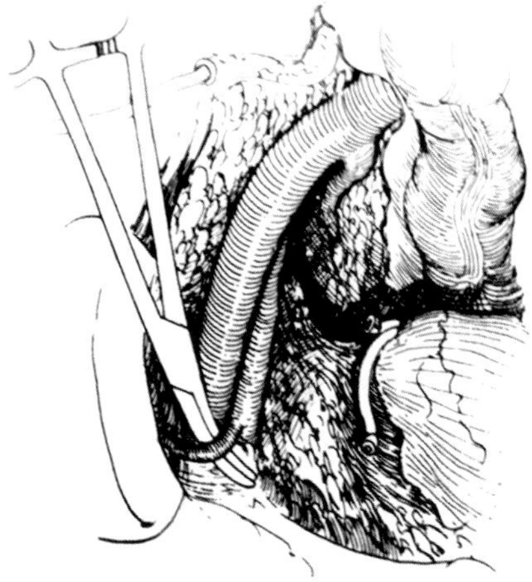

图 5－1－26　结扎、切断髂旋动、静脉

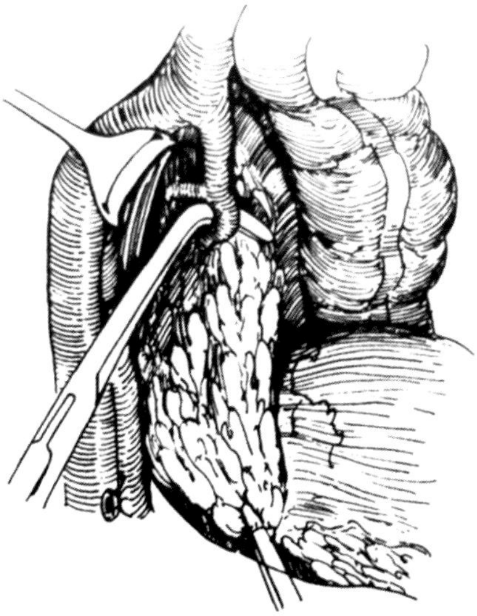

图 5－1－27　结扎和切断腹下动脉

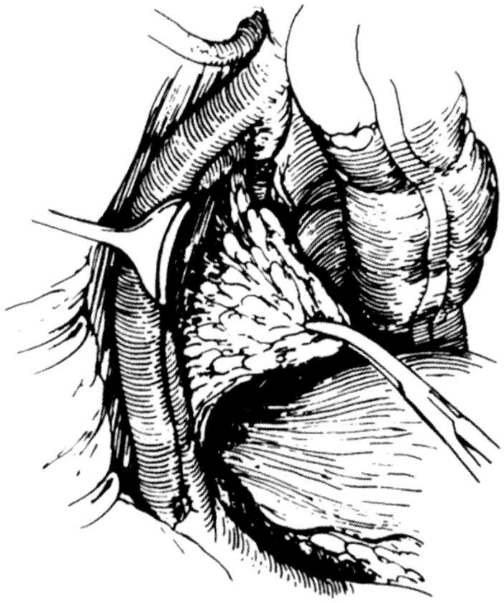

图 5－1－28　剥离淋巴组织

5. 在显露髂血管内侧的盆腔壁时，应清晰看到闭孔神经和闭孔动脉，将闭孔动脉挑起后结扎和切断（图5－1－29）。自上而下地分离淋巴组织，直至闭孔窝。在清除淋巴组织时应分别结扎留下组织。在清除闭孔组淋巴结时特别要注意防止损伤闭孔神经（图5－1－30）。

6. 再用相同方法处理左侧。创口放置引流管，逐层关闭。

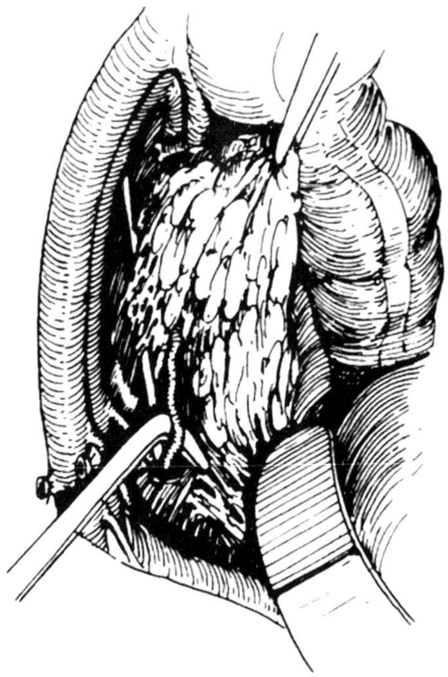

图5－1－29 结扎和切断闭孔动脉

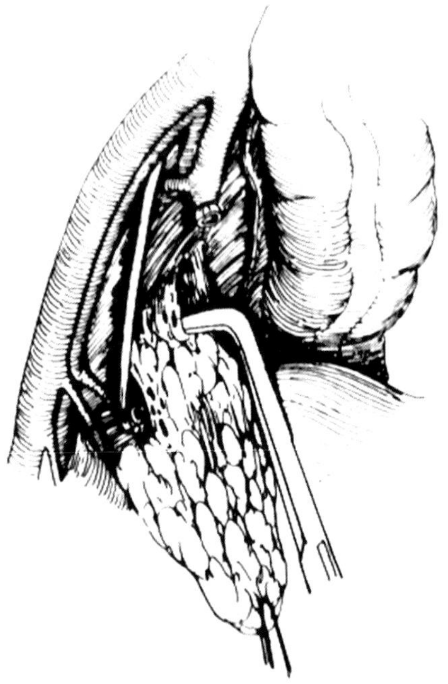

图5－1－30 清除闭孔组淋巴结

六、术中意外的应急处理

1. 出血 意外操作损伤大血管、处理膀胱侧韧带血管蒂时可能会因血管滑脱而发生大出血，显露不好，用钳子在血泊中盲目钳夹会致更大的损伤。应立即用纱布压迫止血，充分显露后取出纱布，准确钳夹出血部位，做“8”字缝合。盆壁静脉出血则将周围组织缝合，覆盖出血点。

2. 闭孔神经损伤 在清除盆腔淋巴组织时，可能切断或结扎闭孔神经。当闭孔淋巴结受侵犯而与神经粘连时，可将该侧闭孔神经切除。一侧损伤尚无严重后果，双侧闭孔神经损伤可导致行走困难。术中应注意辨认和保护闭孔神经，如发现闭孔神经被切断，应进行一期修复。

七、术后处理及并发症防治

1. 术后第1～2天常有淋巴液渗出，应保证引流管通畅，盆腔的引流管不要急于拔除，直至每8h的引流量少于25mL，才考虑分次退出和取去引流管。

2. 使用抗生素，预防和控制创口感染。

3. 早期并发症包括盆腔积液或脓肿、淋巴囊肿形成，淋巴囊肿可能引起盆腔部位不适，偶有导致闭孔神经麻痹。应打开切口下角，或用手指分离，使引流物能进入盆腔和髂窝，清除积存的淋巴液。

4. 处理髂外静脉后可能发生静脉栓塞，宜使用中等剂量的肝素或其他抗凝药物，可防止此并发症的出现。

5. 由于盆腔淋巴结的广泛结扎，术后常出现外阴部的广泛水肿，常需用枕头垫高臀部。如外阴部和下肢的严重水肿严重持续不消退，有时需行放疗。

6. 术中损伤闭孔神经可引起单侧下肢内收障碍，除非神经完全被切断，通常可于短期内恢复。在分离髂血管分叉时偶有损伤输尿管的，因此在分离髂总血管前宜先将输尿管分离，并牵向内侧。

第三节　腹腔镜下膀胱癌根治术

腹腔镜下膀胱癌根治术需要在腹腔镜下切除膀胱及前列腺，这有助于细致、精确地处理盆底深部的重要结构，术中出血较少；尿道括约肌损伤概率较小，也有助于保留神经血管束；手术创伤减少，术后恢复较快。避免肠管长时间暴露，有利于术后肠道功能恢复，减少术后肠粘连。腹腔镜下全切除操作技术不够熟练时，对于局部浸润明显或转移淋巴结较大且包裹髂血管者有一定的困难。因此，应该根据手术医生的技术条件以及病人的情况来选择手术方式，从而保证肿瘤的根治效果。腹腔镜手术与开放手术相比，主要有长时间气腹、特殊的体位以及腹腔镜下采用热止血方法等不同。从初步的临床报告来看，腹腔镜下膀胱全切除－下尿路重建的并发症并不比开放性手术多。由于腹腔镜手术开展时间不长，术后远期并发症发生情况还有待于进一步观察。

腹腔镜下膀胱全切除－原位新膀胱术主要有完全腹腔镜手术和腹腔镜加小切口手术两种方法。这两种方法主要差别在于：在腹腔镜下腹腔内重建膀胱还是通过小切口在腹腔外重建膀胱。经过世界各地泌尿外科界多年不懈的努力，腹腔镜下膀胱全切除－下尿路重建术已经越来越被广泛接受了。目前焦点是如何进一步改进技术以缩短手术时间、提高肿瘤疗效、减少并发症。

一、适应证

腹腔镜下膀胱全切除－原位新膀胱手术的适应证与开放性手术基本相同。选择新膀胱手术的适应证：

1. 尿道断端 2cm 内无肿瘤，即男性膀胱颈以下无肿瘤，女性膀胱三角区以下无肿瘤。
2. 术前腹内压测定 >60cmH_2O，无膈肌裂孔疝、腹壁疝、腹壁肌松弛、盆底肌松弛等影响腹压的病变。
3. 无前尿道狭窄。
4. 尿道括约肌功能良好。
5. 无明显肠道病变，无肠切除史。
6. 肾代偿功能良好。
7. 术中做病理冰冻切片检查，证实尿道远侧断端无肿瘤。

二、术前准备

术前 2 ~ 3 天做肠道准备，从低渣半流到全流，口服肠道抗生素，如新霉素、链霉素等，补充维生素 K，术前晚及术日早晨清洁灌肠。术前停留胃管及导尿管，术前 1h 静脉使用抗生素。

三、手术步骤

（一）腹腔镜下膀胱全切除－原位回肠新膀胱术

1. 麻醉、体位和套管穿刺位置　气管内麻醉，患者仰卧位，臀部垫高 10cm，呈少许反弓张状，于大腿部及肩部固定，头部降低 15°。采用五点穿刺法：第一穿刺点（A），脐下或脐上边缘，切开法进入腹腔，插入直径 12mm 套管，充入 CO_2，放置 15°腹腔镜，在直视下放置其他 4 个套管。第二（B）、第三（C）穿刺点分别在左右腹直肌旁、脐下 2 ~ 3cm 位置。第四（D）、第五（E）穿刺点在左右髂前上棘内上方2 ~ 3 cm

处（图 5－1－31）。第二、第三穿刺点插入 12mm 套管，其余的为 5mm 套管。手术者经左侧第二、第四套管操作。第一助手左手扶镜，右手经第三套管操作，第二助手经第五套管操作。

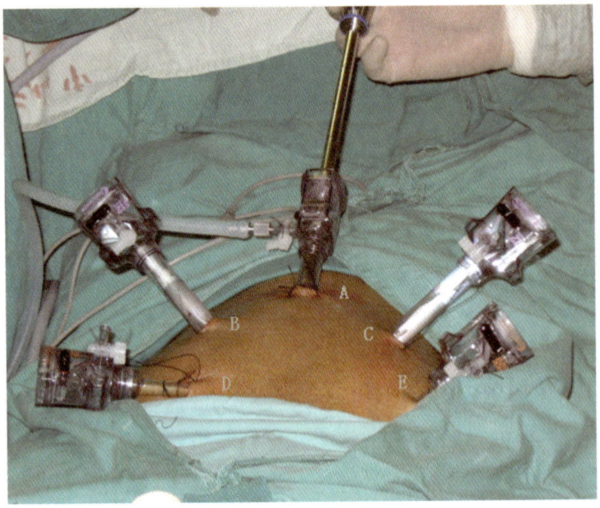

图 5－1－31　五点穿刺法

2. 游离输尿管中下段　腹腔镜下探查腹腔，检查有无损伤，有无腹腔内转移。将视野转向右侧骨盆入口处，将回肠及乙状结肠向左上方牵开后可见搏动的右侧髂外动脉。在髂内外动脉分叉附近找到输尿管（图 5－1－32），沿输尿管行程向下剪开腹膜，用无创抓钳将输尿管提起并向下游离至膀胱壁外，暂不切断以减少尿路梗阻时间。左侧输尿管常常被乙状结肠覆盖，需游离乙状结肠外侧的粘连，将乙状结肠推向内侧显露其系膜根部才能找到，然后用与右侧相同的方法游离至膀胱壁外（图 5－1－33）。一般应在完成右侧盆腔淋巴结清扫后，再将视野转向左侧，游离左侧输尿管并同时行左侧盆腔淋巴结清扫。

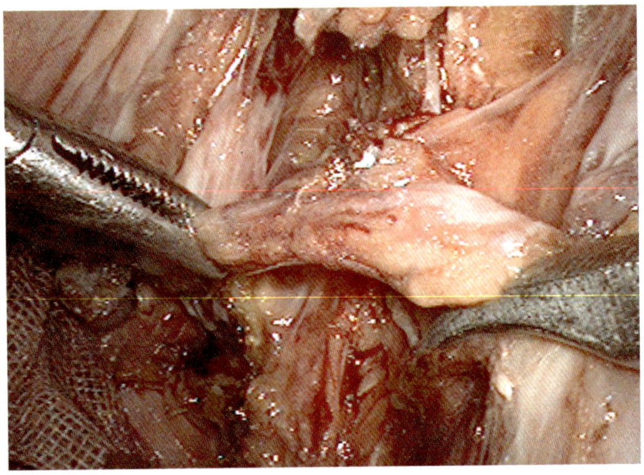

图 5－1－32　游离右侧输尿管

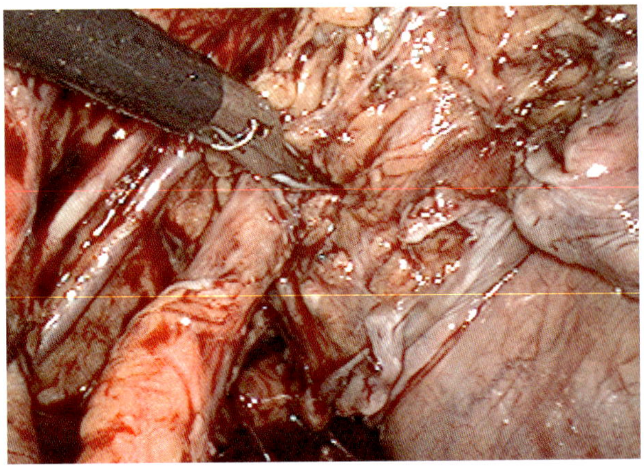

图 5－1－33　游离左侧输尿管

3. 盆腔淋巴结清扫　沿髂外动脉表面剪开腹膜及髂血管鞘，远端至血管穿出腹壁处，近端至左右髂总动脉分叉位置。用超声刀切断跨过髂外动脉位置的输精管，从远端到近端清除髂外动脉前面及上、外、后方的淋巴组织，同时在髂外动脉的内下方找到髂外静脉，沿髂外静脉内下缘小心游离找到骨盆内侧壁。用吸引管钝性分离找到闭孔神经及闭孔动脉、静脉，用 LigaSure 切断闭孔动静脉，注意保护闭孔神经。沿髂内动脉向下游离，找到脐动脉，用 LigaSure 切断脐动脉。用超声刀分离髂内外血管分叉处及闭孔神经周围淋巴脂肪组织。继续沿右髂总动脉向上游离至左右髂总动脉分叉处，清除右髂总血管周围及分叉下方的淋巴组织。用相同的方法行左侧盆腔淋巴清扫。

4. 游离输精管、精囊及前列腺后面　将肠管推向头侧，第二助手用抓钳将直肠向上牵引，显露膀胱直肠陷窝，此时可见膀胱后面有上下两道弓状隆起。第二道弓状隆起为输精管壶腹部及精囊位置标志（图 5－1－34），用电凝钩横行打开弓状隆起处腹膜，使腹膜开口与两侧已切开的腹膜相连。游离输精管后切断，在输精管外下方分离找到精囊（图 5－1－35），紧贴精囊外下方游离至前列腺基底部外侧。精囊底部外侧有精囊动脉，需电凝或超声凝固后切断。将左右输精管、精囊向前牵引，在其下方 2～3 mm 处横行切开狄氏筋膜，钝性分离前列腺后方至直肠尿道肌。

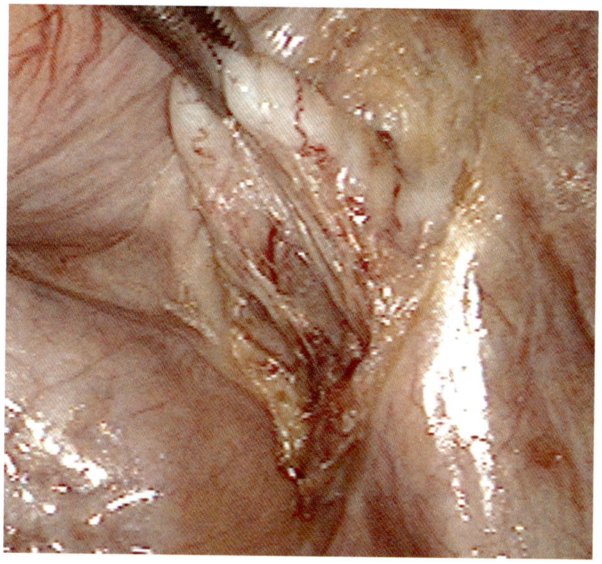

图 5－1－34 输精管壶腹部及精囊位置

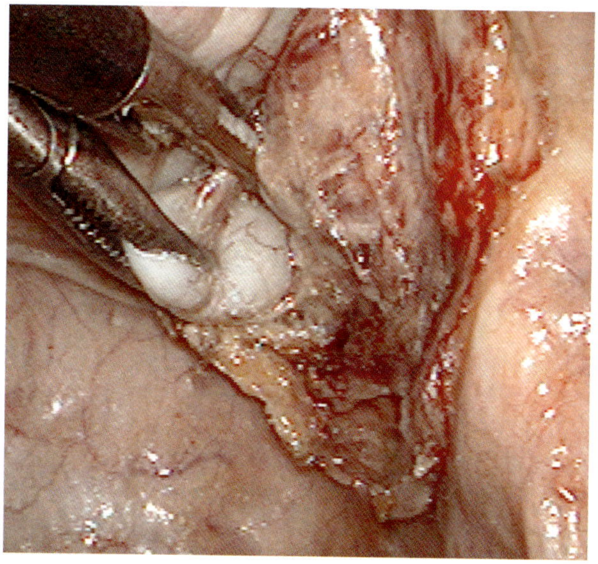

图 5－1－35 分离精囊

5. 游离膀胱前壁 将腹腔镜视野移至前腹壁，可见脐正中韧带及其两侧的旁正中韧带，如经导尿管注入生理盐水可帮助判断膀胱轮廓及其前方的腹膜反折。切断脐正中韧带、旁正中韧带及腹膜反折，与两侧已切开的腹膜会合。向下钝性分离膀胱前间隙，显露耻骨前列腺韧带及盆筋膜反折。

6. 缝扎阴茎背深静脉复合体 用电凝钩切开两侧盆筋膜反折和耻骨前列腺韧带（图 5－1－36），暴露前列腺尖部两侧，用 2－0 Dexon 线由右向左缝扎阴茎背深静脉复合体。

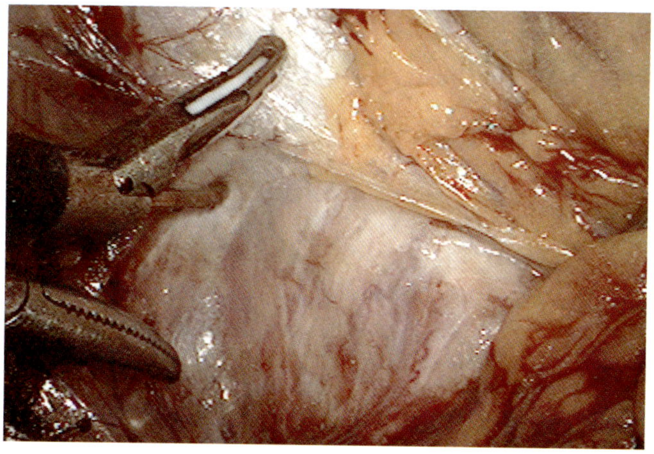

图 5－1－36 切开两侧盆筋膜反折和耻骨前列腺韧带

7. 游离膀胱侧韧带及前列腺侧韧带 将输尿管下段提起，在膀胱壁外位置上钛夹后切断或用 LigaSure 电凝后切断。提起膀胱顶部，用超声刀或 LigaSure 分离膀胱侧韧带。到达前列腺基底部时将精囊提起帮助定位，紧贴前列腺外侧分离前列腺侧韧带。

8. 离断尿道、切除膀胱前列腺 在缝扎线的近端切断阴茎背深静脉复合体，向下分离至前列腺尖部。紧贴前列腺尖部剪开尿道前壁，将导尿管拉起，用钳夹紧导尿管，在钳的远端剪断后向上牵引，剪断尿道后壁。将前列腺尖部翻起，显露其后方的尿道直肠肌，紧贴前列腺将其剪断，将膀胱前列腺完全游离。创面彻底止血，经尿道重新插入 20 号 Foley 导尿管，气囊注水 20mL，用纱布压迫创面，牵拉 Foley 导尿管，以减少创面渗血。

9. 形成贮尿囊 在下腹部正中线上切 5～6cm 切口，取出标本。将左右输尿管下段从切口引出，插入 8F 硅胶管引流尿液。将回肠拉至切口外，在距回盲肠交界 15cm 的近侧，隔离 50cm 回肠段。纵行剖开该肠段后“M”形折叠，用 3－0 Dexon 线做连续内翻缝合，形成贮尿囊（图 5－1－37）。

10. 输尿管再植 在贮尿囊后顶部两侧各戳一小口，将输尿管断端修剪成斜口，末段插入贮尿囊内 1cm，用 4－0 Dexon 线缝合 5～6 针固定输尿管外膜肌层及贮尿囊开口全层。输尿管支架引流由贮尿囊前壁穿出（图 5－1－38）。

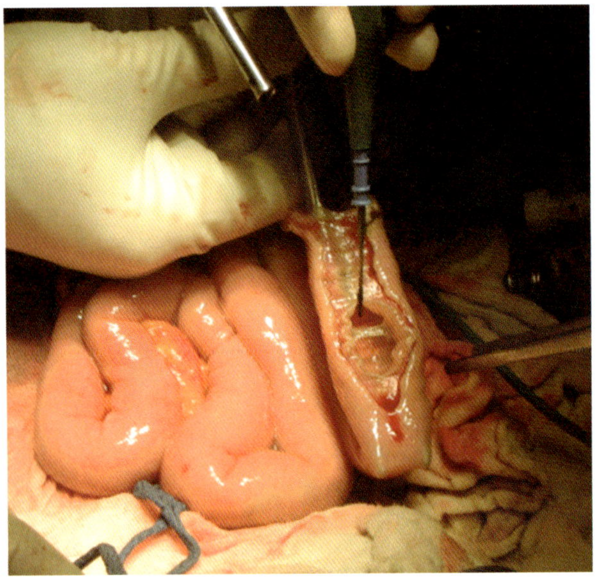

图5－1－37　形成贮尿囊

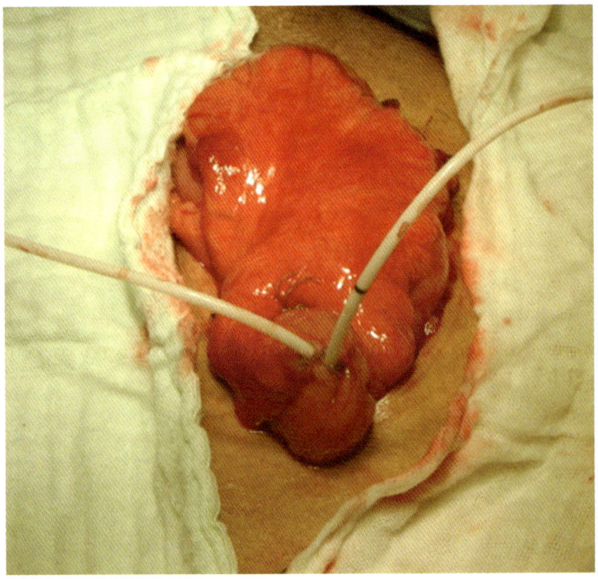

图5－1－38　输尿管再植

11. 贮尿囊－尿道吻合　于贮尿囊底部切开约0.8cm的小孔，将Foley导尿管拉出切口。将其尖端与贮尿囊开口处下方缝一条牵引线，牵拉导尿管将贮尿囊放入腹腔，缝合腹部壁切口。再次气腹，腹腔镜下用2－0 Dexon线缝合贮尿囊－尿道残端6针，逐针结扎。第1针结扎时可利用导尿管牵引减少张力。吻合后壁3针后，剪去牵引线将导尿管插入贮尿囊后，再缝合前壁。检查吻合口无渗漏后放置盆腔引流。

（二）完全腹腔镜下膀胱全切除－原位乙状结肠新膀胱术

除上文所述的器械外，还需要29/31/33cm管状肠道吻合器1把。

1. 麻醉、体位和套管穿刺位置　气管内麻醉，患者取膀胱截石位，头部降低15°。形成气腹后在下腹部置入5根套管，呈扇形分布，套管位置与“腹腔镜下膀胱全切除－原位回肠新膀胱术”基本相同。腹压设定为12mmHg。

2. 于腹腔镜下游离双侧输尿管中下段、双侧盆腔淋巴结清扫以及切除膀胱的步骤与膀胱全切除－原位回肠新膀胱术基本相同。

3. 取出标本、隔离乙状结肠　全膀胱切除后，装入标本袋内，将距肛门15cm的乙状结肠提起，用LigaSure切开大部分肠腔，经肛门插入开放手术使用的长弯钳，钳住与标本相连的Foley导尿管，将标本经直肠肛门拉出体外。用LigaSure继续切断乙状结肠肠壁及系膜，在该断面近侧15cm处再次横断乙状结肠及其系膜，注意保留隔离乙状结肠肠管的血供。将肠道吻合器经肛门插入，乙状结肠近端、远端开口各缝一荷包缝线分别包绕吻合器的近端及远端结扎，将两端对合后发射缝钉吻合，退出吻合器检查有两圈完整的肠壁，证实吻合牢靠。

4. 乙状结肠肠管与尿道吻合　在隔离乙状结肠肠管的中点对系膜缘切1个10mm切口，用3－0可吸收线将该口与尿道断端吻合，采用连续或间断缝合，吻合后壁后插入Foley导尿管，再吻合前壁。

5. 输尿管与贮尿囊吻合　将左右输尿管末段剪成斜口，分别插入乙状结肠的两端各1cm，输尿管内置8F硅胶管做支架，经乙状结肠贮尿囊前壁引出，用4－0可吸收线吻合输尿管与贮尿囊4～6针。

6. 去除结肠带　用3－0可吸收线连续缝合关闭乙状结肠两端开口。经Foley导尿管注入生理盐水充盈新膀胱，检查各吻合口无渗漏后，用腹腔镜切开刀小心地切开前结肠带。放置引流管2条至盆腔，将左右输尿管支架管从套管引出体外。最后退出套管，缝合皮肤小切口。

四、术中意外的应急处理

1. 分离膀胱前间隙时，应认真辨认前腹壁与膀胱交界处的腹膜反折位置，如不能确定可充盈膀胱帮助定位；处理阴茎背深静脉复合体时，应先剪开盆侧筋膜反折及耻骨前列腺韧带，显露前列腺尖部两侧，便于缝扎防止大出血。

2. 分离膀胱前列腺后面时，要先认真辨认 2 个弓状隆起的位置，准确的定位对找到输精管及精囊非常重要。注意精囊外侧的精囊动脉，剪开狄氏筋膜时注意避免损伤后方的直肠。

3. 如发生较明显出血时可牵拉 Foley 导尿管，借助气囊压迫止血，待膀胱侧韧带、前列腺侧韧带全部分离后，再处理背深静脉可减少出血。

4. 尿道切断位置应尽量靠近前列腺尖端，断端尽可能整齐，易于缝合。

五、术后处理

1. 一般术后 3 ~4 天肠蠕动开始恢复，肛门排气排便后开始进食。

2. 注意保持引流管通畅，定期做新膀胱冲洗，避免黏液堵塞。如新膀胱尿道吻合口有张力或缝合不够理想，可于术后 1 ~2 天内做导尿管牵引，但牵引力不能过大，一般用 300 ~500g 重物即可。

3. Foley 导尿管及输尿管支架管在术后 2 周左右拔除。

4. 如有尿失禁，嘱患者行盆底肌锻炼，一般在 1 ~2 个月后可恢复控尿能力。

5. 术后 1 个月左右做 B 超或 IVU 及新膀胱造影检查了解双肾有无积液，有无输尿管反流及新膀胱尿瘘等。

六、术后并发症防治

1. 肠道并发症　由于术中隔离肠管后，重新进行肠吻合，可能发生肠瘘、吻合口狭窄、粘连性肠梗阻等并发症，同时应注意回肠穿过输尿管与新膀胱之间的间隙所引起的内疝。如发生肠瘘应引流盆腔及腹腔，3 ~4 周不能自行愈合者，应再次手术修补。不完全性肠梗阻可先做胃肠减压的保守性治疗，如不能缓解则需手术松解。内疝可同时引起肠梗阻及输尿管梗阻，应及时进行再次手术复位。

2. 新膀胱并发症　新膀胱可发生尿瘘、尿失禁、排尿困难、尿潴留等并发症。术后早期如发生新膀胱渗漏，盆腔引流液多，可牵引气囊导尿管，保证通畅引流新膀胱，多可自行愈合。拔除导尿管后应严密观察患者排尿情况，如有尿失禁应指导患者进行盆底肌训练，即反复收缩及松弛包括括约肌在内的盆底肌，达到增强外括约肌收缩力，紧闭尿道的目的。经数月的训练多数患者能恢复控尿。如术后发生排尿困难，残余尿量逐渐增多应做膀胱尿道造影及膀胱尿道镜检查，如发现有膀胱尿道吻合口疤痕狭窄，可做内切开术，如因腹肌无力引起的残余尿增多，可采用定期自我导尿。

3. 输尿管并发症　输尿管新膀胱吻合可能发生梗阻、尿瘘及反流等并发症，如支架引流管过早脱落后继发梗阻，可行经皮肾穿刺重新置入引流管。轻度膀胱输尿管反流不需特殊处理，如因反流导致反复尿路感染，肾盂输尿管扩张积液，应再次做抗反流输尿管吻合。

参考文献

[1] 黄健，黄海，姚友生，等. 腹腔镜与开放性膀胱全切原位回肠代膀胱术的疗效比较 [J]. 中华泌尿外科杂志，2004，25 (3)：175 –179.

[2] Stein JP，Lieskovsky G，Cote R，et al. Radical cystectomy in the treatment of invasive bladder cancer：long-term results in 1054 patients [J]. J Clin Oncol，2001，19：1666 –1675.

[3] Schover LR, Von Eschenbach AC. Sexual function and female radical cystectomy: a case series [J]. J Urol, 1985, 134: 465-468.

[4] Beecken WD, Wolfram M, Engl T, et al. Robot-assisted radical cystoprostatectomy and urinary diversion [J]. BJU Int, 2003, 92 (3): 232-236.

[5] Colombo R, Bertini R, Salonia A, et al. Nerve and seminal sparing radical cystectomy with orthotopic urinary diversion for select patients with superficial bladder cancer: an innovative surgical approach [J]. J Urol, 2001, 165: 51-55.

[6] Hautmann RE, Stein JP. Neobladder with prostatic capsule and seminal-sparing cystectomy for bladder cancer: a step in the wrong direction [J]. Urol Clin North Am, 2005, 32 (2): 177-185.

[7] Skinner DG, and Lieskovsky G. Contemporary cystectomy with pelvic node dissection compared to preoperative radiation therapy plus cystectomy in management of invasive bladder cancer [J]. J Urol, 1984, 131: 1069-1072.

[8] Gill IS, Fergany A, Klein EA, et al. Laparoscopic radical cystoprostatectomy with ileal conduit performed completely intracorporeally: the initial 2 cases [J]. Urology, 2000, 56 (1): 26-29.

（周建华）

第二章　前列腺癌根治术

前列腺癌的治疗一般早期采用根治性手术治疗，5 年生存率 75%，10 年生存率 55%，15 年生存率 33%。根治性前列腺切除术的范围包括前列腺体及前列腺包膜，以达到消灭体内所有肿瘤组织的目的。手术途径现多采用耻骨后切口，术中可同时探查膀胱底部的后方和精囊附近的肿瘤浸润程度以及盆腔区有无淋巴结转移。术式包括传统开放性和腹腔镜前列腺癌根治术。

前列腺是位于耻骨后下方、直肠前、尿生殖膈上方的纤维肌性腺体，包绕于前列腺段尿道，呈粟状。前列腺周围有 3 层固有筋膜包绕。第一层是前上层，位于前列腺静脉丛上方和前列腺的前方，形成 2 条坚韧的耻骨前列腺韧带。两韧带之间及其远侧是前列腺静脉丛和阴茎背深静脉。Denonvillier 筋膜的前层是三角韧带（尿生殖膈）深层的延续，向上沿前列腺、精囊和射精管后面延伸，并有血管、神经伴行其中，形成一层厚实的筋膜，是阻止前列腺癌扩散的一个屏障。前列腺动脉血供主要来源于膀胱下动脉（占 74.3%），后者是髂内动脉的分支。此外，还可来源于膀胱上动脉（占 8.9%）、直肠下动脉（占 7.3%）、输精管动脉（占 5.5%）、直肠上动脉（占 2.2%）和闭孔动脉（占 1.7%）。它们多在前列腺体、膀胱前列腺连接处进入腺体。前列腺静脉在其底部形成静脉丛，尤其在其前面和侧面较明显。此静脉丛收集阴茎背深静脉的回流血供并与阴部静脉丛、膀胱静脉丛有广泛的交通支，最后汇聚成数支小静脉回流至髂内静脉。尿道外括约肌位于两层三角韧带（尿生殖膈）内，故不易被损伤。支配它的神经行走于坐骨直肠窝的脂肪组织内。内括约肌则有许多纤维束行于前列腺内，并与膀胱颈肌层及逼尿肌的肌纤维相连接。

第一节　根治性前列腺切除术

一、经耻骨后保留性神经前列腺癌根治术

（一）适应证

1. 高度恶性的前列腺癌。癌局限于前列腺内或切除标本内，直肠指检前列腺中肿块局限于前列腺内，肿瘤与直肠黏膜并无浸润而能推动者。无转移症状者。

2. 理想的患者是年龄较轻，预期寿命 10 年以上，T_1 或 T_2 期，高、中分化，PSA < 10、Gleason ≤6。

3. 符合条件 1 的 T_{3a}期，PSA > 10，Gleason > 6，年龄较大（70 岁左右）亦可选择，勿勉强保留神经，去雄激素治疗 3 周，行保留神经的根治性前列腺切除术。

4. 病人一般情况良好能胜任手术者。

（二）禁忌证

年老体弱或因并发症或已有盆腔转移的病人。

（三）术前准备

1. 术前应对前列腺癌病人进行常规全身和直肠指检等检查，评估病人各重要脏器功能及肿瘤分期、病灶大小、范围、有无转移等。通常特殊检查项目包括血清 PSA、PAP、骨盆及脊柱 X 线摄片、核素骨扫描、经直肠 B 超检查、CT 或磁共振检查等。

2. 行前列腺细针穿刺活检的病人应在术后 8 周再安排根治术，而 TURP 术后病人则应等待 12 周。

3. 术前鼓励病人献血 3U 低温保存，以便在病人需要时进行自体血回输，避免输异体血液所致的并发症。

4. 术前应禁止服阿司匹林等非固醇类抗炎药物，因这类药物会干扰血小板功能，影响病人的凝血机制。

5. 手术前 1 天晚上病人应接受清洁灌肠，并准备好术野皮肤。手术当天禁食，全身应用抗生素预防感染。

（四）体位与麻醉

病人取仰卧位，头腰部各垫一只枕垫。持续硬膜外麻醉或全身麻醉。

（五）手术步骤

1. 手术区皮肤消毒后，行下腹正中切口，在耻骨联合腹直肌附着处切断部分腹直肌，以利于暴露耻骨后间隙。

2. 如术前未经腹腔镜下淋巴结活检，应先进行盆腔淋巴结清扫，然后行快速病理检查，对肿瘤做出准确的临床分期，决定手术方案。

3. 于盆筋膜内表面向下分离筋膜内反折处，在此切开盆内筋膜，从切口中可见下方的提肛肌及 Santorini 静脉丛。两侧先后进行，通过钝性分离扩大切口直至耻骨前列腺韧带（图 5－2－1）。

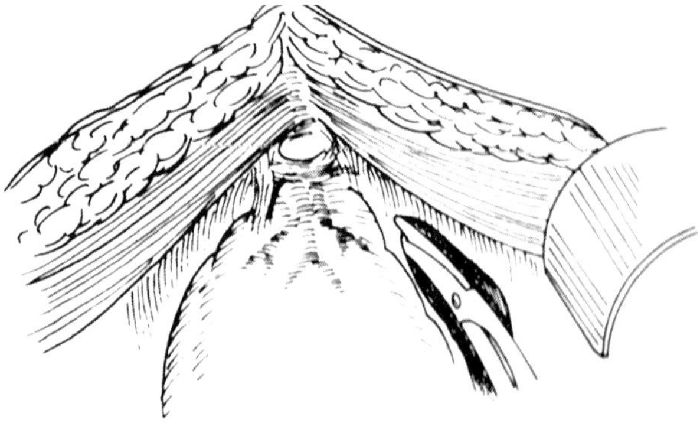

图 5－2－1　切开盆内筋膜

4. 在耻骨前列腺韧带附着于耻骨处切断韧带，暴露耻骨后间隙，于前列腺两侧盆筋膜切口向下分离，穿过 Santorini 静脉丛的浅支直至前列腺后方，使前列腺侧面完全暴露。

5. 以术前放置于尿道内的导尿管为标志，于前列腺尖部远端扪及尿道，由尿道侧面分开并穿过盆侧筋膜，在前列腺尖部与阴茎背静脉丛的后方之间有一无血管带，术者可以用直角钳紧贴尿道前壁穿过阴茎背静脉丛后方游离之，将阴茎背静脉丛钳夹、切断并结扎，此后再沿无血管带向上分离暴露出前列腺的前壁及膀胱颈部前壁。

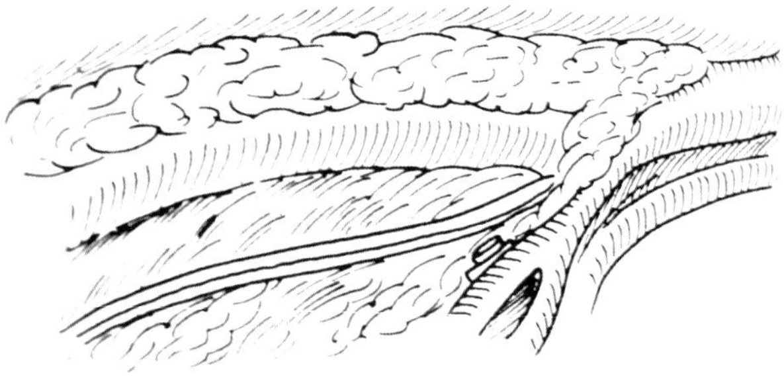

图 5－2－2　细致剥下盆侧筋膜层

6. 在游离前列腺尖部尿道和膜部尿道时，应注意沿尿道两侧细致剥下盆侧筋膜层（其中含神经血管束），使神经血管束不受损伤（图 5－2－2），之后从侧面穿过尿道后方与直肠之间隙，提起尿道，横行切开尿道前壁（图 5－2－3），向膀胱内放入 Foley 导尿管 1 根，充盈气囊后牵引提起再切断尿道后壁。于尿道远端 1 点、5 点、7 点、11 点处穿过可吸收 Dexon 缝线 4 根悬吊准备作吻合用（图 5－2－4），并可防止尿道回缩。

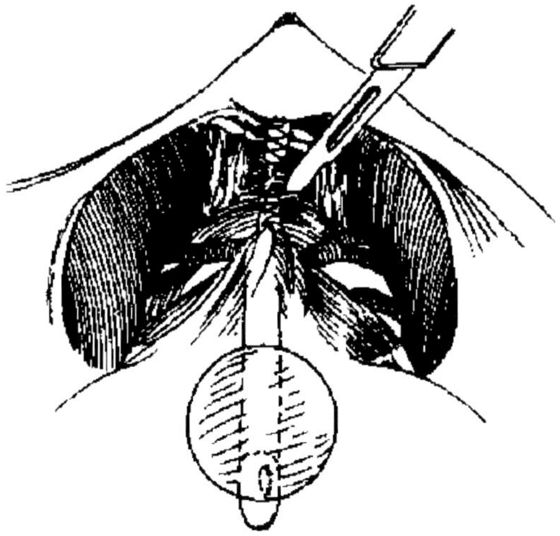

图 5－2－3　横行切断尿道前壁

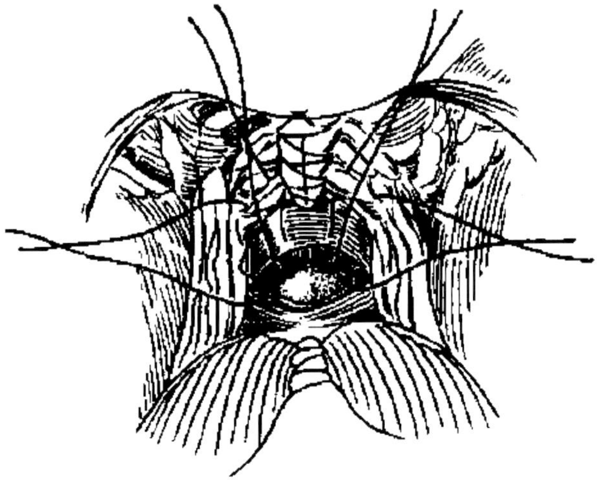

图 5－2－4　穿缝线 4 根

7. 尿道横切后，牵引 Foley 导尿管提起近端尿道和前列腺尖部后可看到直肠与尿道之间的直肠尿道肌，又称为“前列腺柱”，有固定前列腺尖部与尿生殖膈的作用。于两侧神经血管束之间将其切断（图 5－2－5），切断时需注意避免损伤其后侧方的神经血管束。

8. 沿前列腺后表面以手指钝性分离前列腺与直肠之间隙，先于中线处插入分离，再转向两侧将盆侧筋膜从前列腺包膜侧后方推开（图 5－2－6），以保护神经血管束，如果发现前列腺与直肠之间因纤维化或肿瘤浸润而粘连，分离困难时，可采用顺行剥离法，即先横断膀胱颈并解剖出精囊和输精管壶腹部，于前列腺基底部和直肠之间切开 Denonvillier 筋膜，再用顺行分离前列腺与直肠之间的平面。采用顺行切除法时，也应先将前列腺柱与两侧神经血管束分开，但要到前列腺尖部尿道已完全游离后才切断之。

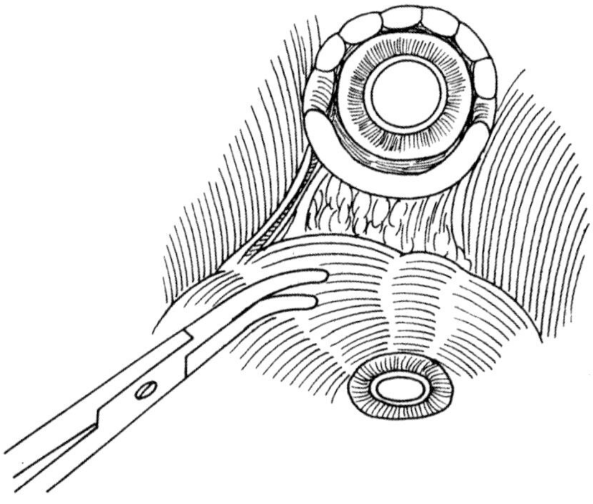

图 5－2－5 切断直肠尿道肌

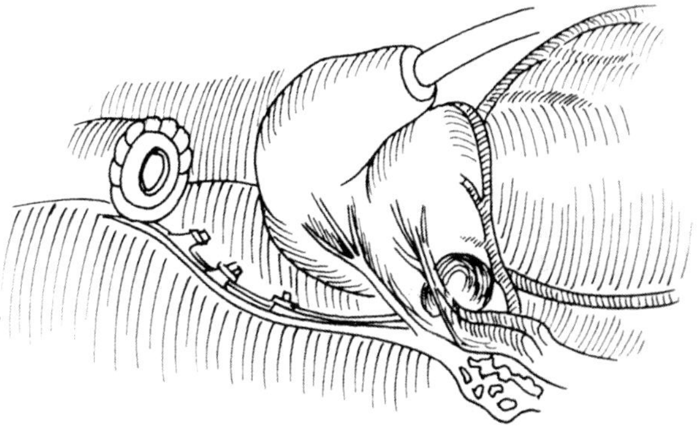

图 5－2－6 推开盆侧筋膜

9. 将包含着神经血管束的盆侧筋膜完全与前列腺包膜表面分开后，可在神经血管束前方切开盆侧筋膜（图 5－2－7），这样既保留了神经血管束，又切除了位于前列腺前方与侧面的盆侧筋膜，如术中发现盆侧筋膜及神经血管束已与前列腺包膜紧密粘连，应尽量将其一起整块切除。

10. 切开盆侧筋膜时应注意其中包含的前列腺血管蒂。通常前列腺血管蒂位于靠近精囊的前列腺包膜外侧，在神经血管束上发出，故术者可先确定神经血管束位置，由此找到前列腺血管蒂。应再尽量靠近前列腺包膜的位置切断此血管蒂，以免损伤神经血管束。

11. 在前列腺后壁与直肠前壁之间的 Denonvillier 筋膜打开后即将输精管壶腹部及中部精囊完全暴露，再离断前列腺血管蒂，精囊头部亦可暴露，此时已游离到膀胱三角区部位。

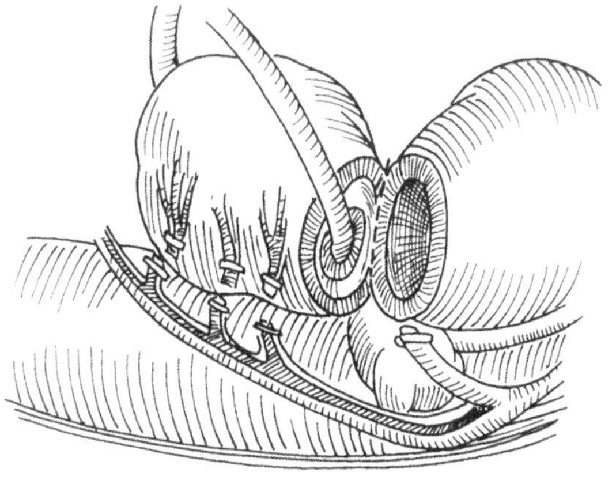

图 5－2－7 切开盆侧筋膜

12. 在前列腺上方横行切开膀胱颈前壁，将 Foley 导尿管由此切口取出膀胱，作为牵引前列腺用。看清双侧输尿管口位置，在其远侧 1.0～1.5cm 处横断膀胱后壁，将前列腺向上牵开，用剪刀将精囊与前方的膀胱壁和后方的直肠完全分开，这时即可将前列腺精囊、输精管壶腹部及邻近的膀胱颈整块切除。连续缝合 5 针于膀胱颈前壁使膀胱黏膜外翻覆盖于膀胱壁肌层表面。

13. 膀胱颈口过大，应先关闭整形（图 5－2－8），将整形后膀胱颈与尿道远端 1 点、5 点、7 点、11 点处的悬吊缝线对应缝合。缝合时应防止过深至盆底肌层，以免损伤盆底侧面盆腔神经丛及神经血管束，吻合时应注意两断端黏膜对黏膜吻合，以免术后吻合口狭窄。

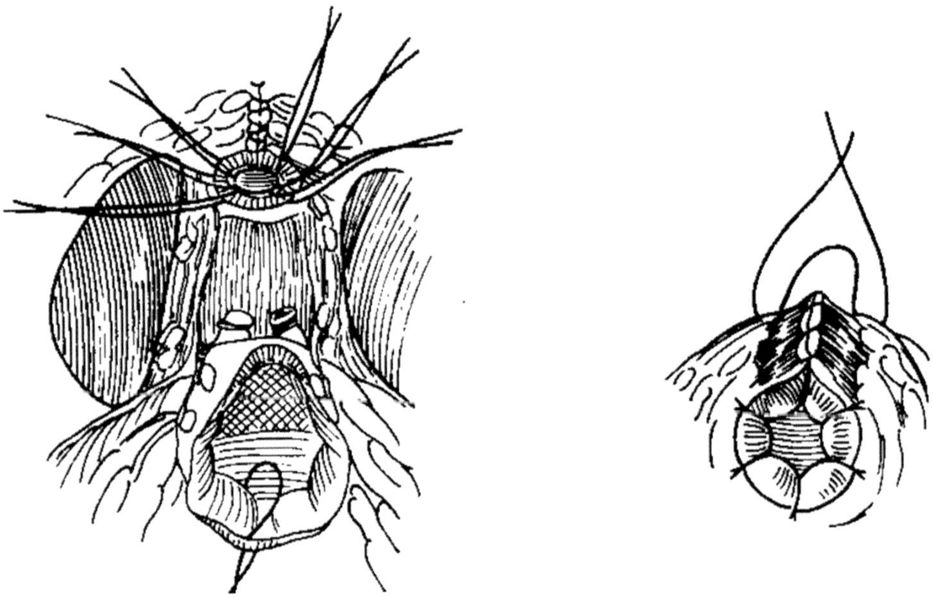

图5-2-8　缩小膀胱颈口并整形

14. 从尿道口置F18的Foley导尿管通过吻合口（图5-2-9、图5-2-10），充盈气囊后保留尿管引流膀胱，冲洗干净膀胱内血块后，在盆腔两侧放置负压引流管2根，由伤口引出接负压吸引，逐层关闭伤口。

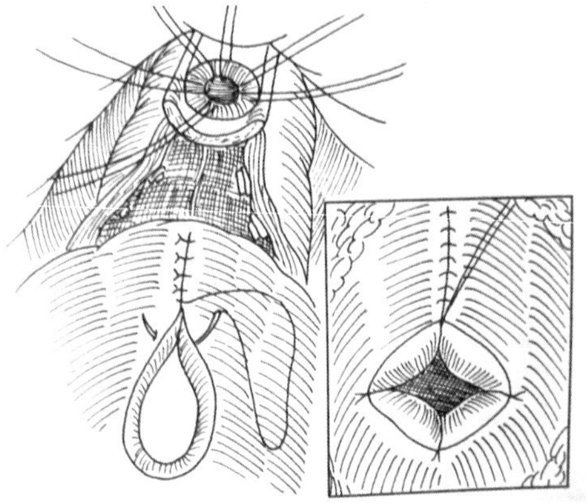

图5-2-9　置导尿管

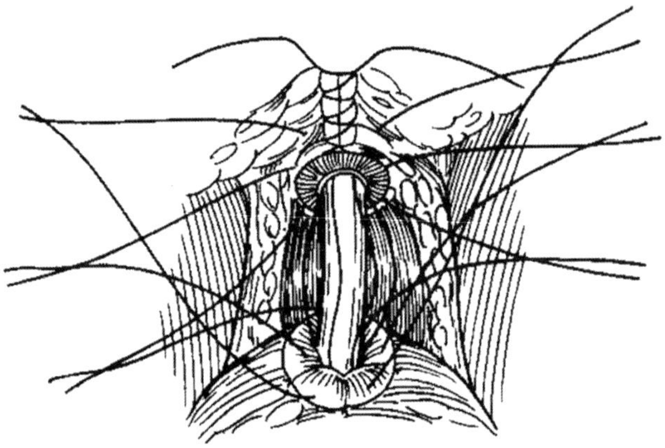

图5-2-10　缝合吻合口

（六）术中意外的应急处理

1. 根治性前列腺切除术中最常见的并发症是出血，通常为静脉出血。出血常发生在盆腔淋巴结清扫时，髂内静脉的1支或几支撕裂出血，应该用心血管外科用的丝线来修补。此外还有一些原因也会导致术中出血：①切开盆内筋膜时，切口过于靠近前列腺损伤了Santorini静脉丛；②当分离耻骨前列腺韧带时未能将韧带与阴茎背静脉表浅支或前列腺筋膜完全分离；③在暴露前列腺尖部并横行切断阴茎背静脉丛时出血。如果术者能充分熟悉阴茎背静脉丛，通过准确分离结扎阴茎背静脉丛完全能控制出血。同样，如术中该静脉丛任何部位发生出血时，医生均可通过主动积极地分离尿道前壁表面的静脉丛并缝扎之达到止血目的，任何盲目操作只能加重出血。另外在根治性手术中为了获得良好的术野常常以拉钩牵引前列腺，如阴茎背静脉丛未能完全断离，牵引会引起大出血。因此，在暴露前列腺尖部之前必须先采取彻底有效的止血措施，这样才能在无血的术野中操作。

2. 如果闭孔神经不小心被切断，应尽量争取用很细的不吸收缝线再吻合。

3. 直肠损伤是一种少见但十分严重的并发症，发生率为1%左右，往往发生在解剖前列腺尖部时试图分离直肠壁与 Denonvillier 筋膜之间平面时不慎损伤直肠，一旦发生直肠损伤，应果断尽快终止手术，膀胱颈应立即重建，缝线尽量置于尿道，在向膀胱颈部缝悬吊线之前，应先清除伤口边缘污染的组织，由助手协助将病人肛门括约肌撑开后再将直肠破口两层缝合。可在修补的直肠壁伤口与尿道膀胱吻合口之间隔一层大网膜组织以减少膀胱直肠瘘的发生机会。一般切开膀胱直肠凹处腹膜，在腹膜上切一小切口，拉一片网膜缘通过伤口垫于局部，伤口内应以大量抗生素溶液冲洗，术后要坚持全身应用针对需氧菌和厌氧菌的广谱抗生素治疗。通常病人发生直肠损伤后不需做结肠腹壁造瘘口术，只需采取以上措施处理，病人均能顺利康复而不会发生伤口感染、盆腔脓肿或直肠尿道瘘等并发症。但如病人以往曾接受过放射治疗，发生直肠损伤均应慎重处理，需行结肠造口粪便改道以利于伤口愈合。

4. 输尿管损伤多发生于膀胱后壁及三角区下操作时，试图将精囊与膀胱后壁分离无意中损伤输尿管下段，这时采用输尿管膀胱再植术即可。

（七）术后处理

硬膜外持续注射止痛药，使用广谱抗生素，香烟引流 3 天后拔除，导尿管一般留置 3 周，根治术后病人通常恢复顺利，鼓励病人早期活动，术后 2～3 天内需静脉补液维持病人体内所需营养。闭式负压引流管应持续放置 5 天后再拔除，Foley 导尿管通常需放置 14 天才能拔除，在拔管的前 1 天晚开始口服抗生素以防止感染扩散。每 3 个月复查血 PSA，若 PSA≥0.15ng/mL，需注意复发可能性，需要时用去雄激素治疗。

（八）术后并发症防治

1. 血栓栓塞　血栓性静脉炎及肺梗死是本手术后最常见、最危险的并发症，其中血栓性静脉炎的发生率 3%～12%、肺梗死发病率为 2%～5%。有人曾主张术后定期用压迫装置压迫下肢，如病人以往有血栓性静脉炎或肺梗死病史，术后第 1 天早晨即应开始抗凝治疗，在住院期间需坚持每天少量注射肝素。对以往无血栓性疾病病史的病人，应以下列方法预防血栓性疾病发生，即术中术后均应防止静脉受压；通常术后病人应取头低脚高位有利于静脉充分回流。采用硬膜外麻醉也可减少术后血栓性静脉炎的发生，因其可增加手术期间下肢循环血量。术后病人应于术后第 1 天开始早期锻炼，可鼓励他们麻醉清醒后每小时做曲腿运动 100 次，但术后 3～4 周内不主张病人在腿支撑位置坐起。

2. 吻合口破裂　膀胱尿道吻合口破裂是非常严重的并发症，可导致术后永久性尿失禁，往往发生在术后 Foley 导尿管过早滑脱的情况下。为了避免吻合口破裂的发生，在术中放置导尿管前，应仔细检查 Foley 导尿管的气囊和活瓣是否正常。有些学者主张术中放置导尿管后，可于膀胱前壁做一造瘘引出，穿过一纽扣孔收紧打结固定于前腹壁上。术后导尿管应牢靠固定于大腿内侧，术后每 1 天都应检查导尿管的固定情况。如果导尿管过早的滑脱，应尽量争取重新插一小口径导尿管进入膀胱，一旦这种努力失败，可行膀胱镜检查，在直视下将导尿管插入膀胱。

3. 膀胱颈狭窄　有 3%～12% 的病人术后可能发生膀胱颈狭窄。这通常是由于吻合时，尿道与膀胱颈之间黏膜对合不良所致，也可能由于膀胱颈部重建时缝合过紧造成。发生膀胱颈狭窄的病人常常诉排尿滴沥，但如果病人表现充盈性尿失禁时常常难于作出准确判断。

对于每 1 位术后诉有尿失禁的病人，都应试插导尿管以了解尿路有无梗阻，是否有残余尿。膀胱颈狭窄一般需 1～2 次尿道扩张即可，如果扩张治疗失败，可改用冷刀行膀胱颈 12 点切开。如果在膀胱颈部重建时注意将黏膜完全对合，则可明显减少该并发症的发生。

4. 尿失禁　根治性前列腺切除术后对病人影响最大，且病人最恐惧的并发症乃是术后完全性尿失禁，所幸有经验的外科医生手术后极少发生此种并发症。根治性手术后如欲保存控制排尿的能力，就必须在术中防止损伤盆底肌肉并重建膀胱颈部，以恢复控制排尿的结构及功能，而且将膀胱颈与后尿道吻合后还能防止膀胱颈狭窄。

只要手术操作准确，尿道外括约肌的功能术后均能恢复。根治性前列腺切除术后被动控制排尿，是由平滑肌性尿道括约肌控制，此种括约肌是由慢启动纤维组成，功能上可以长期维持一定肌张力而不疲劳。相反尿道周围的提肛肌由快启动纤维组成，能产生急速有力的肌收缩，这种肌纤维的作用是在腹内压增加时，增强提肛肌的力量和速度。

5. 阳痿　多年以前人们曾认为行根治前列腺切除术后，即使不全部，也会有大部分病人必发生阳痿，然而今天许多人术后均能保存正常性功能。Walsh 等曾分析了 600 例手术病人的资料，年龄 34～72 岁，术前 503 例阴茎可勃起的病人，术后 68% 性功能恢复正常。现认为与术后性功能恢复有关的三个因素是病人的年龄、肿瘤的临床分期和病理分级及手术操作（即术中神经血管术是否保留或切除）。

二、经会阴前列腺根治性切除术

由于经会阴途径手术不能评价盆腔淋巴结转移情况，也不能同时进行盆腔淋巴结清扫，因此它不是真正的“根治”，术后患者的病理分期仍不准确，这点大大限制该术式的临床应用。此外，经会阴手术时显露和完全切除精囊有一定困难，术后发生阳痿率高等也使得多数医师选择耻骨后途径。但开展前列腺特异抗原（PSA）检测后，许多病人免除了淋巴结清扫，经会阴根治性前列腺切除术的应用越来越广泛。其优点：①手术时显露前列腺尖部尿道较清楚；②尿道与膀胱吻合容易操作；③术中出血较耻骨后径路手术少；④住院时间短等，如果术中注意解剖保护神经血管束也可以降低术后阳痿的发生率。

（一）适应证

同“经耻骨后保留性神经前列腺癌根治术”。

（二）术前准备

同“经耻骨后保留性神经前列腺癌根治术”。

（三）手术步骤

1. 手术体位　过度截石位（图 5－2－11），处于该体位的病人，肺活量可能降低，采用脊髓或气管内插管麻醉。悬吊病人双足，向上牵引固定于腿支架，臀部位于手术台边缘，身体重量由上背部承受，下背部及骶部垫软枕以维持该体位。为术野显露更清楚，可调节手术床使病人处于头低臀高位。

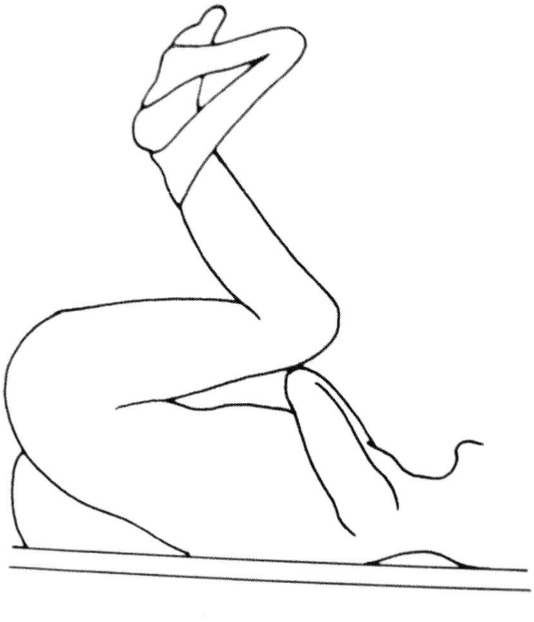

图 5－2－11　手术体位

2. 将涂有石蜡油的 Young 或 Lowsley 前列腺牵引器经尿道插入膀胱，如果没有这些器械，也可用气囊尿管替代，但效果欠佳。退出牵引器角部位于球部尿道，以便接下来的手术容易辨认前列腺尖部。确定双侧坐骨结节，紧靠近其内侧环绕肛门切一倒“U”字形切口。切开皮肤后，用纱垫和组织钳保护切口并将肛门与术野隔开。用组织钳向外下牵拉皮瓣，解剖时将皮下脂肪保留在皮瓣上，触摸前列腺牵引器以辨认前列腺球部尿道，用电刀切开中线两侧浅筋膜达坐骨直肠窝。

3. 示指在直肠前分离直肠前壁，在直肠和中心腱间用示指隔开，紧靠皮肤切缘处电刀切断中心腱，此时可见直肠前壁纵行肌纤维，以此为标志向近侧分离。左手再戴一只手套，示指伸入直肠，拇指垫一纱布向外牵拉使直肠绷紧，将外括约肌从直肠分离（图 5－2－12）。

4. 将提肛肌向两侧拉开，沿直肠壁向近侧分离。此时再将前列腺牵引器插入膀胱并打开牵引角，将前列腺拖入术野，辨认前列腺尖部后，继续向近侧分离达中线的直肠尿道肌，并将直肠压向后方，保护盆腔神经丛和海绵体神经，因其走行位于直肠外侧筋膜和盆外侧筋膜间，贴近该处直肠。钳夹并切断直肠尿道肌。

5. 重新确认前列腺尖部，Denonvillier 筋膜的前后两层在此处反折，其后层亦为内含神经的腹侧直肠筋膜，从尖部向下在 Denonvillier 筋膜的后层切一表浅纵行切口，将后层从前层剥离，剥离时紧贴前层避免损伤腹侧直肠筋膜的神经，分离至膜部尿道时纵行切开其上的盆筋膜，在前列腺尖部用直角钳将尿道分出。盆筋膜内含海绵体神经，根据肿瘤的范围决定是否保留。

6．切断尿道取出前列腺牵引器或气囊尿管，经切口重新插入切开的尿道进入膀胱，打开牵引器或充盈气囊尿管，向下向外牵拉前列腺，紧贴外科膜进行分离以避免损伤前列腺静脉丛及神经血管束。

7．继续分离至膀胱颈，取出前列腺牵引器或气囊尿管，插直角钳入膀胱颈，于12点处分离、穿出并拖入1根20F导尿管牵引前列腺，电切膀胱前壁，辨认双侧输尿管开口后，完全离断膀胱颈（图5－2－13）。

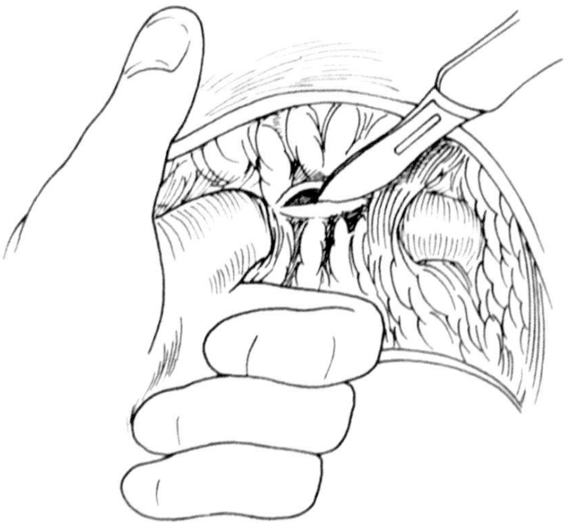

图5－2－12　从直肠分离外括约肌

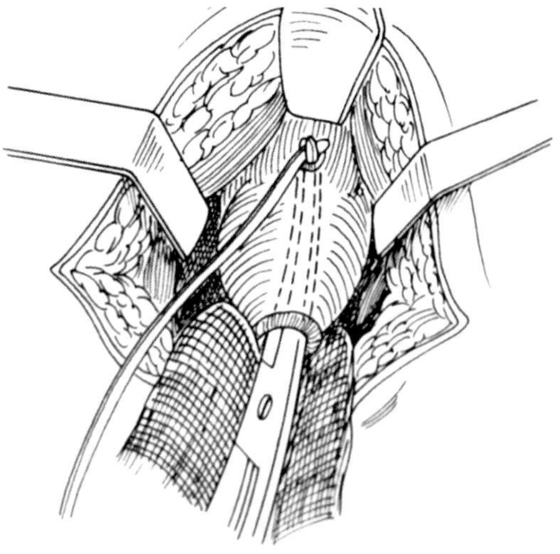

图5－2－13　穿出并拖入导尿管

8．靠近前列腺处理双侧膀胱下动脉的前列腺分支，将膀胱向盆腔拉开，显露精囊和输精管，切开其上的筋膜，用手指分别分离左右输精管，钳夹、离断并结扎。牵拉游离的前列腺，钝性分离精囊至其近侧并处理精囊动脉，切除前列腺。

9．经尿道插入22F气囊导尿管，在膀胱6点处用3－0可吸收线间断缝合缩小膀胱颈，用3－0可吸收线将整形后的膀胱颈与尿道远端1点、5点、7点、11点处进行吻合，1点、11点同时打结，将气囊导尿管插入膀胱后5点、7点同时打结，充盈气囊30mL，尿道外口固定尿管（图5－2－14、图5－2－15）。

10．置14F多孔乳胶管1根，由切口上方戳口引出接负压吸引，在中线处用0号丝线间断缝合肛提肌，逐层关闭切口。

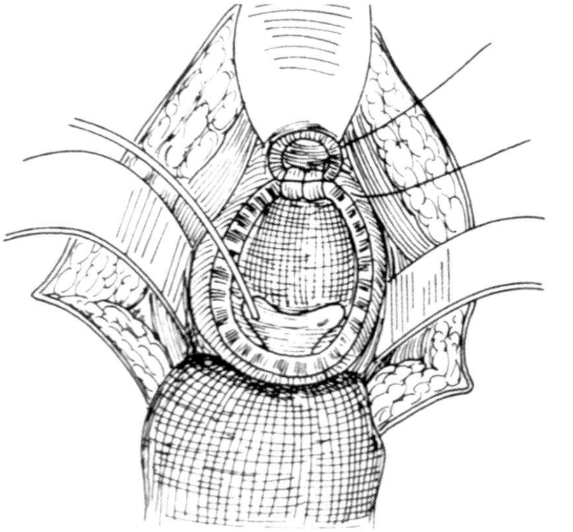

图5－2－14　膀胱颈与尿道远端吻合

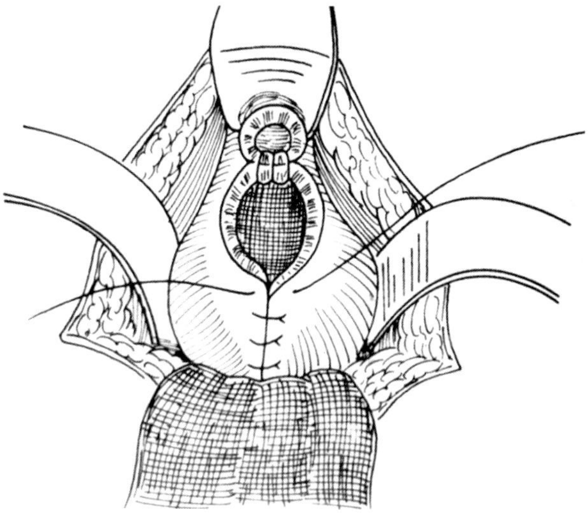

图5－2－15　缝合吻合口

（四）术后处理

术后 2 ~ 3 天拔除引流，14 ~ 18 天拔除气囊尿管，排气后服用大便软化剂防止便秘。余同上。

（五）术中意外的应急处理

1. 直肠损伤　如术中发现直肠损伤，应及时修补并用低浓度碘伏冲洗伤口，继续手术，行膀胱穿刺造瘘，术后给予低渣饮食及大便软化剂。必要时行结肠造口。

2. 输尿管损伤　分离膀胱与精囊间隙时，在三角区后方可能损伤输尿管，静脉注射亚甲蓝液可帮助识别输尿管口的位置。缩小膀胱颈时如不确定是否损伤输尿管，可先放置支架管。

（六）术后并发症防治

1. 尿管滑脱　尿管气囊破裂，可引起尿管滑脱造成严重的并发症，如尿失禁，尿道狭窄，出血等。因此，术中放置 Foley 导尿管前，应仔细检查导尿管气囊和活瓣是否正常。如果出现上述情况，首先用较细尿道扩张器探明尿道方向，用手指在直肠内作引导，将含导芯的导尿管引入膀胱。必要时可在麻醉下用膀胱镜置入导丝，沿导丝将导尿管插入膀胱。

2. 术后出血　经会阴前列腺根治性术后出血少见，根据 1957 年 Turner 等报告一组 1 694 例经会阴前列腺切除术统计，术后出血率 2. 5% 。膀胱内出血如不严重，可用注射器间断抽吸冲洗，也可用气囊导尿管牵拉止血，牵拉一般不应超过 4h，否则可引起尿失禁。如有严重的出血，可先经尿道电凝止血，如失败应考虑重新手术止血。

3. 直肠损伤　经会阴前列腺癌根治术发生直肠损伤的概率比经耻骨后前列腺癌根治术高。如能早期发现，及时治疗直肠损伤，一般不致发生严重后果。直肠损伤仅涉及肌层，而黏膜层完整，只需缝合损伤的肌层。如损伤黏膜但穿孔较小，则需充分游离一段直肠壁，在无张力的情况下，用无损伤圆针丝线间断缝合黏膜层关闭破口，外加肌层和浆肌层间断加强缝合。在尿道切断前发现直肠损伤，多数外科医生主张修补后继续手术。关闭切口前用抗生素溶液彻底冲洗创口。术后用大便软化剂，防止腹压增加。进流食或低渣饮食数天，不必禁食。如直肠损伤严重，应做暂时性乙状结肠造口。

4. 输尿管梗阻　因为输尿管在手术分离平面的上方，经会阴前列腺癌根治术后很少发生输尿管梗阻。现在手术中常用渗透性利尿剂和静脉注射靛胭脂监测输尿管，不必插导管即可辨认输尿管。如果术中止血或行膀胱尿道吻合时，一侧或双侧输尿管被缝住，造成输尿管梗阻，可观察数天，缝线吸收后可能恢复，必要时通过膀胱镜用剪刀拆除缝线。如输尿管被切断，应开腹行输尿管再移植术。

5. 会阴部尿漏　拔除导尿管后若引流口漏尿，且 1 ~ 2 天内不消失，应重新插尿管再保留 2 ~ 3 天，大部分会阴部尿瘘可自行愈合。术后长期漏尿形成会阴部尿瘘者较少见，一般多由术后吻合口狭窄造成尿道梗阻引起，行尿道扩张可治愈。

6. 感染　由于手术切口接近肛门，术中和术后污染的机会多，因而浅表感染较常见。如果发生切口感染，皮肤缝线应多留几天直到炎症消退；如果切口裂开，应保持引流通畅，等待创面肉芽形成直至愈合。如果引流条拔出过早，继续有尿外渗，则很可能发生深部间隙感染，应加强抗菌药物治疗，防止发生耻骨炎或直肠周围脓肿等严重并发症。术后泌尿生殖系感染以尿道感染者常见，应行尿培养和药物敏感试验，根据结果调整抗生素。

7. 尿道直肠瘘　直肠损伤未被及时发现可导致尿道直肠瘘发生。治疗可重新插导尿管，给予低渣饮食并服用抑制肠蠕动药物，以减少肠活动。同时局部抗生素溶液冲洗，以减少直肠菌落。如果在术后 2 周内发现可经直肠修补，会阴部放置引流管防止脓肿形成。如果失败，可等待 3 ~ 4 个月后再行修补。如瘘口持续存在，应做乙状结肠造口和耻骨上膀胱造口，待 3 周以后，炎症反应消退，做瘘口修补。

8. 吻合口狭窄　吻合口狭窄发生率较低，通常采用尿道扩张方法治疗，逐渐延长间隔时间。如果扩张治疗无效，可采取膀胱颈尿道内切开，但因组织固定，内切开时可引起尿失禁。

第二节　腹腔镜前列腺癌根治术

LRP 术有经腹腔和腹膜外两条途径。经统计学分析两组比较手术时间、出血量、围手术期并发症，结果两组间无统计学差异。腹腔镜前列腺癌根治术的优点在于腹腔镜提供了开放手术所不具有的良好解剖影像，从而更有利于术中操作，减少了术中出血，更好地保护重要解剖结构，术后恢复也更加迅速。

一、适应证

适应证与开放手术相同：

1. pT_{1b} ~ pT_2 期；PSA < 20 ng/mL，Gleason 评分 < 7，年龄小于 70 岁。
2. 前列腺体积 20 ~ 130mL 者。
3. 以前做过经膀胱前列腺摘除，经尿道前列腺汽化切除、病理证实为前列腺癌，或确诊前列腺癌接受去势或雄激素阻断治疗者。
4. 腹腔和（或）会阴手术史、放射治疗史、去势史及长期雄激素阻断治疗均会增加手术中分离难度。
5. 手术时机　一般选择在前列腺穿刺和（或）电切手术后 1 个月进行。术前口服抗雄激素药物至少 2 周以上。

二、术前准备

病人术前应至少禁食 6h。肠道无需准备（初开展此项手术时宜术前做肠道准备，避免直肠损伤时并发症）。术前常规做心、肺、肝、肾等重要器官检查，手术开始前静脉推注 3 代头孢类抗生素。

三、麻醉与体位

手术在气管内麻醉下进行：病人仰卧位，两手放于躯干两侧，肩部放置软垫、肩托固定；两腿张开，以便术中可以在尿道或直肠操作；臀部垫圆枕；从肋弓下到阴部均备皮；腹部、阴茎、阴囊、大腿、会阴部消毒后铺巾，但大腿部则分别铺巾；病人取极度头低脚高位，监视器置于病人两脚之间；另外再将从手术床（靠患者头侧）伸出的一个横杆包上泡沫垫作为医生的靠背。留置胃管和导尿管。

四、手术步骤

1. Trocar 和腹腔镜或机械臂的位置　右手习惯的医生站在病人的左侧，左手习惯的医生站在病人的右侧。助手站在病人的对面，术中负责显露和操作吸引器。在脐下缘的皱襞上切一个小口，将气腹针经此插入腹腔，注入 CO_2 至腹内压力为 13mmHg。拔出气腹针，经此穿入 1 个 10mm Trocar。将腹腔镜插入腹腔，以此照亮腹壁，指引其余 Trocar 的穿入。在麦氏点穿入另 1 个 10mm Trocar，然后将 CO_2 管接到此 Trocar 的进气口上。在第 2 个 Trocar 与肚脐之间插入 1 个 5mm Trocar。在左侧腹部的相同位置插入 2 个 5mm Trocar（图 5 - 2 - 16）。

2. 行腹腔探查　了解有无 Trocar 损伤、出血、转移和粘连等病变。寻找如下解剖学标志：脐正中韧带、脐内侧韧带、膀胱内的尿管气囊和尿管尖部的位置、输精管。如要行盆腔淋巴结清扫术，则在此时进行。淋巴清扫术的腹膜切口不需缝合。腹腔镜由助手把持，也可用声控机械臂把持，机械臂的运动由术者的口令指挥。

3. 游离精囊　用无损伤钳夹住乙状结肠向上牵拉，臀部垫高的圆枕可防止结肠和回肠下滑至盆腔。如果患者体形较瘦，可在膀胱与直肠之间最下方的腹膜反折处，寻找精囊和输精管部。借助直肠探条的活动，可以很容易找到直肠。助手轻轻下压直肠，术者就能方便地找到腹膜反折所形成的两个弓状线。上方的那条弓状线是两条输尿管壁间段所形成的隆起，术中应注意保护。下方的弓状线是由左右汇合的输精管隆起所形成，左右精囊分别在左右输精管的下外侧（图 5－2－17、图 5－2－18）。在下方的弓状缘上切开腹膜，找到输精管，用双极电凝，电灼后横断之。输精管动脉与输精管伴行，走行于输尿管和精囊之间。这条动脉须予电凝。如果患者肥胖，也可在内环口下方找到输精管。输精管切断后，可通过牵拉其远端来暴露精囊。精囊的动脉向内走行，一条供应精囊尖部，一条供应基底部。小心电灼这两条动脉，游离精囊，仅留其基底部不做游离。

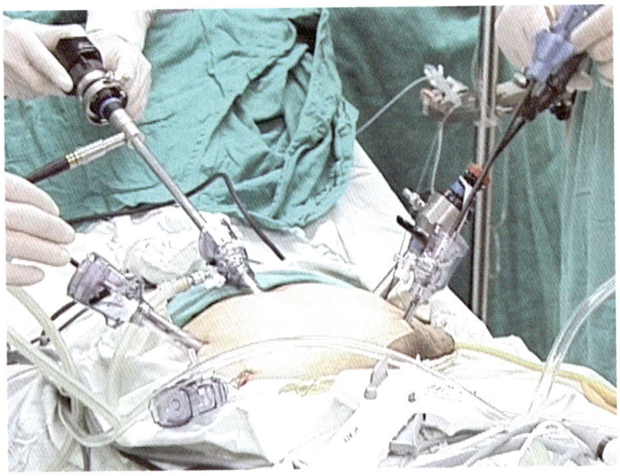

图 5－2－16　穿入 Trocar

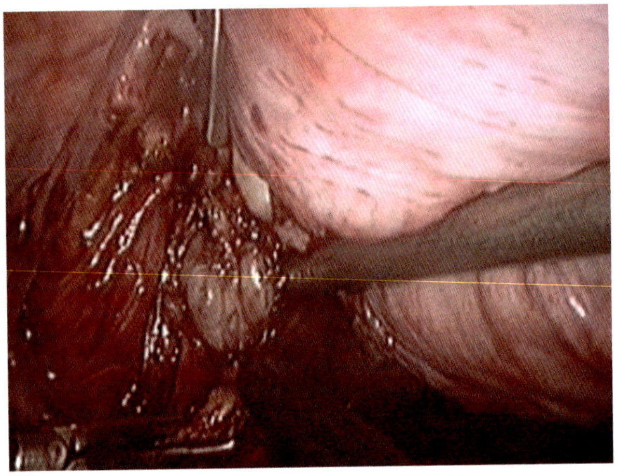

图 5－2－17　寻找精囊

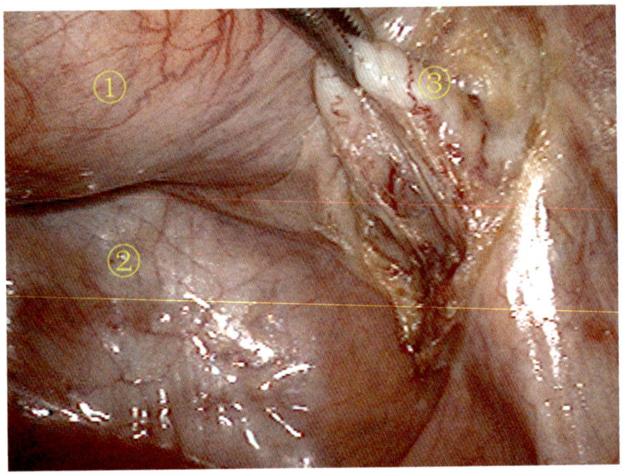

图 5－2－18　游离精囊

4. 切开狄氏筋膜　切开狄氏筋膜有助于术中切开膀胱颈后，游离前列腺血管蒂。让助手向前牵拉精囊和输精管对狄氏筋膜施以张力，方便操作。在腹腔镜的放大效果帮助下，狄氏筋膜呈现纵向（头尾方向）走行的纤维条索状。紧靠输精管壶腹部和精囊横向切开狄氏筋膜，即可见到直肠前脂肪。这个脂肪层即是前列腺背面与直肠间的安全分离平面。钝性游离此平面可以使随后前列腺血管蒂的游离变得容易。在这个平面上游离，直至尿道直肠肌（图 5－2－19、图 5－2－20）。

5. 游离膀胱　膀胱内注入 120mL 生理盐水，显露膀胱外形。游离膀胱时从膀胱外缘与脐内侧皱襞之间切开腹膜。腹膜切口下达输精管，上至腹壁。在膀胱侧面往前后游离，直至见到耻骨。术中始终紧贴脐内侧皱襞内侧往外及尾部游离，可以减少损伤膀胱的机会。再横断脐尿管，向耻骨联合处游离，经过膀胱前 Retzius 间隙（图 5－2－21）内的疏松组织向前列腺尖部游离。为了防止膀胱损伤，在切断脐尿管时，应尽量在高位用单极或双极电刀切断。膀胱前壁充分游离后，在行膀胱尿道吻合时才不会有张力。当膀胱前壁和侧壁都获得了充分游离后，用注射器抽空膀胱内的盐水。因为病人处于极度头低脚高位，膀胱常不能自行排空。

6. 游离前列腺两侧和耻骨后血管复合体的处理　在耻骨前列腺韧带外侧、前列腺侧方切开盆筋膜，游

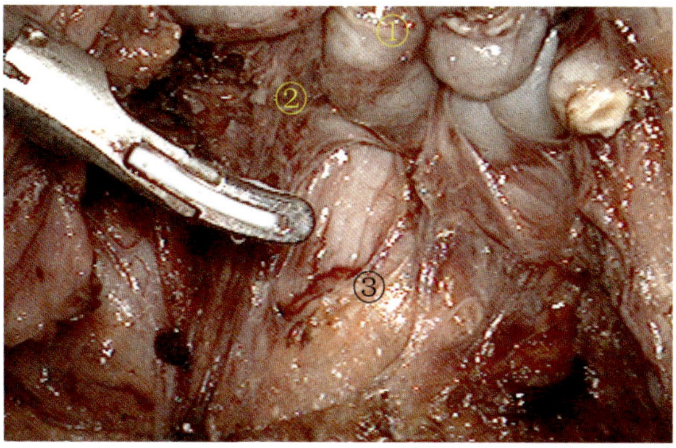

图 5－2－19　切开狄氏筋膜

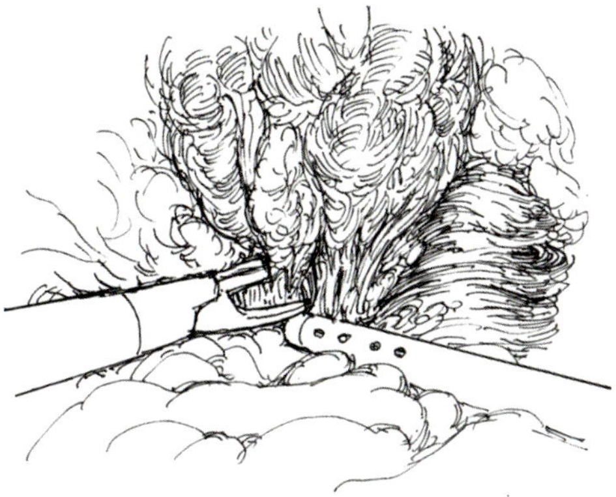

图 5－2－20　游离前列腺血管蒂

离到外侧呈弓状走行的肛提肌表面。用超声刀或通有弱电流的弯剪剪断耻骨前列腺韧带，显露耻骨后血管复合体。持针钳夹住带有 2－0 可吸收线的弯针，针弯朝上，从阴茎背血管复合体一侧进针，另一侧出针，可做“8”字缝扎或两针分别缝扎（图 5－2－22）。

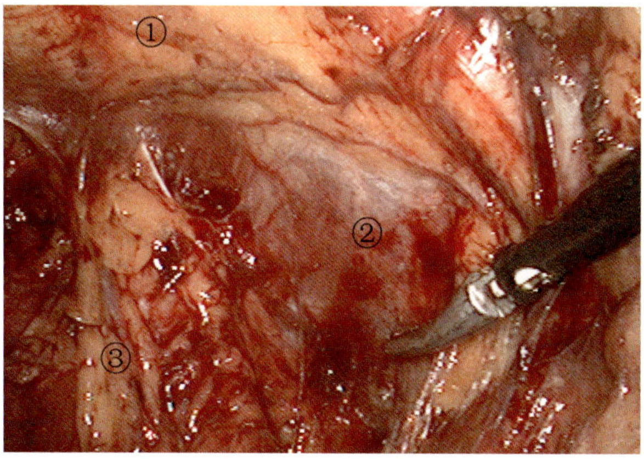

图 5－2－21　Retzius 间隙

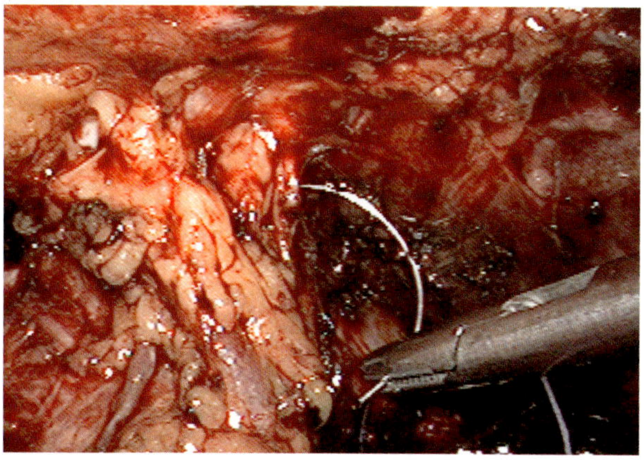

图 5－2－22　缝扎

7. 切断膀胱颈　正确判断前列腺与膀胱颈连接部后（图 5－2－23），用超声刀横行切开膀胱颈前壁，显露尿管。再离断膀胱颈后壁，助手此时可提起膀胱颈后壁，在离断的膀胱颈和前列腺之间切开狄氏筋膜，可见前已经游离的精囊。扩大此切口，将两侧精囊向前提起，用超声刀、血管闭合器或双极电凝钳处理前列腺血管。

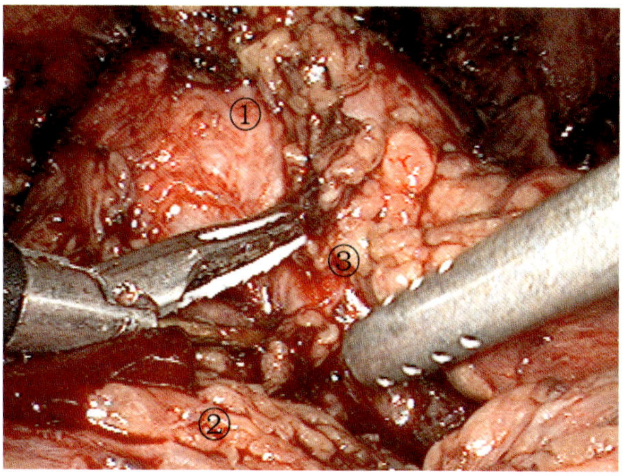

图 5－2－23　切断膀胱颈

8. 术中海绵体神经血管束的保护　横断前列腺血管蒂后，可以看到走行于前列腺后外侧的海绵体神经血管束，它从前列腺基底部开始沿盆底肌表面进入尿道附近。为保护此神经血管束，应在前列腺外侧小心切开覆盖血管束周围脂肪的提肛肌筋膜以显露神经血管束。用锐利的直角钳上、下方向游离海绵体神经血管束。在前列腺尖部，用锐性方法在 Guy 间隙内侧将神经血管游离开。游离神经血管束时出血通常不多，但为了保护神经血管束，应尽量避免出血。若出血可用纱布压迫止血，避免用电凝。术中应将神经血管束从前列腺基底部开始一直游离到进入尿道后外侧盆底肌处（图 5－2－24）。

9. 尿道处理　在已缝扎的耻骨后背血管复合体下方，用弯剪切断或用双极电凝，电凝后切断耻骨后背血管复合体，暴露尿道前壁。剪刀剪开尿道前壁，将尿道探子经尿道切口伸入盆腔牵拉显露尿道侧壁和后壁，用同样方法切断。将前列腺向上轻轻地牵拉，显露前列腺后方，紧贴前列腺游离。切断附着在前列腺尖部附近的直肠尿道肌，将前列腺完全游离。

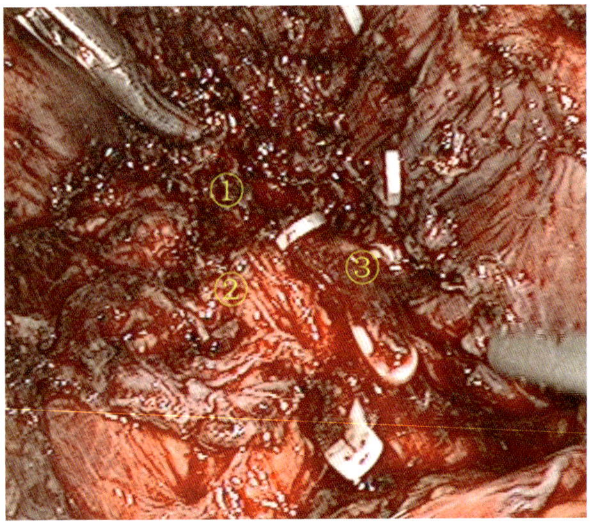

图 5－2－24　游离神经血管束

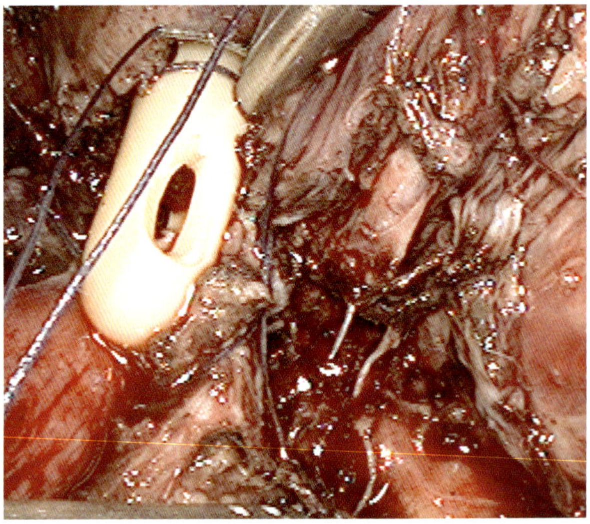

图 5－2－25　膀胱尿道吻合

10. 膀胱尿道吻合　用两把持针钳操作，采用间断缝合。吻合时采用 2－0 可吸收缝线。先将膀胱颈后唇与尿道后壁吻合。可尝试采用弯头的尿道探子帮助引导缝针进入尿道进行缝合，当退出尿道探子时，针即可滑入尿道腔内。有张力时，可将膀胱往尿道方向拉拢，使膀胱后唇与后尿道吻合牢靠。然后分别在 4 点、8 点、2 点和 10 点处缝合，结打在腔外。最后两针在 1 点和 11 点处缝合，但不立即打结。先插入 20F 两腔 Foley 导尿管，确定位置正确后，再将这两针打结。这种方法可以避免误缝导尿管。导尿管气囊充水，在膀胱内注水 120mL，以检查吻合口是否紧密。包皮缝合 2 针、打结，妥善固定导尿管（图 5－2－25）。

11. 完成手术　经 10mm Trocar 置入拾物袋（可用手套自制），张开后将前列腺装入，收紧袋口。将拾物袋从麦氏点的 Trocar 拉出体外，腹内压下降到 5 mmHg 检查手术创面有无静脉出血。腹膜切口不用缝合。从左下腹最下方的戳口置腹腔引流管，引流管做皮肤固定。拔除麦氏点 10mm Trocar、适当扩大切口，将前列腺连同精囊一起取出。拔除其他 Trocar，缝合戳口。切口盖好敷料，结束手术。

五、术中意外的应急处理

1. 出血　术中游离精囊、切断膀胱颈和分离前列腺尖部时常引起出血。术前行新辅助治疗，前列腺穿刺活检后服用抗生素，4 周后行手术最佳。双极电凝钳在术中止血效果很好，特别是在处理前列腺尖部和膀胱颈部的出血。在有条件的医院使用超声刀和血管闭合器能有效减少术中出血。

2. 脏器损伤　术中可出现直肠、输尿管和膀胱损伤。在炎症、粘连较重时或渗血较多时，避免盲目分离导致上述脏器损伤。直肠浆肌层的损伤腹腔镜下直接修补，严重时需行结肠造瘘。分离精囊时在靠近膀胱直肠交界部进行或沿输精管分离。若输尿管损伤需行输尿管膀胱吻合。

六、术后处理

1. 术后恢复过程与开放手术相同，但更为迅速。术后静脉补液、使用抗生素和低分子右旋糖酐，注意观察患者腹部情况，保持尿管引流通畅，避免尿外渗。肛门排气后改口服抗生素和抗雄激素药物。术后 2 ~ 3 天拔除腹腔引流管，术后 1 周做尿道膀胱造影，无造影剂外溢可拔除导尿管。

2. 术后 3 个月、6 个月，以后每隔 6 个月随访患者，定期复查血 PSA，PSA < 5 ng/mL 时停用抗雄激素药物；观察患者排尿状况；若病检发现前列腺切缘癌细胞阳性、精囊或前列腺外脂肪组织有癌细胞侵袭或高危前列腺癌患者须立即进行辅助治疗，时间 9 个月。

七、术后并发症防治

1. 尿失禁　这是前列腺癌根治术后的最主要的并发症。关键是分离前列腺尖部保留耻骨后血管复合体，在耻骨前列腺韧带下方锐性分离前列腺尖部，正确判断膀胱颈的位置，注意吻合好膀胱颈后壁，并将吻合后的膀胱颈前壁与耻骨前列腺韧带缝合，能有效减少术后尿失禁发生率。用功能重建技术改进前列腺尖部的游离和膀胱颈同尿道的吻合技术，明显加快术后患者控尿时间的恢复。

2. 血栓形成　因行盆腔手术和 CO_2 气体，术后有血栓形成的危险。术中和术后避免使用止血药物。术后早期活动四肢，必要时酌情使用抗凝药物。

参考文献

[1] 梅骅，陈凌武，高新，等. 泌尿外科手术学（3 版）[M]. 北京：人民卫生出版社，2007：410 - 422.

[2] Stephenson AJ, Wood DP, Kattan MW, et al. Location, extent and number of positive surgical margins do not improve accuracy of predicting prostate cancer recurrence after radical prostatectomy [J]. J Urol, 2009, 182 (4): 1357 - 1363.

[3] Shikanov S, Song J, Royce C, et al. Length of positive surgical margin after radical prostatectomy as a predictor of biochemical recurrence [J]. J Urol, 2009, 182 (1): 139 - 144.

[4] Secin FP, Bianco FJ, Cronin A, et al. Is it necessary to remove the seminal vesicles completely at radical prostatectomy? decision curve analysis of European Society of Urologic Oncology criteria [J]. J Urol, 2009, 181 (2): 609 - 613.

（周建华）

第三章　膀胱（尿道）阴道瘘修补术

膀胱（尿道）阴道瘘（vesicovaginal fistulas）可以是先天性或后天获得性，分为下述几种类型：①尿道阴道瘘；②膀胱阴道瘘；③膀胱尿道阴道瘘；④膀胱阴道瘘合并输尿管阴道瘘；⑤膀胱阴道瘘合并直肠阴道瘘；

膀胱（尿道）阴道瘘的手术治疗，原则上应尽可能将瘘孔修补，而达到解剖和功能上的整复。手术的适宜时间为产后5～6个月或手术后2～3个月，于月经干净后5～7天施行手术。按照具体情况选择经阴道、经腹部或经腹阴道联合的手术途径。本章主要介绍经阴道途径膀胱阴道瘘修补术（transvaginal fistula repair）及经膀胱途径膀胱阴道瘘修补术（transvesical fistula repair）。

第一节　经阴道途径膀胱阴道瘘修补术

一、适应证

本术式适应证：尿道阴道瘘；膀胱阴道瘘、膀胱尿道阴道瘘或膀胱子宫颈阴道瘘；能够经阴道显露、分离及缝合者。

二、禁忌证

本术式禁忌证：局部仍有较严重的炎症。

三、术前准备

1. 术前3天用1∶5 000高锰酸钾溶液坐盆，每天1～2次。
2. 合并膀胱炎、膀胱黏膜外翻或膀胱结石时，需使用抗菌药物。患外阴湿疹或尿性皮炎者需先行治疗。
3. 更年期后或子宫切除术后的患者，术前后使用女性激素替代治疗，可改善阴道的膨胀性和血液供给，有利于阴道的愈合。
4. 术前1天晚餐进半流质饮食。
5. 术前1天晚上灌肠。
6. 术前于外阴、阴道及股内侧依次用肥皂水、清水洗洁，再用1∶2 000新洁尔灭溶液或0.5‰碘伏溶液冲洗消毒。

四、麻醉与体位

硬膜外麻醉，膀胱截石位。

五、手术步骤

1. 显露　患者取膀胱截石位。将小阴唇张开并用丝线固定于大阴唇，放入阴道鸭嘴牵开器或阴道窥器，显露瘘孔。

2. 切口　于尿道口的近膀胱侧沿中线切开阴道前壁，达瘘孔边缘，切口深达阴道壁全层。于瘘孔边缘 0.1cm 处切开膀胱黏膜，切口沿阴道前壁中线向子宫颈方向延长（图 5－3－1），瘘孔周围瘢痕组织较广泛或子宫颈粘连固定时，则需要环绕子宫颈相当于前穹隆反折处做弧形切开。

3. 分离　于阴道壁与尿道、膀胱壁之间的平面进行分离（图 5－3－2），此处组织疏松，易于分离，出血较少。沿瘘孔切开，找到阴道前壁与膀胱壁之间的分离平面，用皮钳夹住阴道壁创缘，牵开阴道壁并用手指向上托起，然后用弯剪或刀柄紧贴阴道壁进行分离，达瘘孔周围 1．5～2cm 处（图 5－3－3）。使修补时不致产生张力。当瘘孔较大或位置较高时，要注意避免损伤输尿管膀胱连接部，必要时从静脉注射靛胭脂以显示输尿管口位置，如输尿管口靠近瘘孔边缘，须插入输尿管导管后再行分离。遇出血时可用压迫或缝合止血。将已分离的阴道壁张开缝于小阴唇，以显露瘘孔。

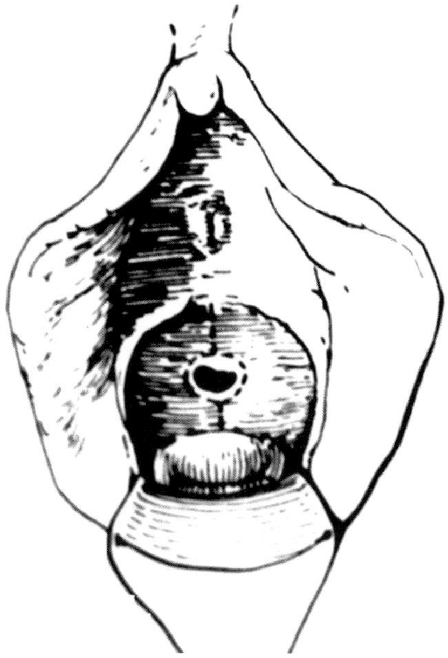

图 5－3－1　切口

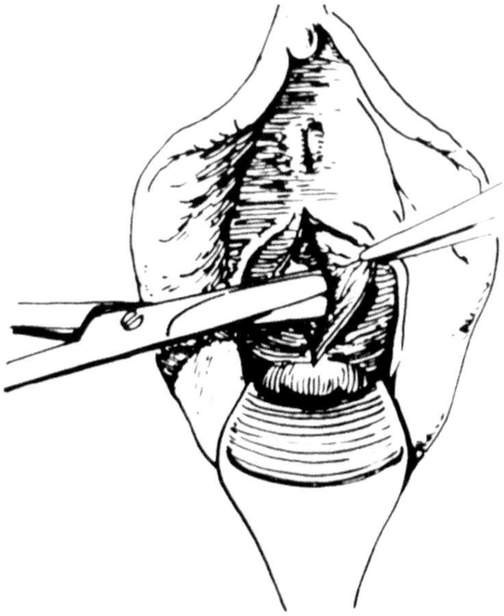

图 5－3－2　分离阴道壁与尿道、膀胱壁之间

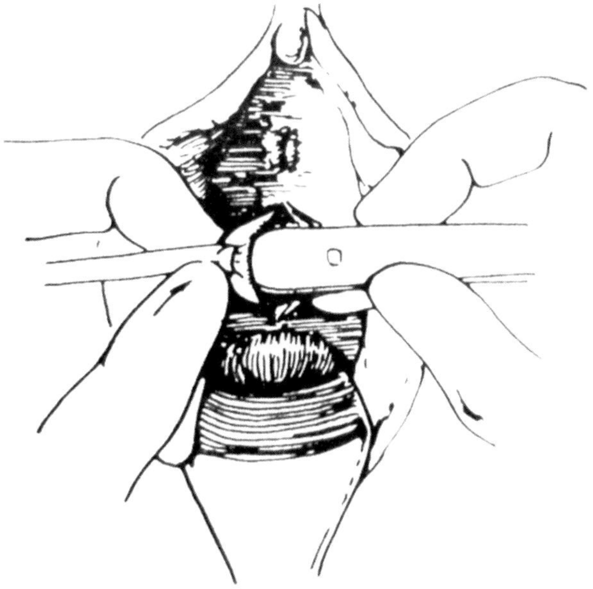

图 5－3－3　紧贴阴道壁进行分离

4. 修剪　将瘘孔两旁膀胱和阴道的瘢痕组织彻底切除（图 5－3－4），缝合后愈合机会较大，但若瘘孔周围（尤其是阴道壁）瘢痕组织较为广泛，则不可能将其彻底切除，切除过多必然会影响缝合。在此种情况下，可切除瘘孔边缘血循环不良的瘢痕组织，并将创缘修剪整齐。

5. 缝合　用 3－0 可吸收合成缝线或 1 号丝线穿小圆针，于膀胱瘘孔创缘做横行褥式缝合（图 5－3－5）。为了显露方便起见，先缝合两侧角，缝线必须超过瘘孔边缘，每针缝以 0.5～1cm 组织，缝线穿过膀胱肌层，不穿过黏膜，每针间相距 0.2～0.3cm。第二层缝线距第一层约 0.5cm（图 5－3－6）。阴道瘘孔创缘用 2－0 铬制肠线间断缝合。

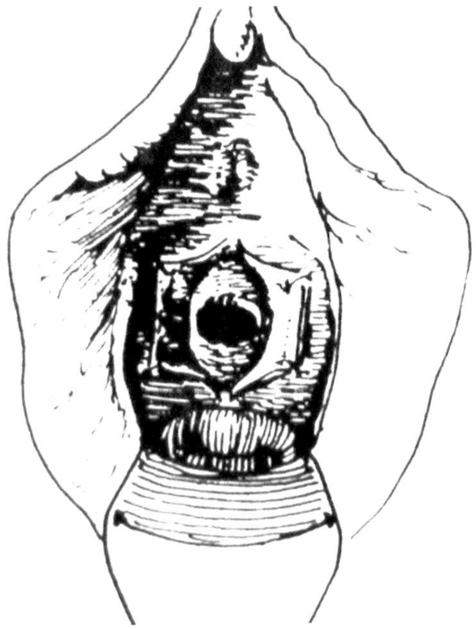

图5－3－4　切除瘢痕组织

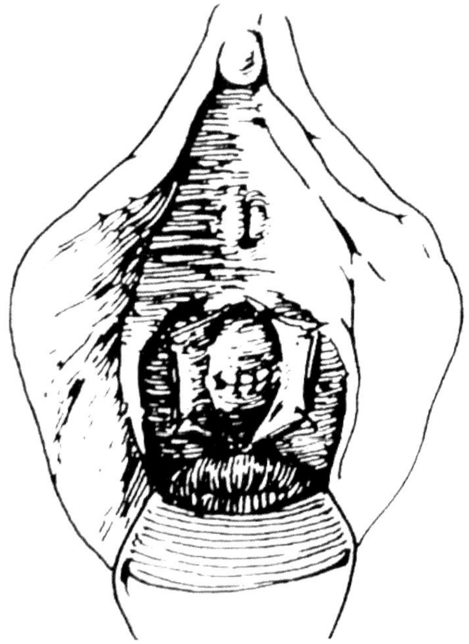

图5－3－5　横行褥式缝合

6. 试漏　膀胱壁缝合完毕后，插入14号气囊导尿管（尿道阴道瘘用12号导尿管或不留置导尿管，而做耻骨上膀胱造瘘），将稀亚甲蓝液注入膀胱，检查缝合口有无漏液。如有漏液可再加缝合。

7. 加强“屏障”　“屏障”就是瘘孔缝合口的覆盖组织。阴道壁松软，血液循环良好，无瘢痕狭窄时，缝合后有良好的“屏障”作用，手术成功的把握较大。瘘孔离穹隆部较远时，可将瘘孔边缘切口向阴道后外侧延长，游离后形成基底向穹隆部的舌形阴道壁瓣，修补瘘孔后，修剪阴道壁的瘢痕组织，将舌形瓣拉向前方覆盖瘘孔缝合口，并与对侧创缘缝合，即可成为良好的“屏障”（图5－3－7）。

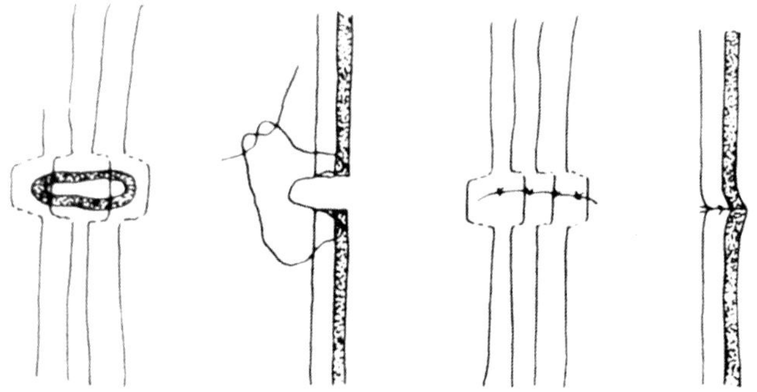

图5－3－6　保持针间距和缝线距的缝合

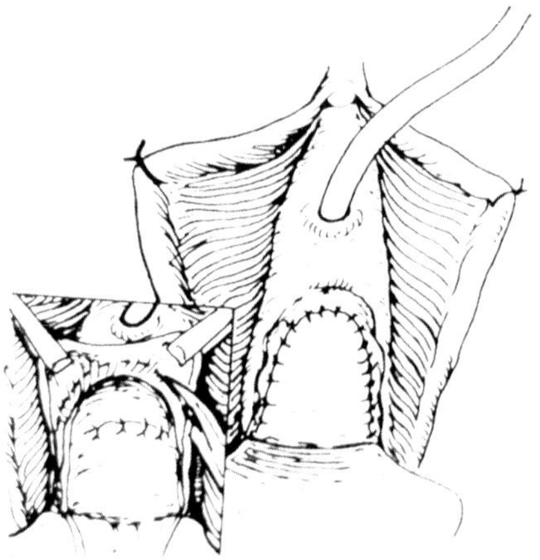

图5－3－7　形成“屏障”

六、术中意外的应急处理

1. 阴道狭窄　阴道有严重瘢痕狭窄时，可于阴道的4点和8点钟处做一侧或两侧切开，切口可延长至小阴唇和大阴唇。切开瘢痕组织后，即可获得较好的显露。

2. 手术野显露困难　瘘孔巨大或位于耻骨后方，显露困难时，可采用张腿俯卧位，使瘘孔位于下方，以便于显露。

3. 膀胱子宫颈阴道瘘　瘘孔巨大，子宫颈亦发生撕裂时，于游离瘘孔周围组织后，将膀胱三角区后段及膀胱底部的创缘用 2 - 0 号肠线间断缝合，第二层用丝线做间断褥式缝合，缝线不穿透黏膜。瘘孔的其余部分则按上述方法修补。将子宫颈陈旧撕裂造成的瘢痕组织切除，然后用 1 号铬制肠线把创缘间断缝合。

4. 损伤输尿管下端　输尿管膀胱连接部靠近瘘孔边缘时，游离创缘后，如输尿管未受损伤，可插入输尿管引流管，并将其经尿道引出，然后将瘘孔修补。输尿管口后壁用两针 4 - 0 号肠线与瘘孔对侧创缘的黏膜缝合，并将引流管固定。在用丝线缝合第二层时，注意勿将输尿管下端结扎于缝线内。当分离瘘孔周围组织时如已损伤了输尿管膀胱连接部，用输尿管导管或 8 号导尿管从输尿管断端插至肾盂。从阴道切口将输尿管下段做钝性游离，达 4cm 左右长度，注意勿损伤其血液供应，并避免损伤子宫动脉。于同侧膀胱底部做一小切口，只切开肌层，用直角血管钳从切口向内侧做黏膜下分离，形成 1 ~ 1.5cm 的黏膜下隧道。将输尿管及其引流管通过隧道拉入膀胱，用 4 - 0 号肠线将输尿管断端与膀胱黏膜创缘作间断缝合。于膀胱外用 4 - 0 号肠线 2 ~ 3 针固定输尿管。将输尿管引流管剪短，用丝线连接于导尿管的末端。如此项操作经阴道进行确有困难时，可经耻骨上进行。最后修补膀胱及阴道瘘孔。

5. 膀胱颈、尿道断裂　膀胱尿道阴道瘘合并膀胱颈、尿道断裂，膀胱颈及尿道近段的前壁亦缺损，而为瘢痕组织所代替，有时尿道断端亦完全闭锁，则应施行膀胱尿道吻合术。手术方法是经阴道将尿道近端游离约 1cm 长，并将周围的膀胱壁沿分离平面游离。膀胱前壁瘘孔的边缘与耻骨后方粘连甚紧，须用弯尖刀或剥离器紧贴耻骨骨膜外将膀胱游离。膀胱经充分游离后，即可拉向下方靠近尿道断端而无张力。切除耻骨下方的瘢痕组织。用 2 - 0 号肠线横行缝合膀胱瘘孔，于瘘孔中部用 3 - 0 号肠线将尿道与膀胱行对端吻合。第二层用丝线间断缝合，缝线不穿透黏膜。经阴道途径游离膀胱如遇到困难，可使用经腹阴道联合途径施行膀胱尿道吻合。

6. 尿道缺损　尿道壁大块缺损或裂开而成损伤性尿道下裂时，需施行尿道重建手术。方法是环绕尿道裂口切开阴道壁，形成 1.6 ~ 1.8cm 宽的尿道瓣。如残留的尿道前壁太少，可借用附近的阴道壁以重建尿道。将尿道瓣创缘稍作游离，放置 12 号导尿管于尿道瓣上，用 3 - 0 号铬制肠线围绕导尿管做间断缝合，将尿道重建。缝合膀胱瘘孔，较大的膀胱瘘孔则需横行缝合，外层用丝线间断缝合，缝线不穿透黏膜。将阴道壁创缘用 2 - 0 号肠线间断缝合。

7. “屏障”薄弱　瘘孔巨大，阴道呈瘢痕硬化时，修补瘘孔后难获得牢靠的覆盖“屏障”。此时可使用球海绵体脂肪垫移植覆盖瘘孔缝合口。方法是于一侧大阴唇切 6cm 长的切口，牵开皮肤，分离皮下脂肪组织。于上方将其横断，用丝线将断端贯穿结扎。继续向下游离 6 ~ 8cm，形成带蒂的球海绵体脂肪垫。于阴道壁深面向大阴唇切口潜行剥离，形成皮下隧道。将脂肪垫通过此隧道拉至阴道创面，用缝线将其固定，用以覆盖瘘孔的缝合口。缝合大阴唇及阴道壁切口。遇尿道和阴道壁大块缺损，阴道壁不能缝合或缝合后张力太大时，可于小阴唇内做潜行剥离，张开小阴唇，用以覆盖脂肪垫。

8. 膀胱阴道瘘合并输尿管阴道瘘　膀胱阴道瘘如位于输尿管膀胱连接部，则输尿管亦有一段缺损，在修补瘘孔的同时，需做输尿管膀胱吻合术；输尿管膀胱连接部靠近瘘孔时，如术中未找到管口，无法插入输尿管导管，则术中偶可误伤输尿管膀胱连接部，术后形成输尿管阴道瘘。为了避免发生此种错误，于膀胱壁的瘘孔缝合完毕后，经证实膀胱无漏尿，即从静脉注射靛胭脂，如见手术野有蓝色液体流出，即证实有输尿管瘘存在。对于这些患者，须经阴道或腹部途径施行输尿管膀胱吻合术。

9. 膀胱阴道瘘合并直肠阴道瘘　直肠阴道瘘的瘘孔较小，于粪便成形时往往无漏粪现象，加上阴道呈瘢痕狭窄，检查时易被忽略，于术前灌肠时有液体从阴道流出，才被注意。用探针自阴道瘘孔探入直肠，即可确定诊断。合并直肠阴道瘘或会阴三度破裂者，可做好充分的肠道准备，于修补膀胱瘘孔的同时，将直肠阴道瘘修补。子宫切除后并发膀胱直肠阴道残端瘘，宜经腹阴道途径修补瘘孔，并切除部分阴道残端。将带蒂大网膜拉入盆底，固定于已缝合的阴道残端。此类患者最好做暂时的乙状结肠造口，以分流粪便，确保瘘孔愈合。对于病情复杂，膀胱瘘孔不一定能修补成功的病例，应着重修补直肠阴道瘘，以创造条件做进一步的尿瘘修补或尿流改道术。

10. 膀胱阴道瘘合并膀胱结石　如结石较小可自瘘孔进行碎石或取石手术；如结石较大，待炎症改善后，施行耻骨上膀胱切开取石术，同时修补瘘孔。

七、术后处理

1. 注意保持导尿管引流通畅，留置导尿管期间一般不需冲洗膀胱，宜鼓励患者多饮水，内服清热利尿的中草药。如血尿或尿液沉淀物较多，可用生理盐水或1：2 000呋喃西林溶液冲洗膀胱。导尿管留置时间一般为5～9天，瘘孔较小而缝合牢靠者，导尿管亦可在术后2天拔除；瘘孔较大，缝合不够牢靠者，导尿管需留置12～14天。

2. 术后12h取出阴道内填塞的纱布块。

3. 每天用1：2 000新洁尔灭溶液或0.2‰碘伏溶液抹拭外阴1～2次，清除分泌物。阴道分泌物较多时，可用8号导尿管插入阴道至3cm左右，并用1：2 000呋喃西林溶液冲洗。

4. 使用抗菌药物预防感染。

八、术后并发症防治

瘘的复发：术中适当的创缘瘢痕修剪；保证良好的组织血液供应；要有准确而无张力的创缘缝合；牢靠的创口覆盖“屏障”，通畅的尿液引流。

第二节　经膀胱途径膀胱阴道瘘修补术

一、适应证

高位膀胱阴道瘘或膀胱子宫颈阴道瘘，瘘孔较小，位于膀胱三角区上部或膀胱底部，可经腹部切开膀胱进行修补。

二、术前准备、禁忌证与麻醉与体位

与“经阴道途径膀胱阴道瘘修补术”相同。

三、手术步骤

1. 患者取平卧位，头端稍降低，阴道内填塞无菌纱布以帮助显露。做下腹部正中切口或弧形切口。剥离膀胱顶腹膜反折部，切开膀胱。

2. 用小“S”形拉钩牵开膀胱，显露瘘孔，瘘孔靠近输尿管口时，应于同侧插入输尿管导管，确定输尿管的位置，以免损伤。于瘘孔边缘的膀胱壁缝两针牵制引线，沿瘘孔边缘切开膀胱壁（图5－3－8），找到膀胱和阴道或子宫颈间的分离平面作潜行分离（图5－3－9），达瘘孔周围1.5～2cm处。如果瘘孔较低，显露困难时，可于瘘孔边缘的瘢痕处作两针牵引缝线，将阴道向上牵引，以便作进一步游离。

3. 剪去瘘孔创缘的瘢痕组织（图5－3－10）。

4. 用2－0号铬制肠线将阴道壁作纵行间断全层缝合（图5－3－11）。

5. 用1号丝线将膀胱壁作横行间断褥式缝合（图5－3－12），缝线不穿透黏膜。

6. 用3－0号肠线间断缝合膀胱黏膜（图5－3－13）。拔除输尿管导管，必要时可留作支架引流之用。

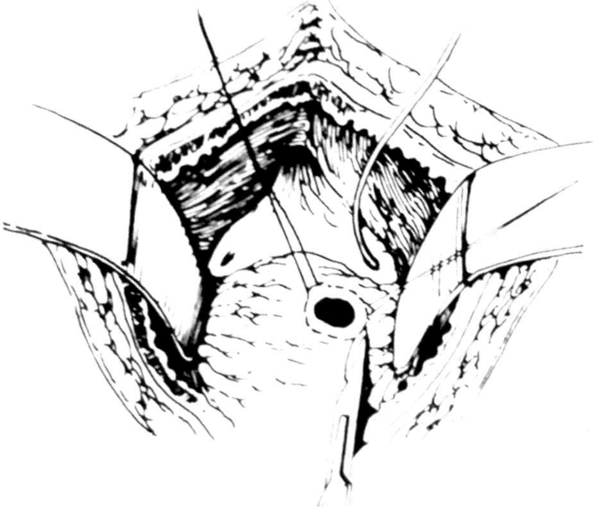

图5－3－8　切开膀胱壁

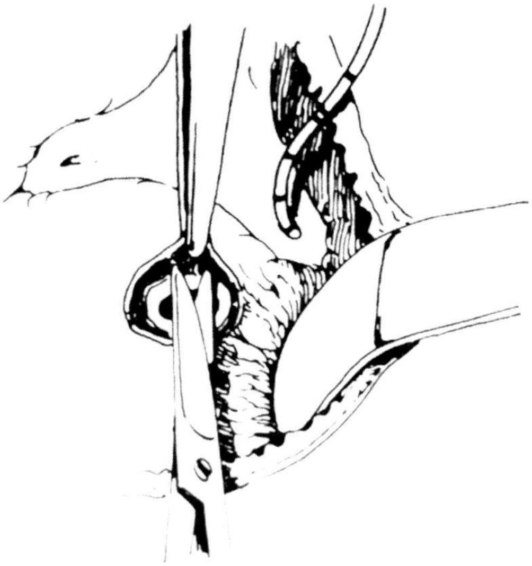

图5－3－9　潜行分离

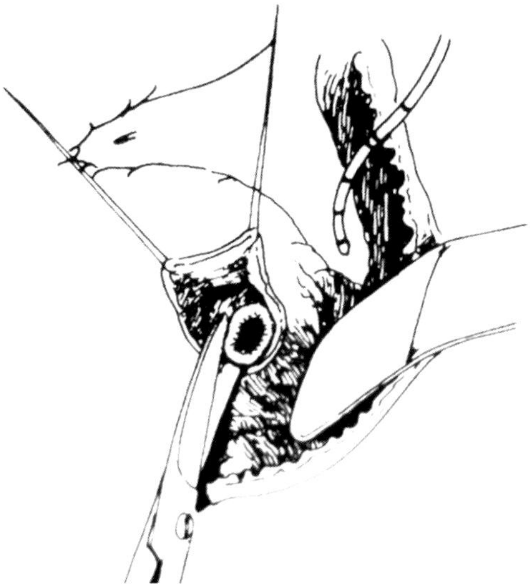

图5－3－10　剪去瘢痕组织

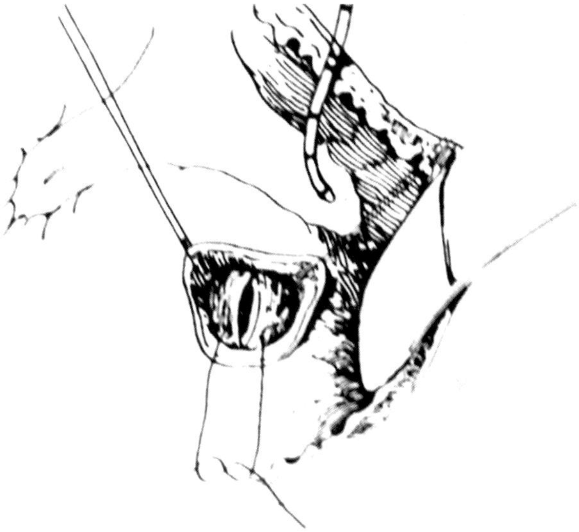

图5－3－11　纵行间断全层缝合

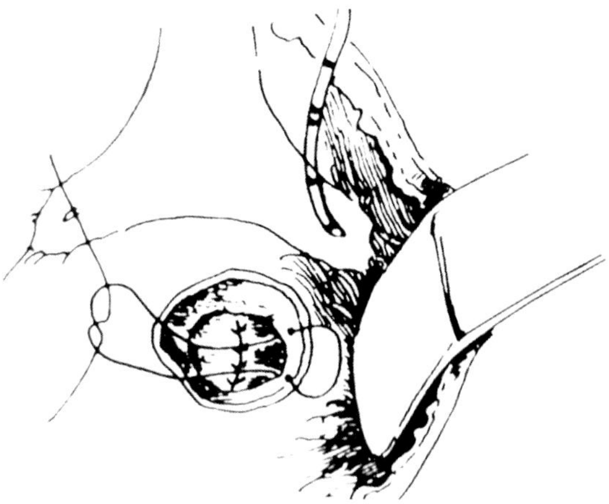

图5－3－12　横行间断褥式缝合

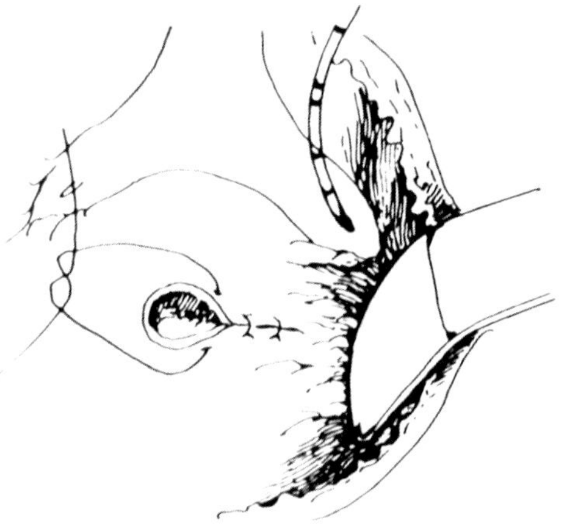

图5－3－13　间断缝合膀胱黏膜

7. 从尿道插入 14 ~ 16 号导尿管，并用丝线将其固定于尿道外口。
8. 膀胱切口用 2 - 0 号铬制肠线做间断缝合，外层用丝线做间断褥式缝合，缝线不穿透黏膜。
9. 膀胱前间隙放置香烟引流，缝合腹壁切口，取出阴道内的纱布。

四、术中可能发生的问题

膀胱三角区中部附近的小瘘孔，由于位置较深，显露比较困难，可将带线纱布球或气囊导尿管放入阴道，把牵引线或导尿管经瘘孔拉入膀胱，拉紧牵引线，将阴道前壁起，即可获得较好的显露。

五、术后处理

1. 注意保持导尿管引流通畅。
2. 使用抗菌药物预防感染。
3. 术后 2 天拔除香烟引流，术后 5 ~ 9 天拔除导尿管。

六 术后并发症防治

同“经阴道途径膀胱阴道瘘修补术”。

参考文献

Bruce RG, EI-Galley RE, Galloway NT, et al. Use of rectus abdominis muscle flap for the treatment of complex and refractory urethrovaginal fistulas [J]. J Urol, 2000, 163: 1212 - 1215.

（周建华　张　炎）

第四章　膀胱乙状结肠瘘修补术

一、适　应　症

本术式适应证：损伤、炎症、肿瘤、憩室等所致膀胱乙状结肠瘘。

二、术前准备

1. 通过膀胱镜、膀胱造影检查，了解瘘口的大小、位置。向膀胱内注入亚甲蓝液，配合直肠镜，也可观察瘘口情况。

2. 根据尿培养结果，使用抗生素，控制局部感染。

3. 按肠道手术常规做尿道准备。

4. 有时需行暂时性横结肠造瘘，使粪便改道，以利瘘口修补处愈合。

三、麻醉与体位

连续硬膜外麻醉，病人取半卧位。

四、手术步骤

1. 术中应经尿道置入气囊导尿管，保持膀胱空虚（图 5－4－1）。

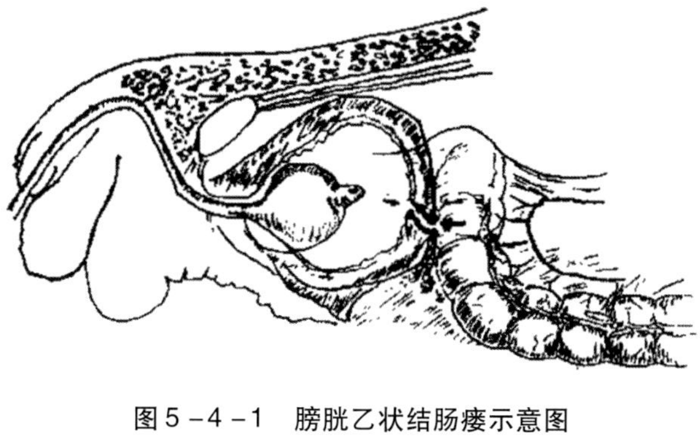

图 5－4－1　膀胱乙状结肠瘘示意图

2. 下腹正中切口，上至脐部，下至耻骨联合，逐层切开皮肤、皮下筋膜，打开腹腔（图 5－4－2）。

3. 分离粘连的大网膜、肠管，显露出膀胱乙状结肠的瘘道及致密粘连的组织（图 5－4－3）。

4. 钝性分离粘连的肠壁及膀胱壁，显露膀胱与乙状结肠相通的瘘道，并切开（图 5－4－4）。

5. 将膀胱与肠壁的瘘道完全切开，分离粘连部分，使膀胱与乙状结肠游离。膀胱壁瘘口做常规双层缝合修补（图 5－4－5）。

6. 若乙状结肠肠壁瘘口较小，清除缺口粘连的瘢痕组织后，在瘘口的两侧缝合牵引线，向两侧横形牵拉，使瘘口变成横形的条状。用可吸收缝线连续缝合黏膜及黏膜下层。再间断缝合浆肌层，关闭瘘口（图 5－4－6）。

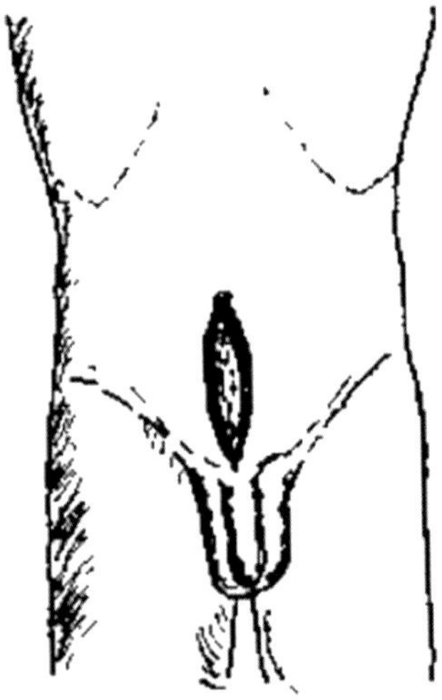

图5－4－2　切开

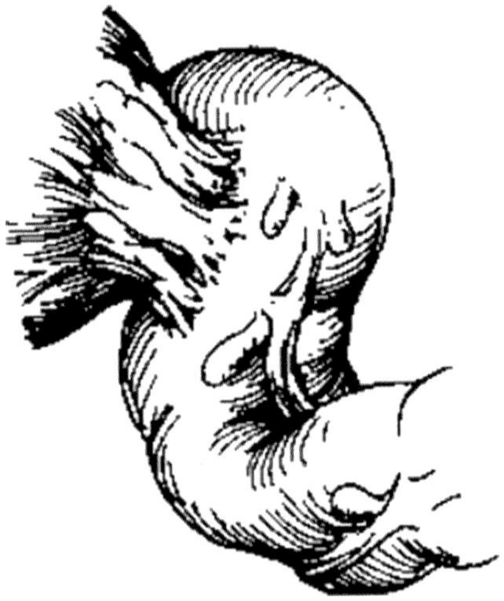

图5－4－3　分离、显露

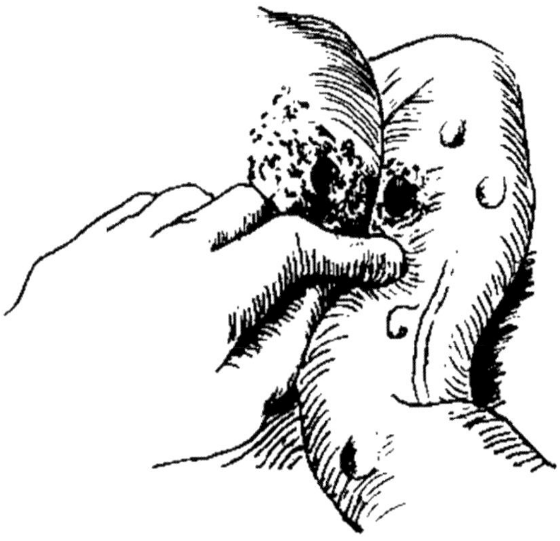

图5－4－4　切开瘘道

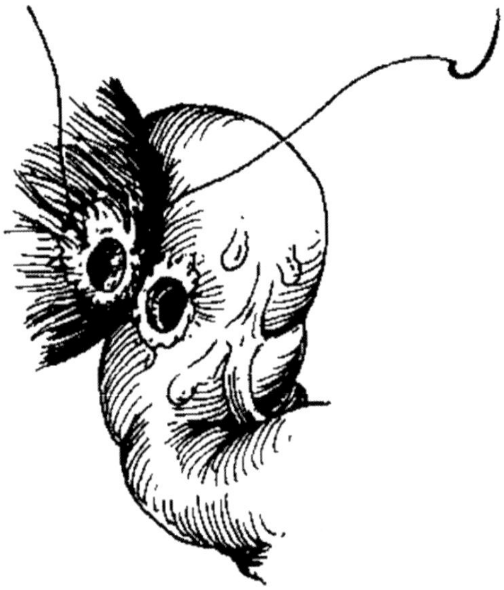

图5－4－5　缝合修补瘘口

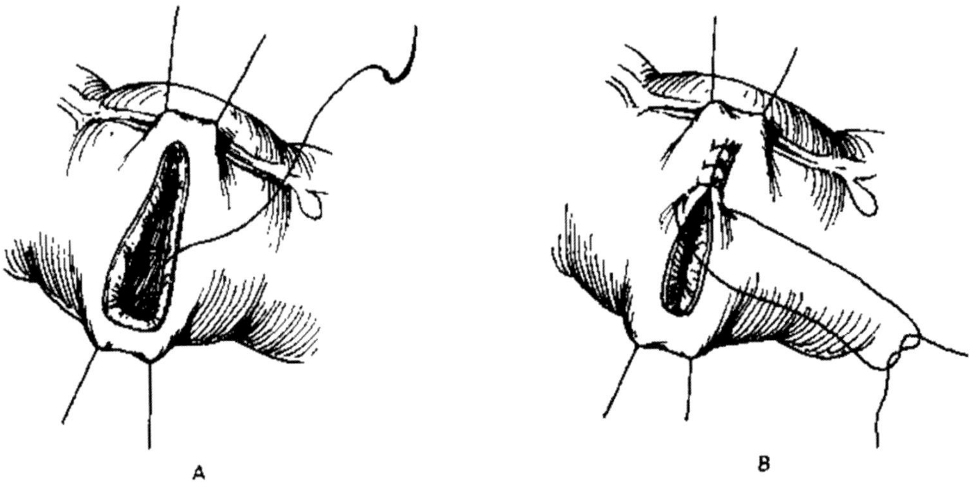

图5－4－6　关闭瘘口

7. 若乙状结肠肠壁瘘口较大或肠管炎性瘢痕组织范围较大，应切除一段乙状结肠。将正常组织的乙状结肠做端端吻合，恢复肠管连续性。(图 5 - 4 - 7)。

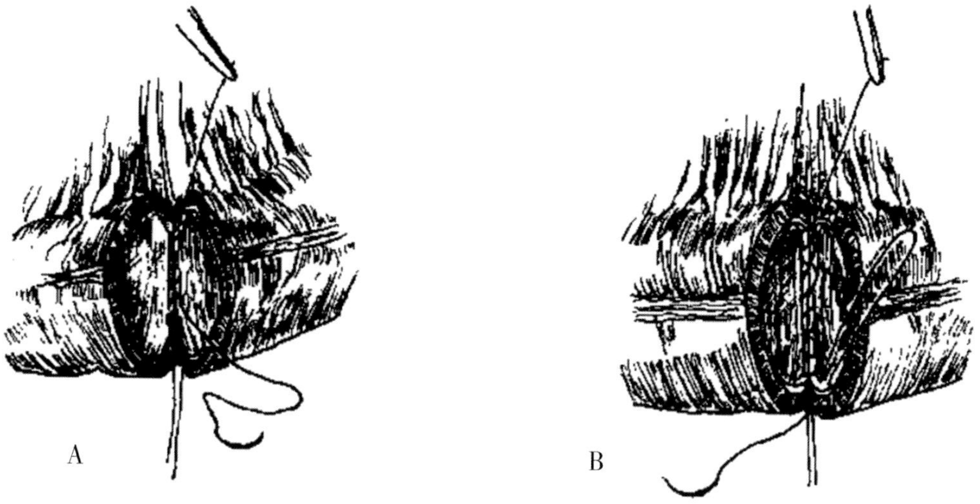

图 5 - 4 - 7 切除乙状结肠并端端吻合

五、术后处理

1. 术后置入腹腔引流管及膀胱持续引流。
2. 使用抗生素防止发生感染。
3. 根据原发的肠道疾病决定一期或分期手术，如一般情况差，放射线照射后或肿瘤引起的瘘道，应在纠正和治疗原发性疾病的情况下，酌情进行分期手术

参考文献

[1] 李贤初，苏士平，冯富川，等，Sigma 直肠膀胱术［J］. 中华泌尿外科杂志，1996，17：154 - 157.
[2] 李炎唐. 二十一世纪泌尿外科手术图解［M］. 北京：军事医学科学出版社，2001：286 - 188.

(周建华 张 炎)

第五章　膀胱替代手术

膀胱是贮存和排出尿液的囊状器官。因膀胱肿瘤、间质性膀胱炎施行膀胱全切除或次全切除后，或因其他病变使膀胱严重挛缩的患者，都需要施行某种替代膀胱的手术，以恢复膀胱贮尿和排尿功能。过去，各学者一直沿用肠道替代膀胱，但迄今所常用的各种肠道替代方法，都还存在着一定的病理生理缺陷，不能完全避免诸如电解质紊乱、上尿路感染和积水，以及肾功能减退等并发症。胃和肠都是人体的空腔脏器，都是低压贮存、间歇性排空的肌性器官，有相似的贮存与排空功能。1978 年 Leong 报道了游离胃段腹壁造口术和带血管蒂的胃幽门窦部代膀胱术临床应用初步经验，终于使胃代膀胱术从长期的实验探索转变为一种新的治疗模式。回肠新膀胱是德国 ULM 大学的 Hautmann 及其同事 1988 年首先应用于临床。回肠新膀胱的目的是创建一个大容量、相对低压的“W”形的贮尿囊以此来减少夜晚尿失禁。21 世纪初，根治性膀胱切除及回肠新膀胱术已愈来愈被膀胱癌患者所接受。近年来学者们可以在腹腔镜完成全部手术操作，大大减少手术创伤，疗效更臻完善。本章主要介绍胃代膀胱术（gastrocystoplasty）和肠代膀胱术（orthotopic bladder substitution）。

第一节　胃代膀胱术

一、适应证

1. 膀胱肿瘤　肿瘤范围较大，肿瘤部分切除后容量过小者；经局部切除术治疗后，肿瘤迅速复发者；分散的多发性膀胱癌；较大或位于膀胱三角区附近的浸润性膀胱癌。

2. 结核性挛缩膀胱　结核肾已经切除，做过系统抗痨治疗，其他部位的结核灶已经静止，膀胱病变已经愈合，容量在 40mL 以内，尿常规检查已经正常或仅有少数白细胞，尿结核杆菌检查阴性，对侧肾有积水，但感染不明显，估计尚能代偿排泄废物和保持水、电解质平衡。

3. 顽固的间质性膀胱炎、放射性膀胱炎以及其他原因引起的膀胱容量严重缩小者。

4. 不可修复的膀胱损伤或膀胱阴道瘘。

5. 无法修补的先天性膀胱外翻、泄殖腔外翻症。

6. 脊髓外伤或其他原因所致膀胱功能不全并尿失禁。

7. 脊髓膜膨出症合并先天性小膀胱，尿道上裂，膀胱出口及尿道重建后。

8. 回肠或结肠扩大膀胱术后，有反复发作的上行性感染，不可控制的高血氯性酸中毒，肾功能受损者。许多合并肾功能不全的疾病，胃代膀胱术后肾功能明显好转。

二、禁忌证

全身多脏器衰竭、晚期肿瘤。

三、术前准备

术前除心、肺、肝、肾功能检查外，需做膀胱镜检（有禁忌证者除外）、泌尿系 B 超、CT、排泄性尿路造影，钡餐检查，胃酸测定，血清胃泌素测定，血糖、尿糖测定和尿流动力学检查，便于术后随访对照。术前备血 1 500mL。用抗生素 2～3 天，术前 1 天进流质饮食，术前日晚灌肠，术前上胃管和导尿管。

四、麻醉与体位

连续硬膜外麻醉、平卧位。

五、手术步骤

（一）部分胃体－窦部膀胱成形术

1. 采用两点穿刺的连续硬膜外麻醉，即在胸椎和腰椎各插入 1 根硬脊膜外导管，便能在上、下腹部进行手术。患者平卧位，臀部用软垫抬高。下腹部膀胱区手术根据病情完成。

2. 剑突下上腹部正中切口，进入腹腔。测量和标记游离胃体－窦部的部位。测量大、小弯的中点。此点相当于用生理学方法测定的体－窦部分界线。自此点近侧 2cm 起向幽门端延长 6～8cm，可视为拟游离之胃体－窦部的范围，缝合标记线。再测量胃网膜左动脉基底部沿大弯至胃窦部幽门端切线的长度，与其至盆底的长度相比较，标记胃网膜左动脉需要游离的高度及校正拟游离之胃段幽门端最适宜的切断平面（图 5－5－1）。

3. 胃体－窦部血管的游离（图 5－5－2）　在胃体－窦部贲门端大弯侧切线上方的胃网膜血管弓内，自右下向左上方游离胃网膜左动脉及其伴行的静脉，切断所有由此进出胃壁的分支，直至切断 1～2 支胃短动、静脉。胃网膜左动、静脉的近心端不得切断。在胃体－窦部幽门端切线处切断胃网膜右动、静脉及胃右动、静脉。在胃体－窦部贲门端小弯侧切线之上，游离出 1～2cm 长的胃左动－静脉，切断后用血管夹夹住与胃体－窦部连接之远心端（备必要时附加血管吻合用），近端缝扎。

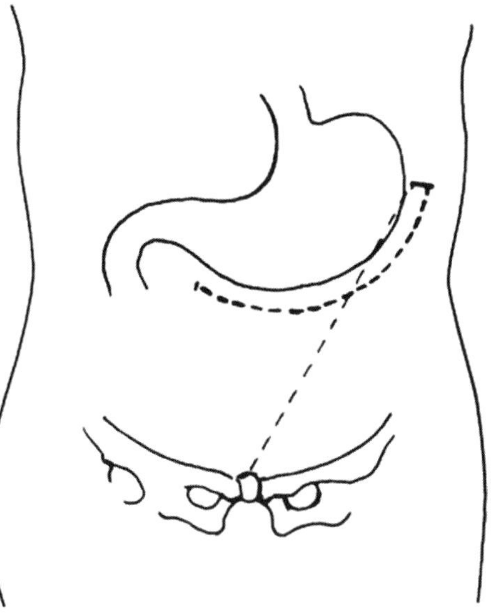

图 5－5－1　切口

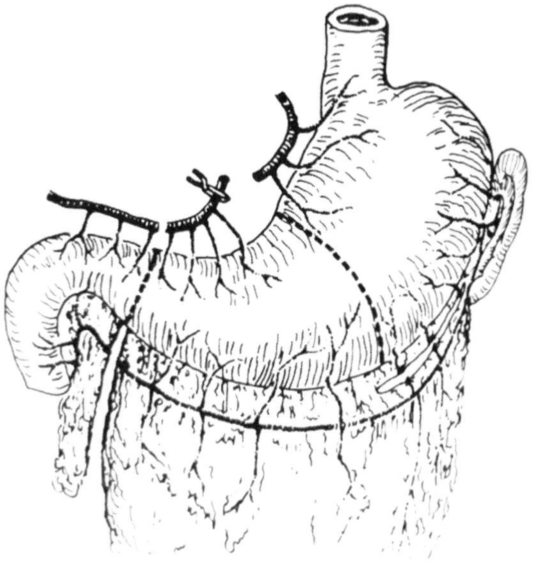

图 5－5－2　游离血管

4. 于胃结肠韧带的右侧胃网膜右动脉切断处，向下方剪开大网膜使其仅保持与游离胃段及血管的连接，使血管蒂得到大网膜的支持，可避免血管蒂扭曲，增进游离胃段血液的回流。截取约 8cm 长的胃体－窦部，将其从肠管前方下徙至盆底，将血管蒂与大网膜展平，若游离胃段的远端（幽门端）开口与残余膀胱颈或尿道合拢后仍有张力，可继续在大弯的左上方游离胃网膜左动、静脉，直到该血管的起始部。

5. 残胃按照 Billroth I 式法恢复其连续性。

6. 胃膀胱成形　缩小游离胃段远端开口，使其与残余膀胱颈或尿道口径相近。从小弯侧开始，用2－0肠线连续缝合黏膜层，浆肌层用丝线间断缝合。也可以在胃段前壁远端开口处，楔形切除一块胃壁，分两层缝合切口（图5－5－3）。游离胃段远端与残余膀胱颈或尿道对端吻合。先用2－0肠线间断缝合吻合口后壁外层浆肌层，然后用2－0肠线缝合后壁内层（全层），转而间断缝合前壁内层和外层。用黏膜下隧道法将输尿管移植于胃段后壁的适当部分。行输尿管断端黏膜与胃断端黏膜端侧吻合。支架引流管经胃段前壁（仿Witzel胃造口法）引出体外。另做耻骨上胃膀胱造瘘，封闭游离胃段的近端开口，仔细检查移植胃段（尤其小弯侧）的色泽、血管分支的充盈与搏动情况。极少情况下有血运障碍者，应立即进行以下的血管吻合术，改善移植胃段的血供。

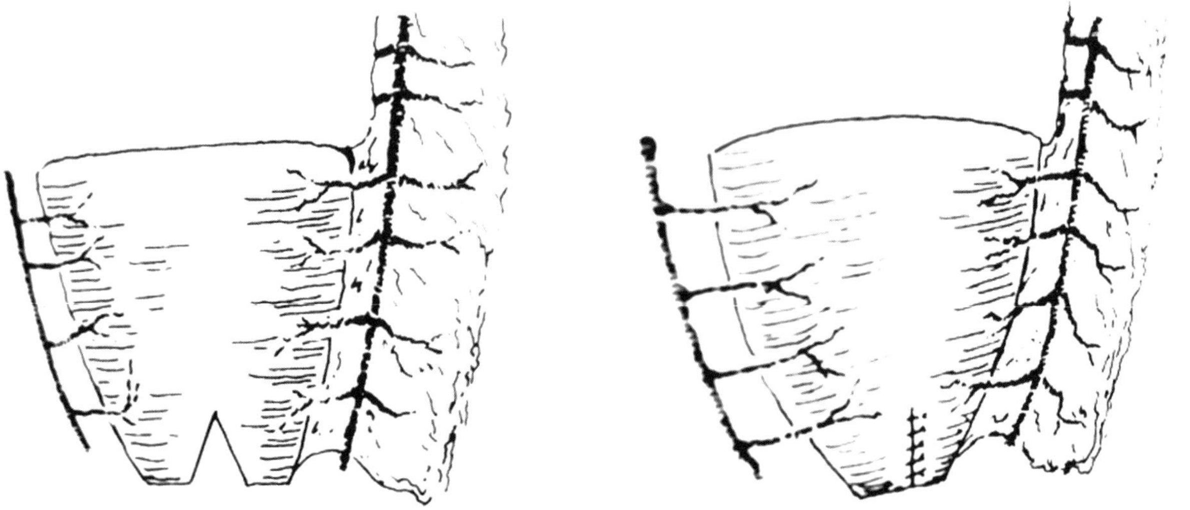

A　　B

图5－5－3　胃膀胱成形

7. 移植胃段血管与受区血管吻合　在右侧骶髂关节处剪开后腹膜，分离出髂内动脉的前干，至第3个分支平面以下，切断血管，远端结扎，近端用血管夹夹住，必要时，可切断后干，将血管支连同髂内动脉主干翻向上方，以增加吻合支的长度。选择与胃左动脉口径相近的髂内动脉前干之分支，剪除邻近其断口的血管外膜。将两支血管靠拢，避免扭曲，放置好小血管夹对合器。在血管深侧衬入一片淡黄色硅胶薄膜，作为背衬。以肝素生理盐水冲洗断口。用9－0无损伤血管缝合针做对端吻合。先在前壁间隔120°处A、B两定点各缝一针支持线，间断缝合前壁。然后在上述两点之间隔120°处做第3定点C的支持缝线，依次牵拉相关的支持线，缝合A-C及B-C之间的吻合口缘。以1mm直径的小动脉而论，约需缝合8针，针距约为0.3mm，边距为0.2mm（图5－5－4）。将代膀胱的右上角牵向上方，与同侧腰大肌固定，减少血管吻合的张力。将胃左静脉的断口靠拢髂总静脉，修剪胃左静脉的断口。选定髂总静脉的开孔部位，用血管夹夹住其两侧，用小镊子轻轻提起开孔处的血管壁，与血管纵轴平行剪去小片血管壁，其大小应与胃左静脉断口修剪为45°斜面后的

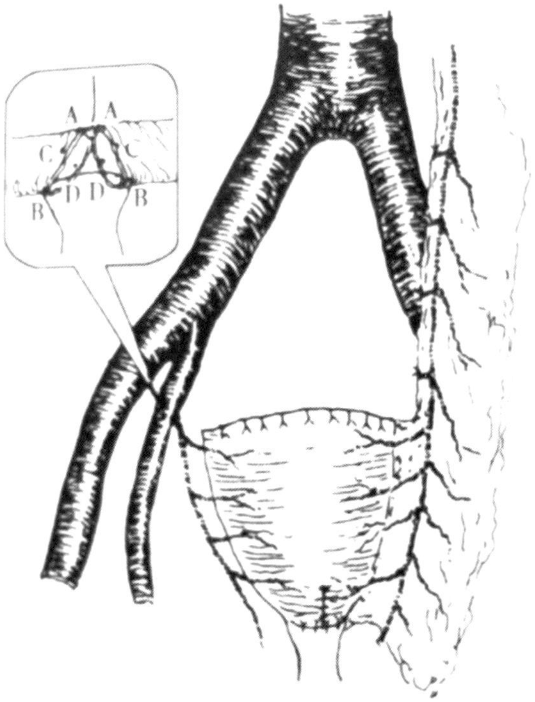

图5－5－4　吻合血管

口径相同。在血管壁开孔处远近两端点与被吻合血管作180°定点，各缝一针支持线，然后在90°定点处，将上、下侧血管壁缝合1针，作为第3点的支持线，牵拉此线使血管的前后壁分开，而后间断缝合上述3针间的2针。用同样的方法缝完后壁。静脉缝合的针距可略大于动脉，边距应为血管厚度的2倍。先松开髂总静脉血管夹，使血流通过。

8. 清理腹腔　血管蒂经结肠前者，将大网膜与腹前壁固定。胃膀胱吻合口置于腹膜外。留置导尿管及盆底引流管。关闭切口。

（二）楔形胃体部膀胱成形术（the wedge gastrocystoplasty—Mitchell's procedure）

1. 切取楔形胃体部之前，先确定以何侧胃网膜动脉为血管蒂，一般选用右侧较多。距胃网膜动脉2cm与血管平行分离大网膜，标记拟切取的楔形胃壁轮廓，楔形胃的尖端邻近小弯但不包括小弯，底部沿大弯的长度约15cm（12～18cm），相当于全胃的1/3～1/2，宜根据病人的身材、年龄和期望达到的膀胱容量而定。楔形胃取材的部位取决于所带胃网膜血管蒂的侧别。

2. 胃网膜弓内除供应楔形胃壁的小血管外，其余分支仔细结扎与离断。截取胃壁时若使用GIAStapler（胃肠吻合器），可减少失血量和胃液溢出污染腹腔（图5－5－5）。残胃分两层横行缝合。带血管蒂的楔形胃囊穿过横结肠系膜的戳孔，于小肠根部旁、回盲肠系膜后下移至盆底。血管蒂平置于腹膜后位，伸直、无张力、不扭转。楔形胃大弯侧反转180°，胃楔的尖端朝向膀胱出口（图5－5－6），后瓣与残余膀胱后壁分两层缝合，第1层以3－0肠线连续贯穿缝合，第2层用丝线间断缝合浆肌层。用同样方法完成前瓣与残余膀胱前壁的吻合。但需在吻合前壁之前，将输尿管采用黏膜下隧道法移植于新膀胱后壁，其支架管经残余膀胱壁或胃壁引出。

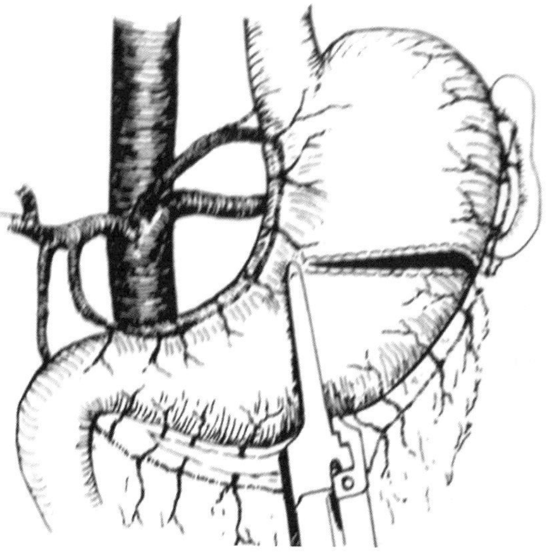

图5－5－5　胃肠吻合器吻合

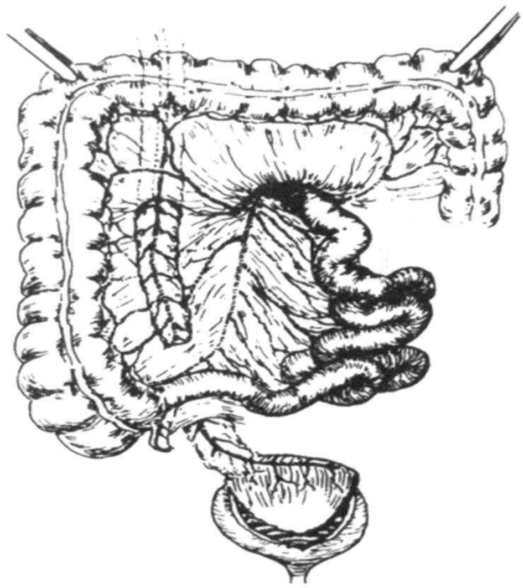

图5－5－6　胃楔的尖端朝向膀胱出口

3. 做耻骨上胃造瘘　胃段前壁与前腹壁固定，留置导尿管，胃膀胱充水试验，修补漏口。封闭横结肠系膜与小肠系膜裂隙，展平大网膜覆盖肠管，远端置于膀胱之后，关闭腹腔。

（三）胃窦部膀胱成形术（the antral gastrocystoplasty—Leong's procedure）

此为传统的胃窦部膀胱成形术，首先游离胃幽门窦部，以胃网膜左动脉为血管蒂，在小弯侧切断胃左、右动脉，胃网膜弓内小血管除供应幽门窦部的分支外，均予以结扎离断，在幽门处切断胃网膜右动脉，胃窦部和十二指肠第1段的袖状口移植段向下转移至盆底，保持胃网膜与血管蒂的联系，缩小十二指肠端口径与尿道吻合，封闭胃段近端。输尿管按黏膜下隧道法移植于胃膀胱。残胃按Billroth I式恢复连续性。

（四）胃瓣去黏膜化－膀胱自身扩大术（demucosalized autoaugmentation gastrocystoplasty）

使用Foley导尿管使膀胱保持充盈，压力维持在20cmH_2O水平，沿矢状线切开逼尿肌，注意保护膀胱移行上皮。切除膀胱前壁和侧壁2/3～3/4的逼尿肌（图5－5－7），根据切除逼尿肌的多少截取相应大小的楔形胃瓣；牵引胃瓣的4个角，从一个角掀开黏膜做钝性分离，使黏膜下层保持完整（图5－5－8）。为减少出血，可用血管环限制胃网膜血管蒂的血流，稍放松血管环，可看见出血点，并用双极电凝止血。去黏膜后的胃瓣调整成内翻的“U”形，放置在去浆膜和肌层的膀胱移行上皮上，与周围的逼尿肌用4－0缝线连续缝合（图5－5－9）。为促进移行上皮与胃黏膜下层愈合，并且减少血肿的形成，可在两层之间放置小的、扁平Jackson－Pratt引流管，术后3天拔管。

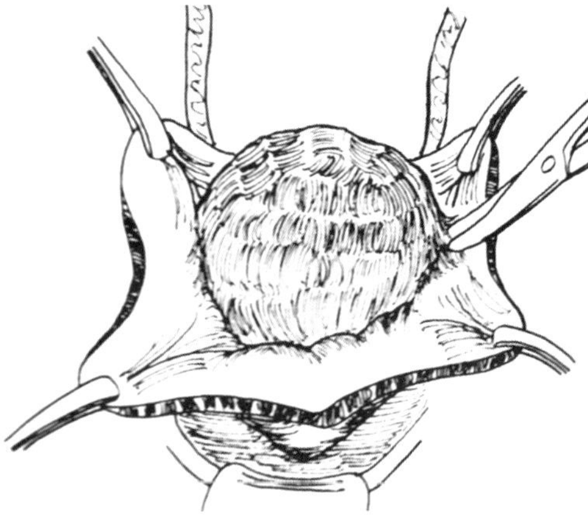

图5－5－7　切除部分逼尿肌

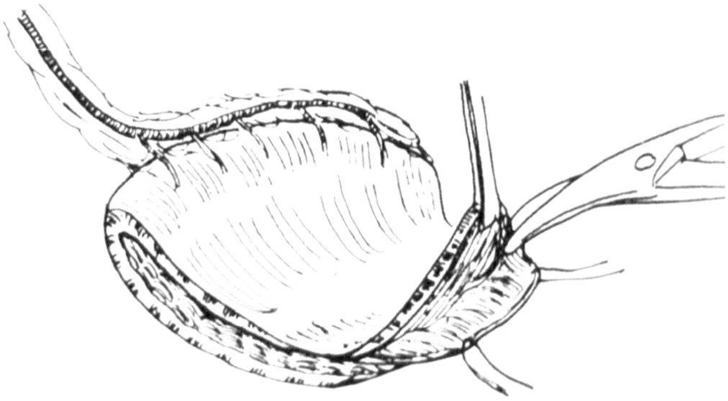

图5－5－8　钝性分离

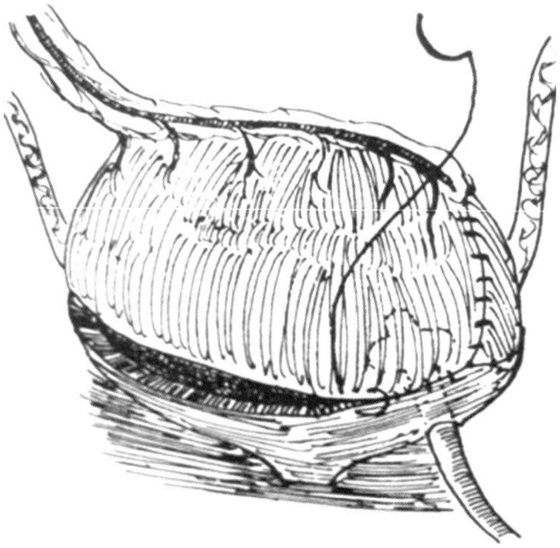

图5－5－9　连续缝合

六、术后处理

1. 麻醉清醒后将病员置于半卧位；留置胃管持续行胃肠减压，至肠蠕动恢复后拔除胃管。术后静脉输液，补充营养，维持水、电解质平衡；术后第3天若肠蠕动恢复，开始进流质，1周后改半流质，逐步过渡到普食；使用广谱抗生素1～2周，控制感染；同时预防性使用组胺H_2受体阻断剂雷尼替丁（ranitidine），0.5～1mg/kg，前3天静脉滴注，此后改为口服，持续1月。

2. 附加显微血管吻合后处理　用低分子右旋糖酐500mL，静脉滴注，每天2次；或丹参注射液4支，加入5%葡萄糖溶液250mL，静脉滴注，每天2次；口服潘生丁25mg，每天3次；或者阿司匹林0.5g，每天3次；5天后逐步递减药量，到术后第8～9天停用。

3. 冲洗代膀胱，保持导尿管引流通畅。术后2～3天内移植胃段分泌较多的黏液，需及时冲洗、抽吸，第1天每小时冲洗1次，每次冲洗液（常用生理盐水或呋喃西林溶液）量不超过50mL，以后改为每2～4h冲洗，防止导尿管堵塞。3天后膀胱冲洗次数逐渐减少，改至为每天2次。

4. 盆底引流管连接负压引流装置，吸出盆腔创面渗液，至术后第3～5天，如无渗液流出，可拔出引流管；耻骨后膀胱前间隙引流管术后3～4天拔出，更换凡士林纱布条引流；输尿管支架引流管术后9天拔除；术后2周拔除代膀胱造瘘管，如耻骨上伤口无漏尿，可拔出导尿管；施行可控性胃贮尿囊术者，训练病人自行导尿。

七、术后并发症防治

除膀胱、输尿管重建手术可能发生的并发症如吻合口漏尿、输尿管反流、输尿管或输出道狭窄、尿失禁等外。文献报道的胃代膀胱术可能发生的特殊并发症如下：

1. 胃术后并发症　有报告幽门窦部膀胱成形术后发生倾泄综合征，主要是由于丧失了幽门的调节作用，食物迅速进入空肠，保持高渗状态，肠壁从血液中吸收较多液体，使血容量减少和继发性低血糖，在站立时出现症状，若进食后平卧症状即可消失，食用脂肪和玉米糊，可升高血糖，改善症状。此外，术前有溃疡病者，术后可能溃疡复发。故有溃疡病史者，经确定后宜按溃疡病的标准外科手术方法截取胃段。

2. 尿痛－血尿综合征　尿痛－血尿综合征（DHS）为胃代膀胱术后出现的不伴感染的血尿，会阴部疼痛或皮肤过敏。回顾文献发现轻度中度尿痛－血尿综合征的发生率为17%，重度发率为3%，只有约5%患者不需要药物治疗。而症状严重者，胃膀胱内可发生消化性溃疡。有人在动物实验中也观察到膀胱炎改变。尿液可减轻炎症反应，服用抗组胺类药物可减低溃疡发生率。术后排尿痛及会阴疼痛不能缓解，证实为消化性膀胱炎者，需长期服用雷尼替丁（ranitidine）。肾衰少尿的病人不宜胃代膀胱。

3. 代谢性碱中毒　胃黏膜分泌与排出氯离子和氢离子，正常情况下不引起电解质紊乱，是由于尿液中某种成分抑制胃窦部促胃泌素分泌和肾脏具有调节血氯、血氢离子的能力，慢性肾衰少尿者，肾脏丧失此种功能后则发生低氯性电解质紊乱。对于代谢性碱中毒的治疗主要有静脉内或口服 NaCl、KCl 及 H_2 受体阻滞剂。新近报道个别病例术后发生严重症状性代谢性碱中毒，用组胺阻断剂无效，改用奥美拉唑（omeprazole）后，胃酸分泌减少，症状缓解，疗程 2～4 周。长期使用可引起胃细胞增生。

胃膀胱成形术引起的并发症与尿液同胃黏膜直接接触有关，有人采取去掉胃瓣的黏膜，然后直接与膀胱成形，将浆膜层朝向膀胱腔，这种方法可以扩大膀胱容量和消除电解质紊乱，组织学检查发现膀胱移行上皮可以覆盖胃瓣浆膜层。也有将裸露的黏膜下层朝向膀胱腔的做法。但是，这两种情况都会出现胃瓣由于纤维化而收缩，容量减少，顺应性变差。逼尿肌切开术，即膀胱自身扩大术，在大多数的病例中，未能有效改善尿流动力学，并且暂时扩大的膀胱容量随时间延长也逐渐消失，手术形成的膀胱上皮憩室最后也与前腹壁粘在一起，形成瘢痕组织。

第二节　肠代膀胱术

一、回肠新膀胱术

回肠新膀胱术（ileal neobladder）是利用一段末段回肠去管重建成贮尿囊的手术，重建方式有“O”形、“N”形和“W”形三类。W 形贮尿囊成类球形，将基底部与尿道断段吻合很少发生排尿困难，术后尿失禁发生率低，回肠末端分别与输尿管吻合操作容易。去管重建后，肠壁平滑肌间层调节蠕动的起搏细胞－Cajal间质细胞及纤维发生退变，肌层结构发生改变，机体自然组织工程将肠壁肌变成类似逼尿肌样，获得对容量增加的高顺应性，但无随意正常排尿功能。随着时间推移，术后 1～2 年功能会明显改善，排尿相隔时间延长，夜间尿失禁减少，尿潴留亦会消失。

（一）适应证

1. 因为良性膀胱疾病行膀胱单纯切除者。
2. 浸润性膀胱癌病人没有侵犯三角区及后尿道者。

（二）禁忌症

1. 膀胱切除后尿道有可能肿瘤复发者。
2. 膀胱腺癌及鳞癌患者不宜行原位新膀胱术。

3. 肾功能不全者，由于氯离子重吸收可能导致肾功能恶化，不宜行原位回肠新膀胱。

（三）术前准备

1. 肠道准备：术前2天开始进流质饮食，术前晚清洁灌肠，术前口服抗生素3天。

2. 术前留置胃肠减压。

3. 纠正水电解质平衡、低蛋白及贫血。

（四）麻醉与体位

连续硬外麻、平卧位。

（五）手术步骤

1. 取下腹部正中切口，行腹膜外的膀胱癌根治性切除术，如果肿瘤位置膀胱顶部，则需将于膀胱顶部的腹膜一并切除，具体方法见“膀胱根治性切除”一节。

2. 男性患者在前列腺尖部小心切断已经缝扎的阴茎背深静脉，切断尿道时注意不要损伤血管神经束，创面仔细止血，以防形成血肿，影响新膀胱尿道吻合口愈合。远端尿道断端做6等份留置6针备做与新膀胱吻合。为了有效地保存术后控尿功能，可考虑保留前列腺尖部或整个前列腺包膜，相关手术参考“保留神经及精阜的根治性膀胱切除术”部分。

3. 切开腹膜，距离回盲部15cm选取35～40cm末端回肠，其中部应无张力到达尿道。确定肠系膜长度足够后，即切取选定肠段，做小肠端端吻合恢复肠道连续性。将选取肠段移入盆腔，关闭系膜裂孔及腹膜。

4. 将肠系膜对侧的肠壁完全切开，切开时绕过要与尿道做吻合的位置，形成一小的肠瓣。用稀碘伏清洗肠腔黏膜，将切开的肠段成“W”形或“M”形，用人工合成可吸收线连续缝合，缝合自内侧向外侧，前壁暂不缝合（图5－5－10）。

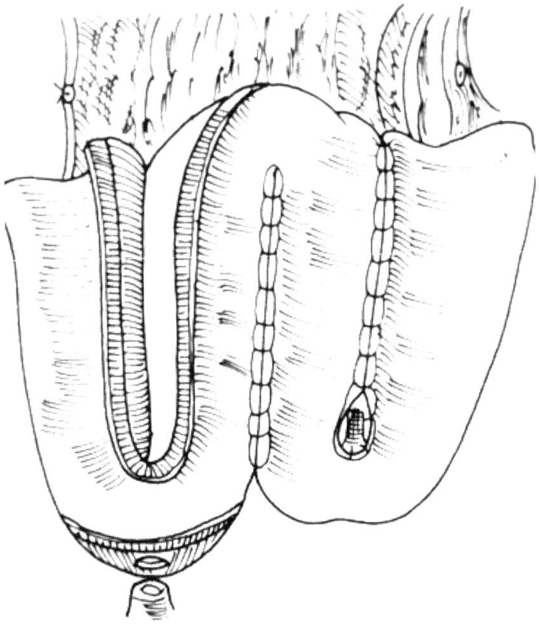

图5－5－10 “W”形缝合

5. 将已经游离好的输尿管拉至贮尿囊后面，于无张力且无成角的位置，贮尿囊后壁切一小口，将输尿管用弯钳拖入新膀胱内约1.5cm左右，于外面将输尿管外膜于肠壁缝合4针固定。输尿管放置小儿胃管或8号尿管做支架至新膀胱前壁戳孔穿出。

6. 于新膀胱下方选定尿道吻合处，切一小口，直径于尿道口径大小相似，用留置于尿道断端的6针缝线与新膀胱吻合，先缝合吻合口后壁，放置双腔尿管引流，新膀胱前壁留置造瘘，于腹壁另外戳口引出，然后缝合前壁。

7. 新膀胱旁放置双腔负压引流，依次关闭切口。

（六）术后处理

1. 用生理盐水低压冲洗新膀胱，每天4～5次，防止黏液堵塞尿管，引起压力升高致膀胱破裂。

2. 引流量减少后拔除双腔引流管。

3. 2～4周左右拔除输尿管支架管，如有漏尿，延长输尿管支架管留置时间。

4. 拔出输尿管支架后2～3天拔除造瘘管，待瘘孔愈合后拔出尿管，必要时行膀胱造影证实无漏尿。

5. 训练盆底肌，促进术后控尿功能的恢复。

（七）术后并发症防治

1. 尿失禁 由于新膀胱病人术后的控尿功能只有外括约肌起作用，因而术中对外括约肌的损伤，以及感觉异常会导致术后的尿失禁。大部分病人术后均出现不同程度的尿失禁，尤以夜间为重，术后新膀胱的顺应性降低，膀胱容量小，也是尿失禁的原因。术前、术后早期的盆底肌的锻炼，对于术后早期的控尿功能非常重要，也可以通过针灸、理疗来改善尿失禁症状，一般尿失禁的症状会逐渐减轻，只有少数病人在术后1

年仍有完全性尿失禁。

2. 排尿困难 由于新膀胱没有正常膀胱的逼尿肌结构，术后的排尿一般需要腹压或者用手按压新膀胱部位才能将尿排空。随着新膀胱容量逐渐接近正常、顺应性的增加，排尿困难症状减轻。有时由于储尿囊容量过大，也会导致术后排尿困难，残余尿量增加，需要导尿处理。

3. 尿漏 由于输尿管过度游离损伤输尿管血运出现输尿管壁局部坏死，或是输尿管膀胱吻合口吻合质量不佳，均可导致术后的漏尿。一旦出现漏尿，输尿管支架管应放置较长时间，一般尿漏可自愈。

4. 肠漏 由于肠道吻合口吻合质量不佳，或者术后麻痹性肠梗阻引起近端肠道扩张，影响吻合口血运，均可致肠漏。一般发生于术后5～7天，一旦发生，应保持引流通畅，禁食、静脉给予高营养支持，大部分病人瘘孔可以自愈，少部分不能自愈者，3个月后行手术治疗。

5. 新膀胱结石形成 部分病人术后出现新膀胱结石，储尿囊内的缝线、黏液分泌以及残余尿量增加所致的尿液感染，可能是结石形成的原因；另外氯离子的重吸收导致的酸中毒及高血钙，也可能是结石形成的原因。

6. 输尿管膀胱吻合口狭窄 输尿管过度分离造成的输尿管末端管壁缺血以及输尿管植入膀胱的切口缩窄变小压迫输尿管都可以导致输尿管膀胱吻合口的狭窄。狭窄一旦发现，应手术处理予以重新吻合。

7. 肾盂肾炎 输尿管末端缺血所致狭窄、新膀胱残余尿量增加所致的输尿管膀胱吻合口反流，均是肾盂肾炎的原因。术中小心保护输尿管血运、足够长的输尿管植入膀胱内、输尿管支架管的应用、良好的术后排尿功能和习惯，都是预防其发生的有效措施。

8. 粘连性梗阻 术中对肠道的粗暴操作，以及肠管长期暴露于空气中，而没有给予保护，均可导致术后的肠粘连，严重者出现肠梗阻，表现腹胀、局部出现肠形、肛门不排气等。可给予持续胃肠降压、禁食、静脉补液及营养支持、抗生素预防感染等保守措施，一般均能通过保守治疗治愈，少有需要手术处理者。

二、去带乙状结肠原位新膀胱术

自意大利学者Alcini报告了间断去带结肠构建贮尿囊的方法即去带乙状结肠原位新膀胱术（orthotopic continous teniamyorectomies sigmoid neobladder）后，开创了一条无需去管化构建结肠贮尿囊的简便方向，此术式具有步骤简便，疗效肯定，甚至可保留原尿意感，远期贮尿囊不扩张等优点。

（一）适应证、禁忌证、术前准备、麻醉与体位

同“回肠新膀胱术”。

（二）手术步骤

1. 根治性全膀胱切除 开放性，可顺行或逆行（先切断血管筋膜复合体、尿道，提起前列腺后切断前列腺侧韧带、膀胱侧韧带）；也可腹腔镜下施行（包括盆腔淋巴结清扫、分离膀胱、前列腺，切断血管筋膜复合体及尿道，切断膀胱、前列腺侧韧带等）

2. 取乙状结肠15～25cm肠段，切断作为贮尿囊，行远近端乙状结肠端端吻合，恢复消化道连续性。

3. 于游离的乙状结肠段中点偏后侧留2分硬币大小面积的浆肌层作为尿道吻合口，肠段两端保留后侧结肠带3cm，切开结肠带按Leadbetter法（包埋输尿管抗反流法）使用4－0或5－0号可吸收线行输尿管贮尿囊吻合，留置F6双J管或硅胶管作为输尿管支架。

4. 将两条结肠带（对系膜缘带、独立带）以及两带之间的浆肌层完整连续剔除，仅保留黏膜下层即可，可见黏膜下层血管网，结扎切缘的出血点，此时整个肠段可增加0.5～1倍的长度，充盈后在同等压力下容量较去带前可增加4～6倍，呈现管球状（图5－5－11、图5－5－12）。

5. 用2－0可吸收线荷包缝合关闭乙状结肠段两端，于左侧近输尿管吻合处肠壁戳孔留置F22胶管作为新膀胱造瘘管，该管顺肠段长度等长放置，带多个侧孔便于引流。

6. 将乙状结肠肠段“U”形排列于盆腔，中点戳孔，采用2－0可吸收线于2、4、6、8、10、12六点处与尿道残端间断缝合，将新膀胱与尿道吻合，留置F20～F22三腔尿管（图5－5－13、图5－5－14）。

7. 间断缝合关闭后腹膜，将输尿管、去结肠带裸面隔离于腹膜后外侧，使新膀胱成为腹膜间位器官，

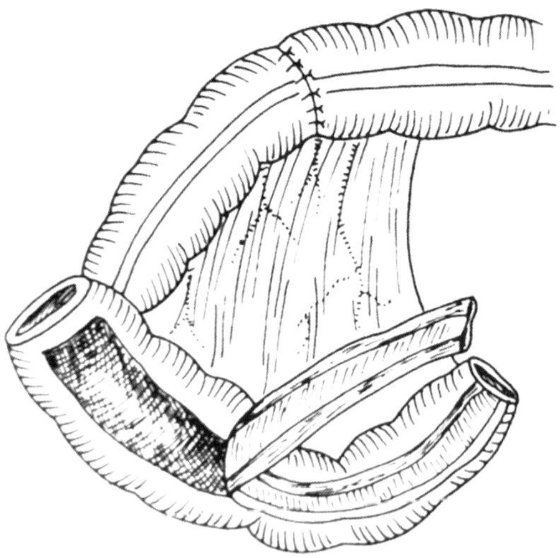

图 5－5－11　剔除结肠带及两带之间的浆肌层

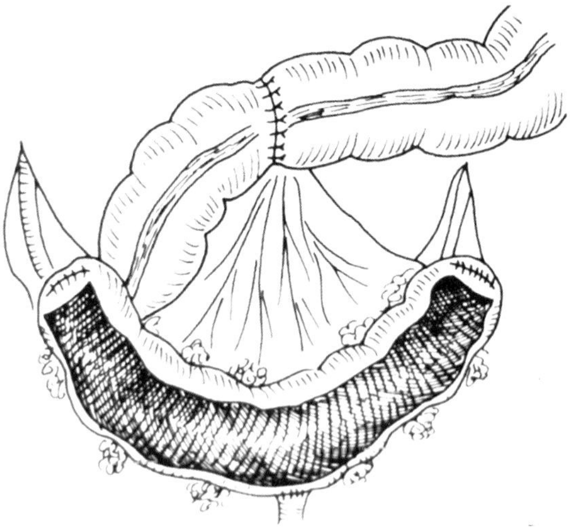

图 5－5－12　肠段呈现管球状

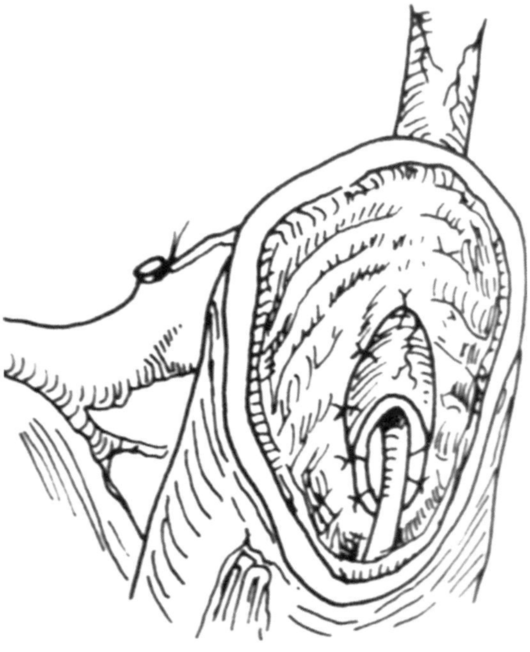

图 5－5－13　新膀胱与尿道吻合

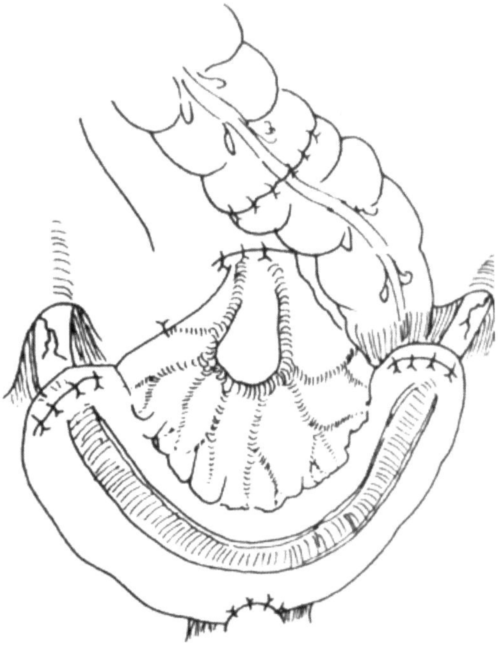

图 5－5－14　留置三腔尿管

既防止内疝和粘连又使新膀胱利用腹腔有足够的伸展空间贮存尿液，保证膀胱足够容量，不致尿频。

8. 于直肠与新膀胱间放置盆腔引流管，引出体表，逐层关闭腹前壁各层，术终。仅留有新膀胱造瘘管、盆腔引流管和尿管。

（三）术后处理

1. 用生理盐水低压冲洗新膀胱。

2. 引流量减少后拔除双腔引流管。

3. 2～4 周拔除输尿管支架管，如有漏尿，延长输尿管支架管留置时间。

4. 拔出输尿管支架后 2～3 天拔除造瘘管，待瘘孔愈合后拔出尿管，必要时行膀胱造影证实有无漏尿。

（四）术后并发症防治

1. 尿失禁　由于是新膀胱，病人术后的控尿功能只有外括约肌起作用，因而术中对外括约肌的损伤，以及感觉异常会导致术后的尿失禁。大部分病人术后均出现不同程度的尿失禁，尤以夜间为重，术后新膀胱的顺应性降低，膀胱容量小，也是尿失禁的原因。术前、术后早期的盆底肌的锻炼，对于术后早期的控尿功能非常重要，也可以通过针灸、理疗来改善尿失禁症状，一般尿失禁的症状会逐渐减轻，只有少数病人在术后 1 年仍有完全性尿失禁。

2. 排尿困难　由于新膀胱没有正常膀胱的逼尿肌结构，术后的排尿一般需要腹压或者用手按压新膀胱部位才能将尿排空。随着新膀胱容量逐渐接近正常、顺应性的增加，排尿困难症状减轻。有时由于储尿囊容量过大，也会导致术后排尿困难，残余尿量增加，需要导尿处理。

3. 尿漏　由于输尿管过度游离损伤输尿管血运出现输尿管壁局部坏死，或是输尿管膀胱吻合口吻合质量不佳，均可导致术后的漏尿。一旦出现漏尿，输尿管支架管应放置较长时间，一般尿漏可自愈。

4. 肠漏　由于肠道吻合口吻合质量不佳，或者术后麻痹性肠梗阻引起近端肠道扩张，影响吻合口血运，均可致肠漏。一般发生于术后 5 ~ 7 天，一旦发生，应保持引流通畅，禁食、静脉给予高营养支持，大部分病人瘘孔可以自愈，少部分不能自愈者，3 个月后行手术治疗。

5. 新膀胱结石形成　部分病人术后出现新膀胱结石，储尿囊内的缝线、黏液分泌以及残余尿量增加所致的尿液感染，可能是结石形成的原因；另外氯离子的重吸收导致的酸中毒及高血钙，也可能是结石形成的原因。

6. 输尿管膀胱吻合口狭窄　输尿管过度分离造成的输尿管末端管壁缺血以及输精管植入膀胱的切口缩窄变小压迫输尿管都可以导致输尿管膀胱吻合口的狭窄。狭窄一旦发现，应手术处理予以重新吻合。

7. 肾盂肾炎　输尿管末端缺血所致狭窄、新膀胱残余尿量增加所致的输尿管膀胱吻合口反流，均是肾盂肾炎的原因。术中小心保护输尿管血运，足够长的输尿管植入膀胱内，输尿管支架管的应用，良好的术后排尿功能和习惯，都是预防其发生的有效措施。

8. 粘连性梗阻　术中对肠道的粗暴操作，以及肠管长期暴露于空气中，而没有给予保护，均可导致术后的肠粘连，严重者出现肠梗阻，表现腹胀，局部出现肠形，肛门不排气等。可给予持续胃肠降压，禁食、静脉补液及营养支持、抗生素预防感染等保守措施，一般均能通过保守治疗治愈，少有需要手术处理者。

参考文献

[1] 梅骅，刘春晓. 去带盲升结肠可控膀胱术［M］//梅骅. 泌尿外科手术学（2 版）. 北京：人民卫生出版社，1996：409 - 411.

[2] 梅骅，苏泽轩，郑克立. 泌尿外科临床解剖学［M］. 济南：山东科技出版社，2001：328 - 335.

[3] Alcini ED, Addessi A, et al. Result of 4 years of experience with bladder replacement using an ileocecal segment with multiple transverse teniamyotomier［J］. J Urol, 1993, 149: 735.

[4] Hautmann R E. Urinary diversion: ileal conduit to neobladder［J］. J Urol, 2003, 169 (3): 834 - 842.

[5] Dewan PA, Byand RW. Autoaugmentation gastrocystoplasty in a sheep model［J］. Br J Urol, 1993, 148: 575 - 577.

[6] Sheldon CA, Gilbert A, et al. Gastrocystoplasty: technical and metabolic characteristics of the most versatile childhood bladder augmentation modality［J］. J Pediatr Surg, 1995, 30: 283 - 288.

（周建华　张　炎）

第六章　膀胱非可控尿流改道术

在膀胱或临近器官的恶性肿瘤、下尿路梗阻或功能性疾患，致上尿路积水，尤其是合并感染和尿毒症、神经原性膀胱，伴有膀胱输尿管反流、上行性肾积水、反复感染及肾功能受损、不能矫治膀胱先天性畸形、膀胱尿道阴道瘘等疾病治疗无法保证正常的排尿过程下，进行永久性尿流改道术，理想的永久性尿流改道应能达到防止术后并发症，保存肾脏功能，使患者能过着接近正常的生活。不可控性尿流改道在不同的状态下可进行不同的术式。本章主要介绍输尿管皮肤造口术（cutaneous ureterostomy）和回肠膀胱及结肠膀胱术。

第一节　输尿管皮肤造口术

输尿管皮肤造口术比回肠膀胱术简单，术时不需扰乱腹腔内脏器，尤其是独肾伴有输尿管扩张时，更宜采用此种术式。一侧或两侧输尿管扩张者可施行输尿管端侧吻合，将扩张的一侧输尿管做皮管式输尿管皮肤造口术，术后收集尿液颇为方便，不需插置输尿管引流管。本术式缺点是部分病例发生输尿管末端坏死、狭窄或皮管裂开等合并症，一些病例术后皮管逐渐萎缩、变短，使尿液不易收集，而需长期留置引流管。回肠膀胱术的成功把握较大，故临床上较普遍被采用。输尿管皮肤造口术大体分为 2 种类型：①输尿管袢皮肤造口术（loop cutaneous ureterostomy）；②输尿管末端皮肤造口术（end cutaneous ureterostomy）。

一、适应证

1. 患膀胱或邻近器官的晚期恶性肿瘤，膀胱广泛受累，容量缩小，反复出血，压迫输尿管下段引起尿毒症者。
2. 儿童患下尿路梗阻或功能性疾患，致上尿路严重迂曲扩张，尤其是合并感染和尿毒症者。
3. 患神经性膀胱功能障碍，伴有膀胱输尿管反流、上行性肾积水、反复感染及肾功能受损，不能耐受较大手术者。

二、术前准备

1. 如存在水电解质平衡失调、维生素缺乏、严重贫血等情况，应先行矫正。
2. 如未切除膀胱者，插入导尿管排空膀胱内尿液。

三、麻醉与体位

连续硬膜外麻醉，平卧位。

四、手术步骤

（一）输尿管袢皮肤造口术

1. 手术入路　取下腹部斜切口，在腹膜后游离输尿管的中下段，将粗大而迂曲的输尿管拉出一段（图 5－6－1），注意保留输尿管周围组织，保证其血液供应。

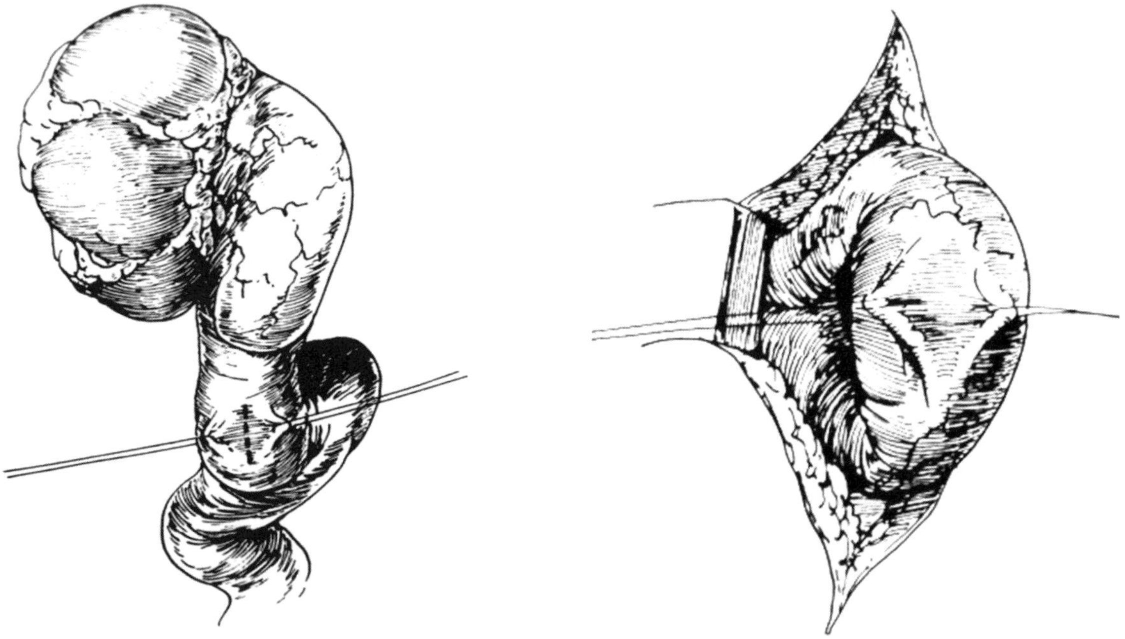

A　　　　B

图5－6－1　拉出一段输尿管

2. 将扩张的输尿管提出皮肤切口后，纵向切开管壁，并与皮肤创缘缝合（图5－6－2、图5－6－3）。
3. 输尿管近端插入10～12号导尿管作支架引流管。

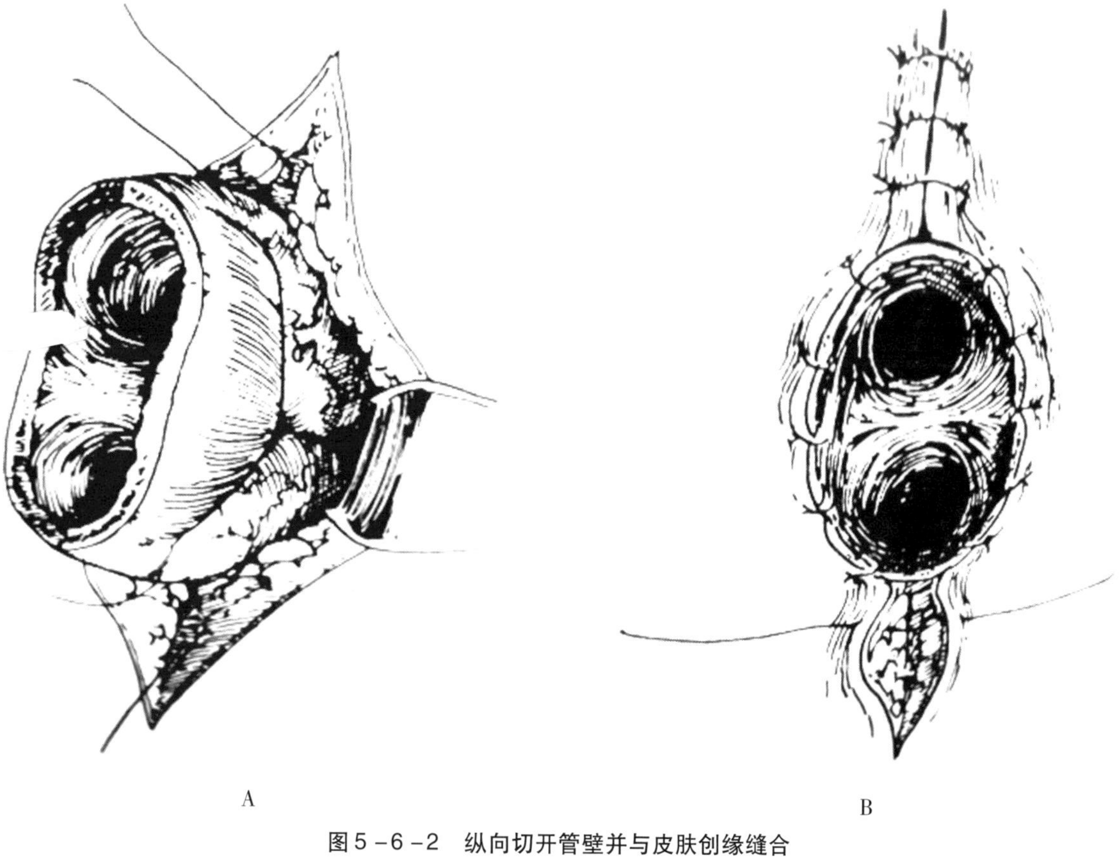

A　　　　B

图5－6－2　纵向切开管壁并与皮肤创缘缝合

（二）输尿管末端皮肤造口术

1. 手术入路 需施行膀胱全切除或剖腹探查术者，使用下腹正中切口，经腹腔施行手术；单纯做输尿管皮肤造口术者，采用两下腹斜切口（图5-6-4），经腹膜外施行手术。

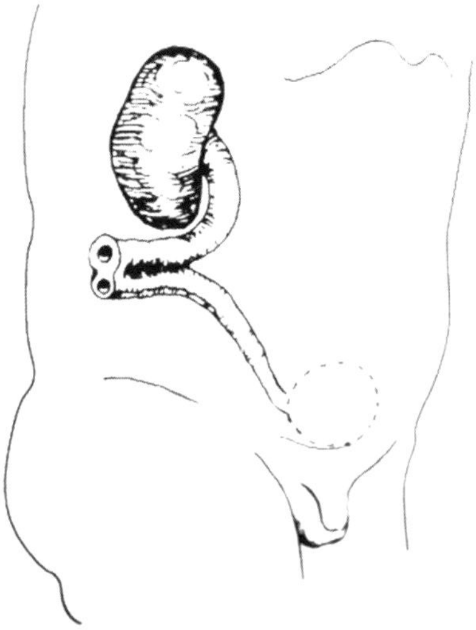

图5-6-3 缝合完毕

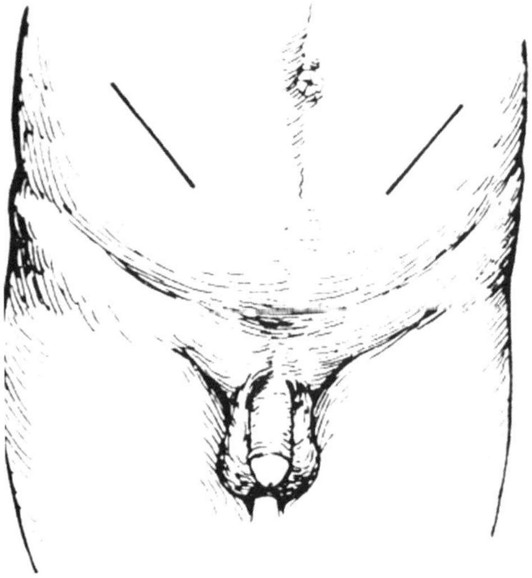

图5-6-4 切口

2. 在腹膜后分离双侧输尿管中、下段，注意保存其血液供应。于靠近膀胱处用直角血管钳钳住输尿管，在钳子上方将其切断，近端插入8号导尿管达肾盂，用缝线将管子结扎、固定在输尿管断端。远端用丝线贯穿结扎（图5-6-5）。

3. 用手指于骶岬前方、乙状结肠系膜后方做钝性分离，形成一通道，将管径较细的输尿管通过此通道拉至对侧（图5-6-6）。在离对侧输尿管断端约10cm处做输尿管端侧吻合，用4-0号肠线全层间断缝合后壁，将支架引流管经吻合口放入对侧输尿管下段，并插至断端之外，剪除引流管原来的固定线，用丝线将两条引流管固定于较粗一侧输尿管断端。将输尿管吻合口前壁缝合，用数针细肠线间断缝合吻合口的输尿管外膜（图5-6-7）。

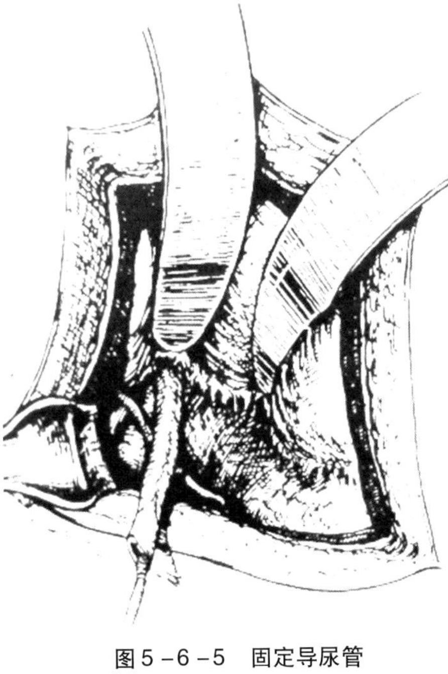

图5-6-5 固定导尿管

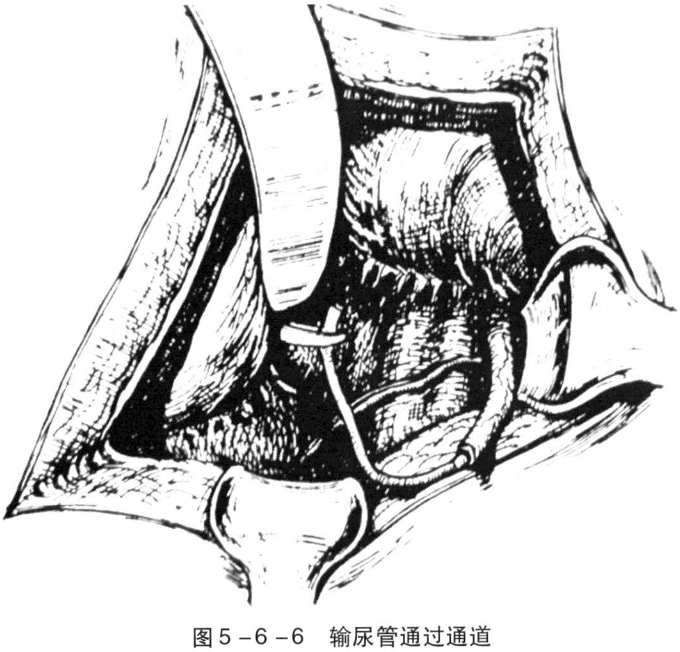

图5-6-6 输尿管通过通道

4. 将输尿管造口一侧的腹部切口延长成“S”形，两个梯形皮瓣的长度和底宽均为4cm，顶边为2.5～3cm，“S”形切口的中点相当于髂嵴上缘水平（图5-6-8）。将皮瓣全层游离。若腹壁脂肪太厚，可切除浅筋膜下的脂肪组织，注意保存皮瓣血液供应。在皮瓣四周于腹外斜肌腱膜表面作广泛潜行剥离。

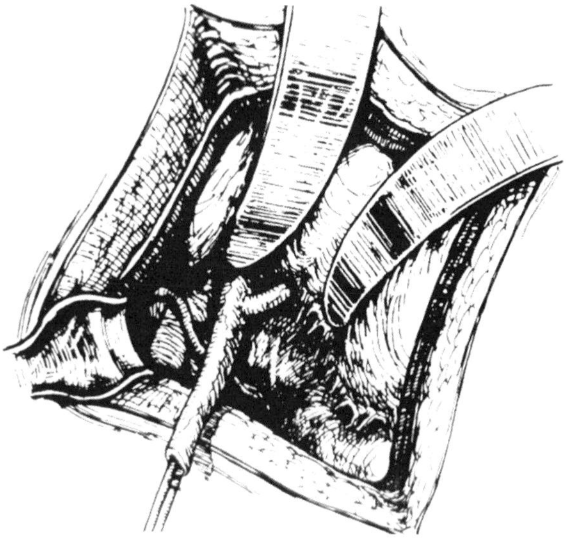

图5-6-7　输尿管端侧吻合并固定引流管

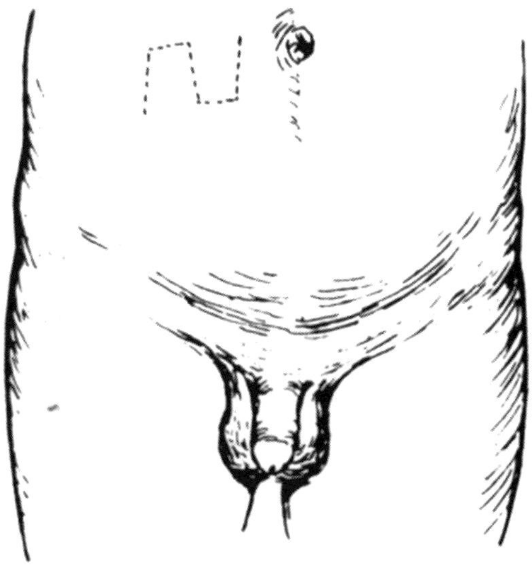

图5-6-8　“S”形切口

5. 在相当于髂嵴上缘水平外将腱膜、肌肉切口垂直创缘切开少许，于此处用丝线将腹外斜肌腱膜与其相对的腹横肌肌膜创缘间断缝合数针，其两旁的腱膜、肌肉切口则用丝线缝合，形成一纽孔状通道，让输尿管自此通道拉出腹壁之外（图5-6-9）。注意纽孔不宜太大，以免术后发生腹壁疝。用三针细丝线于适当位置穿过输尿管外膜，并固定于纽孔边缘。

6. 在皮瓣基部两侧的创缘各用两针10号丝线做减张缝合，缝线穿过纽孔两侧的腹外斜肌腱膜，将缝线拉紧打结。继续用1号丝线缝合皮肤创缘，形成包绕输尿管的皮管。用丝线将输尿管末段与皮缘间断缝合，并把引流管固定（图5-6-10）。若皮瓣缝合后切口张力太大，可于腹壁皮肤做减张切口。

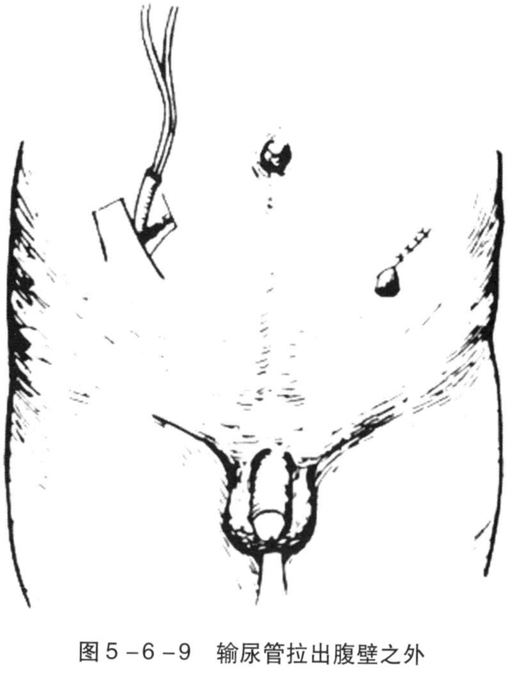

图5-6-9　输尿管拉出腹壁之外

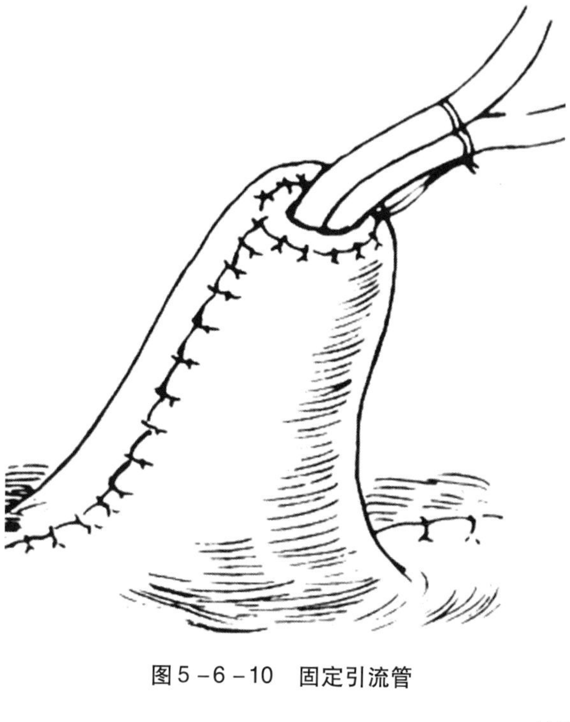

图5-6-10　固定引流管

7. 缝合另一侧的腹壁切口，伤口不需放置引流物。

8. 输尿管末端皮肤造口还可选择以下方法 ①将双侧输尿管末段内侧缘吻合形成一个开口（图5－6－11A，B）或形成蝴蝶状的造口（图5－6－12A，B）。②将一侧或双侧输尿管断端分别做皮肤造口（图5－6－13）。

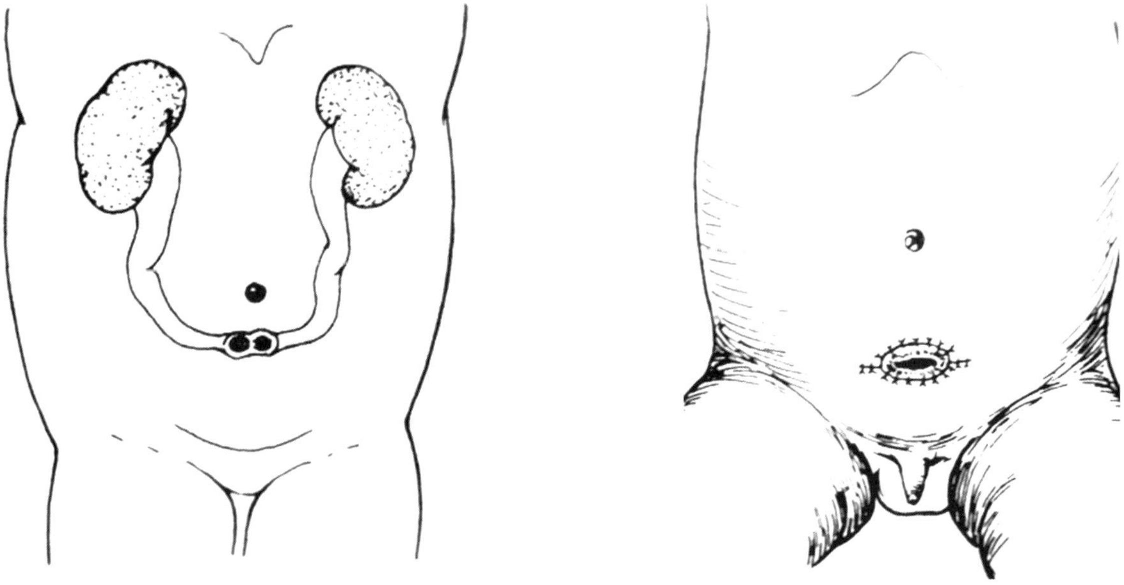

A　　　　B

图5－6－11　输尿管末段内侧缘吻合形成开口

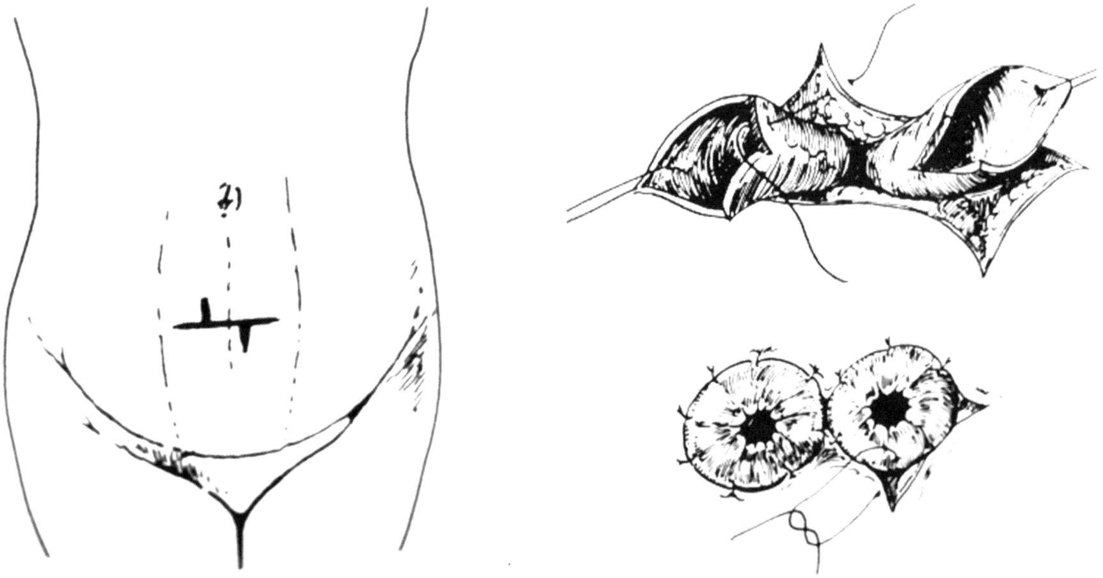

A　　　　B

图5－6－12　蝴蝶状造口

9. 简单的输尿管皮肤造口需插入导尿管引流或使用粘贴皮肤的集尿袋。为方便收集尿液，造口部位可用皮瓣插入法。或双侧输尿管末段并腔外翻形成乳头，术后佩带集尿袋。

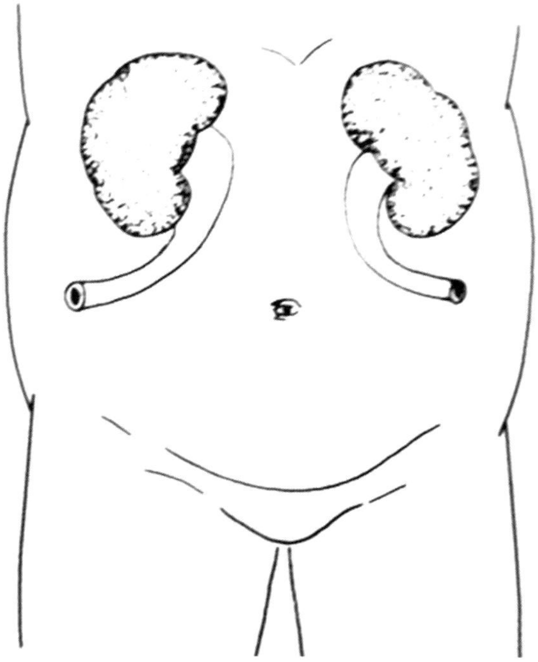

图5-6-13　输尿管断端皮肤造口

五、术中意外的应急处理

1. 显露中下段输尿管时，输尿管往往紧贴在腹膜上，随着腹膜被推开。如不注意，在用牵开器拉开腹膜后，寻找输尿管会浪费许多时间，增加病人负担。

2. 游离输尿管时应尽量多带一些周围组织，以保证血液供应。

3. 盆腔段输尿管局部没有明确的解剖标志，显露时较困难。最好在跨过髂动脉处觅得。

4. 输尿管下端部分梗阻引起输尿管积水时，由于管壁增厚，管腔扩大，外观很像肠袢。发现此种情况时，应先确定是否确在腹膜外，然后上下游离观察行走方向和有无系膜，最后根据空针吸出的内容物的性质确定。

六、术后处理

1. 用纱布包绕皮管，使皮管直立于腹壁上，以防止折曲而影响血液循环。

2. 使用抗生素防止感染。

3. 皮管基部的减张缝线于术后1周才拆除。

4. 一般于术后2周，皮瓣已牢固愈合后拔除输尿管引流管，带上接尿器收集尿液。

七、术后并发症防治

1. 输尿管末端坏死　①输尿管的供应血管受损伤，可发生末段管壁缺血。因输尿管接受多条动脉供应，在输尿管周围互相吻合，将输尿管游离较长并切断来自下端的供应血管，亦不致发生缺血。但若损伤输尿管周围的血管或吻合后张力太大，血管受牵扯或压迫，以致供血不足或回流受阻，则会严重影响输尿管末段的血液循环。②在施行膀胱切除手术时，若不用湿盐水纱布保护已切断的输尿管，因长期暴露致组织干燥，亦会影响输尿管的血液循环。③输尿管引流管管径太大，可压迫输尿管致发生缺血。若输尿管扩张不甚显著，应使用适当口径的塑料管做支架引流。

输尿管末端如发生缺血、坏死，可于术后2周，待输尿管与周围发生粘连后，将皮瓣剪短，并切除坏死的输尿管，断端用丝线与皮缘做间断缝合。

2. 皮瓣坏死、裂开或退缩　如皮瓣太窄，特别是基底部太窄，其供应血管受损伤，皮瓣周围的皮下潜行剥离不够充分，缝合后张力太大又没有做好减张切口，术后并发感染等，皆为影响皮瓣愈合的因素。一些患者术后皮瓣发生坏死、裂开而不能形成皮管，一些患者皮管虽已形成，后来逐渐发生萎缩并向周围退缩，只遗留皮肤乳头。在上述情况下，拔除引流管后若无粘贴皮肤的尿袋供使用，收集尿液甚感困难，常需长期留置输尿管引流管。

3. 尿瘘　皮管与腹壁交界处形成尿瘘，是由于皮管向一侧折曲，输尿管长期被引流管压迫而致管壁坏死，于皮管基部形成尿瘘。此时收集尿液极为困难，经常有漏尿现象。在留置引流管期间注意避免皮管折曲，可防止此种并发症的发生。

4. 输尿管口狭窄　输尿管口狭窄与末端管壁坏死、裂开、感染等因素有关，可将管口切开或切除狭窄环再与皮缘缝合，并留置引流管。若管口不够宽畅，可将留置引流管时间延长，换管时逐渐增大引流管管径，直至达16号，3～6个月后瘢痕组织已软化，拔除引流管亦不致发生管口狭窄。

第二节　回肠膀胱及结肠膀胱术

一、回肠膀胱术

（一）适应证

1. 患神经性膀胱功能障碍，伴有膀胱输尿管回流、上行性肾积水、反复感染及肾功能受损者。

2. 患膀胱、尿道或女性内生殖器的恶性肿瘤而施行膀胱全切除术或全盆腔清除术者。

3. 患膀胱及临近器官的晚期恶性肿瘤，膀胱广泛受累，容量缩小，反复出血，压迫输尿管下端致尿路梗阻者。

回肠膀胱术相对来说是一种比较简单和安全的尿路改道手术，但从远期疗效来说，并未令人满意，不少病人因尿路感染及尿液反流而致肾损害。因此，这种手术主要用于预期寿命较短的病人。对于患有良性疾病、年龄较轻者，有必要选择更好的尿流改道方法。

（二）术前准备

1. 有肠道蛔虫感染者，应先行驱虫治疗。若术中发现回肠内仍有蛔虫，亦宜于肠吻合前将虫取出。

2. 如存在水电解质平衡失调、维生素缺乏、严重贫血等情况，应先行矫正。

3. 术前清洁灌肠。

4. 如未切除膀胱者，插入导尿管排空膀胱内尿液。

5. 病人试行佩戴接尿器，在腹壁适当部位画好皮肤造口位置。一般中点位于髂与脐连线的中点处，切口为圆形，直径3cm。若使用粘贴皮肤的尿袋，造口处亦可位于麦氏点。

（三）麻醉与体位

连续硬外、平卧位。

（四）手术步骤

1. 取下腹部正中切口开腹，于乙状结肠系膜两侧切开盆腔后腹膜，将双侧输尿管中下段游离，注意保存其血液供应（图5－6－14）。用直角血管钳于接近膀胱处钳住并切断输尿管，下端用丝线贯穿结扎。将剪有侧孔的8号导尿管经输尿管近端插入肾盂，丝线将其暂时缝扎，固定于输尿管断端。

2. 用手指于骶岬前方、乙状结肠系膜后方做钝性分离，形成一通道，将左侧输尿管经此通道移至右侧

（图 5－6－15）。

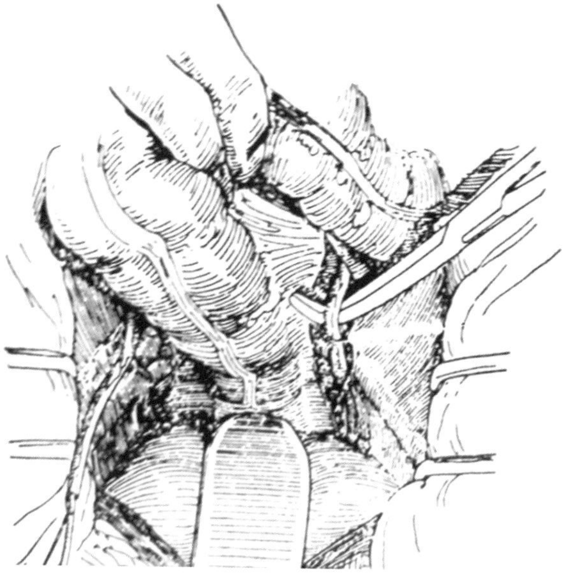

图 5－6－14　游离输尿管中下段

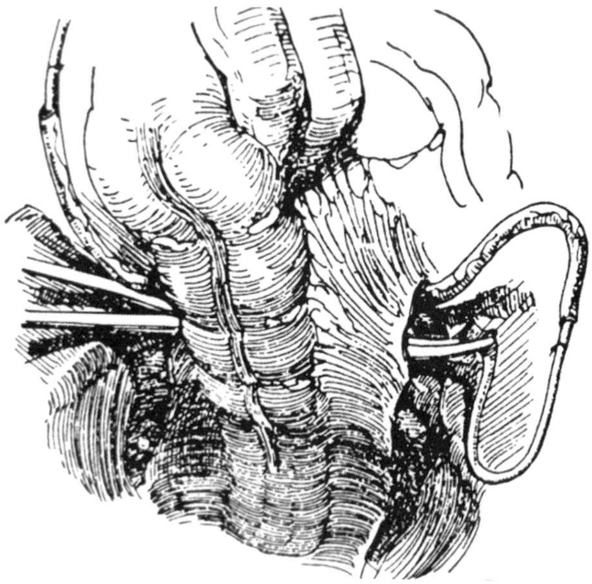

图 5－6－15　形成通道并移输尿管至右侧

3. 做阑尾切除术　女性患者最好同时做双侧输卵管结扎术。

4. 在回肠末段离回盲瓣 10～15cm 处切出长 15～20cm 的游离肠袢，回肠袢只作为一通道之用，不宜太长。分离肠系膜，保存其血液供应，最好保留 2 条动脉（弓形动脉）（图 5－6－16）。用生理盐水冲出肠腔内容物，再用 1∶2 000 呋喃西林溶液冲洗肠腔。将近段与远段回肠断端于游离肠袢上方作端端吻合，以恢复肠管的连续性。修补肠系膜空隙（图 5－6－17）。

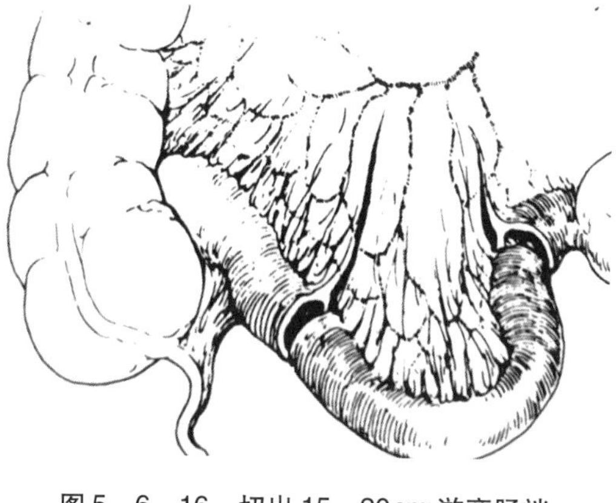

图 5－6－16　切出 15～20cm 游离肠袢

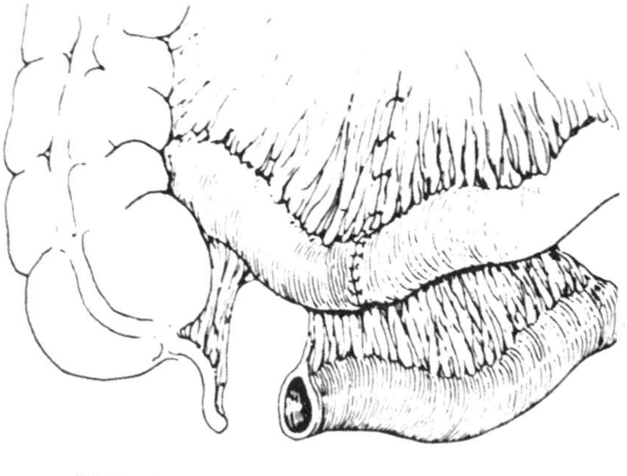

图 5－6－17　回肠近段与远段端端吻合

5. 在游离回肠袢近端的对系膜缘侧做两个小切口，分别与两侧输尿管做直接吻合；拆除导尿管原来的固定线，剪去多余的输尿管，并于末端纵向切开少许，使成斜面吻合。用 4－0 肠线将输尿管与回肠创缘做全层间断缝合，支架引流管经肠腔拉出远侧端之外，并用肠线将其固定。吻合口外层用细肠线加强缝合数针（图 5－6－18 至图 5－6－20）。用 3－0 号肠线缝闭肠袢的近端，第二层用丝线间断缝合 3～4 针，缝线不穿透黏膜（图 5－6－21）。

6. 于右下腹髂前上棘与脐连线的中、外 1/3 交界处切一长约 3.5cm 的直切口，直达腹腔，将皮肤切口剪成椭圆形。于切口中部依垂直方向切断两侧的腱膜和肌肉，并以丝线将腹外斜肌腱膜和腹横肌膜相对创缘作间断缝合，形成足够宽阔的纽孔状通道（图 5－6－22），纽孔不宜太阔，以免引起腹壁疝。将回肠膀胱的

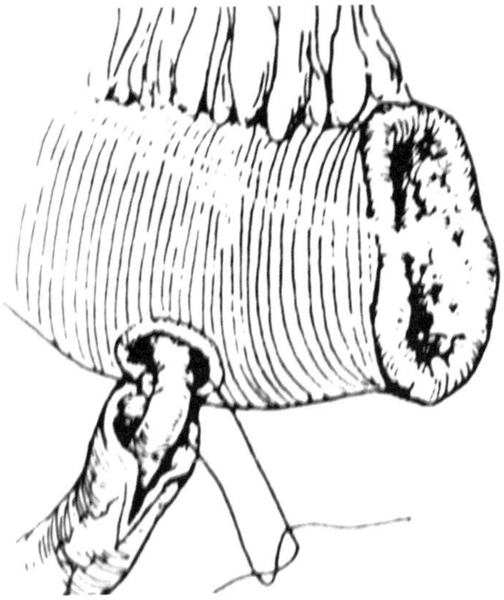

图 5 －6 －18　形成斜面切口

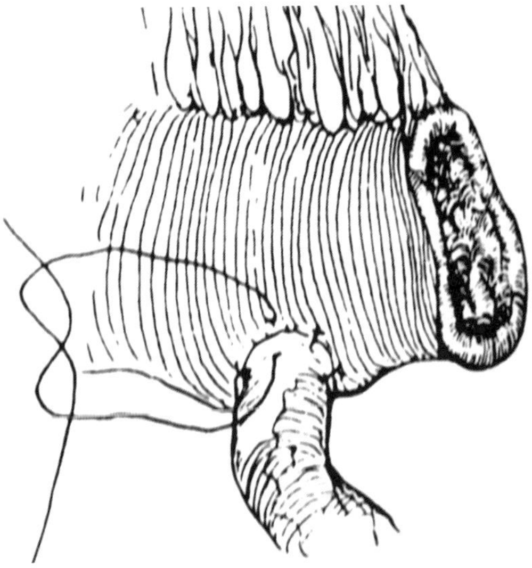

图 5 －6 －19　缝合输尿管与回肠创缘

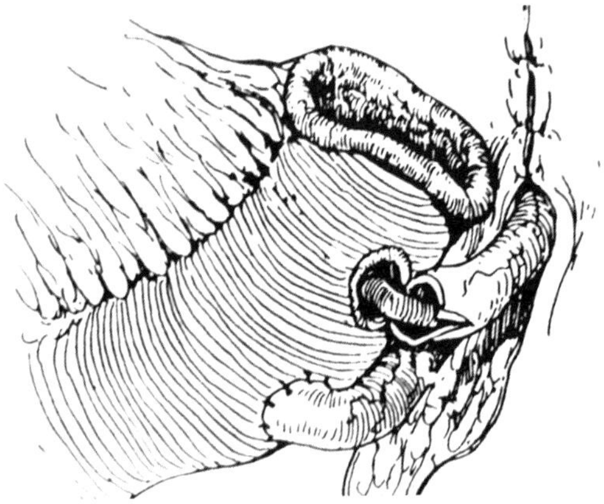

图 5 －6 －20　拉出支架引流管并固定

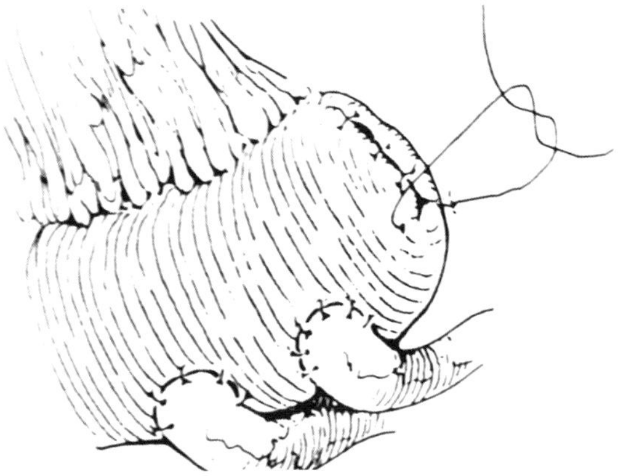

图 5 －6 －21　缝合第二层

远端自此通道拉出，用数针丝线将回肠固定于腹膜边缘，留下约 5cm 的肠段突出皮肤之外，固定回肠后，其系膜应无张力。将 18 号多孔导尿管插入回肠膀胱内（图 5 －6 －23）。

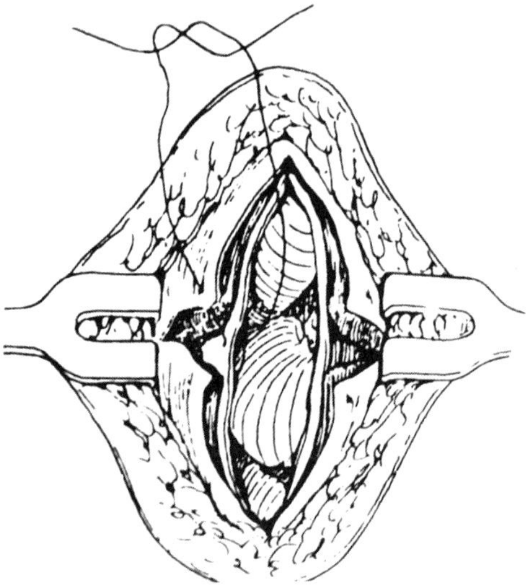

图 5 －6 －22　形成钮孔状通道

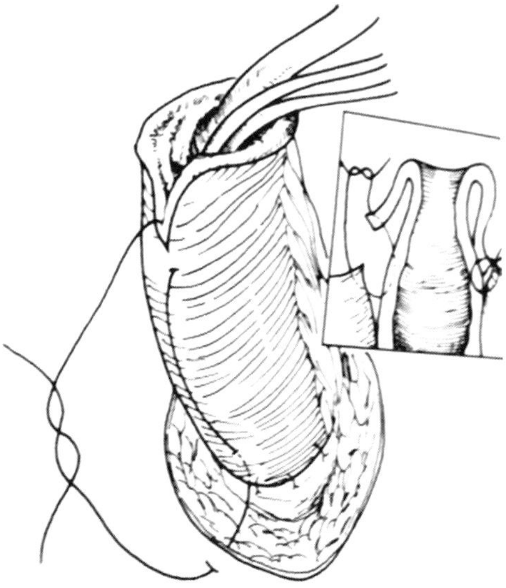

图 5 －6 －23　固定回肠并插入多孔导尿管

7. 于回肠末段的对系膜缘侧纵向切开约 0.7cm，用丝线将肠管与皮缘做外翻缝合，系膜对面和两侧的缝线于回肠断端的黏膜面穿过肠壁，并于断端 1cm 及 5cm 处穿过肠壁浆膜、肌层，缝线再穿过皮缘，结扎此 3 根缝线后，即可将回肠段外翻，形成 2cm 长的乳头（图 5－6－24）。另加数针缝线将回肠断端与皮缘间断缝合，并将 3 根导尿管妥善固定。

8. 将回肠膀胱近端及输尿管固定于腹膜外，缝合两侧盆腔腹膜的切口。用丝线将回肠膀胱固定于盲肠下外侧，以防止回肠末端被回肠膀胱压迫而扭曲、梗阻（图 5－6－25）。

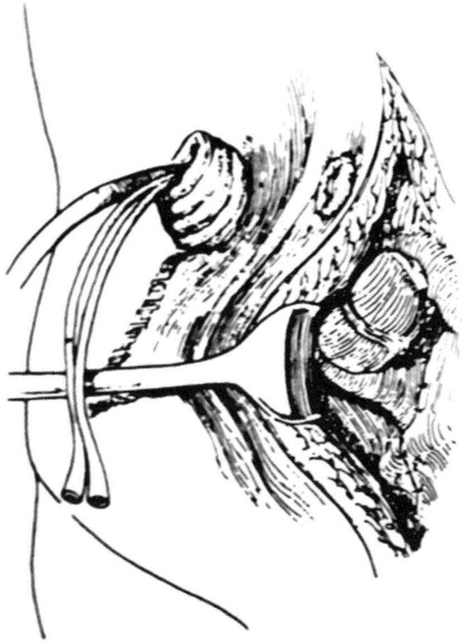

图 5－6－24 形成乳头并固定导尿管

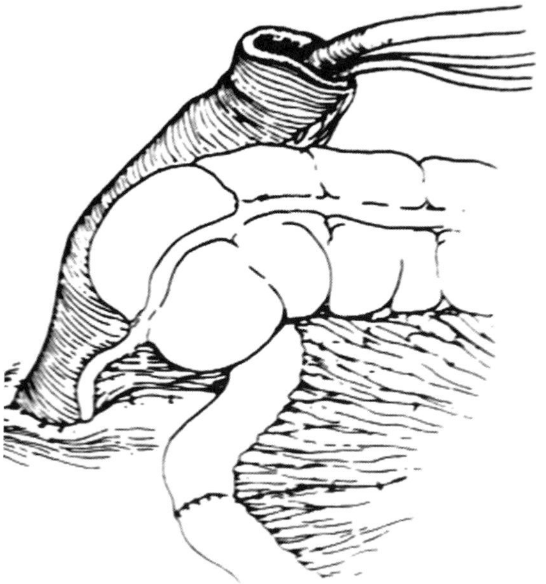

图 5－6－25 固定回肠膀胱

9. 缝合腹壁切口。

（五）术后处理

1. 禁食（必要时作胃肠减压），待肠蠕动恢复后开始进流质饮食。2 天后改为半流质饮食。

2. 输尿管引流管一般于术后 1～2 天拔除，回肠膀胱引流管可同时拔除，改为佩带皮肤接尿器。

二、结肠膀胱术

（一）适应证

与回肠膀胱的手术适应证相同。此种术式尤其适应在年龄较轻，预期寿命较长，以及将来有可能做尿流复道的病人。

（二）术前准备

1. 肠道准备 参考“回肠膀胱术”一节。

2. 术前插入长肛管，以便在术中用新霉素溶液灌洗肠腔。若肠道准备不充分，亦可用以洗净肠腔内的残余粪便。

3. 标记腹壁造口位置。

（三）麻醉与体位

连续硬膜外麻醉、平卧位。

（四）手术步骤

1. 做腹部正中切口达腹腔，切开盆腔腹膜，分离及切断双侧输尿管。

2. 用灯光透视乙状结肠系膜，按照血管的解剖选择肠段。通常采用乙状结肠近段，如果乙状结肠不适宜采用，可改用其他肠段，如左结肠动脉供应的降结肠中段，结肠中动脉供应的横结肠，甚至右结肠动脉或回结肠动脉供应的升结肠。由于结肠离断后会发生短缩；宜切取长约8～20cm的肠段。分离系膜时注意保护其供应血管。肠系膜根部不宜太窄，以免容易发生肠扭转。

3. 游离结肠脾曲，使结肠吻合时不致有张力。按具体情况将结肠膀胱置于结肠的左侧或右侧。吻合结肠后，缝合肠系膜切口。一般情况下乙状结肠膀胱宜造口于左侧腹部。

4. 用生理盐水洗净游离肠袢的肠腔，用2－0号肠线两层缝合闭锁肠段的近端。将肠段的远端拉至造口位置，可发现肠系膜带需依顺时针方向旋转180°角，肠段的盲端需固定于主动脉的分叉附近，此处靠近两输尿管行程，在这位置上选择适宜部位，做输尿管乙状结肠膀胱吻合。若因曾施行过其他类型的尿流改道手术，一侧或双侧输尿管太短，不能做双侧隧道式吻合者，可将较长的输尿管与乙状结肠膀胱做隧道式吻合，而将较短的一侧输尿管与对侧肾盂或输尿管作端侧吻合。

5. 抗反流的输尿管乙状结肠膀胱吻合可参考如下方法：用细针头穿刺肠壁，在选定的部位，一般是靠近肠管近端的结肠带处将生理盐水注入黏膜下层，做水压分离。沿结肠带切开肠管浆肌层。若做双侧输尿管与肠管吻合，宜于不同水平，分别在结肠带的左沿和右沿做切口。用小圆刀小心于肌层下剥离，一般只需剥离靠系膜侧，保留供应结肠黏膜的小血管。形成足够宽阔的隧道，长度最少4cm。于隧道远端做一黏膜小切口，将输尿管末端与此切口创缘用4－0号肠线做端侧吻合。用肠线或丝线间断缝合浆肌层切口，将输尿管包埋于隧道内，完成双侧的输尿管结肠吻合后，将肠袢固定在后腹膜的适宜位置，缝合肠系膜的孔道，以防发生内疝。按照具体情况，将乙状结肠膀胱在左、中右腹部造口(图5－6－26)。

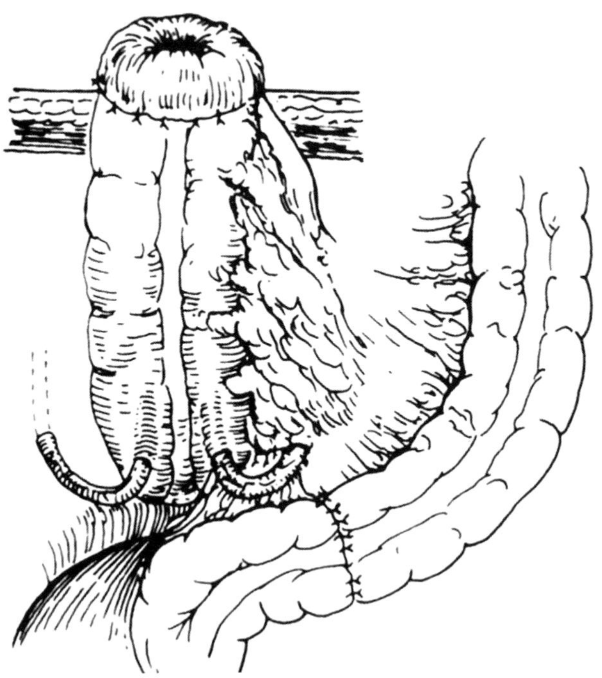

图5－6－26　抗反流的输尿管乙状结肠膀胱吻合

利用结肠做尿流改道，比回肠有更大的优点：结肠壁较厚，可建立满意的抗反流的输尿管乙状结肠吻合；结肠为单向蠕动，排空良好，亦有利于防止反流；而且较少发生结肠造口的并发症；术后肾盂造影显示的肾损害及组织学发现的肾盂肾炎较为少见；水电解质失调不显著。

（五）术后并发症防治

1. 造瘘口的并发症如狭窄、退缩、坏死、脱垂及外疝；改良术式，对各个环节做仔细处理后，可避免此类并发症。手术细节已在上文详述。偶因肠袢张大，造成吻合口稍向后退缩或造瘘口水肿，若再行手术矫正，勉强将肠管向外拉出，易造成系膜的主要血管梗阻，以致整个肠袢坏死。一些病人因术后腹胀，造成肠袢的张力增加，以致发生血管梗塞。因此，最重要的预防措施是系膜应无张力，要留有余地，并避免术后发生腹胀。造瘘口周围皮炎是由于尿液接触所引起，一般为暂时性的表浅性皮炎。一些病人则为乳头结节状皮炎，皮肤过度角化、萎缩、空泡形成，有炎症浸润。一些病人与对橡皮过敏有关，宜用油膏保护皮肤，尿袋口要小一些，并勤清洁更换。

2. 输尿管肠吻合口的并发症，如狭窄或漏尿。预防措施主要是选择血循环良好的肠段与输尿管末段进行吻合，吻合口和隧道必须有足够宽阔，吻合口不宜有张力，吻合口宜置于腹膜后方，并固定肠袢的近端。使用硅胶支架引流管比不用引流管者更为安全。关于输尿管支架的应用问题，目前仍未获得一致意见。一些笔者认为在直视下进行黏膜对黏膜的输尿管肠袢吻合，不必留置支架引流管，认为支架引流管会使并发症增多，导管本身可发生梗阻，拔除支架后也会发生吻合口梗阻。而Bricker在创用了回肠膀胱的30年后，报道了他的经验：曾经有许多年他取消了支架引流管，但后来又开始试用硅胶支架引流管。只有在输尿管相当扩张时才不使用。他认为小的吻合口若发生水肿，可致完全阻塞。插置支架引流管可避免尿液延迟排出的可能性。即使吻合时没有正确地做黏膜对黏膜的吻合，若已留置支架引流管，亦不致造成梗阻。笔者习惯于使用输尿管支架管，尚未发生过输尿管肠袢吻合口的并发症。

晚期发生的输尿管扩张应注意肿瘤的可能性，也可由其他原因如吻合口狭窄，输尿管下端扭曲，持续感染或放射治疗所致的输尿管炎引起。

3. 结石　肾结石多因分解尿素杆菌感染所继发，尿液滞留或反流则为促进结石形成的因素。回肠或结肠膀胱内发生结石则与感染、尿潴留、黏液和线头异物有关。

4. 肾盂肾炎　一般认为肾盂肾炎与输尿管下段梗阻或反流有密切关系，但亦有人对反流与感染的关系表示怀疑。实验证明，回肠膀胱的肾盂肾炎发生率达 83%，而在抗反流的结肠膀胱发病率仅为 7%。因此，尤其对预期寿命较长的病人，宜施行抗反流的吻合方法。

5. 电解质失调　电解质失调一般只发生在肾功能不全、肠袢过长，并有尿液滞留的病例，若遇此种情况，需长期服碱性药物以防止高血氯性酸中毒。

6. 肠梗阻　文献报道术后发生肠梗阻者高达 12%，注意下述几点细节可减少此种并发症：①使用健康的、无放射性损害的肠段；②缝合或封闭所有可能引起内疝的孔隙；③尽可能将肠段和输尿管置于腹膜外；④术后做充分的胃肠减压；⑤做盆腔清扫手术的病人宜应用带蒂大网膜覆盖盆腔创面。

回肠膀胱是一种应用较广的尿流改道手术，但仍有不少缺点，成人组术后肾盂造影发现大约 20% 病人可见病变；儿童患者的远期随访有 56% ~68% 有进行性上尿路损害。腹壁开口狭窄发生率高，尤其对无抗反流的输尿管回肠袢吻合者更为危险。结肠膀胱术的并发症较回肠膀胱术为少。

参考文献

[1] Stampfer DS, McDougal WS, McGovern FJ. The use of in bowel urology-metabolic and nutritional complications [J]. Urol Clin North Am, 1997, 24 (4): 715 – 722.

[2] Killeen KP, Libertino JA. Management of bowel and urinary tract complications after urinary diversion [J]. Urol Clin North Am, 1988, 15 (2): 183 – 194.

[3] Libertino JA, Zinman L. Ileocecal segment for temporary and permanent urinary diversion [J]. Urol Clin North Am, 1986, 13 (2): 241 – 250.

[4] Schmidt JD, Buchsbaum HJ. Transverse colon conduit diversion [J]. Urol Clin North Am, 1986, 13 (2): 233 – 239.

[5] Richie JP. Sigmoid conduit urinary diversion [J]. Urol Clin North Am, 1986, 13 (2): 225 – 231.

（周建华　张　炎）

第七章 膀胱可控尿流改道术

可控尿流改道术（continent urinary reservoir）是用肠管做成可控性膀胱，由患者定期经腹壁输出道导尿，从而使尿流改道的一种重要方法。1950 年 Gilchrist 已报告了用盲升结肠做贮尿囊，用末段回肠做可控机制，将输尿管做隧道式贮尿囊造口。Thurkoff（1986 年）、Rowland（1987 年）采用回结肠切开重建贮尿囊，直至 1993 年 Alcini 报告用切断结肠带的方法建成回盲肠新膀胱以后，对建成高容量、低内压、高顺应性肠管贮尿囊的方法发生了突破性的进展。

一、适应证

因泌尿生殖系或肠道恶性肿瘤施行盆腔脏器清除术的患者，不能矫治的膀胱先天性畸形、膀胱尿道阴道瘘、神经性膀胱功能障碍，以及过去曾施行回肠或结肠膀胱腹壁造口的患者，均可选择施行可控性回结肠膀胱术。患者需具备下列条件：

1. 预期寿命较长，一般情况良好，能耐受复杂手术者。
2. 双侧肾脏功能良好，可代偿电解质平衡及废物排泄者。
3. 无上尿路感染者。
4. 肠道未发现病变者。
5. 能培养良好的卫生习惯，可掌握自我导尿技术者。适宜手术的年龄由发育期的少年至 70 岁的老年人。

二、术前准备

术前 3 天进食低渣半流质饮食，术前 1 天改流质饮食。手术前 1 天晚上及术晨清洁灌肠，并服新霉素、灭滴灵。术前 12h 静脉输液以补偿肠道准备时失去的水分和电解质。

三、麻醉与体位

连续硬膜外麻醉、平卧位。

四、手术步骤

（一）回肠输出道的可控性回结肠膀胱术（continent ileal-colon reservoir with ileum as efferent limb—Indiana pouch）

1. 体位按原发病手术的要求而定。一般做下腹部正中切口，于距脐部左侧 2cm 处绕过至上腹部。
2. 肠段截取于离回盲瓣 8～10cm 处切断回肠，结肠截取平面依肠管口径而定，一般需总长 25～30cm 的盲升结肠及部分横结肠，以建成足够容量的贮尿囊。分离部分肠系膜，保存足够的供应血管。做回肠、横结肠端端吻合，恢复肠道连续性。
3. 切除阑尾。
4. 将肠管对折成“U”形，相邻肠壁用丝线间断缝合；于缝线两侧 0.5cm 处剖开结肠，达阑尾断端处。输尿管贮尿囊吻合采用 Leadbetter 法，吻合于贮尿囊后半部。于结肠带做 3cm 长的纵切口，达黏膜下，切口近端呈“Y”形。做创缘的黏膜下剥离，每侧剥离范围应相当于输尿管直径的1倍，形成容纳输尿管的宽阔隧道。于隧道远端切开结肠黏膜，与切成斜面的输尿管断端创缘吻合。

5．用4－0号可吸收缝线间断缝合，并固定肾盂输尿管引流管，缝合结肠系带切口以覆盖输尿管，缝线穿过输尿管外膜，防止输尿管退缩。

输尿管贮尿囊吻合也可采用LeDuc黏膜沟法：于结肠壁做一戳孔，将输尿管通过戳孔带入肠腔；于戳孔处向近侧做3cm长黏膜切口，末端呈“T”形；做黏膜下剥离，用4－0号肠线将黏膜创缘固定在输尿管外膜及浅肌层。输尿管末端纵向劈开少许，与结肠黏膜及浅肌层间断缝合。

6．将结肠瓣折曲，横结肠断端与盲肠、阑尾创缘用3－0肠线做间断或连续缝合，外加丝线做间断加强缝合，并将相对应的结肠创缘缝合，形成贮尿囊。肾盂输尿管引流管从贮尿囊前壁小戳孔引出腹壁外。从回肠断端插入12号导尿管至贮尿囊内。于系膜对侧缘将回肠壁内翻折叠，自回盲瓣部位起，用0号丝线间断缝合，达回肠断端。外加一层浆肌层连续缝合。折叠缝合完毕，回肠腔可顺利通过16号导尿管。输出道的缩窄亦可采用回肠剪裁法，去除部分回肠壁，以缩窄肠腔，此法操作较为复杂。

7．切除脐底部皮肤及深部组织，形成一通道，将缩窄的回肠输出道末端固定在脐孔创缘，用丝线间断缝合。固定输出道的引流管，调整好输出道的行径，使导尿管能顺利到达贮尿囊底部；用丝线将贮尿囊及输出道用缝线固定于腹前壁；缝合肠系膜间孔道，缝合部分切开的后腹膜，将输尿管吻合口置腹膜外；缝合腹部切口。按具体情况放置或不放置腹膜后引流物。

（二）阑尾输出道的可控回结肠膀胱术（continent ileal-colon reservoir with appendix as efferent limb—riedmiller technique）

1．贮尿囊的建立　可采用盲升结肠和末段回肠去管重建的方法：于肝曲处切断结肠，截取与升结肠等长的末段回肠，保留肠系膜血液供给，于系膜对侧缘剖开回肠，切口跨过回盲瓣，弯向前结肠带；沿带纵向剖开结肠；做隧道式输尿管结肠瓣吻合，将回肠瓣与结肠瓣侧侧缝合，重建成贮尿囊；用3－0号肠线间断或连续缝合，外加1号丝线间断加强缝合；双侧肾盂输尿管从贮尿囊前壁戳孔引出。由于阑尾输出道的引流管腔太细，宜从贮尿囊前壁另做戳孔，插入18号或20号引流管，以防止术后黏液堵塞管腔。切开阑尾盲端，插入10号导尿管；环绕阑尾基部切开盲肠浆肌层，切口向前盲肠带纵向延长达2cm，末端成“Y”形；于切口两侧做黏膜下潜行剥离达1cm宽；去除阑尾近段2cm系膜血管分支间的脂肪组织；缝合盲肠浆肌层切口以包埋阑尾，缝线穿过系膜血管分支间的空隙，与对侧创缘缝合。阑尾被包埋后，其包埋段仍接受系膜血管供应。

2．将阑尾末端于脐部或右下腹壁皮肤造口，用数针缝线将盲肠及阑尾固定于腹前壁内。遇阑尾末段狭窄，可于腹壁造口处与阑尾系膜相对位置做“V”形皮瓣，嵌入劈开的阑尾末段，用可吸收线缝合，形成较宽的阑尾腹壁造口。采用Leadbetter方法做输尿管贮尿囊吻合者，必须切开并包埋阑尾，证实阑尾输出道口径、长度与血液循环充足后，才切除末段回肠，缝合、闭锁回盲部。

3．输尿管贮尿囊吻合的另一种方式是保留一段10cm长的末段回肠，将输尿管并腔缝合后，与回肠断端吻合；将回肠最末段5cm的系膜与肠管边缘分离；用卵圆钳从回肠瓣深入回肠腔5cm处，夹持肠壁；将回肠内翻套叠至回盲肠瓣远侧形成长2.5～3cm的乳头。在乳头末端及其相邻的盲肠壁各做一横形黏膜切口，形成创面；用肠线将乳头固定于盲肠壁；回肠套入处用缝线将其固定于盲肠壁。此法较单纯用回盲瓣抗反流更为可靠。

（三）回肠可控膀胱术（continent ileal reservoir—Kock pouch）

应用回肠去管重建，回肠套叠乳头形成抗失禁及抗反流机制，输尿管开口于右下腹部，此种术式由Kock于1982年首先报道。其可控及抗反流的功能较好。在贮尿囊充盈后，重力因素可使输出道拉长、扭曲，插管困难、乳头脱套，肠壁向外脱垂等并发症，需要用合成材料造成的领圈包裹输出道的近贮尿囊端，以防止此种并发症。

1．离回盲瓣15cm处取近侧一段长约75cm的回肠，其近侧16cm及远侧12cm留做输出道及抗反流之用，在这两段之间的肠袢对折，于近系膜缘用1号丝线将对折的肠袢间断互相缝合，于缝线外切开肠管，再用3－0肠线连锁缝合黏膜肌层。完成后壁缝合（图5－7－1）。

2. 将输出段与抗反流段近贮尿囊侧的肠系膜与肠管分离，约5cm长。用卵圆钳伸入肠腔，于5cm处夹住肠壁，将其内翻，形成向贮尿囊内套叠的乳头。切开乳头与其相对位置的贮尿囊黏膜，用细线将两个创面缝在一起，术后发生粘连，避免脱套。形成的乳头约2.5cm长。在套入处用丝线固定（图5－7－2）。

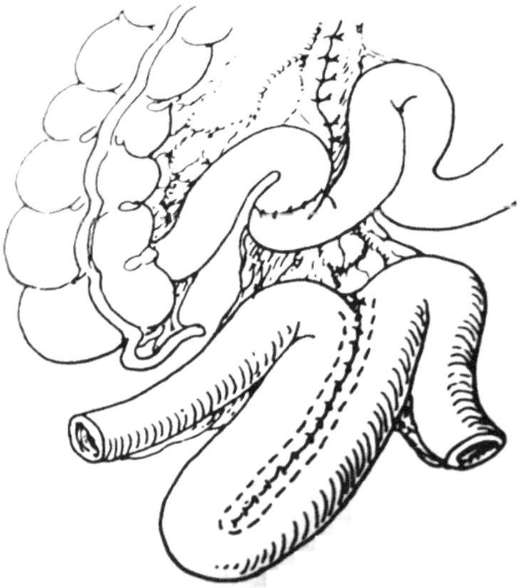

图5－7－1　完成后壁缝合

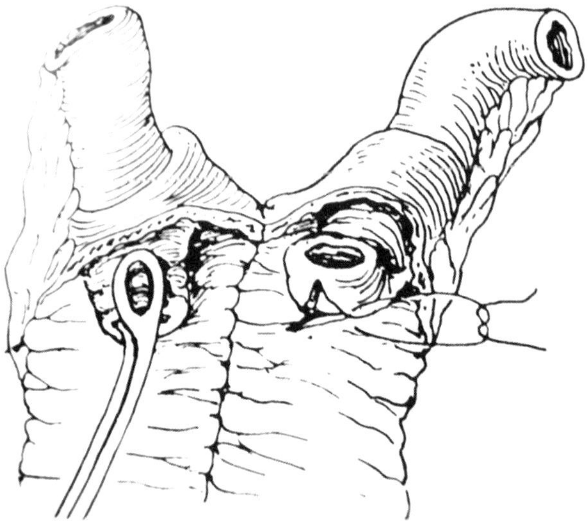

图5－7－2　形成2.5cm长乳头

3. 将两输尿管做并腔缝合，与抗反流的回肠行端端吻合。贮尿囊外的一段7～8cm的输出道则于对系膜缘将肠壁折叠内翻缝合两层。用1号丝线间断缝合（图5－7－3）。在完成贮尿囊前壁缝合后，将输出道用丝线缝合固定于前腹壁腹膜直达脐部。切除脐部，形成可顺利通过示指的通道，将输出道与脐部创缘作间断缝合，形成输出道造口（图5－7－4）。

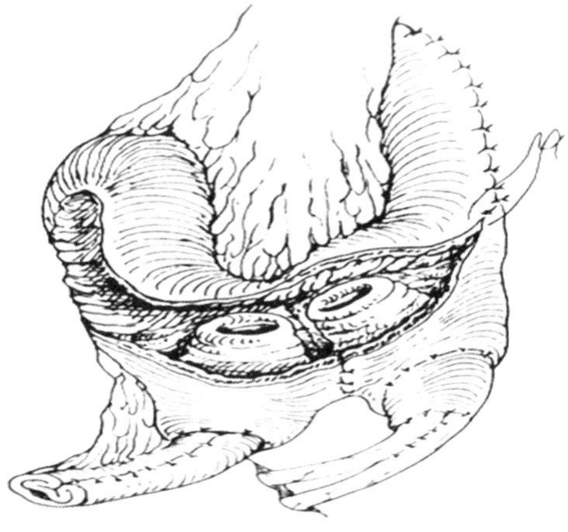

图5－7－3　缝合输出管

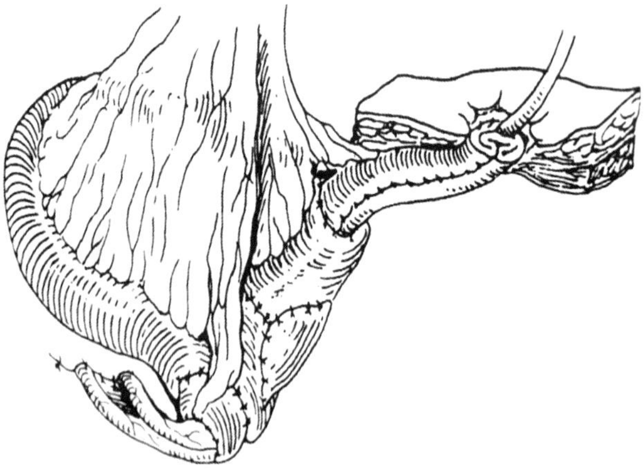

图5－7－4　形成输出管造口

4. 双侧输尿管支架引流管（8F）及贮尿囊造瘘管（14F）自输出道引出。为防止黏液阻塞，可用（18F）导尿管做贮尿囊造瘘，从右腹部戳孔引出。

（四）去带盲结肠可控膀胱术（detenia ceacal-colon continent reservior）

1. 沿升结肠旁沟切开后腹膜，游离盲升结肠。于离盲肠20～25cm处切断横结肠，分离系膜。若阑尾长度达7cm以上，无炎症，系膜长度充足，肠腔可通过10号导尿管，则使用阑尾做输出道（参考上文）。

2. 于离回盲瓣8～10cm处切断回肠，分离系膜。用0.05%新洁而灭或0.2‰碘伏溶液及生理盐水将肠腔冲洗干净。将回肠近端与结肠远端做端端吻合。

3. 认清前方和近系膜的结肠带（即前结肠带和网膜结肠带），于结肠袋每个交界处将其切断，显露其深面薄弱的肠壁环状肌层。此时结肠袋变浅或消失，肠腔增长、增宽。用黏膜下隧道法作双侧输尿管结肠吻合，输尿管支架引流管（8F）从肠壁戳孔引出体外。

4. 用双层可吸收缝线关闭结肠断端，形成贮尿囊。于贮尿囊前壁另做小戳孔，自此插入 20F 导尿管做贮尿囊造瘘。从阑尾末端切开处向贮尿囊插入 10F 导尿管，达贮尿囊深部。将阑尾基部 2cm 包埋于盲肠黏膜下，然后将阑尾固定于前腹壁，并于脐部造口。完成这步骤后，确认阑尾输出道血液供应良好，才切除末段回肠，于回盲瓣近侧用双层可吸收缝线缝合、闭锁回肠断端。若阑尾输出道供血不足，则利用末段回肠做 Indiana 输出道。

5. 沿结肠带边缘切开，于环形肌浅面剥离并将其切除，仅保留阑尾根部 3cm 的结肠带。使部分输尿管埋藏于结肠黏膜下，形成抗反流功能。输尿管支架从结肠壁穿出。用 2－0 肠线缝合升结肠断端，形成贮尿囊。用 12F 导尿管从回肠断端插入贮尿囊，将对系膜缘的肠壁内翻，用两层 1 号丝线间断缝合，缩窄末段回肠，建成输出道（参考 Indiana 法），于麦氏点或脐部造口。

五、术后处理

1. 术后注意保持导尿管引流通畅，每 4h 用无菌生理盐水冲洗贮尿囊，以清除残血及黏液。留置胃管减压并从静脉补充液体，至肠蠕动恢复。使用抗生素 1～2 周。

2. 术后 7～9 天拔除肾盂输尿管引流管。10～14 天拔除贮尿囊引流管。2～3 周拔除输出道引流管，训练患者自行每 2～3h 导尿，逐渐延长间隔时间至每 3～4h 1 次。术后早期夜间可留置导尿管持续引流尿液。

3. 使用阑尾做输出道者，宜延长导尿管留置时间，于术后 3 周更换口径较大的导尿管，每周更换 1 次，直至能顺利插入 14 号导尿管，即可改为间歇自导尿。导尿时要注意保持清洁，无需严格使用无菌技术。若导尿管被黏液阻塞，可挤压导尿管形成负压，将黏液排除。出院时嘱咐患者用生理盐水或开水冲洗囊腔，每周 1～2 次。

七、术后并发症防治

1. 贮尿囊漏　用去管重建的贮尿囊，由于缝合口长为 30～40cm，缝合不牢靠易发生漏尿。间断双层缝合比较牢靠。若用肠线做连续缝合，可节省时间，必须注意缝线张力太大会致缝合口短缩，张力不均会造成漏尿。

2. 输尿管狭窄　输尿管游离不充分或长度不够，左侧输尿管跨过的通道太窄，会造成输尿管折曲或受压，发生梗阻。输尿管贮尿囊连接部狭窄或吻合有张力，可发生输尿管末端梗阻，继发肾积水及肾盂肾炎，肾功能受损。再次手术解除梗阻极为困难。必须注意防止此种情况发生。将两输尿管并腔后与末段回肠端端吻合的方法较少发生此种并发症。

3. 输尿管反流　贮尿囊内高压和抗反流机制不健全，是发生输尿管反流及肾积水的主要原因。输尿管口径太大，宜采用吻合于末段回肠并建成回－盲肠套叠乳头的抗反流机制，亦可将输尿管下段剪裁或折叠后，施行黏膜下隧道式输尿管贮尿囊造口术。术前发生输尿管反流若无反复的上行感染，肾积水及肾功能损害不持续加重，可不施行矫治手术。

4. 输出道狭窄　输出道缺血，造口处张力太大，径路弯曲，可造成输出道瘢痕化、退缩、成角而致导尿困难。于右下腹造口时尤应注意腹壁通道要有足够宽度，切断部分腹肌并将腹肌创缘与腱膜缝合，形成纽孔状通道，以免腹肌收缩时肠管或系膜受压。但须注意腹壁通道太宽会致局部膨出。

5. 尿失禁　尿失禁除因输出道可控机制不全所致外，贮囊内高压亦为重要原因。肠道去管重建或去带盲结肠贮尿囊往往于术后 3～6 个月才扩张至足够容量，此时囊内压力降低，尿失禁会自行消失。持久的尿失禁需要携带腹壁尿袋。

6. 高血氯性酸中毒　高血氯性酸中毒多因采用过长的回肠建成大容量贮尿囊，以及肾功能不够健全所引起。临床表现疲乏、厌食、体重减轻、多饮、昏睡。需内服碳酸氢钠或枸橼酸合剂，重症者需静脉输注碱性药物。

7. 药物吸收异常　某些药物经胃肠道吸收，从尿液排泄，至贮尿囊内再被吸收，引起中毒反应。抗癫痫药物大仑丁（dilantin）、抗癌药物氨甲喋呤（methotrexate）均可因异常吸收而导致中毒。在用药期间宜留置导尿管持续引流尿液。

8. 尿路感染　正常情况下贮尿囊内有细菌存在。由于肠腔内 SIgA 的防御功能，间歇导尿清除细菌，以及输尿管的抗反流机制。很少发生上行感染。必须告知患者每 3 ~ 7 天要用开水冲洗贮尿囊，清除黏液及沉淀物。囊内积存黏液会阻塞导尿管，残余尿易导致感染，并逆行至肾脏。

9. 结石　贮尿囊内黏液积存、尿液滞留导致感染，为贮尿囊结石的发生原因。分泌脲酶的细菌感染会产生磷酸氨镁结石。缝线亦可成为结石核心。合并高血氯性酸中毒或肾盂肾炎患者易发生肾结石。

10. “肠膀胱”肿瘤　临床发现因良性疾患（如膀胱外翻、膀胱挛缩）或恶性肿瘤施行输尿管乙状结肠造口、回肠膀胱、结肠膀胱或可控膀胱术后，部分患者可并发肠膀胱肿瘤。病理类型多为腺癌，其次为移行上皮癌，移行上皮和鳞状上皮细胞混合癌。少数为燕麦细胞瘤及淋巴肉瘤；良性肿瘤多为腺瘤。肿瘤多于术后 10 年以上才发生。良性肿瘤平均发生在术后 19.8 年；恶性肿瘤为 27.8 年。肿瘤多发生在输尿管肠吻合口或肠膀胱吻合口处的侧缘。尿路多不发生肿瘤。

肠膀胱肿瘤的发病原因可能由于尿中细菌使尿液产生硝酸根离子，或尿粪合流时尿液在粪便内形成胺类物质，转变为氨 - 亚硝基类化学复合物。这些胺类物质可导致肿瘤形成。

参考文献

[1] 梅骅. 可控性回结肠膀胱 [J]. 中华泌尿外科杂志，1995，16（5）：314 - 315.
[2] Lieskovsdy G，Skinner DG，Boyd SD. Complications of the Kock pouch [J]. Urol clin North Am，1988，15（2）：195 - 205.

（周建华　张　炎）

第六篇 盆腔联合脏器切除术

第一章 后盆腔清除术

后盆腔清除术（posterior pelvic exenteration，PPE）是基于肛管直肠的局部淋巴引流途径提出的一种女性中下段直肠癌的手术方式。直肠中下段以及肛管的淋巴引流与阴道后壁、直肠阴道隔、直肠子宫陷凹、子宫阔韧带、子宫骶骨韧带相交通，因而直肠中下段癌有向女性盆腔组织器官播散的可能性。为获得手术根治性，对女性低位直肠癌有必要施行包括直肠及其淋巴引流、阴道后壁以及子宫和两侧附件在内的后盆腔清除术。后盆腔清除术对降低局部复发率有显著的疗效，可提高患者的5年生存率。

一、适应证

1. 女性低位直肠癌，病变位于直肠前壁浸润全层或侵及肠周径达1/2以上；组织学显示为高度恶性病变，临床判断属Dukes B、C期病变者。
2. 术前或术中发现子宫、附件、阔韧带或阴道后壁有癌组织浸润，但可完整切除者。
3. 部分直肠癌Miles术后盆腔复发，联合脏器切除可获得较理想的疗效者。
4. 局部扩散的子宫癌，可行根治性切除者。
5. 盆腔腹膜后肿瘤侵犯直肠、子宫及附件可一并切除者。

二、禁忌证

1. 直肠或子宫颈癌局部扩散导致冰冻骨盆者。
2. 已有广泛淋巴结转移、血路转移或腹膜种植者。
3. 年老体弱、重要脏器功能不全、重度营养不良或已有腹水者。
4. 并发下肢水肿或坐骨神经痛。
5. 骶骨侵犯超过S_2水平者。

三、术前准备

1. 向患者解释手术必要性，取得患者同意，解除对人工肛门的种种顾虑，患者对术者的信任和配合对手术的成功至关重要。
2. 术前纠正水电解质平衡紊乱及营养不良状况。
3. 白蛋白<25g/L应输注白蛋白制品，最好达30g/L以上。血红蛋白<90g/L，应补充浓缩红细胞，达100g/L以上较为安全。
4. 肠道准备　术前3天进食半流质，1天流质。术前1天始，庆大霉素8万U，口服3次；甲硝唑0.4g，口服3次。术前1天下午复方聚乙二醇电解质散137.15g溶于2 000mL温开水中口服，并静脉输注5%

GNS 1 000mL，10% KCl 30mL，术前晚清洁灌肠。伴有不完全性肠梗阻者可用缓泻剂石蜡油及温盐水灌肠。完全梗阻者仅可温盐水灌肠，必要时行术中结肠灌洗。

5. 术前2天行阴道冲洗，术前1天下午阴道涂龙胆紫以利于术中识别。

6. 术前行泌尿系造影及膀胱镜检查了解输尿管等有无侵犯，如肿瘤较大，可于术前放置输尿管支架，便于术中保护输尿管。

7. 术前留置胃管及导尿管，建立上腔静脉补液通路。

8. 备同型浓缩红细胞6~10单位，同型血浆600~1 000mL。

9. 术前定位造口位置　请造口师协助术前造口定位并向患者宣教造口康复护理。理想造口位置：患者易于观察，便于护理；面积足够的平坦健康皮肤以粘贴造口袋；不影响日常生活及穿衣等习惯；位于腹直肌，因可用腹直肌鞘固定造口肠壁，降低发生造口旁疝的可能性。造口应避免部位：皮肤皱褶、肚脐、瘢痕、疝、腹直肌外等部位；亦不能靠近髂骨、肋骨、耻骨等骨性部位，以防粘贴造口袋困难。

10. 麻醉后即给予三代头孢菌素如舒普深2.0g静脉滴注。

四、麻醉与体位

气管内插管、静脉复合麻醉；头低脚高之截石位。

五、手术步骤

1. 选用下腹正中切口，右侧或左侧绕脐，足够长的切口利于手术操作，减少副损伤以及肿瘤播散的可能性。

2. 开腹后，置切口保护圈，探查有无腹腔脏器转移，初步判断肿瘤可以切除，于肿瘤近侧结扎直肠，远侧肠腔内注入5-Fu 1.0g（图6-1-1）。

3. 在十二指肠水平段下缘向肛侧清除腹主动脉及下腔静脉周围淋巴脂肪组织，在左结肠动脉分支以下结扎切断肠系膜下动脉（图6-1-2）

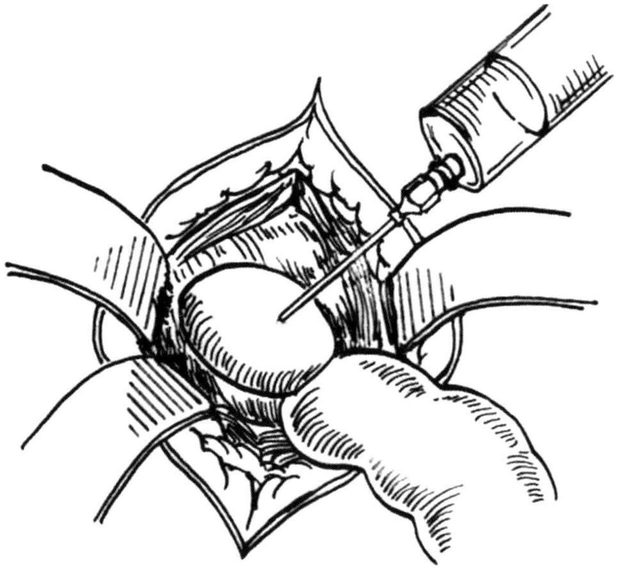

图6-1-1　注入5-Fu

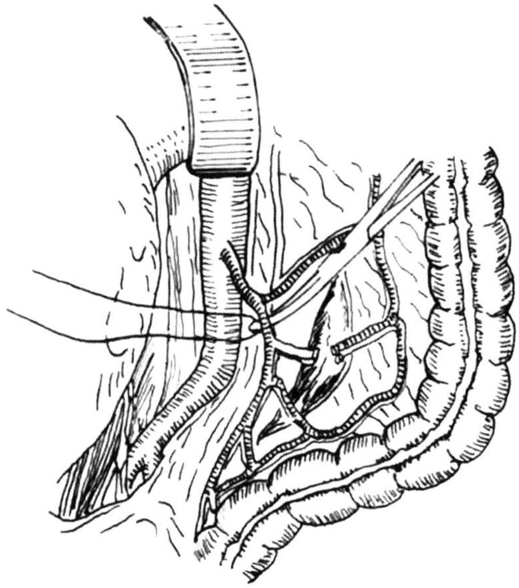

图6-1-2　结扎切断肠系膜下动脉

4. 沿两侧髂窝剪开侧腹膜，结扎切断两侧卵巢血管，保留侧双重结扎（图6-1-3、图6-1-4）。

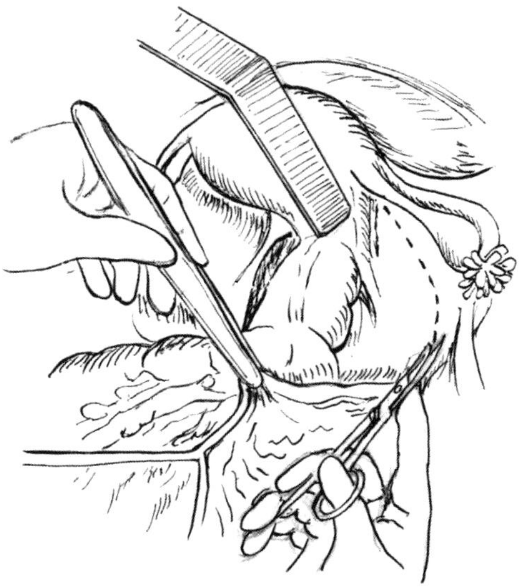

图 6－1－3　剪开侧腹膜

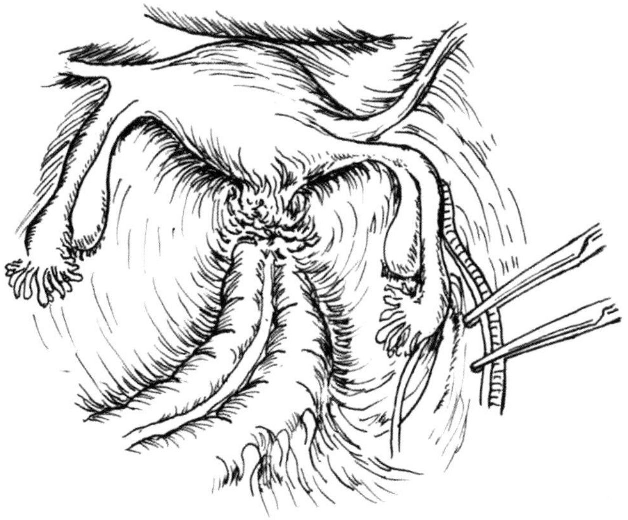

图 6－1－4　结扎切断卵巢血管

5．靠近盆壁结扎切断子宫圆韧带，剪开阔韧带，向下方进一步锐性分离达子宫颈平面（图 6－1－5）。

6．显露输尿管，于其前上方有子宫动、静脉，靠近子宫颈结扎切断子宫血管，保留侧双重结扎（图 6－1－6）。

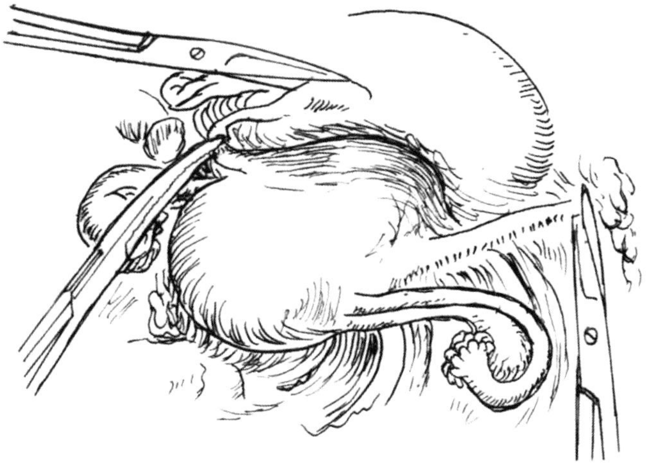

图 6－1－5　处理圆韧带和阔韧带

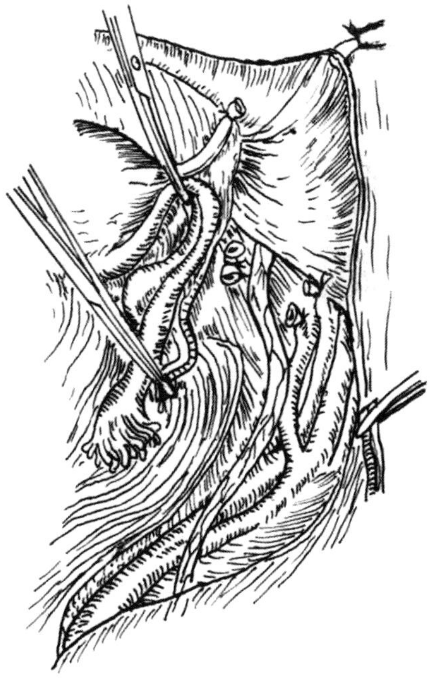

图 6－1－6　结扎切断子宫血管

7．提起乙状结肠及直肠，沿乙状结肠系膜两侧剪开后腹膜，与髂窝腹膜切开处汇合（图 6－1－7）。

8．于直肠系膜和骶前筋膜之间锐性分离直达盆底，超过尾骨尖平面（图 6－1－8）。

9．靠近盆壁切断结扎直肠侧韧带，同时结扎位于其中的直肠中动静脉（图 6－1－9）。

10．分离、结扎、切断乙状结肠血管，于其中部夹持两把 Kocher 钳，头侧备于左下腹经腹直肌造口（图 6－1－10）。

11．经阴道后穹隆横向切开阴道，向两侧延伸，先钳夹止血，而后缝扎，与会阴手术会师，自会阴切口移除标本（图 6－1－11、图 6－1－12）。冲洗盆腔，完善止血，缝合关闭盆底筋膜。

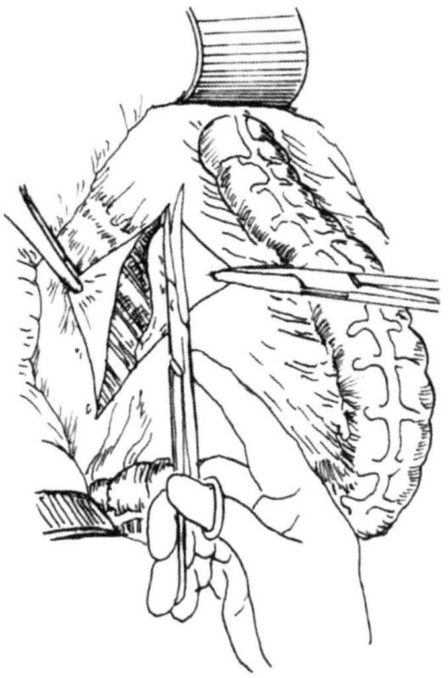
图6-1-7　剪开后腹膜

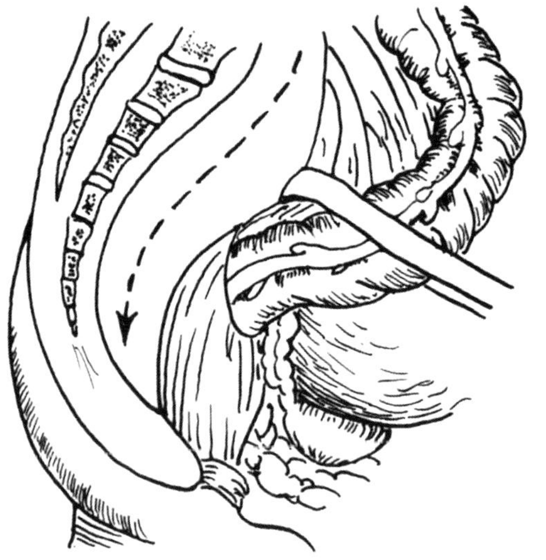
图6-1-8　锐性分离达尾骨尖平面

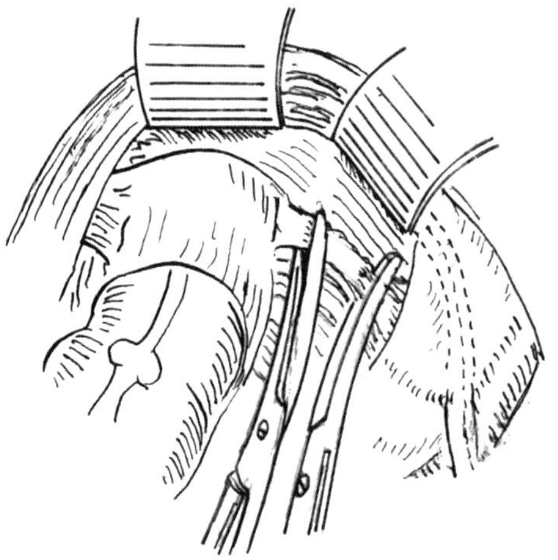
图6-1-9　结扎直肠侧韧带及其中的血管

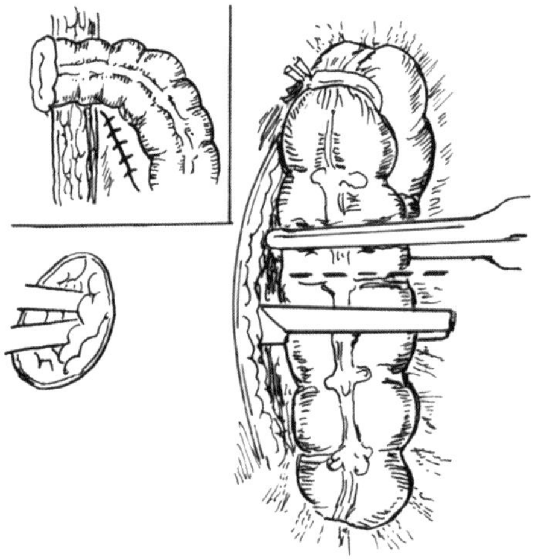
图6-1-10　处理乙状结肠血管并造口

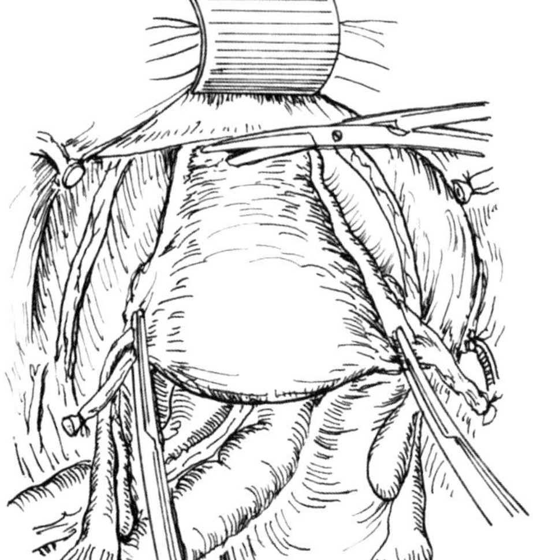
图6-1-11　横向切开阴道

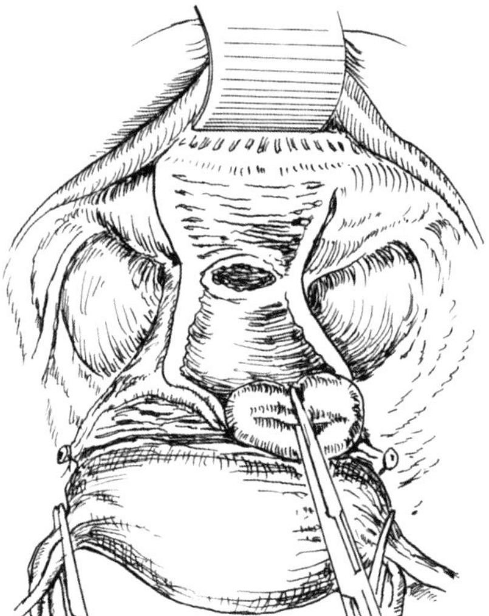
图6-1-12　移除标本

12. 会阴部手术　缝合肛门，做会阴部椭圆形切口，前起自阴道口两侧壁之中点，后达尾骨尖，两侧达坐骨结节（图 6 - 1 - 13）。

13. 切开肛旁筋膜，显露尾骨尖，切断肛尾韧带，进而切开肛提肌进入盆腔（图 6 - 1 - 14）。

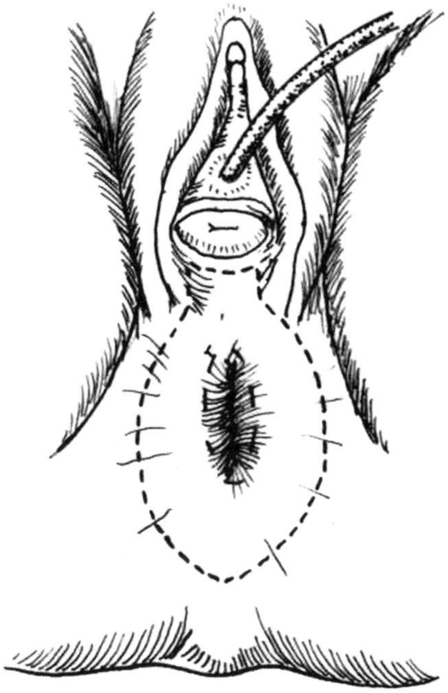

图 6 - 1 - 13　会阴部椭圆形切口

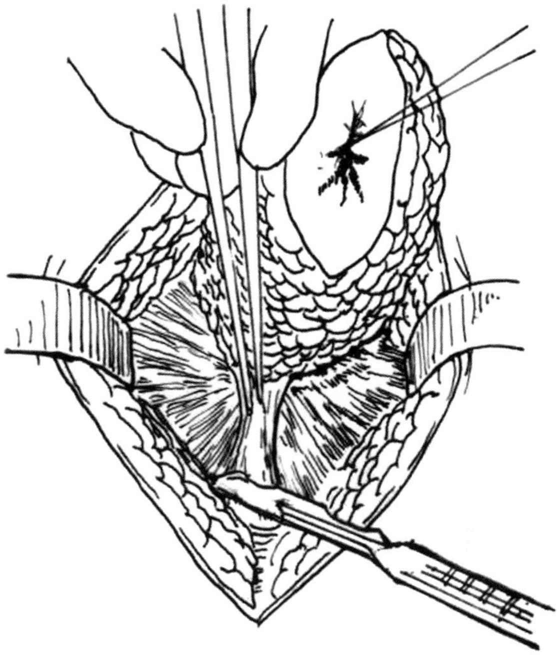

图 6 - 1 - 14　切开肛提肌

14. 清除坐骨肛管窝脂肪组织，扩大肛提肌切口，将标本自会阴切口拖出。沿切除线将阴道后壁钳夹切开直至阴道腹腔内切口处，妥善缝扎止血，移除全部标本（图 6 - 1 - 15）。

15. 冲洗切口，骶前留置双腔引流管，自会阴切口旁引出。缝合阴道两侧壁，重建阴道口，如阴道不能缝合，盆腔引流管亦可经缺损的阴道后壁引出，逐层关闭会阴部切口各层组织（图 6 - 1 - 16）。

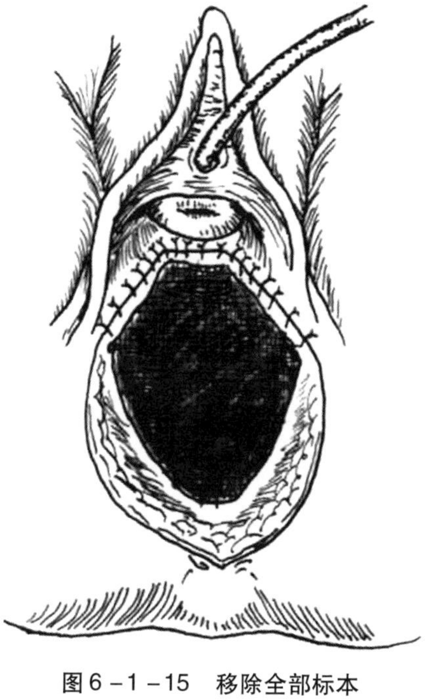

图 6 - 1 - 15　移除全部标本

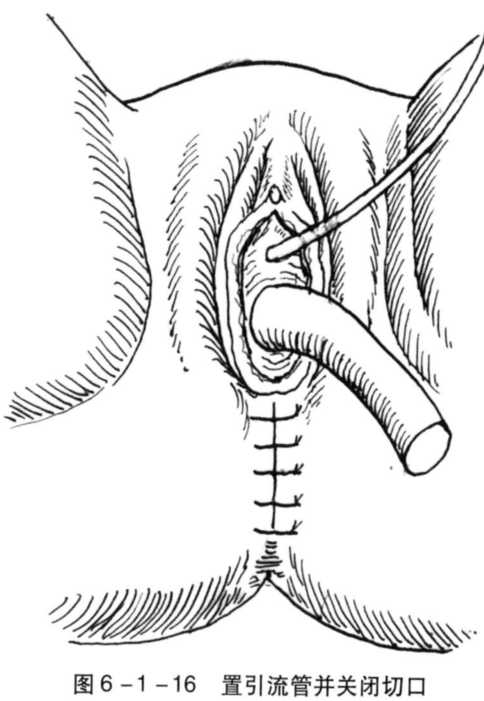

图 6 - 1 - 16　置引流管并关闭切口

六、术中意外的应急处理

1. 输尿管损伤　输尿管损伤多由于手术者缺乏经验，对输尿管走行及局部解剖不熟悉而造成的误伤，发生率为2%～3%。损伤类型有部分或全部结扎、部分或全部切断、钳夹伤等。游离乙状结肠左侧后腹膜，特别是肿瘤局部粘连时，易于损伤左侧输尿管；误将左侧输尿管当作肠系膜下动脉或乙状结肠动脉而切断结扎；分离膀胱或子宫颈时，由于较靠近输尿管而使后者损伤；在结扎子宫动脉时最易损伤输尿管；有时输尿管紧靠盆腔腹膜游离缘，在关闭盆腔腹膜时将输尿管结扎；腹腔手术组游离直肠未达肛提肌平面，会阴组在暴露欠佳情况下勉强切除标本，可损伤输尿管；盆腔多次手术，导致输尿管解剖位置变异。需指出的是，输尿管损伤多由于术者麻痹大意，而且高年资医生过于自信时更易于损伤输尿管。如果术中发现输尿管损伤，一般后果不甚严重，根据不同损伤类型给予相应处理。

（1）输尿管挫伤：多为钳夹伤，一般大段输尿管挫伤少见。如果输尿管血运、蠕动功能良好，需放置输尿管旁引流管；如果出现血运障碍、丧失蠕动功能，则应切除后行端端吻合、内支架引流术，同时放置输尿管旁引流管。

（2）输尿管结扎：此种情况术中如能及时发现，需立即松开结扎线，检查输尿管损伤程度，血运充分、蠕动良好可不予以处理，但关腹前应再次予以检查，确保输尿管无坏死。如高度怀疑输尿管已坏死，则行输尿管部分切除吻合＋内支架引流术最为安全。

（3）输尿管横断性损伤：手术时术野有尿外渗情况，应高度怀疑输尿管损伤。此时应立刻行输尿管端端吻合术，将两端端剪成斜面，4－0可吸收线黏膜外翻间断缝合，内支架引流，输尿管旁放置引流管。

（4）输尿管损伤性缺损：此种情况多由于输尿管本身已受侵犯，为根治性切除而不得已牺牲部分输尿管。术前已明确损伤侧肾脏丧失功能，则可将无功能肾一并切除；如肾脏依然有功能，则将损伤侧输尿管与对侧肾盂或输尿管吻合。如果不能确定伤侧肾脏的功能是否良好，可行输尿管造口术，日后根据原发病以及造口肾脏功能状况，决定是否二期手术处理。

（5）输尿管远端损伤：可行内支架引流＋端端吻合术或损伤输尿管与对侧输尿管吻合术。距离膀胱＜3cm者，可做一膀胱瓣管道与输尿管吻合。

（6）双侧输尿管损伤：此种情况确为罕见，实为缺乏责任心之故，应绝对杜绝发生。术中发现可采用上述方法处理。术后马上发现者，应再次开腹处理损伤之输尿管；如未能及时发现，出现尿毒症等情况，应在B超引导下双侧肾盂置管引流术，待日后患者情况好转后，行二期手术。

2. 骶前大出血　骶前静脉丛血管丰富，在Wladeyer筋膜深面形成横行排列的静脉窦，其两端有纵行静脉连通，静脉壁与骶骨骨膜紧密相连。在Wladeyer筋膜与直肠系膜间为骶前间隙，内有疏松结缔组织，未有明显的血管。在骶前间隙采用电刀或剪刀锐性分离，出血极少。如果有肿瘤浸润或分离平面错误或采用暴力分离或端式吸引器吸引力较大，都有可能造成静脉窦破裂，引起术中大出血。因静脉壁与骶骨骨膜相连，出血不会自止，因此术者务必熟悉骶前间隙解剖，骶前游离时，锐性分离可获得清洁的操作平面，可保护骶前神经丛及静脉丛。

低位直肠癌术中骶前大出血并非罕见，处理极为棘手，因此反复强调预防的重要性。文献报道各种方法都不甚理想，目前尚无有一种简单实用方法供术者参考。因骶前静脉系统与椎管静脉系统相交通，单纯结扎双侧髂内动脉对骶前大出血并无明显效果。发生出血时，切忌慌乱，盲目钳夹，缝扎止血很难奏效。在充分显露术野，可选用明胶海绵、止血纱布、自身肌肉组织或无菌图钉等压迫于出血部位，再用热盐水纱布加压5～10min，一般可以止血。当出血位置较低，显露困难时，特别是多处骶前静脉破裂时，反复止血有延误时机，导致更为严重的大出血，甚至出血性休克。因静脉窦压力较低，纱布条填塞压迫止血是一简单可行高效的处理策略，将10～20cm长的无菌纱布条依序填塞，观察15～20min，沿盆侧壁将纱布条经切口下端引出腹外，盆腔放置双腔引流管以观察有无继续出血；如果标本已移除，纱布条亦可经会阴部切口引出，此时应缝合会阴部切口以保障足够的压力；如病灶尚未切除，伴有梗阻者应行结肠造口术，未有肠梗阻情况下，可行关腹，待日后行二期手术。术后 7 天，逐段拔出压迫纱布条。

3. 侵犯骶骨或髂内血管　当肿瘤侵犯骶骨 S_3 以上，手术即为姑息性切除，此时应尽量减少创伤，残留少许肿瘤于骶骨，银夹标记，待日后放化疗处理。肿瘤侵犯 S_3 以下骶尾骨，依然可行连同受侵骶骨在内的根治性手术。侵犯髂内血管均可一并切除，不增加手术并发症，同样取得根治性效果。

4. 如果直肠癌位置较高，只与部分子宫壁浸润粘连，可试行连同子宫一并切除的保肛手术。实际上即使连同子宫一并切除的病人，只要切除足够远的（>3cm）肿瘤远侧直肠，依然可行乙状结肠直肠端端吻合术。因此保留足够长的结肠至关重要，以备保留肛门手术，很多情况下是系膜过短限制吻合结肠下移，游离脾曲有一定作用，亦可考虑直肠残端结肠端侧吻合，对缓解吻合口张力不无益处。

七、术后处理

1. 本手术创伤较大，对身体干扰较重，特别是对年老体弱，合并心肺功能不全者而言，应送外科重症监护室，24h 监护心率、血压、血氧饱和度、呼吸、体温、尿量。全麻患者清醒或硬膜外麻醉术后6h 后，最好改为低的半卧位，以利于维持呼吸循环功能，腹腔及盆腔渗液亦可及时流到盆腔或骶前间隙而经引流管排出体外。

2. 记录胃肠减压管、盆腔引流管、腹腔引流管所引流的颜色和量，判断有无胃出血、盆腹腔出血或尿外渗。因腹腔内无吻合口，胃管应尽早拔出而无需等待人工肛门排气排便，拔除前自胃管注入石蜡油 50mL 以润滑肠道促进胃肠蠕动恢复，但进食应在排气之后。腹腔引流管及盆腔引流管在明确无尿外渗和继续出血的情况下也应尽早去除，一般 2～3 天为宜。

3. 根据患者体重、心肺功能情况、循环动力学指标、尿量以及引流液的情况，调整补液量和质，切勿超负荷补液，造成心肺功能受损，组织水肿，反而不利于患者康复。

4. 根据笔者经验，术后呼吸功能维护至关重要。限制补液量；雾化吸入（NS 10mL + 地塞米松 5mg + α－糜蛋白酶 4 000U + 庆大霉素 8 万 U + 沐舒坦 30mg）每天 2 次；协助患者翻身拍背，鼓励患者咳嗽排痰，必要时支气管镜冲洗吸痰；静脉给予稀释痰液如沐舒坦等药物；术后补充胶体如代文、新鲜血浆；白蛋白 <20g/L时，应予以补充；血红蛋白 <80g/L 时应补充浓缩红细胞，避免缺氧对呼吸功能的不良影响。

5. 循环功能维护也是至关重要一环，给予心肌营养药物如二磷酸果糖、极化液等；参照患者平时血压水平，高血压以硝酸甘油或亚宁定调节，低血压在补充血容量充足的情况下，首选多巴胺，必要时加用阿拉明；心率过速，依情况给予西地兰或可达龙等。

6. 低浓度持续吸氧对老年以及贫血患者改善心肺功能至关重要。

7. 术后 3 天给予洛赛克或奥美拉唑以预防应激性溃疡。

8. 术后循环动力学稳定后，可应用肠外营养，以卡文（1 440mL）为首选。

9. 术后 3 天，给予针对 G－杆菌及厌氧菌抗生素，鉴于术后多并发肺炎等呼吸系统并发症，而且留置尿管时间较长，笔者建议给予拜复乐 0. 4g，静脉滴注，每天 1 次，疗效可靠，应予以重视。

10. 该手术有可能损伤盆腔神经，术后排尿功能多有障碍，应加强术后尿管护理。每天尿道口护理，严格无菌操作，预防尿路感染。术后 3 天起，给予膀胱训练，白天夹闭导尿管，每 2～3h 开放 20min，晚上入睡前开放导尿管，以免影响患者休息。术后 7 天，争取拔除导尿管；不能拔除者应给予膀胱冲洗，每天 2 次；中医针灸对膀胱功能恢复有一定帮助。如 2 周后依然不能自主排尿，每周应更换导尿管 1 次。

11. 术后应密切观察造瘘口　注意有无坏死、脱出或凹陷，少许血运障碍可予以每天更换敷料，大面积坏死应及时手术，切除坏死肠壁，重新缝合，必要时重建造瘘口。

12. 切口处理　术后 3 天应每天检查腹部及会阴部切口，及时更换敷料，有血肿或脂肪液化者应充分排出。注意会阴部敷料及引流情况，如敷料为血液浸透，引流血性液体，血压下降，提示骶前出血，应毫不犹豫打开会阴部切口，再次止血。

13. 预防下肢静脉血栓形成　这是经常发生但临床医生易于忽视的问题，本手术由于截石位时间较长，盆腔操作范围大，可能反复刺激动静脉，术后患者长期卧床，下肢活动较少，所以极易诱发下肢静脉血栓形成。笔者认为术后2天，如无继发出血，给予复方丹参是益于患者恢复的，可减少血栓形成并改善心、肝功能。鼓励患者早期下床（需5天以后），帮助病人活动下肢同样具有上述作用，不可低估。

八、术后并发症防治

（一）术后出血

1. 术后腹腔出血

（1）原因：多因术中止血不彻底、结扎线脱落或术后高血压等引起，腹腔引流管可见鲜红色血液。

（2）处理：应给予止血剂如安络血、立止血、PAMBA、维生素 K_1、葡萄糖酸钙等；可经腹腔引流管注入凝血酶2万U；监测生命体征；如持续每小时引流量 $>200mL$，经迅速补充新鲜同型血浆及浓缩红细胞，血压持续下降或稳定后再次下降甚至休克的病人，应毫不犹豫二次开腹止血，切禁因术者务虚名而使患者处实祸，导致灾难性结果发生。

2. 会阴部切口及骶前静脉丛出血

（1）原因：同样是由于止血不完善、结扎线脱落等引起，如果术中既已发生骶前大出血，未能很好的处理，术后骶前出血的可能性较大。

（2）处理：基本处理方法同上。对于大量出血，应在快速补充浓缩红细胞、血浆、胶体液情况下，迅速打开会阴部切口，寻找出血点。如为肛门血管等出血，可予以缝扎止血；如为骶前静脉丛出血，应给予长纱布条压迫止血，一般电凝、缝扎等多不能奏效，然后将切口间断缝合几针以形成一定的压力；如果打开会阴部切口，未发现出血点，暴露困难者，应打开腹部切口，充分暴露术野，妥善止血。

（二）尿潴留

1. 原因　尿潴留是本手术常见的并发症，往往拔除尿管后不能排尿，或每次排尿时患者必须用力屏气或用手压迫腹部以协助，有尿不尽感，每次100～200mL，排尿次数增多，甚至出现尿失禁。原因包括：手术范围广，损伤支配膀胱排尿功能的交感、副交感神经是主要原因；全部直肠移除后，膀胱自颈部后倾，造成排尿阻力增大；切口疼痛；不习惯于床上排尿；恶性肿瘤致使老年患者体质虚弱亦是原因之一。

2. 处理　术后3天，行膀胱训练，于术后7天，患者有明显膀胱充盈感，方可拔除。拔管后如能排尿，每次 $>150mL$，残余尿不增加，无发热等临床表现，可不予以重插尿管，以免造成泌尿系感染，给予拜复乐、热淋清或尿炎清、下腹部理疗、中医针灸均有裨益。如不能排尿或排尿频繁，残余尿不断增加，应重置导尿管，此时应给予呋喃西林膀胱冲洗，会阴部清洁护理，再次膀胱训练，于5～7天后多能拔除尿管。如为神经损伤导致膀胱顽固性排尿困难，必要时行膀胱造瘘术或前列腺电切术。

（三）会阴部切口愈合延迟

1. 原因　会阴部切口不缝合者，术后长期换药，增加感染机会，而且腔隙较大，愈合必然迟缓，如果换药不及时或填塞物不当对切口愈合不利。目前很少采用敞开不缝的处理方法。同时并发糖尿病、动脉硬化或营养不良甚至恶液质者，本身组织愈合能力较差，术后应控制血糖，给予肠外营养以改善其营养状态。术后并发切口或骶前大出血，再次打开切口止血，一是增加组织创伤程度，二是导致患者全身抵抗力下降，易于引起切口感染，均可导致切口长久不愈。术中骶前大出血，采用无菌图钉止血，或纱布条压迫止血后未能完全将其取出造成异物残留，引起反复感染，窦道形成。在缝合关闭会阴部切口时采用不可吸收丝线，在出现切口裂开、出血等并发症时，丝线即为异物而引起长久不愈。骶前未采用双腔引流管，导致骶前积液或血肿，必将影响切口愈合。有术者将盆腔引流管经会阴部切口引出体外，笔者认为甚为不妥，有诱发切口裂开及形成慢性窦道的可能性，自切口外另戳孔引出即可避免上述不妥之处。术前或术后患者应用激素，癌组织残留等亦是导致愈合延迟的原因之一。

2. 处理　改善患者全身营养状况，纠正重度贫血，进食高营养饮食，不能进食者可给予肠外营养。控制血糖于11.1mmol/L以下，但避免低血糖发生。局部切口每天换药，去除丝线等异物，清除血肿及坏死组织，敞开切口，生理盐水或安尔碘纱布松松地填塞于切口内，避免形成内大外小的腔隙，多在2～3周内愈合。如形成窦道或窦腔，数月甚至数年不愈，则需手术治疗：窦道切除术或搔刮引流术。

（四）结肠造口并发症

人工肛门操作相对简单，但并发症并不少见，某些甚至需再次手术才可治愈，应予以充分重视。

1. 造瘘口位置不当

（1）原因：术前未能准确定位，极少数由于腹部大面积烧伤等造成广泛腹壁瘢痕而致使无理想腹壁皮肤可用。

（2）处理：术后根本无法校正，除非严重影响患者生活质量而需二次手术。强调术前定位五项原则：①患者易于观察和护理；②采取站、卧、坐位标记比较，选择最佳位置；③经腹直肌优于腹直肌旁；④避开具有皮肤病、高低不平、疤痕及骨骼突出部位；⑤位于脐水平以下脂肪最厚处方便患者自己护理。

2. 造瘘口水肿

（1）原因：此为造瘘口最常见并发症，一般无严重后果。多由于手术创伤、刺激所致；也可由于造瘘口皮肤切口过小、造瘘肠管外翻嵌顿或静脉损伤等导致静脉回流障碍引起。

（2）处理：一般无需特殊处理，可用3%生理盐水纱布湿敷。关键在于预防：皮肤切口直径2cm；通道不宜过小，否则易于引起结肠外翻嵌顿；珍惜保护系膜缘血管。

3. 造瘘口坏死

（1）原因：造口时未能很好保护肠管系膜侧血管而将其误扎，有时肠管扭曲也是原因之一。

（2）处理：术后发现造口结肠颜色变黑，逐渐失去弹性，触之无出血，提示肠管坏死。若涉及深部结肠壁，应立即开腹手术，切除坏死肠管后，原位重新造瘘。局麻下原位拖出有再次坏死回缩的风险，不易采用。大多数情况下仅是腹壁外肠管坏死，此时可密切观察造瘘口，安尔碘换药，及时清除坏死组织，多可自愈。

4. 造瘘口回缩

（1）原因：常见原因为造瘘肠管系膜过短而不是肠管长度不够；术者对肠管腹壁外长度估计不足；或术中缝合时腹直肌鞘前层与造瘘肠管缝合处太靠近肠管末端，特别是在肥胖时更易发生。

（2）处理：参照回缩程度而定，未回缩至腹腔内者，暂不手术，观察排便情况，依有无梗阻或狭窄而决定是否手术；已经回缩至腹腔内者，应尽快经腹腔手术，进一步游离脾曲结肠，无张力下可原位拉出造瘘，否则应另选造瘘口。

5. 造瘘口出血

（1）原因：造瘘口黏膜下血管因压迫、摩擦等原因破裂出血；也可因系膜缘血管结扎线脱落而引起。

（2）处理：一般给予局部安尔碘清洗，去甲肾上腺素湿敷均可奏效，必要时缝扎止血。

6. 造瘘口狭窄

（1）原因：此为较常见的并发症。主要因素：皮肤切除过少；未行一期开放造瘘口；造瘘口坏死、回缩后二期愈合；二次手术修复造瘘口手术；造瘘肠管与皮肤缝合处浆膜炎而导致瘢痕挛缩。

（2）处理：造瘘口如能通过示指，则排便不会受阻，一般无需处理；严重狭窄，不能排便者应再次手术。手术方式：切除造瘘口，游离造口结肠后重新造瘘；或者环形切除瘢痕，皮肤切缘与结肠再次吻合。笔者不推荐仅将瘢痕放射状切开的处理方法，因其可能导致更多疤痕，易于再次狭窄。

7. 造瘘口脱肛

（1）原因：造瘘结肠自造瘘口套叠脱出原因，一为造瘘结肠腹腔内游离部分过长，术中未能妥善固定；二为壁层腹膜开口较小，结肠蠕动可将结肠壁推向腹壁外，但因壁层腹膜切口小，反而使脱出结肠不能回缩至腹腔，结肠逐渐呈套叠状脱垂至腹腔外，而且套叠两层浆膜间可因炎症渗出而粘连，更不易回纳，形成恶性循环。

（2）处理：早期可予以回纳，适当加压；长期脱出，多需开腹切除多余结肠，重新造瘘，将结肠壁妥善固定于侧腹壁。

8．造瘘口旁疝

（1）原因：患者营养不良、糖尿病以及长期应用激素等情况下本身组织愈合能力低下；造瘘处腹壁开口过大，特别是存在咳嗽等腹压升高的不利情况；造口结肠与壁层腹膜、腹直肌鞘缝合处撕裂；腹膜外造瘘者如果腹膜外组织切除过多，亦可诱发造瘘口旁疝。

（2）处理：此种小肠疝很少嵌顿，轻度疝出，可予以附带加压包扎；重度疝出或嵌顿者，开腹手术修补缺损，行对侧腹壁重新造瘘术。

9．造瘘口穿孔

（1）原因：将结肠与腹壁固定时，缝针穿透结肠壁；肠壁本身存在炎性肠病等病变；由于肠壁部分缺血坏死或术中损伤而未注意；术后结肠灌洗，暴力置管亦可导致结肠穿孔。

（2）处理：位于腹腔内者，应立即开腹，清除粪便，缝合瘘孔，横结肠造瘘，腹腔内置双腔引流管。位于腹壁内者，可打开造瘘结肠与腹壁缝线，充分引流，给予抗生素及肠外营养支持，2～3周多能治愈，长久不愈者，应重新造瘘。

10．造瘘口周围感染

（1）原因：术前肠道准备不佳，粪便污染造瘘口；造瘘口坏死、回缩、穿孔等。

（2）处理：局部换药，充分引流，抗生素控制感染。

11．造瘘口周围皮炎

（1）原因：造瘘口位置选择不当或回缩等导致粪液外渗，刺激皮肤；对肛袋底板粘贴面过敏；患者对造瘘口护理知识缺乏而不能准确粘贴造口袋，如底板剪裁过大等。

（2）处理：造口师对患者指导至关重要，定期为患者提供造口康复基本知识可以很大程度解决皮炎问题。氧化锌软膏具有一定的预防皮炎作用。造瘘口周围皮肤高低不平者可用猪油膏保护片填补后再粘贴底板。确实为底板过敏引起者，可更换其他造口用品。

（五）急性肠梗阻

1．原因　本手术后并发的肠梗阻多为机械性，麻痹性少见，常见原因如下：

（1）肠粘连：此为最常见原因，可发生在小肠袢之间，更常见小肠粘连于腹壁切口或造瘘口穿出腹壁处。盆腔腹膜未缝合者，也易导致小肠与盆底腹膜外组织粘连；即使缝合后，小肠也可与重建的盆底腹膜粘连为一体。

（2）造口结肠旁疝：造口结肠与侧腹壁之间的裂隙务必缝合关闭，否则小肠袢进入其间而不能回纳，造成闭袢性肠梗阻，有绞窄坏死的可能性。

（3）盆腔腹膜裂隙小肠疝：小肠通过盆底腹膜裂开或本来缝合针距过大而形成的间隙进入骶前间隙，导致小肠嵌顿性闭袢肠梗阻。发展往往迅速而严重，亦有部分肠壁嵌顿的报道。目前基本上所有患者均予以盆腔腹膜缝合关闭，至于连续缝合还是间断缝合都不重要，关键的是一要妥善缝合，针距不超过1cm；二是盆底腹膜缝合后张力不能太大，以防撕裂而造成裂隙疝。

（4）腹壁切口愈合不良：术后因腹压增大、咳嗽等，导致切口裂开等并发症，二期愈合后极易导致小肠与腹壁各层粘连而引起肠梗阻。

（5）肿瘤复发：术后1～2年出现的慢性肠梗阻，始为不完全性，逐渐发展为完全性肠梗阻，此种情况多为恶性肿瘤复发。复查CEA、CT、肠镜及核素扫描以明确是否为癌复发。

（6）术后放疗：放疗可导致小肠浆膜炎而引起粘连性肠梗阻，在有其他引起梗阻因素存在下，更易于导致肠梗阻发生。用可吸收网片将小肠移出盆腔可达到减少放疗引起的粘连性肠梗阻，网片与骶骨岬、结肠系膜及浆膜、两侧腹膜缝合，然后向前方与前腹壁缝合（图6－1－17、图6－1－18）。

2．处理

（1）非手术处理：禁饮食，胃肠减压，静脉给予抗生素，维持水电解质平衡，温盐水低压灌肠，胃肠道平滑肌解痉，抑制胃肠道分泌药物如施他宁，不完全梗阻者可于胃管内注入石蜡油50mL以润滑肠道。

（2）非手术治疗无效或急性小肠完全性梗阻，病情危重，出现腹膜炎症状，提示肠绞窄可能性，应立

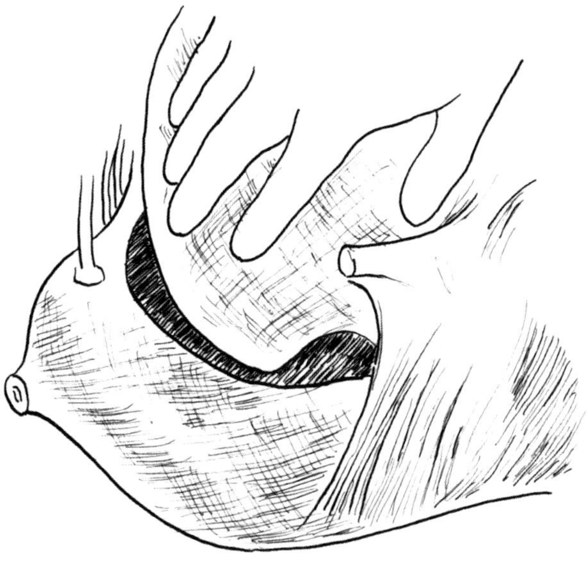

图 6－1－17　置可吸收网片

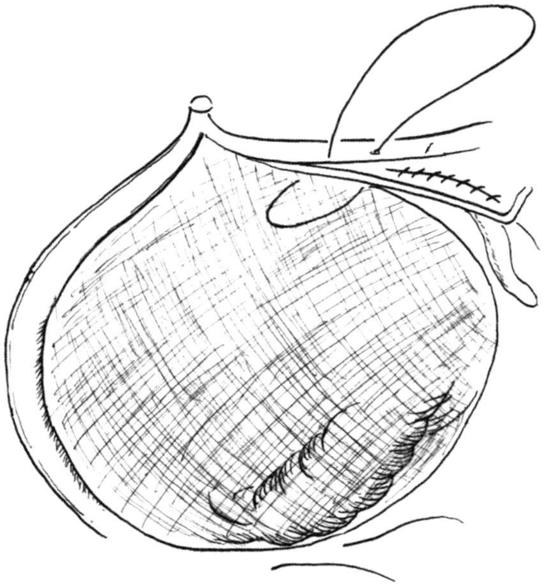

图 6－1－18　固定网片

即剖腹探查，切勿延迟。根据术中肠梗阻的具体原因采用不同术式：粘连松解术、小肠部分切除术、小肠内疝回纳术以及恶性肿瘤复发姑息性手术等。术中注意事项：避免腹腔污染，特别是肠内容物污染；探查有序，避免粗暴及反复拖出小肠；温盐水纱布保护非手术部位肠管；妥善关闭盆底腹膜以及造口结肠旁裂隙；术后将小肠按自然顺序予以排列。

参考文献

[1] 周锡庚，曹德生，顾成裕，等. 女性腹膜反折以下直肠癌的外科治疗 [J]. 中华外科杂志，1965，13：884－886.

[2] 周锡庚，郁宝铭，沈耀祥，等. 后盆腔清除术治疗女性腹膜反折下直肠癌的评价 [J]. 中华外科杂志，1991，29：537－539.

[3] Meterissian SH，Skibber JM，Giacco GG，et al. Pelvic exenteration for locally advanced rectal carcinoma：factors predicting improved survival [J]. Surgery，1997，121 (5)：479－487.

[4] Vitelli CE，Crenca F，Fortunato L，et al. Pelvic exenterative procedures for locally advanced or recurrent colorectal carcinoma in a community hospital [J]. Tech Coloproctol，2003，7 (3)：159－163.

[5] Lohsiriwat V，Lohsiriwat D. Comparison of immediate surgical outcomes between posterior pelvic exenteration and standard resection for primary rectal cancer：A matched case-control study [J]. World J Gastroenterol，2008，14 (15)：2414－2417.

[6] Bannura GC，Barrera AE，Cumsille MA，et al. Posterior pelvic exenteration for primary rectal cancer [J]. Colorectal Dis，2006，8 (4)：309－313.

[7] Wydra D，Emerich J，Sawicki S，et al. Major complications following exenteration in cases of pelvic malignancy：a 10-year experience [J]. World J Gastroenterol，2006，12 (7)：1115－1119.

[8] Ferron G，Querleu D，Martel P，et al. Laparoscopy-assisted vaginal pelvic exenteration [J]. Gynecol Oncol，2006，100 (3)：551－555.

[9] Berek JS，Howe C，Lagasse LD，et al. Pelvic exenteration for recurrent gynecologic malignancy：survival and morbidity analysis of the 45-year experience at UCLA [J]. Gynecol Oncol，2005，99 (1)：153－159.

[10] Kecmanovic DM，Pavlov MJ，Kovacevic PA，et al. Management of advanced pelvic cancer by exenteration [J]. Eur J Surg Oncol，2003，29 (9)：743－746.

[11] Ike H，Shimada H，Fujii S，et al. Extended abdominoperineal resection with partial prostatectomy for T_5 rectal cancer [J]. Hepatogastroenterology，2003，50 (50)：377－379.

[12] Moutardier V, Houvenaeghel G, Lelong B, et al. Colorectal function preservation in posterior and total supralevator exenteration for gynecologic malignancies: an 89-patient series [J]. Gynecol Oncol, 2003, 89 (1): 155-159.

[13] Rasmussen CC, Sood AK, Sorosky JI, et al. Posterior exenteration through groin incision in a patient with stage III vulvar carcinoma [J]. Gynecol Oncol, 1997, 66 (2): 331-334.

（中山大学附属第一医院　王天宝）

第二章　全盆腔清除术

全盆腔清除术（total pelvic exenteration，TPE）是基于肛管直肠的局部淋巴引流途径提出的一种中下段直肠癌的手术方式。为获得手术根治性，TPE 要求对女性低位直肠癌施行包括直肠肛管、阴道、子宫、两侧附件、膀胱在内的盆腔脏器清除；对男性患者切除范围包括直肠肛管、膀胱、前列腺及精囊腺。TPE 手术创伤极大，排尿、排便均需于腹壁造瘘，术后丧失性功能，对患者生理及心理均造成重大创伤，因此应严格掌握适应证。

一、适应证

1. 男性低位直肠癌，病变位直肠前壁浸润全层或侵及肠周径达 1/2 以上者；组织学显示为高度恶性病变；侵犯膀胱三角、前列腺，尚能根治性切除者。
2. 膀胱癌或前列腺癌侵犯直肠。
3. 女性子宫颈癌同时侵犯直肠与膀胱，完整切除可获得根治性效果者。
4. 盆腔腹膜后肿瘤侵犯直肠、膀胱、子宫及附件可一并切除者。

二、禁忌证

1. 直肠、子宫颈癌、膀胱癌或前列腺癌局部扩散导致冰冻骨盆者。
2. 已有广泛淋巴结转移、血行转移、腹水或腹膜种植者。
3. 年老体弱等原因不能耐受大手术者。
4. 并发下肢水肿、坐骨神经痛或骶骨侵犯超过 S_2 水平者。

三、术前准备

本手术对身体创伤极大，严重影响患者生活质量，术前务必向患者本人解释手术必要性、切除范围、预后结果以及对日常生活及性生活的影响，只有在患者理解同意下，方可手术。术前准备基本同“后盆腔清除术”，但应备同型浓缩红细胞 8 ~ 12U，同型血浆 800 ~ 1 200mL。术前请造口师协助定位人工膀胱及人工肛门造口位置（前者高于后者）。

四、麻醉与体位

气管内插管、静脉复合麻醉，头低脚高之截石位。

五、手术步骤

1. 选用下腹正中切口，右侧绕脐，足够长的切口利于手术操作，减少副损伤以及肿瘤播散的可能性。
2. 游离乙状结肠系膜，于肠系膜下动脉根部将其切断、结扎（图 6 – 2 – 1）。
3. 显露双侧输尿管，向盆腔及直肠方向切开侧腹膜，暴露髂总血管，清除其表面淋巴脂肪组织，直达腹主动脉分支处（图 6 – 2 – 2）。

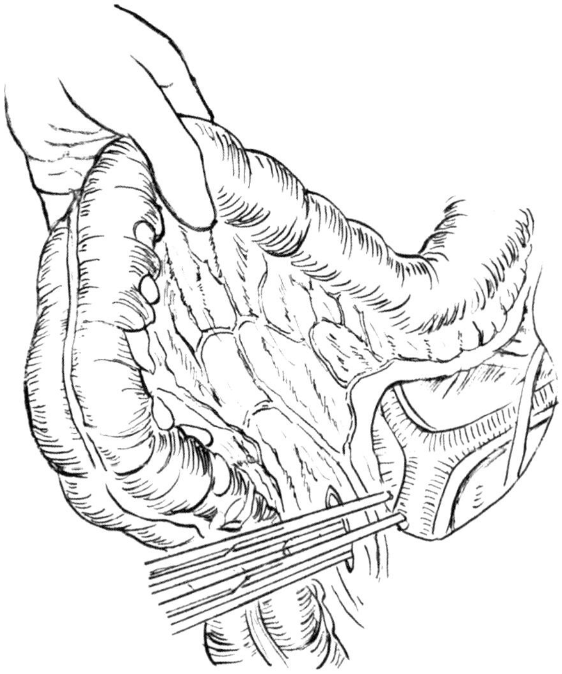

图6－2－1　处理乙状结肠系膜

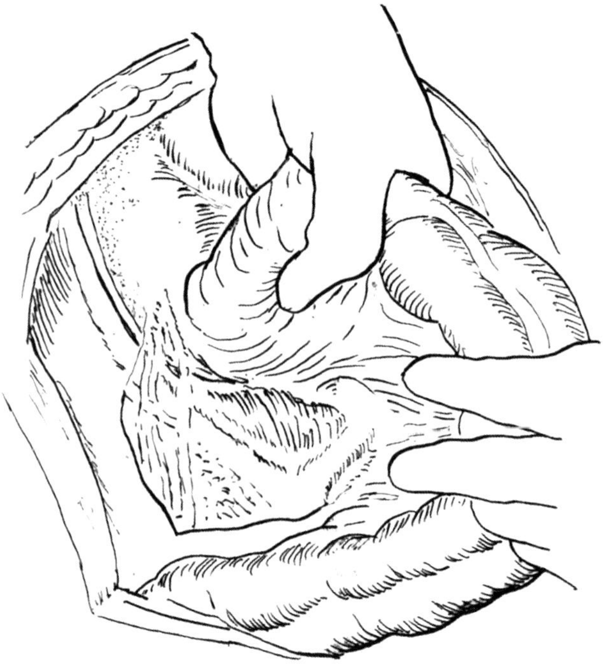

图6－2－2　显露输尿管

4．离断乙状结肠系膜至预切断处，横断结肠，游离骶前间隙（图6－2－3）。

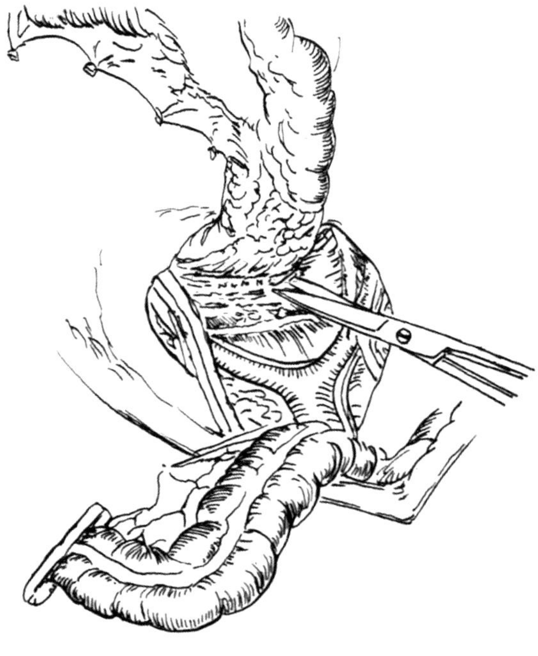

图6－2－3　游离骶前间隙

5．继续向前上方剪开盆腔腹膜，于耻骨支处切断脐尿管，钝性游离膀胱，骶骨岬平面切断输尿管，远端结扎，向远方游离膀胱直至尿道膜部，将其切断、结扎（图6－2－4、图6－2－5）。

6．骶前完全游离直肠系膜，侧韧带近骨盆处切断、结扎，直达肛提肌平面（图6－2－6）。

7．7号丝线围绕肛门做一荷包缝合，距肛门缘2～3cm切开皮肤，清除坐骨直肠窝脂肪组织，结扎肛门动脉，显露并切断肛提肌，移除标本（图6－2－7）。

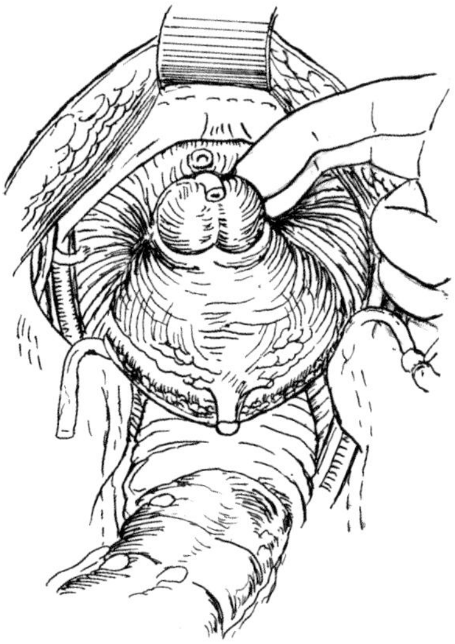

图6－2－4　游离膀胱

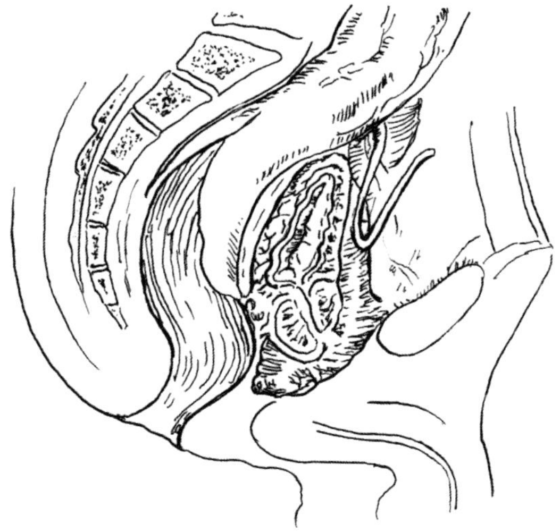

图6－2－5　切断结扎膀胱

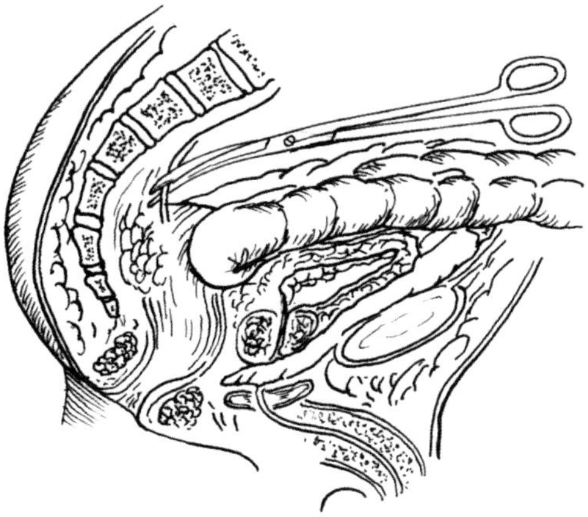

图6－2－6　游离直肠系膜

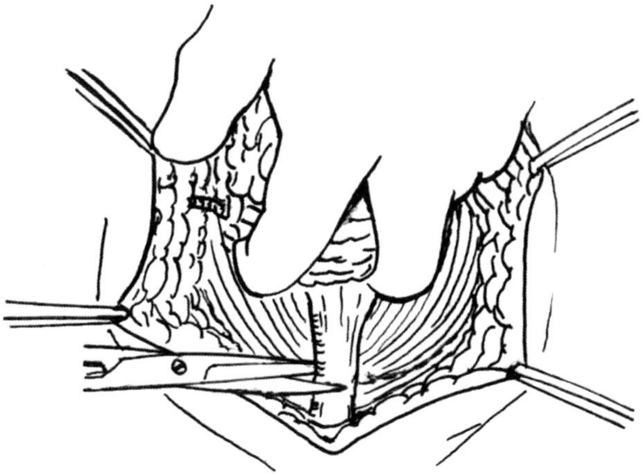

图6－2－7　切断肛尾韧带

8．距回盲瓣20cm切取20cm空肠，于该游离空肠的前方吻合空肠两断端，游离空肠左侧断缝合关闭（图6－2－8）。

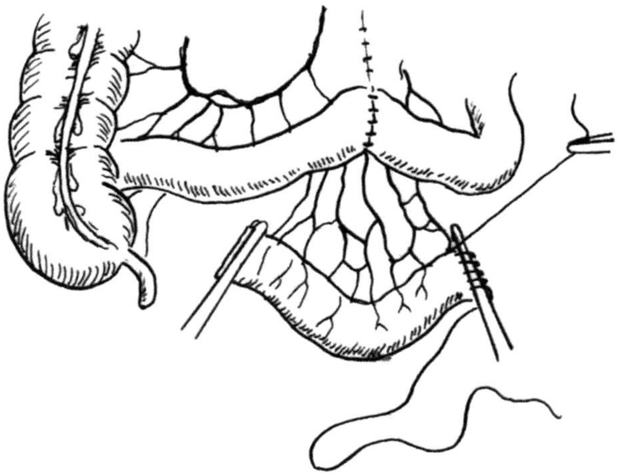

图6－2－8　吻合空肠

9. 行输尿管空肠端侧双层吻合，内层肠线，外层丝线间断缝合（图 6－2－9 至图 6－2－12）。

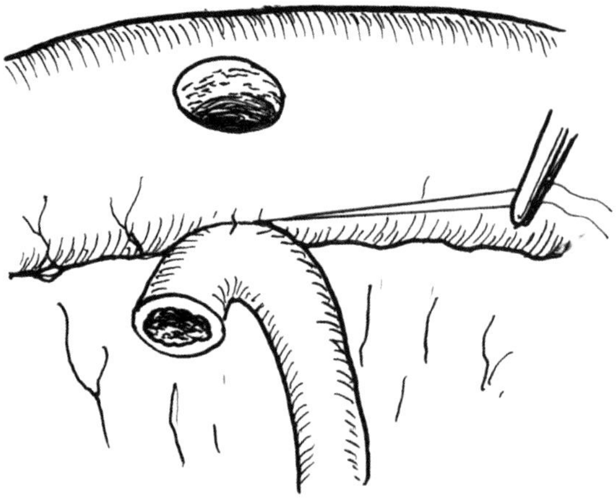

图 6－2－9　输尿管断端的空肠侧吻合口

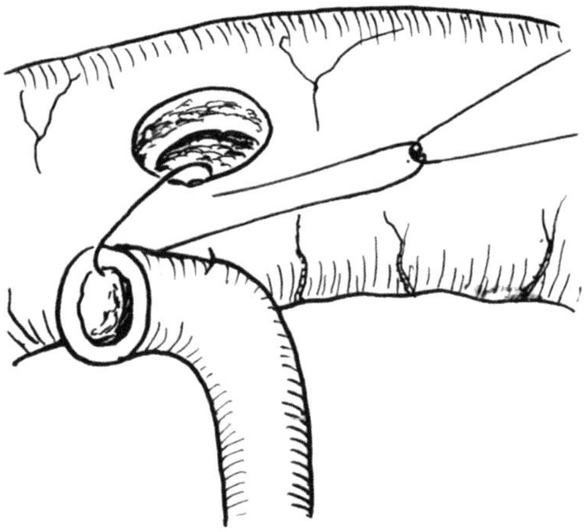

图 6－2－10　端侧吻合

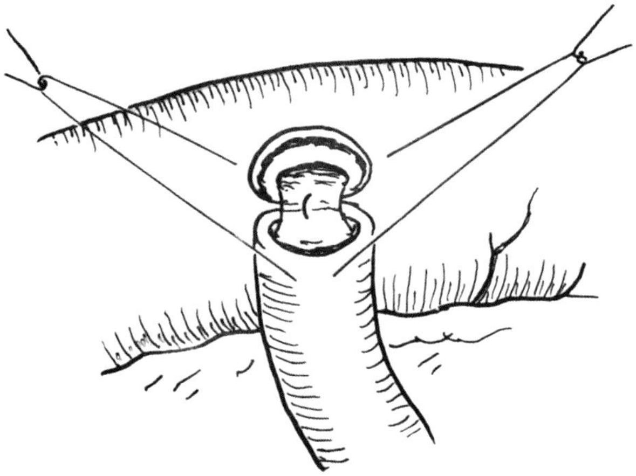

图 6－2－11　端侧吻合

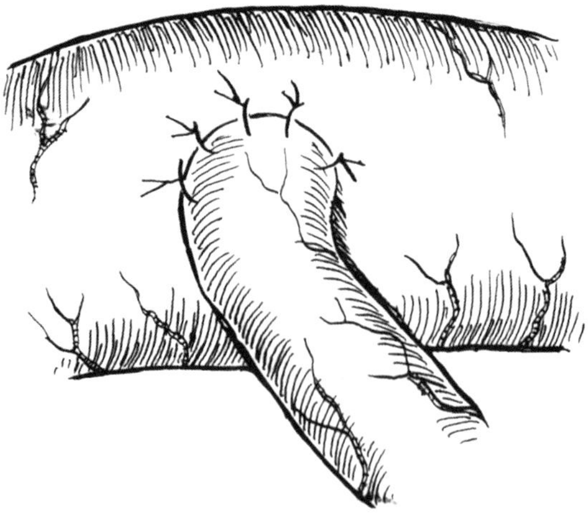

图 6－2－12　吻合完毕

10. 游离空肠右侧端右下腹造瘘，乙状结肠左下腹经腹直肌造瘘，一期开放，缝合关闭盆底腹膜，腹部及会阴部切口（图 6－2－13）。

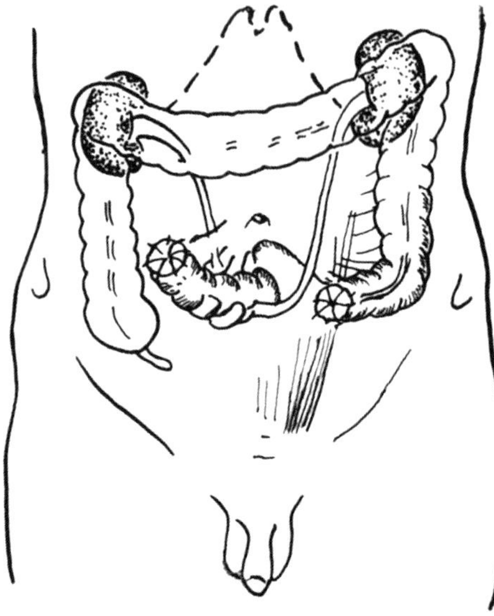

图 6－2－13　造瘘并关闭切口

六、术中意外的应急处理

1. 骶前大出血　见“后盆腔清除术”。

2. 侵犯骶骨　见“后盆腔清除术”。

3. 如果直肠癌位置较高，仅与膀胱壁部分浸润粘连，可行膀胱壁部分切除的保肛手术。如果将膀胱前列腺一起切除后，直肠肿瘤下缘距离齿状线尚有 3～4cm，依然可行各种保肛手术（详见本书有关章节），因此术中保护足够长的结肠至关重要，以备保留肛门手术之用。

七、术后处理

见“扩大直肠癌根治术、后盆腔清除术、前列腺癌根治术”及“回肠代膀胱术”。

八、术后并发症防治

见“扩大直肠癌根治术、后盆腔清除术、前列腺癌根治术”及“回肠代膀胱术”。

参考文献

[1] 周锡庚，曹德生，顾成裕，等. 女性腹膜反折以下直肠癌的外科治疗［J］. 中华外科杂志，1965，13：884－886.

[2] 周锡庚，郁宝铭，沈耀祥，等. 后盆腔清除术治疗女性腹膜反折下直肠癌的评价［J］. 中华外科杂志，1991，29：537－539.

[3] Yamada K，Ishizawa T，Niwa K，et al. Pelvic exenteration and sacral resection for locally advanced primary and recurrent rectal cancer［J］. Dis Colon Rectum，2002，45（8）：1078－1084.

[4] Lim SW，Lim SB，Park JY，et al. Outcomes of colorectal anastomoses during pelvic exenteration for gynaecological malignancy［J］. Br J Surg，2008，95（6）：770－773.

[5] Richardson DL，Seamon LG，Gong MC，et al. Panniculectomy concurrent with anterior pelvic exenteration for recurrent cervical cancer［J］. Gynecol Oncol，2008，108（2）：449－451.

[6] Saito N，Suzuki T，Sugito M，et al. Bladder-sparing extended resection of locally advanced rectal cancer involving the prostate and seminal vesicles［J］. Surg Today，2007，37（10）：845－852.

[7] Park JY，Choi HJ，Jeong SY，et al. The role of pelvic exenteration and reconstruction for treatment of advanced or recurrent gynecologic malignancies：analysis of risk factors predicting recurrence and survival［J］. J Surg Oncol，2007，96（7）：560－568.

[8] Gannon CJ，Zager JS，Chang GJ，et al. Pelvic exenteration affords safe and durable treatment for locally advanced rectal carcinoma［J］. Ann Surg Oncol，2007，14（6）：1870－1877.

[9] Kobayashi Y，Moriya Y. Total pelvic exenteration with sacrectomy for recurrence of rectal cancer［J］. Jpn J Clin Oncol，2007，37（2）：156.

[10] Vermaas M，Ferenschild FT，Verhoef C，et al. Total pelvic exenteration for primary locally advanced and locally recurrent rectal cancer［J］. Eur J Surg Oncol，2007，33（4）：452－458.

（中山大学附属第一医院 王天宝）

第七篇 盆腔腹膜后肿瘤切除术及骶尾骨切除术

第一章 原发性盆腔腹膜后肿瘤切除术

原发性盆腔腹膜后肿瘤（primary pelvic retroperitoneal tumors，PPRT）起源于腹膜后间隙，多为种类繁多的软组织肿瘤，由于来源于周围神经组织的肿瘤通常表现为软组织肿块，诊断治疗与软组织肿瘤相同，现亦将此类肿瘤归为软组织肿瘤一并研究。良性肿瘤无局部侵犯倾向；肉瘤具有浸润、转移及复发特性，组织学上高分化肉瘤恶性程度较低，低分化者为高度恶性肿瘤；还有恶性程度难以确定的组织类型。术前恶性程度判断参考指标：肿瘤直径≥5.5cm；出现临床症状；无钙化；边界不规则；囊性变或坏死。PPRT 手术方式基于该肿瘤的生物学特性：膨胀性生长，极少周围浸润；多有完整包膜；远处转移少见；易于局部复发。因此，即使较大肿瘤，包括复发者，也应持积极态度，争取手术治疗。根治性切除是指切除整个腹膜后肿瘤病灶，达到肉眼及镜下无肿瘤残留。联合脏器切除术包括一并将受累的器官部分或全部切除。姑息性切除是指部分肿瘤或包膜内肿瘤切除，其效果等同于活检加非手术治疗，效果较差。由于腹膜后肿瘤很少出现淋巴结转移，淋巴引流无一定规律，因此 PPRT 手术不强调淋巴结清扫。PPRT 手术切除是最主要的治疗方法，切除过程是一种技巧和经验高度集中的非定形术式。

一、适应证

1. 良性 PPRT。
2. 无或仅有轻度重要血管及脏器侵犯。
3. 可联合脏器切除并有望获得较好生存质量者。
4. 并发出血、肠梗阻、穿孔等并发症需急诊外科处理者。
5. 无全身广泛转移者。

二、禁忌证

1. 无法耐受较大手术者。
2. 并发广泛转移者。
3. 恶性淋巴瘤包绕腹主动脉者。
4. 血源不足，技术欠缺，设备不济。

三、术前准备

1. 心、肺、肝、肾等各项功能务必由专科医生详细评估，患者全身情况足以耐受手术风险方可进行手术。

2. 全面详细的影像学检测，术者术前应仔细阅读 MRI，CT，DSA，IVP，BUS，钡灌肠以及 X 线平片，确实掌握肿瘤大小、位置、与周围脏器血管的关系，制定确实可行的手术方案。

3. 手术组、护理组、手术室、麻醉科术前讨论病情，制定详细的配合措施，应急情况处理方案，确保手术室抢救呼吸、心搏骤停的设备功能完好。

4. 对巨大的、重要部位的肿瘤，应行血液系统的各项检查，术中出血量大，应备同型浓缩红细胞15～30U，新鲜血浆3 000～5 000mL，代血浆如万汶2 000～4 000mL，各种止血药物，同时通知手术室术中备大量热盐水及碘仿纱。

5. 肿瘤如与输尿管关系密切，术前应逆行输尿管插管，必要时请泌尿外科协助行输尿管切除、吻合及肾切除术。

6. PPRT与大血管关系往往很密切，术前可行血管造影及栓塞，准备人造血管与血管吻合器械，为血管修补或吻合做准备。

7. 女性患者术前应行阴道清洁准备，以利于修补阴道损伤或切除。

8. 常规胃肠道清洁准备，PPRT术经常损伤直肠，因此，术前务必正规清洁灌肠。由于肠道准备易于丢失大量液体，强烈建议术前1天下午输注平衡液2 000～3 000mL。

9. 建立上腔静脉系统输液通道，进行有创动脉测压，为术中大出血抢救准备充分。

10. 向家属交待手术的高危险性、高复发特性、较多的并发症，良好的医患沟通亦为顺利完成肿瘤切除的重要保障。

四、麻醉与体位

PPRT手术难度大，为减少对循环系统太大干扰，保证术中生命体征平稳，确保手术安全，应采用气管插管全身麻醉为宜。多采用平卧位。

五、术中意外的应急处理

1. 术者与麻醉师协调配合　PPRT往往较大，压迫大血管，影响下腔静脉及淋巴回流；搬动或移除肿瘤可导致血液循环紊乱。麻醉师应密切检测生命体征，及时提醒术者；术者在涉及大血管等关键步骤时亦应与麻醉师及时沟通。切除化学感受器瘤时必须密切观察患者的血压、脉搏、呼吸等，严防呼吸、心搏骤停；术者在分离肿瘤时，动作必须轻柔，不要过分将肿瘤牵拉、抬举、翻动，减少对肿瘤的刺激，并随时做好抢救工作。

2. 显露充分　显露困难可造成过分牵拉挤压肿瘤，增加肿瘤转移机会；强烈搬动压迫等刺激可诱发生心跳、呼吸骤停。不能很好显露的主要原因：切口相对较小，位置选择不当；麻醉效果不佳，肌肉未能完全松弛；盆腔内巨大肿瘤本身造成不可能很好显露；手术组成员对解剖不熟悉、配合欠佳，照明欠理想等。因此采用腹正中切口，可自剑突延长至耻骨联合，必要时可加做双侧横切口，基本上可以完成大部分PPRT手术切除。盆腔PPRT四周空间极小，操作极为困难，可切开耻骨联合，进一步松动肿瘤，利于手术操作。骶前肿瘤如畸胎瘤、神经源性肿瘤，可经骶部切口或经腹骶联合切口切除之。不建议采用肋缘下切口，因对肿瘤切除暴露困难。

3. 保持清楚的解剖层次　PPRT无论是良性还是恶性，大多数是膨胀性生长，浸润生长不多，有的甚至像“洋葱”一样有多层类似的包膜，要小心仔细地剥离，以面突入，不要以点突入，盲目直入有损伤大血管与重要组织结构的危险。切开肿瘤附近腹膜，推开表面其他器官，进一步建立PPRT与主要大血管的解剖平面，进而扩大此平面，完全游离肿瘤并切除之。

4. 术中组织离断　在剥离过程中肿瘤与周围组织均在二钳钳夹之下结扎切断，不要存侥幸心理：①大出血干扰手术操作与术野暴露，被迫停止手术，甚至造成死亡；②根据无瘤手术的原则，为防止肿瘤术中的播散、种植，应由远而近，结扎为妥；③对于淋巴类的肿瘤，有许多出入的淋巴管道，若未能结扎，术后淋巴液大量流出，最多可达2 000mL/d。因此对于明显管道结构保留侧应给予结扎并缝扎各一道，减少术中、后出血的可能性。

5. 侵犯大血管的处理　这是导致肿瘤切除困难的重要原因之一，对于包绕髂血管主干的巨大腹膜后肿瘤，如肿瘤与血管粘连紧密或已浸润血管壁，或肿瘤来源于血管壁，强行解剖分离容易损伤大血管，将导致难以控制的大出血。视野清楚及暴露良好对处理血管极为有利；如肿瘤巨大，可先姑息性切除肿瘤大部，充分显露血管。首先沿血管垂直方向钝性游离血管，血管鞘内直视下锐性解剖足够长的血管，于两端正常血管放置阻断带备用，血管损伤引起的突然出血，应立即以手指压迫暂时止血后，清除积血，解剖控制血管两端，明确出血部位横向缝合修补，切忌盲目钳夹。移除肿瘤后迅速重建血管通路，缩短脏器缺血时间。盆腔PPRT往往压迫髂外静脉，术中损伤轻者可以修复，严重者因血管移植失败的概率很高，一般采用静脉结扎，待以后侧支循环建立后恢复血流。若血管吻合口和直肠损伤修补处距离很近，需用网膜将其隔开，以免两个吻合口贯通，造成消化道大出血。如果肿瘤不能切除，可选择肿瘤活检终止手术、肿瘤部分切除或肿瘤包膜内切除，由于此种处理措施对5年生存率无改善，所以均为不得已而为之。

6. 联合脏器切除　肿瘤无远处转移，但局部已侵犯重要的脏器、组织时，可考虑联合脏器一并切除。蒋彦永报道解放军总医院84例PPRT手术，行联合脏器切除35例，包括：切断或部分切除输尿管者11例；膀胱部分切除7例；切除耻骨1例；切除部分S_3、S_4～S_5骶椎、尾骨1例；切除子宫附件或阴道7例；小肠、直肠14例；髂骨1例；盆壁肌肉2例；臀肌2例；坐骨神经1例；股神经等1例；行全盆腔脏器切除（TPE）及前盆腔脏器切除者各2例。正是基于此，术前务必了解相应器官功能，做好肠道准备等，而且术者有胜任多脏器切除的能力。

7. 术中大出血　唐云报道343例腹膜后肿瘤切除术中出血在3 000mL以上的有54例（15.7%）。张雪峰等行PPRT切除术中发生大出血（>800mL）发生率为19.1%。术前BUS、CT或MRI可明确肿瘤血液供应、大血管及重要脏器受累情况。血液供应丰富者，应进行DSA，即可显示腹腔大血管变异、管腔是否梗阻、侧支循环代偿情况及肿瘤供血血管起源和数目，又可以选择性栓塞主要供应肿瘤血管。术中大出血的预防和处理：PPRT体积常巨大，血供丰富，与大血管关系密切，但多为推挤、压迫、包绕。在避开血管丰富的部位切开侧腹膜，进入腹膜后间隙，沿肿瘤被膜分离，肿瘤血管逐一结扎切断，逐渐向基部游离。如损伤大血管，引起大出血，切忌盲目钳夹，可迅速将大部肿瘤切除，留下血管壁上少许瘤组织，在良好的显露下看清出血部位，进行处理。在复发肿瘤术中，大血管周围粘连较多，打开血管鞘，在鞘内游离以保护血管。氩气刀电凝止血对渗血有效，但侵及腰大肌、骶前静脉丛或椎外静脉系前丛的情况，氩气刀也难以奏效，盲目钳夹和强行缝扎会导致更为严重的出血，最好是迅速切除肿瘤，用大纱垫压迫，确认非大血管出血，填塞宫纱或纱垫压迫止血，确切记录宫纱或纱垫数量，并将其一端置于切口外，术后3～7天拔除，此时切勿清除残存的肿瘤组织，否则将招致凶猛的大出血。如患者身体状况尚好，可于术后3个月，再行肿瘤切除。

8. 损伤直肠　巨大PPRT占据整个盆腔，直肠受压、操作空间小，如有术中出血等情况，易于导致直肠损伤。在理想的术前肠道准备前提下，可以一期修补，否则可行修补+近侧结肠（最好回肠）转流术。可疑损伤者，术中直肠注气或亚甲蓝液，明确有无损伤。

9. 损伤泌尿道　输尿管被推移在PPRT极为常见，多为弓状向前或外侧移位，因此麻醉后置入输尿管支架可指导手术，注意在包膜和输尿管之间锐性解剖，保护血运，用小儿导尿管悬吊，如此可减少输尿管损伤。输尿管损伤可行对断吻合术：猪尾式输尿管支架上端置于肾盂，下端置于膀胱，断端可吸收线吻合，放置引流，术后3～4周膀胱镜下拔除支架导管。盆腔的PPRT可压迫膀胱，三角区难于充分显露，此时游离解剖双侧输尿管直达膀胱三角区对保护输尿管和膀胱三角有一定帮助。膀胱三角区严重损伤应行双输尿管膀胱吻合术；吻合困难者行膀胱切除+双侧输尿管回肠吻合回肠造瘘术。

10. 损伤神经组织　良性神经纤维瘤和神经鞘瘤切除多不困难，一般不会损伤多条脊神经；恶性者切除困难，损伤概率较大。盆腔PPRT可压迫股神经或坐骨神经，股神经损伤表现为伸膝功能障碍，一般2年后可恢复不扶拐行走，否则行部分屈膝肌伸肌化；突入坐骨大孔后方的PPRT切除时易于损伤坐骨神经，造成足下垂，随时间推移可有部分恢复。

六、术后并发症防治

1. 术后出血　术后出血是PPRT最常见的并发症，其主要原因：患者因恶性肿瘤或术中出血导致凝血功能障碍；瘤床巨大或肿瘤部分切除术后残留肿瘤创面，渗血难以自止；术中大血管损伤修补后再次破裂；巨大PPRT切除后相对术前腹腔内压力下降，负压增加；结扎线脱落等。术中大出血处理已如前述，术后给予大量止血药，密切注意生命体征变化，检测CVP及每小时尿量，保持腹腔双腔引流管通畅，记录引流液性状及总量。如血性引流液>2mL/min，血压进行性下降，经积极输同型浓缩红细胞、新鲜血浆、滴注止血药、血小板、凝血因子、纤维蛋白原、垂体后叶素、补充维生素K_1及葡萄糖酸钙后，出血不止，血压依然难以维持正常，应毫不犹豫再次开腹止血，方法同术中大出血处理，术毕应妥善放置引流管。

2. 血栓形成及栓塞　多见于静脉破裂修补或行血管移植术的患者，可给予：低分子右旋糖酐500mL/天，共7天；速避凝0.4mL/天，共5天；华法林2.5～5mg/天，第3～30天；尿激酶8万U，每天2次，共计10天；检测PT、APTT等以调整用药。

3. 肾功能不全　PPRT术后并发肾功能不全的原因包括一侧肾脏术前已无功能，术中大出血造成肾缺血，术后低血容量造成肾灌流不足，肾脏本身存在疾患或误用具有肾毒性药物。避免术中、术后大出血，维持血容量平衡，避免使用氨基苷类抗生素等肾毒性药物。

4. 胃肠道并发症　PPRT手术时间长，对腹腔干扰大，部分患者合并脏器切除或损伤，因此肠蠕动恢复较慢，需较长时间胃肠减压处理，此间注意肠外营养支持及水电解质平衡维持。

5. 术后复发　即使根治性切除，术后局部复发或种植转移的概率亦可达60%，多发生于2年内。原因：肿瘤巨大，无法达到1cm的无瘤切缘；由于切口过小或麻醉欠佳，粗暴操作等导致肿瘤破裂；术中大出血，仓促止血，结束手术导致肿瘤残留；分叶状肿瘤向四周间隙浸润，无法根治性切除；穿刺活检导致肿瘤播散；术时已经存在腹腔游离种植灶。即使复发，大部分仍有包膜，手术切除依然为首选治疗策略，切除率约为60%。复发肿瘤因解剖关系欠清楚，多为恶性肿瘤，与周围器官紧密粘连，所以手术风险高、难度大、出血多、创伤大，往往需联合脏器切除，术前、术中、术后处理极为重要。文献报道，多次复发，肿瘤组织分化有进一步恶化趋势，但依然可以尝试手术切除。PPRT术后仅有孤立性肺转移，在肺功能尚可耐受开胸手术的情况下，可行肺转移灶扩大切除术。

参考文献

[1] 罗成华，李荣，宋少柏，等. 原发性盆部腹膜外肿瘤84例的外科治疗［J］. 中华外科杂志，2004，42（20）：1250－1253.

[2] 李铁钢，皮执民. 原发性腹膜后巨大肿瘤外科手术经验［J］. 腹部外科，2001，14（3）：141－142.

[3] 王进，肖锋，张明礼，等. 腹膜后肿瘤伴下腔静脉瘤栓手术中辅助循环的应用［J］. 中华外科杂志，2002，40（2）：127－129.

[4] 郭澎涛，徐莹莹，鲁翀，等. 腹膜后脂肪肉瘤的生物学特性及其诊断和治疗［J］. 中国实用外科杂志，2007，27（4）：289－292.

[5] 蒋彦永，罗成华. 原发性腹膜后肿瘤外科学－理论与实践［M］. 北京：人民军医出版社，2006. 17－78.

[6] 董茂盛，宋少柏，尹太，等. 腹腔肿瘤切除伴肠系膜上血管切除与重建术7例［J］. 中华外科杂志，2001，39（2）：175.

[7] 唐云，宋少柏，梁发启，等. 腹膜后肿瘤切除术中大出血的预防和处理［J］. 中华普通外科杂志，2000，15（11）：689－690.

[8] Novick AC，Kaye MC，Cosgrove DM，et al. Experience with cardiopulmonary bypass and deep hypothermic circulatory arrest in the management of retroperitoneal tumors with large vena caval thrombi［J］. Ann Surg，1990，212（4）：472－476.

[9] Doglietto GB，Tortorelli AP，Papa V，et al. Giant retroperitoneal sarcomas：a single institution experience［J］. World J

Surg, 2007, 31: 1047 - 1054.

[10] Bakker RFR, Stoot JHMB, Blok P, et al. Primary retroperitoneal mucinous cystadenoma with sarcoma-like mural nodule [J]. Virchows Arch , 2007, 451: 853 - 857.

[11] Fernάndez - Trigo V, Sugarbaker PH. Sarcomas involving the abdominal and pelvic cavity [J]. Tumori, 1993, 79 (2): 77 - 91.

[12] Borboroglu PG, Amling CL, Roberts JL. Late pelvic recurrence of nonseminomatous testicular carcinoma after negative retroperitoneal lymph node dissection [J]. Urology, 1999, 54 (5): 924.

[13] Mack LA, Temple WJ, Dehaas WG, et al. Groin soft tissue tumors-a challenge for local control and reconstruction: a prospective cohort analysis [J]. J Surg Oncol, 2004, 86 (3): 147 - 151.

[14] Kaku M, Ohara N, Seima Y, et al. A primary retroperitoneal serous cystadenocarcinoma with clinically aggressive behavior [J]. Arch Gynecol Obstet, 2004, 270 (4): 302 - 306.

[15] Sayer RA, Amundsen CL. Giant pelvic retroperitoneal leiomyoma arising from the rectal wall [J]. Obstet Gynecol, 2003, 101 (5 Pt 2): 1132 - 1134.

[16] Maneschg C, Rogatsch H, Bartsch G, et al. Treatment of giant ancient pelvic schwannoma [J]. Tech Urol, 2001, 7 (4): 296 - 298.

[17] Farley JH, Heaton J, O'Boyle JD. Adenocarcinoma of unknown primary site presenting as an isolated retroperitoneal mass and Trousseau's syndrome [J]. Mil Med, 2001, 166 (9): 831 - 832.

[18] Willis SF, Winkler M, Savage P, et al. Repeat retroperitoneal lymph-node dissection after chemotherapy for metastatic testicular germ cell tumour [J]. BJU Int, 2007, 100 (4): 809 - 812.

(中山大学附属第一医院 王天宝)

第二章　经腹会阴骶尾部畸胎瘤切除术

畸胎瘤多发生于骶尾部，多见于婴幼儿，男女比例为1∶20。以位置不同将其分为3型：①显型，肿瘤完全会阴部，呈球状突出于体外；②隐型，肿瘤位于盆腔直肠与骶骨之间；③混合型，同时占据体外及盆腔骶前间隙。隐型及混合型有恶变倾向，可发生淋巴或血行转移至骨或肺，直至恶液质死亡。故而应早期行经腹会阴骶尾部畸胎瘤切除术，防止畸胎瘤恶化，获得治愈性效果。本术式优点：畸胎瘤盆腔部分显露充分，操作直视下进行，副损伤少；首先结扎供瘤血管，减少出血；同时探查有无淋巴结转移并清除之。

一、适应证

1. 位于盆腔的隐型畸胎瘤。
2. 混合型或显型畸胎瘤位置过高，单纯经会阴手术困难者。
3. 对于出现并发症如肠梗阻、尿潴留、破裂等的畸胎瘤，应急诊手术，切勿反复检查，延误手术时机。

二、禁忌证

伴有感染者，应于感染控制后再行手术。

三、术前准备

1. 怀疑肿瘤已有感染时，术前应用抗生素。
2. 因手术可能损伤直肠，必须进行正规的肠道清洁准备，参见本篇第一章。
3. 手术于骶前间隙进行，有大出血可能性，术前充足备血。
4. 留置胃管及尿管。

四、麻醉与体位

全身麻醉，先平卧位，腹部手术结束后改用折刀位或侧卧位。

五、手术步骤

1. 下腹部左侧经腹直肌或耻骨上横切口，于腹膜外或切开腹膜分离，保护输尿管、髂血管及生殖腺血管，进入骶前间隙（图7－2－1）。

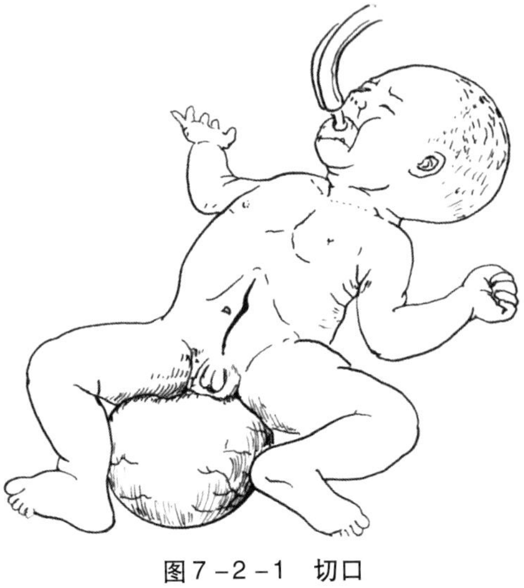

图7－2－1　切口

2. 解剖显露骶中动、静脉，予以结扎切断。保护自主神经丛，但无需有意解剖。

3. 于骶前间隙游离肿瘤，紧靠肿瘤包膜分离，既减少出血，又避免损伤骶前神经丛。最大限度游离至盆腔外口尾骨尖端，转向前方将其与直肠或直肠系膜分离直达肛提肌平面（图7－2－2）。

4. 妥善止血，缝合腹部切口（图 7－2－3）。

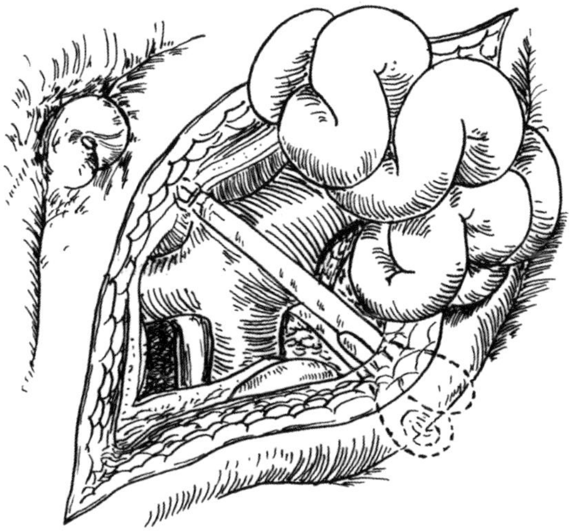

图 7－2－2　游离肿瘤

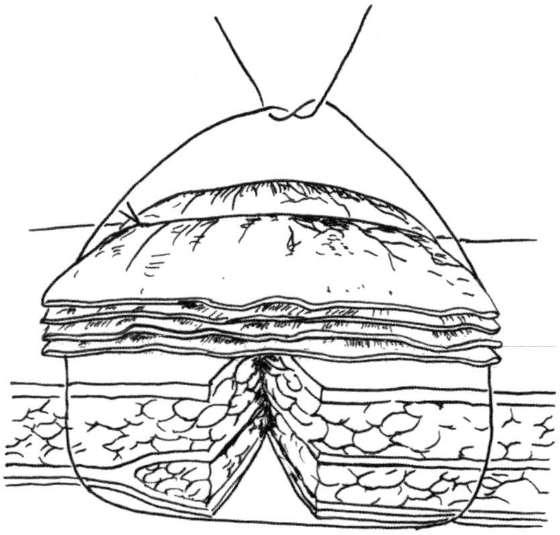

图 7－2－3　缝合腹部切口

5. 转为折刀位或双下肢翻上固定于双手腕，成手足式截石位，进行会阴部手术，暂时缝合肛门，以免术野污染（图 7－2－4）。

6. 采用“∧”（折刀位）形或“∨”（截石位）形切口，两端超过肿瘤边缘，距离肛门尽量远，以免污染手术野（图 7－2－5）。

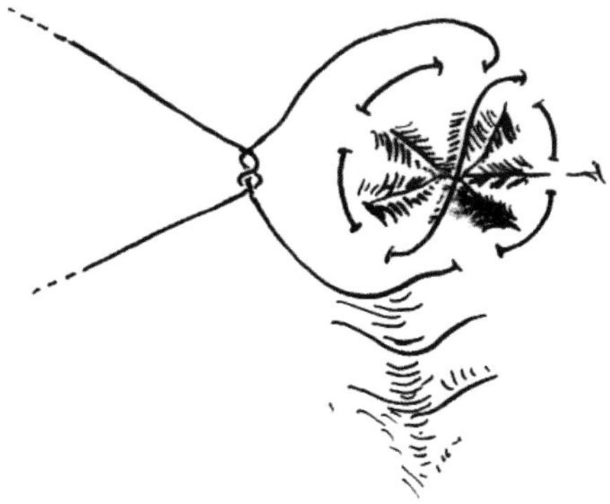

图 7－2－4　暂时关闭肛门

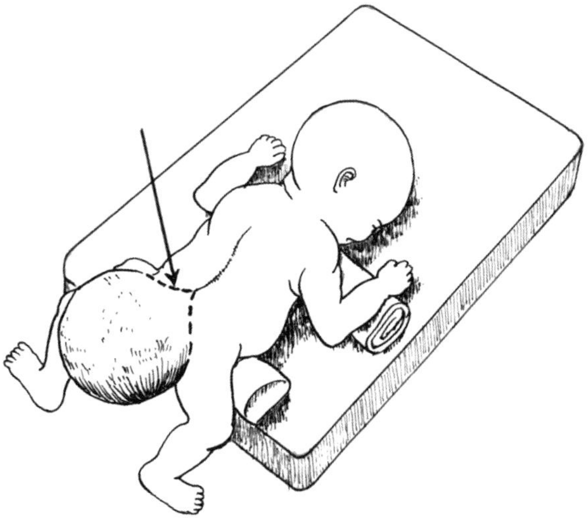

图 7－2－5　“∧”形切口

7. 游离皮瓣，于肿瘤包膜外采用锐性、钝性相结合方法，逐步游离，遇血管处妥善结扎。尽可能不损伤或少损伤臀部肌肉（图 7－2－6）。

8. 术者以手指于直肠内作为指引，分离肿瘤前壁，将其与直肠分开，直至摸到肿瘤上缘，然后向两侧分离，绕到后方骶骨前间隙，从肿瘤上缘向下分离，最后将肿瘤完全由直肠后翻出切口外。根据肿瘤大小，设计切除皮肤面积，避免切口缝合时形成狗耳（图 7－2－7 至图 7－2－11）。

9. 摘除肿瘤后，彻底冲洗，完善止血，创面放置引流管，缝合关闭会阴部切口。拆除肛门临时缝线（图 7－2－12、图 7－2－13）。

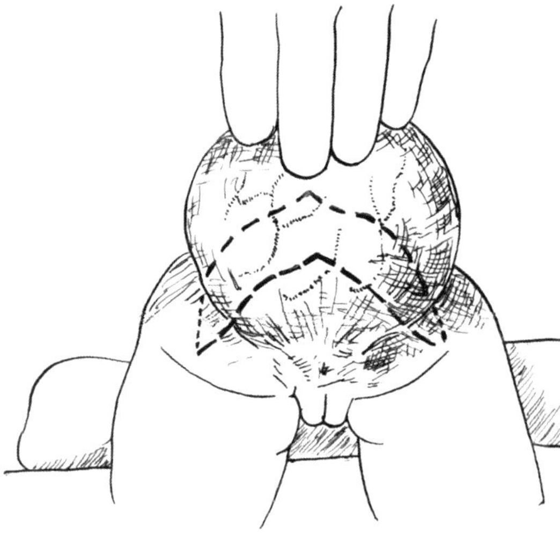

图7-2-6　游离皮瓣

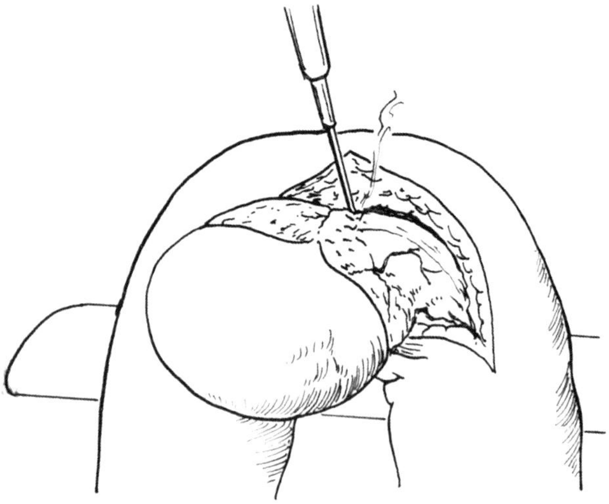

图7-2-7　切开

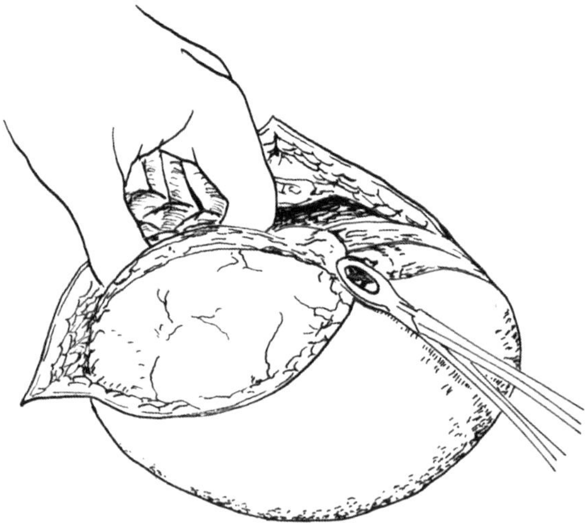

图7-2-8　分离肿瘤

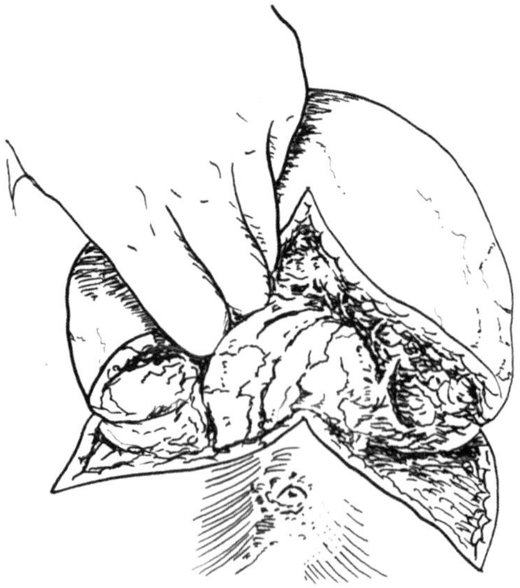

图7-2-9　肿瘤与直肠分开

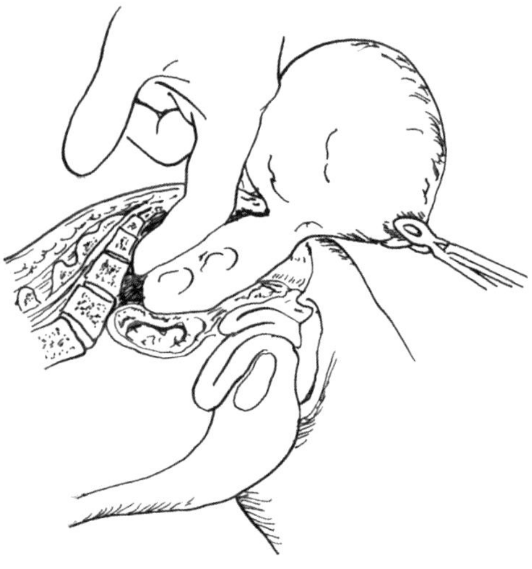

图7-2-10　继续分离肿瘤

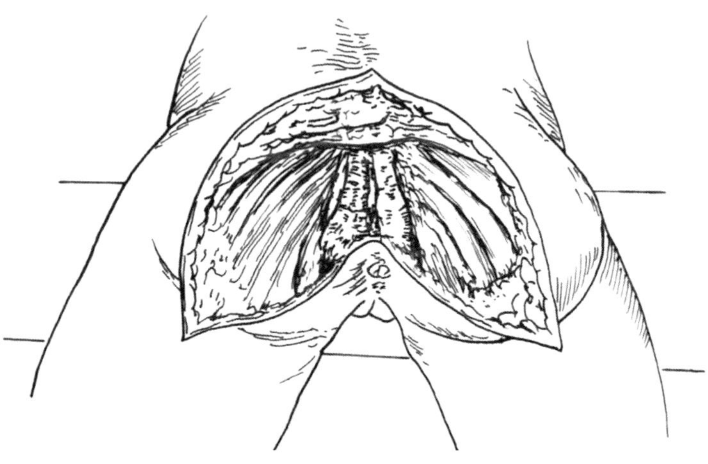

图7-2-11　切除肿瘤后

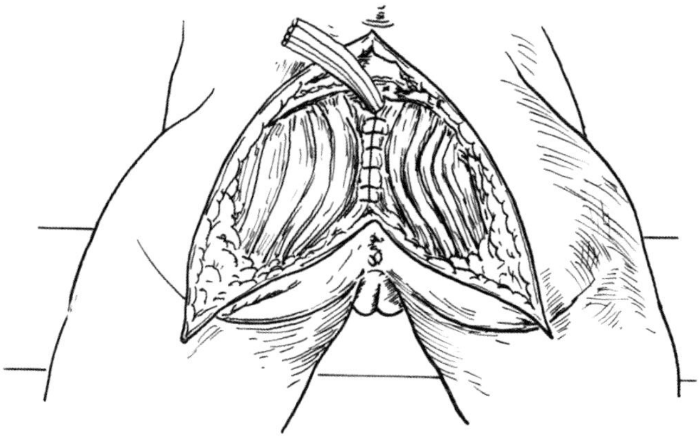

图7－2－12　缝合创口

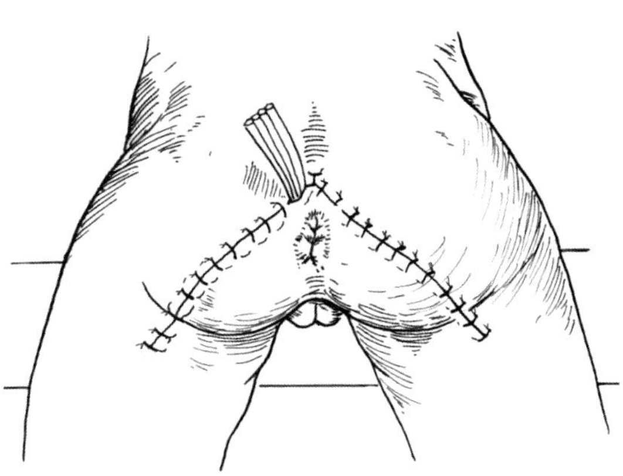

图7－2－13　关闭切口并置引流管

六、术中意外的应急处理

1. 术中大出血　见“扩大直肠癌切除术”及“盆腔腹膜后肿瘤切除术”。

2. 肿瘤侵犯直肠后壁　在理想肠道清洁准备的前提下，畸胎瘤侵犯直肠后壁，只要范围不超过1/2肠壁，均可行连同部分直肠壁的畸胎瘤切除术，直肠缺损采用横行双层缝合，术毕直肠后放置双腔引流管，术后予以禁饮食，肠外营养支持7～10天。

3. 肿瘤包裹骶尾骨，为获得根治性效果，S_4、S_5骶骨及尾骨可一并切除，但切忌超过S_3，以免引起骶前神经不可逆损伤。

4. 术中肿瘤破裂，此时切勿慌张，如为囊性肿瘤，将内容物吸出反而利于手术操作；若有可能，将包膜予以缝合；不能缝合者，纱布压迫，迅速切除肿瘤。蒸馏水及5-Fu冲洗创面，减少肿瘤细胞残留。

5. 有时骶前肿瘤较大，从会阴部取出极为困难，此时可经腹部及会阴部同时协作，即可从腹部或会阴部将其切除。个别特殊情况，亦可经腹部分切除后，再将残余肿瘤自会阴部切口移除。

七、术后处理

1. 采用俯卧位或侧卧位，及时更换会阴部切口敷料，防止感染。
2. 导尿管留置时间以5～7天为宜，减少尿液对会阴部切口的污染。
3. 禁食5～7天，减少排便，保护切口，其间可给予肠外营养支持。
4. 畸胎瘤不伴有感染者，术后24h停用抗生素。
5. 引流管于术后3天，血浆样引流液少于10mL，可予以拔除。
6. 恶性畸胎瘤术后需放、化疗。

八、术后并发症防治

1. 切口感染及慢性窦道

（1）原因：创面积液或出血；大小便污染；术中直肠破裂污染术野；肿瘤本身已有感染；恶性肿瘤残留；术后放、化疗导致局部愈合能力降低。

（2）处理：应用抗生素；避免大小便污染，延长留置尿管及禁食时间；充分引流，保持引流管通畅；创面敞开换药；如考虑肿瘤残留应再次手术完整切除。

2. 肛门失禁或尿失禁

（1）原因：损伤骶前神经或肛管括约肌。

（2）处理：可予以理疗以及生物反馈治疗。括约肌损伤可行二期肛管括约肌修补术或成形术。

参考文献

[1] 张雪峰，宗修锟，曲化远，等. 盆腔腹膜后肿瘤的临床特征和手术治疗［J］. 中国实用外科杂志，2001，21（9）：540－541.

[2] 李澍，冷希圣，王茂春. 原发性腹膜后肿瘤的诊治策略［J］. 中国实用外科杂志，2002，22（8）：460－462.

[3] 吴健雄，邵永孚，荣维淇，等. 原发性盆腔腹膜后巨大肿瘤26例的治疗分析［J］. 中华普通外科杂志，2003，18（5）：282－284.

[4] Gilcrease MZ, Brandt ML, Hawkins EP. Yolk sac tumor identified at autopsy after surgical excision of immature sacrococcygeal teratoma [J]. J Pediatr Surg. 1995, 30 (6): 875－877.

[5] Cho SH, Hong SC, Lcc JII, et al. Total laparoscopic resection of primary large retroperitoneal teratoma resembling an ovarian tumor in an adult [J]. J Minim Invasive Gynecol, 2008, 15 (3): 384－386.

[6] Localio SA, Eng K, Ranson JH. Abdominosacral approach for retrorectal tumors [J]. Ann Surg, 1980, 191 (5): 555－560.

[7] Ng EW, Porcu P, Loehrer PJ Sr. Sacrococcygeal teratoma in adults: case reports and a review of the literature [J]. Cancer, 1999, 86 (7): 1198－1202.

[8] Lee KH, Tam YH, Chan KW, et al. Laparoscopic-assisted excision of sacrococcygeal teratoma in children [J]. J Laparoendosc Adv Surg Tech A, 2008, 18 (2): 296－301.

[9] Jucá M, de Oliveira FF, Gomes EG, et al. Sacrococcycygeal teratoma in adult: report of a case [J]. Int J Gastrointest Cancer, 2006, 37 (2－3): 91－93.

[10] Derikx JP, De Backer A, van de Schoot L, et al. Long-term functional sequelae of sacrococcygeal teratoma: a national study in The Netherlands [J]. J Pediatr Surg, 2007, 42 (6): 1122－1126.

[11] Haribhakti SP, Choudhary CG, Sikora SS. Malignant retrorectal teratoma presenting as an infected perianal sinus [J]. Trop Gastroenterol, 1995, 16 (2): 117－118.

（中山大学附属第一医院　王天宝）

第三章　骶尾骨切除术

骶骨切除术主要用于治疗骶骨的脊索瘤或附着在骶骨上的骨盆肿瘤，手术中最常见的并发症是损伤支配肛门和尿道括约肌的神经造成相应的功能障碍，如果肿瘤侵犯骶骨超过骶髂关节下缘以上，术中需要牺牲 S_2，S_3 神经根，甚至 S_1 神经根。如果骶骨肿瘤靠前面，手术采取侧卧位或平卧位，用联合腹外侧切口；如果骶骨肿瘤靠后面，手术采用俯卧位。有时需要同时整块切除直肠或直肠加肛管。阴部神经走行于坐骨棘后面，在坐骨直肠窝位于闭孔内肌的表面。从骶骨边缘上切断臀大肌的起点后，应注意保护好阴部神经。硬脊膜囊终止于 $S_2 \sim S_3$ 间隙。术中用小咬骨钳把近侧的骶板咬开，把骶神经拉向侧方，把硬脊膜拉向上方，妥善保护好，用骨刀截开骶骨体。如果术中损伤硬脊膜，必须仔细修复，以免术后发生脑脊液漏。闭合切口前，创腔放置大量引流管充分引流。

一、适应证

1. 骶尾骨原发性良、恶性肿瘤。
2. 骶骨转移性肿瘤，病人全身状况良好，原发病灶未找到或原发病灶可行手术者，此类病人手术后可缓解症状，延长生命。
3. S_1、S_2 肿瘤如手术切除，应考虑行骶骨重建术。

二、禁忌证

1. 原发性骶骨恶性肿瘤，肿瘤侵犯腰椎、两侧骶骨。
2. 全身状况差，不能耐受手术者。

三、术前准备

1. 按肠道手术准备胃肠道，参见本篇第一章。
2. 备血，并尽量用新鲜血。
3. 目前笔者在术前做选择性动脉造影及栓塞可避免剖腹手术。骶骨肿瘤的血运来源于骶外侧动脉、髂腰动脉、骶中动脉。骶中动脉发自腹主动脉的末端，单纯结扎髂内动脉不能完全阻断骶骨血流。术前 24 ~ 48h，采用选择性动脉造影可充分显示上述 3 条主要血运来源。并可通过注入明胶海绵将其栓塞。以达到术中减少出血作用。

四、麻醉与体位

先用硬膜外阻滞加静脉复合麻醉，进行腹部手术。腹部手术结束后，病人改俯卧位时，加气管插管给氧，保证呼吸道通畅。做好术中监护，测量动脉压及中心静脉压等。并行上肢静脉切开，保证输血。如果已经明确直肠受到肿瘤侵犯或高度怀疑直肠受到肿瘤侵犯，或者以前手术造成直肠和骶骨前面紧密粘连，最好用侧卧位。大多数情况下，患者右侧卧位，左侧在上面，这样分离直肠和乙状结肠比较容易。对腹部、左胁肋部、腰骶部消毒铺单，用皮钳将手术单固定好。暴露左侧髂棘，后面将整个骶骨暴露，前面过正中线从脐部到耻骨暴露（图 7 - 3 - 1）。在少数情况下，为了将腹腔内的肿块完全游离，需要在腹腔广泛分离。如果内脏受到广泛侵犯或者盆腔中粘连广泛，需要用仰卧位和腹正中切口，经腹腔分离完骶骨肿瘤的附着以后，将肿瘤标本留置在盆腔，将腹腔闭合。将患者改为侧卧位，一般左侧在上面，骶骨上缘的视野最好。可以根据肿瘤的软组织肿块靠骶骨那一侧做适当调整（图7－3－2、图7－3－3）。如果骶骨肿瘤位于直肠后侧，并且不需要切除直肠就能获得阴性切除边缘，就用俯卧位。骶骨的原发性肿瘤如脊索瘤，如果直肠内镜检查和CT检查发现直肠没有受累及，之前没有做过手术（这会破坏直肠与骶骨之间的间隙），最好用后侧入路，对大多数患者可以完成骶骨切除术。如果肿瘤蔓延到臀部的范围很大，或者复发性肿瘤有多个病灶，需要广泛暴露后面，最好用俯卧位（图7－3－4）。

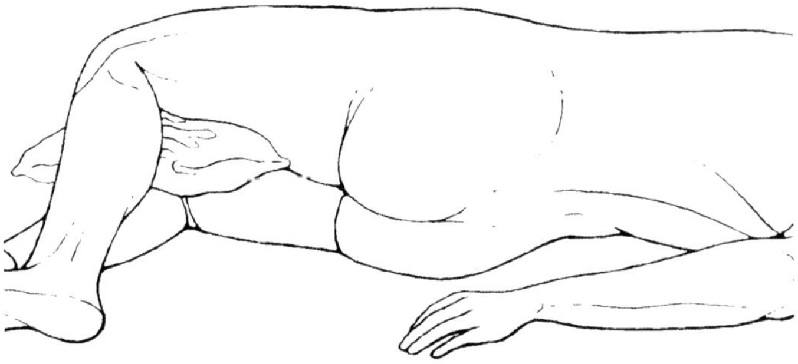

图7－3－1　右侧卧位

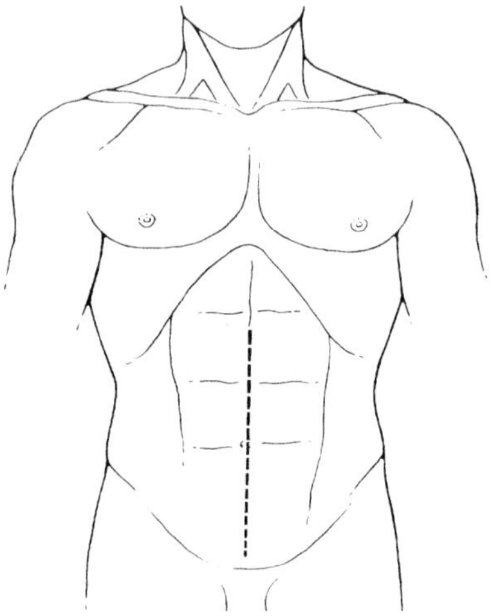

图7－3－2　侧卧位（

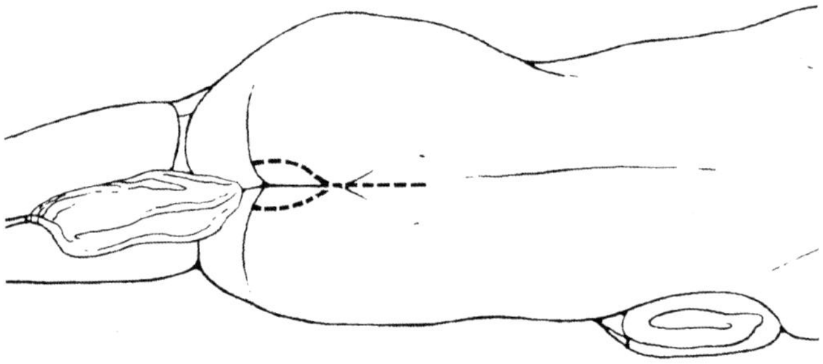

图7－3－3　仰卧位（左侧在上）

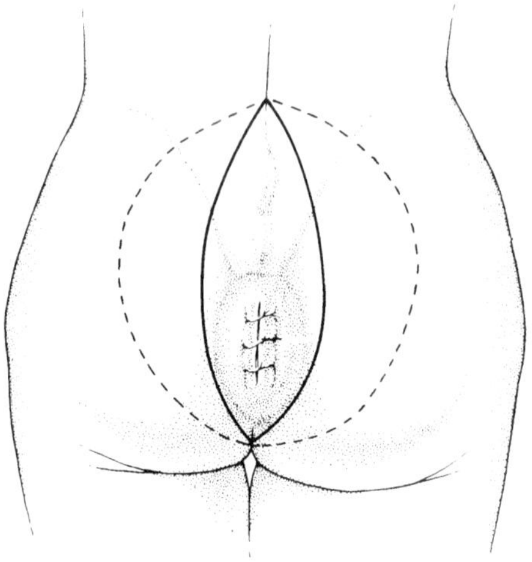

图7－3－4　俯卧位

五、手术步骤

（一）前后联合切口

1. 如果术前肛诊或直肠内镜检查发现直肠受到肿瘤侵犯，最好从腹部开始手术。用左肋缘到耻骨联合的斜切口，或者用从脐上到耻骨联合的正中切口。正中切口比较好，不仅切开和闭合较快，而且不影响乙状结肠造瘘。进入腹膜腔，探查腹腔内外转移瘤。

2. 沿降结肠和乙状结肠切开“白”线进行游离，识别并沿左输尿管到膀胱止点。把腹膜上的切口延长到直肠膀胱或直肠子宫部，然后到直肠和乙状结肠的右侧。在骶前区钝性分离结合锐性分离，从骶骨上不将直肠和乙状结肠分离比较容易。分离肠管时不要进入骶骨的肿瘤。尽量游离并保留上两个骶椎，因为将骶骨完全切除会带来很大的问题。尽量将直肠的外侧向下分离，前面与膀胱（女性为子宫和阴道）上部分离。

3. 一旦决定直肠、乙状结肠要与骶骨整块切除，就从适当的部位切开肠系膜。首先切开腹膜，在适当水平从肠系膜任何一面放射状切开肠系膜和脂肪，暴露肠系膜动脉和静脉分支，结扎血管注意保护肠管的血运。根据具体情况从乙状结肠中部或降结肠下端切开肠管。将远侧端留置于盆腔，近侧端拿出准备最后造瘘。

4. 为了在切除骶骨过程中，经腹腔帮助分离，此时先不要闭合腹腔，保护切口免于受到污染。做骶部的切口，从皮下组织掀起皮瓣，分离到骶骨边缘，沿骶骨便于切断臀大肌，接着切断骶结节韧带和骶棘韧带。切断肛管尾骨之间的组织，用手指钝性分离骶骨前面，分开一点即可。如果要保留肛管，分离肛管齿状线以上的直肠，分离肠管的前面一直到前面经腹腔分离的范围。又是为了安全起见，另外一名术者可经腹腔切口引导帮助分离。

5. 如果不保留直肠，就将会阴连同骶骨一起切除。向下延长骶骨中线切口环绕肛门，分离直肠下段前面与前列腺（女性为阴道）之间的间隙，以及直肠侧方一直到前面经腹腔分离的范围。在这种情况下不用暴露骶骨的前面。

（二）后侧入路切口

1. 根据肿瘤范围设计后侧梭形切口，切开皮肤和皮下组织，一直到深筋膜下，从骶骨便于或在肿瘤软组织肿块以外掀起皮瓣（图 7－3－5）。切口远侧刚好在尾骨下，直肠远端 4～5cm 不受影响。

2. 切断臀大肌纤维在骶骨后面的起点。如果肿瘤突破骨皮质，边触摸肿瘤的边界边从其外面进行分离。对于巨大肿瘤，为了安全分离，需要暴露双侧的坐骨神经，坐骨神经经过坐骨大切迹。对这种肿瘤，最好在坐骨直肠窝暴露阴部神经，至少暴露一侧。坐骨结节是识别神经的解剖标记，很容易触及，切断附着在上面的臀大肌纤维暴露坐骨结节。在坐骨结节稍内侧切断骶结节韧带，暴露坐骨直肠窝。阴部神经位于该窝的外侧壁闭孔内肌的表面。沿神经向近侧游离，阴部神经走行在骶棘韧带的后面，将骶棘韧带切断，将神经拉向外侧（图 7－3－6）。

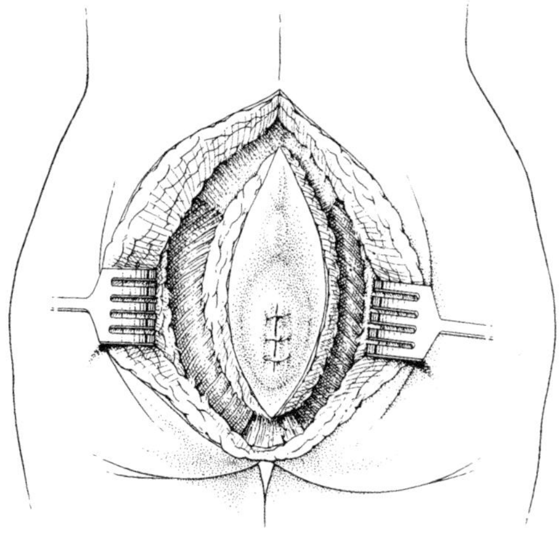

图 7－3－5　梭形切口

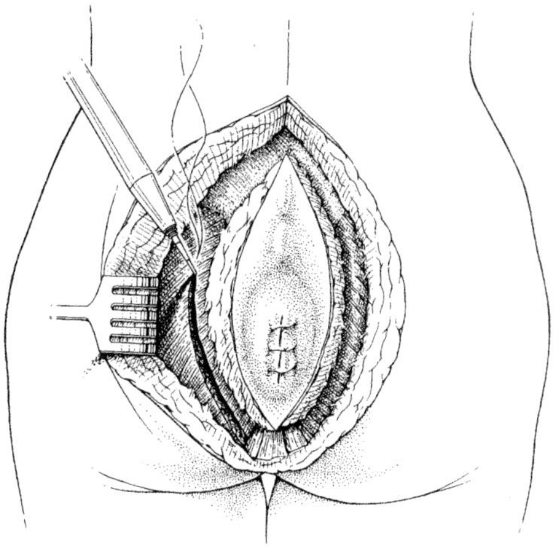

图 7－3－6　切断臀大肌

3. 切断肛管尾骨缝，进入骶前间隙，沿任一骶尾边缘分离，从外面摸着肿瘤的边缘进行分离。在少数情况下，从直肠内摸着肿瘤进行分离。切断臀大肌纤维以后，可以摸到构成骶结节和骶棘韧带的厚层纤维束。切断纤维束进入坐骨直肠窝。在骶骨前面，用手指将直肠和骶骨分开（图 7－3－7）。

4. 分离骶骨下部及骶骨两侧，将骶骨近侧截断完成切除术，术中保护好直肠（图7－3－8）。

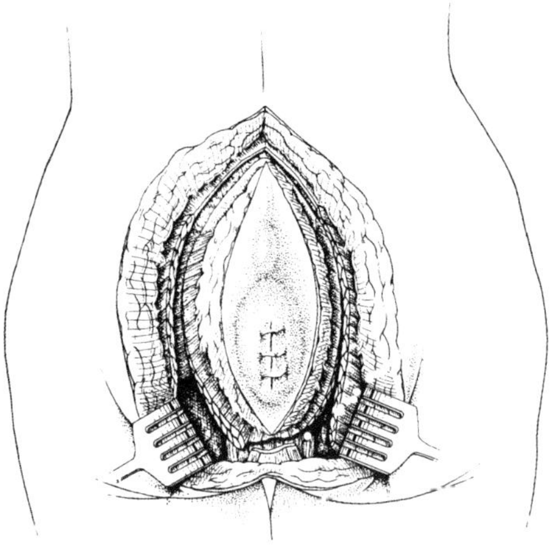

图7－3－7　分离肿瘤

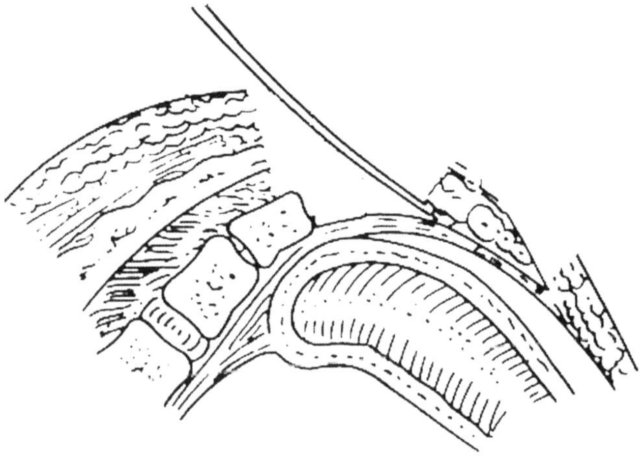

图7－3－8　切断骶骨

5. 在肿瘤未能将骶孔掩盖的时候，识别和计数骶孔比较容易。根据术前放射检查，术者应该知道截骨水平。骶骨的截断平面非常重要，从 S_3 椎体下缘截骨不会影响括约肌的功能。截骨水平太高损伤双侧 S_2，S_3 和 S_4 神经根会引起尿失禁和大便失禁，男性患者还会出现阳痿。进行高位骶骨切除的患者术前应该清楚这种风险。手术需要或者无瘤的切除边缘，如果不手术，肿瘤继续发展，肯定会影响这些功能，甚至引起疼痛。保留单侧 S_2，S_3，对功能影响不大；只保留 S_2，括约肌力弱，但仍有括约肌功能。对此尚有不同看法，有的人认为保留单侧 S_2 神经根，肛管直肠功能良好，而有的人认为即使是双侧 S_2 得到保留，括约肌功能仍有轻度问题，但是可以恢复。术后早期康复治疗，一年内可以恢复正常的膀胱功能（图7－3－9）。

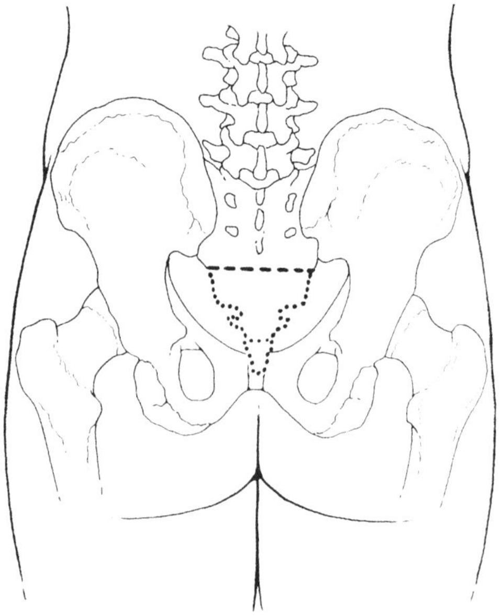

图7－3－9　骶骨的截断平面

6. 如果术者能够离肿瘤上缘一定距离截骨，那么截骨就很安全。换句话说，如果术者能够用线锯直接将骶骨截断，那么最好低于 S_2 椎体的下缘，通常低于 S_3 椎体。Sugarbaker 以前就清楚地指出了这个解剖点。在骶骨的外侧分离骶髂关节不能高于 S_3，除非术者用咬骨钳从骶骨任意一侧将骨咬到 S_1 或 S_2，然后经中线将骨截断。过去，有人用骨刀截断骶骨近侧，这种方法不允许有丝毫偏差。通常截骨平面与阴部神经根之间有 1～2mm。而且，蛛网膜下腔达到 S_2 水平，用骨刀截骨就会进入其中，结果造成伤口中脑脊液漏，即便缝合硬脊膜，也有感染脑脊膜炎的危险。

7. 在截断骶骨近侧的时候，用小的咬骨钳从设计好的部位将后侧骶板截下来，进入骶管，将骶神经向外侧拨开。如果术者已经分离了骶骨外的阴部神经，可以沿该神经找到 S_2 神经根。下部的骶神经根很细，从肿瘤表面出来几乎呈直角加入阴部神经，靠近阴部神经切除这些骶神经根，尽可能保留 S_2 和 S_3 神经根，至少保留一侧阴部神经的连续性。分离保护好骶神经根以后，用骨刀将骶骨体截断（图7－3－10）。

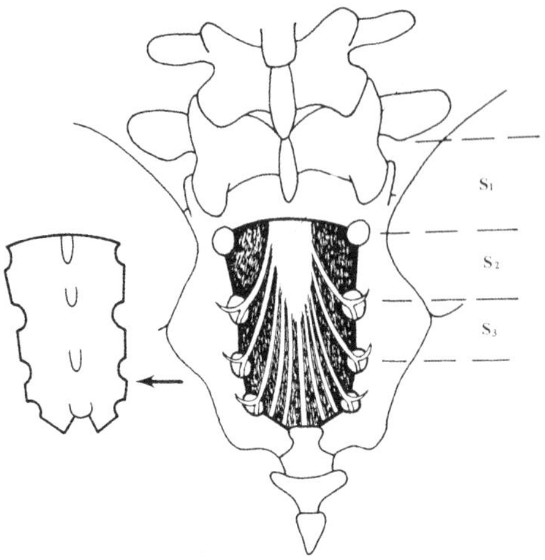

图7－3－10　截断骶骨体

8. 切除肿瘤后，病理科医生做快速病理检查。如果肿瘤局限于骨内，就不能行冰冻切片检查，可以对骶骨近侧边缘进行图片检查。如果术前 X 线片上骨内肿瘤清晰可见，有些笔者建议在伤口闭合前照 X 线平片检查切除的边缘。接着冲洗伤口，放置闭式引流管，闭合伤口。由于临近肛门，这种伤口感染率较高。

六、术中意外的应急处理

1. 术中大出血　在巨大的骶骨肿瘤术中，由于骶前静脉丛损伤或不得不进入肿瘤操作，可发生术中大出血，最高达 10000mL，部分病人被迫停止手术。由于髂内、外动脉之间以及骶前静脉丛与椎管静脉丛之间存在大量的交通支，因此单纯结扎髂内动脉一般无效。此时有两种方法可资止血，一为本书第三篇第一章所述“骶前大出血”的应急处理；第二为暂时阻断腹主动脉，然后可迅速切除肿瘤，一般可安全地完成手术。具体方法：与主动脉分叉平面以上上持止血带备用，发生大出血时迅速收紧，并用止血钳妥善夹住，第三助手专职负责并计时，一般在 45min 内不至于引起肢体坏死等并发症，此时迅速切除肿瘤，一般一次即可完成。可反复阻断，放开时可用大纱布垫压迫止血。术毕如有出血可采用继续纱垫压迫的方法，术后 2 ~ 3 天逐步将其拔除，较多积液应放置引流管，以免引起切口感染。

2. 切除 S_3 椎体以下的骶骨，不会引起大、小便失禁。只要不损伤骶神经根，用咬骨钳咬除后侧的骶板，进入蛛网膜下腔，可以安全地从 S_2 以下或经 S_2 椎骨截骨。在少数情况下，可以经 S_1 椎骨截骨。进入骶管，对有的患者，可以识别、分离和保护没有受到肿瘤浸润的神经根。

3. 术中损伤硬膜囊将出现脑脊液漏，切除肿瘤标本以后，需将硬脊膜囊缝合修补，术后脑脊髓膜炎发生率高，需要加强抗生素应用。

4. 浸润到 S_1 的肿瘤有一些特殊问题，为了避免这些问题，从 S_1 椎骨的中部截骨，打开后骶板后，小心分离外侧，保护骶神经根。残留在近侧半 S_1 椎骨上的肿瘤可以被切除，然后，对可能有微小肿瘤残留的部位进行放疗。术中放疗，对盆腔脏器给予适当的保护。

5. 完全切除骶骨不太实用。完全切除骶骨势必去除骶骨对脊柱的支撑作用，但是，从半身切除术（从 L_5 以下离断）得来的经验，发现切除整个骶骨不会引起脊柱塌陷或其他严重问题。坐骨神经包含 L_4 ~ S_3，腰骶干（L_4，L_5）经骶骨翼上走行，S_1，S_2 和 S_3 神经根经过上 3 对骶前孔。显而易见，切除整个骶骨，会导致括约肌失禁以及双下肢受坐骨神经支配的肌肉的瘫痪。

七、术后处理

参见本书第三篇第四章第二节“经骶骨后路直肠癌局部切除术”有关内容。

八、术后并发症防治

骶骨切除术后治愈率取决于切除是否充分、辅助治疗的方法以及肿瘤的生物特性等。活检使肿瘤播散或者没有经验的医生仅做肿瘤部分切除，严重影响患者的治愈。这一点从治疗骶骨的脊索瘤上看得很清楚。对于局灶性肿瘤，如果遵守肿瘤的治疗原则，切除骶骨的肿瘤十分安全。通常，能够保留括约肌的功能，手术的结果要么治愈肿瘤，要么有很好的姑息治疗的效果。

参 考 文 献

［1］张义修. 骶尾部脊索瘤切除术［M］//张铁良，党耕町. 实用骨科手术技巧. 天津：天津科学技术出版社，1999：1174 - 1175.

［2］Agrawal PP，Bahadur AK，Mohanta PK，et al. Chordoma：6 years' experience at a tertiary centre［J］. Australas Radiol，2006，50（3）：201 - 205.

[3] Iwamura T, Hotokezaka M, Eto TA, et al. Advantage of the right lateral position compared with the lithotomy position during the perineal procedure in abdominoperineal resection [J]. Dig Surg, 2006; 23 (1-2): 32-37.

[4] Gu J, Bo XF, Xiong CY, et al. Defining pelvic factors in sphincter-preservation of low rectal cancer with a three-dimensional digital model of pelvis [J]. Dis Colon Rectum, 2006, 49 (10): 1517-1526.

[5] Biagini R, Orsini U, Demitri S, et al. Osteoid osteoma and osteoblastoma of the sacrum [J]. Orthopedics, 2001, 24 (11): 1061-1064.

（中山大学附属第三医院　曾春　王昆）